재활을 위한

신경과학

Neuroscience *for* Rehabilitation

Neuroscience for Rehabilitation, 1st Edition

1 2 3 4 5 6 7 8 9 10 HM 20 22

Original: Neuroscience for Rehabilitation © 2018
By Tony M. Mosconi, Victoria A. Graham
ISBN 978-0-07-182888-8

This authorized Korean translation edition is jointly published by McGraw-Hill Education Korea, Ltd., and HAKJISA MEDICAL. This edition is authorized for sale in the Republic of Korea.

This book is exclusively distributed by HAKJISA MEDICAL.

When ordering this title, please use ISBN 978-89-6069-936-6

Printed in Korea

재활을 위한 신경과학

Neuroscience for Rehabilitation

2022년 8월 10일 1판 1쇄 인쇄
2022년 8월 20일 1판 1쇄 발행

지은이 | Tony mosconi · Victoria graham
옮긴이 | 김기현 · 김명권 · 김민희 · 김석범 · 김식현 · 김중휘 · 이미영 · 이연섭 · 이효정 · 최지은
펴낸이 | 김진환
펴낸곳 | 학지사메디컬 HAKJISA MEDICAL
04031 서울특별시 마포구 양화로 15길 20 마인드월드빌딩
대표전화_ 02-330-5188 팩스_ 02-326-0338
등 록 | 2010년 2월 8일 제313-2010-36호
메 일 | hakjisamd@hakjisamd.co.kr
홈페이지 | http://www.hakjisamd.co.kr

ISBN 978-89-6069-936-6 93510

가 격 | 40,000원

재활을 위한

신경과학

Tony mosconi · Victoria graham 저

김기현 · 김명권 · 김민희 · 김석범 · 김식현 · 김중휘 · 이미영 · 이연섭 · 이효정 · 최지은 공역

Neuroscience *for* Rehabilitation

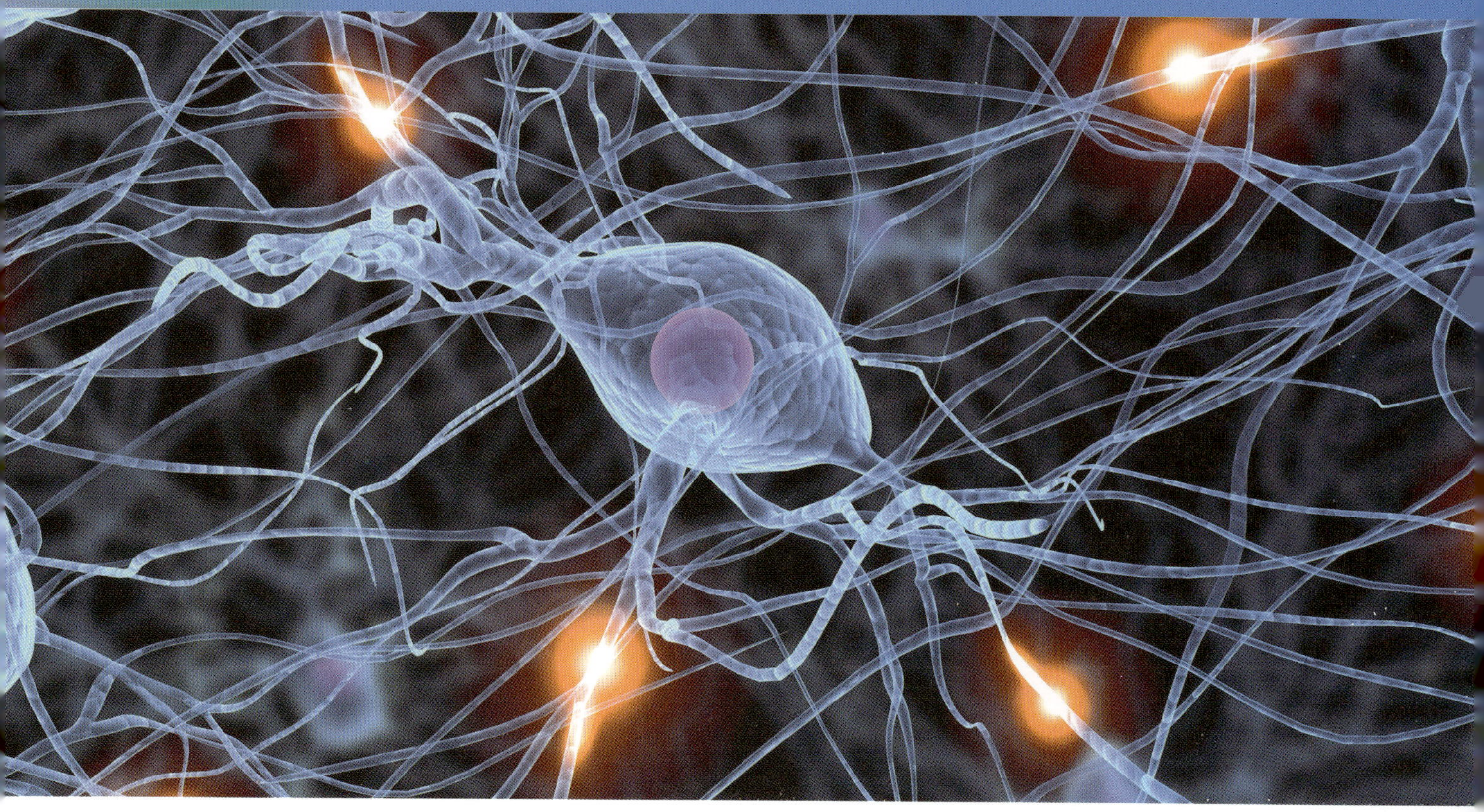

McGraw Hill

학지사메디컬
HAKJISA MEDICAL

역자소개

대표역자

김중휘 대구가톨릭대학교

참여역자

김기현 경운대학교

김명권 대구대학교

김민희 을지대학교

김석범 제주한라대학교

김식현 선린대학교

이미영 대구한의대학교

이연섭 대원대학교

이효정 한국교통대학교

최지은 대구가톨릭대학교

역자서문

역자는 오랜 기간 임상 현장에서 신경손상 환자들을 치료하였고, 지금까지 대학에서 신경물리치료 분야를 연구하며 교육하고 있다. 신경과학 관련 책이 물리치료 분야에서 다양하게 소개되어왔지만, 빠르게 변화하고 있는 신경과학 분야를 물리치료의 관점에서 체계적으로 정리한 책이 없었다는 것이 그간 큰 아쉬움이었다.

이 책은 신경과학자 모스코니(Moscony)와 물리치료학 박사 그래험(Graham)이 그들이 가르치는 물리치료 전공 학생들을 위해 기초과학인 신경과학 및 신경병리학을 신경물리치료 분야의 임상과 연결하고 통합하기 위해 그들의 열정을 녹여냈다. 저자들은 책의 각 장마다 신경과학 이론과 임상의 통합적 이해를 돕기 위해 이론에 부합하는 다양한 환자 사례들을 제시하여 사례 중심으로 이론을 개념화하고 있으며, 임상에서 중요하게 다루어지고 있는 신경가소성 개념을 포함한 신경손상과 회복에 대한 다양한 최신 연구 경향들을 다루고 있다. 또한 기존 신경과학 책이 이론을 중심으로 대뇌겉질에서 척수까지 톱다운방식으로 기술되었다면, 이 책은 척수에서 겉질까지 보텀업방식으로 기술하고 있어 임상 전문가들을 섬세하게 배려하고 있다. 한마디로 이 책은 발달에서 노화 그리고 손상에서 회복까지의 신경과학 이론을 임상 물리치료 관점에서 통합적으로 제시한 특별한 책이라 할 수 있다.

이 책은 대한의사협회 제5판 용어를 채택한 최신 의학사전을 기반으로 번역되었으며, 전문 번역가의 감수를 통해 원서 내용에 충실하고 읽기 쉬운 번역서로 만들기 위해 노력하였다.

이 책의 출판을 위해 노고를 아끼지 않으신 동료 교수님들, 학지사메디컬 임직원분들, 특별히 번역서의 초판번역에서 검토까지 함께해준 최지은 선생님께 깊은 감사를 드린다.

이 책을 통해 한국 물리치료의 수준이 한 단계 올라설 수 있는 밑거름이 되기를 바라며, 지금도 현장에서 신경손상 환자들을 위해 헌신하고 있는 물리치료사들과 미래를 이끌어갈 물리치료 전공 학생들에게 역자들의 애정어린 선물로 이 책을 바친다.

대표역자
대구가톨릭대학교 물리치료학과 교수 **김중휘**

감사의 글

모스코니(Moscony) 박사와 나는 자신의 이야기를 들려준 모든 분들께 큰 감사를 드린다. 그 분들의 정직함, 솔직함 그리고 미래의 의료제공자를 위한 훈련에 도움을 준 것에 감사한다. 또한 이 책의 집필을 위해 이 환자 분들을 추천한 물리치료사 동료들에게도 감사드린다.

모든 신경과학 이론은 피니어스 게이즈(Phineas Gage)에게 빚을 지고 있다. 게이즈는 이 책의 첫 번째 환자 사례로 회복을 위한 뇌의 엄청난 잠재성과 뇌손상의 파괴적인 결과를 동시에 보여준다. 우리는 언젠가는 매사추세츠, 캠브리지에 가서 하버드 대학 의료 박물관에 전시되어 있는 게이즈의 머리뼈와 그 문제의 다짐봉에 경의를 표할 것이다. 신경가소성에 대한 별도의 소단원에는 아르맨도 에일라(Armando Ayala)가 특별 출연하였다. 그가 교내 물리치료센터에서 봉사활동을 할 때 만났고, 그를 알게 되어 기뻤다. 그는 거울치료를 보여주는 사진에 출연했고, 절단 이후의 환상사지통증을 겪은 것에 대한 이야기를 나눈 동영상에도 출연하였다.

3장을 위해 중증근무력증을 가진 환자를 찾았다. 물리치료학과 1학년인 한 학생이 가족의 친구인 하워드 버클리(Hound Berkey)에 대해 알려주었다. 하워드와 그의 아내를 만나서 그들과 허심탄회한 인터뷰를 하기 위해 샌디에고 카운티로 갔다. 불치병에 맞서서 여행을 즐기는 그의 강한 의지와 열정에 나는 감동을 받았다. 미래의 우리 학생들을 위해 그들의 삶을 공유해준 그와 그의 아내에게 매우 감사함을 느낀다.

마일즈 캄파(Miles Campa)는 이 책이 출간될 때 쯤 3세가 될 것이다. 마일즈는 중요한 발달이정표를 보여주고 잊혀지지 않을 미소를 선사했다. 아이의 어머니인 자스민 캄파(Jasmine Campa)는 수년 전 나의 제자 중 한 명으로 현재는 동료이자 친구이다. 자스민이 임신했을 때 인터뷰에 응했고, 이 책의 신경계 발달에 관한 장에 정상 신생아 발달을 보여주기 위해 나는 기쁜 마음으로 순하고 협조적인 마일즈를 한 살일 때 여러 번 만났다. 나는 아이가 성인으로 성장할 때까지 건강하게 자라기를 바란다.

수년 전 내 머리가 아직까지 검은색이었을 때 로버트 로한(Robert Rohan)은 재활센터 내 병실로 최근에 부상당한 젊은 환자와 이야기하기 위해 휠체어를 타고 나를 지나갔다. 로버트는 노스리즈 의료원의 환우 멘토였고, 다른 남부 캘리포니아의 여러 병원에서도 그러한 역할을 하였다. 최초 손상 이후로 그는 활동적인 환우 멘토였고 노스리즈 나이츠 휠체어 농구팀에서 선수로 활동했으며, 나와 같이 새로운 치료사들에게 자신의 경험을 공유하였다. 바비(Bobby)로부터 많은 정보를 얻은 덕분에 척수손상을 가지고 살아가는 현실에 대해 다른 환자들과 그 정보를 공유할 수 있었다. 내가 강의를 시작했을 때 매우 고맙게도 자신의 경험을 나의 학생들에게 이야기 해주었다. 바비는 매우 긍정적이고 재치 있으며 인간미가 넘쳐서 이 책을 읽는 독자들도 5장에 소개된 그에 대해 아는 것이 행운으로 느껴질 것이다.

뇌줄기 병변 후에 살아남았을 뿐만 아니라 신경재활 후에 장애인 올림픽에 출전한 환자를 발견한 것은 놀라운 일이었다. 션 보일(Sean Boyle)은 카를로스 로엘(Carlos Roel)을 통해 연락이 닿은 후, 이 책을 위한 인터뷰에 응했다. 로엘은 나의 강의 시간에 초대 손님으로 2016년 리우 데자네이루 장애인 올림픽 축구팀 소속 물리치료사로서의 경험을 공유하였다. 점심식사를 하기 위해 줄을 서고 있을 때 나는 카를로스에게 혹시 뇌줄기 부분에 소개할만한 사람을 알고 있는지 물어보았다. 카를로스는 전화기를 들어서 션에게 전화를 했고 그는 치명적인 상태에서 기적적으로 회복한 이야기를 들려주는데 동의하였다. 언젠가 나는 션을 직접 만나서 격려하고 싶고, 6장에 실린 개인적인 이야기를 들려준 그의 친절함과 너그러움에 감사한다.

7장의 주인공인 태비사 제이콥스(Tahitha Jacobs)와 그의 물리치료사 젠 웡(Jen Wong)에게도 감사를 표한다. 태비사의 뇌종양은 임신 호르몬에 반응하였고 불행하게도 태비사와 소중한 아기 말리(Mali)에게 조금씩 영향을 끼쳤다. 이로 인해 누군가가 문제의 근원을 찾아내기까지 엄마와 아기는 심각한 상황에 처해 있었다. 훌륭한 의료팀과 사랑하는 가족의 강한 신념이 합쳐져서 엄마와 아기는 더 나은 미래를 기약할 수 있었다. 토니(Tony)와 나는 태비사의 가족과 매우 즐거운 시간을 보냈으며, 말리가 부모님의 품에서 건강하게 자라기를 바란다.

8장을 위해 전직 학장이었던 해리 헬렌브랜드(Harry Hellenbrand)와 인터뷰를 한 것은 영광이었고 내가 예상했던 것보다 더 편안한 분위기였다. 그는 캠퍼스 내 그의 사무실에서 편하고 허물없는 태도로 나를 편하게 대하였다. 그의 이야기를 글로 쓰는 것은 나에게 벅찬 일이었다. 솔직하게 고백하자면 나는 걸출한 학자이자 작가인 그의 이야기를 가치 있게 다듬어서 쓰고 싶었다. 파킨슨병과 씨름하는 삶을 솔직하게 이야기해준 해리에게 감사하며, 당신의 용기와 충실하게 살아가는 가치관을 존경하고 당신을 통해 학생들이 신경과학이라는 어려운 학문에 정진할 수 있기를 바란다.

알츠하이머병은 심각한 신경퇴행질환으로 많은 가정에 영향을 끼치고 있다. 9장의 사례로 소개한 나의 사랑하는 할머니, 노마 바제트(Norma Bazertt)는 99세의 나이까지 음악, 사랑 그리고 웃음이 가득한 삶을 살다가 세상을 떠나셨다. 할머니의 딸이자 사위인 바바라 바제트(Barbara Bazertt)와 알 디턴(Al petton)은 노마가 생존했던 마지막 해까지 노마를 보살폈다. 노마 할머니는 자신의 이야기가 학생들에게 도움이 된다는 것을 안다면 기뻐할 것이다. 나는 노마의 이야기가 독자들로 하여금 진행성 · 퇴행성 신경계 질환을 겪고 있는 환자뿐만 아니라 그들을 간병하는 데 필요한 부분을 이해하는데 도움이 되었으면 한다.

나는 물리치료사인 이자벨 뷰로우(Isabel Barrow)에게도 감사를 드린다. 이자벨 덕분에 잰 틸리치(Jan Tillisch) 박사와 마지막 장을 위한 인상 깊은 인터뷰를 할 수 있었다. 틸리치 박사는 심각한 뇌졸중으로부터 회복하고 있던 병원에서 희귀하고 거의 치명적인 상태를 스스로 진단할 수 있었던 유일한 환자였다. 그들의 아름답고 특별한 자택에서 나는 박사와 그의 아내를 만나서 그들에게 좋은 대접을 받았다. 틸리치 박사는 다재다능하고 의사이자 학자 및 교육자였을 뿐만 아니라 목수이자 음악가, 수집가, 사학자였다. 나는 뇌졸중 발병 전후와 상관없이 놀라운 재능을 가진 그가 계속해서 회복하기를 바란다. 그들의 따뜻하고 고마운 대접에 그리고 미래의 학생들을 위해 자신의 이야기를 공유한 것에 감사한 마음을 전한다.

부록에서는 학생 모델과 함께 재미있게 사진을 찍었다. 그들 모두 의료 분야에서 장래가 촉망되는 학생들로, 항상 감사하고 있다. 매사추세츠, 워체스터 내 MCPHS 학교 검안과 학생인 질리언 프라이스(Jillian Price), 셜린 라미레즈(Sharlyn Ramirez)는 시각 기능에 대한 뇌신경 임상 검사를 시연하였다. 나머지 뇌신경 검사 시연에 도움을 준 학생들은 캘리포니아 밴 누이스 대학의 캐사 로마(Casa Loma), 개리 데이비스(Garry Davis), 가브리엘 가디아(Gabriel Gadia), 트리샤 미나(Trica Mina), 캐런 퀸데라(KAREN Quindara), 메뉴엘 샌토스(Manuel Santos)였다.

마지막으로 마세데나 출판사 관계자들에게 감사를 드림과 동시에 우리를 반복적으로 자제시켜야 했던 부분에 사과를 드린다. 또한 익스프레스 유어셀프의 관계자들에게도 지속적으로 커피를 제공해준 것에 감사를 드린다. 책을 출간하는 긴 기간 동안 우리가 계속 참을성 시험에 들게 하는 바람에 오랫동안 곤란을 겪었을 편집자 마이클 웨이츠(Michael Weitz)에게 다시 한 번 저녁식사를 하자고 제안하고 싶다. 이 밖에도 피터 보일드(Peter Boyle), 리차드 루치카(Richard Ruzycka), 비벡 캔델월(Vivek Khandelwal), 게레브 프래뷰(Guarav Prabhu)의 사려 깊고 꼼꼼한 편집에 특별히 감사드린다. 그들의 도움 없이는 이 작업을 할 수 없었을 것이다. 혈당을 고려한 수제 케이크를 포함한 점심 도시락을 매번 챙겨준 개비(Gaby)에게도 감사를 드린다. 이 교재를 검토하고 피드백을 준 동료 마이클 비엘(Michael Biel), 데비 로워(Debbie Lowe)에게도 감사를 드린다.

2017년

비키 그래험과 토니 모스코니

저자서문

맥그로힐이 나(Tony Mosconi)에게 물리치료학과 학생을 대상으로 하는 신경해부학 및 신경생리학 책을 출간하기 위해 처음 연락했을 때 매우 관심이 가긴 했지만 동시에 두려웠다. 물리치료 학생에게 신경해부학 및 신경생리학을 가르치는 일을 수 년 간 해왔지만, 나는 임상의는 아니었다. 임상에 대해 관심이 많은 학생들의 마음을 조금 알고 있었지만, 내가 임상의가 아니기 때문에 이러한 글을 쓰기에는 능력이 부족하지 않은가 생각했다.

진지하게 스스로 고심하는 동안 나의 동료 물리치료사가 사무실 복도에서 나를 불러 세워 혀밑신경 병변이 있는 환자의 특징에 대한 질문 공세를 퍼부었던 것이 떠올랐다. 기초과학인 신경과학 및 병리학과 임상에서의 차이점을 직접 비교하는 것이 그때가 처음이었다. 이 일은 뜻깊은 우정(그리고 협력)의 시작이 되었다.

물리치료 분야에서의 최신 교재와는 다른 양식을 만들기 위해 과목을 통합하는 방법에 대해 많은 시간을 논의했다. 이러한 논의를 통해 학습의 욕구가 있는 의료계통 학생들을 대상으로 하는 교재를 어떻게 제작할 것인가가 분명해졌다. 물리치료학과 학생들은 현대 재활치료의 기초를 형성하는 기초과학이 부족하지만, 의학적으로 각기 다른 진단을 위해 과학 지식을 이용할 것이다. 이 책에서는 물리치료사들이 실전에서 접할 수 있는 상황을 개념화하는데 필수적인 과학적 개념을 강조하기 위해 일반적인 임상적 과학 지식을 찾고자 노력했다. 더불어 이 책이 가독성이 좋고 흥미롭기를 바라며 딱딱하고 낯선 내용으로 인해 독자를 잃지 않기 위해 노력하였다.

장별로 내용의 흐름에 맞는 일관된 형식을 선택하였으며 따라서 어떠한 종류의 내용이 적혀져 있고 어디에서 필요한 정보를 찾을 수 있는지 독자들이 알 수 있도록 했다. 각각의 장은 비키 그래험이 촬영한 실제 환자들을 평가하고 인터뷰한 사례 연구로 시작된다. 이 사례 연구들은 그 챕터의 나머지 내용을 이해하기 위한 개념의 틀을 잡아준다.

개념에 대한 짧은 개요는 그 장에 대한 기본적인 내용을 소개하고, 그 주제 또는 시스템에 대한 세부 사항이 이어진다. 자세한 설명을 통해 그 계통에 대한 신경해부학적 틀을 잡는다. 이러한 설명은 초보자가 이해할 만하거나 전문적이긴 하지만, 이 개념에 익숙한 학생들이라면 충분히 이해할 만한 언어로 표현되었다. 이러한 조합이 항상 쉬운 방법은 아니지만 균형을 잘 맞추었기를 바란다.

신경계통에 대한 지식을 구축한 후에 그 계통을 분석하고 손상이나 질병 후 나타나는 행동을 포함하는 병리학적 손상 과정 또는 임상적인 발현에 대해 논의한다. 짧고 흥미로운 막간의 내용 전달이 어떠한 정보를 밀도 있게 제공하는데 유리하다는 것을 알고 신경가소성과 손상에 대한 반응 그리고 연구의 선구자들과 관련된 쟁점에 대한 부연설명을 여러 글상자를 통해 전달하였다. 이러한 전달 방식이 유익하고 흥미롭기를 바란다.

각 장의 구성은 전통적으로 개요 및 신경계 발달로 시작한다. 이러한 내용은 이 책의 나머지를 뒷받침하는 해부학적 발판을 마련해준다. 태아발달에 대한 이해는 학생들이 발달, 성숙, 뇌의 회복에 있어서 복잡한 조직 및 연결성을 이해하는데 도움을 준다.

대부분의 물리치료학과 학생들이 세포 생물학에 대해 거의 모르는 것을 알고 있다. 신경계 구성에 대한 세포학, 특히 기초 분자 생물학에 대한 일부 지식에 대한 이해가 중요하는 것을 느꼈다. 많은 신경학적인 기능은 다양한 단백질과 세포막으로의 이들 단백질의 삽입 그리고 세포외 공간으로의 단백질 방출의 표출로 인해 나타난다. 이들 정보는 다음 장에 설명되는 신경생리학적 개념에 대한 학생들의 이해를 돕는다. 이러한 세부 사항에 대한 수준이 세포 및 세포 사이의 기능을 바꾸는 수많은 손상 및 퇴행성 질환을 밝히는 데 중요하다고 느꼈다. 학생들이 기능 및 손상기전에 대해 이해하고 앞으로 환자를 치료하는데 도움이 되기를 바라는 마음으로 이러한 내용을 수록하였다.

동료 대부분은 밑에서 위의 순서로 신경계 기능을 가르친다. 즉, 척수에서 시작하여 뇌줄기, 사이뇌 그리고 대뇌겉질로 거슬러 올라가면서 설명한다. 많은 교재들은 대뇌겉질로 시작하여 위에서 아래 순서로 설명한다. 이러한 구성이 학생들뿐만 아니라 교수들에게도 도움이 될 것이라고 생각했다. 따라서 이 책에서는 척수부터 시작해서 겉질로 올라가면서 설명했다. 물론 학생들에게 쉬운 방식으로 임상적 · 과학적인 정보를 통합하는데 어려움이 있었다. 따라서 학생 중심적인 생각으로 환자의 사례를 수록하였다. 학생들이 각 장을 공부하고 나서 신경계 환자를 치료하는 동안뿐만 아니라 추후의 임상을 위한 실전 강의 동안 신경과학의 주요 원칙 적용을 위해 이러한 방식이 도움이 되기를 바란다.

시각신경로 감각운동의 특징적인 부분에 대해 저술할 준비를 하기 위한 도움을 받기 위해 신경 안과학자인 마리케 나이버그(Mary Neiberg)를 고용하였다. 마리케가 회의에서 능숙하게 뇌동맥 고리를 "작은 악마"라고 쉽게 설명하는 것을 들었을 때 이번 일이 뚜렷한 목표의식과 창의적인 협력임을 깨달았다. 인지와 연합을 위한 시각처리와 관련된 대뇌겉질 부분에 주요한 기여를 하였다. 시각을 평가하기 위한 수많은 진단 및 눈의 외재적 및 내재적 운동기능의 가치로 인해 이 내용에 대해 특히 관심을 갖게 되었다.

각각의 장 마지막 부분에 소개된 사례 연구에 대한 결과를 논의하였다. 이러한 부분은 종종 매우 사적이고 환자 스스로 어떠한 사례를 이야기한 내용들이 포함되었다. 사례는 한 분 한 분의 환자에 집중하고 앞으로 환자를 돌보는 일을 할 학생들이 필요한 질병 또는 손상에 대한 고려와 별개로 환자에 대한 관점의 정립을 도울 것이라고 생각한다.

각 장의 끝에는 복습문제를 포함하여 학생들이 앞으로 국가고시 시험을 공부하기 위해 필요한 정보에 대해 파악할 수 있도록 하였다. 추가적인 내용으로 용어해설을 포함시켜 이 교재의 뒷부분을 볼 때 기억하기 어려운 용어를 정리했다. 이 밖에도 부록을 추가하여 병리학에 대한 더 자세한 내용을 포함시켜 학생들이 신경학적 평가를 완성할 수 있도록 하였다. 이 글을 읽는 학생들이 학습내용에 대해 더 잘 기억하도록 하기 위해 실제 환자에 대한 상태 및 학생들의 관찰을 보여주는 많은 동영상을 볼 수 있도록 했다.

이 교재가 광범위하지만 매우 중요한 신경과학이라는 주제에 접근하기 용이하고 이해하기 쉬우며 학생들에게 매력적으로 다가왔으면 한다. 발달에서 노화 그리고 손상으로부터의 회복에 대한 신경계의 형태와 기능에 대한 관심의 결과로 이 책을 만들었다. 학생들을 염두에 두고 이 책을 집필하였는데, 이 책을 통해 학생 개개인의 명석함이 발전하기를 바란다. 마지막으로 도움이 필요한 환자들을 독창적이고 따뜻한 마음으로 돕기 위해 학생들에게 필요한 전문성에 대한 지표를 궁극적으로 제시줄 수 있기를 바란다.

토니 모스코니, PhD

빅토리아 그래험, PT, DPT, OCS, NCS

목차

CHAPTER 01 신경계의 구조와 기능적 구성
STRUCTURAL AND FUNCTIONAL ORGANIZATION OF NERVOUS SYSTEM

I 주요 개념에 대한 개요 _ 2

II 신경계의 구조 _ 3

국소 신경해부학 _ 3
뇌실계통 _ 6
수막 _ 7

III 기능 신경해부학 _ 7

척수: 회색질과 백색질 _ 7
뇌줄기와 소뇌 _ 8
사이뇌: 시상과 시상하부 _ 10
대뇌반구: 이랑과 고랑의 복잡한 국소해부학 _ 10
겉질밑 요소 _ 13

IV 손상에 대한 반응 _ 16

손상에 대한 조직 특이적 반응 _ 16

복습문제 _ 19

CHAPTER 02 중추신경계 혈관 공급
VASCULAR SUPPLY OF CENTRAL NERVOUS SYSTEM

I 주요 개념에 대한 개요 _ 22

II 동맥 공급 _ 23

속목동맥 _ 24
척추동맥 _ 26
윌리스 고리 _ 30

III 정맥혈 배출(배수) _ 31

혈액-뇌장벽 _ 32
뇌실계와 뇌척수액 _ 33

IV 손상에 대한 반응 _ 37

뇌혈관 손상 _ 37
머리속압력의 증가 _ 39
뇌졸중의 영향을 최소화시키는 약물 _ 43

복습문제 _ 45

CHAPTER 03 신경계의 세포조직

CELLULAR ORGANIZATION OF NERVOUS SYSTEM

I 주요 개념에 대한 개요 _ 48

II 신경계 세포학 _ 49

중추신경계 지지세포: 아교세포 _ 49
말초신경계를 돕는 세포: 슈반세포와 위성아교세포_ 51
왈러 변성과 축삭의 재생 _ 52
모든 신경세포의 일반적인 형태학 _ 54
신경세포학 _ 56
막 단백질: 이온통로와 수용기 _ 59
축삭운반 _ 62

III 신경세포의 신호 전달 _ 63

신경세포의 세포막: 전하의 분리, 흥분성, 막전위 _ 63
활동전위 _ 66
축삭에서의 전도 _ 67
시냅스: 전기화학적 신호 전달 장소 _ 70

IV 손상에 대한 반응 _ 71

손상에 대한 말초신경계 반응 _ 71
손상에 대한 중추신경계 반응 _ 72

복습문제 _ 75

CHAPTER 04 중추신경계의 발달

DEVELOPMENT OF CENTRAL NERVOUS SYSTEM

I 주요 개념에 대한 개요 _ 80

II 정상 발달 동안의 뇌 구조 _ 80

신경관 형성 _ 81
3 뇌소포 단계와 5 뇌소포 단계 _ 82
뇌실의 발달 _ 83
머리, 목과 다리뇌굽이 _ 83
분절의 발달 _ 85
척수의 발달 _ 86
뇌줄기의 발달 _ 86
앞뇌의 발달 _ 88

III 손상에 대한 반응 _ 91

복습문제 _ 93

목차

CHAPTER 05 척수

SPINAL CORD

I 주요 개념에 대한 개요 _ 99

II 척수의 구조 _ 99

표면적 특징 _ 99
분절 해부학 _ 99
척수의 내부 구조: 회색질 _ 99
척수의 내부 구조: 백색질 _ 103

III 운동신경로 _ 104

안쪽과 가쪽겉질척수로(피라미드로) _ 104
겉질숨뇌로 _ 106
바깥피라미드로 _ 106

IV 몸감각 신경로 _ 108

감각인자 _ 108
뒤기둥-안쪽섬유띠 _ 109
척수소뇌로 _ 110
앞가쪽 시스템(척수시상로) _ 112
내장감각 _ 114
척수의 혈액 공급 _ 114

V 말초신경계의 신경생리학 _ 115

척수 운동회로 _ 115
감각수용기의 신경생리학 _ 116

VI 감각 운동 상호작용 _ 120

운동 조절 _ 120
근긴장과 반사 _ 122

VII 일차 및 이차통각과민 _ 129

연관통 _ 131

VIII 척수손상 _ 133

위운동신경세포 대 아래운동신경세포 병변 _ 134
척수와 위척수손상 후 결함의 편측성 결정 _ 134
척수손상증후군 _ 134

복습문제 _ 137

CHAPTER 06 뇌줄기, 뇌신경, 시각신경로

BRAINSTEM, CRANIAL NERVES, AND VISUAL PATHWAYS

I 주요 개념에 대한 개요 _ 142

II 운동 뇌신경의 내림 조절: 겉질숨뇌로 _ 142

III 뇌줄기 _ 147

그물체 _ 148

IV 각 부분별 개요 _ 150

중간뇌 _ 150
다리뇌 _ 153
숨뇌 _ 153

V 뇌줄기 뇌신경 _ 153

뇌신경 기능에 대한 개요 _ 155
자율 신경핵-일반내장날신경 _ 155
아가미분절 운동 기둥-특수내장날신경 _ 156
맛과 내장감각-특수내장들신경 _ 157
얼굴감각-일반몸들신경 _ 157
청각 및 평형-특수몸들신경 _ 157

VI 뇌신경 _ 157

1번 뇌신경, 후각신경 _ 157
2번 뇌신경, 시각신경 _ 159
3번 뇌신경, 눈돌림신경 _ 177
4번 뇌신경, 도르래신경 _ 181
5번 뇌신경, 삼차신경 _ 183
5번 뇌신경의 분별 및 통각신경로 _ 186
6번 뇌신경, 갓돌림신경 _ 188
7번 뇌신경, 얼굴신경 _ 199
8번 뇌신경, 안뜰달팽이신경 _ 201
9번 뇌신경, 혀인두신경 _ 213
10번 뇌신경, 미주신경 _ 214
11번 뇌신경, 척수더부신경 _ 222
12번 뇌신경, 혀밑신경 _ 223

VII 운동 기능 및 균형을 위한 시스템의 통합 _ 225

VIII 손상에 대한 반응 _ 226

복습문제 _ 235

목차

CHAPTER 07 소뇌
CEREBELLUM

I 주요 개념에 대한 개요 _ 240

II 소뇌 해부학 _ 241

맨눈해부학 _ 242
내부 해부학 _ 244

III 소뇌 회로 _ 246

소뇌겉질 _ 246
소뇌겉질 회로 _ 247
소뇌겉질 내 되먹임 회로 _ 250
소뇌다리를 통한 들신경과 날신경의 연결 _ 251
아래소뇌다리를 통한 안뜰소뇌(안쪽 영역) 회로 _ 251
중간소뇌다리를 통한 대뇌소뇌(가쪽 영역)로의 겉질 입력 _ 255
위소뇌다리를 통한 중간과 가쪽 영역의 정보 출력 _ 255

IV 소뇌 기능 _ 256

운동조절과 운동학습의 역할 _ 256
운동학습의 단계 _ 257
되먹임의 종류 _ 258

V 손상에 대한 반응 _ 259

소뇌손상의 전형적인 징후 _ 259
병변과 같은쪽 결손 발생 _ 260

복습문제 _ 262

CHAPTER 08 바닥핵
BASAL NUCLEI

I 주요 개념에 대한 개요 _ 266

II 바닥핵 해부 _ 266

III 탈억제 _ 270

IV 바닥핵 회로-직접 및 간접 신경로 _ 271

V 바닥핵의 병렬 회로 _ 273

VI 손상에 대한 반응: 바닥핵 병변 _ 275

파킨슨병 _ 275
헌팅턴 무도병 _ 279

복습문제 _ 285

CHAPTER 09 사이뇌
DIENCEPHALON

I 주요 개념에 대한 개요 _ 288

II 사이뇌의 주요 구성요소 _ 289

- 시상의 해부학 _ 289
- 시상하부의 해부학 _ 291
- 시상상부와 시상밑부의 해부학 _ 291

III 사이뇌의 기능 _ 291

- 기능적 시상 _ 291
- 기능적 시상하부 _ 297
- 기능적 시상상부 _ 306
- 시상밑부의 기능 _ 307

IV 통각이 일어나는 동안의 주요 사건 _ 308

- 오름 통각 경로 _ 308
- 통증 조절의 내림신경로 _ 310

V 손상에 대한 반응 _ 311

- 깊은 뇌 자극 _ 312

복습문제 _ 315

CHAPTER 10 대뇌겉질
CEREBRAL CORTEX

I 주요 개념에 대한 개요 _ 320

II 대뇌겉질의 구조 _ 322

- 대뇌겉질 뇌주름형성 _ 322
- 겉질의 계층 _ 322
- 기둥 조직 및 겉질 구성단위 _ 326
- 겉질 구성단위 및 몸감각영역의 지도화 _ 326
- 대뇌겉질의 국소해부학 _ 328
- 겉질성 백색질 _ 334

III 감각, 운동 및 연합겉질에서의 기능적인 처리 _ 337

- 몸감각계통의 중추 처리 _ 338
- 신경병증성 통증 _ 341
- 시각신경로의 중추 정보 처리 _ 342
- 미각계통의 중추 처리 _ 348
- 청각계통의 중추 처리 _ 349
- 안뜰계통의 중추 처리 _ 351

IV 몸운동 기능의 중추 처리 _ 356

- 이마운동겉질 _ 356
- 운동의 계층 구조 _ 360
- 운동 학습 _ 362

목차

V 연합 및 인지 _ 364

연합겉질 내 병변 _ 365
인지 _ 366
주의력 _ 367
기억 _ 369
학습 _ 372

VI 언어와 관련된 겉질 처리 _ 372

말하기 생성의 전통적 모델 _ 373
말하기의 현재 모델 _ 374

VII 손상에 대한 반응 _ 377

후천적 뇌손상 _ 377

VIII 손상 또는 발병 후의 치료 _ 387

거울 치료법 _ 387
강제유도 운동치료 _ 388

복습문제 _ 392

부록 _ 399
용어해설 _ 425
찾아보기 _ 461

CHAPTER 1

신경계의 구조와 기능적 구성

STRUCTURAL AND FUNCTIONAL ORGANIZATION OF NERVOUS SYSTEM

사례 1 더 이상 '피니어스 게이즈'는 존재하지 않는다. No Longer Phineas Gage

1848년, 25세의 철도 공사 작업반장인 피니어스 게이즈(Phineas Gage)는 미국 버몬트에서 루트랜드와 벌링턴 열차 선로 공사를 위한 암석 폭파를 담당하는 직원이었다. 그는 그 전부터 수없이 반복했던 것과 같이 107cm(3.5ft) 길이의 강철봉으로 암석 구멍에 한 묶음의 폭발물을 넣어 폭파 작업을 준비했다.

하지만 이번에는 폭발물이 잘못 놓여졌었고 그가 강철봉을 구멍에 박았을 때 강철봉에 불꽃이 튀었다. 이에 폭발물이 터졌고 강철봉은 게이즈의 왼쪽 뺨과 눈확 부위를 관통해서 날아갔다. 강철봉은 게이즈의 이마엽과 두개골을 통과해 정확하게 24m(80ft) 거리에 떨어졌다. 목격한 사람들에 따르면 놀랍게도 그는 의식을 전혀 잃지 않았고 그 불행한 사건 직후에 말도 할 수 있었으며, 심지어 그 장소를 떠나기 위해 들것에 실려갈 때도 스스로 몸을 움직여 도움을 주었다고 한다. 존 마틴 할로우(John Martyn Harlow) 박사는 이러한 불행한 사건 이후로 게이즈의 주치의가 되었고 그의 회복 기간과 그 이후에도 계속 그를 치료했다. 게이즈는 뉴 햄프셔에 있는 가족들에게 돌아갔고, 그는 며칠 동안의 혼수상태 끝에 스스로 앉을 수 있었으며 거의 기적적으로 회복하기 시작했다. 그는 요양을 위해 가족의 집에서 수개월을 보냈고 그 뒤에 버몬트로 돌아왔다. 그 곳에서 할로우 박사는 왼쪽 눈과 왼쪽 눈꺼풀의 처짐, 이마의 큰 흉터 자국을 제외하고 게이즈가 대체로 양호한 건강 상태를 보인다고 발표했다. 할로우 박사는 회복하는 기간 내내 게이즈의 주치의로 있었다.

그러나 수년 동안 게이즈의 성격은 심각하게 바뀌어 갔다. 그는 더 이상 침착하고 능숙한 작업반장이 아니었으며, 철도 회사에서도 해고를 당하였다. 그 후에 칠레에서 역마차 운전수 등 수많은 일을 하였다. 그는 그의 친구들이 더 이상 자신이 알던 게이즈가 아니라고 말할 정도로 점점 더 돌발적이고 부적절한 행동을 하였다. 게이즈는 비극적인 사건이 발생한지 12년 후인 1860년 5월에 사망했지만, 그의 두개골과 문제의 강철봉은 하버드 의과대학의 워런 해부학 박물관에 보관되었다.

게이즈의 뇌에 직접 손을 넣어 상처를 살펴본 할로우 박사의 최초 관찰과 이후 현대의 컴퓨터 단층촬영(CT)을 통해 게이즈의 두개골 이미지를 기초로 재구성한 조사 모두 다짐봉이 게이즈의 왼쪽 이마엽을 손상시켰고 왼쪽 반구와 나머지 뇌에 큰 구멍을 냈다는 것을 밝혀냈다. 게이즈의 뇌를 재구성한 CT 자료를 통해 이마앞엽과 그 아래 백색질 경로의 상당한 손상이 그의 행동 및 성격 변화에 영향을 준 것으로 추측할 수 있었다. 게이즈의 뇌손상에 대해 완전하게 이해하지 못한 상태에서 게이즈의 정신적 악화에 대한 상반된 보고서가 자주 발표되었기 때문에, 뇌의 어느 특정한 부위에 어떤 기능이 있는가에 대한 19세기의 논쟁에서 양쪽 진영 모두 게이즈의 사례를 자신들의 주장을 뒷받침하기 위한 근거로 언급할 수 있었다.

I 주요 개념에 대한 개요

OVERVIEW OF KEY CONCEPTS

중추적 · 말초적 그리고 자율적인 요소를 가진 뇌는 가장 복잡하고 아직까지 사람들에게 이해도가 매우 낮은 인체 기관이다. 뇌가 제대로 기능할 때는 신체의 기능을 잘 조절하고 내 · 외부 자극을 해석하며 기억, 감정, 인지 기능을 조절하고 스스로를 점검할 수 있는 유일한 기관이다. 만약 부상, 질병, 퇴화로 인해 뇌기능이 손상을 받게 되면, 그로 인해 삶이 영구히 바뀔 수 있다. 신경계의 형태학과 회로(국소 신경해부학) 그리고 특정 구조의 활성화 또는 비활성화가 행동에 미치는 영향(기능 신경해부학)을 연결하는 지식들은 주관적이고 객관적인 관찰을 통해서 추론하거나 특정 위치의 병변에 의해 발생하는 손상을 예측하여 병변의 위치를 정확하게 찾을 수 있도록 신경계에 대한 이해를 높여준다.

국소 신경해부학은 주요 뇌 부분과 신경계 내의 세부 공간적 관련성과 신경 구조들 간의 연결을 정의한다. 기능 신경해부학은 이와 대조적으로, 특정 과제를 수행하기 위해 협력하여 기능하는 신경계 영역을 연구한다. 신경계 기능은 신경계 영역 내 또는 영역 사이의 복잡한 특정 신경회로에 의해 수행된다. 손상 및 회복에 대한 특정 반응을 이해하는 것은 효과적인 기능 및 운동 재활을 위해서 필수적이다.

신경계는 중추신경계(central nervous sysytem, CNS)와 말초신경계(peripheral nervous system, PNS)의 두 부분으로 나눌 수 있다(그림 1.1). 말초신경계(그림 1.1A)는 신경절 내의 신경과 세포 집합으

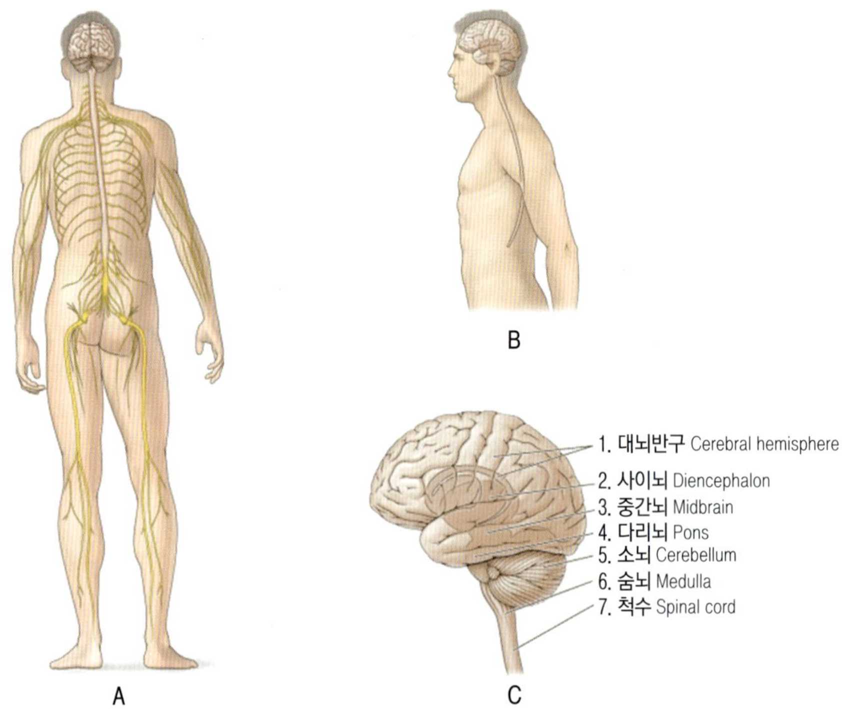

그림 1.1 중추신경계와 말초신경계

A: 신체 내의 중추신경계와 말초신경계의 위치. 주요 말초신경은 노란색으로 표시되어 있다. **B:** 뇌와 척수는 측면으로 표시하였다. **C:** 중추신경계는 7개의 주요한 부위로 나뉘어진다(1. 대뇌반구, 2. 사이뇌, 3. 중간뇌, 4. 다리뇌, 5. 소뇌, 6. 숨뇌, 7. 척수). 중간뇌, 다리뇌, 숨뇌는 뇌줄기를 구성한다.

> **최첨단 연구**
>
> **영상기술**
>
> 최신 영상기술은 인간의 신경계 기능에 대한 심도 있는 이해를 제공한다. 자기공명영상(MRI)과 기능적 자기공명영상(fMRI)은 특정 행위 동안 살아 있는 실험 대상자의 실시간 대뇌겉질 활동을 측정할 수 있고, 확산텐서영상(DTI)은 예전에 알려진 것보다 더 정교한 신경 연결을 밝혀낼 수 있다.

로 구성되어 중추신경계, 신체와 관련된 현실 세계 사이를 연결하고, 내 · 외부적으로 신체의 상태를 점검하며, 이러한 상태에 반응하는 행동학적 변화에 영향을 미치는 핵심적인 역할을 담당한다. 척수와 뇌로 구성된 중추신경계(그림 1.1B, C)는 종합적인 조절중추로, 객관적 자극을 주관적인 지각과 감각으로 변환하고 잡기, 수영하기, 웃기 등과 같은 행동 반응 계획을 의식과 성격을 부여할 수 있는 인지적 기능으로 중재하고 행동 반응으로 작동할 수 있도록 전환하는 역할을 담당한다.

중추신경계 내 특정 부위, 구조 또는 상호 밀접한 관련 구조들의 구성체계는 손상으로 인한 상실을 예측할 수 있을 만큼 명확하게 정의된 기능을 수행한다(그림 1.1C). 척수는 신체를 신경지배하는 말초신경계와 변화하는 말초의 상태에 대하여 개별적인 요구에 반응하는 중추신경계 사이의 경계이다. 오름과 내림 연결(즉, 각 부위 사이로 주행하는 축삭의 집합체; 신경로, 기둥, 다발, 경로 또는 띠라고 알려져 있음)은 뇌줄기라고 불리는 부위를 지나간다. 뇌줄기는 배쪽의 숨뇌와 다리뇌 뒤쪽의 소뇌 그리고 위쪽의 중간뇌를 포함한다. 각각의 부위는 핵이라고 알려진 특징적인 기능을 가진 수많은 특정 세포 구조를 포함하고 있다. 중간뇌 위쪽의 중추신경계는 앞뇌라 하고, 사이뇌(시상과 시상하부)와 끝뇌(바닥핵과 대뇌겉질)를 포함한다. 이 영역은 운동 기능의 실행, 감각과 운동 기능의 통합 그리고 인지 기능과 관련되어 있는 것으로 추정된다.

II 신경계의 구조

STRUCTURE OF NERVOUS SYSTEM

국소 신경해부학 Regional Neuroanatomy

표준화된 용어는 신경계를 처음 공부하는 학생들에게 기준틀을 제공한다. 조직은 정확하고 때로는 정밀하게 다른 조직들과 관계하기 때문에 불명확한 용어는 반드시 명확하게 정의되어야 한다. 다음 절에서는 기능적 요소에 대한 상세한 논의를 위한 준비과정으로 신경조직 간의 일반적인(전체) 관계를 소개할 것이다.

신경해부학적 단면에 대한 소개 Introduction to neuroanatomical planes

신경해부학의 용어는 신경계의 모양과 기능의 타당한 검토를 위한 뇌의 복잡한 3차원의 구조를 설명하기 위해 특성화되어 있다. 중추신경계 신체의 축은 입꼬리쪽(rostrocaudal), 등배쪽(dorsoventral), 안바깥쪽(mediolateral)으로 구성된다(그림 1.2). 이러한 축은 인간보다 더 길쭉한 선형 중추신경계를 가진

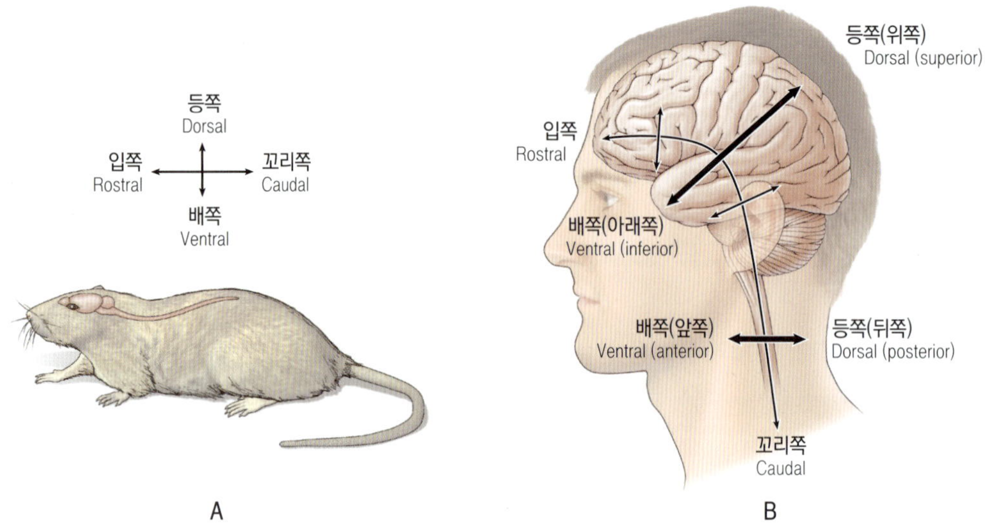

그림 1.2 중추신경계 축

A: 중추신경계가 일직선상으로 구성된 동물인 쥐를 통해 중추신경계 축을 표현하였다. B: 인간의 중추신경계는 중간뇌에서 두드러지게 굽어져 있다.

사지동물을 통해 더 잘 이해할 수 있다. 쥐의 경우(그림 1.2A), 입꼬리쪽 축은 코(입쪽, rostrum)에서부터 꼬리(꼬리쪽, cauda)까지 직선에 가깝게 이어진다. 이 축은 신경계의 세로축을 구성하며, 중추신경계는 세로축 구성이 우세하기 때문에 종종 신경축(neuraxis)이라고 불린다. 등배쪽 축은 입꼬리쪽 축과 수직을 이루고 등부터 배까지 이어지는 축이다. 뒤(posterior)와 앞(anterior)이라는 용어는 등쪽(dorsal)과 배쪽(ventral)과 동의어이며 임상가들에게 더 일반적으로 사용된다. 안바깥쪽 축은 정중선에서부터 바깥쪽으로 이어지며, 특히 신경축을 따라 구획 내의 관련성을 설명할 때 중요한 부분이다.

인간 신경계의 세로축은 사지 동물의 신경계처럼 직선이 아니다. 발달 과정에서 뇌와 뇌의 세로축은 중간뇌에서 두드러지게 굽혀지거나 굴곡지게 된다. 등쪽 또는 배쪽처럼 이 굴곡을 입쪽에 위치한다고 설명하는 대신, 여기서는 일반적으로 위쪽(superior)과 아래쪽(inferior)이라는 용어를 사용한다. 신경축에 있어서 이러한 굴곡은 지속적인 머리굽이(cephalic flexure)를 반영한다(그림 4.3 참조).

이 책에서는 신경계의 세로축에 비례하여 해부학적 단면이 만들어지는 3개의 주요 단면을 정의하였다(그림 1.3). 앞뇌의 수평면은 세로축에서 평행하게 잘린다. 앞뇌의 수평면은 신경축을 따라 꼬리쪽으로 머리굽이에서 아래쪽 그리고 뇌줄기와 척수까지 이어지며, 이러한 수평면(횡단면이라고도 함)은 세로축에 수직으로 위치한다. 두개골의 관상봉합(coronal suture)과 거의 평행하는 대뇌반구를 통해 나뉘는 단면은 관상면(coronal section)이라고 한다. 시상면은 등배쪽면(dorsolventral plane)에서 잘리는데 중추신경계의 세로축과 정중선에 대해 평행한다. 정중시상면(midsagittal section)은 중추신경계를 대칭적인 이등분으로 나누고, 반면 방시상면(parasagittal section)은 바깥쪽에서 정중선으로 자른 것이다.

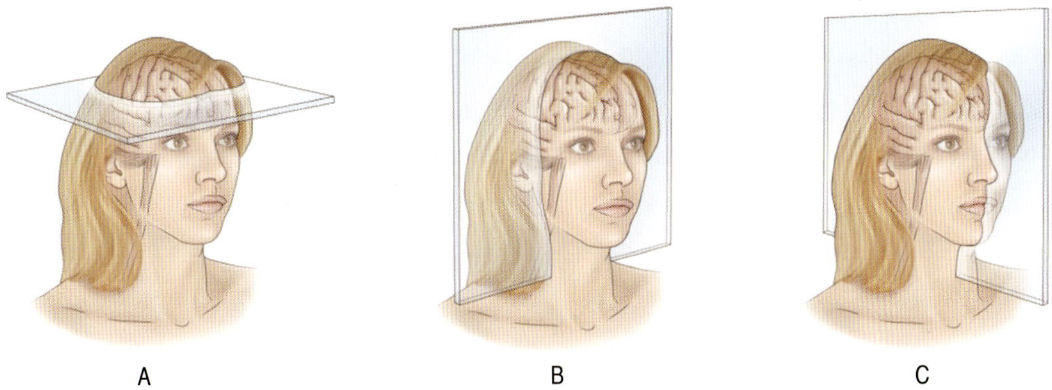

그림 1.3 중추신경계의 해부학적 단면
A: 수평면, B: 관상면, C: 시상면

신경계: 말초신경계와 중추신경계 구성요소 Nervous system: Peripheral and central components

신경계(nervous system)는 해부학적으로 분리되어 있지만, 기능적으로 상호 의존적인 말초신경계와 중추신경계의 두 부분으로 구성된다(그림 1.1A). 말초신경계는 몸신경 영역과 자율신경 영역으로 세분화된다. 몸신경 영역은 몸벽(body wall)과 팔다리를 구성하는 피부, 근육, 관절을 신경지배하는 감각신경세포를 포함한다. 이들 감각신경세포는 외부 자극을 감지하고 중추신경에 그 정보를 전달한다. 비록 운동신경세포 세포체가 중추신경계에 위치하지만, 이러한 몸감각 영역은 뼈대근을 신경지배하는 운동신경세포의 축삭을 포함한다. 운동축삭은 근수축을 조절하기 위해 근육에 통제 신호를 전달한다. 자율신경 영역은 샘(gland)과 몸벽, 내장과 혈관의 민무늬근을 지배하는 신경세포를 포함한다. 또한 자율신경 영역은 교감신경계, 부교감신경계, 장관(enteric)계로 세분화되며, 부분적으로 신체의 내부 상태에 대한 정보에 근

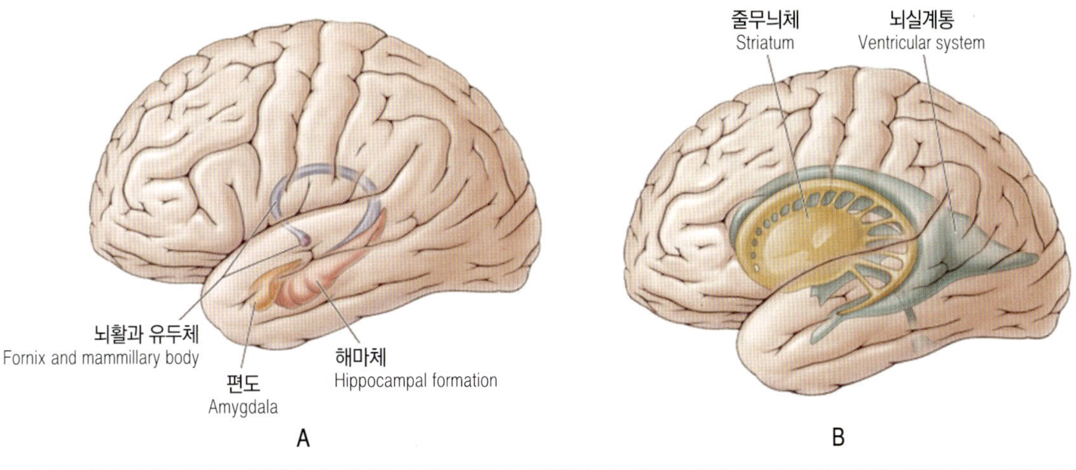

그림 1.4 대뇌반구의 심층 구조에 대한 3차원적 측면
A: 해마체(빨간색)와 편도(주황색). 뇌활(파란색)과 유두체(보라색)는 해부학적 · 기능적으로 해마체와 관련된 구조이다. B: 줄무늬체는 복잡한 3차원의 모양을 가진 바닥핵을 구성한다. 뇌실계통 역시 표현되어 있다. 줄무늬체와 가쪽뇌실 간의 유사한 모양에 주목한다.

거하여 신체 기능을 조절한다.

중추신경계는 척수와 뇌로 구성된다(그림 1.1B). 뇌는 숨뇌, 다리뇌, 소뇌, 중간뇌, 앞뇌로 세분화된다. 앞뇌에 포함되는 사이뇌는 시상하부와 시상을 포함하고, 대뇌반구는 바닥핵, 편도, 해마체 그리고 대뇌겉질을 포함한다(그림 1.1C). 외관상 대뇌반구의 표면은 이랑(gyri, 주름, convolutions), 고랑(sulcus, 틈, grooves), 틈새(fissures, 특히 깊은 틈)를 특징으로 한다(그림 1.10). 대뇌겉질을 구성하는 엽은 이마엽, 마루엽, 관자엽, 뒤통수엽의 네 엽으로 구성된다. 대뇌섬(insular cortex)은 흔히 다섯 번째 엽이라고 말하는데 이마엽, 마루엽, 관자엽 아래에 묻혀 있다. 뇌들보(corpus callosum)는 각각의 상대편 엽을 연결시키는 큰 축삭 띠(중간선을 교차함)이다(그림 1.10). 해마체, 편도(그림 1.4A), 줄무늬체(그림 1.4B)의 세 구조는 겉질 표면 아래에 위치한다. 둘레계통은 다양한 겉질과 겉질밑 구조로 구성된다. 후각망울(olfactory bulbs)은 이마엽의 눈확 표면에 위치한다.

뇌실계통 Ventricular System

각 중추신경계 부분은 다양한 지지 기능을 수행하는 액체로 가득 차 있는 미로 공간인 뇌실계통(ventricular system)의 요소를 갖고 있다(그림 1.5). 뇌실계통의 공간은 뇌척수액으로 차 있고 중추신경계 특정 부분과 연관되어 위치한다. 두 개의 가쪽뇌실 중 하나는 각 대뇌반구에 위치해 있으며, 셋째뇌실은 사이뇌 안에 위치하고 있고, 넷째뇌실은 배쪽으로는 다리뇌와 숨뇌 사이에 있고, 등쪽으로는 소뇌 쪽에 위치한다. 뇌실사이구멍(몬로 구멍)은 두 개의 가쪽뇌실을 셋째뇌실과 연결한다. 대뇌수도관은 중간뇌를 통해서 내려가고 셋째뇌실과 넷째뇌실을 연결한다. 두 개의 가쪽 구멍(루시카 구멍)과 단일의 정중선 안쪽 구멍(마젠디 구멍)은 뇌척수액이 뇌실에서 빠져나가도록 하고 거미막밑공간에서 순환하도록 한다.

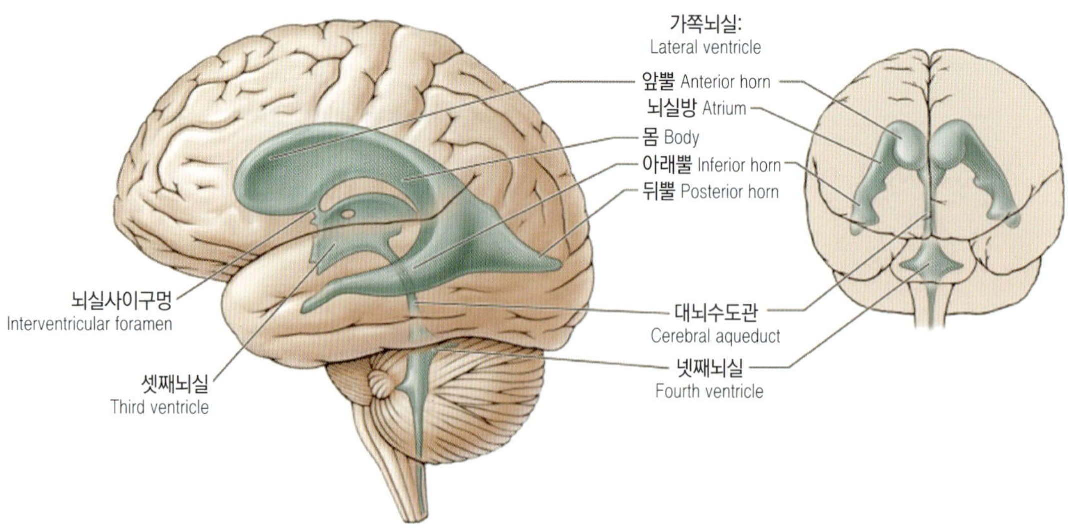

그림 1.5 뇌실계통

가쪽뇌실, 셋째뇌실, 대뇌수도관 그리고 넷째뇌실은 가쪽 뇌표면(왼쪽)과 앞쪽(오른쪽)에서 볼 수 있다. 가쪽뇌실은 네 가지의 주요 요소, 즉 앞뿔(또는 이마쪽), 몸, 아래뿔(관자), 뒤뿔(뒤통수)로 나뉜다. 가쪽뇌실의 방은 몸, 아래뿔, 뒤뿔이 만나는 위치에 있다. 뇌실사이구멍(몬로 구멍)은 셋째뇌실과 함께 가쪽뇌실을 이어준다. 대뇌수도관은 셋째뇌실과 넷째뇌실을 연결한다.

수막 Meninges

중추신경계는 바깥부터 안쪽으로 경질막, 거미막, 연질막으로 구성된 세 가지 수막(meninges)으로 덮여 있다. 거미막과 연질막은 거미막밑공간에 의해 분리되고, 이 공간에는 뇌척수액이 들어 있다. 돌출되어 이중으로 접힌 두 개의 수막 단면은 뇌의 구조를 구분한다. 대뇌낫은 왼대뇌반구와 오른대뇌반구를 분리하고 소뇌천막은 앞뇌에서 소뇌를 분리한다. 또한 수막 접힘으로 형성된 경질막정맥굴은 낮은 정맥압으로 정맥혈을 혈관으로 배출하고, 과도한 뇌척수액은 두개골과 속목정맥으로 빠져 나간다.

III 기능 신경해부학
FUNCTIONAL NEUROANATOMY

척수: 회색질과 백색질 Spinal Cord: Gray Matter and White Matter

척수(spinal cord)는 몸통, 팔다리 그리고 많은 내부 기관으로부터의 감각정보 처리에 참여하고, 신체의 운동을 직접적으로 통제하며, 많은 내장기관의 기능을 조절한다(그림 1.6A). 또한 척수는 감각정보를 뇌로 올려 보내는 오름신경로와 운동정보를 내려 보내는 내림신경로를 연결한다. 척수는 인간의 중추신경

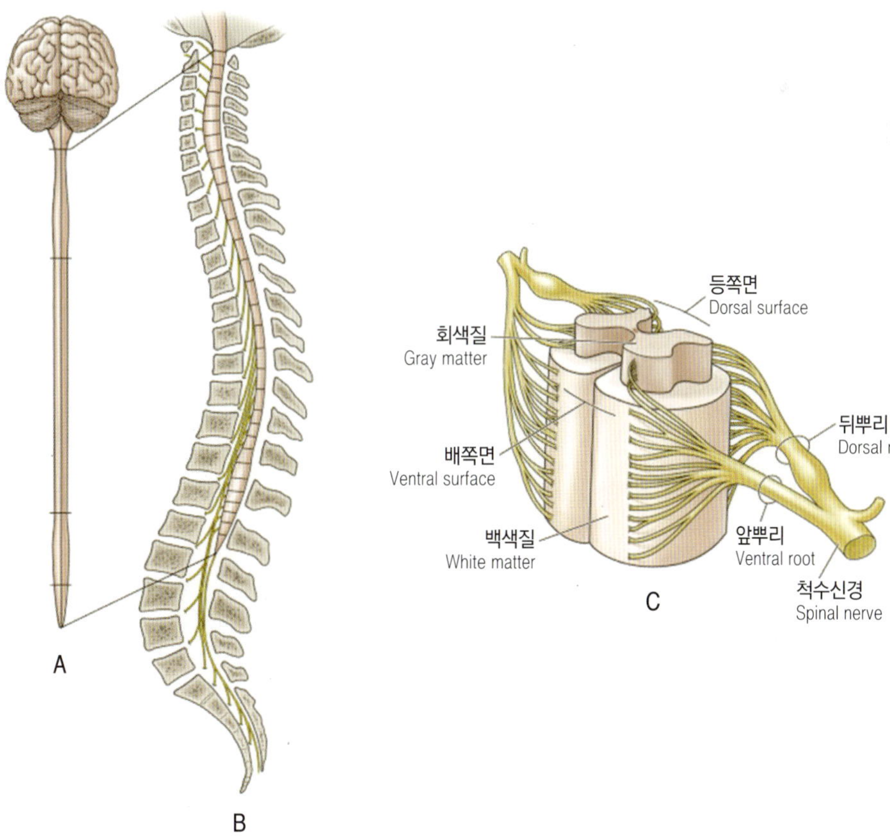

그림 1.6 척수 조직

A: 중추신경계의 뒷모습. 척수 위의 수평선은 다른 척수 부분의 위치를 표시한다. 이 부분은 다음 장에서 더 자세하게 언급할 것이다. B: 척수와 척추의 가쪽 모습, C: 척수 표면의 국소해부학과 내부의 구조

계에서 유일하게 외부에 분절 조직을 가진다(그림 1.6B).

각 척수분절은 뒤뿌리와 앞뿌리라고 불리는 신경뿌리(그리고 잔뿌리 무리) 한 쌍을 포함한다(그림 1.6C). 벨 마젠디의 법칙(Bell-Magendie Law)에 따르면 뒤뿌리는 감각정보만을 척수로 전달하는 들신경 축삭을 포함하고, 앞뿌리는 몸벽, 팔다리, 다른 신체기관의 줄무늬근과 민무늬근에 원심성 운동명령을 내리는 날신경을 가진다. 뒤뿌리와 앞뿌리는 신경계에서 기능 구분의 전형적인 예시로, 이에 대한 원리는 다음 장에서 더 살펴볼 것이다. 이러한 감각축삭과 운동축삭은 말초 목표 지점으로 가는 도중에 척수신경 내에서 합쳐진다.

뇌줄기와 소뇌 Brainstem and Cerebellum

뇌줄기(brainstem)는 숨뇌, 다리뇌, 중간뇌로 구성된다(그림 1.7). 뇌줄기는 세 가지의 일반적인 기능이 있

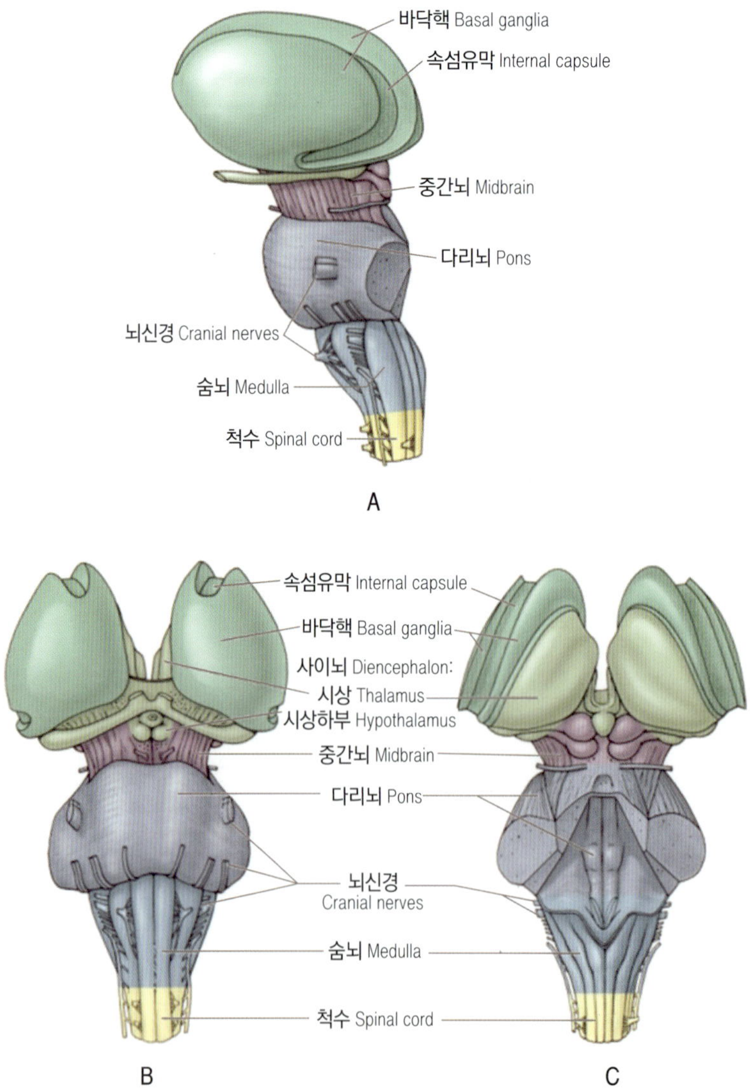

그림 1.7 뇌줄기

A: 가쪽, B: 배쪽, C: 등쪽 표면. 시상과 바닥핵 또한 보인다. 뇌의 다른 부분은 다른 색깔로 표시되어 있다.

다. 첫 번째, 뇌신경 구조로부터 감각정보를 받아 머리근육을 조절한다. 이러한 기능은 척수의 기능과 유사하다. 뇌줄기로 들어오고 나가는 감각신경뿌리와 운동신경뿌리인 뇌신경은 말초신경계의 한 부분으로 척수신경과 유사하다. 두 번째, 척수와 비슷하게 오름 감각신경로와 내림 운동신경로가 앞뇌와 척수 사이 뇌줄기를 통과하기 때문에 뇌줄기는 정보흐름을 위한 통로 역할을 담당한다. 마지막으로 뇌줄기 내 신경핵들은 각성 및 다른 고차원적인 뇌 기능뿐만 아니라 생명 기능을 조절하는 다양한 근원으로부터의 정보를 통합한다.

이 세 가지 일반적 기능 외에도 뇌줄기의 다양한 부분들은 특정 감각과 운동 기능을 각각 보조한다. 예를 들어, 숨뇌 부분은 필수적인 혈압과 호흡조절 기전에 관여한다. 실제로 이들 뇌줄기 영역의 심각한 손상은 거의 항상 생명을 위협한다. 다리뇌와 중간뇌는 눈의 운동 조절에 있어서 핵심적 역할을 담당한다.

소뇌는 주요한 감각운동 통합 중추로, 주된 기능은 눈과 팔다리의 운동을 조절하고 자세와 균형을 유지하는 것이다(그림 1.8). 팔다리의 운동은 소뇌가 손상될 때 협응의 문제가 발생하게 된다. 또한 소뇌 부분은 언어, 인지, 감정을 포함하는 고차원적인 뇌 기능을 수행하는 역할을 담당한다.

시스템의 통합

움직임을 만들어내기 위한 신경학적 협응

인간의 행동은 다양한 통합 시스템이 함께 작용하여 생성된다. 과학기술의 발전으로 다양한 영역들 간의 연결 복잡성에 대해 점점 더 완벽히 이해할 수 있게 되었다. 뇌의 다양한 부위들은 단순한 과제를 수행할 때에도 활성화되며, 심지어 과제를 수행하는 것을 보는 것만으로도 관찰자의 뇌 안에서 유사한 부위가 활성화될 수 있다. 다음 장에서 인간 행동의 다른 요소들과 움직임을 만들어내는 신경학적 협응에 대한 최근 이해를 탐구할 것이다.

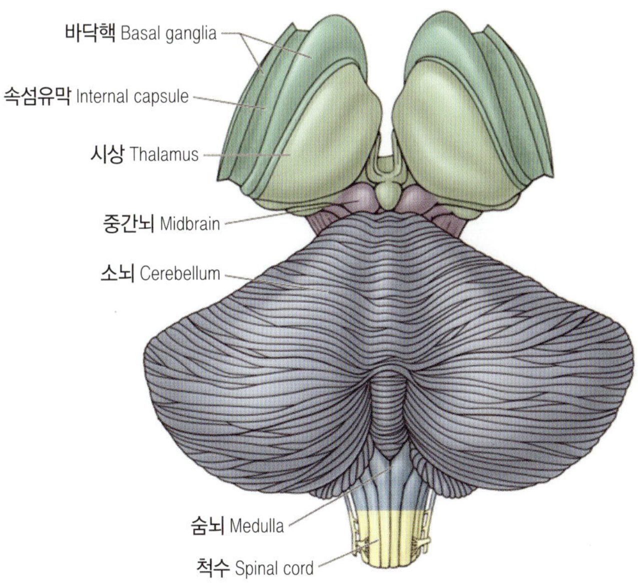

그림 1.8 뇌줄기, 시상, 바닥핵, 소뇌의 등쪽 모습

사이뇌: 시상과 시상하부 Diencephalon: Thalamus and Hypothalamus

사이뇌(diencephalon)의 두 핵심 영역인 시상과 시상하부는 다양한 감각, 운동 그리고 통합 기능에 참여한다(그림 1.9). 시상(그림 1.9B)은 대뇌반구로 정보를 전달하는 핵심적인 조직이다. 시상(thalamus)은 다른 겉질 영역으로 정보를 전송하는 수많은 개별적인 신경핵으로 구성되어 있다. 대부분의 사람들의 뇌에서, 정중선에 붙어 있는 각 시상 절반의 작은 부분은 시상사이붙음(시상붙음, 중간질)이다. 또 다른 사이뇌의 구성요소인 시상하부(hypothalamus)는 뇌하수체로부터 분비되는 내분비호르몬과 자율신경계의 전반적인 기능을 조절한다.

대뇌반구: 이랑과 고랑의 복잡한 국소해부학

Cerebral Hemispheres: Complex Topography of Gyri and Sulci

대뇌반구(cerebral hemispheres)는 인간의 중추신경계에서 가장 발달된 부분이다(그림 1.10). 각 반구는 뚜렷하게 반으로 구분되고 각각 대뇌겉질, 해마체, 편도, 바닥핵의 네 가지 주요 구성요소를 가지고 있다. 이 구조들은 인간의 가장 정교한 행동을 조절하고, 복잡한 해부학적 연결을 통해 이러한 역할을 수행한다.

개별적이지만 기능적으로 상호 연결된 대뇌겉질의 네 엽

Four lobes of cerebral cortex: Distinct but interconnected functions

뇌의 표면에 위치한 대뇌겉질(cerebral cortex)은 매우 복잡하다. 인간의 경우, 대뇌겉질의 총 영역은 약 2,500cm^2 정도 된다. 대뇌의 주름은 머리의 좁은 공간 내에 더 넓은 표면적을 차지할 수 있도록 진화하여 적응한 것이다. 사실 대뇌반구의 1/4에서 1/3만 표면에 노출되어 있다. 이랑은 겉질 표면의 융기된 주름으로, 고랑과 틈새라고 불리는 틈으로 분리된다. 대뇌반구는 시상(또는 반구사이) 틈새로 서로 각각 분리된다(그림 1.10).

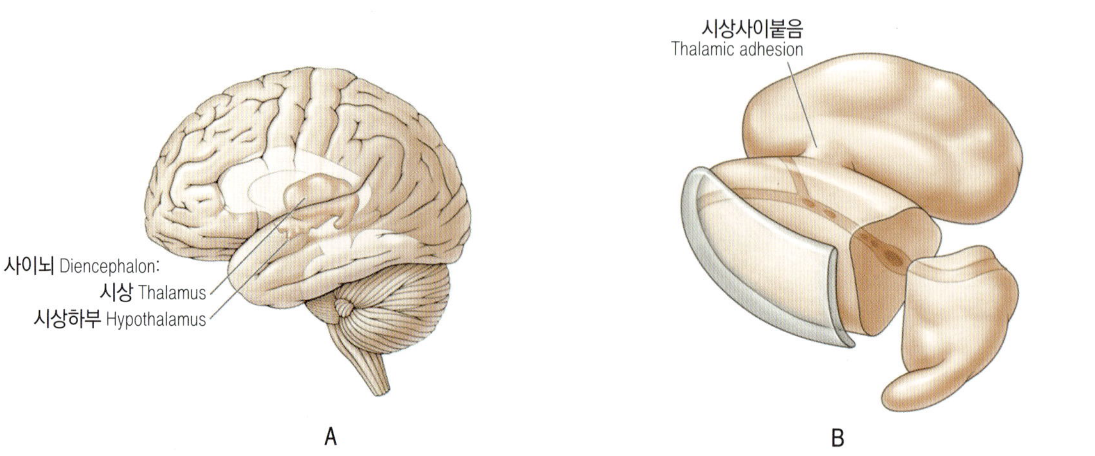

그림 1.9 사이뇌

A: 대뇌반구와 뇌줄기의 가쪽 표면, 시상과 시상하부의 위치를 보여준다. B: 시상의 3차원 구조. 시상의 주요 부분에서 가쪽으로 분리된 구조는 시상 그물핵이며 시상의 가쪽 면에 걸쳐서 판을 형성한다.

대뇌겉질의 네 엽은 이마, 마루, 뒤통수 그리고 관자라고 불리는 두개골의 이름을 따서 명명했다(그림 1.10). 비록 복잡하게 상호 연결되어 있지만, 각 엽의 기능은 각 엽들 내 개별적인 이랑의 기능처럼 현저하게 분명한 차이를 보인다. 아래에 각 엽들의 기능을 간략하게 설명하였다. 상세한 논의는 10장에서 다룰 것이다.

이마엽은 사고로부터 활동, 인지, 감정과 같은 다양한 행위적 기능을 제공한다. 중심앞이랑에는 일차 운동겉질이 들어 있으며, 이 겉질은 방향과 뻗기 속도와 같은 운동 구성요소 조절에 참여한다. 대부분의 이마엽은 연합겉질이다. 조현병이나 우울증과 같은 기분장애 등의 정신질환은 앞연합겉질의 비정상적인

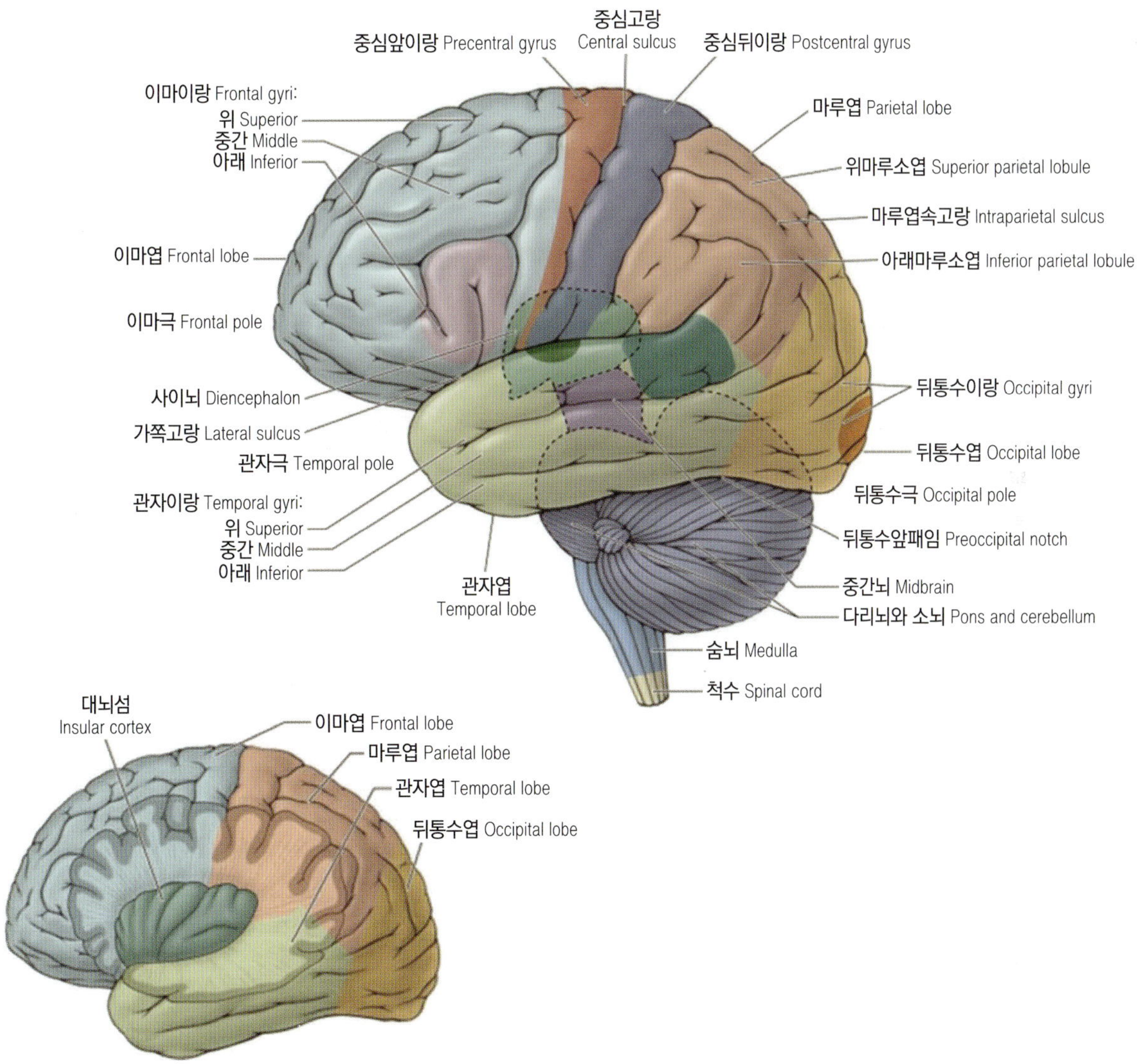

그림 1.10 뇌 국소해부학

대뇌반구와 뇌줄기 그리고 척수 일부의 가쪽 표면. 다른 색깔로 표시된 영역은 기능적으로 구별되는 겉질 영역과 관련된다. 일차 운동과 몸감각 영역은 각각 앞중심이랑, 뒤중심이랑에 위치한다. 일차 청각겉질은 감각 운동 영역과 인접한 위관자이랑 위에 있다. 브로카 영역은 대부분의 아래이마이랑 대부분을 차지하고, 베르니케 영역은 위관자이랑의 뒤쪽 부분에 있다. 그림은 대뇌겉질의 네 가지 엽과 이 엽들과 관련된 대뇌섬을 보여준다.

기능과 연관되어 있다. 바닥 앞뇌는 이마엽의 배쪽 표면에 위치하며, 아세틸콜린을 이용하여 겉질의 흥분도를 조절하는 특수한 신경세포군을 포함하고 있다. 비록 후각신경(1번 뇌신경) 기관인 후각망울은 이마엽의 배쪽 표면에 위치하지만, 대부분 관자엽과 연결되어 있다.

마루엽은 중심고랑에 의해 이마엽과 구분되고 촉각, 팔다리의 위치 그리고 부분적으로 통증 감각을 중재한다. 이러한 기능은 중심뒤이랑에 위치한 일차 몸감각겉질에 의해 수행된다. 일차 감각영역은 감각정보를 처리하기 위한 첫 겉질 처리 단계이다. 가쪽 대뇌 표면 마루엽의 나머지 부분은 위쪽 및 아래쪽 마루엽으로 구성되며, 이 영역은 공간 인식과 관련된 정보를 추가로 처리하고 시지각, 언어, 수학적 추론 그리고 인지 등의 다양한 감각정보를 통합하는 고도로 정교한 몸감각 영역이다. 이들 마루엽은 신체의 완전한 자아상을 위해 필수적이고, 주변의 현실 세계와 행동의 상호작용을 중재한다.

뒤통수엽은 안쪽 뇌 표면의 마루엽에서 마루뒤통수고랑에 의해 분리된다. 가쪽과 아래 표면에는 뚜렷한 경계선이 없으며, 오직 마루뒤통수고랑과 함께 뒤통수앞패임을 연결하는 가상의 선만이 있을 뿐이다. 뒤통수엽은 오직 시각(vision)에만 관여한다. 일차 시각겉질은 뒤통수 끝에서 연장되는 안쪽 뇌 표면의 새발톱고랑의 벽과 심부에 위치한다. 일차 시각겉질은 시각처리의 초기 단계에 중요한 반면, 마루와 관자의 연합영역과 대량으로 결합한 주변의 고도로 정교한 시각영역은 대상의 모양과 색을 알아볼 수 있게 하고 다차원적인 환경 내에서 몸을 인식하게 하는 정교한 감각 메시지를 전달하는 역할을 담당한다.

관자엽은 가쪽고랑(실비안 틈새)에 의해 이마엽과 마루엽으로부터 분리되고, 다양한 감각 기능을 중재하고 기억과 감정에 참여한다. 일차 청각겉질은 위관자이랑의 위쪽 표면에 위치하며, 주변 영역과 함께 소리를 지각하고 구분하는 역할을 한다. 왼쪽에 위치한 위관자이랑의 뒤쪽 부분은 베르니케영역으로, 이들 영역은 말하기에 특화되어 있다. 베르니케 영역의 병변은 말하는 능력을 손상시킨다. 아래관자이랑이 모양 및 색에 대한 시각적 지각에 관여하는 것에 반해, 특히 뒤통수엽 근방에 위치한 중간관자이랑은 시각운동 지각에 필수적이다. 관자 끝에 위치한 겉질은 안쪽 관자엽과 아래, 안쪽 이마엽의 인접한 부분과 함께 감정에 있어서 중요한 역할을 담당한다.

가쪽고랑의 심부는 이마엽, 마루엽 그리고 관자엽의 일부분으로, 이 영역을 대뇌섬이라고 한다(그림 1.10). 대뇌섬은 태아기 후기 발달 과정에서 파묻힌다. 대뇌섬의 일부분은 미각, 체내 감각, 통증 지각 그리고 균형에 있어서 중요하다.

뇌의 두 쪽을 상호 연결하는 축삭을 포함하고 있는 신경로를 맞교차(commissure)라고 하는데(교차섬유 포함), 뇌들보는 가장 큰 뇌 맞교차이다. 대뇌겉질의 두 반쪽 기능을 통합하기 위해 뇌들보의 축삭은 부리(rostrum), 무릎(genu), 줄기(trunk) 그리고 팽대(splenium)로 구성되는 네 개의 주요한 부분을 통해 이동한다(그림 1.11). 뒤통수엽으로부터의 정보는 뇌들보의 팽대를 통해 이동하고, 다른 뇌엽으로부터의 정보는 뇌들보 부리, 무릎 그리고 줄기를 통해 이동한다.

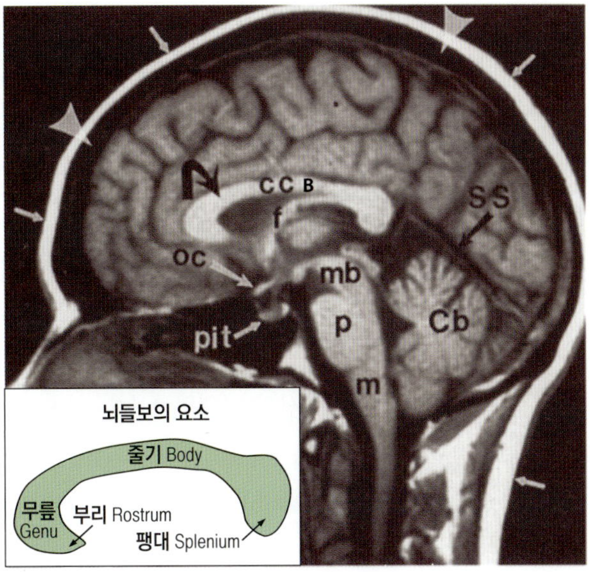

그림 1.11 정상적인 머리 MRI 영상

시상면 T1 강조 영상. 회색질(큰 화살표)과 백색질(굽은 화살표), 척수액(작은 화살표 머리), 지방(작은 화살표) 그리고 겉질뼈(큰 화살표 머리)로 구성되어 있다. MRI상에는 뇌들보(cc), 뇌활(f), 시신경교차(oc), 뇌하수체(pit), 중간뇌(mb), 다리뇌(p), 숨뇌(m), 소뇌(Cb), 곧은정맥굴(SS) 그리고 뇌들보의 줄기(B)로 나타냈다. 하단의 박스는 부리, 무릎, 줄기 그리고 팽대로 구성된 뇌들보의 요소를 보여준다.

겉질밑 요소Subcortical Components

해마체는 학습과 기억에 있어서 중요한 역할을 하는 반면, 편도는 감정뿐만 아니라 싸움 준비를 하는 것과 같은 스트레스와 위협적 상황에 대한 신체의 반응을 조정하는 데 도움을 준다(그림 1.4A). 이들 두 구조는 둘레계통의 일부로서 대뇌반구, 사이뇌 그리고 중간뇌의 다른 부분을 포함한다. 둘레계통의 일부분은 기분조절에 있어 중요한 역할을 담당하기 때문에 정신질환이 둘레계통의 기능장애와 종종 연관되어 있다는 것은 놀라운 일이 아니다.

바닥핵은 대뇌반구 내의 깊숙한 곳에 위치한 신경세포들의 무리로 구성되어 있다(그림 1.4B). 움직임 조절에 있어서 바닥핵의 중요성은 파킨슨병과 같이 그 신경세포들이 손상되었을 때 명백히 드러난다. 떨림과 느린 움직임은 파킨슨병의 전형적인 증상이다. 바닥핵은 대뇌겉질과 협력하여 지각과 감정뿐만 아니라 중독에 있어서도 핵심적인 역할을 담당한다.

뇌척수액을 포함하는 중추신경계 내의 공간 Cavities within CNS contain cerebrospinal fluid

중추신경계는 초기 발달에서 특히 뚜렷한 관모양의 조직을 가진다. 관 모양의 조직 내에는 공간과 통로가 있으며, 뇌척수액(cerebrospinal fluid)을 포함하는 뇌실계라고 총괄하여 칭한다(그림 1.5). 뇌척수액은 물리적인 충격으로부터 중추신경계를 보호하고, 뇌 밑부분의 압력을 줄여주는 부력을 가지고 있으며, 화학적인 교류를 위한 매개체이다. 뇌실 안 혈관 구조인 맥락얼기(choroid plexus)는 대부분의 뇌척수액을 분비한다.

뇌실계는 방(chamber) 또는 뇌실(ventricle)로 구성되며, 이곳에서 뇌척수액이 축적되고, 좁은 통로를 통해 뇌실 내 뇌척수액이 교류한다. 뇌실은 각 대뇌반구에 위치한 두 개의 가쪽뇌실, 두 사이뇌의 중간에 위치한 셋째뇌실, 뇌줄기와 소뇌 사이에 위치한 넷째뇌실이 있다. 뇌실사이구멍(몬로 구멍)은 가쪽뇌실과 셋째뇌실을 이어주고, 중간뇌에 있는 대뇌수도관(실비우스 구멍)은 셋째뇌실과 넷째뇌실을 연결한다. 세 개의 추가적인 관들은 넷째뇌실에서 볼 수 있으며 한 개의 뒤정중구멍(마젠디)과 두 개의 가쪽 구멍(루시카), 이 추가적인 관들은 뇌척수액이 뇌실계에서 거미막밑공간으로 빠져나가는 것을 도와준다. 뇌실계는 척수 중심관으로 확장되지만, 일반적으로 관속 공간은 성인기에 폐쇄된다.

중추신경계의 세 가지 수막층 Three meningeal layers in CNS

수막(meninges)은 경질막, 거미막, 연질막으로 구성된다(그림 1.12). 수막은 "막(mater)"이라는 용어를 사용하지 않고, 일반적으로 경질(dura), 거미(arachnoid), 연질(pia)이라고 부른다. 경질막은 가장 두껍고 수막층(meningeal layers) 중에 가장 바깥에 위치하여 보호기능을 제공한다. 고대의 외과의사들은 뼈 조각이 경질막을 관통하지 않는다면 심각한 두개골 골절이 있더라도 생존할 수 있다는 것을 알았다. 두 개의 중요한 경계는 경질막으로부터 발생되고, 대뇌반구와 뇌줄기의 다른 구성요소와 분리한다(그림 1.13). 대뇌낫은 두 개의 대뇌반구를 분리한다. 대뇌낫은 아래 부분에 두 개의 소뇌반구를 구분하는 소뇌낫이라는 작은 연속적인 구조를 가진다. 소뇌천막은 위에 가로놓인 대뇌반구와 소뇌를 분리한다. 경질막은 두개골의 뼈막과 외부적으로 융합되어 있어 경질막만 제거하는 것은 어렵다.

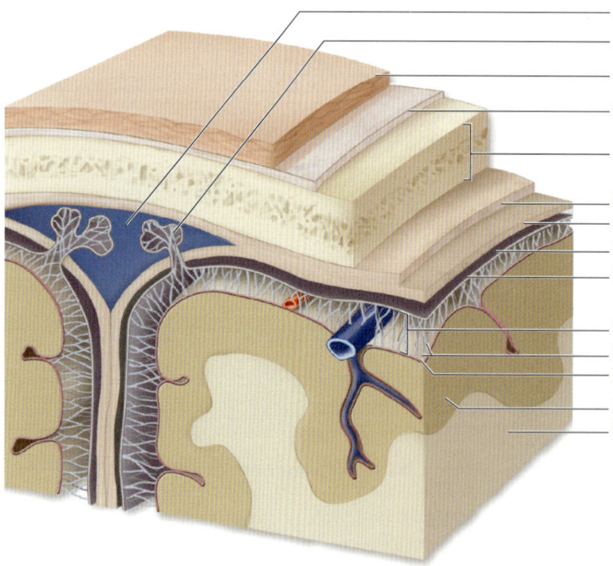

그림 1.12

경질막, 거미막, 연질막은 뇌를 둘러싸고 있다. 뇌수막들 간의 관계는 척수막과 유사하다. 이 그림은 뇌로부터의 거미막 바깥 주머니인 거미막융모를 포함한다. 거미막융모는 경질막을 통과하여 그 층 내에 위치한 혈액을 포함한 정맥굴로 들어가게 한다. 거미막융모는 뇌척수액이 정맥으로 가도록 한다. 거미막으로부터 온 혈관은 작은 동맥과 정맥으로 분지된다. 이들은 뇌 조직에 산소와 영양을 전달한다. 이러한 작은 혈관들은 경질막으로 덮여 있지만, 말초혈관은 별아교세포의 혈관돌기로만 덮여 있다.

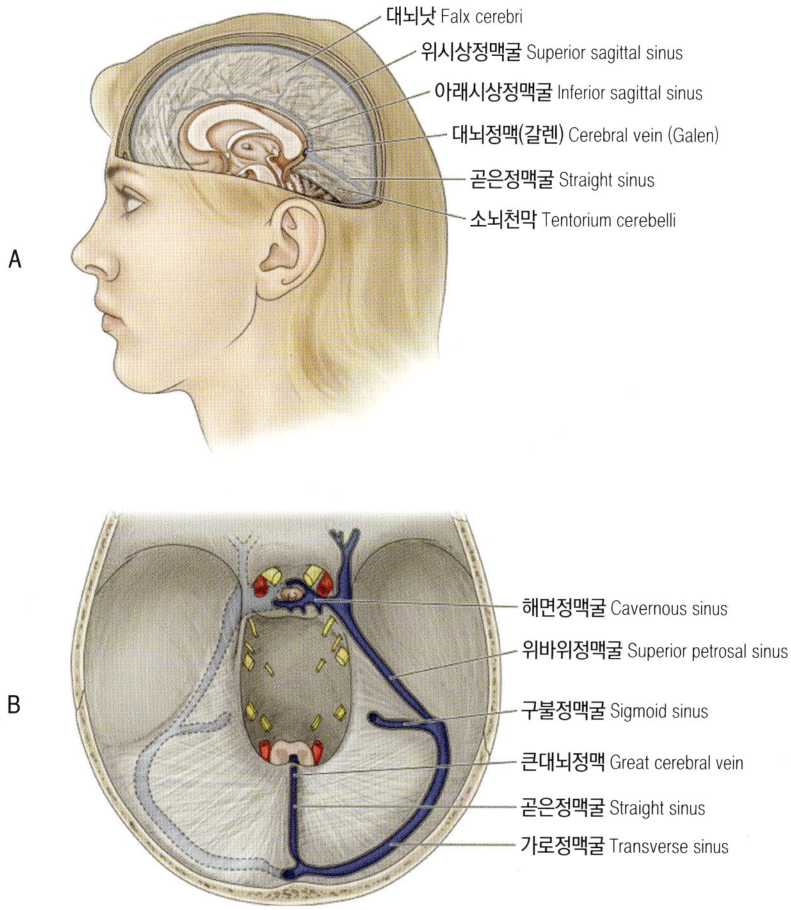

그림 1.13 **대뇌낫, 소뇌천막, 위시상정맥굴**
A: 가쪽 관점, **B:** 정맥굴에서 정맥계로 돌아가는 것을 보여주는 뇌를 제거한 뇌공간의 모습

거미막은 경질막과 인접해 있으나 강하게 결합되어 있지 않고, 그럼으로써 경질막밑공간과 같은 거미막과 경질막 사이에 있는 잠재적인 공간이 만들어지는데, 이 공간은 임상적으로 중요하다. 가장 안쪽 수막층인 연질막은 매우 연약하고 뇌와 척수 표면에 유착되어 있다. 거미막밑공간은 거미막과 연질막 사이에 위치해 있다. 거미막의 미세섬유는 거미막밑공간을 통과하여 연질막과 연결되고, 이 거미막밑공간이 마치 거미줄처럼 보이게 한다. 경질막에는 혈관이 포함되어 있기 때문에 머리의 외상으로 인해 그 혈관 중 하나가 손상되면 경질막밑 출혈과 혈전(경질막밑혈종)이 형성될 수 있다. 이 상태에서 피떡(blood clot)은 경질막에서부터 거미막을 밀어내어 경질막밑공간을 채우고 신경조직을 압박한다.

IV 손상에 대한 반응

RESPONSE TO INJURY

손상에 대한 조직 특이적 반응 Tissue-Specific Response to Injury

신경계 조직은 신체의 다른 조직과 다르게 손상에 반응한다. 조직 치유 과정의 기본적인 이론은 앞으로 논의할 내용을 위해서 알 필요가 있다. 신체는 조직의 손상이나 조직 붕괴를 상처로 취급하며, 조직 치유 과정은 계통의 생존을 위해 긴급하게 필요하다. 상처 치유에는 (1) 염증, (2) 증식, (3) 성숙의 세 단계가 있다(그림 1.14). 염증기는 부상 후 즉시 모든 조직 유형에서 발생하며, 출혈을 멈추고 상처 치유를 준비하기 위해 손상된 일부 국소혈관의 혈관수축을 포함한 지혈 반응을 일으킨다(그림 1.15). 떠돌아다니던 혈소판은 혈관 벽에 노출된 아교섬유에 부착되어 혈소판 플러그(혈병)를 형성한다. 이 혈소판 플러그는 섬유소 가닥이 적혈구와 혈소판을 옭아매는 응고 작용을 통해 강해진다. 혈병의 크기는 혈액응고 억제인자와 섬유소 분해 현상에 의해 제한된다. 다음으로 비만세포는 히스타민과 세로토닌을 분비하여 말초혈관을 확장하고 투과성을 증대시켜 열, 홍반, 부기, 통증 그리고 기능의 상실을 초래한다. 혈관확장으로 인해 혈장이 국소조직으로 새어 들어가고, 백혈구는 상처 부위로 자유롭게 이동된다. 이들 백혈구는 조직 치유의 다음 단계를 위한 준비로 상처를 깨끗하게 한다. 호중구는 발생된 부산물과 오염 물질을 분해해서 소화하고, 며칠 후에 소멸된다. 단핵구는 큰포식세포로 성장하여 다음 단계를 지속하기 위해 이동한다. 큰포식세포는 손상으로 발생한 잔해의 식균작용에 있어서 주요한 역할을 담당하고, 이들의 활동은 사이토카인(cytokines)에 의해 조절된다. 염증 단계는 치유에 있어서 필수적이지만, 이 염증 단계가 적절하지 못하게 되면 자가면역질환에서와 같은 손상과 과도한 흉터를 유발할 수도 있다.

사이토카인의 발견과 질병에서 염증의 중요한 역할에 대한 인식이 의료서비스를 변화시키고 있다. 염증성 사이토카인은 우울증과 알츠하이머, 암, 심장질환, 자가면역질환, 제2형 당뇨병, 비알코올성 지방간 그리고 비만과 관련이 있다. 이러한 질병의 발병은 약물치료, 식이요법, 움직임 그리고 운동에 의해 완화될 수 있다.

조직 치유의 증식 단계는 상처를 영구적으로 닫고 조직을 재건한다. 큰포식세포는 혈병을 분해하고, 상처 봉합을 촉진하며, 새로운 조직의 형성을 증진하는 화학물질을 배출한다. 혈관신생은 치유할 상처에 산소를 공급하고 노폐물을 제거한다. 섬유아세포는 새로운 아교질을 배치하고, 육아조직은 상처를 닫는

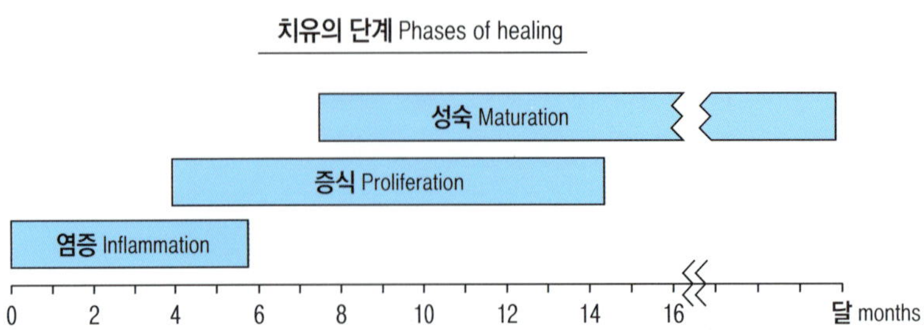

그림 1.14 세포적 · 생화학적 그리고 기계적 상처 치유의 단계

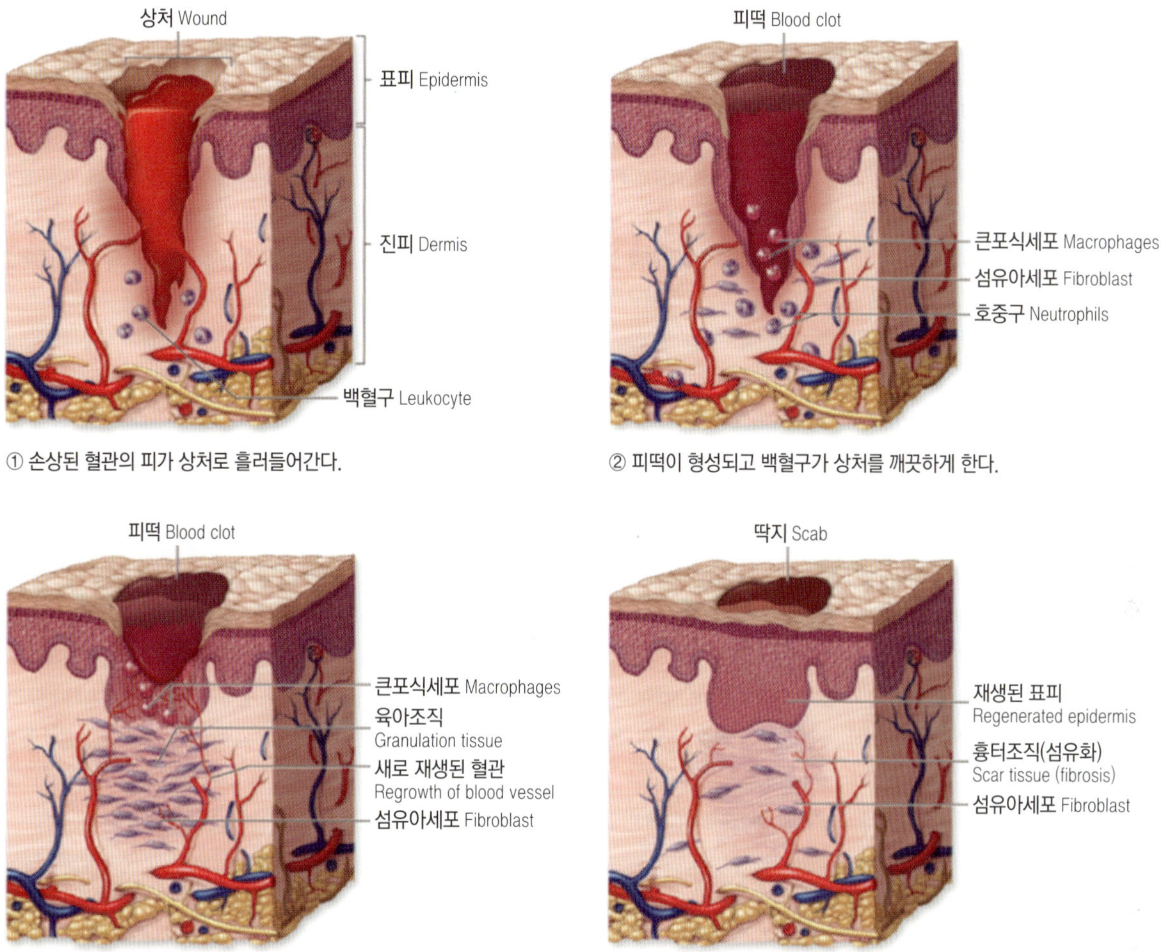

① 손상된 혈관의 피가 상처로 흘러들어간다.

② 피떡이 형성되고 백혈구가 상처를 깨끗하게 한다.

③ 혈관이 재생되고 육아조직이 생성된다.

④ 표피조직이 재생되고 연부조직의 섬유화가 일어난다.

그림 1.15 상처 치유의 단계

피부 재생은 아래와 같은 연속적인 단계로 이루어진다.

① 혈액이 상처 부위에 빠르게 응고되고 혈소판유래성장인자와 다른 물질들이 분비되면서 상처 치유의 단계가 시작된다.

② 큰포식세포와 호중구는 염증이 시작될 때 상처로 침투한다. 배아층의 절단면으로부터 유래된 상피세포는 피떡 아래와 속으로 통과해서 이동하기 시작한다.

③ 섬유아세포는 큰포식세포로부터 분비되는 성장인자와 가수분해효소의 영향을 받는다. 섬유아세포는 증식하고 새로운 모세혈관을 포함하는 육아조직을 형성하기 위해 새로운 아교질을 충분히 생성한다.

④ 표피는 상처 부위에서 서서히 계속해서 재건된다. 그러나 과도한 아교질은 흉터조직 피부에 남는다.

상피화의 마지막 단계인 새로운 세포외기질을 생성한다.

조직 치유의 마지막 단계는 성숙 단계이다. 이 장기 과정은 1년 정도 지속되고 상처 조직 안에서 아교질의 합성(생성)과 분해(파괴)가 균형적으로 일어난다. 이 기간 동안 이동형 제3형 아교질은 더 강하게 재편성되고, 더 조직화된 제1형 아교질로 대체된다.

중추신경과 말초신경에서의 손상 반응은 생체의학 연구자, 의료서비스 제공자, 환자에게 있어서 매우 큰 관심 분야이다. 신경조직의 치유 및 기능 회복 능력은 장기간의 회복과 예후에 상당한 영향을 끼친다. 이러한 조직 특성과 반응은 3장을 참조한다.

신경가소성 ▪ 재활을 위한 적용

신경계는 일생 동안 환경적 요구에 의해 형성된다. 신경가소성은 신경 경로의 변화와 손상, 질병, 환경적인 요구와 행동의 변화에 따른 시냅스의 반응으로 설명할 수 있다. 이러한 변화에 대처하는 능력은 신경 손상과 질병에 따른 인간의 잠재력에 대한 관점을 근본적으로 변화시킨 비교적 새로운 발견이다. 1940년대 이래, 연구자들은 인간을 제외한 동물 그리고 최근에는 인간을 상대로 한 정교한 연구를 통해 신경가소성의 과정을 상세하게 설명했다.

신경가소성은 신경계 내에서 광범위하게 발생하며 유전자 발현, 신경 형태학과 생화학적 분화 그리고 뇌 겉질 영역의 재조직화 등의 다양한 기능에 영향을 미친다. 시냅스 가지치기는, 특히 대뇌겉질 표현에 대한 조직화(또는 재조직화)와 신경계에서의 성장과 외상 후 가소성에 영향을 미치는 매우 중요한 과정이다. 중요한 성장 시기 동안 환경적인 결핍은 기능적 신경 기질을 영구적으로 변화시킨다. 그 후에 뇌는 나머지 경로가 손상되지 않았더라도 그 제거된 시스템을 활성화시킬 수가 없다. 동물을 대상으로 한 절단 연구를 통해서 손상되지 않은 인접한 영역의 뇌 겉질 영역이 절단으로 손상된 뇌 겉질 영역으로 확대되는 것이 입증되었다.

시냅스 가지치기는 중요한 시기에 일어날 뿐 아니라 비정상적 적응 또는 "부정적" 가소성에도 중요한 역할을 담당한다. 절단 이후에 90% 사람들이 환상통증(phantom limb pain)을 경험하는데, 이는 몸감각겉질의 잘못된 재배치와 관련이 있다. 라마찬드란(Ramachandran)과 그의 동료들은 환자의 인식을 조작하고 대뇌겉질 재배치의 재방향을 설정하기 위해 거울을 이용한 행동학적 중재를 발전시켰다. 거울 치료를 하는 동안 피실험자는 잘린 팔다리를 거울 뒤에 두고 잘린 팔다리가 마치 실제로 존재하는 것과 같이 착시가 생기도록 정상적인 팔다리를 거울 앞에 두었다. 그리하여 피실험자는 거울로 착시된 이미지를 보면서 양쪽의 과제를 수행하였다. 이러한 연습을 통해 뇌에서 팔다리가 실제로 사라졌다는 것을 인정하게 하는 신경가소성 변화를 유도하여 남아 있는 환상통증을 어느 정도 제거한다.

재활은 신경가소성 변화를 위해 뇌의 능력을 광범위하게 사용하며, 능력 있는 임상가들은 기능의 회복을 촉진하는 적절한 치료법을 적용하는 전문성을 지녀야 한다. 이상적인 경험은 환자에게 의미 있는 것이어야 하며, 신경 회복을 향상시키기 위해 적절한 강도와 반복이 동반되어야 한다. 부상 후 너무 빠르게 시작하는 치료 중재는 실제로는 적응할 수 없는 변화를 초래할 수 있다. 심지어 간단한 운동으로 여겨지는 걷기도 신경계에 유익하다.

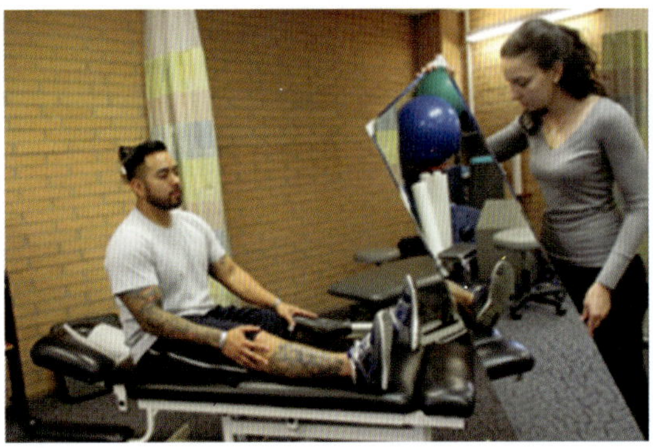

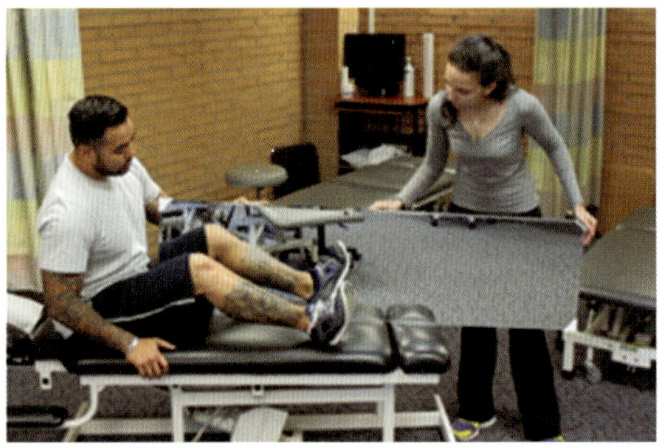

사례 1 논의: 더 이상 '피니어스 게이즈'는 존재하지 않는다. No Long Phineas Gage

피니어스 게이즈의 이마엽 겉질 손상은 당시 신경과학 연구 그룹인 두 경쟁 학파를 자극하였다. 첫 번째 그룹은 뇌의 각 부위는 특수하고 고유한 기능을 가진다고 주장하는 골상학자에 의해 제안된 모듈성(modularity)을 지지하였다. 이들은 왼쪽 대뇌반구에서 언어 기능의 국소화 그리고 관자엽에서 얼굴인식에 특화된 방추모양 얼굴 영역과 같은 연구결과들을 추가적으로 발표하였다. 모듈화 학파(modularity group)의 예측은 현대의 기능적 MRI 연구에 의해 뒷받침되어 왔다. 이에 반해 분포 처리 학파(distributive processing group)는 주로 운동 및 감각 기능을 특정 대뇌의 국소영역에 한정시켰지만, 인지 기능의 경우 광범위한 상호 연관성을 제안하였다. 최근에 위의 학파들은 모듈적 회로와 분포적 회로를 결합하는 것이 가장 효과적이라고 주장하였다. 피니어스 게이즈는 외상성 뇌손상의 최초 연구 사례가 되었다.

복습문제

1. 기능 신경해부학의 정의로 다음 중 옳은 것은?

A. 형태학과 신경계 회로에 대한 지식

B. 행동하는 특정 구조의 활성화 또는 불활성화에 대한 효과

C. 특정 중추신경계 구조의 물리학 및 해부학적 상호작용

D. 신경전달물질을 통한 정보의 화학적 교환

2. 일생에 걸쳐 필요성에 맞게 신경 경로가 변화되는 능력을 무엇이라고 하는가?

A. 식세포 작용 B. 신경가소성

C. 신경전달 D. 시냅스전달

3. 어떠한 사람이 연부조직 손상을 겪고 있다. 손상 부위에 출혈과 염증이 존재한다. 다음 중 출혈과 조직 잔해를 제거하는 역할을 하는 세포는 무엇인가?

A. 슈반세포 B. 비만세포

C. 큰포식세포 D. 신경세포

4. 다음 중 말초신경계에 포함되지 않는 것은?

A. 운동신경세포 세포체

B. 자율신경절

C. 뒤뿌리

D. 앞뿌리

5. 다음 중 고랑과 이랑을 가장 잘 설명한 것은?

A. 뇌의 기능적인 부분은 이랑에 위치한다.

B. 고랑은 뇌에서 각각의 엽을 구분한다.

C. 이랑은 튀어 나왔고 고랑은 움푹 들어가 있다.

D. 고랑은 튀어 나왔고 이랑은 움푹 들어가 있다.

6. 다음 중 주요한 뇌 부위의 위치를 가장 잘 설명한 것은?

A. 시상은 중간뇌의 입쪽에 위치한다.

B. 바닥핵은 소뇌의 배쪽에 위치한다.

C. 중간뇌는 숨뇌의 꼬리쪽에 위치한다.

D. 소뇌는 다리뇌의 배쪽에 위치한다.

7. 어떠한 환자의 대뇌섬 부위에 종양이 생겼다. 다음 중 종양이 생긴 부위를 가장 잘 설명한 것은?

A. 이마엽 아래 뇌 표면 밑에 묻혀 있다.

B. 이마엽과 마루엽 밑에 묻혀 있다.

C. 이마엽, 마루엽과 관자엽 밑에 묻혀 있다.

D. 이마엽, 마루엽, 관자엽, 뒤통수엽 밑에 묻혀 있다.

8. 투수가 야구공에 머리를 맞았다. 공에 맞은 충격으로 선수의 왼쪽 눈확 위의 두개골이 골절되었다. 다음 중 골절 부위 가장 가까운 곳에 위치한 뇌의 구조는 무엇인가?

A. 아래 이마엽 B. 중심뒤이랑

C. 새발톱고랑 D. 가쪽뇌실의 앞뿔

9. 다음 중 대뇌낫을 분리하는 것은?

A. 뒤통수엽과 소뇌

B. 소뇌와 숨뇌

C. 두 개의 대뇌반구

D. 사이뇌의 두 개의 반

10. 다음 주요 중추신경계 부분 중 가쪽뇌실의 방이 위치하는 곳은?

A. 다리뇌 B. 소뇌

C. 대뇌겉질 D. 사이뇌

REFERENCES

Allen NJ, Barres BA. Glia: more than just brain glue. *Nature.* 2009; 457:675-677.

Chapman SB, Aslan S, Spence JS, Defina LF, Keebler MW, Didehbani N, Lu H. Shorter term aerobic exercise improves brain, cognition, and cardiovascular fitness in aging. 2013 Nov 12;5:75.

Duvernoy HM. *The Human Hippocampus.* Munich, Germany: J.F. Bergmann Verlag; 1988.

Filippi M, Charil A, Rovaris M, Absinta M, Rocca M. Insights from magnetic resonance imaging. 2014;122:115-149.

Haas L. Phineas Gage and the science of brain localisation. 2001;71:761.

Hötting K, Röder B. Beneficial effects of physical exercise on neuroplasticity and cognition. 2013 Nov;37(9 Pt B): 2243-2257.

Lee PR, Fields R. Regulation of myelin genes implicated in psychiatric disorders by functional activity in axons. 2009;3:4.

Lee SK, Wolfe SW. Peripheral nerve injury and repair. 2000;8(4):243-252.

Macmillan M, Lena M. Rehabilitating Phineas Gage. 2010 Oct;20(5):641-658.

O'Driscoll K, Leach JP. "No longer Gage": an iron bar through the head. Early observation of personality change after injury to the prefrontal cortex. 1998;317:1673-1674.

Paxinos G, Mai JK, eds. London: Elsevier, 2004.

Raichle ME. A brief history of human brain mapping. 2009;32(2):118-126.

Ramachandran VS, Rogers-Ramachandran D. Phantom limbs and neuroplasticity. 2000;57:317-320.

Ratiu P, Talos I-F. The tale of Phineas Gage, digitally remastered. 2004;351:23. www.nejm.org.

Sherman DL, Brophy PJ. Mechanisms of axon ensheathment and myelin growth. 2005;6(9):683-690.

Van Horn JD, Irimia A, Torgerson CM, Chambers MC, Kikinis R, et al. Mapping connectivity damage in the case of Phineas Gage. 2012;7(5):e37454.

Volterra A, Meldolesi J. Astrocytes, from brain glue to communication elements: the revolution continues. 2005;6(8): 626-640.

Zigmond MJ, Smeyne RJ. Exercise: is it a neuroprotective and if so, how does it work? 2014 Jan;20(Suppl 1):S123-S127

CHAPTER 2

중추신경계 혈관 공급

VASCULAR SUPPLY OF CENTRAL NERVOUS SYSTEM

사례 2 방실 기형 Atrioventricular Malformation

데이비드 케이(David K)는 남캘리포니아의 혼잡한 교차로를 운전하는 중 왼쪽 팔과 다리가 마비되는 것을 느꼈다. 그의 차는 갓길로 미끄러졌고 그 일대 교통을 방해하게 되었다. 그는 이상함을 느껴 911에 전화해서 상황을 알렸다. "저는 지금 '플러머 레제다'가에 있습니다." 하지만 교환원은 반복해서 그의 위치를 되물었다. 그는 사고에 대한 기억이 희미해져 갔으며, 차문 잠금을 해제하고 와이퍼에 도움을 요청하는 메모를 꽂아 두었다. 응급구조요원들이 도착했을 때 그는 운전대 앞에 꼬꾸라져 있었고, 구조요원들은 그에게 이름을 물었다. 그는 질문에 답하기 위해 손가락으로 지갑을 가리키는 수밖에 없었다. 앰뷸런스를 타고 가면서 그는 말을 다시 할 수 있었고 응급차를 타고 가는 내내 햄버거를 사기 위해 잠깐 멈춰야 한다며 응급요원들을 설득했다. 지역 병원에 도착한 후 급성 신경학적 손상의 원인을 밝히기 위해 그는 CT실로 옮겨졌다. 임상검사 결과, 대뇌혈관 손상으로 밝혀졌다. 검사 결과는 출혈성보다는 허혈성이었고, 조직플라스민활성체(t-PA) 약물치료가 적합했다.

데이비드 케이는 활동적인 50대 초반의 남성으로 소프트웨어 개발자로 일했다. 하지만 그가 진정으로 열정을 쏟은 건 자원봉사 활동이었다. 그는 30년간 축구장에서 심판으로 활동했기 때문에 튼튼한 다리와 건강한 심장혈관을 가지고 있었다. 주치의는 6개월 전 정기검진 때 심박수가 비정상적인 것(부정맥)을 발견했지만, 그가 워낙 건강했기 때문에 심장내과에 의뢰하여 후속 조치를 취하지 않고 방치했다. 심방세동은 혈액순환을 비효율적으로 만들고, 추후에 혈액이 고일 수 있으며, 피떡 생성의 위험성을 증가시키는 원인이 된다. 피떡의 생성은 혈액순환을 방해하고 허혈성 조직 손상을 야기한다. 데이비드의 경우 오른쪽 중간 뒤대뇌동맥에 몇 개의 큰 피떡이 있었다. 조직플라스민활성체는 허혈성 뇌졸중 직후 초기 몇 시간 동안 투여되었을 때 가장 효과적이며, 어쩌면 데이비드의 목숨 또한 구했을 것이다. 그러나 데이비드의 신경학적 손상은 심각했고, 신체 왼쪽의 움직임을 조절할 수 없게 되었다. 4일 후 그는 오른쪽 장딴지에 피떡이 생겨서 혈관 수술을 받았다. 그 후에 임시적으로 침상안정을 취했다.

떨어져 나간 피떡은 심장이나 뇌까지 이동할 수 있고 사망을 포함한 심각한 손상을 초래한다. 심각한 무릎 구축이 진행됨에 따라 장기간 동안 활동하지 못한 것은 그에게 치명적이었고 따라서 회복과 치료에 참여할 수 있는 기회는 지연되었다. 데이비드는 매주 재활을 위해 노력했지만, 개선 가능성은 거의 없다는 이야기를 지속적으로 들었다. 그는 지역 병원 내 CARF (재활시설 승인 위원회)에서 인정한 전문가 간 협동 입원 재활센터에서 6주간 급성기 치료를 받을 수 있는 보험에 가입되어 있었기 때문에 그 치료의 진행 과정은 일반적이지만 평균보다는 좋은 편이다. 이 센터는 재활 전문의와 합동하여 매일 수 시간 동안 집중 재활치료를 제공한다. 이 프로그램은 작업치료, 물리치료, 언어치료, 레크리에이션 치료를 포함한다. 더불어 신경학적인 재활 평가, 사회복지 업무, 가족

방실 기형Atrioventricular Malformation

단위의 훈련을 강조한 지속적인 간호서비스, 정서적인 대처, 스스로 돌보기의 내용도 포함된다. 그는 퇴원 후에도 지속적으로 외래 작업치료, 물리치료, 언어치료를 받았다.

데이비드에게 뇌졸중이 발생한지 1년이 지났지만, 왼손을 전혀 쓰지 못하는 등 여전히 심각한 휴유증이 남아 있었다. 손가락과 손목 굽힘근의 강직이 발생했고, 손의 자세를 바르게 유지하기 위해서는 보조기가 필요했다. 그는 울퉁불퉁하고 움푹 파인 지면을 피하는 법, 인도에서 불룩하게 튀어나온 나무뿌리를 피하는 법 그리고 지속적으로 느리고 불안한 걸음에 적응하여 지팡이를 짚고 걷는 법을 배웠다. 그뿐만 아니라 후각과 미각이 상실되고 침의 양이 줄어 먹는 것이 힘들어졌다. 언어병리학자에게서 배운 턱 위치 전략을 사용해도 샌드위치에 있는 당근 또는 소스를 넣은 샐러드와 같은 색다른 식감의 음식을 먹기가 힘들었다. 말하는 능력은 돌아왔지만, 장시간 말한 후에 힘 빠짐을 느꼈다. 그는 시각적인 실인증(사물 이름 말하기 장애)과 왼쪽 아래 사분면 상실을 보상하기 위한 훈련으로, 전문가에게 용기 뚜껑을 크기와 모양 그리고 색깔에 따라 분류하는 것을 배웠다. 데이비드는 운전을 다시 할 수 있어 행복했다. 지역 병원에서는 운전 재활 프로그램을 시행하였다. 그는 자동변속장치가 포함된 새 차를 샀는데, 이 차는 한 손으로 운전대를 잡고 차량을 조작할 수 있도록 회전 손잡이와 크로스오버 바가 설치되어 있었다. 작업치료사는 그의 상황에 맞추어, 주변을 잘 주시하는 것과 안전사항, 보조도구 사용법을 지도하였다. 그 덕분에 데이비드는 한번만에 운전면허시험에 합격했다.

I 주요 개념에 대한 개요

OVERVIEW OF KEY CONCEPTS

뇌혈관질환은 신경계질환의 주요한 부분을 차지한다. 중추신경계의 주요 영양공급원은 포도당이며, 산소는 세포 기능에 있어서 필수적이다. 포도당뿐만 아니라 산소 역시 충분한 양이 저장되어 있지 않기 때문에 중추신경계로의 혈류 공급이 잠시라도 중단되면 뇌 기능이 심각하게 교란된다.

중추신경계로의 동맥혈 공급에 대해 알려진 것의 대부분은 세 가지 관찰 접근법으로부터 기원한다. 첫 번째, 고전적인 해부학적 연구로 혈액을 공급하는 영역을 파악하기 위해 정상 사후 조직의 혈관에 염색약을 투여하는 방법이다. 두 번째, 사후 조직 또는 방사선 검사를 통해 특정 동맥으로부터 혈액을 공급받는 중추신경계의 부위를 추정하는 방법이 있다. 이는 동맥이 막힌 이후에 발생되는 손상의 정도를 관찰하여 추정한다. 세 번째, 뇌혈관 촬영술, 자기공명혈관촬영술과 같은 방사선 기술은 살아 있는 뇌의 동맥순환과 정맥순환을 볼 수 있도록 해준다(부록 참조). 이러한 임상도구는 혈관 폐쇄 또는 기타 병리를 국소화하는데 중요한 역할을 한다.

뇌혈관은 뇌실계와 그 안에 있는 액체인 뇌척수액과 밀접하게 연관되어 있다. 이는 혈장에서의 이온의 활성화된 분비를 통해 대부분의 뇌척수액이 맥락얼기에 지속적으로 생성되기 때문이다. 따라서 뇌의 지속적인 부피 유지를 위해서 뇌척수액은 거미막밑공간과 경질막정맥굴 사이의 밸브를 통해 혈액으로 되돌려 보낸다.

II 동맥 공급
ARTERIAL SUPPLY

뇌의 주요 혈액 공급은 두 개의 동맥계에서 이루어지며, 각각 다른 동맥으로부터 혈액을 공급받는다(그림 2.1A). 앞순환은 속목동맥을 통해 혈액을 공급받고, 뒤순환은 척추동맥을 통해 혈액을 공급받는다(그림 2.1C). 앞순환은 목동맥순환(carotid circulation)이라 하고, 뒤순환은 척추−뇌바닥 순환(vertebral−bas-

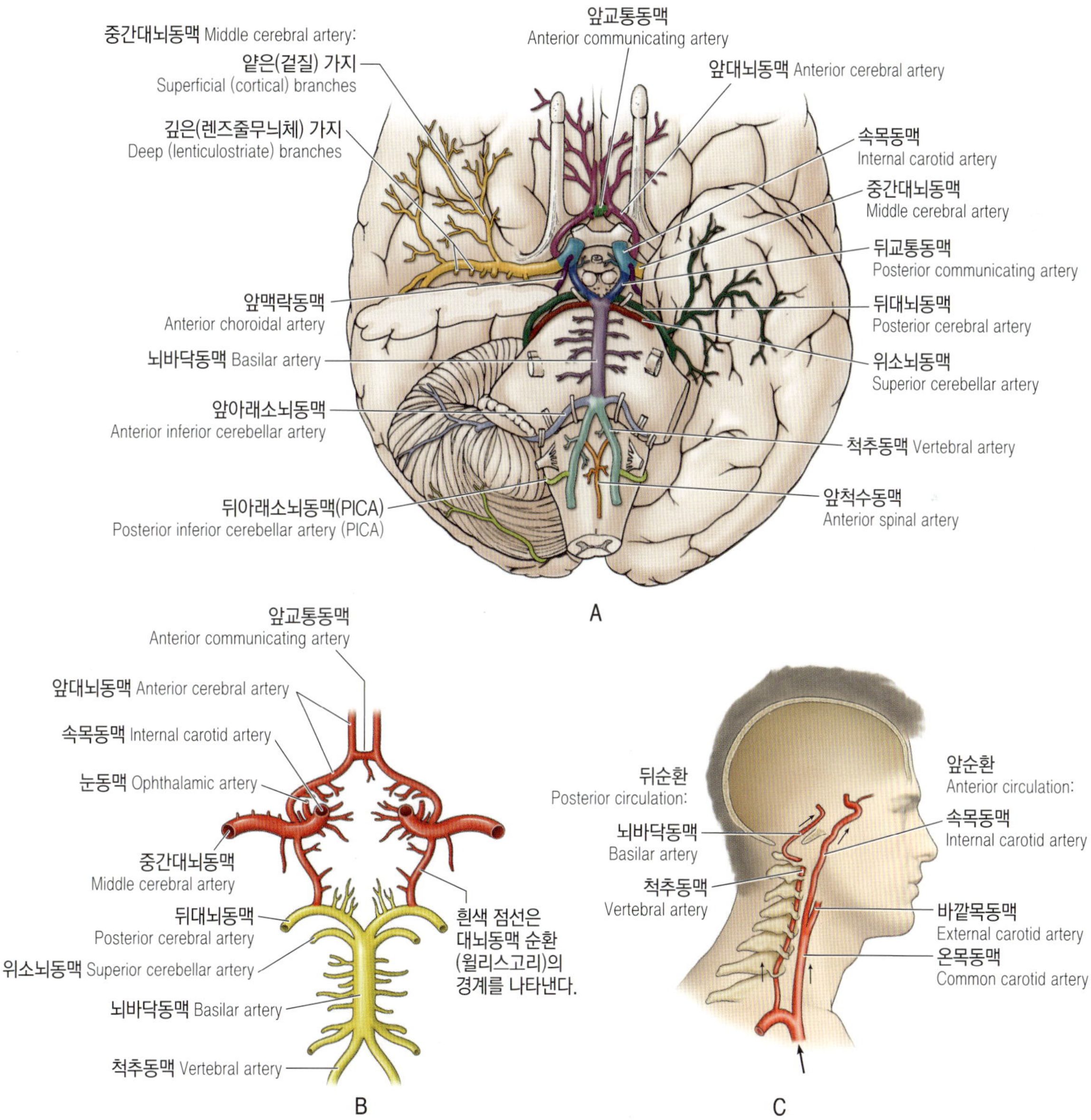

그림 2.1 뇌줄기와 대뇌반구 방실 표면의 도표 및 앞(목)순환과 뒤(척수-뇌)순환의 주요 구성

A: 가쪽 틈새와 관통하는 가지를 통과하는 중간 뇌혈관의 흐름을 나타내기 위해 오른쪽 반구 관자엽의 앞쪽 부분은 제거되었다.

B: 윌리스고리는 앞교통동맥, 두 개의 뒤교통동맥 그리고 세 개의 대뇌동맥으로 형성된다.

C: 척추동맥, 뇌바닥동맥 그리고 목동맥의 두개밖 그리고 두개내 경로를 나타낸다. 화살표는 혈류의 정상 방향을 나타낸다.

ilar circulation)이라고 한다. 앞순환과 뒤순환은 독립적이지 않지만, 사이뇌의 배쪽 표면과 중간뇌, 겉질 표면에서 동맥문합(상호 연결)망으로 연결된다(그림 2.2). 바깥뇌동맥과의 문합은 드물게 나타난다.

이와는 대조적으로, 뇌줄기는 뒤순환을 통해서만 혈액을 공급받는다. 척수의 동맥 공급은 온몸순환(systemic circulation)과 더불어 척추동맥을 통해 제공되며, 이 순환계는 또한 근육, 피부, 뼈에도 혈액을 공급한다. 척수동맥은 일반적 온몸순환의 한 부분으로서, 심장으로 직접 혈액을 되돌려 보내는 정맥과 합류한다. 반면, 많은 대뇌동맥은 경질막내 큰 정맥 수집 경로인 경질막정맥굴로 우선 배수되는 대뇌정맥과 연결된다(그림 2.7). 그곳에서부터 온몸순환으로 되돌아가는 속목동맥으로 들어간다.

속목동맥 Internal Carotid Arteries

속목동맥은 네 개의 분절로 구성된다(그림 2.3A): (1)목분절은 온목동맥의 갈림(bifurcation)에서 바깥동맥과 속목동맥으로 상행하여 목동맥관을 통해 두개골 속으로 들어간다(그림 2.2). (2)속바위분절은 관자뼈의 바위 부분을 통과해서 지나간다. (3)속해면분절은 나비뼈 위에 가로놓인 정맥 구조인 해면정맥굴로 들어간다. (4)대뇌분절은 속목동맥의 갈림에서 앞대뇌동맥과 중간대뇌동맥으로 확장된다. 해면속과 대뇌 부분은 방사선학적으로 중요한 랜드마크인 목동맥 사이를 형성한다(그림 2.3A).

속목동맥은 앞대뇌동맥과 중간대뇌동맥을 형성하기 위해 대뇌반구의 바닥면 근처에서 갈라진다(그림 2.3). 따라서 앞대뇌동맥과 중간대뇌동맥은 앞순환으로부터 혈액을 공급받고, 앞에서 언급한 것 같이 뒤

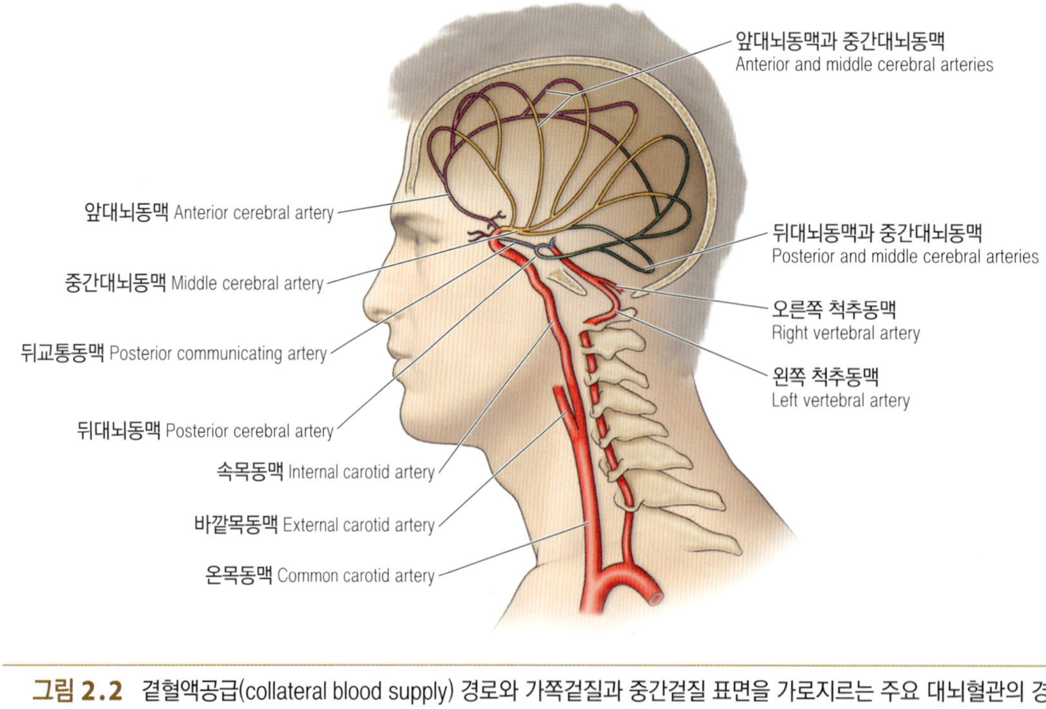

그림 2.2 곁혈액공급(collateral blood supply) 경로와 가쪽겉질과 중간겉질 표면을 가로지르는 주요 대뇌혈관의 경로
중간대뇌동맥과 앞대뇌동맥 사이의 문합관, 중간대뇌동맥과 뒤대뇌동맥 사이의 문합관이 있다. 윌리스고리의 왼쪽에서 앞교통동맥(꼬리표 없는 보라색), 뒤교통동맥, 뒤대뇌동맥을 볼 수 있다.

대뇌동맥은 뒤순환으로부터 혈액을 공급받는다. 대뇌겉질은 앞대뇌동맥, 중간대뇌동맥, 뒤대뇌동맥 가지의 먼쪽 또는 겉질가지로부터 혈액을 공급받는다. 서로 다른 대뇌동맥으로부터 혈액을 공급받는 겉질 부분의 대략적인 경계에 대한 지식은 혈관 폐색 또는 대뇌혈관의 병적 이상으로 인한 기능장애를 설명하는 데 도움을 준다.

대뇌반구의 많은 부분들처럼 앞대뇌동맥도 C자형이다(그림 2.3B). 앞대뇌동맥은 속목동맥 가지에서 기원하고, 뇌들보(그림 1.6 참조) 무릎 주변의 시상틈새 앞으로 지나간다. 앞대뇌동맥은 이마엽과 마루엽의 등쪽과 안쪽 부분에 혈액을 공급한다. 앞대뇌동맥의 혈액 공급은 일차몸감각겉질과 일차운동겉질에서 다리의 감각 표상(sensory representation)과 운동 조절을 제공한다.

중간대뇌동맥은 겉질의 가쪽 볼록면 대부분에 혈액을 공급한다(그림 2.3A). 중간대뇌동맥은 속목동맥의 가지에서 시작하여, 가쪽고랑과 대뇌섬을 따라서 이마엽, 관자엽, 마루엽의 안쪽 표면을 우회하여 지나간다. 먼쪽 가지는 최종적으로 가쪽 볼록면까지 주행한다. 이러한 복잡한 혈관 배열은 뇌혈관조영술을 통한 방사선 이미지에서 확인할 수 있다(부록 참조). 세 개의 대뇌동맥에는 깊은가지와 겉질가지가 있다(그림 2.4). 깊은가지는 동맥 가까이에서 분리되고 깊은 뇌 회색질과 백색질 영역에 혈액을 공급한다. 대뇌동맥의 말단부에 위치한 겉질가지는 대뇌겉질의 다양한 신경층에 혈액을 공급한다. 중간대뇌동맥으로부터 혈액을 공급받는 영역은 일차몸감각겉질과 일차운동겉질 그리고 왼쪽 대뇌반구에만 있는 언어중한

신경가소성 ▪ 재활을 위한 적용

매년 사람들은 훌륭한 켄터키 더비 경마 대회의 경주마들을 보기 위해 모여든다. 이 경주마들은 물결치는 신생 모세혈관을 포함한 크고 비대한 근육을 가지고 있는데, 이 근육은 경주에 필요한 집중적인 신진대사의 요구에 직접적으로 반응하여 발달되었다. 이처럼 경주마의 경우와 같이 조직의 요구에 반응하기 위한 혈관 반응으로 표면상 나타나는 징후를 '혈관신생(angiogenesis)'이라 하고, 이러한 현상은 인간에게도 나타난다. 혈관신생은 신경계 기능을 지원하기 위해서도 나타난다. 뇌 활동은 특정 영역으로의 혈류 증가를 포함하여 대사 요구량을 증가시키고, 이러한 현상은 기능적 자기공명영상(fMRI)으로 확인할 수 있다.

혈관신생은 자궁 내에서 뇌가 집중적으로 발달하는 시기 동안 자연스럽게 발생한다. 이후 전 생애에 걸쳐, 학습은 시냅스 생성, 신경세포 간 연결의 형성을 통해 이루어진다. 이러한 과정은 주로 해마 내에서 신진대사 요구량을 증가시키는데, 이것은 혈류 증가를 통해 적절한 산소 관류를 필요로 한다. 유산소 운동은 근육뿐 아니라 뇌에서도 혈류를 자극하여 조직관류를 개선하고, 학습 및 기억과 관련된 신경계 구조의 혈관신생과 시냅스 생성을 촉진시킨다. 따라서 신경과학 시험 고득점을 받는 것과 같은 최상의 인지적 성과를 달성하기 위해서, 규칙적인 운동은 학습과 새로운 기능의 숙달을 위해 필요한 신진대사 요구에 도움을 줄 것이다.

학습하는 동안 건강한 뇌에서 일어나는 조절 가능한 요구와는 대조적으로, 신경계 질환 또는 손상은 종종 혈류 공급 손상을 야기한다. 혈관신생 과정을 통해 새로운 모세혈관이 손상된 부위에 침투하고, 조직 재생과 신경가소성적 시냅스 생성 그리고 기능 회복을 위한 신경계 활성 능력의 복귀에 필요한 높은 신진대사 요구를 돕기 위해 필수적인 적절한 혈류 공급을 보충한다. 과학자들은 빠른 신경학적 회복과 손상 후 기능의 최적화를 가능하게 하는 초기 혈관신생 촉진을 위한 치료 개발에 힘쓰고 있다.

를 포함한다.

척추동맥 Vetebral Arteries

척추동맥은 뇌줄기 배측면에 위치하는 숨뇌와 다리뇌의 이음부(다리숨뇌이음)에서 합쳐져 뇌바닥동맥

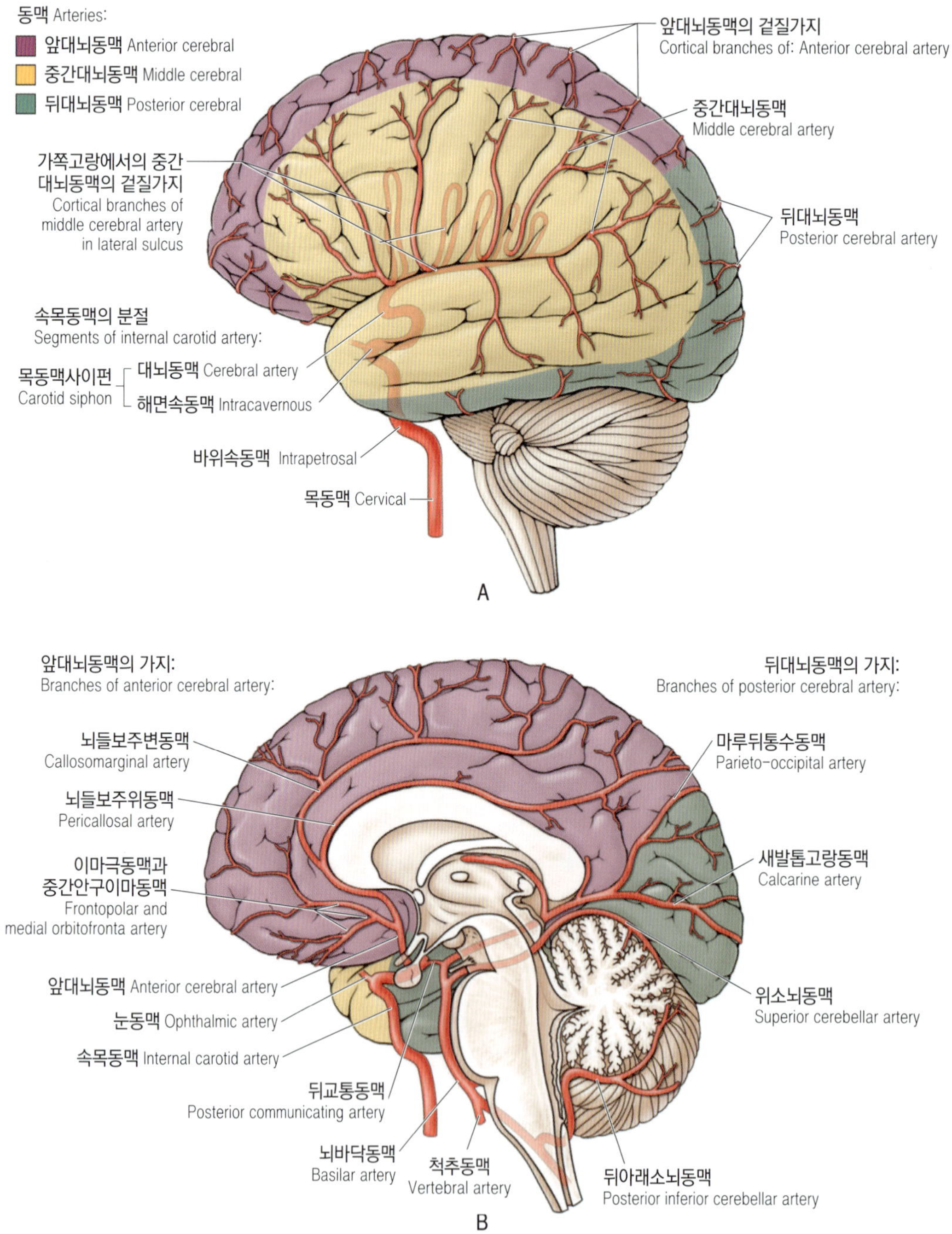

그림 2.3 세 개의 대뇌동맥 경로

A: 대뇌반구의 가쪽측면. B: 정중시상 측면. 각기 다른 색으로 각 대뇌동맥의 영역별 경로를 표시하였다. 앞대뇌동맥(B)이 뇌들보 무릎을 지나는 것에 주목한다.

을 형성한다. 이 동맥은 다리뇌의 정중선을 따라 이어지며, 척추-뇌바닥 순환을 형성한다(그림 2.1). 뒤대뇌동맥(PCA)은 중간뇌 근처 뇌바닥동맥 갈림에서 기원하고 중간뇌의 가쪽으로 지나간다. 뒤대뇌동맥은 뒤통수엽과 관자엽의 안쪽 아래 부분에 혈액을 공급한다. 뒤대뇌동맥이 혈액을 공급하는 기능적 영역은 시각겉질과 해마체가 포함된다. 중간뇌와 소뇌 모두 뒤순환으로부터 동맥혈을 공급받는다(그림 2.5). 배쪽과 등쪽 모두에 존재하는 척수동맥과 달리 대부분의 뇌줄기에 혈액을 공급하는 동맥은 오직 배쪽면으로만 주행한다. 동맥가지는 배쪽동맥으로부터 뻗어 나와 직접 관통하거나(관통가지 또는 정중옆 가지) 등쪽 뇌줄기 구조와 소뇌에 혈액공급을 하기 위해 뇌줄기의 둘레 주변으로 주행한다.

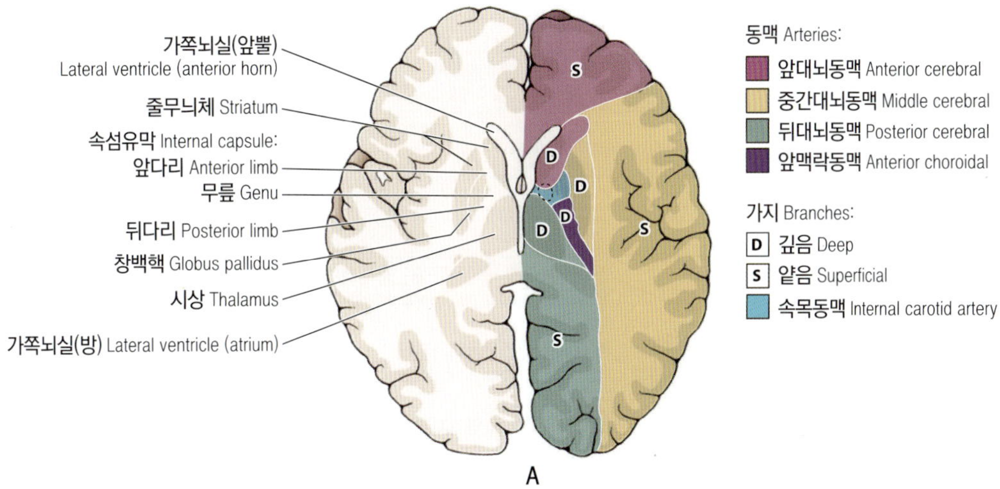

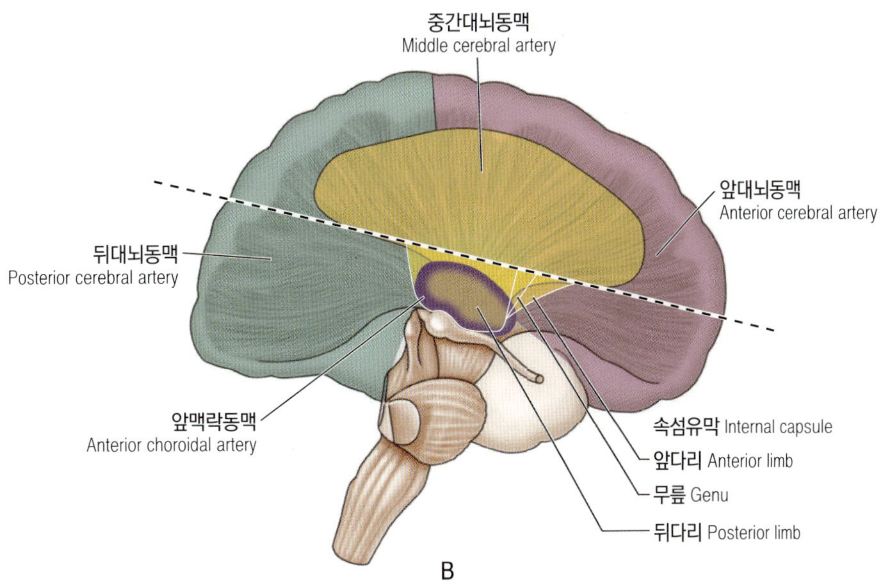

그림 2.4 깊은 대뇌 구조와 대뇌 백색질의 동맥순환

A: 대뇌동맥의 깊고 얕은 가지 분포를 보여준다. **B:** 겉질 백색질과 속섬유막의 동맥혈 공급. 속섬유막과 다리의 각각 다른 등배쪽 층에 따라 각각 다른 대뇌동맥으로부터 혈액을 공급받는다. A에서 점선은 수평면 부분을 나타낸다. 각각의 대뇌동맥으로부터 혈액을 공급받는 영역을 살펴볼 수 있다.

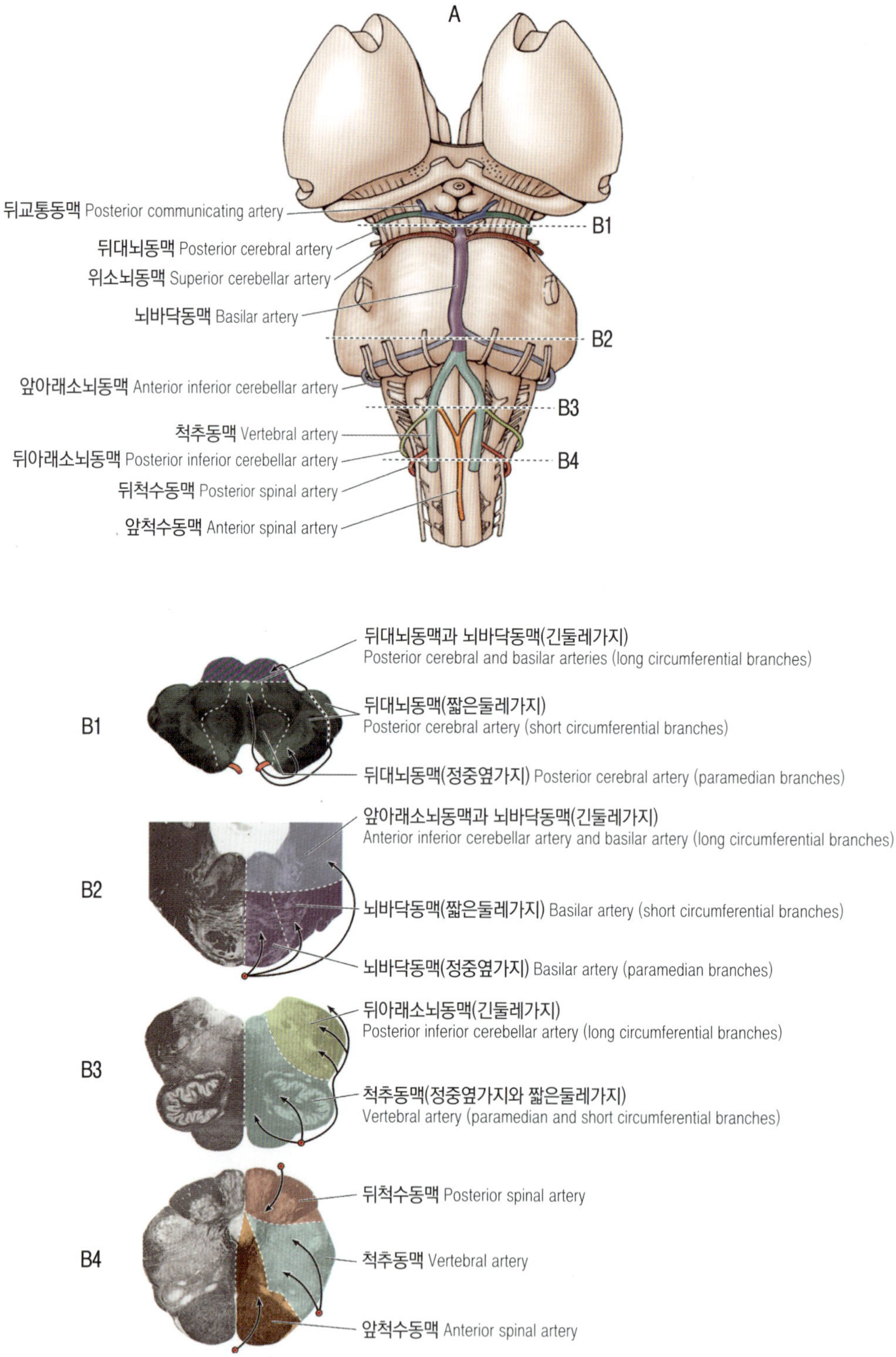

그림 2.5 뇌줄기 동맥의 분포

A: 뇌줄기의 동맥순환을 뇌줄기 배쪽 표면의 측면으로 도식화하였다. **B:** 뇌줄기를 가로지르는 4개의 영역 및 동맥혈 공급의 분포를 나타내었다. 위쪽 숨뇌(B3), 다리뇌(B2), 중간뇌(B1)에서 안쪽부터 등가쪽까지의 조직은 정중옆과 짧은둘레, 긴둘레가지로부터 혈액을 공급받는다. 꼬리쪽 숨뇌는 척추동맥과 척수동맥(B4)으로부터 동맥혈을 공급받는다. A에서의 점선은 B 부분의 단면적을 나타낸다.

큰구멍을 통해 두개골 안으로 들어가는 동맥가지 입구 주변에는 매우 다양한 일련의 둘레 및 관통가지가 척수동맥으로부터 확장된다(그림 2.1과 2.5).

보통 척추동맥 작은가지의 첫 번째 쌍은 숨뇌의 배쪽 정중선에서 합쳐져, 홑앞척수동맥의 앞척수동맥이 되어 목척수로 내려간다. 등쪽으로 한 쌍의 뒤척수동맥은 척추동맥으로부터 뻗어 나와 입쪽 척수로 내려간다. 앞척수동맥과 뒤척수동맥 모두 목척수로 내려가면서 꼬리쪽 숨뇌에 혈액을 공급한다. 척수동맥은 등쪽과 배쪽 숨뇌 정중선에 가까이 위치하고, 관통하는 가지들은 깊은 영역까지 영양공급을 해준다(그림 2.5). 앞척수동맥은 겉질척수로(내림운동신경로)의 축삭과 배쪽 숨뇌의 안쪽섬유띠(올림 분별촉각 신경로)에 혈액을 공급한다.

척추동맥에서 측면 횡으로 뻗어 나오는 뒤아래소뇌동맥(posterior inferior cerebellar, PICA)은 대부분의 숨뇌 등가쪽 영역에 영양을 공급해준다. 이곳 숨뇌 영역은 다른 동맥으로부터 혈액을 공급받지 못하기 때문에 뒤아래소뇌동맥의 폐색은 전형적으로 심각한 숨뇌 조직손상과 기능장애를 초래한다. 이 영역은 얼굴운동에 관여하는 운동신경과 같은 다양한 기능을 중재하는 신경세포와 심혈관 기능을 조절하는 생명중추 세포군을 포함한다.

두 척추동맥은 뇌바닥동맥을 형성하기 위해 다리숨뇌이음 근처에서 합쳐지고, 이 뇌바닥동맥은 두 개의 서로 다른 동맥가지를 통해 다리뇌에 혈액을 공급한다. 짧은가지는 겉질척수로 섬유가 위치한 바닥에 혈액을 공급한다. 긴둘레가지인 앞아래소뇌동맥(anterior inferior cerebellar artery, AICA)은 꼬리쪽 다리뇌에 혈액을 공급한다. 뇌바닥동맥은 입쪽으로 계속 이어져 위소뇌동맥을 내보내고, 다른 긴둘레가지는 뇌바닥동맥 갈림의 가까운 쪽에서 시작하여 뒤소뇌동맥으로 이어진다(그림 2.5). 소뇌 꼬리쪽은 뒤아래소뇌동맥과 앞아래소뇌동맥으로부터 혈액을 공급받고, 입쪽은 위소뇌동맥으로부터 혈액을 공급받

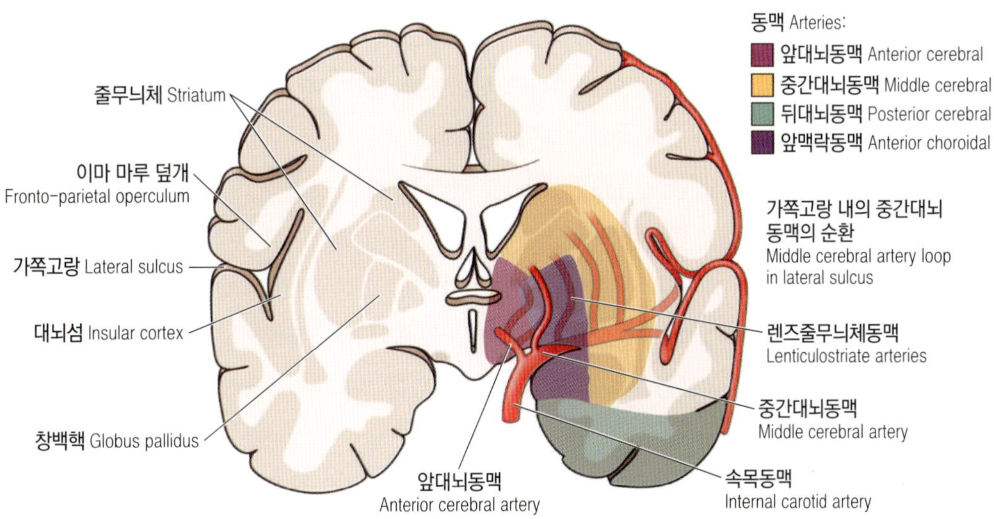

그림 2.6 중간대뇌동맥과 사이뇌의 혈액 공급

대뇌겉질의 대뇌섬과 덮개 표면을 따라 가쪽고랑을 통한 중간대뇌동맥의 경로는 도식화된 관상면에서 볼 수 있다. 사이뇌와 바닥핵의 깊은 구조는 복잡한 혈액 공급을 포함한다. 각각의 다른 동맥혈관 영역은 다른 색깔로 표시되어 있다.

으며, 소뇌의 나머지 부분은 척추동맥과 뇌바닥동맥의 긴둘레가지동맥으로부터 혈액을 공급받는다(그림 2.1, 2.5).

뇌바닥동맥은 다리중간뇌이음에서 두 개의 뒤대뇌동맥으로 갈라진다. 뒤대뇌동맥은 대부분의 중간뇌(그림 2.1, 2.3B, 2.5), 시각겉질, 해마체에 영양을 공급한다. 짧은가지는 중간뇌의 바닥과 뒤판(tegmentum)에 혈액을 공급하는 반면, 긴둘레가지는 덮개의 등쪽에 혈액을 공급한다. 덮개의 주요 영역인 위둔덕과 아래둔덕 또한 위소뇌동맥에서 일부 혈액공급을 받는다.

사이뇌, 바닥핵 그리고 속섬유막의 동맥 공급은 앞순환과 뒤순환을 통해 이루어진다(그림 2.6). 이 동맥혈 공급은 많은 개별적인 변형과 함께 복잡한 구조를 가진다. 이들 구조에 혈액을 공급하는 혈관 가지들은 대뇌동맥의 몸쪽 부분으로부터 또는 속목동맥으로부터 직접 나온다. 앞대뇌동맥과 중간대뇌동맥의 작은 몸쪽 가지들의 다수는 렌즈줄무늬체동맥이라 부른다. 속섬유막의 위쪽 반은 주로 중간대뇌동맥의 렌즈줄무늬체동맥 가지로부터 혈액을 공급받는다. 속섬유막 앞다리의 아래쪽 반은 주로 앞대뇌동맥으로부터 혈액을 공급받는다. 뒤다리와 무릎은 앞맥락동맥과 함께 중간대뇌동맥의 렌즈줄무늬체동맥 가지로부터 혈액을 공급받는다(그림 2.1). 바닥핵은 앞대뇌동맥과 중간대뇌동맥 그리고 앞맥락동맥(그림 2.1, 2.6)으로부터 동맥혈을 공급받는다. 시상은 뒤대뇌동맥과 뒤교통동맥의 가지로부터 영양을 공급받는다. 시상하부는 앞대뇌동맥과 뒤대뇌동맥, 두 개의 교통동맥으로부터 영양을 공급받는다.

윌리스고리 Circle of Willis

뇌의 배쪽면에서 대뇌의 몸쪽 부분과 교통동맥은 윌리스고리를 형성한다(그림 2.1B). 윌리스고리는 상호 연결된 동맥 네트워크 또는 문합의 예이다. 한 시스템에서 감소된 혈류량은 다른 시스템에서의 혈류량 증가로 보상받을 수 있기 때문에 앞순환과 뒤순환 사이의 소통은 중요한 의미가 있다. 두 개의 뒤교통동맥은 중간대뇌동맥과 뒤대뇌동맥 각각에 혈류가 흐르도록 하고, 앞교통동맥은 앞대뇌동맥 사이로 혈류가 흐르도록 허용한다. 앞순환 또는 뒤순환이 막히게 될 경우, 윌리스고리를 통한 곁순환으로 혈액이 결핍된 영역을 살릴 수 있다. 그렇지만 많은 사람들은 윌리스고리의 구성요소 중 하나가 부족하며 생존 계통(surviving system)에 의해 불완전한 대뇌 관류를 겪는다.

앞-뒤 순환 교통(circulation communication)을 위한 또 다른 장소는 대뇌동맥 문합의 끝부분인 대뇌반구의 등쪽 볼록면이다(그림 2.2). 이러한 상호 연결은 동맥이 백색질을 통과한 이후가 아니라 회색질의 겉질 표면에 위치할 때만 동맥가지들 사이에서 일어난다. 주요한 동맥이 제대로 기능하지 못할 때 이들 문합은 대뇌겉질의 손상이 확장되는 것을 막는다. 예를 들어, 뒤대뇌동맥의 가지가 막히게 된다면 뒤통수엽은 중간대뇌동맥으로부터의 곁순환을 통해 살아날 수 있다. 이와는 대조적으로, 깊은 백색질에는 곁순환이 거의 존재하지 않는다.

비록 곁순환은 동맥이 폐색되는 동안 안전한 혈액을 대뇌겉질에 제공하지만, 이러한 예방책을 제공하는 등쪽 문합 관계망은 허혈증에는 취약하다. 전신 혈압이 감소될 때, 이 문합 관계망으로부터 혈액을 공급받는 영역은 허혈에 특히 민감한데, 문합은 관류가 가장 낮은 영역인 동맥의 말단부에서 일어나기 때문이다. 주요한 혈관으로부터 혈액을 공급받는 이 영역의 말단 경계를 경계지역이라 하고, 이 영역에서 일어나는 경색은 경계지역 경색(border zone infarct)이라고 한다.

III 정맥혈 배출(배수)

VENOUS DRAINAGE

중추신경계에서 심장-몸순환으로 배출하는 주요 혈관으로의 혈액 배출은 직접 또는 간접적인 경로를 통해 이루어진다. 척수와 꼬리쪽 숨뇌정맥은 정맥과 정맥얼기를 통해 온몸순환으로 직접 배출되고, 나머지 중추신경계는 간접적으로 배출된다. 정맥은 혈액을 전신순환으로 돌려보내기 전에 먼저 경질막정맥굴로 배출된다(그림 2.7).

대뇌반구의 정맥혈 배출은 얕은대뇌정맥과 깊은대뇌정맥을 통해 이루어진다. 얕은대뇌정맥은 대뇌겉질부터 시작하고 백색질 아래에 위치하며 다양하게 분포한다. 속대뇌정맥(그림 2.7)과 같은 깊은대뇌정맥은 바닥핵과 사이뇌의 일부뿐만 아니라 백색질의 더 아래 부분의 혈액을 배출한다. 다수의 깊은 대뇌정맥은 갈렌의 큰대뇌정맥으로 혈액을 배출한다.

경질막층에 위치한 주요 경질막정맥굴에는 위시상정맥굴, 아래시상정맥굴, 곧은정맥굴, 가로정맥굴, 구불정맥굴, 위바위정맥굴, 아래바위정맥굴 등이 있다. 경질막정맥굴은 주로 속목정맥을 통해 정맥혈이 온몸순환으로 다시 돌아가도록 하는 저압-통로로 기능한다(그림 2.7, 그림 1.13 참조).

얕은대뇌정맥혈은 위시상정맥굴과 아래시상정맥굴로 배출된다. 위시상정맥굴은 대뇌낫 위측면의 정

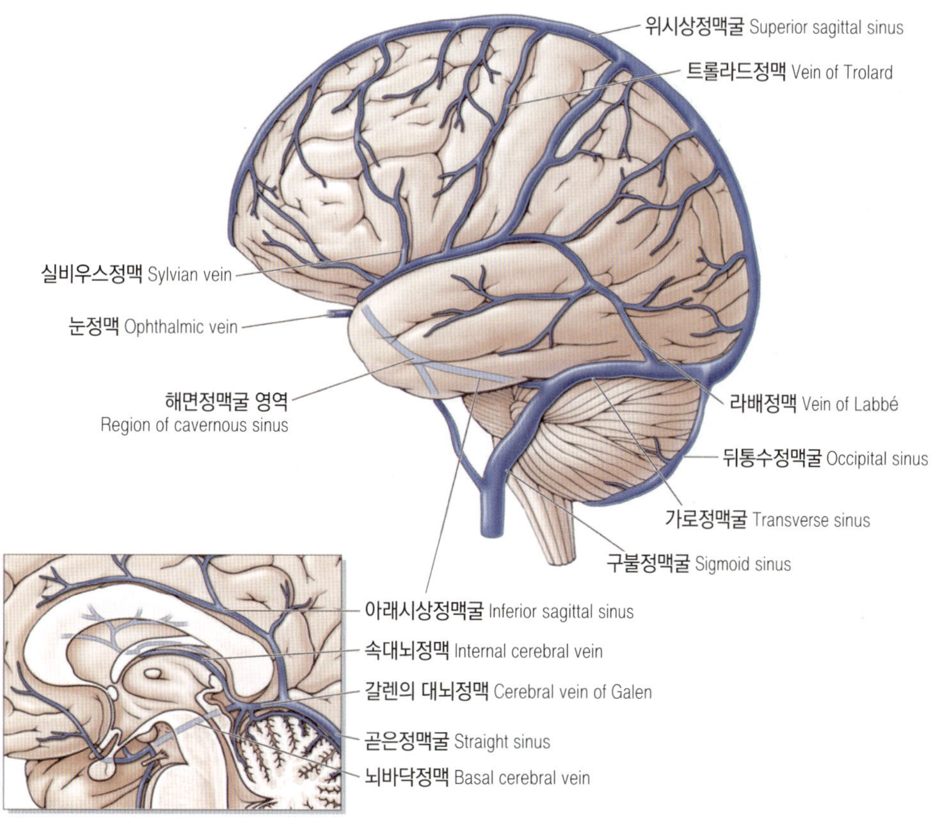

그림 2.7 대뇌정맥과 정맥굴

뇌의 측면은 주요한 얕은정맥과 경질막정맥굴을 보여준다. 아래 그림은 정중면에서의 정맥을 보여준다.

중면을 따라 지나간다. 아래시상정맥굴은 뇌들보의 바로 위에 위치한 대뇌낫의 아래측면을 따라 지나간다. 아래시상정맥굴은 갈렌의 큰대뇌정맥과 함께 곧은(직선이라고도 불림)정맥굴로 되돌아간다.

중간뇌의 정맥은 큰대뇌정맥으로 혈액을 배출하고, 큰대뇌정맥은 곧은정맥굴로 혈액을 비우는 반면, 다리뇌와 입쪽 숨뇌는 위바위정맥굴로 혈액을 배출한다(그림 1.13 참조). 소뇌정맥은 큰대뇌정맥과 위바위정맥굴로 혈액을 배출한다.

뒤통수 끝에서 위시상정맥굴과 곧은정맥굴은 두 개의 가로정맥굴을 만들기 위해 합류한다. 마지막으로, 이 정맥굴은 속목정맥으로 혈액을 되돌려 보내는 구불정맥굴로 혈액을 배출한다. 눈과 얼굴정맥으로 혈액을 배출하는 해면정맥굴은 그림 1.13을 참조한다. 이 정맥순환계는 안과 바깥 머리뼈 사이의 소통 구역을 제공하고 뇌로부터의 감염을 초래할 수 있다. 만약 감염이 해면정맥굴을 통해 전파된다면, 감염된 정맥굴 속의 피떡이 있는 정맥혈은, 특히 눈의 움직임과 얼굴감각에 영향을 미치는 다수의 뇌신경을 압박할 수 있는 피떡(단단한 혈전)을 생성한다. 환자에게는 수막염과 동일한 발열과 목덜미 경직을 동반한 패혈증이 빠르게 발생할 수 있다. 해면정맥굴 감염은 응급사항이므로, 치료하지 않고 방치한다면 치명적일 수 있다.

혈액-뇌장벽 Blood-Brain Barrier

혈관 내 구획은 중추신경계의 세포바깥구간으로부터 분리된다. 이러한 혈액-뇌장벽의 특징은 정맥에 특정 염색 물질을 주사하였을 때 신체 대부분의 조직과 기관은 염색되었으나, 뇌에서는 이런 염색반응이 없었다는 사실을 통해 밝혀졌다(그림 2.8). 이러한 투과장벽은 신경활성 화합물과 신경 흥분성에 영향을 줄 수 있는 혈액의 이온 성분의 빠른 변화로부터 뇌를 보호한다.

뇌와 척수의 모세혈관에 있는 혈관 내피세포의 고유한 특성이 혈액-뇌장벽을 만든다(그림 2.8A1, A2). 말초모세혈관 내피세포들은 인접한 세포들과의 사이에 작은 창(또는 구멍)이 있어, 음세포작용(세포의 액체흡수)에 의한 부가적인 비선택적 물질수송과 더불어, 이 창으로 큰 분자물질이 세포외공간으로 이동하는 것을 허용한다. 반면, 중추신경계의 모세혈관들은 몇 가지 이유로 물질의 움직임을 제한한다. 첫 번째, 중추신경계 모세혈관의 내피세포들은 인접한 세포들과 치밀하게 결합하여 세포외 구획 안쪽과 바깥쪽으로 물질이 이동하는 것을 방지한다. 또한 혈관 내 구획에서 세포외 구획으로 물질의 세포 간 이동을 담당하는 내피세포의 필수 물질수송 기전이 없기 때문에 물질 이동이 제한되고, 음세포작용은 중추신경계에서는 일어나지 않는다. 또한 별아교세포(중추신경 내 지지세포)는 모세혈관 내피세포의 외부 표면과 밀접하게 연결되는 평평한 말단단추 또는 발돌기로 끝나는 돌기를 내보낸다. 별아교세포의 말단단추는 모세혈관을 둘러싸는 싹모양 또는 끈모양의 관상돌기 망을 형성하여 장벽을 강화한다. 마지막으로, 별아교세포는 치밀이음 형성을 촉진하고 모세혈관투과성을 조절하는 물질을 분비할 수 있다.

중추신경계의 대부분은 혈액-뇌장벽에 의해 보호를 받지만, 8개의 뇌구조는 혈액-뇌장벽이 없다. 이러한 구조는 정중선에 가깝게 인접해 있고, 이들 구조는 뇌실계와 밀접한 관련이 있기 때문에 총괄하여 뇌실주위기관이라고 한다(그림 2.8B). 뇌실주위기관은 (1) 숨뇌의 가장 아래 구역, (2) 맞교차밑기관,

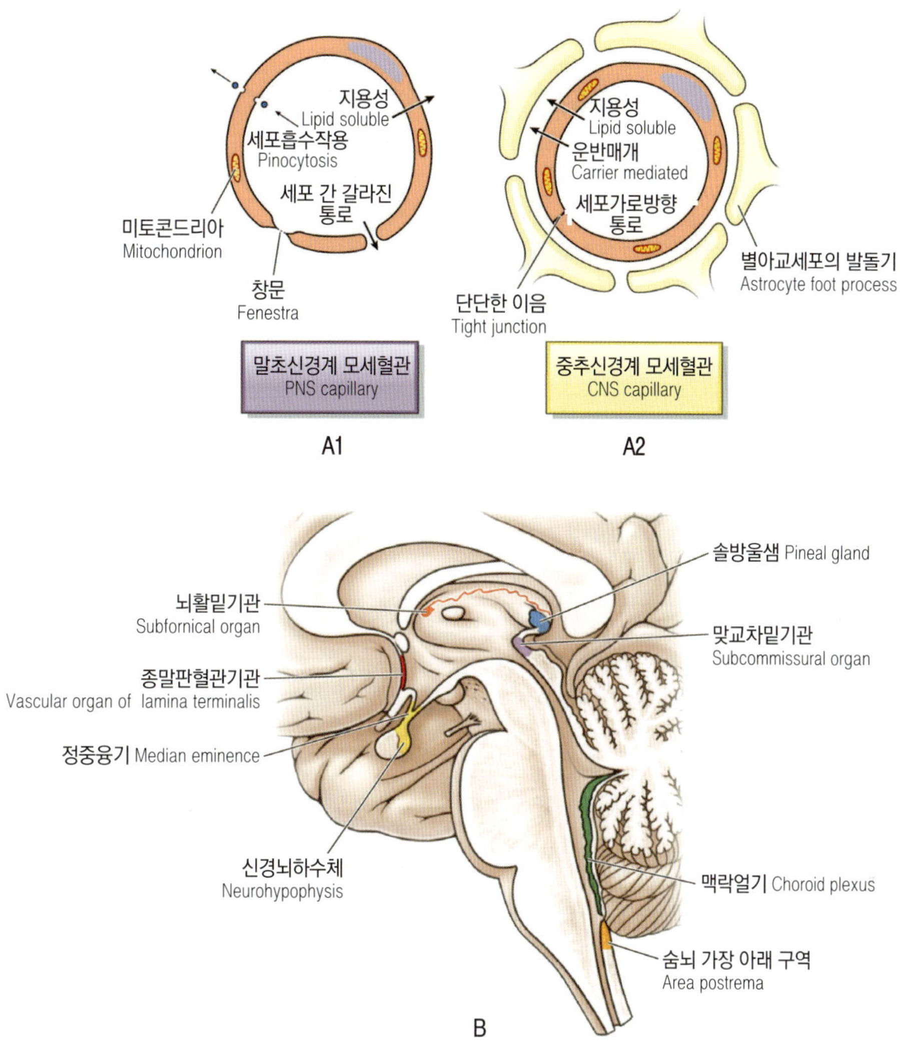

그림 2.8 혈액-뇌장벽과 뇌실주위기관

A: 말초신경계(A1)와 중추신경계(A2) 모세혈관 그림. 중추모세혈관보다 말초모세혈관 내피세포에서의 이동은 제약을 더 적게 받는 다. **B:** 뇌실주위기관은 혈액-뇌장벽이 없는 뇌 구역이다. 8가지의 뇌실주위기관의 위치는 뇌의 정중시상면 상에서 볼 수 있다. 숨뇌의 가장 아래구역, 맞교차밑기관, 뇌활밑기관, 종말판혈관기관, 정중융기, 신경뇌하수체(뇌하수체의 아래엽으로 불림), 맥락얼기, 솔방울샘. 뇌실계의 구성요소와 밀접하게 관련되어 중앙에 위치한 모든 뇌실주위기관에 주목한다.

(3) 뇌활밑기관, (4) 종말판혈관기관, (5) 정중융기, (6) 신경뇌하수체(뇌하수체의 부분), (7) 맥락얼기, (8) 솔방울샘을 포함한다. 각각의 기관에서 혈액 또는 국소 신경세포로 분비된 신경분비물은 체내환경을 조절하기 위한 기전의 한 부분으로 혈액-유래 화합물을 산출한다. 뇌실주위기관 중 하나인 숨뇌 가장 아래 구역은 순환하는 혈액-유래 화합물에 대한 반응으로 구토를 유발한다.

뇌실계와 뇌척수액 Ventricular System and Cerebrospinal Fluid

뇌척수액(CSF)은 뇌실을 가득 채운다(그림 2.9). 뇌척수액은 거미막밑공간을 채우고, 따라서 뇌의 바깥공간을 물로 가득 채운다. 뇌실과 거미막밑공간에는 약 140mL의 뇌척수액이 들어 있고, 이들 뇌척수

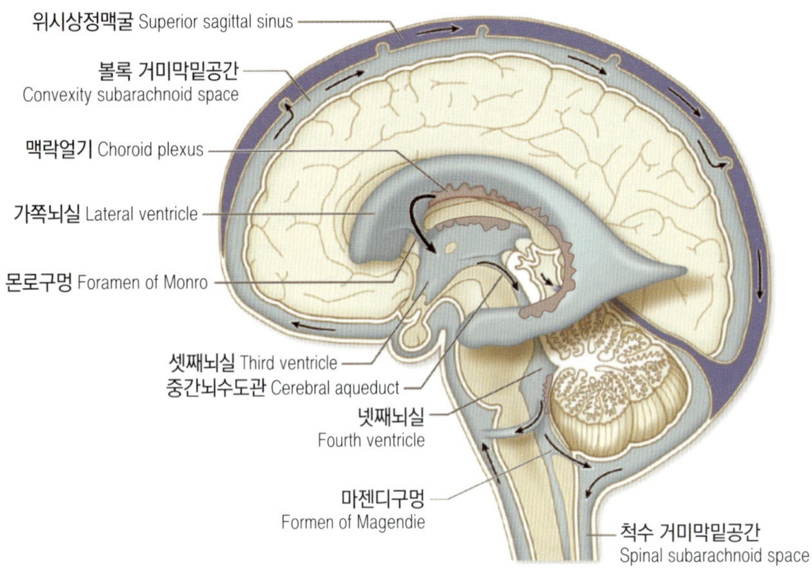

그림 2.9 가쪽뇌실로부터 뇌척수액의 큰 흐름

셋째뇌실과 넷째뇌실을 통해 바닥 구멍(루시카와 마젠디)으로부터 바깥으로 두 개의 대뇌반구 볼록면으로의 뇌줄기와 바닥 수조의 위쪽 주변과 척수 거미막밑공간의 아래로 이어진다. 대부분의 흡수는 시상정맥굴에 인접한 대뇌 볼록면에 걸쳐서 이루어지는 것으로 추정된다.

액 중 25mL는 뇌실에 있고, 나머지 뇌척수액은 거미막밑공간에 들어 있다. 뇌실 내 압력은 정상적으로 10~15mmHg이다. 총 뇌척수액 생산량은 하루에 약 500mL 정도이며, 과도한 뇌척수액은 경질막정맥굴 내의 정맥배출 연결을 통해 제거된다.

뇌척수액은 최소한 다음과 같은 세 가지 핵심적인 기능을 제공한다. 첫 번째, 뇌척수액은 뇌를 부력으로 뜨게끔 하여, 뇌실 표면의 섬세한 조직의 압력을 줄이고 물리적인 충격으로부터 뇌를 보호하는 완충 역할을 한다. 두 번째, 배설 기능을 수행하고 중추신경계의 화학적 환경을 조절한다. 뇌는 림프계가 없기 때문에 뇌척수액으로의 확산은 노폐물을 제거하기 위한 방법이다. 맥락얼기는 이미 알려진 뇌척수액의 생산뿐만 아니라, 혈액-뇌장벽을 통해 중추신경계의 과도한 신경전달물질과 불순물을 제거하는데 기여한다. 맥락얼기 내 내피세포 사이의 치밀이음은 맥락얼기와 인접 모세혈관 사이에 있는 수용성 분자의 움직임에 대한 장벽을 형성한다. 맥락막 내피세포에 있는 다양한 수송 통로는 뇌조직으로부터 노폐물을 제거하기 위하여 뇌척수액에서부터 혈관으로 노폐물을 능동적으로 퍼 나르는 수단을 제공한다. 세 번째, 뇌척수액은 중추신경계 내에서 화학적 교류를 위한 통로로 활동한다. 신경세포에서 배출되는 신경화학물질은 뇌척수액으로 들어가고, 뇌실 바닥과 뇌실 벽에 있는 세포에 의해 흡수될 수 있다. 대부분의 뇌실 내벽에는 뇌척수 구획과 뇌의 세포외 구획 사이에 장벽이 존재하지 않기 때문에 일단 뇌척수액에 들어가면, 화합물들은 비교적 자유롭게 뇌실과 인접한 신경조직에 들어갈 수 있다.

뇌척수액 순환 Cerebrospinal fluid circulation

연질막과 혈관은 뇌척수액을 분비하는 맥락얼기와 맥락상피 중심을 형성한다. 맥락얼기는 뇌실에만 존재한다. 즉, 맥락얼기는 셋째뇌실과 넷째뇌실의 지붕과 가쪽뇌실의 뿌리와 바닥 내에 위치한다. 맥락상피에 의해 형성된 장벽은 혈액에서 뇌척수액으로의 물질수송을 막는다. 이는 혈액-뇌척수액 장벽으로, 혈액-뇌장벽과 유사하다. 맥락상피는 자율신경섬유에 의해 지배되며, 조절 기능을 수행한다. 예를 들어, 교감신경섬유의 신경 제거는 동물에게 뇌수종을 야기한다.

뇌척수액의 나머지는 뇌 모세혈관에 의해 분비된다. 이러한 맥락막 바깥에서 기원하는 뇌척수액은 뇌실을 따라 늘어서 있는 입방형 섬모상피인 뇌실막세포를 통해 뇌실계로 들어간다. 맥락얼기의 주된 기능은 뇌척수액 분비지만, 재흡수 기능도 가지고 있다. 맥락얼기는 뇌척수액으로부터 뇌실로 유입되는 다양한 화합물을 제거할 수 있다.

뇌실과 거미막밑공간을 통한 뇌척수액 순환. 가쪽뇌실은 대뇌반구의 많은 깊은 신경 영역처럼 C자형 구조로 되어 있다. 가쪽뇌실의 맥락얼기에 의해 생산된 뇌척수액(그림 2.9)은 뇌실사이구멍(몬로 구멍)을 통해 흐르고, 셋째뇌실에서 생산된 뇌척수액과 혼합된다. 뇌척수액은 셋째뇌실로부터 대뇌수도관(실비우스수도관)을 거쳐 넷째뇌실로 들어간다. 넷째뇌실의 지붕에 있는 세 개의 구멍은 뇌실계에서 거미막밑공간으로 뇌척수액을 배출한다. 세 개의 구멍은 정중선에 위치한 정중구멍 또는 마젠디구멍과 넷째뇌실의 외측면에 위치한 두 개의 가쪽구멍 또는 루시카구멍으로 구성된다(그림 2.9).

거미막밑공간은 특정 위치 내에서 확장되고, 수조라고 불린다(이곳에 뇌척수액의 웅덩이가 존재한다). 다섯 개의 돌출된 수조는 정중선에 위치한다. (1) 대뇌다리사이수조, 배쪽 중간뇌 표면 대뇌바닥각(basis pedunculi)에 위치, (2) 네둔덕수조, 등쪽에서 위아래둔덕에 위치, (3) 다리뇌수조, 뇌실에서 다리숨뇌 교차로 사이에 위치, (4) 큰수조, 등쪽 숨뇌에 위치, (5) 허리수조, 꼬리 척수관에 위치. 또한 거미막밑공간은 중추신경계의 혈관을 포함하고 있다(그림 2.9). 혈관은 연질막과 함께 뇌를 통과하여 짧은 거리의 혈관과 연질막 사이의 혈관주위공간을 만들고, 거미막밑공간에서 뇌와 척수의 사이 공간으로 뇌척수액이 흐르는 경로를 만든다.

허리천자. 뇌척수액은 척수 손상의 위험 없이 안전하게 허리수조로부터 빼낼 수 있다(그림 2.10). 이는 꼬리 척추뼈와 척수가 어떻게 발달했는지를 생각해보면 이해할 수 있다. 발달 첫 3개월 동안 척수는 척주와 거의 같은 비율로 자란다(그림 2.10A). 이 기간 동안 척수는 척주 내 척추관 전체를 차지한다. 각 분절과 연관된 뒤뿌리와 앞뿌리는 표적 구조에 도달하기 위해 뇌실사이구멍을 직접 통과한다. 이후 척주의 성장은 척수의 성장을 넘어선다. 성인기에 대부분의 꼬리쪽 척수분절은 첫 번째 허리 척추뼈 수준에 위치한다. 이렇게 차등화된 성장으로 허리수조가 생성되는데, 이는 척수관의 꼬리 부분 내 거미막밑공간의 팽대이다. 허리분절과 엉치분절로부터 나오는 뒤뿌리와 앞뿌리는 다리의 감각과 움직임에 쓰이며, 척추관을 빠져나가기 전에 허리수조 안으로 이동한다. 이 부분을 절개하면 말꼬리를 닮은 뿌리를 볼 수 있는데, 이러한 모습 때문에 이 부분을 말총(cauda equina)이라고 한다. 셋째와 넷째 또는 넷째와 다섯째 척추 사이 공간에 바늘을 삽입함으로써, 척수의 손상 위험 없이 뇌척수액을 허리수조로부터 빼낼 수 있다(그림 2.10B). 신경뿌리는 바늘에 찔리지 않고 위치가 옮겨진다. 이러한 시술은 척수천자(spinal puncture) 또는 허리천자(lumbar puncture)로 알려져 있다.

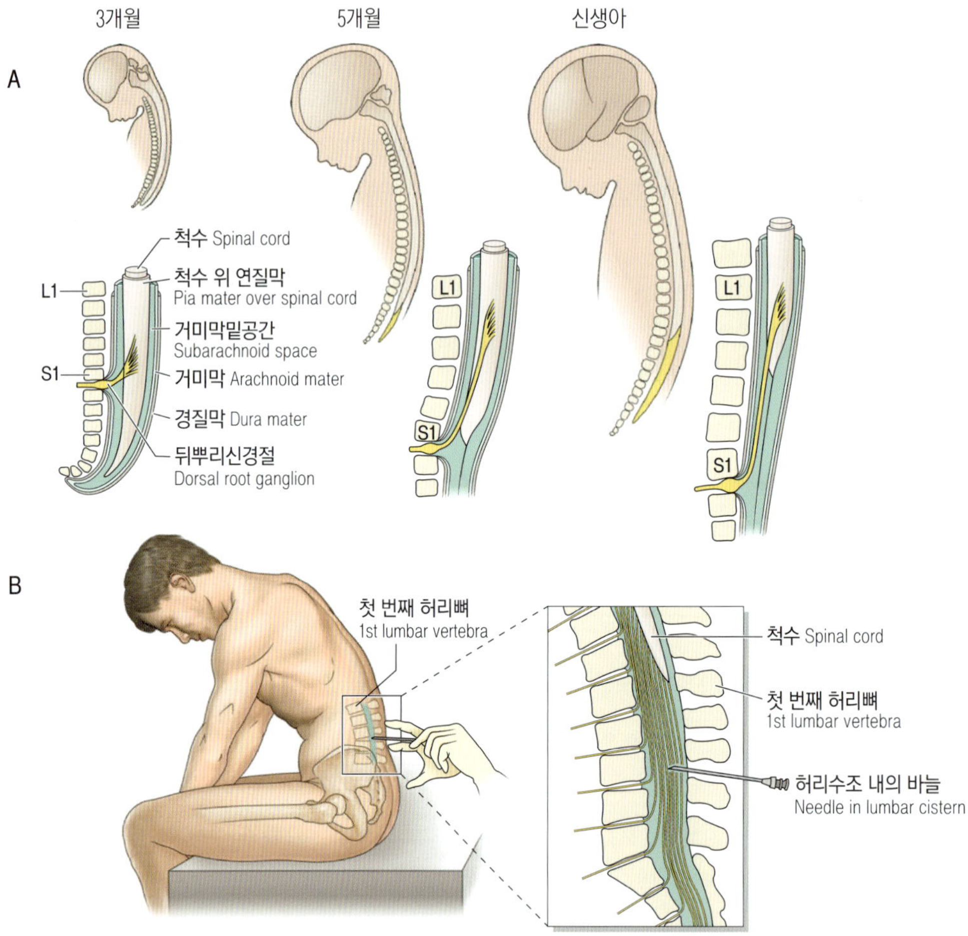

그림 2.10 허리수조와 허리천자

척주가 척수보다 더 길게 자라기 때문에 허리수조가 형성된다. **A:** 발달 단계에서의 허리엉치 척수와 척주의 측면으로 각각의 태아 발달 단계를 보여준다. **B:** 허리수조로부터 뇌척수액의 배액 방법을 보여준다(허리천자). 바늘은 허리수조의 거미막밑공간에 들어간다. 오른쪽 그림은 바늘과 수조 내의 신경뿌리 사이의 관계를 보여준다. 일반적으로 환자가 옆으로 누운 상태에서 허리천자가 수행되지만, 이 그림에서는 허리천자를 잘 나타내고 척추뼈의 해부학적 구조를 쉽게 비교하기 위해 똑바로 앉은 상태로 표현하였다.

경질막정맥굴을 통한 뇌척수액의 회기. 뇌척수액은 거미막융모라는 특별한 구조를 통해 거미막밑공간에서 정맥혈로 이동한다(그림 2.11, 그림 1.12 참조). 거미막융모는 특정 정맥으로 직접 이어질뿐만 아니라 경질막정맥굴로 돌출된 거미막의 미세한 팽출(바깥주머니)이다. 뇌척수액은 융모의 거미막세포 내 큰 액포 시스템과 융모세포 사이의 세포바깥 경로를 통해 흐른다. 수많은 거미막융모 무리는 위시상정맥굴 내 대뇌반구의 등쪽(위) 볼록면에 걸쳐서 존재하며, 이곳에서 거미막융모는 거미막과립이라고 불리는 미세구조를 형성한다. 거미막과립은 MRI 상에서 볼 수 있다(그림 2.9). 또한 거미막융모는 척수신경이 척수 경질막주머니로 빠져나오는 곳에 위치한다. 이들 융모는 뿌리정맥으로 뇌척수액이 흐르도록 한다.

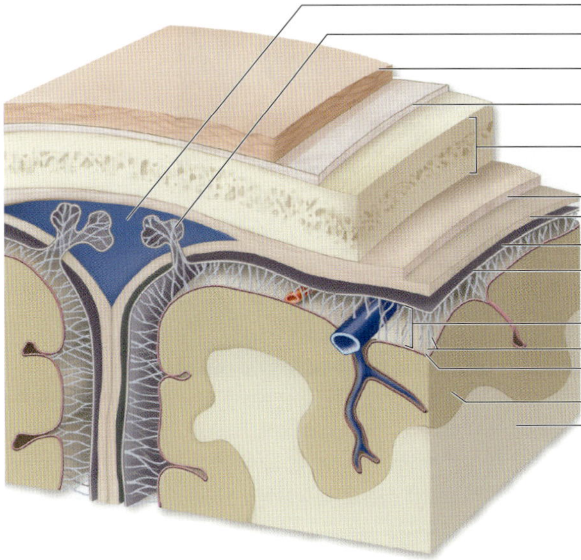

그림 2.11 뇌 주변의 수막

경질막, 거미막, 연질막이 뇌를 둘러싸고 있다. 여기서 나타나 있듯이 뇌수막들 사이와의 관계는 척수와 비슷하다. 이 그림은 거미막융모를 포함한다. 거미막융모는 뇌에서부터 나온 거미막의 팽출로, 과도한 뇌척수액을 혈액으로 방출시키는 기능을 한다. 뇌 조직으로 통과하는 작은 동맥과 정맥으로 들어가는 거미막 가지로부터의 혈관은 산소와 영양분을 전달한다. 경질막은 처음에는 모세혈관과 같은 작은 혈관을 덮지만 나중에는 별아교세포의 혈관돌기를 덮는다.

IV 손상에 대한 반응

RESPONSE TO INJURY

뇌혈관 손상 Cerebrovascular Injury

중추신경계의 국소 영역은 주요 동맥에서 혈류를 공급받는 작은 관통동맥의 단위로부터 혈액을 공급받는다. 혈액 공급의 중단은 국소 조직에 치명적일 수 있다. 혈류 공급의 감소는 일반적으로 동맥이 막히거나 심장마비가 일어나는 동안 전신 혈압이 상당히 떨어질 때 발생한다. 폐색은 흔히 색전과 같은 급성 폐색 또는 동맥경화처럼 동맥 내강(협착)이 점진적으로 좁아지는 현상으로 인해 발생된다(그림 2.12B). 어떤 영역의 동맥혈 공급 중단 또는 감소는 조직에 산소를 가진 혈액 공급이 감소하게 되는데, 이러한 상태를 허혈(ischemia)이라고 한다. 혈류의 일시적인 감소는 산소가 결핍된 영역의 기능상실을 초래하는 일시적인 신경학적 증상을 발생시킨다. 이러한 일과성(임시적) 허혈성 발작은 후속 영상연구에서 약한 정도의 경색으로 정의되며, 향후 혈관성 질환의 발생 위험을 증가시킨다. 지속적인 허혈 또는 다른 유형의 뇌손상은 죽은 조직과 괴사 조직의 영역인 경색을 발생시킨다(그림 2.12A).

허혈성 뇌졸중(뇌혈관 사고)의 임상적인 소견은 조직 손상의 해부학적 분포에 기초한다. 가장 흔한 유형인 뇌졸중은 잠재적 또는 침묵의 병이라고 불리며, 비판적 사고, 동기부여, 자기 조절과 같은 상위 뇌기능의 미묘한 붕괴를 동반한다. 대부분의 뇌졸중은 뇌혈관의 전체 동맥혈 공급에 따라 반대쪽 감각 및 운동기능의 상실과 같은 예측 가능한 임상징후를 생성한다. 또 다른 허혈성 뇌졸중의 흔한 유형은 열공

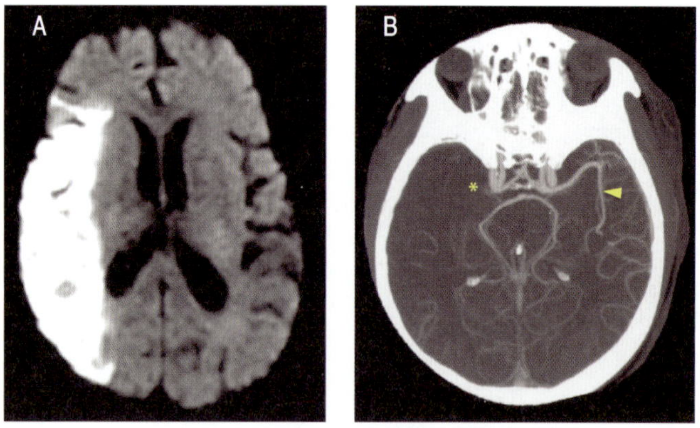

그림 2.12 뇌졸중 후 신경방사선학적 영상

A: 확산강조영상은 큰 오른쪽 중간대뇌혈관 경색을 보여준다. 하얀색 영역은 중간대뇌혈관의 경색 부위를 나타낸다(임상적인 소견으로 사진의 왼쪽이 오른쪽 뇌를 나타냄). B: 자기공명혈관조영술은 왼쪽 동맥(노란색 화살표)의 정상적인 관류를 그리고 오른쪽 중간대뇌동맥(노란색 별)의 완전히 결핍된 관류를 보여준다. 이는 몸쪽 부위의 폐색을 나타낸다.

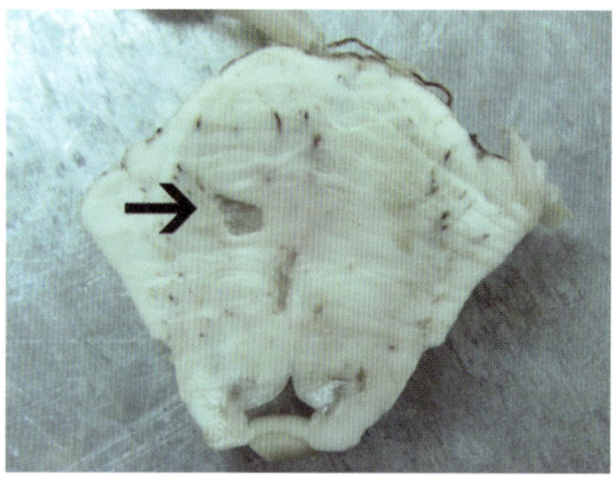

그림 2.13 다리뇌의 열공경색

화살표는 열공경색을 나타낸다. 열공경색은 비교적 작고(<1.0cm) 고혈압 질환으로 인해 발생될 수 있다. 작은 크기 때문에 대부분의 열공경색은 뚜렷한 증상이 없다.

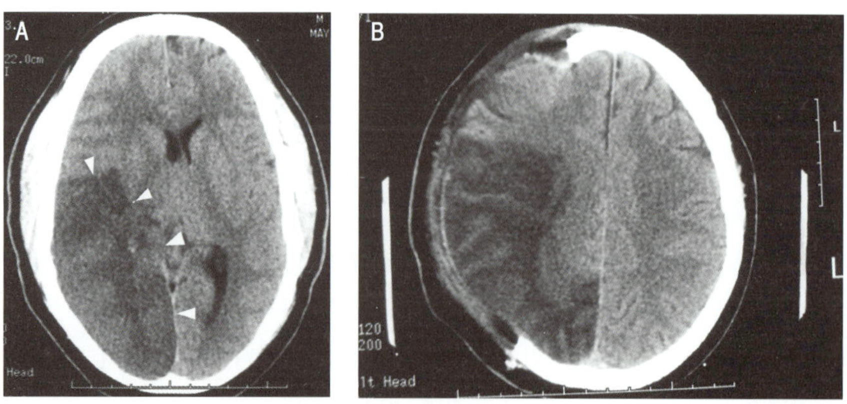

그림 2.14 수술 전 · 후 경색성 뇌졸중 CT 영상

A: 오른쪽 중간대뇌혈관과 뒤대뇌혈관 폐쇄로 인해 뇌졸중이 발생한지 4일이 경과된 환자의 뇌 CT 스캔. 경색된 조직은 저밀도(어두운) 영역이며 화살표로 표시하였다. 환자는 왼쪽 팔다리 힘 빠짐과 왼쪽 시야의 상실을 보였으나, 점차 반응이 없어져 즉각 CT 촬영을 시행하였다. 오른쪽에서 왼쪽으로의 정중선의 이동에 주목한다. B: 한쪽머리뼈절제술 후 동일한 환자의 상태. 두개골의 정상 범위 밖으로 부은 뇌가 거침없이 팽창하는 것에 주목한다.

뇌졸중(라틴어로 빈 공간)이라고 하며, 흔히 깊은핵 또는 다리뇌에 특정되는 조직 손상을 동반한다(그림 2.13). 열공뇌졸중은 국소적이고, 덜 확산되는 손상패턴 때문에 다른 종류의 뇌졸중보다 생존율이 30일 정도 더 높다.

허혈성 뇌졸중과 대조적으로, 출혈은 뇌 조직에 확산되고 광범위한 손상을 발생시킨다. 출혈성 뇌졸중은 동맥이 파열되어 주변 조직으로 혈액을 방출할 때 발생할 수 있다(그림 2.14). 이는 하류 혈액의 흐름을 방해할 뿐만 아니라, 통제되지 않은 출혈로 인한 조직 압력으로 인해 파열 부위의 뇌 조직을 손상시킬 수 있다. 출혈성 뇌졸중의 흔한 원인은 동맥류(근막의 약화로 인한 동맥의 풍선화)의 파열이다. 허혈성 뇌졸중은 일반적으로 조직 손상 크기 및 조직 손상 영속성으로 인해 더 많은 확산 손상과 광범위한 임상 장애를 초래한다. 허혈성과 출혈성 손상 동반이 흔히 나타나는데, 이러한 임상 소견을 혼합성 뇌혈관 질환이라고 한다.

머리속압력의 증가 Increased Intracranial Pressure

머리덮개뼈는 뇌, 혈액 그리고 뇌척수액이 들어 있는 밀폐된 방의 역할을 한다. 머리속압력을 유지하는 것은 필수적이다. 왜냐하면 뇌, 특히 회색질은 손상되기 쉽고, 상승된 압력은 연부조직을 찌그러트리고 손상시킬 수 있기 때문이다. 몬로-켈리 원칙은 머리속압력이 이들 3가지 요소의 부피의 합과 관련 있다고 하며, 그 결과로 머리속압력은 상대적으로 일정하게 유지된다고 언급한다. 한 요소의 증가는 하나 또는 두 가지의 다른 요소의 감소에 의해 균등해진다(그림 2.15). 정상인의 경우, 수축기혈압의 상승은 운동하는 동안 흔히 일어나며, 머리속압력이 증가해도 손상이 동반되지 않는다.

공간-점유 병변(머리속 출혈, 물뇌증, 종양)에 의한 뇌 부피의 증가는 정맥과 뇌척수액 순환계에서 가장 쉽게 적응 반응을 자극한다. 만약 압력 증가가 혈액과 뇌실 기전의 보상 효과를 초과한다면, 부드러운 뇌 조직은 탈출(두개골 내 단단한 조직쪽으로 압박되는)될 수 있으며, 이는 조직을 손상시키고 심지어 죽

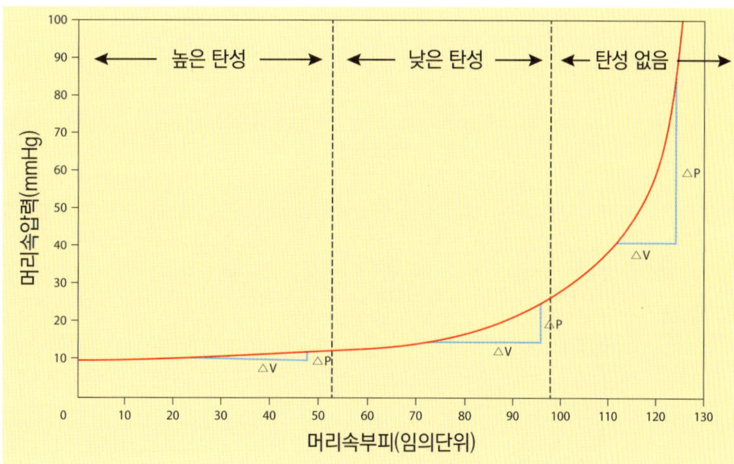

그림 2.15 머리속압력에 대한 머리속 내용물의 부피 변화의 영향을 나타내는 압력-부피 곡선
부피의 변화와 함께 압력의 작은 변화를 나타내는 보상구역과 압력의 의미 있는 변화를 포함한 비보상구역에 주목한다.

음에 이르게 하는 심각한 손상을 초래할 수 있다. 이 때문에 중환자실에서는 다양한 모니터를 사용하여 머리속압력을 면밀하게 관찰한다(그림 2.16).

두 가지 종류의 뇌탈출은 소뇌천막을 기준으로 위천막과 아래천막으로 구분하여 설명한다(그림 2.17). 뇌가 탈출하기 쉬운 세 가지 위치는 대뇌낫의 밑공간 아래 정중선을 가로지르는 지점(대뇌낫밑탈출), 소뇌낫의 선명한 경계선을 가로지르는 지점(갈고리이랑탈출, 중심탈출), 큰구멍을 통과하는 지점(소뇌편도탈출)이다. 위천막 뇌탈출의 가장 흔한 종류인 대뇌낫밑탈출에 따라 앞뇌 조직은 정중선에서 밀려나게 되어 앞대뇌동맥을 압박하고 이마엽과 마루엽 경색을 초래한다. 종종 대뇌낫밑탈출은 더 심각한 천막아래탈출의 전조가 된다. 흔하지는 않지만, 조직 역시 소뇌천막을 지나 위로 튀어나올 수도 있다. 천막과

시스템의 통합

뇌졸중의 위험성

뇌졸중 또는 뇌혈관 사고는 한때 치료와 예방이 불가능하다고 여겨졌다. 하지만 지난 50년 동안 예방과 치료에 있어서 상당한 성과가 이루어졌다. 그러나 불완전한 대중의 인식, 건강하지 못한 삶의 방식 고수, 양질의 건강관리에 대한 다양한 접근으로 인해 뇌졸중 발생률은 여전히 높다.

뇌졸중의 위험인자는 일반적으로 잘 알려져 있다. 국제 사례-대조군 연구의 저자들은 다음과 같은 상위 10개의 뇌졸중 위험인자를 확인했다. (1) 고혈압, (2) 당뇨, (3) 심장병, (4) 최근의 흡연, (5) 복부 비만, (6) 고지혈증, (7) 신체의 비활동, (8) 음주, (9) 식이, (10) 심리사회적인 스트레스와 우울증. 이 위험인자 목록을 대략적으로 검토해보면 대부분의 위험인자는 변경이 가능하다. 대중을 상대로 어떻게 광범위한 행동변화를 이끌어낼 것인가는 이러한 노력 중 하나이다. 뇌졸중의 많은 위험요소 및 뇌졸중 증상은 개인과 집단 사이에서 동일하지 않다는 사실을 고려할 때, 뇌졸중 예방은 여전히 시급한 과제로 남아 있다.

뇌졸중은 조직 손상의 위치와 정도에 따른 임상적 소견과 함께 흔히 사망, 치매 또는 신체적 장애를 발생시킨다. 이러한 결과로 개인과 사회에 심각한 신체적 · 정서적 · 재정적 지출을 초래한다. 동물을 대상으로 한 뇌지도 연구는 국소적인 뇌손상 반응에 대한 명확한 연구를 가능하게 하였고, 재활을 통한 결과는 예상을 뛰어넘었다. 중개연구는 뇌졸중 후 부종을 감소시키고 신경가소성적 변화를 촉진하기 위한 행동 중재의 이점을 입증하고 있다. 질 높은 뇌졸중 센터에서의 빠른 치료와 재활은 뇌혈관 사고 후의 회복을 향상시킨다. 뇌졸중 후 다양한 치료는 기능과 건강의 증진에 효과적이다. 그러나 뇌졸중 후 개개인이 회복되는 정도와 시간 순서에 대한 정확한 예측은 불가능하기 때문에 치료를 얼마나 적용할지는 아직 불명확하다.

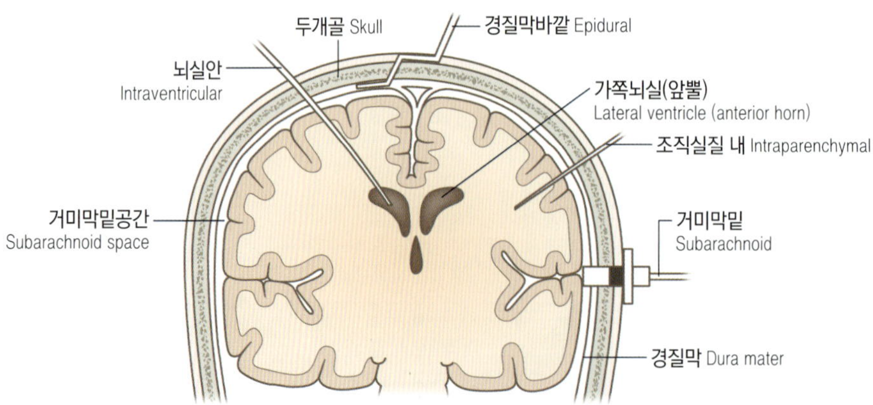

그림 2.16 머리속압력을 관찰하기 위한 다양한 해부학적 위치

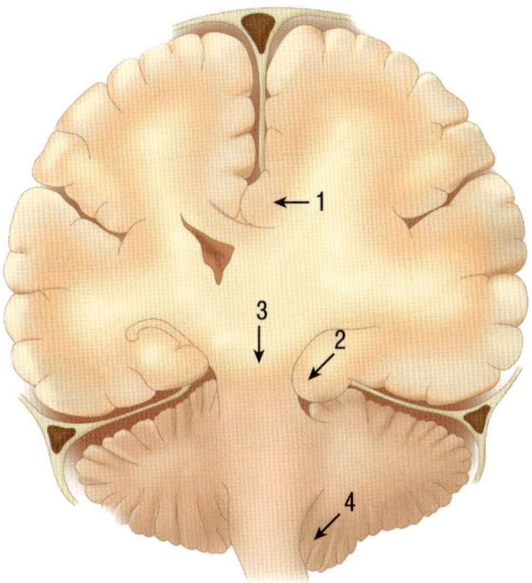

그림 2.17 뇌탈출 패턴

1: 대뇌낫밑탈출. 띠이랑은 대뇌낫 아래 정중선을 지나서 이동한다. **2:** 갈고리이랑탈출. 갈고리이랑(안쪽 관자엽 이랑)은 안쪽으로 이동하고, 중간뇌와 대뇌다리를 압박한다. **3:** 중심천막경유탈출(central transtentorial herniation). 사이뇌와 중간뇌는 천막패임을 통해 꼬리쪽으로 이동한다. **4:** 소뇌편도탈출. 소뇌편도는 큰구멍을 통해 꼬리 쪽으로 이동한다.

천막아래에 있는 구조는 대단히 중요한 운동 및 감각 구조와 생명기능 조절중추를 포함하고 있기 때문에, 천막아래탈출은 환자에게 더 심각한 영향을 미친다.

갈고리이랑(uncus)은 아래관자엽의 아래안쪽 표면 위 조직의 안쪽 돌출 부위이다. 천막위 압력상승과 함께 갈고리이랑은 천막패임을 통해 빠져나오고 눈운동 신경이 시작되는 구조 아래를 압박한다. 따라서 갈고리이랑탈출의 첫 번째 증상은 고정된 동공확장 및 같은쪽 눈움직임의 상실이다. 만약 갈고리이랑탈출 부위가 크다면 뒤대뇌동맥을 압박할 수 있고 시각겉질의 경색을 초래할 수 있게 되고, 이는 반대쪽 시각반구 내의 시각상실을 초래한다. 중심탈출과 함께 관자엽 양쪽의 더 많은 부분과 사이뇌 부분이 천막패임을 통해 빠져나오게 되고, 이는 중간뇌를 손상시키게 되며 뇌줄기를 따라 꼬리쪽으로 더 확장될 수 있다. 이러한 종류의 천막아래탈출은 매우 위험하기 때문에 즉각적인 중재가 필요하다. 이러한 탈출로 환자는 흔히 혼수상태가 되며, 내림운동신경로의 장애로 인해 비정상적인 자세를 보인다. 쿠싱 반사(쿠싱 트라이어드, Cushing's triad)의 발현을 통해 머리속압력의 증가로 인한 중심천막아래탈출에 대한 진단이 가능하다. 이러한 수준의 손상을 가진 환자는 혈압 상승, 느린맥(서맥; 심박동수의 저하), 불규칙적인 호흡을 보이는데, 이는 심혈관계와 호흡중추가 뇌줄기의 꼬리쪽에 위치하기 때문에 나타난다. 쿠싱 반사는 종종 사망의 전조가 되기 때문에 즉각적인 치료가 필요하다.

편도(tonsil)라고 불리는 소뇌의 아래안쪽 부분과 관련된 소뇌편도탈출(키아리 기형, Chiari malformation)은 뒤머리뼈우묵(뇌줄기 꼬리쪽과 소뇌에 위치) 내 공간을 차지하는 덩어리로 인해 일차적으로 큰구멍을 통해 빠져나온다. 이러한 탈출은 뇌척수액의 흐름 방해로 인한 뇌수종 때문에 발생되거나 또는 뇌수종을 발생시킬 수도 있다. 환자는 뇌수종 증상, 메스꺼움, 자극 과민성, 두통과 얼굴근육 약화, 삼킴장애(연하곤란), 현기증, 안구진탕(리드믹한 눈의 수평적 떨림)과 같은 또 다른 꼬리쪽 뇌신경 장애의 증상을 나타낸다. 심한 경우 마비, 혼수 또는 사망을 초래할 수도 있지만, 가벼운 경우에는 뚜렷한 증상이 없을 수도 있다.

혈전용해제 치료가 허혈성 뇌졸중을 치료하는데 상당한 도움을 주지만, 허혈 영역 내 미세혈관계의 재관류(reperfusion)는 두 가지 인자로 인해 뇌내 경색과 조직 손상을 확장시킬 수 있다. 첫 번째 인자는 세포막을 파괴하는 미세혈관의 붕괴이고, 두 번째인자는 모세혈관과 동맥벽 사이 투과성의 증가이다. Ca^{2+}와 Na^{+}의 유입을 포함한 투과성 증가는 많은 양의 글루탐산염을 포함한 생체활성분자의 방출을 초래하고, 이러한 생체활성분자의 방출은 세포를 과흥분시켜 관련 세포를 유해하게 만든다(흥분독성). 이러한 분자들은 괴사 또는 세포예정사 및 경색을 발생시킨다(그림 2.18).

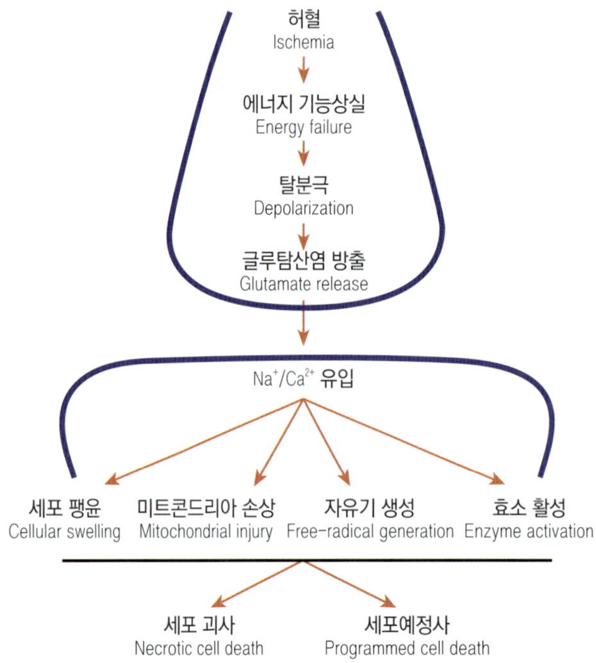

그림 2.18 허혈성 연쇄반응(cascade)의 발병기전

허혈은 뇌의 대사 기질, 특히 산소와 포도당이 고갈되어 세포가 막사이 이온 기울기 유지와 같은 에너지 의존성 기능 수행을 불가능하게 만든다. 이러한 이온 기울기 유지가 되지 않으면 세포막이 탈분극되고 전압 의존성 칼슘 통로를 통한 칼슘의 유입을 초래하게 된다. 이로 인해 시냅스이전신경말단의 글루탐산염과 같은 신경전달물질의 방출이 촉발된다. 글루탐산염은 시냅스이후신경막 수용체와 결합하여 나트륨과 칼슘의 유입을 활성화시킨다. 이온이 유입되면 세포 팽윤의 원인이 되는 생화학적인 사건의 연쇄반응이 진행된다. 이러한 연쇄반응은 미토콘드리아를 손상시키며 독성 자유기(free radical)를 발생시키고, 단백질 분해효소 및 다른 효소를 활성화시킨다. 허혈 상태의 심각성과 지속성에 따라 신경세포는 빠르게 괴사되거나 또는 세포예정사(PCD) 및 세포자멸사(apoptosis)로 인해 상대적으로 서서히 죽는다. 세포괴사는 핵의 축소(핵농축), 초기에는 세포막의 통합 상실, 미토콘드리아 내의 구조적 변화 그리고 말기에는 세포 융해가 일어나는 것이 특징이다. 세포예정사는 새로운 단백질 합성에 의해 발생된다. 세포예정사의 한 형태인 세포자멸사가 일어날 때, 핵 염색질이 주변부로 이동하고 괴사에 비해 상대적으로 세포막과 미토콘드리아가 온전히 보존되며, 세포막결합 세포바깥기포(자멸소체, apoptotic body)가 형성된다. 허혈성 질환에서 괴사와 세포예정사는 다른 부위에 공존할 수 있다.

뇌졸중의 영향을 최소화시키는 약물 Drugs to Minimizes Stroke Effects

심근경색을 치료하기 위한 약물치료 및 혈관형성술이 개발될 당시, 많은 과학자들은 심근경색과 뇌졸중 모두 동맥혈 응고로 인해 발생된다는 이유로 두 질병이 유사하다고 생각했다. 과학자들은 허혈성 뇌졸중을 극복하기 위해 유사한 치료를 시행하였으나, 효과가 없었고 이와 관련된 일련의 연구는 중단되었다. 혈전용해제 개발 및 이를 허혈성 뇌졸중 치료에 적용한 것은 비교적 새로운 뇌졸중 응급치료 방법이다. 영구적인 허혈성 손상 예방을 위한 3시간이라는 결정적인 시간대에 대한 인식은 이제 필수적인 것으로 이해된다. 오늘날 사용하는 약물 중 하나는 조직플라스민활성체(t-PA)로 암 연구 중에 처음 발견되었다. 조직플라스민활성체는 세포외기질(extracellular matrix)을 파괴하기 위해 암세포에 의해 활성화된다(그림 2.19). 사실 t-PA의 첫 번째 세포주는 악성흑색종을 동반한 사람으로부터 유래되었다. 최근 인간 t-PA 유전자는 복제할 수 있으며 실험실에서 약물 생산을 위해 배양된다. 1장에서 설명했듯이, 손상으로 인한 염증반응 기간 동안 피떡은 혈소판에 의해 형성되고 피브린 그물망에 의해 강화된다. 조직플라스민활성제는 피떡의 피브린을 분해시키는 플라스미노겐을 생산한다. 이러한 동맥폐색 치료를 통해 신경조직의 영구적인 손상과 사망을 감소시킨다. 혈전성 뇌졸중을 정확하게 진단받고(출혈성 뇌졸중을 가진 환자에게 혈전성 약물치료의 적용은 결정적일 수 있음) 결정적인 시간대인 3시간 전에 t-PA를 투여받았다면, 뇌졸중의 임상적인 증상은 예방되며 극적으로 감소된다. 이것은 뇌졸중 징후에 대한 대중의 인식과 적절한 치료적 중재에 대한 빠른 초기 접근을 요구하는 결정적 인자이기에 뇌졸중 위험요소, 징후 그리고 긴급한 치료 필요성에 대한 건강 캠페인은 더욱더 보편화되고 있다.

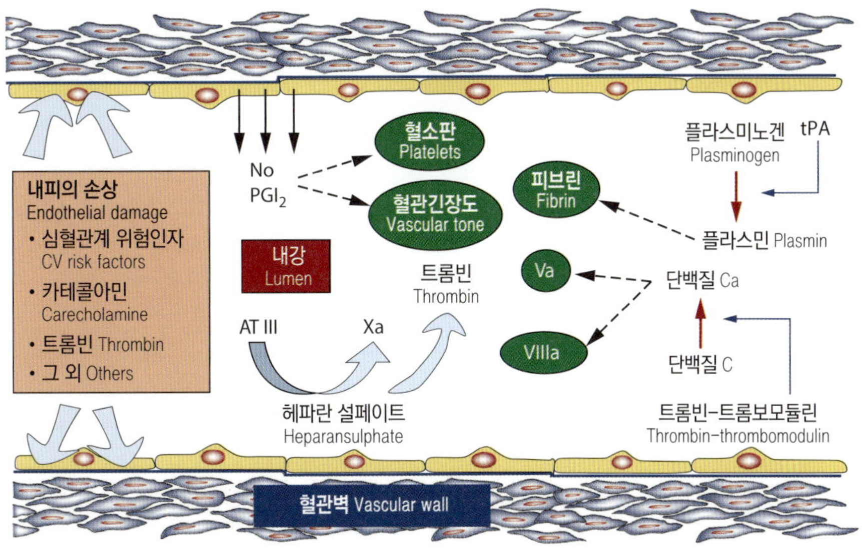

그림 2.19 생리적 항응고 시스템

최첨단 연구

허혈성 뇌졸중의 유전자 표식

모든 허혈성 뇌줄중 임상 사례의 1/3 이상이 원인불명(cryptogenic)이다. 이러한 사실은 뇌졸중 예방을 어렵게 한다. 연구원들은 허혈성 뇌졸중의 발생 원인을 알아내기 위해 뇌영상과 유전자 표식(genetic marker)을 결합하고 있다. 현재에는 유전자 발현 프로파일을 더 정확하게 파악하여 뇌졸중 예방을 위한 표적 치료를 위해 일반적으로 이용할 수 있게 되었다. 다른 과학자들은 허혈이 신경학적 기능을 방해할 때, 손상된 조직이 손상된 혈액-뇌장벽을 통해 혈류 속으로 특정한 펩티드를 방출시키는 것을 발견하였다. 과학자들은 이러한 펩티드 파편 중에서 주요한 흥분성 신경전달물질인 글루탐산의 수용체인 N-메틸-D-아스파르트산염(NMDA)을 발견하였다. NMDA 조각을 표적으로 하는 항체를 개발하여 혈류 속에서 관측할 수 있게 된다면, 초기에 출혈성 및 허혈성의 차이를 발견하고, 또한 향후 심혈관계 질환의 위험을 높이는 침묵의 병인 뇌졸중과 일과성 허혈발작(TIA)을 적은 비용으로 알아낼 수 있게 될 것이다.

사례 2 논의: 방실 기형 Atrioventricular Malformation

뇌졸중이 발생한지 7년 후에도 데이비드는 완전한 회복을 위해 계속해서 노력해야 했다. 그는 삶의 목적을 찾기 위해 초기 수년 동안 많은 시간을 관련 서류를 읽고 연구하는데 보냈다. 그는 여러 지역 대학에서 작업치료사나 물리치료사가 되기 위해 훈련받는 학생들이 실습할 수 있도록 환자모델로 봉사활동을 하였다. 그는 로봇 공학 프로그램을 통해 동료를 지도할 뿐만 아니라 지역 병원에서 환우 지지단체 및 사례 관리를 포함하여 봉사활동 영역을 확장하였다. 그리고 석사 과정에 등록하였고 보조공학으로 학위를 받았다.

작년 새해 전야 파티에 참석한 데이비드는 크림과 달달한 땅콩소스를 얹어서 불에 구운 치킨 사테(인도네시아 꼬치요리)를 한입 먹었다. 그때 그는 맛이 좋다고 느꼈을 뿐만 아니라 음식 냄새 또한 느낄 수 있었다. 그는 그날 저녁 후식 뷔페에서 제공된 모든 종류의 음식을 맛보면서 즐거운 시간을 보냈다. 그리고 얼마 지나지 않아 그의 마비된 손이 움직이는 꿈을 꾼 뒤, 잠에서 깨어나서 처음으로 자신의 의도대로 손가락이 펴졌다 구부러졌다 하는 것을 발견하였다. 개선 속도는 느렸지만 그는 의욕적이었고 또 이러한 과정을 경험하는 동안 그 자신뿐만 아니라 다른 사람을 돕는데 헌신하였다. 그는 이메일로 "노력하지 않고 재활에 대한 미신(rehab myth)만 맹신한다면, 당신은 뒤쳐질 것이다."라고 언급하였다. 데비이드는 오랜 재활기간 동안 신체 기능의 진전은 손상의 초기에만 일어난다는 말을 수없이 들었고, 이를 재활에 대한 미신이라고 생각한다. 그는 현재 박사학위 지원을 위한 준비를 지속하고 있으며 앞서 언급한 개인적인 경험, 결정, 지식을 바탕으로 더 많은 사람을 도울 것으로 기대한다.

복습문제

1. 일차시각겉질이 우선적으로 혈액을 공급받는 동맥은?

A. 중간대뇌동맥　B. 앞대뇌동맥
C. 뒤대뇌동맥　D. 중간대뇌동맥의 렌즈줄무늬체 가지
E. 뇌바닥동맥

2. 방실계는:

A. 뇌척수액이 넷째뇌실로 바로 이동시키는 뇌실사이구멍을 포함한다.
B. 거미막밑공간으로 바로 혈액을 비워내는 거미막과립을 가지고 있다.
C. 순환은 보통 명백한 문제를 일으키지 않을 정도로 막힐 수 있다.
D. 중간뇌의 뇌실 구조로 정의되는 대뇌수도관을 가진다.
E. 셋째뇌실과 가쪽뇌실을 연결하는 루쉬카 구멍을 가지고 있다.

3. 다음 중 윌리스 고리의 부분에 속하지 않는 것은?

A. 뒤대뇌동맥　B. 앞교통동맥
C. 위소뇌동맥　D. 앞대뇌동맥
E. 뒤교통동맥

4. 동맥조영술로 표시되는 앞대뇌동맥의 흐름이 제공하는 것은?

A. 뇌의 앞측면　B. 뇌의 안쪽과 가쪽측면
C. 뇌의 앞-아래측면　D. 뇌의 뒤측면

5. 길랭-바레증후군으로 의심되는 38세 남성은 뇌척수액 내의 단백질 표본 조사를 위해 허리천자 검사를 받을 것이다. 허리천자를 통해 뇌척수액 표본 조사를 하는 이유로 가장 옳은 설명은?

A. 거미막밑공간을 포함한 뇌척수액 수조는 중추신경계에서 대부분 아랫부분에 위치한다.
B. 뇌척수액은 뇌실계로부터 척주의 꼬리 말단으로 빠져나온다.
C. 허리수조는 거미막밑공간의 부분 중에 유일하게 충분한 뇌척수액 표본 조사가 가능하다.
D. 허리수조에서 뇌척수액을 표본 조사하는 것이 안전한데, 왜냐하면 척수의 꼬리 말단은 허리수조에서는 입쪽으로써 신경뿌리만을 포함하기 때문이다.

6. 속섬유막뒤다리에 동맥혈을 공급하는 것은?

A. 앞맥락동맥　B. 뒤대뇌동맥
C. 뒤맥락동맥　D. 눈동맥

7. 뇌줄기 동맥 분포의 설명 중 가장 정확한 것은?

A. 동맥가지는 등쪽 정중선에서 시작하고 둘레에 확장되는 조직의 파이 모양인 쐐기에 혈액을 공급한다.
B. 짧은둘레가지는 등쪽 뇌줄기에, 긴둘레가지는 배쪽 뇌줄기에 혈액을 공급한다.
C. 동맥은 배쪽 표면 위에 흐르고 등쪽으로 가지를 보낸다.
D. 뇌바닥동맥은 중앙(척추동맥, 다음 가쪽 영역)과 소뇌동맥의 가장 가쪽에 혈액을 공급한다.

8. 곁순환에 위치하지 않는 동맥 접점은?

A. 앞대뇌동맥과 중간대뇌동맥
B. 중간대뇌동맥과 뒤대뇌동맥
C. 앞대뇌동맥과 뒤대뇌동맥
D. 뒤아래소뇌동맥과 척추동맥

9. 어떤 환자가 경질막밑혈종을 가지고 있다. 다음 중 혈액이 축적되는 공간에 대해 가장 잘 설명한 것은?

A. 경질막과 거미막 사이 공간
B. 경질막과 연질막 사이 공간
C. 경질막과 겉질 표면 사이 공간
D. 경질막으로 덮인 중추신경계 부분을 포함한 공간

10. 뇌척수액은 ______________을/를 통해 뇌실을 빠져나오고 거미막밑공간으로부터 정맥굴까지 ______________을/를 통해 흐른다.

A. 루시카구멍, 마젠디구멍
B. 마젠디구멍, 루시카구멍
C. 루시카와 마젠디구멍, 거미막융모
D. 거미막융모, 루시카와 마젠디구멍

REFERENCES

Abbott NJ, Ronnback L, Hansson E. Astrocyte-endothelial interactions at the blood–brain barrier. *Nat Rev Neurosci*. 2006;7(1):41–53.

Adams HP, et al. Guidelines for Thrombolytic Therapy for Acute Stroke: A Supplement to the Guidelines for the Management of Patients with Acute Ischemic Stroke. Stroke Council, American Heart Association, 1996.

Ayling J. Managing head injuries. *Emerg Med Serv*. 2002;31:42.

Ballabh P, Braun A, Nedergaard M. The blood–brain barrier: an overview. Structure, regulation, and clinical implications. *Neurobiol Dis*. 2004;16:1–13.

Bourque CW. Central mechanisms of osmosensation and systemic osmoregulation. *Nat Rev Neurosci*. 2008;9(7):519–531.

Brodbelt A, Stoodley M. CSF pathways: a review. *Br J Neurosurg*. 2007;21(5):510–520.

Choi JH, Mohr JP. Brain arteriovenous malformations in adults. *Lancet Neurol*. 2005;4:299.

Davson H, Keasley W, Segal MB. *Physiology and Pathophysiology of the Cerebrospinal Fluid*. New York: Churchill Livingstone; 1987.

Delude C. Clot busters! *Discovery of Thrombolytic Therapy for Heart Attack and Stroke*. Bethesda, MD: Federation of American Societies for Experimental Biology; 2004.

Dunn LT. Raised intracranial pressure. *J Neurol Neurosurg Psychiatry*. 2002;73(Suppl I):i23–i27.

Duvernoy HM. *The Superficial Veins of the Human Brain*. Heidelberg, Germany: Springer-Verlag; 1975.

Duvernoy HM. *The Human Brain Stem and Cerebellum: Surface, Structure, Vascularization, and Three-dimensional Sectional Anatomy with MRI*. Vienna, Austria: Springer-Verlag; 1995.

Duvernoy HM. *Human Brain Stem Vessels: Including the Pineal Gland and Information on Brain Stem Infarction*. New York: Springer; 1999.

Fisher CM. Modern concepts of cerebrovascular disease. In: Meyer JS, ed. *The Anatomy and Pathology of the Cerebral Vasculature*. Wooster and Cambridge, OH: Spectrum Publications; 1975:1–41.

Fishman RT. *Cerebrospinal Fluid in Diseases of the Nervous System*, 2nd ed. Philadelphia: Saunders; 1992.

Fodstad H, Kelly PJ, Buchfelder M. History of the Cushing reflex. *Neurosurgery*. 2006;59:1132–1137.

Gao L, et al. What stroke symptoms tell us: association of risk factors and individual stroke symptoms in the REasons for Geographic and Racial Differences in Stroke (REGARDS) study. *Stroke Cerebrovasc Dis*. 2012 July;21(5):411–416.

Gross PM. Morphology and physiology of capillary systems in subregions of the subfornical organ and area postrema. *Can J Physiol Pharmacol*. 1991;69(7):1010–1025.

Hachinche V. Stroke: Working toward a prioritized world agenda. *Stroke*. 2010 June;41(6):1084–1099.

Karibe H, Shimizu H, Tominaga T, Koshu K, Yoshimoto T. Diffusion-weighted magnetic resonance imaging in the early evaluation of corticospinal tract injury to predict functional motor outcome in patients with deep intra-cerebral hemorrhage. *J Neurosurg*. 2000; 92:58–63.

Laterra J, Goldstein GW. The blood–brain barrier, choroid plexus, and cerebrospinal fluid. In: Kandel ER, Schwartz JH, Jessell TM, Siegelbaum SA, Hudspeth AJ, eds. *Principles of Neural Science*, 5th ed. New York, NY: McGraw-Hill; 2012.

McKinley MJ, Clarke IJ, Oldfield BJ. Circumventricular organs. In: Paxinos G, ed. *The Human Nervous System*. London: Elsevier; 2004:563–591.

McKinley MJ, McAllen RM, Davern P, et al. The sensory circumventricular organs of the mammalian brain. *Adv Anat Embryol Cell Biol*. 2003;172:III–XII, 1–122.

Noda M. The subfornical organ, a specialized sodium channel, and the sensing of sodium levels in the brain. *Neuroscientist*. 2006;12(1):80–91.

O'Connor WT, Smyth A, Gilchrist MD. Animal models of traumatic brain injury: a critical evaluation. *Pharmacol Ther*. 2011;130:106–113.

Osborn AG. *Handbook of Neuroradiology: Brain and Skull*. Maryland Heights, MO: Mosby; 1996.

Ovbiagele B, Nguyen-Huynh MN. Stroke epidemiology: advancing our understanding of disease mechanism and therapy. *Neurotherapeutics*. 2011;8:319–329.

Price CJ, Hoyda TD, Ferguson AV. The area postrema: a brain monitor and integrator of systemic autonomic state. *Neuroscientist*. 2008;14(2):182–194.

Riley J. Anatomy of stroke injury predicts gains from therapy. *Stroke*. 2011 February;42(2):421–426.

Ropper AH, Samuels MA. Cerebrovascular diseases. In: Ropper AH, Samuels MA, eds. *Adams & Victor's Principles of Neurology*, 9th ed. New York: McGraw-Hill; 2009.

Sanchez-Covarrubias L, Slosky LM, Thompson BJ, Davis TP, Ronaldson PT. Transporters at CNS barrier sites: obstacles or opportunities for drug delivery? *Curr Pharm Des*. 2014;20(10):1422–1449.

Savitz SI, Caplan LR. Vertebrobasilar disease. *N Engl J Med*. 2005;352: 2618.

Scremin OU. Cerebral vascular system. In: Paxinos G, Mai JK, eds. *The Human Nervous System*. London: Elsevier; 2004:1326–1348.

Segal MB. The choroid plexuses and the barriers between the blood and the cerebrospinal fluid. *Cell Mol Neurobiol*. 2000;20:183–196.

Smith WS, English JD, Johnston SC. Cerebrovascular diseases. In: Fauci AS, Braunwald E, Kasper D, et al., eds. *Harrison's Principles of Internal Medicine*. New York: McGraw-Hill; 2008.

Zipser BD, Johanson CE, Gonzalez L, et al. Microvascular injury and blood–brain barrier leakage in Alzheimer's disease. *Neurobiol Aging*. 2007;(28): 977–986.

CHAPTER 3

신경계의 세포조직

CELLULAR ORGANIZATION OF NERVOUS SYSTEM

사례 3 중증 근무력증 Myasthenia Gravis

22년 동안 해군 중사로 근무한 경력이 있는 HB는 현재 물류관리 분야에서 일하고 있다. 2년 전 어느 날, 그는 해군 기지로 차를 운전해 가는 도중 눈꺼풀이 계속 아래로 처지는 것 같은 느낌을 받았다. 점심시간 전까지는 그 사실을 잊고 있었지만, 집으로 돌아갈 때가 되어서는 억지로 노력하지 않으면 눈을 뜨기 어려운 상황이 되었다. 걱정이 된 HB는 신경과 의사에게 진료를 받기 위해 응급실로 갔다.

신경과 의사는 HB의 아세틸콜린 수용기(acetylcholine receptor)에 대한 항체와 가슴샘 호르몬 양의 변화를 확인하기 위한 혈액검사를 진행하였다. 검사결과 항체는 양성으로 나타났고, HB는 자가면역질환인 중증 근무력증(myasthenia gravis)이라는 진단을 받았다. 중증 근무력증은 항체가 운동(근육) 기능을 위한 주요 신경전달물질인 아세틸콜린 수용기를 공격하여 근력이 약화되는 질환이다.

신경과 의사는 운동종판(motor end plate)에서 아세틸콜린을 분해하는 효소인 아세틸콜린 에스테라아제(acetylcholine esterase)를 차단하여 신경전달물질의 기능을 촉진시키는 약물인 피리도스티그민(pyridostigmine)을 처방하였다. 증상은 빨리 완화되었고, HB는 다시 일을 할 수 있게 되었다. 이후 신경과 의사는 자가면역반응을 감소시키는 약물을 활용하여 그의 증상을 관리하였다. HB의 아내는 인터넷 검색을 통해 이 희귀한 질병의 예후와 불확실한 상황에 대처하는 방법에 대한 정보가 있는 토론 게시판과 웹사이트를 찾았다. HB는 신념이 강한 사람이었기 때문에, 이 상황을 극복하고 그의 삶에 최선을 다하기로 결심한 후, 아내와 함께 본격적으로 여행을 하기 시작했다.

그 후 2년 동안 HB는 헌신적인 아내와 신경과 의사의 도움을 받아 그의 상태를 관리했다. 그는 때마다 약간씩 다르게 나타나는 가벼운 증상인 비협응성 비음 현상, 삼킴곤란, 균형능력 약화를 견뎌냈다. 두 달 전, 그는 목의 근육 약화와 삼킴곤란으로 인해 일을 쉬어야 했다. 그는 스테로이드 치료과정을 시작했고, 증상이 해결되기를 기대했다. 아내와 의논을 한 후, 부부는 마추픽추로의 여행을 취소하고, 안정을 취하면서 다시 일을 시작하기 위해 노력하고 있다.

신경가소성 ▪ 브레인 이니셔티브

임상의들이 중추신경계 손상에 대한 최적의 치료시기와 치료 방법을 적용하려면 손상 후에 일어나는 신경가소성 과정에 대해 이해해야 한다. 치료가 늦어질수록 결과가 나쁘다는 사실은 오랫동안 입증되었다. 그러나 최근에서야 세포의 회복 기전 확인을 통해 손상 이후에 발생하는 신경가소성 변화를 이해하게 되었다. 손상된 조직과 기관은 먼저 세포의 안정막전위를 복구시켜야 하고, 이 과정에서 이온 농도 기울기를 복원하는 것과 손상된 세포소기관을 복구하는 것에 많은 에너지를 사용한다. 시냅스 회복에 더 많은 에너지가 필요한 경우, 회복은 더 느려질 수 있다. 뇌졸중 손상 환자의 재활과 활동을 위한 적절한 시기는 아직 정확하게 정의되지 않았다. 동물 실험을 통해 뇌손상 후 운동을 너무 빨리 시작하면 학습과 기억에 중요한 역할을 하는 영역인 해마의 기능에 좋지 않다는 결과가 나타났다. 이러한 연구를 인간의 뇌에 적용하는 것은 브레인 이니셔티브를 통한 최신의 실험기술과 임상과학 사이의 협력에 의해 탐구되어야 할 영역이다.

인간의 뇌에 대한 이해는 2013년 브레인 이니셔티브와 함께 본격적으로 시작되었다. 브레인 이니셔티브는 2013년 미국 대통령 오바마의 요청에 의해 인간의 뇌를 지도화하기 위해 시작되었으며, 이를 통해 혁신적인 새로운 발견과 기술을 활용하여 다양한 분야의 연구자들이 협업할 수 있게 되었다. 이러한 발전에는 인간 게놈지도 작성, 생명의학 연구에 사용된 동물 실험모델의 발전, 실시간 인간 뇌 영상을 위한 새로운 기술이 포함되어 있다. 이 프로젝트에 의한 새로운 발전은 많은 분야의 연구를 변화시키고 생명의학에 관한 정보를 제공하여, 잠재적으로 광범위한 신경질환과 손상으로부터 많은 생명을 구할 것으로 예상된다.

신경가소성 과정을 이해하기 위한 브레인 이니셔티브 연구팀이 결성되었다. 이 연구팀은 신경가소성 과정의 시작을 위한 열쇠로 신경세포의 활동을 제안하였고, 2014년 초반의 발표에서 다음과 같이 언급하였다.

연구팀은 상호작용하는 신경세포의 회로를 분석하는 것이 이 분야의 혁명적인 발전을 위해 필수적인 것임을 확인하였다. 실제로 신경세포의 회로를 이해하는 것은 세포 구성요소의 특성을 정의하고, 다른 세포와의 시냅스 연결을 확인하며, 행동 중 생체 내의 동적인 활동 패턴을 관찰하고, 그 유의함을 시험하기 위해 패턴에 변화를 주고 반응을 확인하는 것이 필요하다. 또한 회로 내에서와 뇌 전체에서 상호작용하는 정보 처리 과정을 지배하는 알고리즘에 대해 이해하는 것도 필요하다.

I 주요 개념에 대한 개요

OVERVIEW OF KEY CONCEPTS

신경세포는 신경계의 기능적 구성단위이다. 신경세포에 있는 세포소기관의 대부분은 신체 다른 세포의 소기관과 비슷하지만, 형태와 기능이 다양하게 나타난다. 세포 내 구성물질과 신경세포와 신경세포 사이에서 일어나는 주요한 과정을 이해하면 신경계의 역할에 대해 더 잘 이해할 수 있다. 세포 기능의 손상은 신경학적인 질환이나 질병과 연관된다.

신경세포에는 특정한 기능을 위한 영역이 구분되어 있다. 축삭은 신호를 전달하고, 가지돌기는 신호를 받는다. 그리고 세포체는 많은 신호 입력을 받는다. 시냅스는 신경계에서의 전기 화학적 의사소통 메커니즘으로, 시냅스 전(신호를 전송하는) 신경세포의 축삭 말단부터 시냅스 후(신호를 받는) 신경세포의 세포막으로 구성된 잘 조직화된 시스템이다. 전기적 신호는 두 요소 사이의 미세한 틈새를 가로지르는 신경전달물질 분자의 방출에서부터 시작된다. 신경전달물질의 특정한 수용체는 시냅스 후 세포막에 배열되어 있고, 이는 신경전달물질과 결합하여 표적세포인 시냅스 후 세포에서 전기적 반응을 만들어 낸다.

신경세포 이외에도 중추신경계와 말초신경계에는 신경세포의 대사 및 생리 기능을 돕는 세포들이 있다. 중추신경계에서 신경세포를 보조하는 세포를 아교세포(glia)라고 한다. 아교세포에는 별아교세포(astrocytes)와 희소돌기아교세포(oligodendrocytes)가 있다. 별아교세포는 대사작용을 보조하고, 뇌 조직으로 들어오는 물질의 이동을 선택적으로 막는 혈액-뇌장벽(blood-brain barrier)을 형성한다. 희소돌기아교세포는 말이집(myelin sheath)을 만들어 중추신경계의 축삭을 구성하는데, 축삭 주변을 절연체로 감싸 축삭을 통한 자극 전달의 속도를 대폭 상승시키는 역할을 한다. 말초신경계에서 축삭을 보조하는 세포를 슈반세포(Schwann cell)라고 한다. 축삭은 세포질(cytoplasm) 및 세포바깥바탕질(extracellular matrix) 단백질의 얇은 층과 말이집의 두꺼운 층으로 이루어져 있다.

중추신경계 및 말초신경계에 있는 축삭은 얇고 섬세한 돌기이다. 손상이 되면 사람의 운동, 감각 및 인지 결손을 일으킬 수 있으며, 손상되면 그 손상이 일어난 곳에서 먼쪽 부분의 축삭과 말이집이 왈러변성(Wallerian degeneration)으로 알려진 과정에 의해 분해되고 제거된다. 말초신경계에서는 손상이 일어난 가까운 부분에서부터 신경돌기(얇은 축삭돌기)가 뻗어 나오고 목표한 조직까지 신경재분포(reinnervation)를 위한 재생이 일어난다. 그러나 중추신경계에서 재생 과정은 아교세포에 의해 생성되는 물리적 · 화학적 장벽에 의해 부분적으로 억제된다. 중추신경계에서의 회복을 연구하는 학자들은 이러한 억제를 줄이거나 방지하는 방법을 찾아내기 위한 연구를 진행하고 있다.

II 신경계 세포학

NERVOUS SYSTEM CYTOLOGY

중추신경계 지지세포: 아교세포 CNS Support Cells: Glia

아교세포는 신경세포의 기능을 돕는 역할을 하며, 인간의 뇌에 존재하는 아교세포의 수는 신경세포보다 10배 더 많다(그림 3.1).

아교세포의 주요한 두 종류인 큰아교세포(macroglia)와 미세아교세포(microglia)는 신경세포의 발달과 성숙 과정에서 구조적 · 대사적 기능과 관련된 보조를 담당한다. 미세아교세포는 신경계의 감염이나 손상에 반응하여 식세포작용(phagocytosis) 또는 청소기(scavenger) 역할을 담당한다. 미세아교세포는 병리학적 질환과 외상에 대해 반응하여 빠르게 움직인다. 활성화된 미세아교세포는 침입한 미생물을 파괴하고, 잔해물을 제거하며, 조직의 수복을 촉진한다. 또한 활성화된 미세아교세포는 신경세포의 특성이 변화되는 것을 조절한다. 이러한 활동들은 회복 초기에는 도움이 되지만, 나중에는 회복을 방해하는 요소로 작용한다. 예를 들면, 신경세포는 신경계 손상 후 과흥분성이 되는 경우가 있는데, 미세아교세포가 이 과정에 관여할 수 있다. 이러한 만성 과흥분성은 중추신경 병리성 통증 및 세포 독성에 의한 신경 세포사멸(neuronal death)을 초래한다.

큰아교세포는 희소돌기아교세포, 별아교세포, 뇌실막세포(ependymal cells)로 세분화된다. 큰아교세포는 다양한 신경세포에 대한 보조 기능 및 영양공급과 관련된 기능을 한다. 희소돌기아교세포와 슈반세포는 중추 및 말초신경세포의 축삭 주위에 말이집을 형성한다. 말이집은 여러 종류의 말이집 단백질로 구성된 지방성 물질이다. 말이집은 축삭의 대사에 관한 보조 작용을 하고, 활동전위의 전도 속도를 증가시

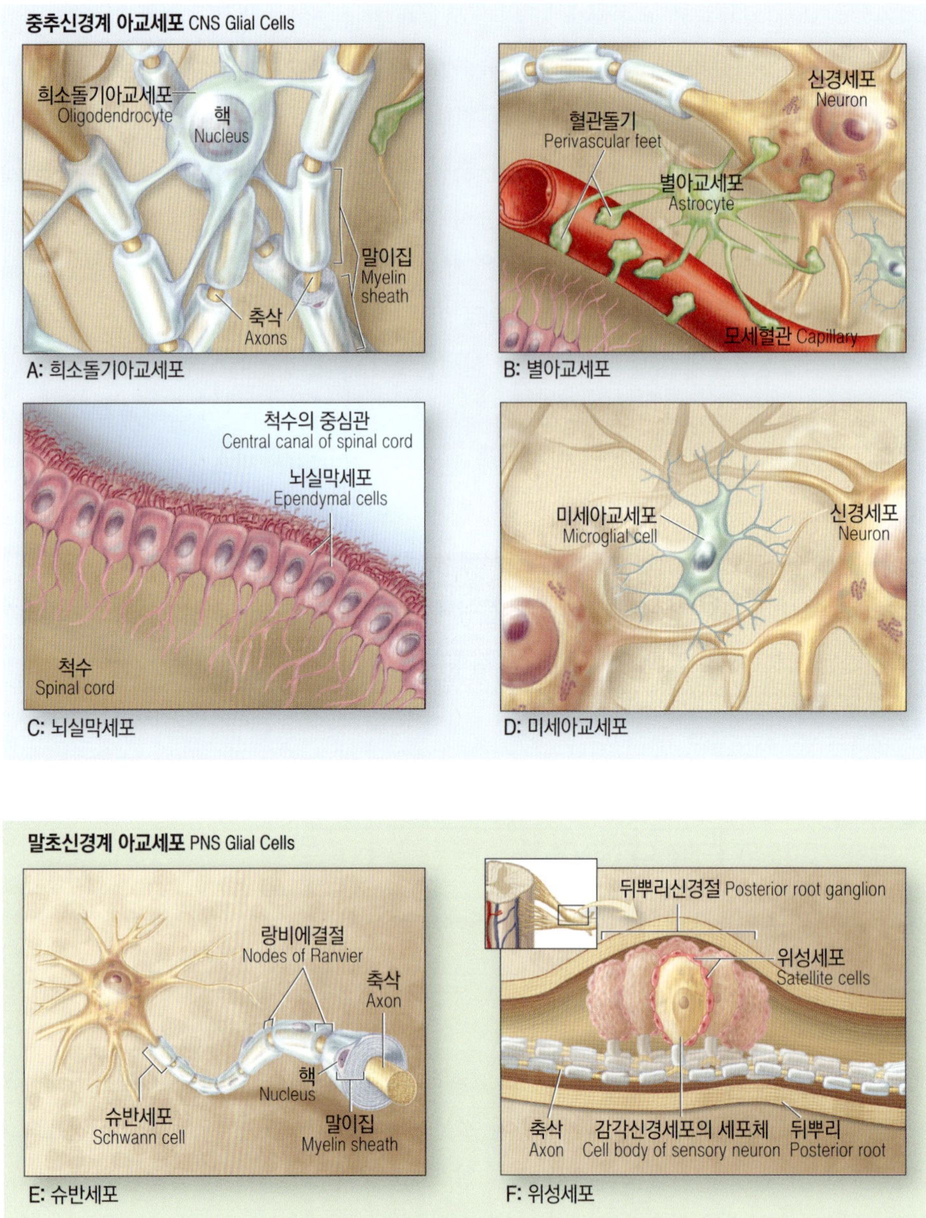

그림 3.1 중추신경계와 말초신경계의 아교세포

중추신경계에는 네 가지의 아교세포가 있다. A: 희소돌기아교세포는 여러 축삭의 말이집을 구성한다. B: 별아교세포에는 여러 개의 돌기가 있고, 모세혈관을 완전히 에워싸는 혈관돌기를 형성한다(여기서는 일부 단추만 볼 수 있으며, 그 구조의 형태를 볼 수 있다). C: 뇌실막세포는 상피세포와 유사하며, 뇌실과 중심관에 배열되어 있다. D: 미세아교세포는 보호기능, 식세포작용, 면역 관련 기능이 있다. 말초신경계에는 두 가지의 아교세포가 있다. E: 슈반세포는 말이집 축삭의 말이집을 형성한다. F: 위성세포는 말초신경절에 국한되어 위치하고, 그곳에서 큰 신경세포의 세포체를 덮고 보조하는 역할을 담당한다.

킨다. 말초신경계에서 슈반세포는 손상 후에 세포를 증식시키고, 축삭 확장과 재생을 촉진하는 역할을 담당한다. 한 개의 중추신경계 희소돌기아교세포는 수십 개의 말이집을 형성할 수 있다.

희소돌기아교세포가 손상되면 가까운 곳에 말이집의 잔해가 생기고, 희소돌기아교세포 전구세포(pr-

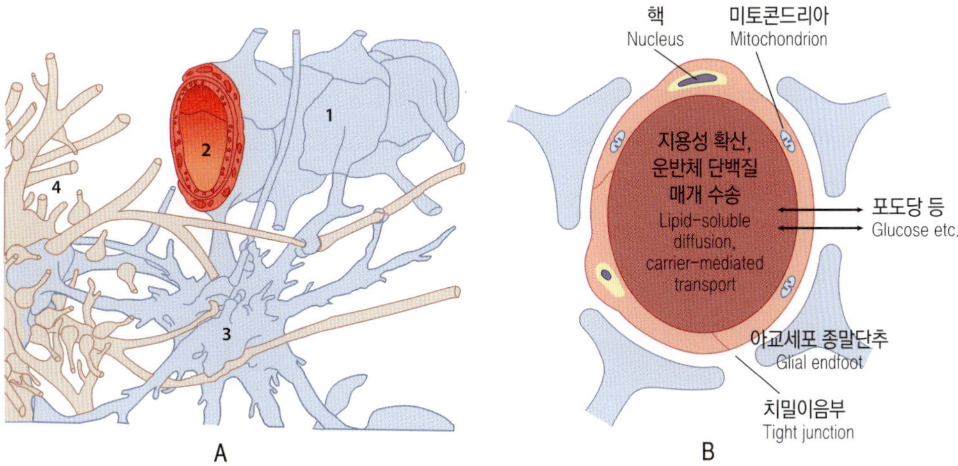

그림 3.2 별아교세포와 혈액-뇌장벽

A: 뇌의 모세혈관(2)과 신경세포(4)와의 섬유성 별아교세포(3)의 연관. 별아교세포 돌기의 종말단추는 모세혈관 주위에 불연속적인 막(1)을 형성한다. 또한 별아교세포의 돌기는 신경세포를 감싼다. B: 대뇌 모세혈관을 가로지르는 수송. 자유 지용성 물질만이 내피세포를 가로질러 수동수송(passive transport)될 수 있다. 포도당과 같은 수용성 물질은 능동수송 과정이 필요하다. 단백질과 단백질에 결합한 지질은 예외이다.

cursor cell)의 증식이 촉진된다. 말이집 잔해와 전구세포에 의해 분비된 분자에 의해 중추신경계 축삭의 재생이 억제된다.

별아교세포는 중요한 구조 및 대사에 관련된 기능을 한다. 발달 중인 신경계에서 축삭돌기가 자라날 때 뼈대 역할을 하고, 미성숙 신경세포의 이동을 안내하는 가이드 역할을 한다. 별아교세포 돌기들은 시냅스의 작용을 모니터링하고 화학적 피드백을 제공한다. 별아교세포는 혈액-뇌장벽을 형성하는데, 이는 다른 모세혈관 계통에서는 찾아볼 수 없는 뇌 순환계의 특징이다(그림 3.2).

뇌에 있는 모세혈관의 벽을 형성하는 내피세포는 물, 산소, 호르몬과 같은 작은 분자는 통과하지만 큰 분자는 통과하지 못하는 반투과성 막을 만드는 치밀이음부(tight junction)로 연결되어 있다. 포도당과 같은 세포 기능에 필요한 큰 분자들은 장벽을 가로질러 능동수송(active transport)되어야 한다. 혈관 내피세포는 별아교세포의 종말단추(endfeet)로 덮여 있어 혈관 내피세포를 물리적으로 지지하며 대사작용을 보조한다. 큰아교세포에서 마지막 분류인 혈액-뇌장벽이 손상되면 수막염, 다발성 경화증, 알츠하이머와 같은 질병에 걸릴 수 있다. 뇌실막세포는 중추신경계에서 뇌척수액이 채워진 관을 형성한다. 이 세포들은 그 관에서 뇌 안의 화학물질 흐름을 조절하는 데 중요한 역할을 한다.

말초신경계를 돕는 세포: 슈반세포와 위성아교세포

PNS Support Cells: Schwann Cells and Satellite Glial Cell

슈반세포는 말초의 축삭을 보조한다. 슈반세포에는 말이집 슈반세포(myelinating Schwann cell)와 비말이집 슈반세포(non-myelinating Schwann cell) 두 종류가 있다. 말이집 슈반세포는 하나의 축삭에서만 말이집을 제공하는 반면, 비말이집 슈반세포는 많은 가는 직경의 축삭 주위에 얇은 세포질 층을 형성한다

(그림 3.3).

축삭을 둘러싸고 있는 말이집의 일차적인 역할은 활동전위에서 전기적 신호 전도 속도를 증가시키는 것이다. 또한 말이집 슈반세포는 정상 발달 동안 말초신경을 둘러싸는 결합조직 막(connective tissue sheath)을 형성하고, 손상이 발생한 경우 재생과정에서 축삭의 성숙을 돕는다.

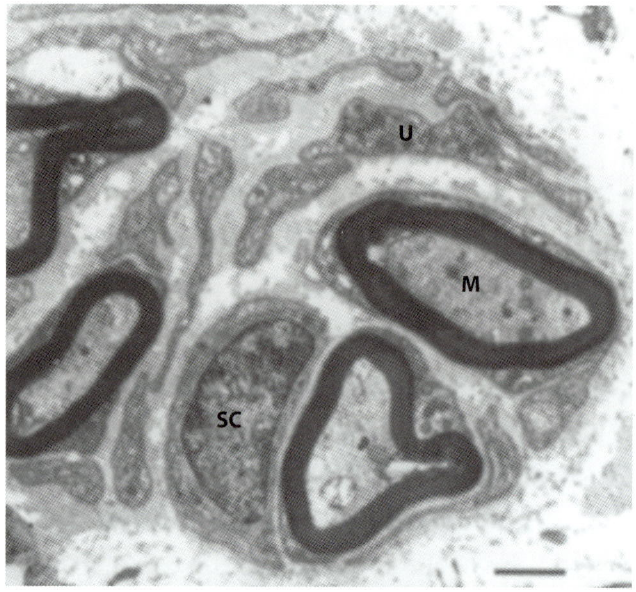

그림 3.3 말초신경의 횡단면 전자 현미경 사진

말초신경의 말이집(M)과 민말이집(U) 축삭의 전자 현미경 사진. 슈반세포(SC)가 한 개의 말이집 또는 여러 개의 민말이집 축삭을 둘러싸고 있다. ×16,000.

위성아교세포는 감각신경절, 교감신경절, 부교감신경절에서 발견된다. 위성아교세포는 중추신경계의 아교세포와 비슷하게 신경세포를 보조하는 역할을 수행한다. 위성아교세포는 말초신경절에서 개별 신경세포를 둘러싸는 형태로 배열된다. 위성아교세포는 ATP, 브래디키닌(bradykinin), GABA, 글루탐산과 같은 신경전달물질의 세포외배출(exocytosis)을 통해 신경세포와 밀접하게 화학적으로 의사소통한다. 또한 위성아교세포는 인접한 위성아교세포뿐만 아니라 감각 및 자율신경을 형성하는 신경세포의 주위 환경과 의사소통하며 조절한다. 최근 연구에서 아교세포가 만성통증의 원인이라는 보고가 있었는데, 이는 중추 통각 경로 전체를 통해 몸 쪽으로 뻗은 말초아교세포의 손상으로 인한 형태학적 변화와 관련된다.

왈러변성과 축삭의 재생 Wallerian Degeneration and Axon Regeneration

축삭의 중간이 끊어지는 신경 손상은 근처에 있는 말이집 생성 세포를 손상시킨다. 이러한 손상으로 인해 끊어진 곳에서 먼 쪽 방향으로 진행되는 왈러변성이라고 하는 과정이 시작된다(그림 3.4).

왈러 변성은 말초신경계와 중추신경계 모두에서 말이집 축삭의 말단 쪽으로 일어난다. 먼저 큰포식세포(macrophage)는 손상된 부위에 침투하여 이 부위에서 가까운 손상된 말이집 부분을 제거하기 시작한다. 이 과정은 다음의 말이집 부분으로 확장된다. 손상을 받은 축삭의 가까운 쪽 절단부는 재생 신호가 약해진다. 손상된 신경세포의 세포체에서도 염색질 융해(chromatolysis)라고 불리는 과정이 일어난다. 세포체 내에서 니슬소체(Nissl substance, 세포질 전체에 퍼져 있는 리보솜과 과립세포질그물의 통칭)는 분해되고, 핵은 세포체의 주변부로 이동되고, 세포체의 비대가 일어난다. 성공적으로 재생되면, 염색체의 변성이 원래대로 돌아오고, 세포의 기능도 돌아온다. 재생이 실패하면 세포가 죽을 수 있는데, 이는 중추신경계에서 더 일반적으로 일어난다.

손상된 부분에서 축삭 말단 쪽은 큰포식세포가 말이집과 축삭의 파편을 제거하여 슈반세포가 쌓아놓

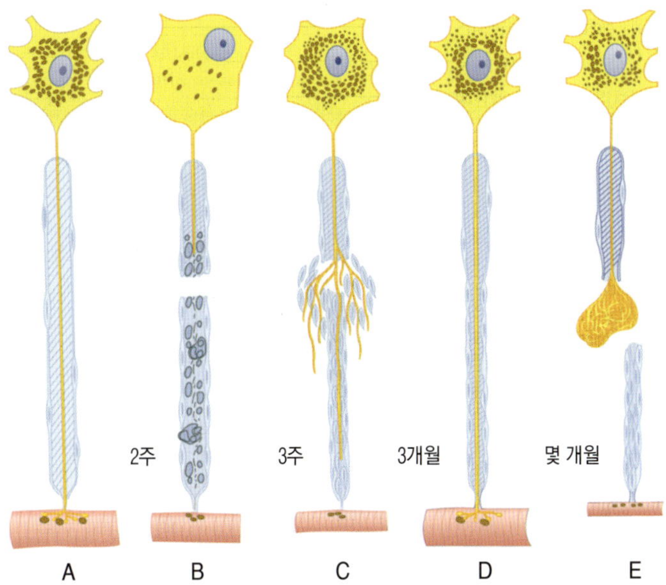

그림 3.4 왈러변성과 신경세포 염색질 융해

손상된 신경섬유에서 일어나는 주요 변화. **A:** 정상 신경섬유, 세포체와 표적세포(가로무늬근). 신경세포 핵의 중심 위치와 니슬소체의 양 및 분포 확인이 필요하다. **B:** 섬유가 손상되면 신경세포의 핵이 세포 주변부로 이동하고 니슬소체의 수가 크게 줄어들고(염색질 융해), 손상된 축삭종말 쪽 신경섬유는 말이집과 함께 분해된다. 파편은 큰포식세포에 의해 제거된다. **C:** 근섬유는 두드러진 비활동성 위축이 발생한다. 슈반세포가 좁은 통로를 형성하면서 증식하는데, 이를 통해 축삭돌기가 관통하여 자라난다. 축삭은 하루에 1~10mm의 속도로 성장한다. **D:** 이 예시에서 신경섬유 재생이 성공하였고, 근섬유도 다시 신경자극을 받아 복원되었다. **E:** 축삭이 슈반세포의 관을 관통하지 못할 때, 그 성장은 조직화되지 못하고 재생이 성공적으로 일어나지 않으며, 통증을 유발하는 신경종이 흔히 형성된다.

은 세포바깥바탕질 단백질 층의 얇은 바닥막만 남게 된다. 큰포식세포와 슈반세포는 축삭종말 쪽 분절을 따라 축삭종말(terminal) 방향으로 식세포작용을 통해 말이집 파편을 정리한다. 그 후 슈반세포는 급속한 증식과정을 시작한다. 새로운 슈반세포는 세포체 쪽 절단면에서 원래의 표적세포로 축삭 재생의 방향을 잡는데 활용될 세포 관을 형성하기 위한 뼈대로 바닥막을 활용한다. 슈반세포는 축삭을 확장하고 재생을 촉진시키기 위해 바닥막과 세포바깥바탕질로 신경활성 분자를 분비한다. 축삭이 표적으로 신경재지배되면, 슈반세포는 새롭게 만들어지지만 말이집이 짧아질 수 있다. 신경이 재지배되면 기능적으로 거의 완벽히 회복되지만 말이집이 짧아져 축삭 전도 속도가 영구적으로 감소된다.

손상에서 회복되는 과정 중 바닥막에 연결될 때, 축삭의 가까운 쪽과 먼 쪽 분절 사이의 거리가 멀면 슈반세포 관을 형성하는 뼈대가 끊어질 수 있다. 이는 먼 쪽 분절에서 신경재지배가 어려워지는 원인이 된다. 또한 세포체 쪽과 축삭종말 쪽의 축삭 분절 사이의 간격이 너무 길거나, 정렬에 문제가 생긴 경우에는 축삭이 확장할 때 결합조직 안에 있는 노출된 신경돌기가 복잡하게 얽혀 신경종(neuroma)을 생성할 수 있다.

모든 신경세포의 일반적인 형태학 Common Morphological Plan for All Neurons

성인의 뇌에는 800~1,000억 개의 신경세포가 있는 것으로 추산된다. 신경세포는 기능과 다른 세포와의 연결과 관련하여 형태학적 · 생화학적 표현형이 다양하다(그림 3.5). 투사 신경세포(projection neuron)의 축삭은 매우 길 수도 있다. 예를 들어, 대뇌겉질에서 엉치척수(sacral spinal cord)로 내려가는 운동신경세포의 축삭은 1m 이상으로 길게 뻗는다. 신경세포의 에너지 요구량과 생산 잠재력은 놀랍다. 소뇌겉질의 조롱박세포(Purkinje cell)는 평면에 가까운 정교한 가지 축을 가지고 있다.

신경세포의 형태와 크기는 다양하지만 세포체(soma), 가지돌기, 축삭, 축삭종말의 형태학적 · 생화학적으로 특화된 네 부위가 공통으로 존재한다. 세포체는 세포의 기능과 대사를 위한 세포소기관을 둘러싸고 있고, 다른 신경세포로부터 정보(시냅스)를 받으며, 중요한 통합 기능을 수행한다. 가지돌기와 축삭은 세포체로부터 연장되는 가느다란 돌기(신경돌기)이다. 가지돌기는 다른 신경세포로부터 정보를 받는다. 축삭은 축삭종말로 정보(활동전위)를 전달한다. 신경회로에서 두 신경세포는 시냅스 전 신경세포의 축삭종말과 시냅스 후 신경세포의 수용성 세포막 사이에서의 시냅스를 통해 의사소통한다. 시냅스는 가지돌기와 가지돌기가시(dendritic spine), 세포체 또는 다른 시냅스 전 신경세포의 축삭종말에 위치할 수 있다(그림 3.6).

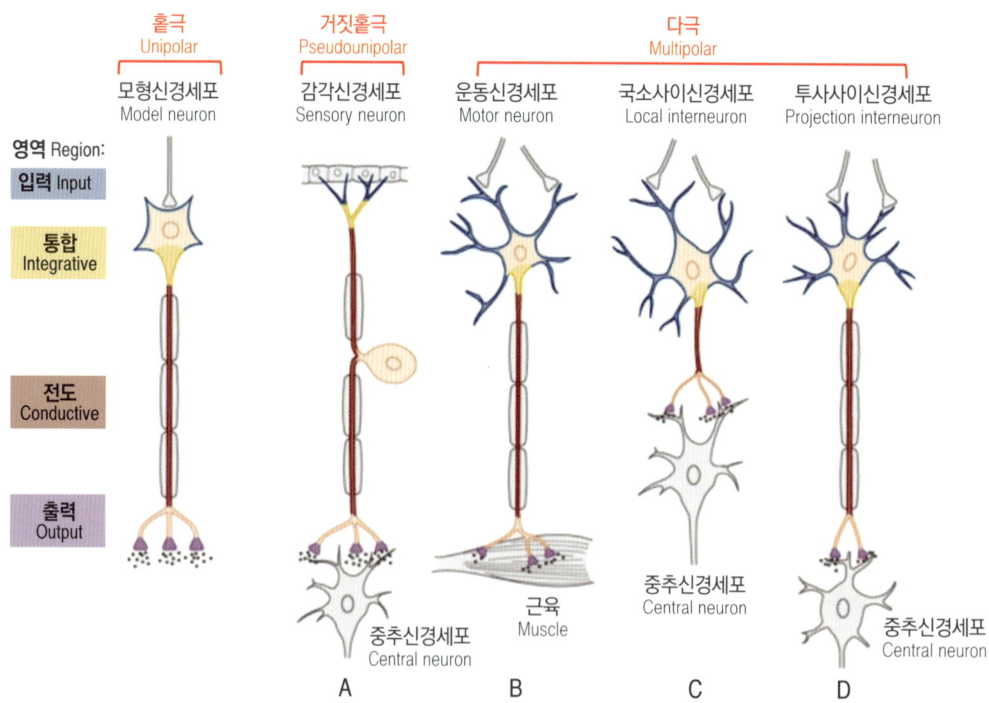

그림 3.5 포유류 신경계에서의 신경세포 유형

A: 홑극 신경세포는 하나의 돌기를 가지고 있으며, 수용기로 작용하는 면과 분비를 위한 종말 부분이 있다. B: 양극 신경세포는 세포로 정보를 전달하는 가지돌기와 세포에서 정보를 내보내는 축삭의 두 개의 특수화된 돌기를 가진다. C: 일부 감각신경세포에는 거짓홑극 세포라고 불리는 양극 신경세포의 하위 유형이 있다. 세포가 발생할 때 하나의 돌기가 둘로 나누어지고, 둘 다 축삭으로 작용한다. 하나는 피부나 근육으로, 다른 하나는 척수로 간다. D: 다극 신경세포에는 하나의 축삭과 많은 가지돌기가 존재한다. 예를 들면, 운동신경세포, 꼭지와 바닥에 가지돌기가 있는 해마의 피라미드세포, 단일 평면에서 광범위한 돌기나무가 있는 소뇌의 조롱박세포가 있다.

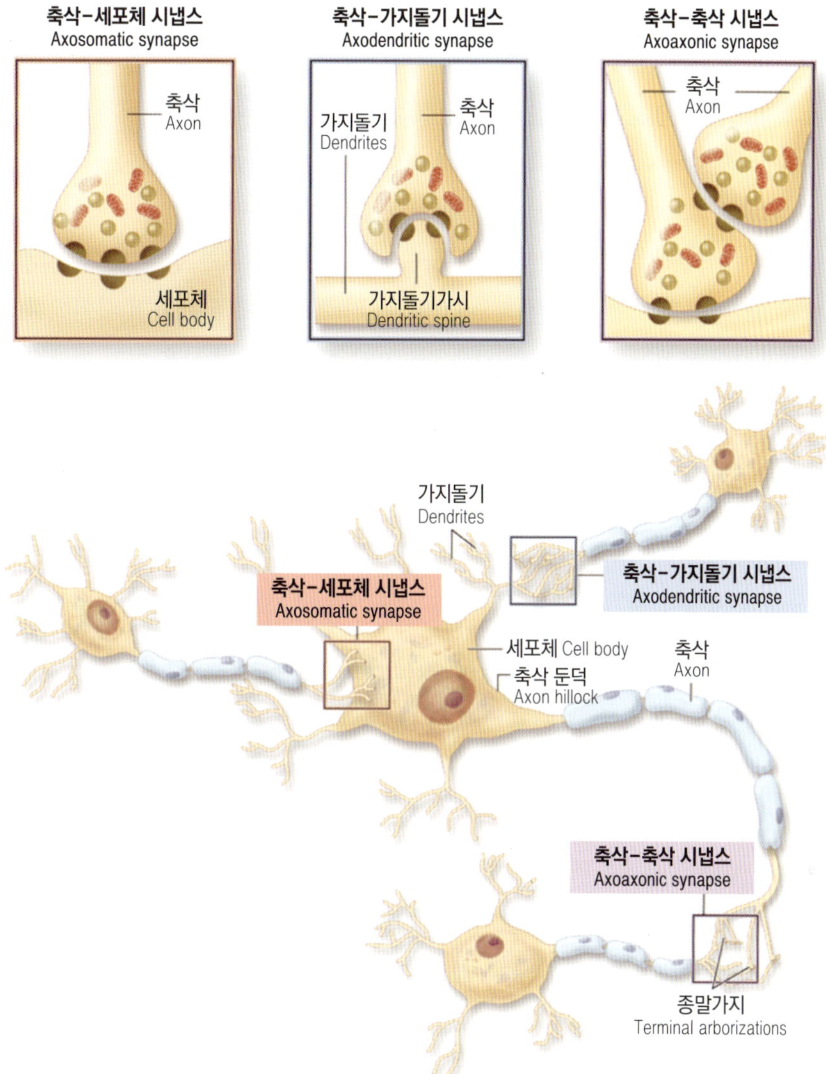

그림 3.6 시냅스의 종류

축삭종말은 일반적으로 다른 신경세포의 세포체 또는 가지돌기(또는 가지돌기가시)로 신경자극을 전달한다. 또한 축삭종말은 낮은 빈도로, 시냅스 활동에 대한 조율을 돕기 위해 다른 축삭종말과 시냅스를 형성하기도 한다. 이 세 가지의 일반적인 형태학적 시냅스 유형의 특징을 그림의 상단에 표시하였다.

형태는 다양하지만 가지돌기와 축삭의 구성을 바탕으로 홑극(unipolar), 양극(bipolar), 다극(multipolar)의 세 종류의 신경세포로 구분할 수 있다. 홑극 신경세포는 모양이 가장 단순하다. 홑극 신경세포에는 가지돌기가 없고, 세포체가 들어오는 정보를 받고 통합한다. 세포체에서 시작된 단일 축삭은 여러 개의 종말가지를 형성한다. 인간의 신경계에서 홑극 신경세포는 흔하지 않다. 홑극 신경세포는 외분비샘 분비와 평활근 수축을 조절한다.

양극 신경세포에는 세포체의 서로 반대쪽으로 뻗어 나가는 두 돌기가 있다. 양극 신경세포에서 정보의 흐름은 가지돌기의 역할을 하는 한 개의 돌기에서부터 세포체를 가로질러 축삭의 역할을 하는 다른 돌기로 진행된다. 양극 신경세포는 망막에서 흔히 찾아볼 수 있다. 양극 신경세포의 하위 유형으로 거짓홑극

신경세포(pseudounipolar neuron)가 있다. 발생 과정에서 배아단계의 양극 신경세포의 두 돌기는 거짓홑극 신경세포에서 단일 돌기로 융합되며, 이 돌기는 세포체로부터 일정 거리를 뻗어 나와 두 갈래로 나뉜다. 후각이나 촉각에 관한 정보를 뇌로 전달하는 몸감각 신경세포는 양극 및 거짓홑극 신경세포이다.

다극 신경세포에는 세포체에서 나오는 복잡하게 뻗어 있는 가지돌기 집합체와 가지들이 넓게 뻗어 있는 한 개의 축삭이 있다. 뇌와 척수에 있는 대부분의 신경세포는 다극 신경세포이다. 먼 지점까지 뻗어 있는 긴 축삭을 가진 다극 신경세포는 보통 투사(projection) 신경세포라 한다. 투사 신경세포는 신경계의 영역들 사이와 가로무늬근육 세포 또는 피부와 같은 신경계와 말초 목표지점 사이에서 의사소통을 중재한다. 그리고 세포체의 위치에서 신경계의 같은 영역으로 뻗는 짧은 축삭을 가진 다극 신경세포는 사이신경세포(interneuron)라 한다. 사이신경세포는 국소 뇌 영역 안에서 신경세포의 정보를 처리하는 데 도움을 준다.

신경세포학 Neurocytology

신경세포의 안쪽 구성은 일반적인 체세포의 구성과 대체로 비슷하다(그림 3.7). 신경세포질(neuroplasm) 내에서 중심에 위치하는 것은 DNA를 담고 있는 핵(nucleus)이다. 핵은 단백질 합성, 유사분열(세포 분열), 세포 성장과 같은 세포 과정에 관여한다. 핵은 한 개, 가끔은 작은 두 개의 핵소체(nucleolus)를 가진다. 핵소체의 주된 역할은 리보솜 RNA를 전사(transcription)하여 단백질과 결합시켜서 리보솜을 만드는데, 이 리보솜들은 세포체, 가지돌기, 축삭의 신경세포질로 수송된다. 세포가 복제될 때 핵소체는 사라지고, 활성 단백질의 합성이 감소되며, 유사분열에 필요한 유사분열 장치를 구성한다. 최근의 성인 신경세포 생성에 대한 연구에서 뇌에 있는 신경세포가 유사분열을 한다는 것이 증명되었다. 성인의 뇌에 있는 신경세포의 세포 유사분열은 대뇌겉질 신경세포를 보충하고, 인지기능을 유지하는 것을 돕는다. 이러한 과정의 중단은 치매 원인으로 제시되고 있다. 그러나 대부분의 성숙된 신경세포는 복제되지 않는 것으로 알려져 있기 때문에, 뇌에서의 세포 손실은 대부분 영구적이다.

신경세포에는 축삭과 가지돌기에 대한 기계적인 지지대로 작용하고 축삭, 가지돌기, 세포체 사이의 내부적인 수송체계를 제공하는 단백질 세포골격 뼈대를 가진다. 세포뼈대의 섬유성 구성성분은 미세관(microtubule)이다. 미세관의 주요 역할은 구조를 형성하는 것이지만, 수송분자인 키네신(kinesin)과 디네인(dynein)과도 결합하는데, 각각 앞방향(anterograde, 세포체에서 멀어지는) 또는 역방향(retrograde, 세포체에 가까워지는)으로 소포(vesicle)를 운반한다. 신경잔섬유(neurofilament) 또는 중간잔섬유(intermediate filament)는 긴 축으로 세포를 지지하고 축삭의 굵기를 조절하는 신경세포의 세포뼈대 원섬유(fibril)이다. 미세잔섬유(microfilament) 또는 가는잔섬유(actin filament)는 신경 세포뼈대 단백질 중 가장 가늘다. 이 섬유는 세포막에서 얇은 네트워크를 형성한다. 수용기 단백질, 이온통로, 세포 사이 신호 전달을 위한 시냅스 전 구조물은 가는잔섬유에 결합되어 고정된다.

리보솜은 단백질을 구성하는 부호(code)를 해독(translation)한다. 또한 리보솜은 과립세포질그물의 막에 결합되어 있거나 신경세포 세포질에서 자유롭게 떠다닌다. 떠다니는 자유리보솜은 세포 또는 세포 소기관의 막에 결합되지 않는 수용성 단백질을 생산한다. 이 수용성 단백질에는 큰 단백질 복합체와 효소

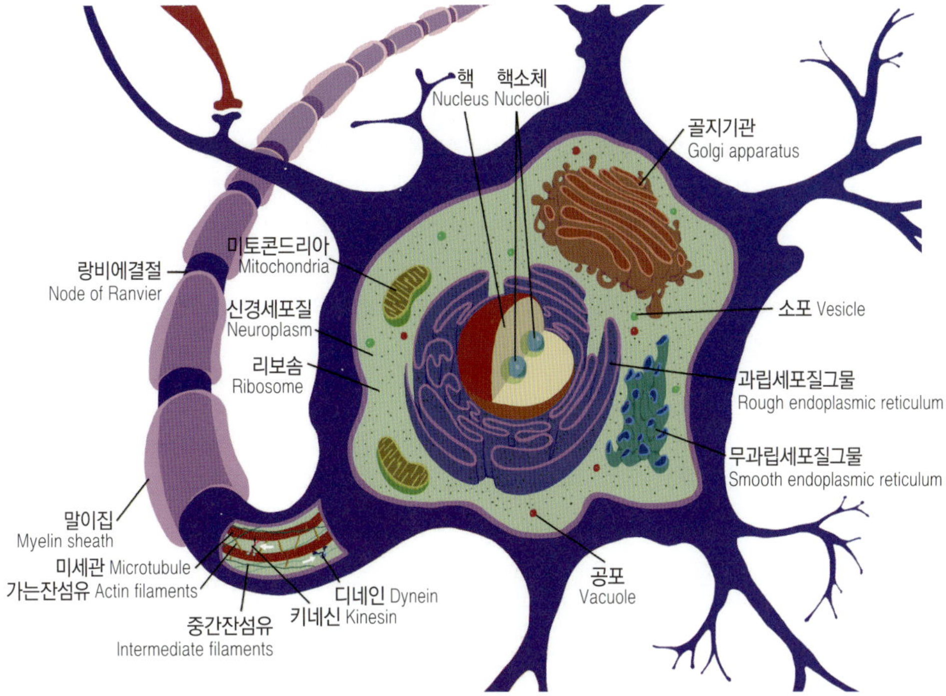

그림 3.7 신경세포의 세포소기관

신경세포체의 많은 세포소기관은 단백질의 생산과 수송에 관여한다. 하나 또는 2개의 핵소체를 가지는 핵은 세포질로 내보낼 리보솜 단백질과 mRNA를 생산한다. 리보솜은 세포질에서 자유롭게 떠다니거나 과립세포질그물의 막과 결합하여 mRNA 부호를 특정 단백질로 해독한다. 과립세포질그물의 수조 내부에서 형성된 단백질은 축삭종말과 같은 신경세포의 원위 부위로 전달되도록 예정되어 있다. 초기 단백질을 포함하고 있는 소포(초록 원)는 과립세포질그물에서 분리되고, 해독 후 수정 과정을 거치기 위해 골지기관의 막과 융합된다. 소포가 골지기관에서 떨어져 나오면 운동 단백질인 키네신(축삭에서 오려진 내부)과 결합하고, 세포 내에서 미세관을 따라 종말 표적 부위로 운반된다. 세포내섭취(endocytosis)된 물질을 지닌 소포(빨간 원)는 디네인 분자에 의해 역방향으로 미세관을 따라 수송된다. 미세한 중간잔섬유는 신경세포와 그 돌기를 구조적으로 지지하고, 가는잔섬유는 세포소기관을 고정하는 역할을 한다. 무과립세포질그물은 세포체에 위치하며 해독 후 단백질 및 지질 처리에 일부분 관여하지만, 세포에서 사용될 Ca^{2+}을 저장하기도 한다. 다른 세포에서처럼 미토콘드리아는 세포대사를 위한 ATP를 만든다. 랑비에결절로 구분되는 말이집 분절의 연속은 축삭에서 절연체 역할을 하여 활동전위의 전파 속도를 크게 증가시킨다.

가 포함된다.

내막계(endomembranous system)는 겹겹이 쌓인 납작한 수조(cisterna)의 상호 연결 체계이다. 이는 서로 직접적으로 소통하거나 수조 각자의 막에서 소포가 떨어져 나와(pinching off, budding) 융합을 통해 주변 수조와 상호작용한다(그림 3.8). 내막계는 단백질 중 막관통(transmembrane) 단백질, 막속(intramembranous) 단백질, 분비(secretory) 단백질을 만들고, 가공하여, 세포막 안으로 함입되거나 축삭종말에서 분비될 수 있도록 포장하는 단백질 수송(trafficking) 경로이다. 이 시스템은 핵막(nuclear envelope), 무과립세포질그물, 과립세포질그물, 골지기관, 리소좀(lysosome), 공포(vacuole)와 같은 작은 소포성 소기관, 원형질막(plasmalemma)으로 이루어져 있다. 과립세포질그물의 표면에는 리보솜이 박혀 있다. 리보솜은 단백질을 구성하는 아미노산을 적절한 순서대로 부호화하는 메신저리보핵산(messenger ribonucleic acid, mRNA)을 해독한다. 새로 만들어진 단백질이 어느 정도 길어지면 과립세포질그물의 속공간(lumen)으로 들어간다. 작은 소포가 과립세포질그물의 둘레에서 떨어져 나와 골지기관의 막과 합

시스템의 통합

약물치료

세포 행태의 복잡성을 이해하는 것은 신경학적 질환을 위한 약물치료 개발에 기본이 된다. 중추신경계에 작용하는 약물은 일차적으로 시냅스에 영향을 주어(그림 참조) 신경전달물질의 방출을 증가 또는 감소시켜 질환에 영향을 끼친다. 예를 들어, 잘 알려져 있고 연구가 많이 진행되어 있는 효소는 아세틸콜린 에스테라아제(acetylcholinesterase)로, 이 효소는 아세틸콜린을 콜린과 아세트산으로 가수분해한다. 아세틸콜린의 시냅스 전달 장애는 콜린성 세포가 죽은 곳에서 알츠하이머와 같은 병리적 환경을 만든다. 아세틸콜린 에스테라아제 차단 약물은 시냅스 틈새에서 아세틸콜린의 분해를 방해하여 아세틸콜린의 지속 시간을 연장하고, 시냅스 후 세포에서의 영향을 연장시킨다.

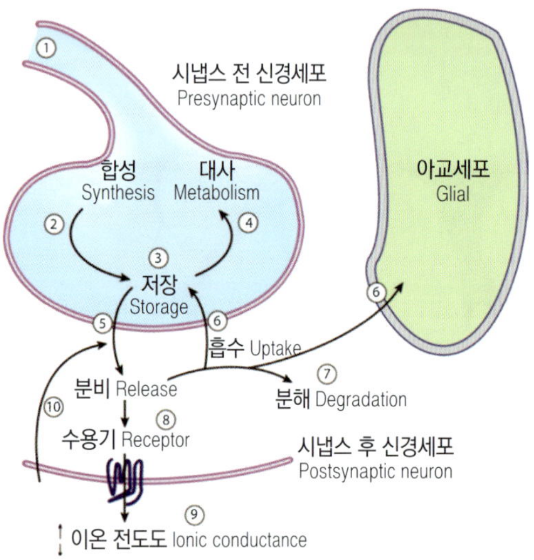

약물의 작용 부위

약물이 시냅스 전달을 조정하는 과정의 모식도:

① 시냅스 전 섬유에서의 활동전위
② 신경전달물질의 합성
③ 저장
④ 대사
⑤ 분비
⑥ 신경말단으로의 재흡수 또는 아교세포로의 흡수
⑦ 분해
⑧ 신경전달물질의 수용기
⑨ 수용기 매개 이온 전도도의 증가나 감소
⑩ 역방향 신호

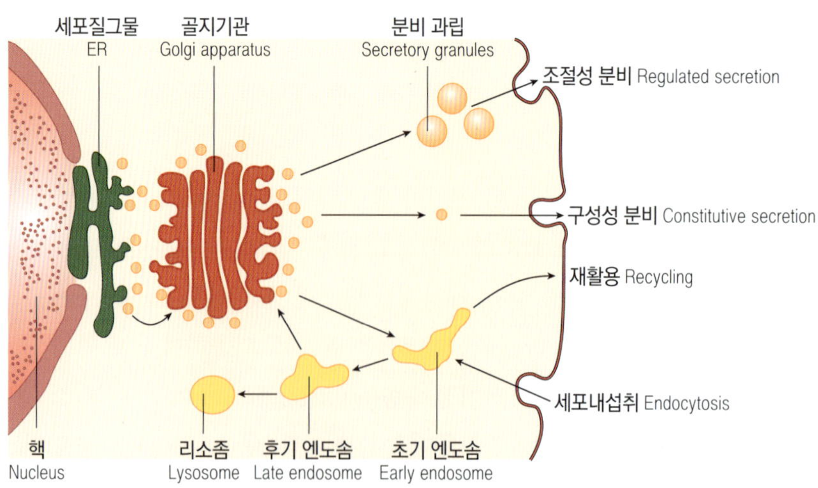

그림 3.8 내막계: 단백질 가공을 위한 세포내 구조

단백질은 핵막을 통과하여 세포질로 이동된 DNA-to-mRNA 분절이 해독되어 만들어진다. 세포질에서 mRNA는 자유리보솜이나 과립세포질그물-결합 리보솜에 묶여서 해독된다. 새로 형성된 단백질을 함유하는 소포는 과립세포질그물의 (핵과) 먼 쪽 면(표면)에서 떨어져 나온다. 소포(노란 원)는 해독 후 수정 과정을 위해 골지기관의 (핵과) 가까운 쪽 면의 막과 결합된다. 분비 과립은 종말의 막과 합쳐져 세포 바깥 공간으로 내용물을 분비한다. 세포내섭취는 세포 바깥 물질을 삼켜 세포체로 운반한다. 그 중 일부는 리소좀에서 가수분해된다.

쳐지고, 소포의 내용물을 골지기관의 속공간으로 비운다. 무과립세포질그물은 스테로이드 대사, 약물의 해독, 탄수화물 대사와 관련되어 있으며, 생식샘과 간세포에서 가장 풍부하다.

골지기관에서 단백질과 단백질 복합체는 세포 내에서 필요한 곳으로 보내지기 위한 소포로 포장된다. 신경전달물질과 같은 분비단백질을 함유하는 소포는 골지기관 둘레에서 떨어져 나와 축삭종말로 수송되고 세포 바깥 공간으로 분비되기 위한 신호를 기다린다.

막 단백질: 이온통로와 수용기 Membrane Proteins: Ion Channels and Receptors

내막계에 있는 모든 요소들은 구성단위의 막으로 둘러싸여 있는데, 막은 소수성(hydrophobic) 중심부 안쪽을 샌드위치처럼 둘러싼 친수성(hydrophilic)의 바깥쪽 면으로 구성된 인지질이중층(phospholipid bilayer) 형태이다. 플립-플랍(flip-flop, 단백질의 내부 위치와 외부 위치를 뒤집어 바꾸는 것)은 불가능하지만, 내재성(integral) 단백질은 막 평면 내에서 움직일 수 있어(그림 3.9), 세포의 기능을 위해 필요에 따라 세포막 내에서 단백질의 위치를 바꿀 수 있다. 예를 들어, 말이집 축삭 랑비에결절에서 Na^+ 통로를 모이게 할 수 있다.

핵의 DNA에는 세포 기능에 필요한 단백질을 합성하는 부호가 들어 있다. 세포질 단백질, 분비 단백질, 막 결합 단백질 생산 과정은 내막계에서 일어난다. 신경세포에서 단백질 합성 과정을 이해하기 위해서는 신경세포막의 구조를 이해하는 것이 필수적이다. 핵소체에는 리보솜 RNA가 함유되어 있는데, 핵단백질과 복합체를 형성하여 기능적인 리보솜을 형성한다. 리보솜 RNA는 핵공(nuclear pore)을 통해 신경세포질로 나온다. DNA에는 특정 단백질을 부호화하는 부위인 유전자(gene)가 있다.

전사(transcription)라 불리는 과정에서(그림 3.10), 이중나선 DNA 분자는 주형인 단일가닥의 DNA 형태로 풀린다. DNA의 주형은 전령 RNA(mRNA)를 만들기 위해 DNA를 따라 움직이는 효소에 의해 준

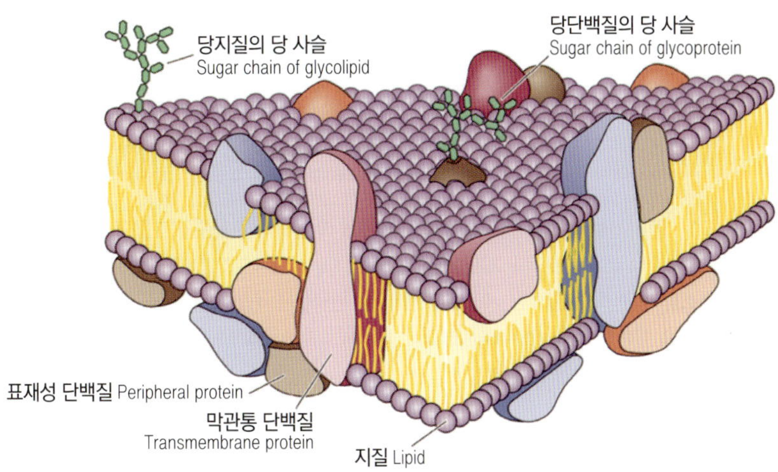

그림 3.9 막 지질이중층과 연합된 단백질

세포막 구조의 유동 모자이크 모델은 세포막의 인지질이중층이 내재성 단백질 또는 외재성 단백질을 함유한다는 것을 강조한다. 그중 대다수는 액체 지질상 내에서 움직인다. 내재성 단백질은 지질층에 단단하게 묻혀 있고, 이 단백질 중 이중층을 완전히 가로지르는 것을 막관통 단백질이라고 한다. 이들 단백질의 하전되지 않은 부분은 막 지질의 소수성인 지방산 부분과 상호작용한다.

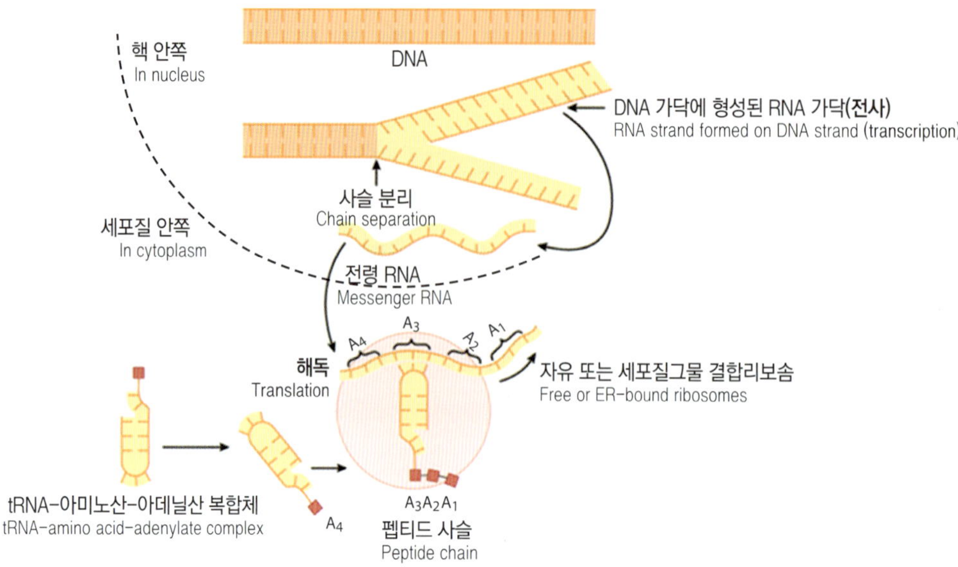

그림 3.10 유전자 발현을 조절하는 주요 단계

mRNA의 생성을 위한 DNA 가닥에서의 전사는 핵에서 일어난다. mRNA 가닥은 세포질로 옮겨져 리보솜에 의해 단백질로 해독된다. 전달 RNA(tRNA)는 성장하는 폴리펩티드 사슬(길어지는 단백질 분자) 상에 결합하는 특정 아미노산을 가져온다.

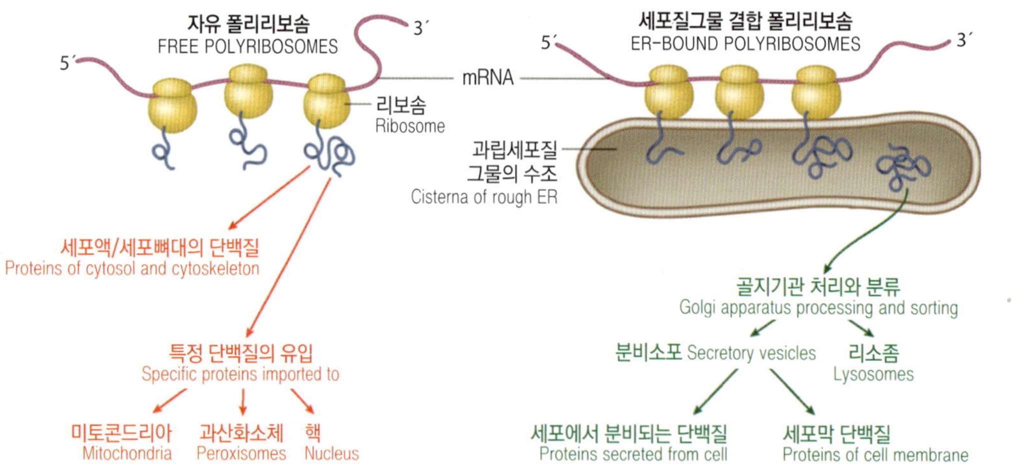

그림 3.11 폴리리보솜(Polyribosome): 자유롭게 떠다니거나 세포질그물과 결합

자유 폴리리보솜(세포질그물에 결합되지 않음)은 세포질과 세포뼈대의 단백질, 핵, 미토콘드리아, 과산화소체로 유입될 단백질을 합성한다. 세포막으로 합류되는 단백질, 리소좀에 저장되는 단백질, 세포에서 분비되는 단백질은 과립세포질그물의 막에 부착된 폴리솜(polysome)에 의해 만들어진다. 결합리보솜에 의해 생성된 단백질은 해독되는 도중 세포질그물막 수조 내부로 분리되어 들어간다. 분비소포는 세포 바깥 공간으로 분비되는 분자와 말단의 막에 삽입될 단백질을 함유한다.

비된다. mRNA는 단백질 구성을 위해 리보솜과 결합될 장소인 세포질로 이동되어 전사된다. 리보솜은 세포질에서 mRNA와 결합되어 단백질 합성을 한다. 세포질에 많은 리보솜이 mRNA와 동시에 결합하고 해독이라고 부르는 과정을 통해 부호가 "판독된다". 전달 RNA(tRNA)라는 또 다른 종류의 RNA가 있는데, 이 tRNA도 mRNA에 결합한다. tRNA의 한쪽 끝은 mRNA와 결합하고, 또 다른 끝 부분에서는 한 개의 아미노산과 결합한다. 적절한 아미노산이 차례로 중합되어 폴리펩티드 사슬이 점점 길어져 단백질 분자가 된다.

신경세포의 세포질에서 리보솜의 위치에 따라 단백질이 형성되는 경로는 두 가지이다(그림 3.11). 일부 리보솜은 세포질에 자유롭게 떠다니고, 다른 일부는 과립세포질그물막에 결합되어 있다. 자유리보솜에서 생성된 단백질은 세포질에 용해되거나, 미토콘드리아와 과산화소체(peroxisome)에 포장되어 들어가거나, 핵으로 다시 운반된다. 과립세포질그물에 결합된 리보솜에서 만들어진 단백질은 과립세포질그물의 속 공간으로 들어간다. 과립세포질그물에서 소포는 단백질을 담은 후 떨어져 나오며, 단백질의 해독 후 처리과정(posttranslational process)과 분류 과정을 위해 골지기관으로 이동된다. 골지기관에서 단백질은 세 가지 중 한 가지의 역할을 하게 된다. (1) 세포 내에서 활용되기 위해 리소좀으로 합쳐지거나, (2) 표적 조직을 위해 필요한 신경전달물질이나 신경 영양성 인자와 같은 물질은 세포 바깥으로 분비되기 위해 분비 소포로 포장되거나, (3) 막관통 단백질(transmembrane protein)이 되기 위해 소포 막 사이로 함입된다(그림 3.12).

지질이중층으로 단백질이 삽입되는 것은 매우 어렵고, 대사적으로 소모가 큰 일이기 때문에, 내재성 막단백질(integral membrane proteins)은 과립세포질그물막 사이에 직접적으로 만들어진다. 아미노산이 폴리펩티드 사슬에 추가되며 길어질 때 과립세포질그물막의 지질이중층 막에 존재하는 특화된 단백질인 트랜스로콘(translocon)이 관여한다. 트랜스로콘은 길어지는 단백질의 막관통, 세포내(C-말단), 세포외(N-말단) 부분을 적절한 방향에 있도록 막 사이로 삽입한다. 소포의 벽에는 축삭종말, 가지돌기, 세포체로 삽입되기로 예정된 막속 단백질이 들어 있다. 소포의 벽이 신경세포막으로 합류되면서 새로운 세포막 단백질이 삽입되고 지질이중층을 보충한다.

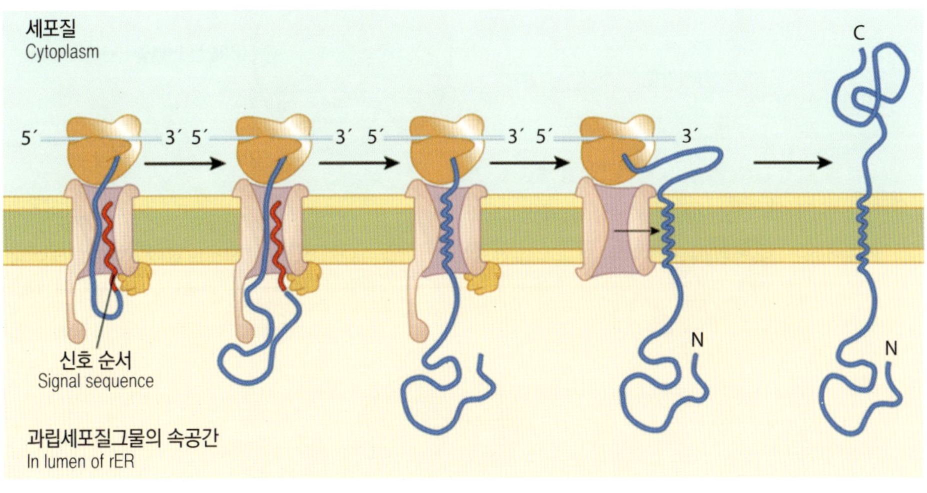

그림 3.12 트랜스로콘: 막 단백질의 함입

mRNA는 세포막에 부착되어 있는 단백질 복합체인 트랜스로콘과 연관되어 있는 리보솜에 결합된다. 신호 순서는 막관통 단백질 형태의 막관통 부분을 통해 소수성 통로를 형성한다. 이후 신호 순서는 절단되고, 세포질그물의 속공간에서 노출된 폴리펩티드 사슬의 아미노(N) 말단(세포 바깥쪽 단백질 부분)과 함께 막을 가로지르는 폴리펩티드 사슬은 남는다. 단백질은 통로의 가쪽으로 빠져나가고, 세포질그물의 속공간에 고정된다. 해독과정이 더 진행되면서 막의 세포질 쪽에 있는 카르복시(C) 말단(세포 안쪽 단백질 부분)을 가지는 막관통 단백질이 생성된다.

해독 후 처리과정에서 단백질이 잘못 접히게 되면(misfolding) 숙주의 단백질 구조를 망가뜨리도록 전파되어 전염성이 있는 단백질인 프리온(prion)이 생길 수 있다. 인간에게 가장 잘 알려진 프리온 질환은 소해면뇌병증(bovine spongiform encephalopathy, 광우병)과 유사한 상태가 되는 크로이츠펠트야콥병(Creutzfeldt–Jakob disease)인데, 이는 신경변성(neurodegeneration)으로 뇌에 스펀지 모양 같은 구멍이 뚫린다.

축삭운반 Axon Transport

여러 과정을 통해 더 완성된 형태의 막관통 단백질과 분비 단백질을 담은 소포는 골지기관의 핵에서 먼 쪽 면에서 떨어져 나온다. 이 소포는 키네신 분자를 통해 미세관에 붙어 목적지로 이동하게 되는데, 키네신은 앞방향 축삭운반이라고 불리는 과정 동안 멀리까지 이동할 수 있는 소포의 물리적인 추진력을 제공해준다(그림 3.13). 앞방향 축삭운반은 세포막과 막 단백질을 보충하기 위해 계속 진행되는 과정이다. 이것은 발생 과정 중에 축삭이 길어지는 초기에 관여하며, 축삭 재생에 중요한 역할을 한다. 여러 형태의 키네신 분자는 각각 다른 속도로 내용물을 운반한다. 축삭 재생(신경세포의 기능 회복)에서 속도 결정 단계는 세포뼈대의 발판을 형성하는 것인데, 느린 앞방향 축삭운반은 하루 평균 1~10mm 정도 일어난다. 빠른 앞방향 축삭운반은 축삭종말로 소포와 세포소기관을 운반하는 과정으로 하루에 50~400mm 움직인다.

역방향 축삭운반은 축삭종말에서 세포체 방향으로 소포를 운반하는 디네인(dynein)이라고 하는 운동

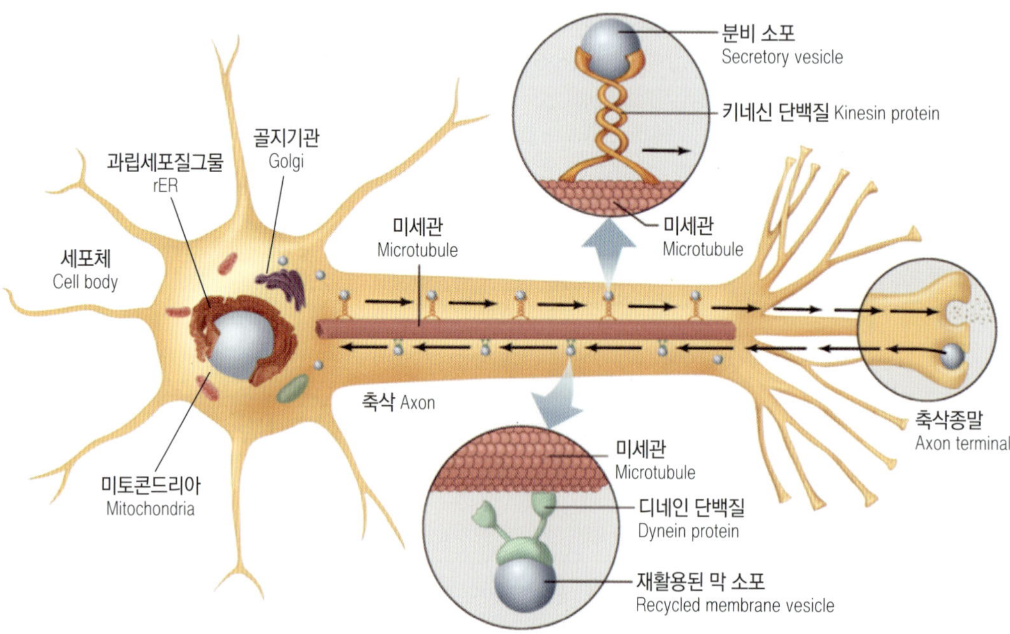

그림 3.13 키네신과 디네인에 의해 미세관을 따라 일어나는 축삭운반

빠른 앞방향 축삭운반(하루 400mm 이동) 및 느린 앞방향 축삭운반(하루 1~10mm 이동)은 세포체에서 축삭종말 방향으로 축삭의 길이만큼 뻗어 있는 미세관을 따라 이동이 일어난다. 역방향 축삭운반(대략 하루 200mm 이동)은 축삭종말에서 세포체 방향으로 이동이 일어난다. 키네신은 앞방향 축삭운반의 운동 단백질이며 디네인은 역방향 축삭운반의 운동 단백질이다.

단백질을 활용한다. 축삭 말단 근처에 있는 신경 영양성 인자와 신경활성 물질과 같은 세포 바깥에 있는 물질이 하루에 100~200mm 정도의 속도로 세포체 쪽으로 운반된다. 앞방향과 역방향 축삭운반의 손상은 파킨슨병이나 알츠하이머병과 같은 많은 병리학적 신경퇴행 질환과 관계된 것으로 나타났다. 특정한 항암제는 악성 종양 세포의 미세관 구조를 파괴하여 축삭운반과 세포 분열을 방해한다. 신경세포에서 축삭운반의 문제는 축삭을 따라 종말쪽 방향으로 진행되는 왈러변성을 일으킨다.

III 신경세포의 신호 전달

NEURONAL SIGNALING

신경세포를 따라 발생하는 정보의 흐름은 세포막을 기준으로 분극되어 발생한다. 가지돌기와 세포체는 들어오는 정보를 받고 통합하며, 이 정보는 활동전위라고 불리는 전기신호의 형태로 축삭을 따라 축삭종말로 전달된다. 신경세포와 신경세포 사이에서 정보를 주고받는 것 역시 극성이 있으며, 시냅스라고 불리는 특정 지점에서 일어난다. 정보를 보내는 신경세포는 시냅스 전 신경세포(presynaptic neuron)라고 하며, 정보를 받는 신경세포는 시냅스 후 신경세포(postsynaptic neuron)라고 한다. 활동전위는 시냅스 전 신경세포의 축삭을 따라 시냅스 종말로 전달된다. 축삭종말에서 전기적 신호는 신경전달물질이라는 화학적 신호로 방출되고, 이는 시냅스 후 신경세포에서 새로운 전기적 신호를 이끌어낸다. 활동전위의 생성 및 축삭과 시냅스 틈을 따라 전달되는 과정의 이해를 위해 흥분성 막의 생리학적 특성에 대해 간략하게 설명하고자 한다.

신경세포의 세포막: 전하의 분리, 흥분성, 막전위

Neuronal Cell Membrane: Seperation of Charges, Excitability, and Membrane Potential

신경세포의 세포막은 Na^+, K^+, Cl^- 및 Ca^{2+}와 같은 특정 이온의 농도 차이를 유지하여(표 3.1), 세포막 사이로 음전하를 띠는 세포 안쪽과 양전하를 띠는 세포 바깥쪽의 전하로 분리되어 있다(그림 3.14). 이러한 이온 농도의 기울기는 단순확산(simple diffusion)이나 특정한 이온통로(ion channel)를 통한 촉진확산(facilitated diffusion)과 대사 에너지를 소모하는 능동수송(active transport)을 통해 유지된다. 예를 들어, Na^+/K^+ ATPase 펌프는 세 개의 Na^+ 이온이 세포 밖으로 이동시키고 두 개의 K^+ 이온을 세포로 이동

표 3.1 이온 전위. 활동전위 및 시냅스 전도와 관련된 이온의 이온 전위

이온	농도 기울기	이온 전위(mV)
Na^+	밖 > 안	62
K^+	밖 < 안	-80
Cl^-	밖 > 안	-65
Ca^{2+}	밖 > 안	123

시키는데 세포 에너지를 사용한다. 막 사이 전하의 분리는 전기전위(electrical potential)를 만든다. 각각의 이온은 고유한 전기전위인 이온 평형 전위(ionic equilibrium potential)를 가지는데, 이는 이온의 유입 및 유출의 평형인 상태에서의 전위를 의미한다. 각각의 흥분성 세포는 각각 고유의 막전위를 가지고 있고, 이는 투과되는 모든 이온의 유입 및 유출이 평형 상태에 있을 때의 전압이다. 포유류 신경세포의

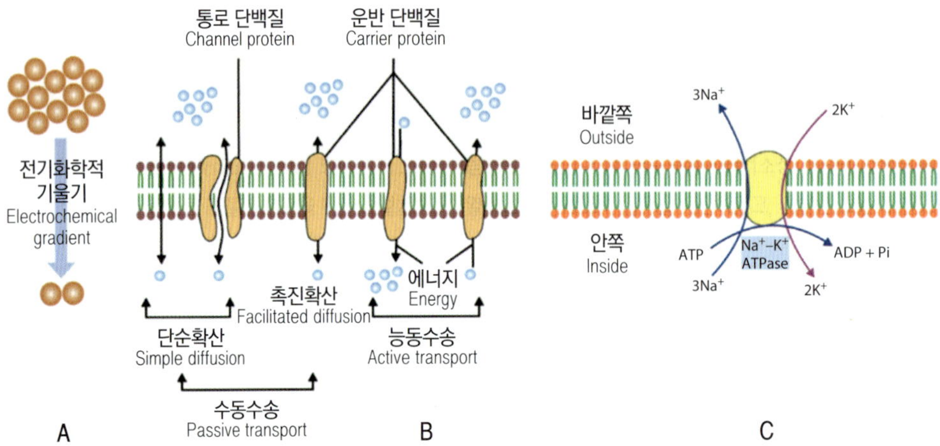

그림 3.14 신경집을 가로지르는 이온의 이동

A: 세포막 수송 단백질 그림, B: 인지질 이중층 또는 단순 통로를 통한 확산. 통로를 통한 촉진확산과 세포 안 또는 바깥으로의 능동수송, C: Na^+-K^+ ATPase 막 통로

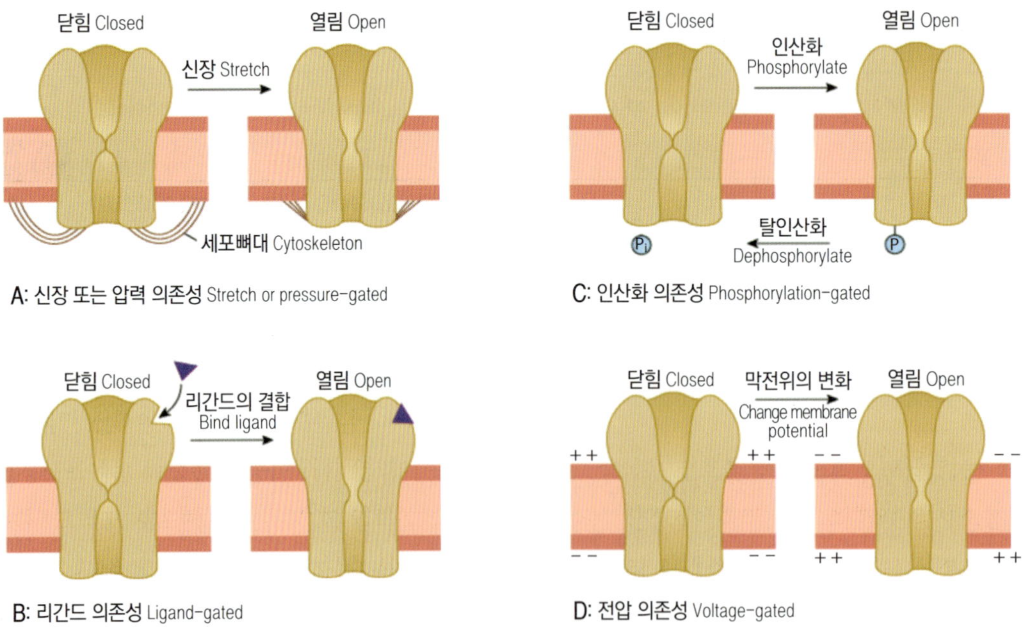

그림 3.15 이온통로에서 관문의 조절

여러 종류의 이온통로 관문을 보여준다. A: 막의 기계적 신장으로 통로가 열린다. B: 리간드의 결합 반응으로 리간드 의존성 통로가 열린다. C: 단백질 인산화 또는 탈인산화(보통 이차 신호전달물질을 통해서)에 의해 통로의 열림과 닫힘이 조절된다. D: 막전위의 변화로 통로가 열린다(전압 의존성 통로).

안정막전위(resting membrane potential)는 대략 −65mV 정도이다. 자극 적용 시 특정 이온에 대한 막 투과성이 변화되고, 그에 수반되어 막전위도 변화된다. 막전위는 가장 투과성이 높은 이온의 이온 전위에 가까워지지만, 절대 그 전위에 도달하지는 못한다.

이온은 특정 이온만 들어오거나 나갈 수 있는 관 모양의 통로를 통해 막을 가로질러 이동한다. 이온통로는 몇 가지 형태가 있는데, 이는 각각 다른 종류의 자극에 반응하여 열린다(그림 3.15). 이온통로 중 가장 간단한 형태는 세포막의 기계적인 뒤틀림에 의해 활성화되는 것이다. 이런 형태의 이온통로는 감각 축삭의 말단에서 찾아볼 수 있다. 피부가 눌리면 감각 말단의 막이 늘어나고 이온통로가 열려 막전위가 변화되기 시작한다. 다른 이온통로는 이온통로 복합체의 특정 부위에 단백질 리간드(신경전달물질과 같은 화학적 전령)가 결합하여 활성화되기도 한다. 신경전달물질 수용기는 리간드 의존성 이온통로(ligand-gated ion channel)이거나 이온통로를 간접적인 방법[세포 안의 효소에 의한 인산화/탈인산화를 통해서 또는 G-단백질 결합 연결 수용기(G-protein coupled receptor)를 통해서]으로 열게 할 수 있다. 축삭에서 일어나는 활동전위의 생성 및 전파에 특히 중요한 것은 전압 의존성 이온통로(voltage-gated ion channel)이다. 자극은 막 투과성을 변화시키고 안정 상태의 막전위를 변화시킨다. 막전위가 일반적으로 약 −50mV에서 −55mV인 문턱값 전위(threshold potential)에 도달하면, 전압 관문 이온통로가 열

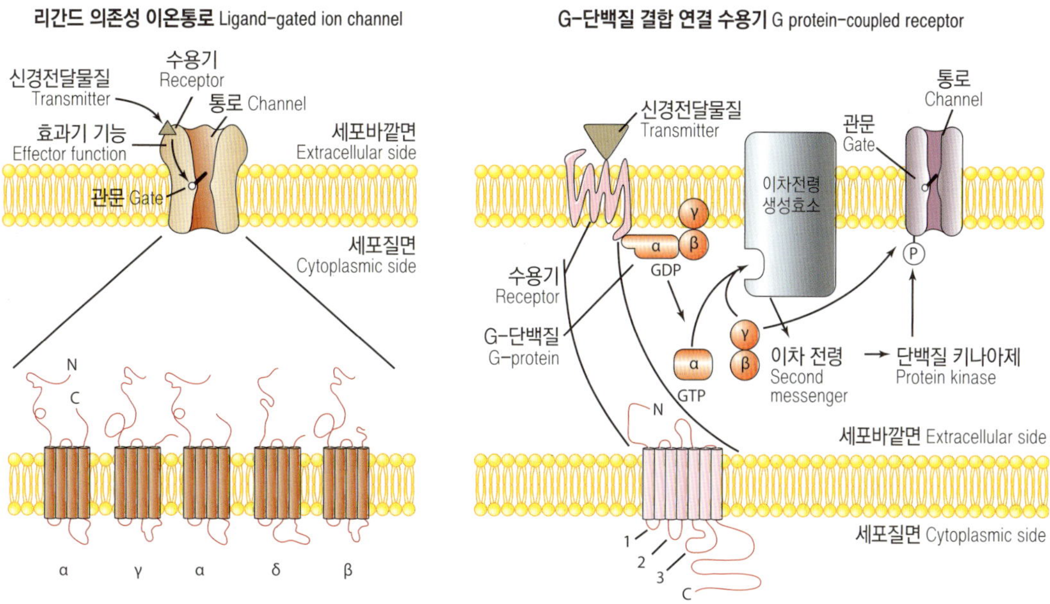

그림 3.16 리간드 의존성 통로와 G-단백질 결합 연결 수용기

빠른 시냅스 전달과 관련된 리간드 의존성 통로는 세포막과 결합된 하나 또는 그 이상의 소단위(예: α, β, γ, δ)로 구성되며, 이는 중심의 관문구멍을 형성한다. 이러한 형태의 수용기는 신경전달물질과의 결합에 반응하여 구조적인 변화를 거치고, 관문을 열어 소수성(hydrophobic)인 지질이중층과는 다른 친수성(hydrophilic) 구멍을 통해 농도 기울기에 따라 이온이 수동적으로 확산된다. 느린 시냅스 전달을 매개하는 G-단백질 결합 연결 수용기는 다른 기전을 통해 신경전달물질 신호를 전달한다. 이 단백질은 세포막에서 관문 구멍을 형성하지 않지만, 신호전달물질이 결합되면 수용기가 이종삼량체(heterotrimeric) G-단백질을 활성화시키는 구조적 변화를 일으킨다(4장 참조). 활성화된 G-단백질은 GTP와 자유 βγ 소단위 이합체에 결합된 α 소단위를 분리시킨다. 이들 모두는 이차 전령을 합성하는 효소를 활성화시킬 수 있다. 또한 βγ 이합체는 직접 특정 이온통로를 조절한다. 이차 전령은 보통 단백질 인산화효소를 활성화시켜 통로를 인산화(그림에서 P)하여 이온통로를 조절한다. 1, 2, 3, G-단백질 결합 연결 수용기의 세포질 부분; C, 수용기 단백질의 C 말단

리고 막전위 변화의 일련의 과정이 시작되어 활동전위 "가시파"가 만들어진다.

리간드 의존성 이온통로 중 일부는 G-단백질 결합 연결 수용기와 이차 전령(second messenger)을 사용하는 막관통 신호 전달 시스템(transmembrane signaling system)을 통해 간접적으로 이온통로를 열게 된다(그림 3.16). G-단백질은 막관통 수용기 단백질의 세포 안쪽 부분에 결합한다. 리간드가 수용기에 결합할 때 수용기에 구조적 변화가 일어나 G-단백질의 일부분이 노출되며 떨어져 나가는데, 이는 세포 안쪽 표면에 있는 막 안쪽 효과기 단백질에 결합하여 이차 전령 분자(세포 내 신호 분자)를 방출한다. 이차 전령 분자의 유형에 따라 막관통 이온통로를 열거나, 핵막의 통로를 열거나, 세포 내 소기관을 활성화시킬 수 있다. 따라서 G-단백질 결합 연결 이차 전령 시스템(G-protein-coupled second messenger system)은 리간드 결합의 효과를 연장시키고 증폭시킬 수 있으며, 유전자 발현에 중요한 변화를 일으킬 수 있다. 신경세포에는 다양한 종류의 이차 전령 시스템이 있으며, 이 시스템의 기능 이상은 우울증, 편두통, 당뇨병, 골다공증과 같은 많은 병리학적 상황의 원인이 된다.

활동전위 Action Potential

신경세포에 자극이 가해지면 전압 의존성 Na^+ 통로가 열리고, 이온이 유입되면서 막전위가 급격하게 양

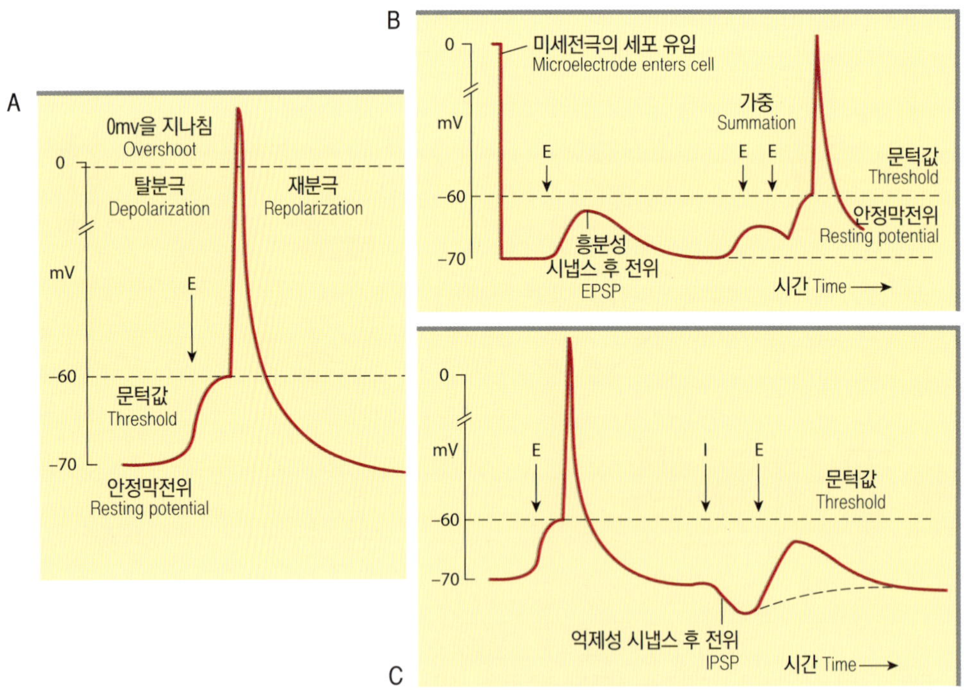

그림 3.17 세포 내부에서 한 개의 전극으로 기록된 활동전위(가시파 전위)

A: 안정기에서 막전위(안정막전위)는 약 -70mV이다. 축삭이 자극되면 작은 탈분극이 일어난다. 이 탈분극 수준이 문턱값에 도달하면 실무율 법칙 탈분극(활동전위)이 일어난다. 활동전위는 ENa에 접근하고 0-mV를 넘는다. 활동전위는 축삭이 재분극화 될 때 끝나며 다시 안정막전위로 돌아간다. E=흥분 자극. **B:** 문턱값을 넘지 못하는 탈분극은 흥분성 시냅스 후 전위를 생성한다. 막전위가 안정막전위로 돌아가기 전에 뒤따르는 자극이 나타난다면, 연속적인 문턱값 이하의 자극이 합산될 수 있다. **C:** 억제성 시냅스는 막을 과분극화시켜 막전위를 문턱값에서 멀어지게 만든다(억제성 시냅스 후 전위). 흥분성 및 억제성 자극 입력은 합산된다. 전체 막전위의 변화가 문턱값에 도달하거나 초과하면 활동전위가 형성된다.

전위로 올라가는 탈분극이 일어난다(그림 3.17). 활동전위 문턱값을 넘어서는 탈분극은 완전한 활동전위의 가시파(spike)가 생성된다. 가시파라는 용어는 자극을 받은 신경세포에서 생성된 전기생리학적(electrophysiological) 그래프의 가시 모양에서 나온 것이다. 이 과정은 실무율(all-or-none)의 법칙을 따르는데, 탈분극이 문턱값을 넘어서는 경우 활동전위 가시파가 반드시 발생하고, 탈분극이 문턱값에 도달하지 못하면 막전위가 낮아져서 안정막전위로 돌아간다. 문턱값 이하의 탈분극으로는 표적세포에서 시냅스 후 활동전위를 생산하지 못한다. 대신 흥분성 시냅스 후 전위(excitatory postsynaptic potential, EPSP)라는 것을 생산하기는 하지만, 역시 시간이 지나면 안정막전위로 되돌아간다. 흥분성 시냅스 후 전위는 문턱값 이하지만 막전위를 변화시키는 여러 개의 흥분성 시냅스 후 전위가 서로 합쳐져 문턱값에 도달하게 되면 활동전위를 생성할 수 있다. 이 과정에는 시간적 가중(temporal summation)과 공간적 가중(spatial summation)의 두 가지 유형이 있다. 시간당 단일 축삭에서 보내는 흥분성 시냅스 후 전위의 수가 증가하여 막전위의 누적 변화가 문턱값을 초과하면 시간적 가중이 발생한다. 여러 축삭이 흥분성 시냅스 후 전위를 동일한 표적세포에 보내면 공간적 가중이 발생할 수 있다. 억제성 시냅스 후 전위(inhibitory postsynaptic potential, IPSP)는 시냅스 후 신경세포의 Na^+ 통로 대신에 Cl^- 통로가 열려 Cl^-이 가장 투과성이 높은 이온이 되면서 발생한다. 억제성 시냅스 후 전위는 막을 과분극 상태로 만들고 문턱값에 도달하기 어렵게 만든다. 신경세포는 시냅스에서 그 신경세포에 보내는 흥분성 시냅스 후 전위와 억제성 시냅스 후 전위들의 합으로 반응의 여부가 결정된다. 앞서 말한 것처럼 이 과정에 의해 문턱값에 도달하면 활동전위가 발생하고, 그렇지 못하면 막은 안정막전위로 돌아간다.

활동전위의 탈분극 단계 동안(그림 3.18), Na^+가 가장 투과성이 높은 이온이 되고 막전위는 Na^+의 이온 전위에 가깝게 약 +30mV 정도로 급격히 상승한다. 탈분극 단계부터 이어지는 재분극 단계에서의 대부분의 기간 동안 어떠한 추가적인 자극도 활동전위를 더 만들 수 없는데, 이 기간을 절대 불응기(absolute refractory period)라고 하며 이 기간 동안에는 가중이 일어나지 않는다. 막전위가 점점 올라가 0mV를 초과하는 시점(overshoot phase)이 지나면 활동전위 가시파의 정점에 가까워진다. 이 시점에서 전압 의존성 Na^+ 통로는 구조적으로 변화되고 불활성화된다. 막전위가 정점에 가까워지면서 K^+ 통로가 열리고 이 이온이 세포 밖으로 흘러나가기 시작한다. 활동전위 가시파의 재분극 단계에서의 막전위는 −80mV의 K^+ 이온 전위인 음전위 방향으로 진행된다. 재분극에서 후전위 단계(afterpotential phase)라 불리는 짧은 기간이 있는데, 이 기간에는 K^+ 통로가 아직 닫히지 않고 Na^+ 통로가 재활성화되지 않은 상태이기 때문에 막전위가 K^+의 이온 전위인 −80mV 이하로 떨어진다. 상대불응기(relative refractory period)로 알려진 후전위 단계 동안에는 문턱값 위 자극이 새로운 활동전위를 만들어 낼 수 있다. 후전위 단계가 끝나면 막전위는 다시 안정막전위로 되돌아가며, 막 사이를 이동하는 모든 이온은 평형 상태로 돌아간다.

축삭에서의 전도 Axon Conduction

활동전위는 일단 생성되고 나면 전기화학적 신호 전달을 위해 축삭을 따라 축삭종말로 이동한다. 단일 자극은 축삭의 막을 따라 국소적인 탈분극을 일으킨다. 국소적인 탈분극 영역은 시작 지점에서 수동적으로

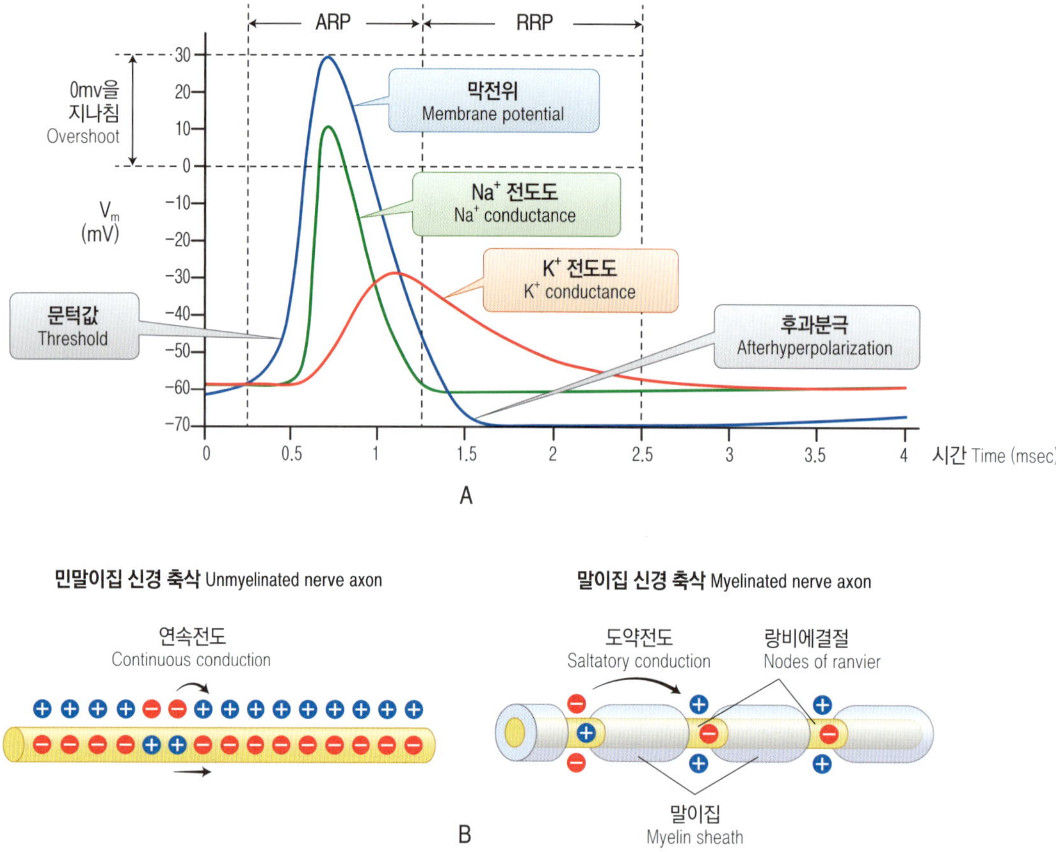

그림 3.18 신경 활동전위

A: 활동전위로의 상승은 Na^+ 전도도의 증가가 원인이 된다. 재분극은 K^+ 전도도의 증가가 결합된 Na^+ 전도도의 감소가 원인이 되는데, 후과분극은 높은 K^+ 전도도가 유지되기 때문에 발생한다. B: 활동전위 전파. 국소적인 전류의 흐름은 신경세포 막의 인접한 영역으로 넘어가서 문턱값 전위를 넘게 된다. 이전에 활동전위가 형성되었던 상류 영역은 불응기이기 때문에 활동전위는 전류가 아직 흐르지 않은 하류 영역으로만 전파된다. 말이집 축삭에서 활동전위는 도약전도에 의해 한 랑비에결절에서 다음 결절로 '점핑'하여 더 빠르게 전파된다. ARP: 절대 불응기, RRP: 상대 불응기

확산되고, 시작 지점으로부터 거리가 멀어짐에 따라 세기가 줄어든다. 어느 지점에 다다르면 막전위는 문턱값 전위 이하로 감소한다. 활동전위는 흥분성 시냅스 후 전위가 되고 결국 안정막전위가 된다.

막전위가 문턱값 전위 이하로 떨어지기 전까지 활동전위가 이동할 수 있는 거리는 두 가지 해부학적 요인인 축삭의 직경 및 말이집 유무와 관련된다. 축삭 전도의 전기생리학적 특성은 전선을 따라 전기가 전도되는 것과 유사하다. 매우 가는 축삭(직경이 0.2μm보다 작을 수도 있음)을 따라 전도되는 활동전위는 문턱값 전위 이하로 전위가 떨어지기 전까지의 매우 짧은 거리를 이동한다.

가는 축삭은 이온통로의 수가 적기 때문에 활동전위 시작 지점부터의 거리에 따른 전압 변화(막전위 변화) 속도가 줄어들어 저항이 생긴다. 가는 축삭에서는 저항이 높고 전하의 수동적 전파 거리가 짧기 때문에 약 0.5~2.0m/sec 속도로 느리게 전파된다(표 3.2). 유해한 자극(통증과 손상) 및 온도와 화학자극은 말초의 자율신경 섬유처럼 가늘고 말이집이 없는 축삭에 의해 전달된다. 큰 직경을 가진 굵은 축삭에서는 이온 흐름에 대한 저항이 작기 때문에 전도가 빠르게 일어난다. 특히 두꺼운 말이집 층으로 둘러싸

표 3.2 축삭의 기능에 따른 분류

	Aα/Type I	Aβ/Type II	Aγ	Aδ/Type III	C/Type IV
감각 종류	고유수용성	기계적 수용		통증, 온도	통증, 온도
운동 기능	몸운동		근방추 내 운동		신경절이후 자율신경성
말이집	아주 굵음	굵음	굵음	가늚	민말이집
직경(μm)	13~20	6~12	5~8	1~5	0.2~1.5
전도 속도(m/sec)	80~120	35~75	4~24	5~30	0.5~2

인 굵은 축삭은 약 120m/sec 속도로 전도할 수 있다. 몸운동(somatic motor)신경 축삭과 고유수용성 감각신경 축삭은 가장 두꺼운 신경섬유로 구성된다. 중간 두께의 축삭은 예민한 감각신경 수용기에 있다.

축삭의 속도를 증가시키는 두 번째 요인은 축삭에 있는 말이집의 유무와 양이다(그림 3.19). 중추신경계에서 말이집을 형성하는 세포는 희소돌기아교세포이고, 말초신경계에서는 슈반세포이다. 말이집을 형성하는 두 세포 모두 압축된 축삭원형질 막을 나선형 층으로 촘촘하게 감싸는 띠처럼 둘러싼다. 하나의 축삭에 같은 층에서 각각의 말이집 조각은 단일 슈반세포나 희돌기아교세포에 의해 형성된다. 연속된 말이집 띠는 축삭의 길이에 비례하여 서로 인접하게 배열된다. 랑비에결절(nodes of Ranvier)로 알려진 작은 틈은 말이집 부분 사이에 존재하는데, 랑비에결절에서만 축삭이 노출된다. 랑비에결절에 노출되어 있는 세포막에는 Na^+ 통로가 고도로 밀집되어 있어 축삭의 다른 부분에 비해 비교적 탈분극이 쉽게 일어난다. 가시파의 시작점으로부터 거리가 멀어짐에 따라 활동전위는 점차적으로 감소되는데, 말이집은 이러한 전위 감소를 상당히 줄여준다. 이러한 이유 때문에 절연성 말이집 안의 매우 긴 거리에서도 문턱값을 넘는 막전위가 다음 랑비에결절의 Na^+ 통로가 모여 있는 부위에 도달할 때까지 유지된다. 이런 방식으로

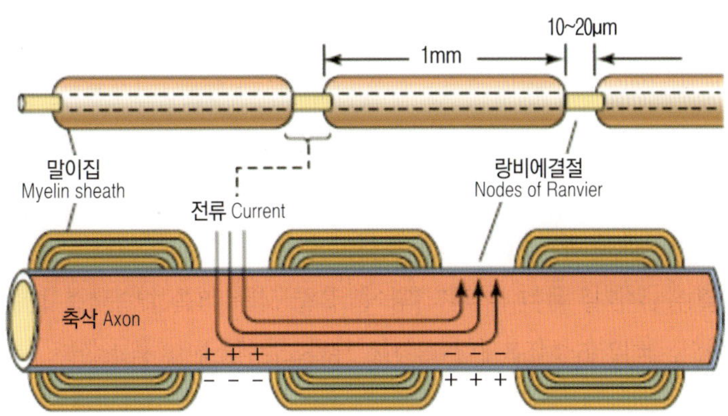

그림 3.19 말이집과 축삭에서의 도약전도

랑비에결절은 고밀도의 Na^+ 통로를 포함한다. 탈분극 전류는 한 결절에서 말이집 축삭으로 들어가고 다음 결절에서 빠져나와 결절에서 결절로 효과적으로 '점핑'한다. 민말이집 축삭에서 지속적으로 전류의 유출이 발생하는 것과 달리 말이집은 확산과 전하의 감소를 줄여 전도 속도를 크게 증가시킨다.

도달한 랑비에결절에서는 새로운 활동전위가 시작된다. Na^+ 통로가 밀집되어 있어 상대적으로 활동전위를 생성하기 쉬운 부위를 가시파 시작 중심이라고 한다. 가시파가 시작되는 중심은 예측할 수 있을 만한 부위에 주로 존재하는데, 그 예로 랑비에결절, 가지돌기가시, 세포체, 축삭 둔덕(axon hillock, 초기 분절, 세포체에서 첫 번째 말이집 분절까지 뻗어 있는 축삭돌기 부분)이 있다. 또한 피부의 감각 축삭돌기에 있는 일부 신장수용기(stretch receptor) 말단에는 기계적 자극으로 활성화되는 Na^+ 통로(mechanically activated Na^+ channel)가 집중되어 있다.

시냅스: 전기화학적 신호 전달 장소 Synapses: Sites of Electrochemical Signal Transmission

시냅스는 시냅스 전 신경세포의 축삭돌기와 다음 세 곳과의 소통 지점이다. 시냅스 후 세포체(축삭-세포체, axosomatic), 가지돌기(축삭-가지돌기, axodendritic) 또는 다른 축삭(축삭-축삭, axoaxonic)이다(그림 3.20). 시냅스는 다음 3개의 요소로 구성된다. (1) 시냅스 전 종말(presynaptic terminal), 시냅스

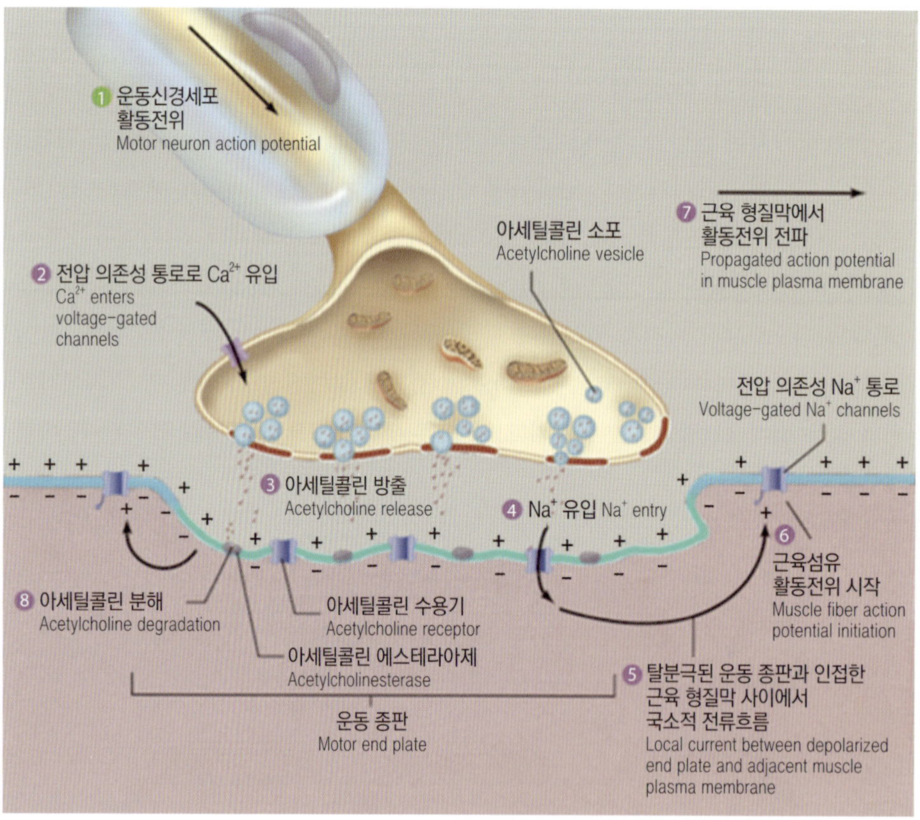

그림 3.20 전형적인 시냅스의 모식도: 신경근이음부

근섬유 형질막에서 활동전위를 유발하는 신경근이음부(neuromuscular junction)에서의 사건. 전도가 운동신경세포의 종말에 도착하면① 종말에서의 Ca^{2+}의 투과성을 증가시켜② 종말에서 농도가 높아지고, 아세틸콜린(ACh)을 함유한 시냅스 소포의 세포외배출(exocytosis)을 촉진한다③. ACh는 확산되어 운동 종판의 니코틴성 콜린성(NM) 수용기에 결합하고, Na^+④ 및 K^+ 전도도를 증가시킨다. Na^+가 유입되면 결과적으로 종판 전위가 생성된다⑤. 이 국소 전위에 의해 생성된 전류는 인접한 근육 세포막을 발화 수준으로 탈분극시킨다⑥. 활동전위는 종판의 양쪽에 생성되고, 종판에서 근육섬유를 따라 양방향으로 전도되며 근육을 수축한다⑦. ACh는 시냅스 틈새에서 아세틸콜린 에스테라아제에 의해 제거된다⑧.

전 신경세포의 축삭종말, (2) 시냅스 틈새(synaptic cleft), 시냅스 전 및 시냅스 후 신경세포 사이의 좁은 세포 사이 공간, (3) 시냅스 후 신경세포의 수용성 막(receptive membrane of postsynaptic neuron). 각기 다른 장소에 존재하는 시냅스는 다른 기능을 수행하게 된다.

축삭종말에 활동전위가 도달하면 표적세포의 반응을 이끌어내는 일련의 과정이 시작된다. 표적세포 반응의 예로는 탈분극(흥분성 시냅스 후 전위), 과분극(억제성 시냅스 후 전위) 또는 근육 수축이 있다. 활동전위가 축삭종말의 팽대부(terminal bouton)에 도달하면 전압 의존성 Ca^{2+} 통로가 열려 Ca^{2+}가 유입된다. Ca^{2+}의 유입은 신경전달물질이 들어 있는 분비소포의 막을 축삭 말단의 막에 있는 활성화 영역에 붙게 하는 소포결합 단백질(vesicle binding protein)을 활성화시킨다. 이렇게 막이 융합되는 것은 소포의 막을 구성하고 있는 막관통 단백질 또는 세포막 안쪽 단백질에 삽입되어 소포에 함유되어 있는 신경전달물질이 시냅스 틈새로 세포외배출(세포 바깥으로 분비)되도록 한다.

신경전달물질은 시냅스 틈새에서 확산되어 시냅스 후 세포막의 수용기에 결합한다. 결합이 일어나면 신경세포 막에서 특정 이온의 투과성이 변화한다. 신경전달물질은 시냅스 후 신경세포를 탈분극(신경세포 안으로 Na^+ 이온의 흐름을 증가시킴)시켜 흥분시키거나 과분극(신경세포 내로 Cl^- 이온의 흐름을 증가시킴)시켜 억제할 수 있다.

시냅스 후 세포에서 흥분 또는 억제되는 것을 방지하려면 신경전달물질이 시냅스 틈새에서 제거되어야 한다. 시냅스 후 세포막에 존재하는 분해 효소가 신경전달물질을 가수 분해하여 신호 전달의 억제가 일어난다. 시냅스 틈새에서 발생하는 분해 산물은 단순확산에 의해 주변 사이질액으로 퍼지게 되고 간과 콩팥에서 최종적으로 제거된다. 분해된 신경전달물질 중 대사적으로 가치 있는 성분은 재흡수 수용기(re-uptake receptors)를 통해 시냅스 전 종말로 재흡수된다. 시냅스 전 종말로 재흡수된 재활용 성분은 신경전달물질을 재합성하는데 사용되며, 신경전달물질은 새로운 시냅스 소포에 넣어 두고 다음 활동전위가 도달하기를 기다린다.

IV 손상에 대한 반응

RESPONSE TO INJURY

손상에 대한 말초신경계 반응 PNS Response to Injury

말초신경계에서 신경 손상은 이완성 마비, 감각상실, 반사 차단과 같은 심각한 운동 및 감각 결손을 일으킨다. 신경 압박과 같이 부분적인 손상은 통증이 매우 크다. 그러나 이러한 말초신경계 신경 손상은 적절한 치료와 재활을 통해 완전히 회복될 수 있다. 신경 및 신경세포체와 가까운 분절과 먼 분절을 감싸고 있던 결합조직이 완전히 절단되지 않은 수준에서의 말초신경 압박인 경우, 활동전위의 전도가 제대로 일어나지 않아 일시적인 불완전마비 또는 마비 그리고 감각 이상이 유발될 수 있다. 이러한 상황을 생리적신경차단(neurapraxia)이라고 한다. 신경 손상 부위의 신경세포체와 먼 쪽으로 발생하는 왈러변성이 일어나지는 않으며, 수일에서 수 주 내에 완전히 회복된다. 축삭절단(axonotmesis)은 더 위급한 상태로, 심각한 압박 손상 후 축삭의 세포체와 가까운 쪽 및 먼 쪽 사이가 끊어지긴 하지만 바닥막과 결합조직막은 온전한 상태이다. 손상이 일어난 곳으로부터 세포체와 먼 쪽의 축삭종말에서 왈러 변성이 일어나 세포체와 먼 쪽으로의 신경전도가 차단되어 감각 및 운동 기능이 제거된다. 이러한 과정이 불완전하게 일어난 경우, 축삭절단은 추간판탈출증 환자에서 나타나는 것만큼의 매우 극심한 통증을 유발시킬 수 있다. 하루에 대략 1~10mm 정도의 속도이지만 복구는 가능하다. 신경절단(neurotmesis)은 이러한 종류의 손상 중 가장 심각한 신경 손상이며, 축삭, 바닥막 및 결합조직막의 분리가 일어난 상태이다. 열상(laceration, 찢어진 상처) 또는 신경근 박리(nerve root avulsion)와 같은 신경절단 손상은 세포체와 가까운 쪽과 먼 쪽의 신경절단 부위를 정확하게 연결하기 위해 외과적 수술이 필요하다. 왈러변성은 세포체에서 먼 쪽으로 일어나지만 바닥막이 끊어져 버리면 축삭은 더 이상 잘린 먼 쪽 부위로 정확하게 자라나지 못하며, 세포체로부터 가까운 분절과 먼 분절이 잘못된 분절끼리 이어진다. 잘못된 연결이 경미하여 회복에 큰 지장이 없는 경우도 있지만, 어떤 경우에는 심각한 신경종(neuroma)으로 발전하기도 한다.

말초신경이 손상되면 곁발아(collateral sprouting)라고 불리는 과정이 시작된다. 손상된 조직과 신경세포는 표현형을 전환하여, 유지 및 정상 기능 모드에서 생존 및 재생 모드가 된다. 조직은 신경 영양성 인자(neurotrophin)의 발현을 증가시켜 재생 중인 신경가지를 끌어당기고 영양분을 공급하여 재생을 돕는다. 왈러변성은 신경가지의 신장을 돕고 촉진하는 세포바깥바탕질을 제공하며, 신경세포 유전자 발현은 신경 영양성 인자 수용기의 생산을 촉진한다. 축삭은 손상되지 않고, 인접한 손상되지 않은 민말이집 축삭에서부터 뻗어 나온다. 성인의 말이집 축삭은 곁발아를 하지 않는다. 손상되지 않은 축삭에서의 곁발아는 탈신경된 조직에서 발현되는 신경 영양성 인자에 의해 지원을 받는다. 손상된 축삭은 신경 영양성 인자와 무관하게 재생이 시작된다. 손상받은 축삭이 표적세포로 재지배(reinnervation)되면 측부 발아는 중단된다. 신경 영양성 인자는 재생을 위한 발아와 관련이 있고, 외인성(exogenous) 신경 영양성 인자 적용은 말초의 손상된 축삭 말단의 회복을 촉진시키기 위한 치료방법으로 쓰일 수 있을 것이다. 운동신경세포는 세포체 내에서 더 광범위한 세포적 변화(chromatolysis, 염색질 융해)가 부분적으로 일어나기 때문에 재생과 기능의 회복이 지연된다. 이러한 운동신경세포는 세포적 변화가 천천히 해결되면서 기능을 되찾는다.

손상에 대한 중추신경계 반응 CNS Response to Injury

손상에 대한 중추신경계 반응은 말초신경계와 같이 절단된 먼 쪽 분절에서 왈러변성이 일어나지만, 말초신경계와는 다르고 비교적 성공적이 못하다(그림 3.21). 중추신경계에서 외상성 손상은 재생하는 축삭의 발아를 억제하는 물리적, 화학적 장벽을 형성하는 일련의 과정을 일으킨다. 신경이 손상되면 중추신경계 조직이 손상되고, 혈액-뇌장벽(blood-brain barrier)이 손상되어 외부 분자와 신경세포가 아닌 세포가 침투한다. 손상 부위를 피떡(blood clot)으로 막은 후 미세아교세포는 손상된 조직의 잔해물을 제거한다. 다음으로, 반응성 별아교세포(astrocyte)는 손상된 조직을 인접한 건강한 조직과 분리하여 신경아교세포 흉터(glial scar)를 형성하고, 혈액-뇌장벽을 재건한다. 증식기 동안 별아교세포는 주변의 잘린 부위로부터 축삭이 발아하는 것을 방해하기 위한 물리적 장벽을 만들고, 세포바깥바탕질에 축삭의 신장을 방해하는 물질을 분비한다.

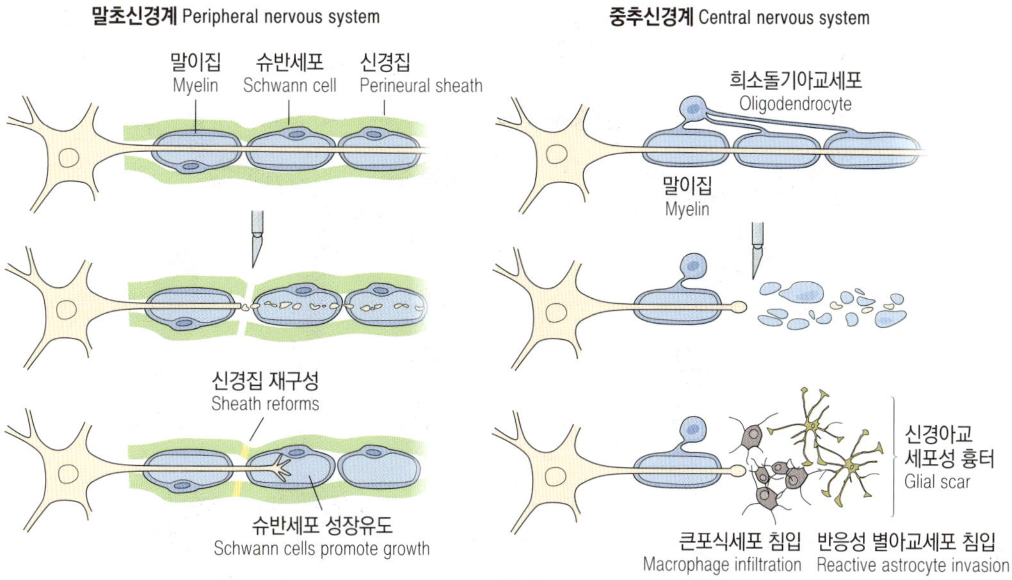

그림 3.21 중추신경계 축삭보다 재생성이 좋은 말초 축삭

말초신경을 절개한 후에는 신경회로 조직이 빠르게 재구성되고, 세포체에서 먼 쪽에 있는 잘린 절편의 슈반세포는 영양 및 유인 인자를 생성하고 접착 단백질을 높은 수준으로 발현하여 축삭 성장을 촉진한다. 중추신경계에서 축삭 경로를 절개한 후 세포체에서 먼 쪽 분절은 분해되고 말이집이 조각나면서 신장 억제 Nogo 단백질이 노출된다. 또한 반응성 별아교세포 및 큰포식세포가 병변 부위로 모인다. 신경아교세포성 흉터라고 불리는 이 복잡한 세포 환경은 축삭의 재생을 방해한다.

발달 중인 신경계에서 질서를 유지하기 위해 정상적으로 발생하는 과정은 부상 후 치유에서 불리하게 작용할 수 있다. 예를 들어, 희소돌기아교세포는 Nogo 단백질을 분비하여 중추신경계 기관 발달 과정에서 질서를 유지하기 위한 목적으로 축삭 곁가지(axon collateral)가 돋아나지 못하게 방해한다. 그러나 부상 후의 Nogo 단백질의 발현은 발아하지 못하게 하고, 손상된 중추신경계에서의 시냅스 재건을 방해한다.

발달, 학습, 부상에 대한 반응 도중 변화하는 조건에 맞추어 재구성하는 신경계의 내재된 능력을 신경가소성(neuroplasticity)이라 한다. 의료 전문가들은 중추 및 말초 외상 또는 질병이 있는 환자를 재활시키기 위해 신경가소성을 이용한다. 말초신경 손상 후 만성 신경병증 통증으로 발달하는 등의 일부 경우에는 신경가소적 변성이 부적합하게 일어난 것이며, 이때 재활의 목표는 이러한 변화를 되돌리거나 예방하는 것이다. 신경가소성은 복합적인 수준에서 발생하는데, 분자 수준에서는 유전자 발현이 변화되고, 시냅

최첨단 연구

중추신경계 축삭 연장의 촉진

연구자들은 동물 모델에서 중추신경계 축삭이 절단된 후에도 길이가 늘어날 수 있음을 입증했다. 쥐를 이용한 실험 준비과정에서 척수와 유사한 틈으로 이어져 있는 숨뇌의 틈에 말초신경 분절을 부착시켰다. 그러자 숨뇌의 축삭은 30μm 떨어져 있는 말초신경계 신경 분절로 싹을 뻗었다. 중추신경계가 뻗어나갈 수 있는 능력이 없는 것이 아니라 손상 부위 주변 환경의 형태학적 · 생화학적 특징이 중추신경계 축삭의 신장을 방해하는 것을 이 실험으로 입증한 것이다. 이러한 특성을 인식하게 된 것은 중추신경계 축삭의 신장을 촉진하기 위한 방법으로 손상 주변부의 환경을 바꾸는 것을 목표로 하는 연구의 길을 열었다.

스 수준에서는 시냅스 전과 후의 효과 또는 효율성이 조정되며, 형태학적 수준에서는 가지돌기와 축삭의 분포가 변화되고, 계통 수준에서는 시냅스 영역의 중심 분포가 변화된다.

앞서 서술한 것처럼, 중추신경계의 긴 경로가 손상되면 축삭의 신장과 재생을 억제하는 물질의 분비와 더불어 아교세포 흉터가 생겨 회복을 방해한다. 그러나 중추신경계는 기능의 손실을 막고 회복을 촉진하기 위해 형태학적, 생화학적으로 스스로 회복할 수 있는 견고한 능력이 있다. 손상을 입지 않은 축삭 곁가지와 가지돌기는 형태학적 가소성을 이용해 신경이 없는 인접한 부위로 확장되고 가지돌기가시(dendritic spine)의 밀도를 증가시킨다. 가지돌기 영역이 확장되면 시냅스 입력 영역이 확장된다. 잃어버린 배열 부위를 포함하고 있는 겉질 영역은 주위 영역의 배열 확장으로 채워진다.

사례 3 논의: 중증 근무력증 Myasthenia Gravis

중증 근무력증(myasthenia gravis)의 경우 신체는 운동(근육) 기능을 담당하는 주요 신경전달물질인 아세틸콜린(acetylcholine)을 공격한다. 얼굴의 작은 근육 먼저 눈에 띄는 심각한 근육 약화가 일어난다. 약물치료로는 콜린 에스테라아제 억제제와 아세틸콜린 수용기를 차단하는 항체 생산을 줄이기 위한 면역 억제제가 사용된다. 이 장의 시작 부분에서 소개한 환자 HB는 마추피추 여행을 취소하는 것을 선택하고, 새로이 발병한 무력증을 최근에 회복했다. 그 후 HB 부부는 여행모임과 함께 암스테르담으로 여행을 갔는데, 삼키는 것이 곤란할 정도로 증상이 악화됐다. HB는 스트레스가 중증 근무력증 증상의 일차적인 원인이라 생각하고, 여행 속도를 늦추고 큰 스키폴 공항으로 이동하기 위해 휠체어를 이용했다. 그는 이 일을 경험하며 겸허한 자세로 여행에서 돌아왔고, 자신의 컨설팅 일을 그만두기로 결심했다. 일을 하기 위해서는 장시간 동안 걸어다녀야 하고, 그의 목소리에 무리를 줄 정도로 긴 시간 이야기 해야 하며 자주 여행을 가야 했는데 그것이 HB에게는 신체적으로 무리였다. HB는 지역 지원 단체의 사회활동 자원 및 지원의 부족으로 인해 좌절하였다. 현재 중증 근무력증의 치료법은 없으나 증상 완화를 위한 약물치료 요법이 발전했고, 스트레스를 최소화하기 위해 습관을 교정하는 방법도 있다. 강력한 지원 시스템의 도움으로 HB와 같은 중증 근무력증 환자들이 만족스럽고 건강한 삶을 계속 이어갈 수 있게 되었다.

복습문제

1. 중추신경계에서 별아교세포는:

A. 중추신경계 신경그물에서 Na^+의 완충작용을 한다.

B. 축삭의 연장을 촉진한다.

C. 혈액-뇌장벽을 생성한다.

D. 중추신경계 축삭 주변에 말이집을 형성한다.

E. 통증 말단에 억제성 축삭을 보낸다.

2. 활동전위의 생성과 전파에 대해 다음 보기 중 옳은 것은?

A. 문턱값 이하의 흥분성 자극은 합쳐지지 않고, 그러한 자극은 활동전위를 만들거나 그러지 못하거나 둘 중 하나이다.

B. 말이집탈락(demyelination)은 축삭에 "아무것도 덮이지 않은" 부분을 만들고 도약전도를 더 빠르게 만든다.

C. 축삭의 "케이블 성질(cable properties)"은 작은 단면적을 가진 축삭이 이온 흐름에 대한 저항성이 적기 때문에 큰 축삭보다 더 빠르게 활동전위를 전도한다는 것을 의미한다.

D. 말이집이 수축성이 있고 전하를 띠는 이온들을 앞으로 밀어내기 때문에 말이집 축삭은 자극의 전도가 빠르게 일어난다.

E. 자극이 활동전위의 문턱값을 넘어서면 가시파가 생성되지만, 그렇지 못하면 세포는 안정막전위로 되돌아간다(실무율의 법칙).

3. 신경세포에서 단백질의 합성과 운반하는 과정에 대한 다음 보기 중 옳은 것은?

A. 골지기관의 막에는 리보솜이 촘촘히 붙어 있다.

B. 키네신은 역방향 축삭운반과 관련하여 가장 중요한 수송 분자이다.

C. 자유리보솜은 새로 생성된 단백질을 소포 안에 포장한다.

D. RNA 중합효소는 리보솜 RNA를 전령 RNA로 전환시킨다.

E. 해독(translation)은 새로운 단백질 형성이 끝나는 과정이다.

4. 축삭과 가지돌기를 비교하면:

A. 축삭에만 미세관이 있다.

B. 시냅스에 위치할 수 있다.

C. 대부분의 가지돌기는 얇게 말이집에 둘러싸여 있다.

D. 축삭은 주요한 입력 부위이고, 가지돌기는 주요한 출력 부위이다.

E. 둘 모두 신경근이음부를 이루는 요소이다.

5. 다음 중 옳지 않은 것은?

A. 손상 후 회복은 중추신경계에서 더 어렵다.

B. 별아교세포는 혈액-뇌장벽을 이루는 큰아교세포의 한 종류이다.

C. 말초신경계에서 위성아교세포는 중추신경계에서의 아교세포와 비슷한 역할을 수행한다.

D. 모든 슈반세포는 전도를 위해 신경세포를 말이집으로 둘러싼다.

E. 희소돌기아교세포는 중추신경계에 말이집을 제공한다.

6. 리보솜은 다음과 같은 전령 RNA를 해독하는 세포소기관이다:

A. 단백질 합성을 위한 아미노산 순서를 적절하게 부호화하는

B. 세포의 기능을 위해 미토콘드리아의 기능이 일어나는지 확인하는

C. 안정막 상태 세포의 적절한 이온 농도 기울기를 유지하는

D. 이온의 수송을 위해 세포질그물을 변환하는

E. 골지기관의 합병을 통한 세포의 대사를 보조하는

7. 일부 단백질이 세포질그물의 인지질 이중층 막에 직접 삽입되는 이유는?

A. 프리온을 만들기 위해서

B. 대사의 효율성을 위해서

C. 전사의 오류를 피하기 위해서

D. 리보솜을 이용하여 인지질 이중층을 관통하기 위해서

E. 골지기관에 붙기 위해서

복습문제

8. 다음 중 이온통로의 형태가 아닌 것은?

A. 전압 의존성
B. 리간드 의존성
C. 시냅스 의존성
D. 압력 의존성
E. 인산화 의존성

9. 도약전도는 다음과 같이 설명될 수 있다:

A. $Ca2^{+}$ 통로를 열기 위한 능동수송
B. 민말이집 축삭에서의 수동적인 탈분극
C. 시냅스 틈새에서 Na^{+} 통로의 강화 작용
D. 축삭에서 말이집 사이 공간에서의 탈분극
E. 시냅스 틈새에서 신경전달물질을 제거하기 위한 능동수송

10. 왈러 변성 과정을 가장 잘 설명한 것은 무엇인가?

A. 혈액-뇌장벽을 닫는다.
B. 손상된 축삭의 세포체와 가까운 쪽, 먼 쪽 모두에서 일어난다.
C. 말이집과 민말이집 축삭 모두에서 일어난다.
D. 말초신경계와 중추신경계 모두에서 일어난다.
E. 비가역과정으로, 세포사멸을 초래한다.

REFERENCES

Abbott NJ, Patabendige AAK, Dolman DEM, Yusof SR, Begley DJ. Structure and function of the blood–brain barrier. *Neurobiol Dis.* 2010;37:13–25.

Allen NJ, Barres BA. Glia: more than just brain glue. *Nature.* 2009; 457:675–677.

Anand P, Singh B. A review on cholinesterase inhibitors for Alzheimer's disease. *Arch Pharm Res.* 2013;36: 375–399.

Barnett MW, Larkman PM. The action potential. *Pract Neurol.* 2007;7:192–197.

Bean BP. The action potential in mammalian central neurons. *Nature Reviews Neuroscience.* 2007;8:451–465.

Chen ZJ, Ughrin Y, Levine JM. Inhibition of axon growth by oligodendrocyte precursor cells. *Mol Cell Neurosci.* 2002;20:125–139.

Duvernoy HM. *The Human Hippocampus.* Munich, Germany: J.F. Bergmann Verlag, 1988.

Gardiner NJ. Integrins and the extracellular matrix: key mediators of development and regeneration of the sensory nervous system. *Develop Neurobiol.* 2011;71:1054–1072.

Henry DE, Chiodo AE, Yang W. Central nervous system reorganization in a variety of chronic pain states: a review. *PM&R.* 2011 Dec;3(12):1116–1125.

Herculano-Houzel S, Lent R. Isotropic fractionator: a simple, rapid method for the quantification of total cell and neuron numbers in the brain. *J Neuroscience.* 2005, March 9;25:2518–2521.

Hitoshi Kawano H, Kimura-Kuroda J, Komuta Y, et al. Role of the lesion scar in the response to damage and repair in the central nervous system. *Cell Tissue Res.* 2012;349:169–180.

Insel TR, Landis SC, Collins FS. Research priorities: the NIH BRAIN initiative. *Science.* 2013;340(6133):687–688.

Johnson AE, van Waes MA. The translocon: a dynamic gateway at the ER membrane. *Annu Rev Cell Dev Biol.* 1999;15:799–842.

Kawano H, Kimura-Kuroda J, Komuta Y, Yoshioka N, Li HP, Kawamura K, Li Y, Raisman G. Role of the lesion scar in the response to damage and repair of the central nervous system. *Cell Tissue Res.* 2012;349:169–180.

Lee PR, Fields RD. Regulation of myelin genes implicated in psychiatric disorders by functional activity in axons. *Front Neuroanat.* 2009;3:4. doi:10.3389/neuro.05.004.2009.

McGleenon BM, Dynan KB, Passmore AP. Acetylcholinesterase inhibitors in Alzheimer's disease. *Br J Clin Pharmacol.* 1999;48:471–480.

Nash M, Pribiag H, Fournier AE, Jacobson C. Central nervous system regeneration inhibitors and their intracellular substrates. *Mol Neurobiol.* 2009;40:224–235.

Navarro X, Vivo M, Valero-Cabré A. Neural plasticity after peripheral nerve injury and regeneration. *Prog Neurobiol.* 2007;82:163–201.

Paxinos G, Mai JK, eds. *The Human Nervous System.* London: Elsevier, 2004.

Praveen Ballabh P, Braun A, Nedergaard M. The blood–brain barrier: an overview. *Structure, regulation, and clinical implications. Neurobiol Dis.* 2004;16:1–13.

Purves D, Augustine GJ, Fitzpatrick D, et al., eds. *Neuroscience*, 2nd ed. Sunderland, MA: Sinauer, 2001.

Raichle ME. A brief history of human brain mapping. *TINS.* 2009; 32(2):118–126.

Roux BT, Cottrell GS. G protein-coupled receptors: what a difference a 'partner' makes. *Int J Mol Sci.* 2014;15:1112–1142.

Samuel DS, Aguayo AJ. Axonal elongation into peripheral nervous system "bridges" after central nervous system injury in adult rats. *Science.* 1981;214:931–933.

Sherman DL, Brophy PJ. Mechanisms of axon ensheathment and myelin growth. *Nat Rev Neurosci.* 2005;6(9):683–690.

Stein DG, Hoffman SW. Concepts of CNS plasticity in the context of brain damage and repair. *J Head Trauma Rehabil.* 2003 Jul–Aug;18(4): 317–341.

Volterra A, Meldolesi J. Astrocytes, from brain glue to communication elements: the revolution continues. *Nat Rev Neurosci.* 2005;6(8):626–640.

Ward NS. Neural plasticity and recovery of function. *Prog Brain Res.* 2005;150:527–535.

Wettschureck N, Offermanns S. Mammalian G proteins and their cell type specific functions. *Physiol Rev.* 2005;85:1159–1204.

Young JA, Tolentino M. Neuroplasticity and its applications for rehabilitation. *American Journal of Therapeutics.* 2011;18:70–80.

CHAPTER 4

중추신경계의 발달

DEVELOPMENT OF CENTRAL NERVOUS SYSTEM

사례 4 정상 영아 발달 Normal Infant Development

임신 검사결과가 양성으로 나왔을 때, 자스민(Jasmine)과 리차드(Richard)는 복잡한 심정이었다. 그들은 이전에 염색체 이상으로 인해 유산을 했기 때문이다. 인간의 핵형은 22쌍의 상염색체와 한 쌍의 성염색체로 구성되어 있는데, 염색체가 추가된 XXY 또는 염색체가 소실된 X와 같은 핵형 이상으로 인해 태아 발생 중 임신의 3개월 이전에 유산되는 경우가 종종 있다. 임신 후 3개월 때 실시한 융모막융모 표본 채취(chorionic villi sampling, CVS) 검사의 결과에서 염색체 이상이 음성으로 나왔을 때 부부는 안심했다. CVS는 임신 고위험군에서 일반적으로 실시되는 출산 전 검사로, 태아 유전자 확인을 위해 태반에서 조직을 추출하여 검사한다.

자스민은 출산 전 건강에 좋은 음식을 먹고 비타민을 복용하며 식단에 신경을 썼다. 자스민은 임신 39주까지 병원에서 물리치료사로 일했다. 이와 더불어 자스민은 지역 헬스클럽에서도 일을 했는데, 회원들은 만삭의 여성이 임신 9개월까지 활기차게 줌바와 스피닝을 모두 가르치는 것에 대해 놀라워했다. 그녀는 매우 건강했기 때문에, 담당 주치의는 그녀가 기분이 좋고 아기가 건강하다면 출산 전 가능한 기간 동안 활동적인 생활을 유지하겠다는 그녀의 결정에 동의했다.

자스민은 출산 직전까지 근무하고, 임신 39주차에 마일즈를 출산했다. 만삭 때 마일즈는 약 3.8kg이었지만, 출산 중 마일즈의 목에 탯줄이 감기는 문제가 발생하였다. 산부인과 의사는 탯줄을 푸는 동안 자스민이 아이를 출산하는 진행 과정을 잠시 중단시켰고, 탯줄이 풀린 뒤 마일즈가 태어났다. 마일즈는 우렁차게 울었고 피부가 약간 푸른색이었으며, 아프가 척도(apgar score)는 10점 만점에 9점(색깔 때문에 1점을 잃음)이었는데, 분만 후 5분이 경과하고 나서 10점으로 점수가 올랐다. 신생아의 건강 상태는 분만 1분, 5분 경과 후 아프가 척도를 활용하여 평가되는데, 아프가 척도는 성장을 위한 심혈관계 및 신경계 기능에 대한 신생아의 상태를 평가하는 것이다. 1분에서의 점수는 신생아가 분만 중에 얼마나 잘 견뎠는지에 대한 감별 내용을 측정하고, 5분에서의 점수는 분만 후에 잘 견뎠는지에 관련된 내용을 측정한다. 그러나 이 평가는 장기적인 신생아의 건강과 상관관계가 없고, 이환율 또는 사망률을 예측할 수 없다. 마일즈의 아프가 척도 검사결과에는 목에 탯줄이 감겨 있었던 시간과 질식 같은 잠재적인 손상으로부터 마일즈가 안전하다는 사실이 반영되었다.

마일즈는 신생아 때부터 청각, 촉각, 다양한 다중 감각이 제공되는 환경에서 자랄 수 있었다. 마일즈는 매일 그의 부모가 불러주는 노랫소리와 누나인 피오나에게 책을 읽어주는 소리를 들을 수 있었다. 부모는 목욕을 할 때마다 마일즈에게 신생아 마사지를 해 주었고, 머리를 들어 올리고 운동 발달의 단계를 촉진시키는데 도움이 되는 "엎드리기"를 매일 실시하였다. 마일즈의 조부모들은 영어와 스페인어의 두 가지 언어를 구사할 줄 알았기 때문에, 언어와 신경계 발달을 위해 그에게 영어와 스페인어로 말하기도 했다. 이러한 조기부터의 환경 강화 방식은 시냅스 가지치기의 임계기(critical period) 동안 긍정적인 신경가소성 변화를 촉진시킬 것이다.

I 주요 개념에 대한 개요

OVERVIEW OF KEY CONCEPTS

신경계는 가장 초기에 발생되는 기관계통 중 하나이다. 신경계의 기본적인 구획 배치는 첫 3개월 동안 정립되고, 성숙은 생애 시작부터 20년 동안 계속되며, 근본적인 변화는 전 생애에 걸쳐서 세포와 세포 하위 단계에서 계속된다. 신경계 발생의 실패는 초기의 임신 3개월 기간 동안의 자연 유산의 비율을 높이는 원인이 된다.

발생학적으로 신체 및 신체의 모든 구조는 세 가지의 배아조직층인 내배엽(endoderm), 중배엽(mesoderm), 외배엽(ectoderm)으로부터 발생된다. 신경계는 외배엽의 특정 부위인 신경판(neural plate)에서 발생된다. 신경계의 기원이 되는 세포로 구성된 납작한 판인 신경판은 관 모양의 구조를 가진 신경관(neural tube)이 되고, 이 신경관으로부터 신경세포(neuron)와 아교세포가 파생된다. 이러한 초기의 신경선조세포(neural progenitor)들은 매우 많은 과정의 분열을 거치고, 이 과정에서 생성된 신경들이 서로 연결을 형성하고 기능적인 회로를 발달시킬 최종 목적지로 이주(migration)한다. 신경관 벽은 중추신경계를 형성하고, 빈 공간은 맥락얼기(choroid plexus)에서 생산되는 뇌척수액(cerebrospinal fluid)을 함유하는 뇌실계(ventricular system)를 형성한다. 뇌척수액은 뇌실계로부터 넷째뇌실의 구멍을 통해 중추신경계의 표면 위쪽에 가로놓여 있는 공간으로 빠져나간다.

머리덮개뼈(cranial vault)의 한정적인 공간 내에서 급속하게 발생하는 세포 증식에서의 속도 차이는 신경주름(neural fold)에서 신경관이 발달하도록 하고, 중추신경계의 주요한 부위로 설명될 일련의 굽이(flexure)를 만든다. 대뇌겉질은 이랑(gyri)과 고랑(sulci)의 마루와 홈의 배열로 접히는데, 이는 머리뼈(cranium)의 좁고 사방이 막힌 공간 내에서 대뇌겉질의 표면적을 크게 증가시킨다. 세포들이 성숙될 위치로 이주하기 전에 연결이 형성되기 때문에 세포 무리(핵, nucleus), 신경, 신경로(중추신경계의 축삭경로)의 분포에 대한 복잡성이 발생된다. 배아(embryo)는 크기가 작고, 세포체와 표적 조직 사이의 거리가 짧기 때문에, 초기의 복잡한 연결이 가능하다. 신경조직과 신체조직(somatic tissue) 사이의 성장 속도 차이는 성숙기에 축삭이 세포체에서 매우 먼 거리까지 떨어진 부분과의 연결을 위해 길게 연장되게 만든다. 그러므로 성숙한 뇌의 배열은 인접 조직 사이의 물리적인 상호작용, 고도로 조절된 생식 단백질과 성장 촉진 단백질 순서의 시공간적 발현, 세포예정사(세포자멸사, apoptosis) 사이의 복잡한 상호작용의 결과이다.

II 정상 발달 동안의 뇌 구조

STRUCTURE OF BRAIN DURING NORMAL DEVELOPMENT

배아기의 1주차에 배아는 편평한 3층 구조로 구성된다. 유도기(induction)로 불리는 3주차 동안에 중간엽 조직(mesenchymal tissue)은 초기에 외배엽에서 납작한 판 모양의 신경판으로 분화되도록 자극하는 화학물질을 분비하는 척삭(notochord)으로 분화된다. 신경판 세포는 아직까지 신경세포와 아교세포로 분화될 수 있는 만능성(pluripotent)을 가진다. 유도기 동안 신경계의 발달이 시작된다.

신경관 형성 Neurulation

세포 분열의 속도 차이는 신경계를 형성하는 모든 신경세포와 아교세포의 근원이 되는 신경관을 형성하는 배아 신경계에서 변화를 일으킨다(그림 4.1). 4주차 동안 신경판에서의 세포 증식은 모서리 부분에서 최대로 나타나는데, 이는 신경고랑(neural groove)으로 불리는 신경판의 등쪽(dorsum)에서 얕은 고랑을 형성한다. 이러한 초기 세포 분화는 일차 신경관 형성이라고 불리며 표피(epidermis), 신경관, 신경능선이 되는 세포주(cell line)를 형성한다. 신경고랑의 가장자리가 동반 성장하고 등쪽 중간선에서 합쳐지며, 지붕(roof)이 봉쇄되고, 배아의 입쪽-꼬리쪽 축을 따라 분명한 신경관을 구성하면서 신경관 형성은 계속된다. 이차 신경관 형성은 신경관의 세포들이 신경세포와 아교세포로 분화되면서 발생을 시작한다. 신경관의 등쪽 부위에 있는 세포는 지붕판(roof plate)으로 분화되는데, 이는 배아의 등 부분과 등쪽 중간선을 형성하고 신경능선세포의 분화와 이주에 영향을 준다.

신경관이 닫힐 때 신경능선을 이루는 세포 양쪽의 작은 무리는 신경고랑의 가장자리에 있는 세포에서 분화된다. 신경능선세포들은 배가쪽(ventrolateral)으로 이주하고, 얼굴 연골과 부신속질(adrenal medulla)의 세포 같은 비신경 구조뿐만 아니라 말초신경계의 신경세포와 아교세포로도 발달한다.

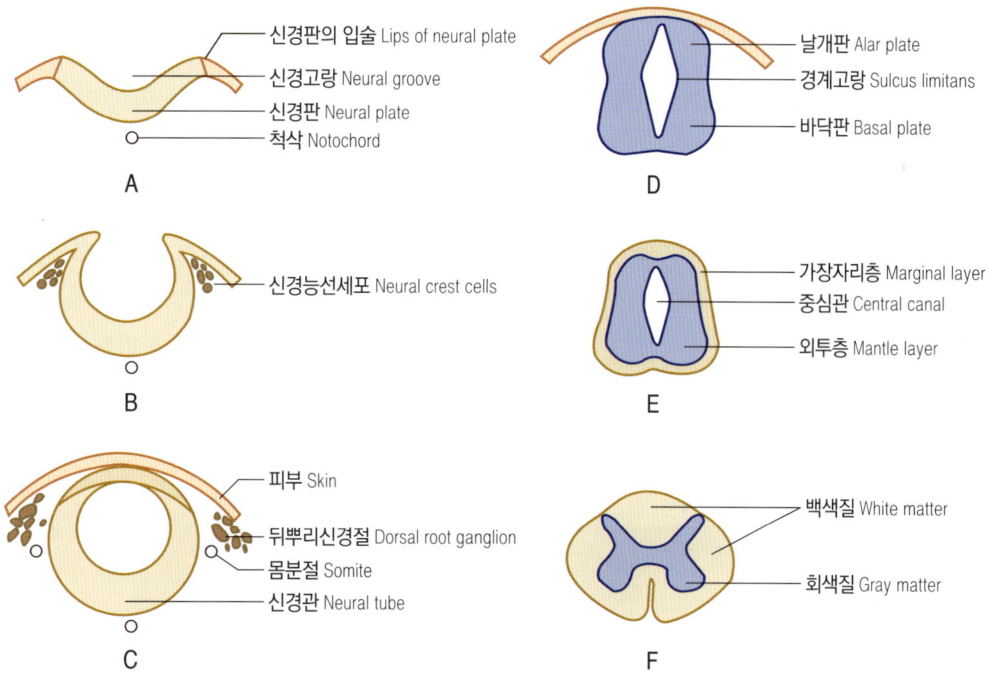

그림 4.1 척수의 발생 과정 단면도

A: 척삭의 출현은 신경판의 형성을 자극한다. 신경판의 중간선을 기준으로 세포분열의 속도 차이에 따라 얕은 신경고랑이 생성된다. 신경판의 가장자리는 서로를 향해서 확장된다. **B:** 신경고랑이 깊어짐에 따라 신경고랑의 가장자리에 있는 신경세포는 신경능선세포로 분화되고, 이는 말초신경계의 신경세포를 생성한다. **C:** 신경고랑은 중추신경계의 뇌실계를 형성할 속공간인 신경관을 형성하면서 닫힌다. 신경능선세포는 더 나아가 뒤뿌리신경절(dorsal root ganglia)의 감각신경세포로 분화된다. 뒤뿌리신경절 주변 조직은 몸분절(somite)을 형성하고, 이는 국소적으로 적절하게 근육과 뼈로 분화된다. **D:** 신경관의 척수 분화는 세로고랑인 경계고랑(sulcus limitans)에 의해 분리되는 등쪽 감각 영역인 날개판(alar plate)과 배쪽 운동 영역인 바닥판(basal plate)을 생성하는데, 이는 신경관의 벽 내에서 양쪽으로 확장된다. **E:** 외투막(mantle)에 있는 세포는 회색질(gray matter)로 분화되는데, 가장자리층은 백색질의 신경로(tract)를 이루는 축삭으로 구성된다. **F:** 성숙된 척수는 백색질로 둘러싸인 중심 회색질 영역을 가진다. 성인에서 중심관(central canal)은 대체로 사라진다.

3 뇌소포 단계와 5 뇌소포 단계 Three and Five Vesicle Stages

최초에 신경관은 입쪽과 꼬리쪽으로 열리고 앞쪽과 뒤쪽으로 신경구멍을 가진다. 중추신경계의 나머지 부분의 적절한 발달을 위해서는 신경관의 양쪽 끝 폐쇄가 필수적인데, 이 신경관은 엄격히 조절된 시 · 공간적 계획하에 발생된다. 앞쪽 신경구멍의 미성숙한 폐쇄는 머리의 뼈와 근육 구조의 기형(microcephaly, 소두증; "작은머리증")뿐만 아니라 불완전한 뇌발달(microencephaly, 소뇌증; "작은뇌증")을 포함하는 심각한 솔기 형성 이상성 머리 변형(dysraphic cranial deformities)의 원인이 된다. 무뇌증(anencephaly)은 작은뇌증과 작은머리증이 합쳐진 최악의 경우로, 보통 생존이 어렵다(그림 4.2). 입쪽 솔기 형성 이상은 일반적으로 머리 뒤쪽으로 돌출된 주머니로 수막(meninges), 뇌척수액, 뇌조직이 밀려 나오는 것이다.

꼬리쪽으로 뒤쪽 신경구멍 폐쇄의 실패는 척추갈림증(spina bifida)으로 표현되는데, 척수갈림증(myeloschisis)은 척추갈림증의 가장 심각한 형태이다. 입쪽 솔기 형성 이상성 결함처럼 척추갈림증은 뇌척수액으로 채워진 주머니가 뒤쪽으로 밀려나오는 것처럼 나타나는데, 이는 수막과 척수조직을 함유할 수 있다. 숨은척추갈림증(spina bifida occulta)은 경증의 형태를 띠고, 등쪽에 굵은 털의 다발로 나타날 수 있다. 신경관 결함 환자가 겪는 손상의 심각한 정도는 얼마나 많은 중추신경계 조직이 주머니로 밀려 나오는지에 달려 있고, 손상은 매우 심각할 수 있다.

신경구멍의 폐쇄와 함께 신경관의 입쪽 끝은 중추신경계의 다른 영역을 설정하는 뇌소포를 형성하기 위해 팽창된다(그림 4.3). 배아기 4주차 동안 세 개의 뇌소포가 분화된다. 가장 입쪽의 앞뇌(prosencephalon)는 앞뇌(forebrain) 구조로 발달할 것이다. 중간 뇌소포는 중간뇌(midbrain)로 성장하는 중간뇌(mesencephalon)를 형성하고, 꼬리쪽 뇌소포는 마름뇌(rhombencephalon)를 형성하며 마름뇌(hindbrain)를 만든다. 신경관의 꼬리 부분은 척수가 된다. 임신 2개월 동안 계속된 세포분열로 인해 원래 세 개였던 뇌소포는 다섯 개로 형성된다. 앞뇌(prosencephalon)는 끝뇌(telencephalon)와 사이뇌(diencephalon)를 형성한다. 끝뇌는 두 대뇌반구가 될 양쪽으로 돌출된 구조와 그 아래에 있는 바닥핵이 된다. 사이뇌는 시상(thalamus)과 시상하부(hypothalamus)의 배아기 기원이 된다. 눈술잔(eye cups)은 사

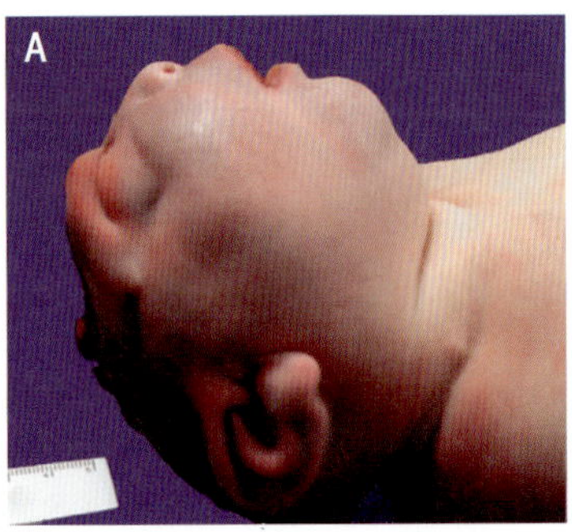

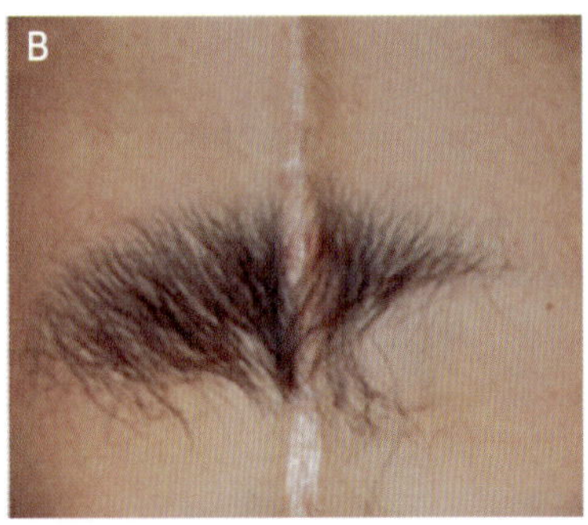

그림 4.2 신경구멍의 폐쇄 이상

A: 무뇌증은 귀와 눈 수준 위로 머리덮개뼈와 뇌가 거의 존재하지 않는 것으로 나타나는 가장 극심한 형태의 신경관 결함 중 하나이다.
B: 출생 시 허리엉치뼈척추 위에 두꺼운 털 다발이 크고 넓게 나타났다. 이 여성은 결박 척수(tethered cord)를 겪고 있다(수술적 수복 때문에 중심선 흉터가 있다).

시스템의 통합

원시반사와 운동발달 및 신경가소성의 환경적인 역할

인간의 뇌는 크기가 크기 때문에 좁은 산도(birth canal)를 통해 머리를 안전하게 이동시키기 위해 신생아는 미성숙하게 작은 뇌를 가지고 태어난다. 이러한 신경학적인 미성숙 상태는 인간으로 하여금 뚜렷하게 자의적인 운동조절이 없는 상태로 태어나게 한다. 신생아는 수의적인 움직임이 없는 대신에 움직임을 이끌어내는 원시반사를 가지고 태어난다. 이러한 원시반사의 한 예는 뺨을 건드리면 유발되는 먹이찾기반사(rooting reflex)이다. 이 반사는 젖먹는 신생아가 엄마의 젖꼭지로 머리를 돌리도록 자극한다. 빨기반사(sucking reflex)는 다른 빨기를 위한 근육과 함께 입을 둘러싼 입둘레근의 강력한 수축으로 유발된다. 시간이 지남에 따라 신생아는 자의적인 조절과 머리 움직임 조절과 젖을 먹기 위한 충분한 힘을 발달시키기 때문에 더 이상 먹이찾기 반사를 필요로 하지 않는다. 많은 원시반사는 미래의 행동을 형성하는 경험을 신생아에게 제공하기 위해 적절하게 자극시키는 환경을 만들어 낸다. 뺨을 건드리는 것과 같은 무작위 자극은 부모의 미소와 함께 즐거운 이미지로 보상된다.

즐거움과 보상의 부재는 인간 발달에 깊은 영향을 미칠 수 있다. 초만원인데다가 불량하게 관리된 루마니아의 고아원 시스템을 비극적인 신경학적 손상의 한 예로 들 수 있다. 루마니아 대통령이었던 니콜라에 차우세스쿠가 1989년 처형당한 후에 루마니아의 대규모 국영 고아원 내 끔찍한 실상이 전 세계에 밝혀졌다. 이러한 고아원은 아이들에게 심각한 감각 및 사회성의 결손을 가져다 주었다. 고아들은 하루종일 침대에 등을 대고 누운 채 아무도 돌봐주는 사람 없이 끈에 묶여 있었다. 이러한 어린이들의 약 1/2 정도는 신체적으로 발달이 지연되어 있었다. 이들은 비록 청소년이지만 6세의 신체 크기를 가지고 있었고, 사회성과 물리적인 자극의 부족으로 인해 언어의 상실과 영구적인 인지 손상 및 현저한 신경학적 손상을 입었다.

이뇌에서 생겨나서 눈으로 발달한다. 중간뇌[mesencephalon, 이후에 중간뇌(midbrain)]는 사이뇌의 꼬리쪽에 위치하고, 가장 꼬리쪽인 마름뇌(rhombencephalon)는 뒤뇌(metencephalon, 이후에 다리뇌와 소뇌)와 숨뇌[myelencephalon, 이후에 숨뇌(medulla)]로 성장한다.

뇌실의 발달 Ventricle Development

1장에서 논의된 것처럼 뇌실은 좁은 통로를 통해 뇌척수액으로 가득 찬 방들이 이어지는 계통(system)으로 형성된다. 뇌의 각 영역은 뇌실계통의 예측 가능한 특정 부위와 연관성이 있다(그림 4.3). 중심관은 발달된 뇌줄기에서 입쪽 방향으로 이어지고, 넷째뇌실로 합류되며, 척수중심관은 성인기에 대부분 사라진다. 뇌줄기를 통해 상행하는 중심관은 넷째뇌실로 열려 있다. 척수–숨뇌 이음부(닫힌 숨뇌)에 있는 중심관은 좁고, 배쪽으로 소뇌와 이어진 다리뇌–숨뇌 이음부(열린 숨뇌) 주변은 가장 넓은데, 중심관은 중간뇌 쪽으로 올라가면서 점점 가늘어진다. 이는 사이뇌의 높이에서 셋째뇌실과 연결되는 대뇌수도관(cerebral aqueduct)을 형성하기 위해 중심관의 속공간이 다시 좁아지기 때문이다. 끝뇌(대뇌반구로 발달)의 뇌소포 두 개의 속공간은 가쪽뇌실(lateral ventricle)을 형성한다. 셋째뇌실과 가쪽뇌실은 뇌실사이구멍(interventricular foramen, 몬로 구멍)을 통해 이어진다.

머리, 목과 다리뇌굽이 Cephalic, Cervical, and Pontine Flexures

인간은 신체 크기에 비해 이례적으로 큰 약 1,200mL의 뇌를 가지고 있다. 두 발 보행과 큰 뇌의 동시적 발달과 관련하여 영아의 머리는 상대적으로 크지만 여성 골반의 크기와 모양은 태아 머리의 크기를 제한시킨다. 인간은 이러한 특징에 맞추기 위해 두 가지 전략을 발전시켜 왔는데, 유연한 신생아의 머리뼈 속

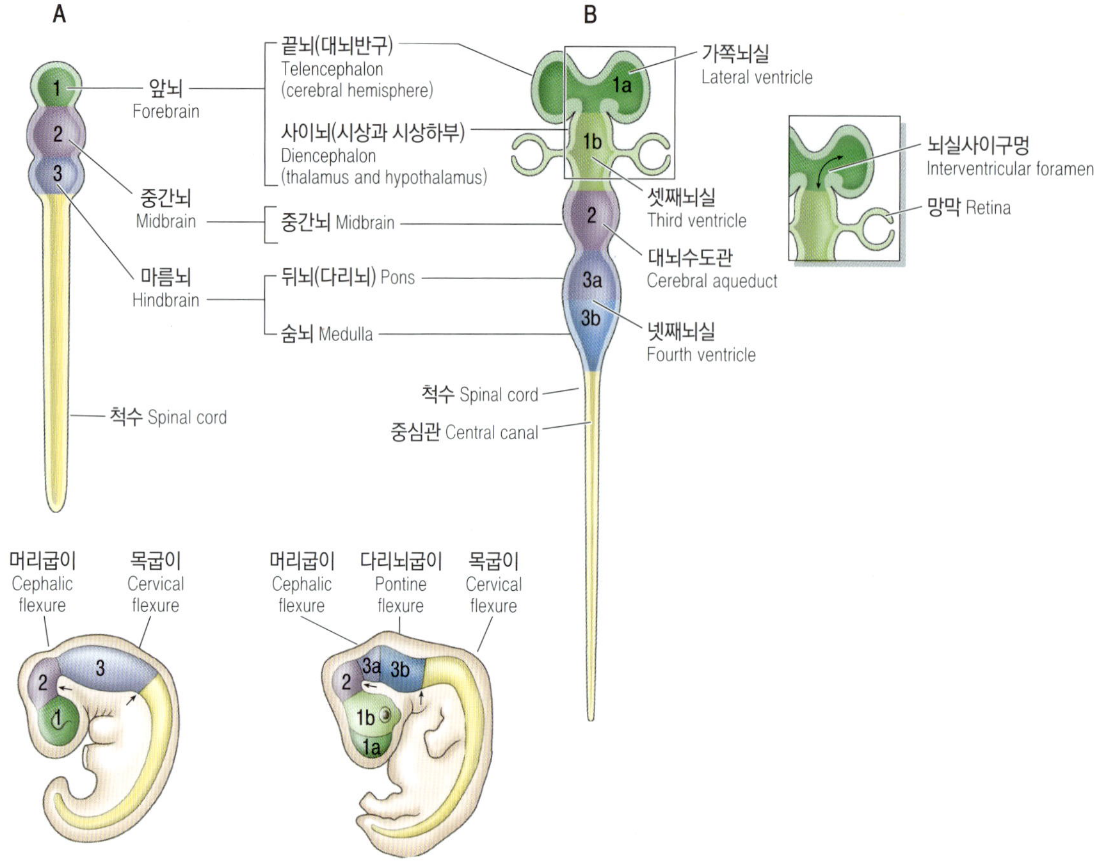

그림 4.3 신경관의 3 뇌소포 단계와 5 뇌소포 단계

그림의 상단 부분은 굽이 없이 그려진 신경관의 뒷면을 보여준다. 하단 부분은 가쪽면을 나타낸다. **A**: 3 뇌소포 단계(Three-vesicle stage), **B**: 5 뇌소포 단계(Five-vesicle stage). 5 뇌소포 단계에서 각 뇌소포의 계열은 색상 차이로 표시되었다. 앞뇌(forebrain)에서 두 가지의 이차 뇌소포는 서로 다른 초록색으로 표현되었고, 마름뇌(hindbrain)로부터 유도된 두 가지의 뇌소포는 서로 다른 파란색으로 표현되었다. 삽입된 그림은 5 뇌소포 단계의 한 면에서 뇌실사이구멍의 위치를 보여준다.

에 있는 놀랄 만한 수의 뇌의 주름과 만성성 출생(altricial birth, 신생아가 덜 발달된 상태로 태어나고, 출생 후 집중적인 모성의 돌봄을 필요로 한다는 것을 의미)이다. 뇌의 많은 해부학적 · 기능적 발달은 출생 후에 일어나고, 심지어 초기 성인기까지 이어진다.

배아기 3~4주차 동안 비교적 곧은 신경관은 굽이(flexure)라는 연속적인 굽은 곳을 발달시키는데, 이는 제한된 머리뼈 안에 맞도록 요구된 뇌의 접힘이 시작되는 것이다. 머리굽이(cephalic flexure)는 뇌의 더 꼬리쪽 부분으로부터 중간뇌(midbrain)와 앞뇌(forebrain) 구조로 설명되는 중간뇌(mesencephalon)의 발생에서 나타난다. 머리굽이와 거의 동시에 나타나는 것은 숨뇌(medulla)의 꼬리쪽 가장자리에서 뇌와 척수 사이의 구분을 표시하는 목굽이(cervical flexure)이다. 다리뇌굽이(pontine flexure)는 임신 7주차에 나타나는데, 꼬리쪽 숨뇌(medulla)로부터 입쪽 다리뇌(pons)를 구분한다. 8주차 끝 무렵은 인간 발달과 대부분의 뇌 구조 배열에 대한 배아기의 마지막 시기로 표현한다. 배아에서 접힘의 실패는 인지장애와 시각적인 머리-얼굴 기형을 동반하는 불완전 또는 비정상적 뇌 발달의 원인이 될 수 있다.

분절의 발달 Development of Segmentation

도입기에는 배아에서 신경 및 비신경 구조 내 체계를 구축하고 기본적인 신체조직화를 설정하기 위해 조직 변화를 일으킨다. 배아가 발달할 때 중배엽, 외배엽, 내배엽은 동시에 분화한다. 신경관의 폐쇄 직후 근육계, 뼈대계, 신경계로 발생하는 조직 요소들은 부분적으로 분화된 중배엽 조직의 연속된 분절 단위로 함께 묶인다. 배아가 4주차에 들어섰을 때 나타나는 입쪽 분절들은 인두굽이[branchial (pharyngeal) arches]라고 불리는 중간엽 조직이 응축(mesenchymal condensation)된 부위와 짝을 이룬다(그림 4.4). 이러한 구조에 포함되는 것은 위치, 연결, 기능에 의해 연관된 신경세포의 독립된 무리로 분화될 신경관과 신경능선이다. 이러한 신경세포의 무리는 중추신경계에서는 핵(nuclei), 말초신경계에서는 신경절(ganglia)이라고 불린다. 인두굽이는 아래턱뼈(mandible)에 붙는 씹기(mastication)근육, 얼굴표정근육, 입천장(palate), 인두(pharynx), 후두(larynx)와 연합되는 뼈 및 근육 등 머리와 목에서의 특징적인 구조를 형성한다. 입쪽 신경축(neuraxis)에서의 유전자 발현 시기에 따른 변화는 신경분절(neuromeres)이라고 불리는 세포 응축의 일시적인 연속적 분화와 동시에 일어난다. 인접한 신경분절에서의 세포 혼합은 잘 일어나지 않기 때문에 각각의 신경분절은 유전적으로 분리된 구조들과 단일 뇌신경핵의 특수한 구성으로 발달한다. 계속되는 세포 이주와 조직 발달은 뇌의 세분화를 이해하기 어렵게 만들지만, 세포들 사이의 연결은 성숙한 중추신경계에서 볼 수 있는 길고 복잡한 신경로를 형성하는 작용이 계속적으로 일어나도록 한다.

몸분절(somite)이라고 불리는 연속된 분절 단위가 발달 중인 뇌의 꼬리쪽에서 분화된다. 몸분절은 배아의 등쪽을 따라 집합체 구성단위를 형성하고, 배아 나이는 몸분절의 수에 기초하여 결정될 수 있다. 연속된 몸분절 부분은 더 나아가 뼈분절(sclerotome), 근육분절(myotome), 피부분절(dermatome)의 형태

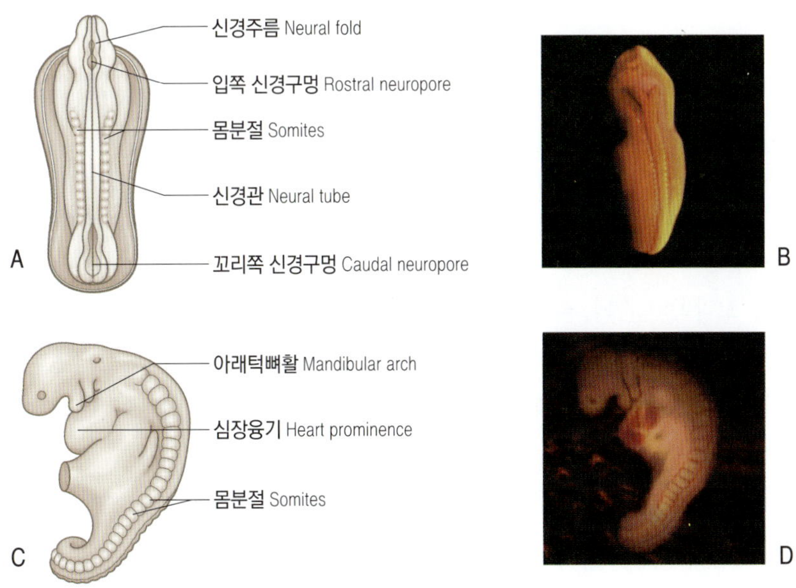

그림 4.4 몸분절의 발달

A: 연속된 몸분절이 보이는 발달 22일에서 23일차의 배아 등쪽면, B: 24일차의 배아 가쪽면, C: 24일차의 배아 등쪽면, 아래턱뼈활(mandibular arch)은 첫 번째 인두굽이이고, 심장융기는 심장의 빠른 성장을 도모한다. D: 28일차 정도의 배아 가쪽면.

로 분화된다. 뼈분절은 척추와 갈비연골로 분화되고, 근육분절은 등근육을 형성하고, 피부분절은 등쪽 피부를 형성한다. 몸분절의 분화 실패는 팔다리 싹을 형성하는 연골형성을 지연시키거나 억제할 수 있다. 몸분절 내 신경능선에 있는 신경세포의 무리는 뒤뿌리신경절(dorsal root ganglia, DRG)을 형성하고 말초 축삭은 척수신경으로 길게 늘어나서 신체에서 표적 조직을 찾게 된다.

척수의 발달 Spinal Cord Development

목굽이의 꼬리쪽 신경관은 척수를 형성한다. 지붕판은 배아에서 등쪽–배쪽 사이의 관계를 정립한다. 신경관의 속공간 내부 벽에는 양쪽 세로고랑(경계고랑)이 나타나고, 이는 척수의 등쪽(뒤쪽)과 배쪽(앞쪽) 부분을 형성한다. 신경관의 등쪽 절반에 있는 세포의 증식은 척수의 길이를 길게 하여 신경세포의 기둥을 만드는 날개판을 형성하는데, 이 영역은 후에 척수 회색질의 감각 영역인 뒤뿌리(dorsal root)가 된다. 배쪽 바닥판의 세포는 앞뿔과 가쪽뿔에 분포하는 척수의 몸과 내장운동 신경세포로 분화한다. 뒤뿌리신경절에 있는 일차 감각신경세포의 축삭은 뒤뿔 쪽으로 들어와서 이차 신경세포로 분지되는데, 이는 신체로부터의 감각을 뇌로 전달하기 위한 오름신경로에서 첫 번째 시냅스가 된다. 척수 회색질 내 세포는 초기 백색질 신경로(축삭 다발)를 구성하는 가장자리 영역(marginal zone)을 형성할 축삭을 내보내기 시작한다. 몸과 내장운동 신경세포에서 나온 축삭은 앞뿔로 나오고 앞뿌리에서 먼쪽 방향으로 길어진다. 뒤뿌리신경절과 떨어져 있는 앞뿌리는 말초의 표적 부위로 분포된 척수신경을 형성하는 신경절에서 감각신경세포의 말초 축삭과 합쳐진다.

발생된 척수에서 축삭이 처음 생길 때 척수신경과 말초 표적 사이의 거리는 매우 짧다. 모든 척수분절에서 나오는 신경은 그 표적을 향해서 뻗을 때 거의 곧은 궤도를 갖는다. 척주의 성장은 곧 척수의 성장을 앞지르고, 성인기에 척수의 척수원뿔(꼬리종말, conus medullaris)은 첫 번째 또는 두 번째 허리뼈의 높이 정도까지 길어진다. 뿌리는 말총(말꼬리, cauda equina)을 형성하여 꼬리 쪽으로 빠져나오고, 이는 척추사이구멍의 적절한 높이까지 내려와 척주에서 빠져나온다(그림 4.5)

뇌줄기의 발달 Brainstem Development

발생 초기에 형성된 뇌줄기의 조직화는 평생 동안 지속되기 때문에 뇌줄기의 기능적 자리 배치에 대해 인식하는 것은 중추신경계에서 해부학적인 삼차원 구조에 대한 손상의 정확한 위치 파악을 가능하게 한다.

뇌줄기는 가장 꼬리쪽의 숨뇌, 다리뇌, 가장 입쪽의 중간뇌로 구성된다. 넷째뇌실은 뒤쪽의 소뇌에서 앞쪽의 뇌줄기를 분리시킨다. 중심관은 뇌줄기 안에서 상행하여 넷째뇌실과 통합된다. 또한 넷째뇌실은 다리뇌–숨뇌 이음부 수준에서 넓게 확장되고 지붕판을 따라 갈라진다. 뇌실의 속공간이 넓어지기 때문에 양쪽 지붕판의 남은 부분은 소뇌로 분화된다.

뇌줄기 안에 있는 수많은 핵은 입쪽 신경분절에서 나온다. 뇌줄기에 있는 중요한 핵 중에는 뇌신경 핵이 있는데, 이는 가슴과 배안의 내장과 같이 멀리 떨어진 구조뿐만 아니라 머리와 목의 감각과 운동 기능에 중요한 역할을 담당한다. 뇌줄기에 있는 경계고랑은 등가쪽의 뇌신경 감각핵의 기둥과 배안쪽의 운동핵의 기둥을 대략적으로 분리한다(그림 4.6). 뇌신경은 머리뼈 내에서 입쪽에서 꼬리쪽 방향으로 1~12까지의 번호가 매겨진다.

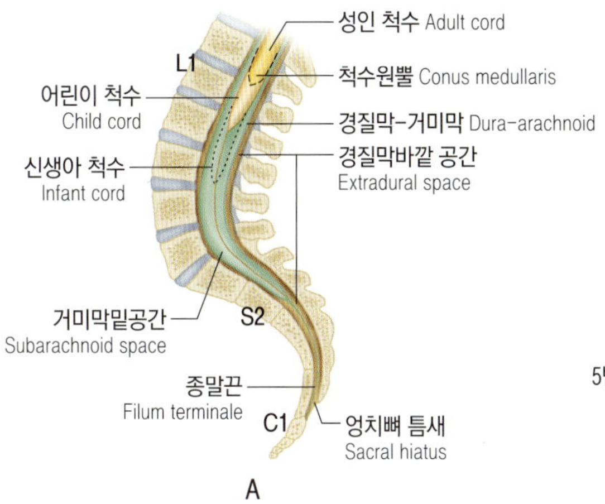

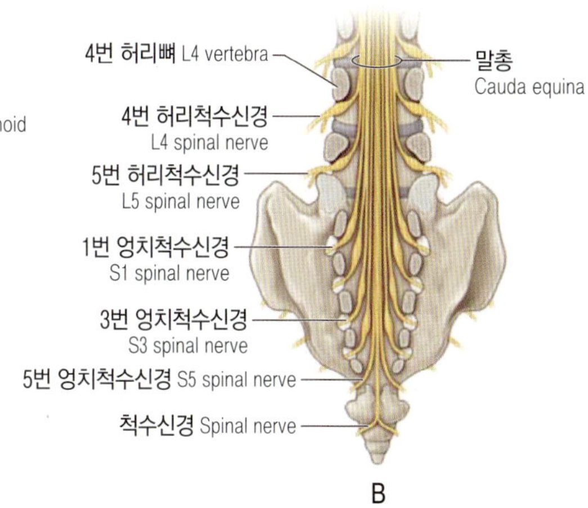

그림 4.5 말총의 발달

A: 허리뼈와 엉치뼈를 통한 시상면. 척수의 말단이 대략 3번 허리뼈에서 1번 허리뼈로 발달하면서 올라가는 것에 주목한다. 경질막주머니(경질막-거미막)는 보통 2번 엉치뼈에서 끝난다. 종말끈(filum terminale)은 척수원뿔(conus medullaris)을 꼬리뼈에 묶는다. **B:** 척주관의 꼬리끝은 척추사이구멍과 엉치뼈구멍을 통과하는 척주관을 빠져나가기 전에 말총을 형성하는 척추뿌리에서 드러난다.

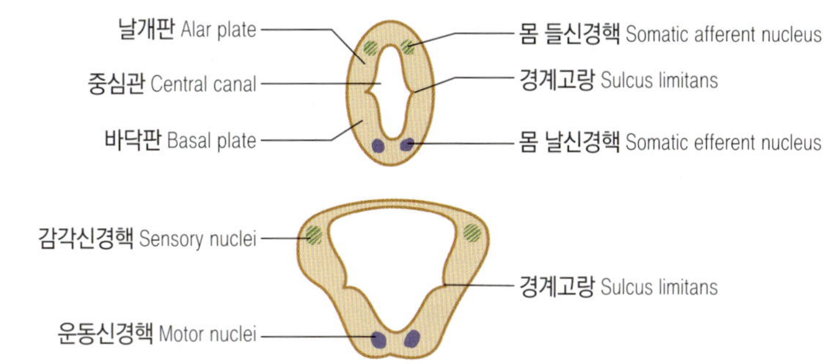

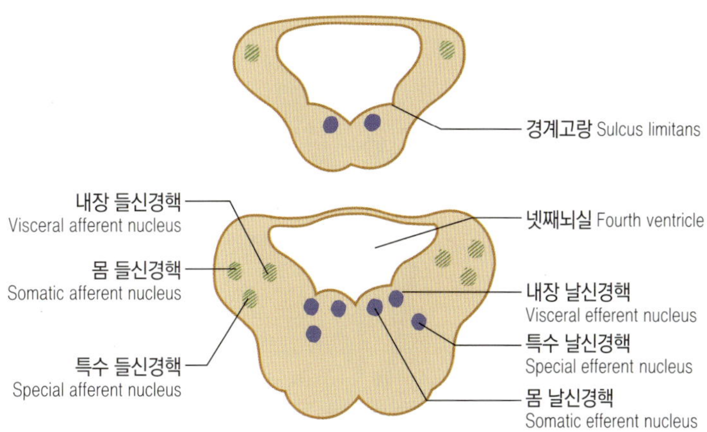

그림 4.6 아래쪽 뇌줄기의 확장된 중심 공간

날개판은 감각신경세포 및 핵을 생성하고 바닥판은 운동세포를 형성한다. 경계고랑은 신경관과 넷째뇌실 속공간 안에서 입쪽으로 확장된다. 신경세포의 무리는 등가쪽으로 이주하여 내장감각, 몸감각, 특수감각의 핵을 형성한다. 다른 무리들은 배안쪽으로 이주하여 운동신경핵에 해당되는 부분을 형성한다.

첫 번째와 두 번째 뇌신경인 후각신경(olfactory nerve)과 시각신경(optic nerve)은 앞뇌(중추신경계)에서 나오고, 뇌줄기핵은 존재하지 않는다. 그러나 3~12번 뇌신경의 핵은 뇌줄기 내에서 기능과 위치가 조정된다. 예를 들어, 네 개의 뇌신경 몸운동핵은 숨뇌와 다리뇌에 각각 하나씩 있고 중간뇌에는 두 개가 존재하는데, 이는 수의적인 눈과 혀의 근육을 조절하고, 경계고랑에서 배안쪽 중심선에 가깝게 위치한 불연속 세포기둥을 구성한다(그림 4.7).

다른 뇌신경핵도 뇌줄기 안의 특정한 영역에 있는 기둥으로 비슷하게 모인다. 임신 3주차 후 정도에 뇌신경은 가장 초기의 말초 표적과 만나게 된다. 이때 핵을 구성하는 모든 신경세포가 성숙한 위치로 이동하는 것은 아니다. 즉, 얼굴신경의 구부러진 무릎(genu) 부분과 미주신경의 가슴 및 배의 내장과 연결되어 길게 이어지는 축삭과 같이 성인은 불규칙한 신경로를 포함한 일부 뇌신경을 가지게 된다.

앞뇌의 발달 Forebrain Development

성숙한 대뇌겉질 조직화에서 특정 기능들(운동, 감각, 혼합, 예: 몸감각)은 예측 가능한 대뇌겉질 영역에 위치한다. 새겉질(neocortex)에서 새로 만들어진 겉질 신경세포의 초기 분화와 이주를 안내하는 한 쌍의 유전자 생성물의 차등적이고 대립되는 농도 기울기의 상호작용이 발생하는 배아기 동안 기능적인 분획이 시작된다. Emx2와 Pax6 유전자의 생성물인 전사인자 단백질 Emx2와 Pax6은 제각기 발현되는데, 높은 Emx2의 농도와 낮은 Pax6의 농도에서는 감각겉질(예: 시각겉질)의 분화가 일어나고, 반대 농도 기울기

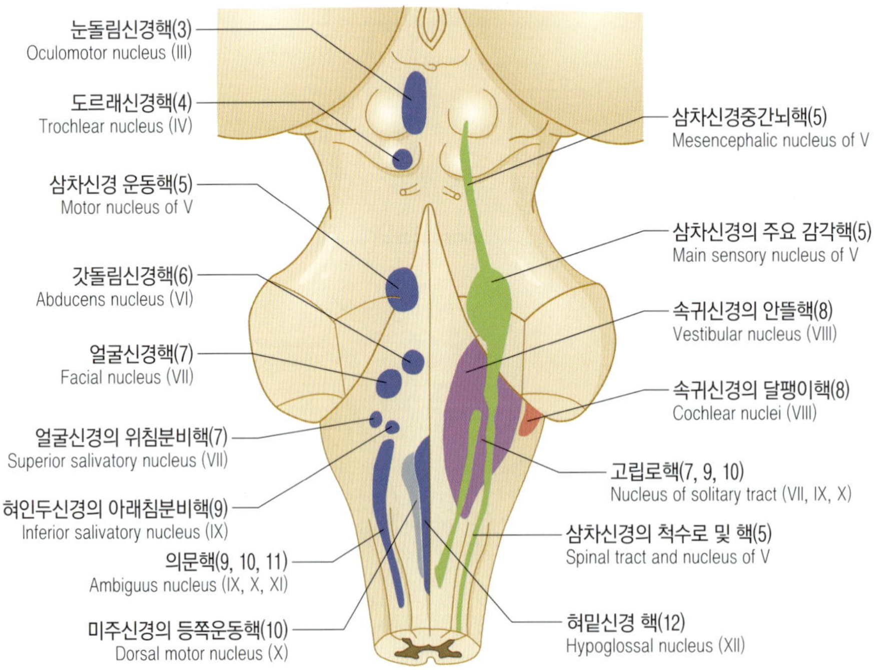

그림 4.7 뇌신경핵

표면에 투사된 뇌신경핵의 위치를 포함한 인간 뇌줄기의 등쪽면. 운동핵은 왼쪽에, 감각핵은 오른쪽에 표시되어 있다. 눈돌림(oculomotor), 도르래(trochlear), 갓돌림(abducens), 혀밑(hypoglossal)신경핵은 몸운동기능이 있는 세포의 불연속 기둥을 형성한다(본문 참조).

는 운동겉질을 생성하며, 이러한 단백질의 중간 비율은 감각과 운동 연결을 통합하는 겉질로의 분화를 자극한다. 이러한 과정은 중추신경계를 등쪽과 배쪽 부위로 분할시킬 뿐만 아니라 말초신경계 내에서 등쪽과 배쪽 구획의 발생에도 분명한 영향을 끼친다. 이것은 가장 초기의 대뇌겉질 기능 분리에 영향을 끼치는 요소들의 복잡한 상호작용의 가장 단순한 하나의 예이며, 새로운 유전자들과 그에 대한 상호작용들은 계속 발견되고 있다.

인간의 초기 태아기(임신 중기를 거쳐 8주차)는 새겉질의 발달에 있어서 임계기로, 겉질 신경세포의 대부분이 이 기간 동안 발생되고 초기 연결이 이루어진다. 모든 포유류는 여섯 층으로 이루어진 대뇌겉질을 가지고 있다. 겉질 신경세포와 아교세포 뇌실 내벽 세포에서 유도되어 정확한 층으로 이주한다. 배아 생성이 계속되면서 각각의 신경계 영역은 서로 다른 속도로 세포 분열을 거치게 된다. 끝뇌의 입쪽에서 활발하게 일어나는 신경세포의 유사분열은 뇌주름형성(gyrification)이라고 불리는 과정을 통해 고랑(sulcus)으로 분리되는 주름인 이랑(gyrus)을 형성한다. 뇌주름형성은 임신 3삼분기 동안 빠르게 진행되고, 대뇌 표면적을 많이 증가시킬 수 있도록 광범위하게 복잡한 겉질 영역을 생성한다. 주요 고랑들은 초기에 생성되는데, 예를 들어 가쪽 틈새(lateral fissure)는 출생 후에도 완성되지 않지만, 임신 2삼분기에 나타난다. 비정상적인 뇌주름형성은 출생 후에 심각한 영향을 끼칠 수 있다. 정상적인 산모의 자궁내 성장제한(intrauterine growth restriction)은 출생 전 이랑의 형성을 제한하고, 심각한 경우 출생 후에 주의력결핍 과잉행동장애(ADHD)나 정신분열증(schizophrenia)과 관계가 있을 수 있다. 반대로 보통보다 작은 이랑의 과도한 형성(뭇미세이랑증, polymicrogyria)은 출생 후에 많은 발달장애를 초래한다.

시냅스형성(synaptogenesis, 신경세포 간 연결의 생성)은 임신 1삼분기 동안 시작되고, 초기 성인기까지 계속된다. 시냅스가 형성되고 초기 연결이 안정화될 때, 희소돌기아교세포는 축삭에 말이집을 형성하고 백색질 신경로를 만든다. 중추신경계의 가장 큰 신경섬유다발인 뇌들보(corpus callosum)는 16주차까지 초음파 검사를 통해 확인할 수 있다. 신경섬유로의 정교화 및 성장은 출생 후에도 계속되고, 이것은 신경섬유다발과 같은 조직에서 물 분자의 확산을 분석하는 확산텐서영상(diffusion tensor imaging)을 통해 확인할 수 있다. 신경로의 출생 후 성숙은 생후 첫 10년 동안 매우 활발하고, 일부 계통의 경우에는 출생 후 20년 동안 크게 발달된다. 시냅스형성이 급속하게 동시에 일어나는 기간인 임신 2삼분기에서 출생 후 생애로 이어지는 기간 동안 많은 신경세포는 세포자멸사를 겪는데, 이 기간 동안 뇌에 있는 신경세포의 반 이상이 제거된다. 시냅스가 강화될 때 경쟁에서 성장인자를 얻지 못한 축삭은 이후에 신경세포의 죽음과 함께 잘려나가 제거된다. 이것은 가장 안정적인 연결을 만드는 신경세포만이 생존하도록 하는 정상적인 과정이다.

개인은 학습하고 새로운 상황을 경험하며 손상에서 회복되기도 하기 때문에, 시냅스형성은 전 생애에 걸쳐 계속된다. 시냅스형성은 이러한 현상의 초기 단계 동안 풍부하게 이루어지며, 제거 또한 활발하게 일어나서 겉질 연결성의 정확도를 향상시킨다. 시냅스 제거와 겉질 형상화의 영향에 대한 전형적인 예로 포유류의 시각겉질에서 발생하는 눈 우세 기둥(ocular dominance columns)의 생성을 들 수 있다. 성숙한 눈 우세 기둥 내의 신경세포는 오직 하나의 눈으로부터의 입력에 반응하고, 인접한 기둥은 교대성 시각 입력(alternate optic input)에 반응한다. 시각겉질을 비스듬하게 절단한 면에서 교대성 시각 입력은 두드러진 패턴을 만들어 낸다(그림 4.8). 보통 시각겉질로 가는 가장 초기에 투사가 많고, 양쪽 눈으로부

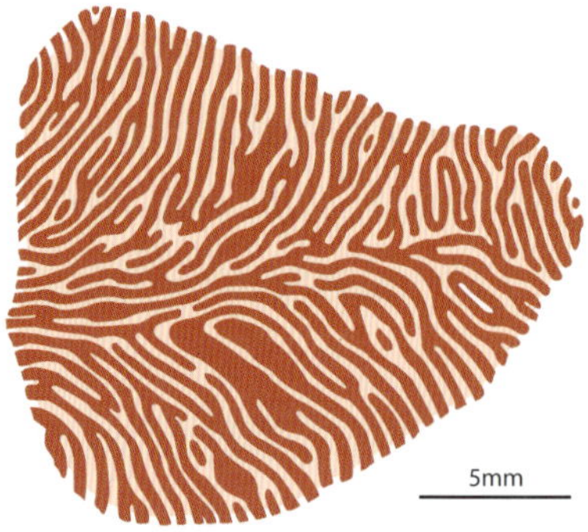

그림 4.8 붉은털 원숭이의 오른쪽 시각겉질에 있는 눈 우세 기둥
어두운 줄무늬는 한쪽 눈을 나타내고, 밝은 줄무늬는 다른 쪽 눈을 나타낸다.

최첨단 연구

동물 모델: 마이티 마우스(Mighty Mouse)

임상적이고 윤리적인 이유로 인해 유전자 연구에 인간을 이용하는 것은 필연적으로 제한된다. 법적 · 윤리적인 고려사항뿐만 아니라 짧은 수명과 임신기간 때문에 동물 모델 중 쥐는 유전자 연구를 위해 매우 유용하다는 것이 입증되어 왔다. 또한 인간과 쥐는 많은 유전자를 공유하기 때문에, 쥐 모델에 의해 얻어진 연구자료는 인간 연구에 유용하다. 2007년의 노벨 생리학상과 의학상은 쥐의 유전 부호 변형 방법을 발견한 연구에 수여되었다. 연구자들은 수정된 난모세포(단일 세포 배아)에 특정한 유전자를 주입하고, 이 배아는 숙주 모체(host mother)로 이식되었다. 일단 새끼 쥐가 태어나면 이질적 유전자가 통합되었는지를 확인하기 위한 검사가 실시되었다. 유전자삽입 쥐(transgenic mice)는 쥐 계통에서 생산하는 본래의 단백질과는 이질적인 단백질을 생산하고, 이 때 변형된 유전자의 발현은 다음 세대로 이어질 수 있다. 이러한 유전자 변형은 새로운 유전적 조건의 결과로 받아들일 수 있는 표현형 변이 또는 행동적인 변화를 일으킨다. 차후의 모델에서 특정 단백질의 발현은 그 단백질을 부호화하는 유전자의 "쳐내기(knocking out)"에 의해 제거되었다. 유전자 제거 기술(knockout technology)은 더 발전되어 약물 또는 외인성 생화학물질의 투여를 통해 관심 유전자의 활성화(또는 비활성화)가 발생되는 조건부 형태로까지 진보하였다. 중요한 유전자의 생산 활동이 제거된 변형 유전자의 발현은 발견의 해석이 틀렸음을 쉽게 입증할 수 있는 세포 독성이나 발달장애와 같은 다른 의도치 않은 효과를 초래하기도 한다. 조건부 유전자삽입 쥐 조작은 조직 특이성을 가지고, 단 하나의 기관계통 유전자를 목표로 하며, 의도하지 않은 계통의 유전자 조작의 결과는 감소되거나 제거된다. 신경학적 질환인 파킨슨병을 연구하기 위해 만들어진 Park2 제거 쥐처럼, 유전자 제거(knockout) 쥐 모델은 대체된 유전자에 따라 이름이 붙여진다.

유전자삽입 쥐 기술. DNA는 수정란의 미성숙한 풋핵(pronucleus)에 미세 주입되고, 그 이후 숙주 모체로 이식된다. 미세 주입된 수정란은 자손 쥐로 발달하는데, 자손 쥐에게 주입된 DNA의 체내화(incorporation)로 인해 다른 털 색깔을 나타낼 수도 있다.

비록 유전자 기능과 질환 사이에서 일대일의 상관관계가 항상 가능하지 않지만, 유전자삽입 기술로 특정한 유전자 기능을 평가할 수 있는 상대적인 특이성은 의학 연구의 혁신을 가져왔다. 이는 선택된 유전자의 역할이나 조합과 이들의 질병과의 관계를 발견하게 하고, 개별 환자에게 맞는 새로운 진단과 치료전략을 발전시켜 유전체학(genomics)이라는 새로운 분야에 대한 발전의 길을 열었다.

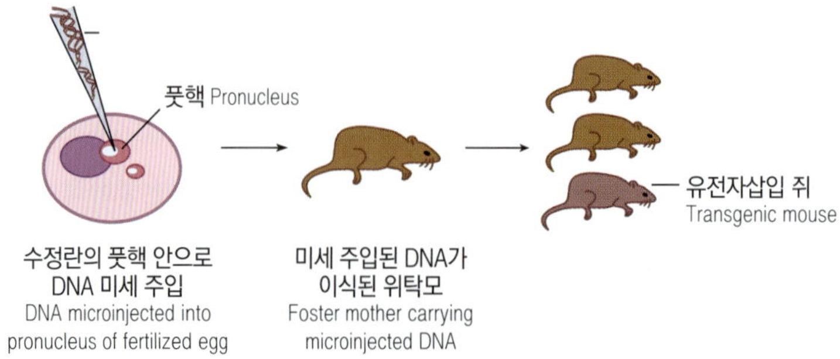

터의 입력은 섞이며, 눈 특정 기둥(eye-specific column)의 경계는 아직 지켜지지 않는다. 1963년에 노벨상을 수상한 허블(Hubel)과 위젤(Wiesel)은 태어나서 첫 3개월 동안 새끼 고양이의 한쪽 눈에 광 자극을 제거한 실험의 결과에서 눈을 뜰 수는 있지만 시력이 영구적으로 상실되었다는 것을 증명하였다. 한쪽 눈이 멀게 될 때, 손상되지 않은 눈에서 겉질 전체로 가는 입력이 부적절하게 확장되고 눈 우세 기둥의 상실이 수반되어, 감긴 눈으로부터의 입력이 기능적 시냅스를 만들어내지 못하고 탈락된다. 이러한 결과는 시냅스 제거 기간 동안 정확한 시냅스를 강화하고 부적절한 시냅스의 탈락을 촉진시키는 빛 자극의 중요성을 증명하였다.

그러나 발달 및 재생 상황 모두에서 임계기 동안 자극이 부족하면 이 과정의 효과는 감소된다. 임계기 동안의 제한된 자극과 감소된 활성화는 신경세포 위축과 가지돌기의 수축을 발생시켜 기능 발달, 학습, 외상 후 회복을 심각하게 손상시킬 수 있다.

III 손상에 대한 반응

RESPONSE TO INJURY

중추신경계 손상 후 재활은 신경가소성을 촉진하고, 인간과 동물 연구 모두에서 장기적으로 기능 개선의 결과를 나타나게 한다. 이러한 결과는 가지돌기의 발아, 시냅스형성, 신경화학물질 생산의 향상 덕분이다. 동물 모델에서 이른 재활의 시작은 회복에 역효과를 내는 GABA 유발성 신경흥분독성(excitotoxicity)을 발생시킨다. 그러므로 동물에서의 재활은 손상이 발생하고나서 며칠 후에 시작하는 것이 이상적이다. 비록 동물 모델의 경우 손상 이후 며칠 내에 동일한 GABA 매개성 억제가 활성화되지만, 손상을 최소화시키고 항상성의 재건을 목표로 하는 인간을 위한 이상적인 재활 시기는 아직 밝혀지지 않았다. 그러나 이 활성화는 회복 초기에 새로운 학습의 습득을 일시적으로 막는다. 발전하고 있는 과학기술에 의해, 곧 임상가들은 손상된 신경계가 재활의 시작을 위해 대사적으로 준비할 시기를 결정할 수 있을 것이다. 왈(Wahl)과 슈왑(Schwab)은 뇌졸중과 척추손상 후 재활의 시기를 결정하기 위해 (1) 대사적 준비를 결정하기 위한 생물표지자(biomarker)에 대한 신경 영상과 평가, (2) 억제성 단백질의 손상 후 발현을 차단하기 위한 맞춤형 항체 사용과 같은 신경가소성 향상 치료, (3) 행동학적 중재(behavioral interventions)를 통한 신경로의 선택 및 안정화의 세 단계 모델을 제안하였다.

신경가소성 ▪ 신경학적 준비

어린 뇌는 새로운 학습과 손상 후 재학습을 위한 대단한 능력을 가지고 있다. 뇌에는 변경을 특히 잘 수용하는 시기인 임계기(critical period)가 있다. 각각의 기관계통은 서로 다른 임계기를 가지고 있다. 예를 들어, 아기는 어떠한 언어로도 활용될 수 있는 모든 소리를 낼 수 있고, 심지어 수화 역시 의사소통의 수단으로 배울 수 있다. 언어 발달을 위한 임계기가 끝난 이후에는 이러한 광범위한 능력이 뚜렷하게 감소되기 때문에, 성인은 새로운 언어를 배우기가 더 어렵다. 임계기는 청각과 안뜰계 기능에서도 찾아볼 수 있는데, 이 기능은 서로 다른 시기적 조절에 의해 일어난다. 전문가들은 임계기가 신경가소성과 학습 능력이 향상되는 시기라는 점에 대해 일부 동의하지만, 새로운 학습의 습득을 위한 절대적인 기회라는 점에서는 논란이 계속되고 있다. 최근 연구에서 임계기가 대뇌겉질의 억제성 신경세포에 의해 조절된다는 것이 밝혀졌다. 연구자들은 Lynx1(화학적으로 뱀독과 유사)이라는 단백질을 발견하였는데, 이 단백질은 시각의 신경가소성을 손상시킨다. 이 Lynx1 유전자가 제거된 성인 쥐는 신생아기에 시작된 장기간의 감각 결손 후에도 불구하고 시력을 다시 되찾을 수 있었다. “분자 제동장치(molecular brakes)”라는 별명이 붙은 이 단백질은 평생에 걸쳐 점진적으로 증가하여 신경가소성을 감소시키고 새로운 학습 능력을 제한한다.

“늙은 개에게는 새로운 재주를 가르치기는 어렵다”라는 속담은 오늘날에는 적절하지 않은 말로 받아들여질 수 있다. 나이가 들어감에 따라 새로운 학습 능력이 줄어든다는 오랜 믿음은 이제 더 이상 정설이 아니다. 사실 새로운 과제와 도전을 시도하는 것은 신경계의 건강을 유지할 수 있게 하고, 알츠하이머병과 같은 질병으로부터 신경을 보호할 수 있다고 여겨진다. 런던의 택시 운전자에 대한 연구는 새로운 요청에 대응하여 변화하는 성인 뇌의 내재적인 능력을 증명하였다. 택시 운전자는 뇌 속에서 런던의 삼차원적 지도를 만들어내기 때문에 공간 관계성과 관련된 해마 영역이 확장되었다.

“계속 사용하지 않으면 잃어버린다”라는 격언은 오늘날에도 중요하다. 이제 새롭고 복잡한 신체적 · 인지적 과제에 대한 연습과 시도가 장기간의 분자 변화와 새로운 시냅스의 형성을 촉진시킨다는 것을 알게 되었다. 이와 반대로 가변적이고 적응력이 높은 뇌는 전 생애 동안 무기력과 스트레스로 인해 단백질 합성을 하향 조절시키고, 신경세포와 시냅스를 감소 또는 제거시킨다. 높은 스트레스 또는 낮은 욕구를 가진 삶을 살아간다면 인지의 상실을 촉진할 수 있다. 외상 후에 몸을 많이 움직이지 않는 생활습관과 치료적 운동 프로토콜을 따르지 않는 행동은 회복에서 뚜렷한 걸림돌이 된다. 손상된 구조와 관련된 입력을 한 번 받은 대뇌겉질 영역에서의 신경세포 투사는 탈락되고, 인접한 손상되지 않은 신경세포의 투사는 탈신경된 겉질에 침입하여 장기간의 기능적 상실을 초래한다.

신경가소성은 “양날의 검”이라고 할 수 있다.

사례 4 논의: 정상 영아 발달 Normal Infant Development

자스민이 3개월의 육아 휴직 후 직장에 복귀했을 때, 마일즈는 처음으로 엎드리기에서 바로 눕기로 몸을 돌릴 수 있게 되었다. 아버지의 육아 휴직 기간 동안, 마일즈는 6주 더 집에서 지냈다. 지지 없이 스스로 앉을 수 있는 5개월이 되었을 때, 마일즈는 그의 누나와 함께 지역의 어린이집에 다니기 시작했다. 12개월 후, 마일즈는 인지, 감각, 운동 기능의 모든 주요 단계가 정상에 도달했고, 키와 몸무게가 정상 연령 수치에 도달했다. 마일즈의 사례는 건강한 신경학적 발달을 지원하는 출생 후의 풍부한 자극이 병행된 유전적인 건강과 출생 전 관리의 중요성에 대한 전형적인 예시가 되었다. 이러한 요소들의 조합이 부족하면 다수의 환자들은 불리한 입장에 놓이게 된다. 성인기의 신경학적인 손상은 원시반사를 탈억제시키기 때문에 정상적인 영아 발달의 이해는 재활을 위해 영유아기와 생애 전반에 걸쳐서 필수적이다. 정상 발달 과정을 따르는 것은 신경계 재활에서 전통적인 접근이다. 보행 학습 전에 아기는 도움 없이 앉는 것을 통해 강한 몸통 근육을 발달시키고, 자세 조절에 방해가 되는 반사를 이겨내야 한다. 이와 같은 원칙은 성인의 신경계 재활에도 적용될 수 있다.

복습문제

1. 신경계로 발달하는 배아층은 무엇인가?

A. 내배엽 B. 외배엽
C. 중배엽 D. 유도기

2. 뇌주름형성(gyrification)의 기능적인 결과는 무엇인가?

A. 초기 태아기 동안 한정된 공간에서 정상적인 뇌의 성장을 가능하게 한다.
B. 불충분한 뇌주름형성은 정신분열증과 같은 출생 후의 중추신경계 기능이상을 초래한다.
C. 과도한 뇌주름형성은 일반적인 이랑보다 작은 이랑과 출생 후의 합병증을 일으킬 수 있다.
D. 위의 보기가 모두 일어난다.

3. 뇌소포는 후에 무엇으로 발달하는가?

A. 앞뇌, 중간뇌, 척수
B. 앞뇌, 중간뇌, 머리뼈
C. 척수, 중간뇌, 마름뇌의 선조세포
D. 앞뇌, 중간뇌, 마름뇌의 선조세포

4. 부적절한 신경구멍 폐쇄의 결과에 포함되지 않는 것은?

A. 무뇌증 B. 척추갈림증
C. 뭇미세이랑증 D. 작은뇌증

5. 말총이 형성되는 과정은 무엇인가?

A. 몸분절의 성장이 척수 발달을 지연시킨다.
B. 척주의 성장이 척수보다 더 빠르게 발생한다.
C. 척수신경의 성장이 신경관 형성으로 인해 지연된다.
D. 숨뇌의 성장이 척수 발달을 지연시킨다.

6. 뇌줄기에서 경계고랑은 ________ 에 위치한 운동신경핵을 에 위치한 감각신경핵으로부터 분리시킨다.

A. 안쪽, 등쪽 B. 배안쪽, 등가쪽
C. 등쪽, 안쪽 D. 등가쪽, 배안쪽

7. 시냅스형성과 신경 제거에 대한 언급 중 틀린 것은?

A. 가장 안정적인 신경학적 연결만이 확실하게 살아남는다.
B. 이 과정은 초기 유아기에서 임계기 동안 발생한다.
C. 이 과정은 성인기에서 손상 또는 새로운 학습 후에 일어난다.
D. 신경 가지치기(pruning)는 출생 전후기 동안 신경세포의 50% 이상을 파괴한다.

8. 성인기 신경가소성의 한계는 무엇인가?

A. 임계기의 종료는 시냅스형성을 영구적으로 제한한다.
B. 결정적인 시기(critical window)를 종료시키는 억제 신경세포는 시간이 지나면서 점점 증가한다.
C. 시냅스형성은 오직 초기 유아기에서 임계기 동안 발생된다.
D. 신경 가지치기는 출생 전후기 동안에 가장 활발하다.

9. 몸분절 장애의 잠재적인 결과는 무엇인가?

A. 뇌신경의 불충분한 발달
B. 척수갈림증, 척추갈림증의 가장 심각한 형태
C. 불충분한 팔다리 발달
D. 위 보기 모두

10. 뇌졸중이나 척수손상 후 재활에서 장기간의 성과에 가장 적게 영향을 주는 인자는 다음 중 무엇인가?

A. 손상 후 재활의 시점
B. 운동과 재활 프로그램의 불이행
C. 손상 후 대뇌겉질의 대사적인 준비
D. 손상 후의 높은 스트레스 정도

REFERENCES

Achiron R, Achiron A. Development of the human fetal corpus callosum: a high-resolution, cross-sectional sonographic study. *Ultrasound Obstet Gynecol*. 2001;18:343–347.

Andersen SL. Trajectories of brain development: point of vulnerability or window of opportunity? *Neurosci Biobehav Rev*. 2003 Jan–Mar;27(1–2):3–18.

Baker RE, Schnell S, Maini PK. A clock and wavefront mechanism for somite formation. *Developmental Biology*. 2006;293:116–126.

Bockamp E, Maringer M, Spangenberg C, et al. *Physiol Genomics*. 2002;11:115–132.

Chen Y, Wang G, Ma ZL, et al. Adverse effects of high glucose levels on somite and limb development in avian embryos. *Food Chem Toxicol*. 2014 Sep;71:1–9.

Chizhikov V, Millen KJ. Roof plate-dependent patterning of the vertebrate dorsal central nervous system. *Dev Biol*. 2005;277:287–295.

Colson SD, Meek JH, Hawdon JM. Optimal positions for the release of primitive neonatal reflexes stimulating breastfeeding. *Early Hum Dev*. 2008 Jul;84(7):441–449.

Dubois J, Benders M, Borradori-Tolsa C, et al. Primary cortical folding in the human newborn: an early marker of later functional development. *Brain*. 2008;131:2028–2041.

Duce IR, Keen P. Can neuronal smooth endoplasmic reticulum function as a calcium reservoir? *Neuroscience*. 1978;3(9):837–848.

Eluvathingal TJ, Chugani HT, Behen ME, et al. Abnormal brain connectivity in children after early severe socioemotional deprivation: a diffusion tensor imaging study. *Pediatrics*. 2006;117:2093–2100.

Giza C, Prims M. Is being plastic fantastic? Mechanisms of altered plasticity after developmental traumatic brain injury. *Dev Neurosci*. 2006;28:364–379.

Hevner R, Haydar T. The (not necessarily) convoluted role of basal radial glia in cortical neurogenesis. *Cerebral Cortex*. 2012;22:465–468.

Hötting K, Röder B. Beneficial effects of physical exercise on neuroplasticity and cognition. *Neurosci Biobehav Rev*. 2013 Nov;37(9 Pt B):2243–2257.

Huang H, Zhang J, Wakana S, et al. White and gray matter development in human fetal, newborn and pediatric brains. *NeuroImage*. 2006;33:27–38.

Huang X, Saint-Jeannet JP. Induction of the neural crest and the opportunities of life on the edge. *Dev Biol*. 2004;275:1–11.

Hubel DH, Wiesel TN. Receptive fields, binocular interaction and functional architecture in the cat's visual cortex. *J Physiol*. 1962;160:106–154.

Jacobson S, Marcus EM. *Neuroanatomy for the Neuroscientist*, 2nd ed. New York: Springer, 2011. p. 147.

Jin Y, Fischer I, Tessler A, Houle J. Transplants of fibroblasts genetically modified to express BDNF promote axonal regeneration from supraspinal neurons following chronic spinal cord injury. *Exp Neurol*. 2002;177(1):265–275.

Levelt CN, Hübener M. Critical-period plasticity in the visual cortex. *Annu Rev Neurosci*. 2012 July;35:309–330.

Levi DM, Li RW. Perceptual learning as a potential treatment for amblyopia: a mini-review. *Vision Res*. 2009 October; 49(21):2535–2549.

Levin AR, Zeanah CH, Fox NA, Nelson CA. Motor outcomes in children exposed to early psychosocial deprivation. *J Pediatr*. 2014 Jan;164(1): 123–129.

Liu Y, Himes BT, Murray M, Tessler A, Fischer I. Grafts of BDNF-producing fibroblasts rescue axotomized rubrospinal neurons and prevent their atrophy. *Exp Neurol*. 2002;150–164.

Lodygensky G, Vasung L, Sizonenk S, Huppi P. Neuroimaging of cortical development and brain connectivity in human newborns and animal models. *J Anat*. 2010;217:418–428.

Maguire EA, Woollett K, Spiers HJ. London taxi drivers and bus drivers: a structural MRI and neuropsychological analysis. *Hippocampus*. 2006;16(12):1091–1101.

Maulden SA, Gassaway J, Horn SD, Smout RJ, DeJong G. Timing of initiation of rehabilitation after stroke. *Arch Phys Med Rehabil*. 2005 Dec;86(12 Suppl 2):S34–S40.

Monteagudo A, Timor-Tritsch IE. Development of fetal gyri, sulci and fissures: a transvaginal sonographic study. *Ultrasound Obstet Gynecol*. 1997 Apr;9(4):222–228.

Morishita H, Miwa JM, Heintz N, Hensch TK. Lynx1, a cholinergic brake limits plasticity in adult visual cortex: a cure for amblyopia through nicotinic receptor signaling. *Science*. 2010, November 26;330(6008):1238–1240.

Müller F, O'Rahilly R. Occipitocervical segmentation in staged human embryos. *J Anat*. 1994;185:251–258.

Pourquié O. Segmentation of the vertebrate spine: from clock to scoliosis. *Cell*. 2011, May 27;145(5):650–663.

Rakic P. Specification of cerebral cortical areas. *Science*. 1988;241(4862):170–176.

Ramırez O, Couve A. The endoplasmic reticulum and protein trafficking in dendrites and axons. *Trends Cell Biol*. 2011;21(4):219–227.

Rash BG, Rakic P. Neuroscience. Genetic resolutions of brain convolutions. *Science*. 2014;343(6172):744–745.

Resende T, Andrade R, Palmeirim I. Timing embryo segmentation: dynamics and regulatory mechanisms of the vertebrate segmentation clock. *Biomed Res Int.* 2014;2014:718683.

Scholz J, Klein MC, Behrens TEJ, Johansen-Berg H. Training induces changes in white-matter architecture. *Nature Neurosci.* 2009;12:1370–1371.

Smart I, McSherry OM. Gyrus formation in the cerebral cortex of the ferret: description of the internal histological changes. *J Anat.* 1986;147:27–43.

Stephenson SEM, Taylor JM, Lockhart PJ. Parkinson's Disease and Parkin. Insights from Park2 Knockout Mice, Mechanisms in Parkinson's Disease—Models and Treatments. Dushanova J, ed. InTech. DOI: 10.5772/18148. http://www.intechopen.com/books/mechanisms-in-parkinson-s-disease-models-and-treatments/parkinson-s-disease-and-parkin-insights-from-park2-knockout-mice.

Stiles J, Jernigan TJ. The basics of brain development. *Neuropsychol Rev.* 2010;20:327–348.

Takesian AE, Hensch TK. Balancing plasticity/stability across brain development. *Prog Brain Res.* 2013;207:3–34.

Tau GS, Peterson BS. Normal development of brain circuits. *Neuropsychopharmacology Reviews.* 2010;35:147–168.

Urban JPG, Roberts S, Ralphs JR. The nucleus of the intervertebral disc from development to degeneration. *Amer Zool.* 2000;40:53–61.

Van Essen DC. A tension-based theory of morphogenesis and compact wiring in the central nervous system. *Nature.* 1997, Jan 23;385(6614):313–318.

Vasung L, Fischi-Gomez E, Hüppi PS. Multimodality evaluation of the pediatric brain: DTI and its competitors. *Pediatr Radiol.* 2013 Jan;43(1):60–68.

Wahl A, Schwab M. Finding an optimal rehabilitation paradigm after stroke: enhancing fiber growth and training of the brain at the right moment. *Front Human Neurosci.* 2014 June;8(38):1–13.

Walker HK. The suck, snout, palmomental, and grasp reflexes. In: Walker HK, Hall WD, Hurst JW, eds. *Clinical Methods: The History, Physical, and Laboratory Examinations*, 3rd ed. Boston: Butterworths, 1990. Ch 71.

Weisel T, Hubel D. Extent of recovery from the effects of visual deprivation in kittens. *J Neurophysiol.* 1965 Nov;28(6):1060–1072.

Wilson DB. Embryonic development of the head and neck: part 5, the brain and cranium. *Head Neck Surg.* 1980 Mar–Apr;2(4):312–320.

Wittman AB, Wall LL. The evolutionary origins of obstructed labor: bipedalism, encephalization, and the human obstetric dilemma. *Obstet Gynecol Surv.* 2007 Nov;62(11):739–748.

Woollett K, Maguire EA. Acquiring "the knowledge" of London's layout drives structural brain changes. *Curr Biol.* 2011;21:2109–2114.

Zhou J, Thompson B, Hess RF. A new form of rapid binocular plasticity in adults with amblyopia. *Scientific Reports.* 2013;3:2638.

Zilles K, Palomero-Gallagher N, Amunts K. Development of cortical folding during evolution and ontogeny. *Trends Neurosci.* 2013 May;36(5):275–284.

CHAPTER 5

척수

SPINAL CORD

사례 5 척수손상 Spinal Cord Injury

바비(Bobby)는 겁이 없는 아이였다. 어렸을 때 콜로라도 집 바깥 계단을 세발자전거를 타고 내려왔다는 이야기를 어머니께 들었을 정도였다. 그는 각종 운동을 즐겼는데, 그의 가족이 캘리포니아로 이사 간 후에는 라켓볼과 수영을 계속하였다. 고등학생 때 바비는 철인 3종 경기 선수가 되었고 수영, 자전거 타기, 달리기하는 열정적인 선수 그룹에 정기적으로 참여하였다. 일요일 아침에 그들은 바다에서 약 4.8km의 거리를 수영했고, 나머지 시간은 약 21km 정도 뛰는 것으로 하루를 마무리했다. 그리고 약 90km 정도의 남부 캘리포니아 산맥과 협곡을 따라 자전거를 탐으로써 주별 훈련을 마쳤다. 그는 절친한 친구들과 활동적인 삶을 함께하는 것을 매우 중요하게 여겼다.

그가 17세가 되던 쾌적한 3월의 어느 날 모든 것이 뒤바뀌었다. 체육관 안에 있기에 너무 날씨가 좋아서 그는 부모님 집을 시작으로 가볍게 자전거를 타기로 결심했다. 부모님 집에서 고등학교를 지나 몇 바퀴를 돌았는데, 갑자기 자동차 한 대가 그의 옆쪽을 향해 달려왔다. 그는 넘어지지 않기 위해 방향을 바꾸었지만, 소화전 앞에 불법 주차된 버스와 충돌했다. 이 사고로 그는 척추가 골절되어 그는 5번 목뼈 수준까지 영구적인 척수손상을 입었다.

병원에서 점차 새로운 한계를 깨달으면서 현실은 그에게 서서히 다가왔다. 그는 병원에서 부상의 심각성을 판단하기 위한 검사를 통해 처음으로 견인(traction)을 받았다. 그는 팔다리마비라는 진단을 받았고, 침대에 놓은 팔을 움직이는데 어려움을 겪었다. 한 번은 그가 어깨를 씰룩거린 뒤 자신의 몸 앞으로 팔을 굽힐 수 있었다. 하지만 팔은 그의 얼굴에서 꼼짝도 하지 않았고, 마비된 위팔세갈래근 때문에 팔꿈치를 펼 수 없었다. 사고가 나고 며칠 후 그는 누워 있었고, 의사는 그에게 다시는 걸을 수 없을 거라고 말했다. 그 말을 들었을 당시에 그는 그 사실을 완전히 받아들일 수가 없었다. 수개월 동안 할로 보조기를 착용하게 한다는 사실이 그에게 더 갑작스러웠다. 할로 보조기의 고정장치는 네 개의 나사로 고정된 머리뼈를 둘러싸는 금속 밴드를 이용하여 목뼈가 움직이지 않게 한다. 긴 금속 막대는 할로에서부터 내려와서 몸통을 감싸는 조끼에 연결된다. 바비의 아버지는 목뼈 골절로 인해 수년간 할로 보조기를 착용했었다. 바비는 아버지가 얼마나 고통스러웠고 불편했는지 매우 잘 기억하고 있었기 때문에, 재활팀원들이 상상하는 이상으로 할로 보조기를 착용한 채 생활하는 것에 대해 공포심을 가졌다.

일단 재활센터로 옮겨졌을 때, 바비는 반복되는 일상에서의 편안함과 익숙함을 느꼈다. 그는 작업치료와 물리치료를 통해 새로운 기술을 배우는데 집중하였다. 그리고 그는 마음 속으로 회복 후에 수개월 내로 철인 3종 경기를 끝마칠 계획을 세웠다. 병원 직원이 방문객 수 제한을 요청할 정도로 매일 병실 복도를 매일 가득 채운 친구들과 가족의 엄청난 격려를 받았고, 더불어 긍정적이고 집중적인 재활팀은 그가 하루하루를 더 편하게 보낼 수 있도록 하였다. 그와 같이 훈련하는 환자들은 대부분 더 나이가 많고 정신적으로 성숙한 사람들이었고 젊은 바비가 회복하는 초기 몇 달 동안 사회적 · 정서적인 도움을 주었다.

부상을 입은 지 몇 주 후, 바비는 어느 순간부터 현실을 분명히 받아들일 수 있었다. 그는 경기에 복귀할 수도 없고, 심지어 다시 걷지 못할 것이라는 것을 깨달았다. 그는 이전의 삶을 완전히 상실했다는 현실에 울었고, 이제는 이룰 수 없는 미래의 성취에 슬퍼하였다. 이러한 시점 이후로 그에게 재활은 훨씬 더 쉬워졌고, 휠체어를 타는 새로운 삶을 완전히 받아들였다. 병원에서 퇴원하는 날, 그는 그의 친구들과 가족들이 후원한 하와이 철인 3종 경기를 관람하기 위해 비행기를 탔다.

신경가소성 ▪ **줄기세포 치료**

척수손상에 대한 효과적인 치료법을 찾기 위해 많은 연구가 이루어졌고 이에 희망을 걸어왔다. 말초신경계는 신경가소성에 있어서 뛰어난 능력을 발휘하지만 중추신경계의 기능적 가소성에서는 제한적이다. 줄기세포는 다른 유형의 조직으로 분화할 수 있기 때문에 대부분의 세포와는 다르다. 줄기세포가 적절하게 자극되어 원하는 표적조직(target tissue)으로 분화된다면 조직손상 후의 이식은 매우 효과적일 수 있다. 쥐의 줄기세포는 1980년대 초기에 처음으로 분리되었고, 그로부터 20년 후에 인간의 줄기세포를 분리할 수 있게 되었다. 수년간의 연구 결과에 따르면 이러한 줄기세포는 심장 및 기타 장기 손상 후 조직 복구에 엄청난 가치가 있음을 보여준다. 그러나 척추손상 후의 기능적 재건을 위해 줄기세포 기반의 이식은 아직까지 실현되지 않고 있다. 척수외상 후의 회복 기전을 밝혀내고 축삭재생을 방해하는 아교세포의 흉터형성(glial scarring)과 같은 장애를 극복하기 위해 과학자들은 현재까지 노력을 계속하고 있다(3장 참조). 게다가 분화 기전을 포함하여 완전히 통합된 줄기세포 치료에 필요한 줄기세포의 속성은 아직까지 완전히 밝혀지지 않고 있다. 최근의 인간을 상대로 골수 줄기세포를 이용한 메타분석에서는 실험 참여자의 감각과 운동 상실에 약간의 회복을 보였다고 밝혔다. 피실험자가 이러한 효과로 도움을 받았다는 연구는 거의 없었기 때문에 이러한 결과가 얼마나 환자의 삶의 질을 향상시키는지에 대해 아직까지 정확하게 알 수 없다. 현재, 연구자들은 척수손상 후 줄기세포 기반 이식 요법이 성공하려면 손상된 신경조직에 대한 표현형 교환(phenotype replacement)과 지속적인 신경 성장 지원의 조합이 필요하다는 것을 알고 있다.

I 주요 개념에 대한 개요

OVERVIEW OF KEY CONCEPTS

척수는 중추신경계와 말초신경계 사이를 연결하는 접점이다. 또한 척수는 팔다리와 몸으로부터의 몸감각 입력의 첫 번째 장소이며, 몸운동 및 자율운동 출력의 원천이다. 오름과 내림 백색질 섬유로는 세포의 회색질 핵을 둘러싸면서 바깥 부분을 형성한다. 척수로 전달되고 처리되는 엄청난 양의 정보는 규칙적이고 조직적이다.

백색질 섬유는 오름들신경(감각)과 내림날신경(운동) 신경로를 구성한다. 단일자극으로부터 다양한 모습을 얻어내기 위해 특별히 고안된 말초기관은 다양한 감각정보를 전달한다. 이들 경로의 축삭은 명확한 몸영역배열을 갖는데, 말초감각 및 운동국소해부학(motor topography)을 정확히 반영한다. 기능적으로 특정 축삭의 섬유다발(로)(fasciculi, tracts)은 척수 내에 공간적으로 구분되어 있다. 이러한 구분은 백색질의 국소 병변이 다른 기능을 손상시키지 않으면서 일부 기능을 손상시킬 수 있으며, 결손의 범위에 따라 척수 병변의 신경학적 위치를 매우 정확하게 파악할 수 있게 한다.

일반적으로 대부분의 중추신경계에서 왼쪽 뇌는 신체의 오른쪽을 지배하고 오른쪽 뇌는 왼쪽을 지배한다. 신경로를 따라 어떤 지점에서 신경섬유가 오름(감각축삭) 또는 내림(운동축삭) 위의 정중선을 반드시 건너서 목표 지점으로 이동함으로써 왼쪽 뇌와 오른쪽 뇌를 연결한다. 교차는 신경로 각각의 위치에서 발생된다. 이 교차점은 병변의 수준 및 편측성(laterality)을 결정할 때 중요하다.

긴 신경로[투사신경세포(projection neuron)]와 국소 회로[사이신경세포(interneuron)]는 해부학적 · 기능학적으로 명확하게 파악되기 때문에 척수손상은 강직(spasticity) 또는 감각이상(paresthesia)과 같이 예측 가능한 행동장애를 발생시킨다. 또한 척수는 유해한 자극(잠재적 손상 및 통증 유발 자극)과 같은 입력 정보와 이러한 입력에 대한 중추에서의 내림 억제 이 두 가지를 모두 받아들인다. 이러한 통증에 대한 지각 및 반응에 대한 척수의 역할은 중요하게 연구되는 주제이다.

II 척수의 구조
STRUCTURE OF SPINAL CORD

척수 내에서 전달되는 정보는 복잡하고 그 양도 많기 때문에 회색질과 백색질의 질서 있는 배열은 필수적이다. 세포그룹과 축삭집합체는 몸영역배열에 맞게 배열되기 때문에 그들의 말초 표적조직은 명확하게 지점 대 지점 순서로 표시한다. 이러한 몸영역배열 구성은 회색질 기둥과 백색질 경로를 따라 각각의 수준에서의 신체 영역 표시를 형성한다. 척수손상의 대부분은 불완전하며 회색질과 백색질 구조의 일부만 손상된다. 신체 표시의 배열에 대한 이해는 척수손상의 범위뿐만 아니라 그 정확한 위치를 진단 내리는데 필수적이다.

표면적 특징 Surface Features

척수는 뇌줄기 내 숨뇌에서부터 첫 번째 허리척추뼈(1번 허리뼈)까지 확장되는 긴 관 모양의 구조이다. 발달 과정 중 척주와 척수의 성장 차이 때문에 척수는 척주의 총 길이만큼 확장되지 않는다(4장 참조). 척수는 상대적으로 작은 구조이지만 엄청나게 많은 정보를 전달한다. 경질막의 확장인 종말끈(filum terminale)은 느슨하게 꼬리뼈 척수 아래 부분을 고정시킨다. 종말끈은 비신경성 구조인데 말총을 구성하는 척수뿌리섬유를 따라 내려간다. 등쪽과 배쪽 잔뿌리는 척수의 뒤쪽과 앞쪽 표면으로부터 방출된다(그림 5.2). 척수뿌리의 입꼬리쪽 부위는 해당 척수분절의 경계를 알려준다. 뿌리섬유는 뒤뿌리신경절(dorsal root ganglion, DRG)의 먼쪽에서 합쳐진다. 척수신경이 시작되면서 척수수막은 끝이 나고 말초신경을 둘러싸는 결합조직집(connective tissue sheath)으로 이어진다.

분절 해부학 Segmental Anatomy

육안으로의 척추 차이는 말초 영역에 분포된 감각과 운동 신경지배의 밀도 차이와 관련이 있다. 목과 허리팽대는 팔다리, 특히 손과 발에서의 감각과 운동 신경지배의 밀도를 나타낸다. 반대로 가슴과 허리에 분포된 감각과 운동 신경지배는 상대적으로 적은 가슴척수의 횡단면적과 관련이 있다. 척수의 모양과 각 척추 수준에서의 백색질과 회색질의 비율은 척수 수준을 식별할 수 있고, MRI와 같은 횡단면 이미지를 통해 시각적으로 쉽게 확인할 수 있다.

척수의 내부 구조: 회색질 Internal Organization of Spinal Cord: Gray Matter

4장에서 설명한 발달 과정은 백색질 축삭 신경로로 둘러싸인 중심회색질 세포 영역을 형성한다. 초기 발달 동안 회색질 등쪽의 반은 감각기능을 담당하는 뒤뿔이 되고, 배쪽의 반은 운동기능을 수행하는 앞뿔이

된다. 운동신경세포는 앞뿔에 있으며 앞뿌리를 통해 말초로 투사된다. 척수는 수직 구조를 가지기 때문에 뒤뿔과 앞뿔은 입꼬리쪽(rostrocaudally)으로 이어지는 신경세포의 기둥(column)을 형성한다.

뒤뿔과 앞뿔 사이에 겹치는 영역을 중간 구역(intermediate zone)이라고 한다. 첫 번째 등척추뼈(TV1)에서부터 두 번째 허리척추뼈(LV2)까지 회색질의 중간 구역 가쪽으로 가쪽 돌출부가 있는데 이를 가쪽뿔이라고 한다(그림 5.1). 가쪽뿔은 신경절이전 교감신경세포의 세포체이다. 이들 축삭은 척수신경에 합류하기 위해 앞뿔에서 빠져나온다. 그러므로 앞뿌리 내 모든 축삭은 운동날신경이다(뒤뿌리 내 모든 축삭은 감각들신경이다). 말이집 신경절이전 축삭은 각각의 척수신경에서 떨어져 나가서 교감신경사슬신경절로 들어간다. 상호 연결된 하나의 끈인 교감신경사슬신경절은 1번 등뼈와 2번 허리뼈 사이의 가슴안벽 뒤편으로 올라간다(그림 5.2). 신경절이전 축삭은 백색교통가지로 불리는 작은 다발로 교감신경사슬

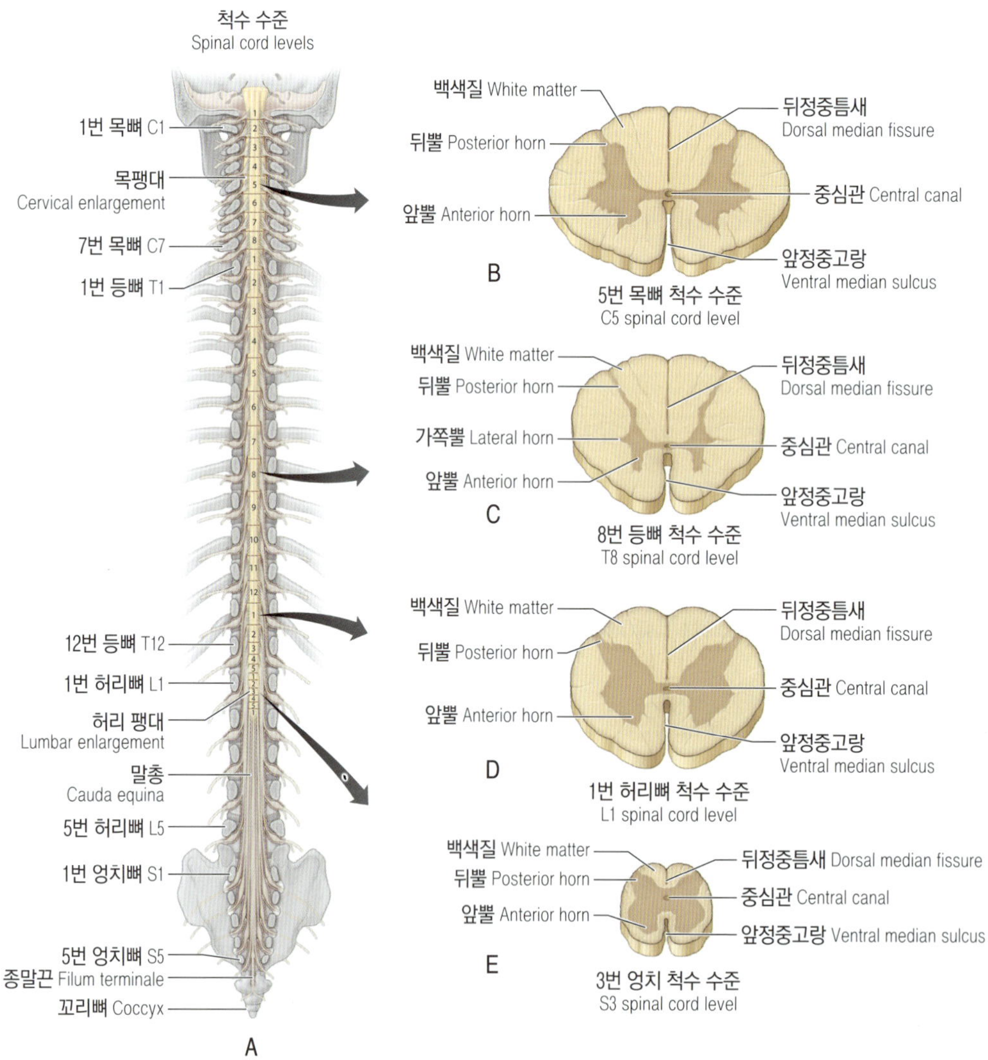

그림 5.1 척추의 원위치(A)와 네 개의 서로 다른 수준(B~E)에서 단면도

A: 척추관 내 척수의 등쪽 측면. 척수, 척수신경과 척추뼈 수준 사이의 차이를 관찰한다. 종말끈의 꼬리쪽 위치에 주목한다. **B~E:** 5번 목뼈, 8번 등뼈, 1번 허리뼈 및 3번 엉치뼈는 각각 척수의 교차 부분에 있다. 다양한 척수 수준에서의 회색질 및 백색질의 모양과 부피의 차이를 비교한다.

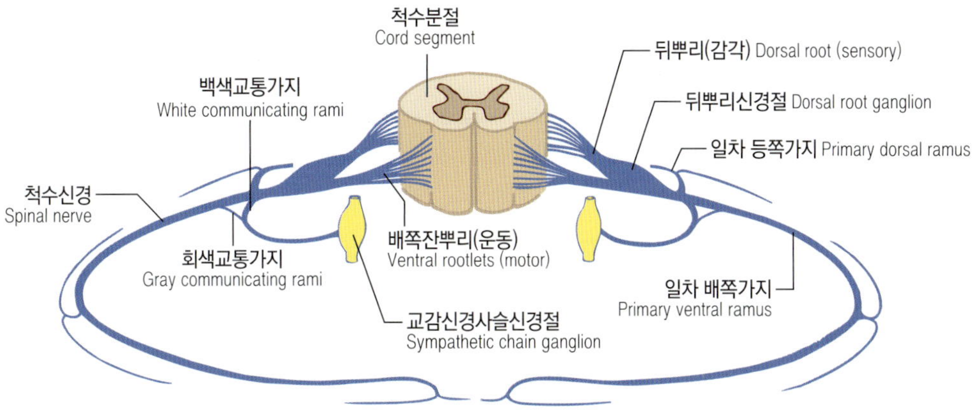

그림 5.2 뿌리, 신경절, 가지를 포함하는 척수분절

뒤뿌리는 뒤뿌리신경절 내 감각신경세포의 중심 축삭을 포함한다. 앞뿌리는 앞뿔과 가쪽뿔 내의 운동세포와 교감신경세포를 촉진하는 운동섬유를 각각 포함한다. 교감신경섬유는 백색과 회색 교통가지를 통해 교감신경사슬신경절과 연결된다.

신경절로 들어간다. 시냅스 후에 민말이집된 신경절이후 축삭 역시 작은 다발을 형성하는데 이를 회색교통가지라고 하고 척수신경과 함께 재합류 및 분포된다.

또한 클라크등쪽핵, 등쪽(뒤쪽) 가슴핵이라고 불리는 등허리 내 회색질은 약 7번 목뼈, 1번 등뼈와 3~4번 허리뼈까지 확장된다. 척수 부분에서 핵은 중간 구역 7번 판의 안쪽 부분에서 세포의 뚜렷한 타원으로 나타난다. 클라크등쪽핵으로의 입력은 양쪽 고리나선신경종말과 말초신경계에서 가장 두꺼운 Aα 축삭을 갖는 근육의 고유수용기를 포함한다. 클라크등쪽핵 내 신경세포로부터 생겨난 축삭들은 교차되고 편측 등쪽(뒤쪽) 척수시상로에서 소뇌까지 올라가 무의적 수준에서의 감각운동을 처리한다.

신경절이전 부교감신경세포는 2번 엉치뼈에서 4번 엉치뼈까지 있으며, 신경세포의 축삭은 골반내장에 공급되는 골반내장신경을 담당한다.

척수 회색질은 층판 구조(laminar organization) (1~10번)를 포함하며 이러한 시스템은 감각 및 운동 기능 영역을 지정한다(그림 5.3). 대개 제1~6층판은 감각 기능을 담당한다. 제1층판은 리사우어(Lissauer's) 신경로이며, 대부분 얇은 말이집 Aδ와 민말이집 C 섬유가 말초 자극(통각, nociception)을 손상시키는 것과 관련된 정보를 전달한다. 제2층판은 앞가쪽 시스템의 이차신경세포를 포함하는 아교질(substantia gelatinosa)을 구성된다. 이 세포 기둥부터 이차 축삭은 반대쪽 척수시상로를 형성하기 위해 앞백색질맞교차(anterior white commissure)에서 교차한다(그림 5.6).

제3~6층판은 척수고유핵(nucleus proprius)을 형성한다. 고유핵의 신경세포들은 문턱값이 낮은 오래된 일차 피부기계수용기 축삭과 일차 통각수용기 축삭으로부터 정보를 받으며 시냅스된다.

제7층판은 제10층판을 따라 중간 구역을 형성한다. 클라크등쪽핵에서 더 안쪽 그리고 중간가쪽세포 기둥의 더 가쪽을 제외하고, 세포는 중간 구역에서 더 드물게 존재한다.

제8, 9층판은 운동신경세포 기둥이고 큰 α-운동신경세포를 포함한다. 운동신경세포의 기둥은 제9층판인데 앞뿔의 가쪽 부분에 위치하며 팔다리 근육을 신경지배한다. 반면에 축근육(axial muscle)과 이음근육(girdle muscle) (예: 목과 어깨 근육들)을 지배하는 운동신경세포는 앞뿔의 안쪽 부분에 위치한다

(그림 5.4). 앞뿔의 안쪽 부분 내 신경세포는 축과 몸쪽 팔다리 근육과 연결되고 먼쪽 팔다리와 연결은 가쪽 부분의 신경세포이다. 나아가 굽힘 근육들(축앞 근육, preaxial muscle)은 앞뿔 내 더 등쪽에서 나타나고 폄 근육들(축뒤 근육, postaxial muscle)은 더 배쪽에서 나타난다.

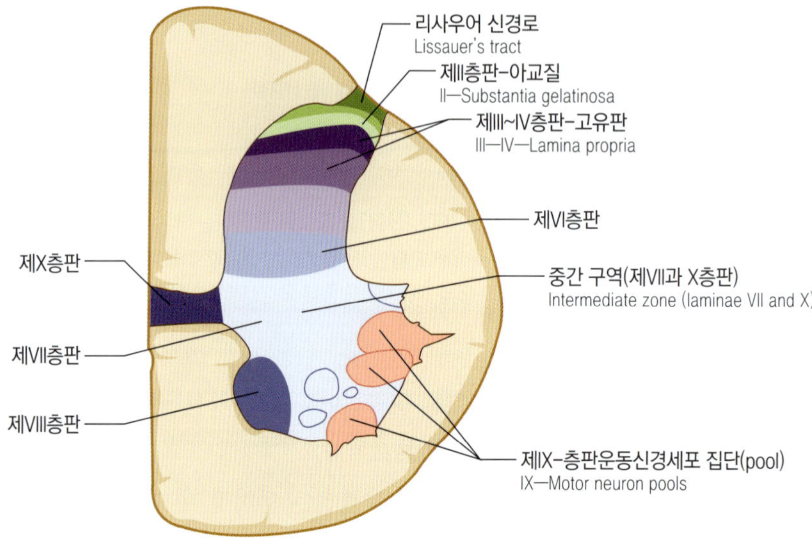

그림 5.3 척수 반쪽 안에 있는 회색질 층판

뒤뿔은 감각정보의 처리와 관련이 있고, 앞뿔은 운동날신경으로 기능한다.

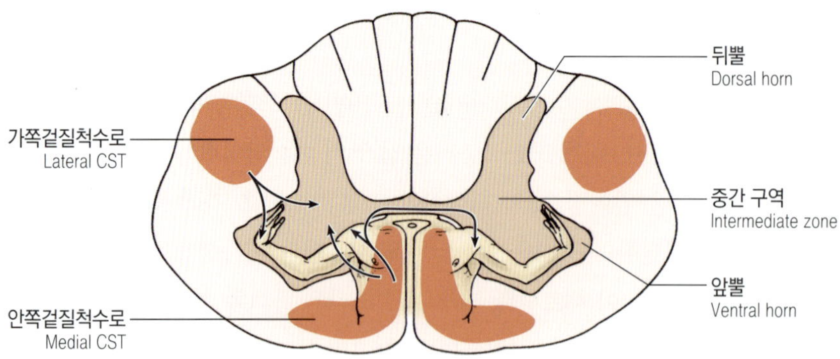

그림 5.4 앞뿔의 몸영역배열 구조

척수의 모식도는 앞뿔의 몸영역배열의 구조를 보여준다. 일반적으로 운동신경세포는 몸쪽과 축 근육을 신경지배하므로 앞뿔의 안쪽에 위치하고, 먼쪽 근육은 가쪽에 위치한다. 굽힘 근육은 등쪽에 나타나고, 폄 근육은 배쪽에서 나타낸다. 부분적인 호문쿨루스(난쟁이, homunculus)는 앞뿔과 겹친다.

척수의 내부 구조: 백색질 Internal Organization of Spinal Cord: White Matter

척수의 백색질은 척수와 대뇌겉질 사이의 세 가지 주요 긴 신경로이며, 내림(운동)신경로와 오름(감각)신경로 모두를 포함한다(그림 5.5). 특수한 기능적 중요성을 가진 세가지의 척수신경로는 겉질척수로를 포함하며(그림 5.5A) 자세한 사항을 이미 논의하였다. 척수신경로는 앞뿔 내 운동신경세포의 활동을 조절하고 뒤기둥(그림 5.5B)은 두점 식별, 진동 및 고유수용감각을 포함한 정교한 촉각 입력을 전달한다. 그리고 앞가쪽 시스템(anterolateral system, 척수시상로; spinothalamic tract)(그림 5.5C)은 둔한 촉각(비분별적 촉각, nondiscriminative touch)뿐만 아니라 물리적 자극, 온각, 통각의 입력을 중재한다. 이러한 각각의 신경로는 척수 백색질에서 예상 가능한 영역에 위치하고, 몸영역배열 구조를 엄격하게 따른다(그림 5.6).

다른 내림신경로는 바깥피라미드로(extrapyramidal tracts)라고 하는데, 자세 조정 및 외부의 지시에 반응하여 머리와 목을 움직이게 하는 자동운동 기능을 담당하는 근육을 활성화시킨다. 이 신경로에는 적색척수로, 그물척수로, 덮개척수로 및 안뜰척수로가 포함된다(그림 5.7). 이에 대한 내용은 아래에 논의되었다.

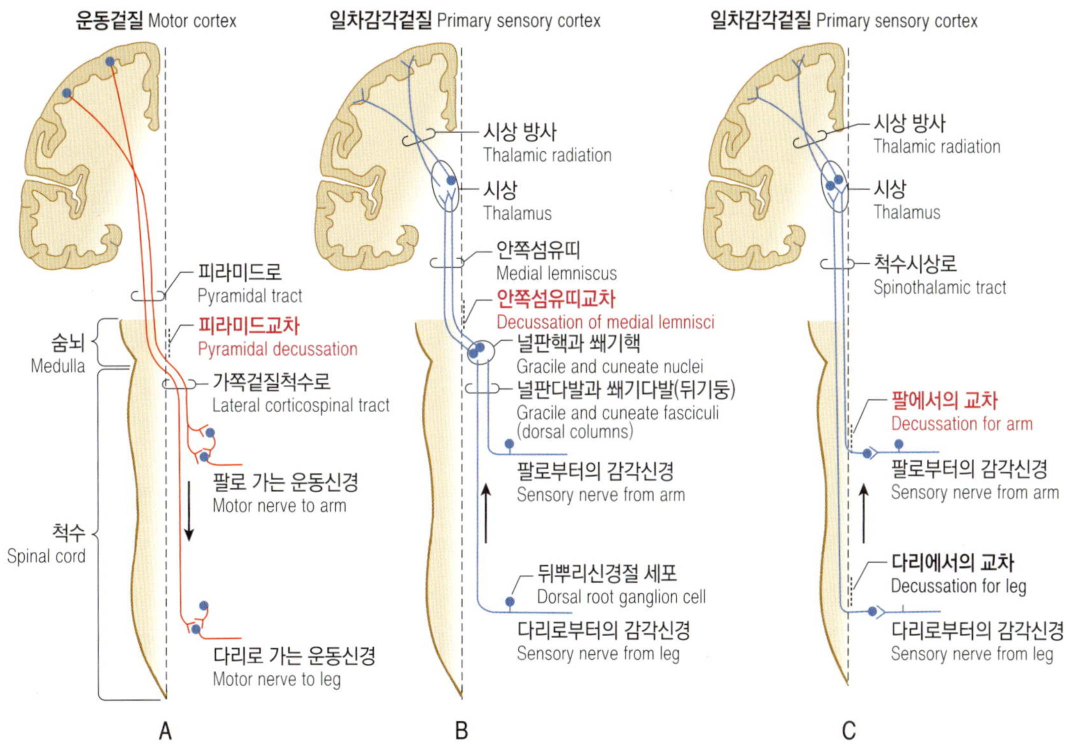

그림 5.5 척수와 대뇌겉질 사이 세 가지 주요 긴 신경로
A: 겉질척수로(피라미드로), B: 뒤기둥-안쪽섬유띠로, C: 척수시상로(앞가쪽)

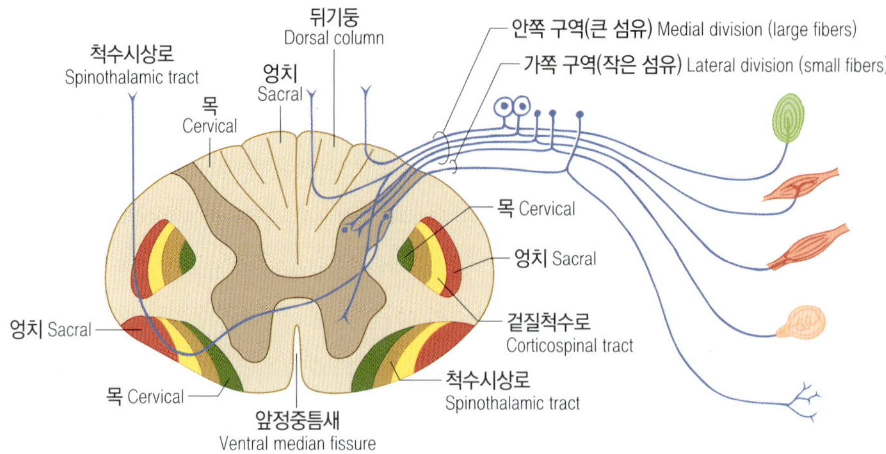

그림 5.6 말초 구조와 관련된 척수분절(spinal segmental)

다양한 감각종말은 왼쪽에 나타나 있다. 뒤뿌리의 가쪽 구분을 포함한 작은 섬유는 일차 통각 종말을 연결한다. 몸영역배열은 뒤기둥 내에 엉치 몸통은 안쪽에, 목뼈 수준은 가쪽에 나타난다. 겉질척수로와 척수시상로의 목 수준은 초록색이며, 등 수준은 노란색, 허리는 갈색, 엉치는 분홍색으로 나타나 있다.

III 운동신경로

MOROT PATHWAYS

대뇌겉질과 뇌줄기는 사지 및 몸통 또는 얼굴근육으로 운동축삭이 내려가도록 한다. 뇌줄기 운동신경로는 상대적으로 자동화된 신체 조절에 관여하는데 빠른 자세 조절 그리고 운동 중에 잘못 지시된 움직임을 교정한다. 반면에 겉질 운동신경로는 더 정교하고 유연하며 적절한 조절에 참여하는데 물체를 향해 뻗기, 잡기, 도구 이용이 포함된다.

7가지 주요 내림운동 조절 신경로는 뇌줄기와 척수로의 운동 중심에서 끝난다(그림 5.7). 이마엽의 대뇌겉질 제5층판에서 시작되는 세 가지 신경로는 (1) 가쪽겉질척수로, (2) 안쪽겉질척수로, (3) 겉질숨뇌로(겉질뇌줄기로)이다. 겉질숨뇌로는 주로 다리뇌 및 숨뇌 내 뇌신경의 운동핵에서 정지하며 목과 얼굴의 운동 기능을 담당한다. 또한 겉질숨뇌로는 머리에서 두 겉질척수로와 동등하다. 일반적으로 이 세 가지 겉질신경로는, 예를 들어 도구를 사용할 때 손가락의 조절이나 팔다리의 움직임 시 자세 조절 및 언어 사용과 같이 대부분 적응 가능한 유연한 움직임 조절을 담당한다. 나머지 4개의 신경로는 뇌줄기 핵에서 시작되고 바깥피라미드로로 간주된다. (4) 적색척수로–자동적인 팔의 조절, (5) 그물척수로–몸쪽 근육과 보행의 자동조절에 관여, (6) 덮개척수로–눈움직임을 동반한 머리 움직임의 협응에 관여, (7) 안뜰척수로–균형을 유지하는데 중요하다.

안쪽과 가쪽겉질척수로(피라미드로) Medial and Lateral Corticospinal (Pyramidal) Tracts

겉질척수로(CST)는 직접 척수로 연결되어 척수 회로를 조절한다(그림 5.7). 또한 겉질 운동영역은 적색핵, 위둔덕, 그물체 및 안뜰핵 같은 뇌줄기핵으로 투사된다. 가쪽겉질척수로는 인간에게 있어서 중요한

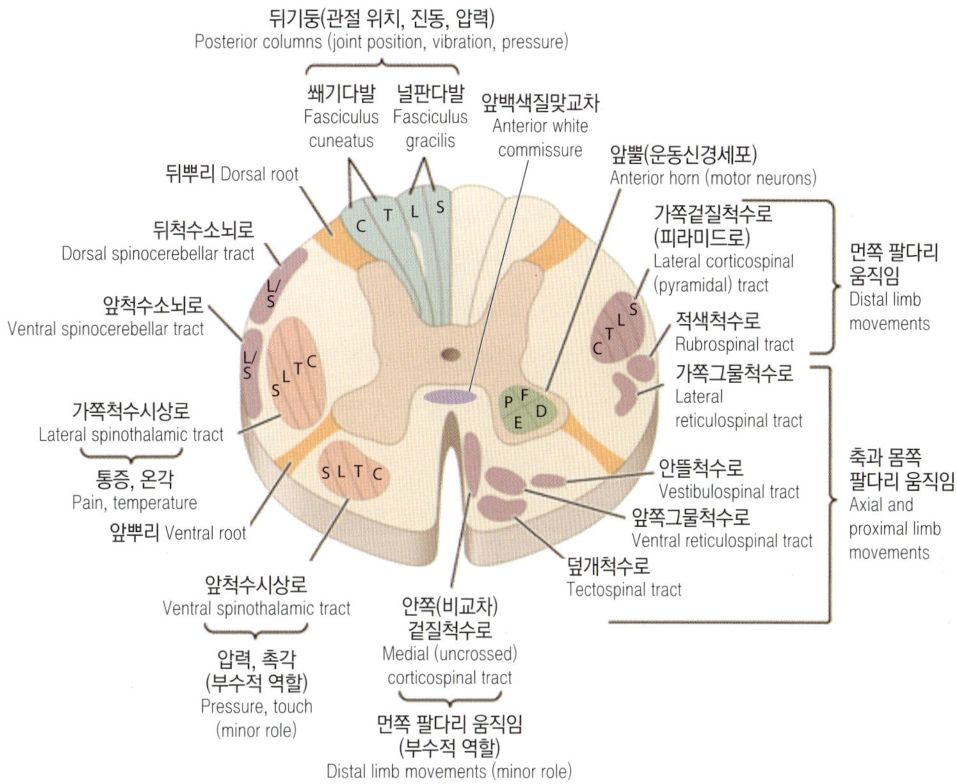

그림 5.7 척수 횡단면. 오름감각신경로는 왼쪽에 내림운동신경로는 오른쪽에 볼 수 있다.
각각 신경로 기능은 간단히 언급되어 있다. C: 목, D: 먼쪽, E: 폄근, F: 굽힘근, L: 허리, P: 몸쪽, S: 엉치, T: 가슴

운동 조절 신경로이며, 운동앞겉질 영역(보완 운동영역, 운동앞영역), 일차운동겉질과 몸감각겉질 영역으로부터 시작된다. 가쪽겉질척수로는 많은 가쪽섬유단(lateral funiculus)에 위치하고, 안쪽겉질척수로는 앞뿔에서 안쪽 정중선 위의 배안쪽틈새에 위치한 앞섬유단(anterior funiculus)에 있다. 가쪽겉질척수로는 더 먼쪽 팔다리 근육을 지배하고 안쪽겉질척수로는 축과 이음근육을 조절한다.

가쪽겉질척수로(lateral CST)는 일차운동겉질로부터 시작되어 중간뇌 앞에 있는 다리(대뇌다리, cerebral peduncle)의 대뇌섬유다리(crus cerebri)를 통해 내려간다. 내림신경로는 다리뇌의 바닥을 통해 계속 내려가는데, 이 섬유다발은 숨뇌에서 합쳐져 피라미드라 불리는 앞쪽 돌출을 형성한다[가쪽겉질척수로를 피라미드로(pyramidal tract)라고도 함]. 피라미드의 아래에서는 축삭의 90%가 피라미드교차(pyramidal decussation)에서 정중선을 넘는다. 그 밑쪽에서부터 가쪽겉질척수로 축삭은 신경지배하게 될 앞뿔 운동신경세포와 같은쪽으로 내려간다. 이러한 신경지배는 가장 세밀하고 미세한 움직임을 수행하는 근육과 연결된다.

가쪽겉질척수로의 안쪽 몸영역배열에서 신경섬유다발은 목척수는 안쪽, 엉치척수는 가쪽에 있다. 가쪽겉질척수로는 목척수에서 부피가 가장 크고 엉치척수에서 부피가 가장 작으며 척수분절을 향해 아래로 축삭이 내려간다. 신경섬유다발 안에, 목 근육에 연결되어 팔과 연결되는 팔신경얼기 축삭은 앞뿔운동신경세포에 가장 가까운 부분을 차지한다. 안쪽 대부분의 축삭은 겉질운동척수로 신경섬유다발로 빠져나가

고 나머지가 계속 내려가는 동안 운동신경세포 분절과 사이신경세포(interneuron)를 신경지배한다. 가쪽겉질척수로가 내려갈 때 축삭은 계속해서 신경섬유다발의 안쪽으로 빠져나가고, 엉치 수준에서 끝날 때까지 급격하게 작아진다.

안쪽겉질척수로(medial CST)는 일차운동겉질과 운동앞영역에서 시작되어 가쪽겉질척수로와 함께 숨뇌로 내려간다. 내림운동축삭의 10%는 교차되지 않지만, 대부분은 척수 내에 분절별로 교차한다. 그러므로 안쪽겉질척수로는 자세 조절을 담당하는 양쪽 근육과 연결된다. 이 축삭은 가슴(thoracic) 수준까지 안쪽 앞뿔 내 운동신경세포와 중간안쪽 구역 내 사이신경세포와 시냅스한다.

앞서 언급했듯이 앞뿔 내 운동신경세포와 시냅스하고 이를 활성화시키는 겉질 날신경은 척수신경로를 통해 내려간다. 이러한 운동신경세포는 척수신경과 함께 분포하는 축삭을 방출한다. 이러한 두 가지 구성을 가진 신경세포들의 서로 다른 기능은 손상되었을 때 더욱 분명하게 드러난다. 겉질신경세포 혹은 그 축삭손상은 강직(spasticity), 과반사증, 과긴장증(hypertonicity)과 간대성 경련(clonus)이 포함된 위운동신경세포 증후군(upper motor neuron syndrome)을 보인다. 만약 앞뿔 운동신경세포 또는 그 말초축삭이 손상되면, 위운동신경세포 손상 후의 것과 확연하게 다르다. 이완성 마비, 반사반응 없음, 저긴장(hypotonicity)과 같은 아래운동신경세포 증후군(lower motor neuron syndrome)을 보인다.

겉질숨뇌로 Corticobulbar tract

겉질숨뇌로는 일차운동겉질, 보완운동겉질 및 운동앞겉질에서부터 시작한다. 앞서 언급했듯이 팔다리와 몸통 근육을 조절하는 동일한 겉질영역이 존재한다. 겉질숨뇌로는 몸 뼈대와 얼굴, 혀, 턱, 후두, 인두근육을 신경지배하기 위해 머리 내 다양한 뇌줄기 운동핵에 연결된다. 이 신경로는 6장에 자세하게 언급할 것이다.

바깥피라미드로 Extrapyramidal tracts

내림신경로는 적색척수로, 그물척수로, 안뜰척수로, 덮개척수로 이 네 가지로 나뉘고, 겉질 바깥으로부터 유래되며, 피라미드를 통해 이동하지 않는다. 전반적인 겉질척수로보다 더 적은 축삭을 가지는 적색척수로는 적색핵 내 신경세포로부터 시작하여 중간뇌에서 교차하고 뇌줄기의 등가쪽 부분으로 내려간다. 가쪽겉질척수로와 유사하게 적색척수로(rubrospinal tract)는 가쪽 기둥의 등쪽 부분에서 찾을 수 있고 중간 구역의 가쪽 부분과 목척수의 앞뿔에서 일차적으로 끝나기에 팔의 기능에 관여하지만 다리는 조절하지 않는다.

그물척수로(reticulospinal tracts)는 다리뇌와 숨뇌 그물체의 각각의 영역으로부터 나온다. 다리뇌 그물척수로는 척수의 앞쪽 기둥으로 내려가지만 숨뇌 그물척수로는 가쪽 척수의 배가쪽 사분면으로 내려간다. 그물척수로는 같은쪽 척수로로 대부분 내려가지만 양쪽 운동 조절에 영향을 미친다. 동물 실험에서 그물척수로는 상대적으로 자세를 유지하거나, 다양한 바닥면 지형에서 걷는 것과 같은 자동화된 움직임을 담당한다. 왜냐하면 관절 반대편 근육의 동시적인 수축은 등척성 수축의 결과이므로, 길항근은 반대되는 근육의 수축을 조절함으로써 움직임의 억제를 가능하게 한다(예: 팔꿈치 굽힘의 억제는 팔꿈치 폄근이 팔을 펴게 만든다).

시스템의 통합

움직임 시너지(정상과 비정상)

정상적인 인간의 움직임은 자궁에서부터 시작한다. 그리고 해부학적 · 신경학적뿐만 아니라 태아의 위치에 따라 결정된다. 초기 출생 후 움직임은 일련의 원시반사로부터 발생된다. 신생아의 경험들은 수의적 움직임의 발달을 이끌어내기 때문에 이러한 반사는 보통 억제된다. 이러한 반사는 정상적인 인간의 움직임과 합쳐져서 피로하거나 스트레스를 받거나 또는 능숙하지 못한 움직임 패턴 시에만 나타난다. 정상적인 발달 기간을 넘어서 반사가 지속되면 뇌성마비와 같은 특정 질환 또는 질병이 있음을 시사한다. 성인에 있어서 신경 손상 또는 질환은 이러한 원시반사의 중추신경 억제를 벗어나게 할 수도 있는데, 이러한 원시반사로 인해 근위축성축삭경화(루게릭병)가 나타날 수 있다.

인간의 움직임에 대한 연구는 세포 및 신경생리학적 평가에서부터 인간 행동의 직접 관찰에 이르기까지 많은 분야를 아우른다. 인간 운동 조절의 신경학적 기질은 비교적 잘 정의되어 있으며, 생체 조건을 연구하기 위한 새로운 기술의 가치가 더해졌다. 포유동물에서 척추 또는 중추유형발생기(CPGs)의 발견은 운동을 조절하고 생산하는 척수의 역할에 대한 새로운 연구 영역을 창출했다. 척수 절단 후에도 많은 복잡한 움직임이 실험동물에서 여전히 가능하다는 것을 발견한 후에 과학자들은 그에 대한 기전을 이해하려고 노력했다. 과학자들은 척추 돌발파 생성기(spinal burst generator)가 일시적으로 특정 순서를 조율한다는 것을 발견하였는데, 이 척수 돌발파 생성기는 관절 전반으로 근육 활성화를 요구하는 복잡하고 규칙적이며 반복적인 동작을 생성하는 매우 특수한 활성화 패턴을 갖는 허리엉치신경 운동신경무리를 활성화시킨다. 일차적으로 근육방추와 같이 말초에서부터의 들신경 입력은 움직임을 조정한다. 이 발견은 척추손상이나 뇌졸중 후 재활치료에 영향을 미쳤는데 연구결과에서 보행을 발생시키는 중추유형발생기의 이용을 촉진하는 이점을 보여주었기 때문이다. 사실 이러한 결과는 굉장한 주목을 받았고 임상에서는 오버헤드 하네스(overhead harness)로 지지하여 체중을 제거한 상태에서 트레드밀을 이용한 걷기 훈련을 시작하였으며, 팔다리에 힘이 없는 환자들은 마비가 있음에도 불구하고 걷는 움직임을 연습하기 시작했다.

안뜰척수로(vestibulospinal tracts)는 균형을 유지하는데 필수적이다. 이 척수로는 안뜰기관으로부터 주요한 입력을 받는다. 자세한 내용은 6장에서 논의할 것이다. 숨뇌와 다리뇌의 안뜰핵에서 기원한 안뜰척수로는 배안쪽 척수백색질로 내려간다. 안뜰척수로는 안쪽과 가쪽으로 구분된다. 안쪽 안뜰척수로는 오직 위 목척수까지만 이어지고 눈 움직임을 동반한 머리 움직임 협응에 중요한 역할을 한다. 반대로 가쪽안뜰척수로는 척수의 총 길이로 연결되고 축과 몸쪽 근육을 조절하며 안쪽내림운동신경로이다.

덮개척수로(tectospinal tracts)는 위둔덕의 깊은층 내에 위치한 신경세포로부터 일차적으로 시작된다. 위둔덕은 중간뇌의 중간뇌수도관(cerebral aqueduct)의 등쪽 부분인 덮개의 넓은 부위를 구성한다. 덮개척수로는 입꼬리 쪽으로 오직 목척수 분절에 연결되어 제한적으로 분포한다. 그러므로 이 척수로는 목, 어깨 및 위 몸통 근육의 조절에 관여한다. 위둔덕이 눈의 움직임 조절에 중요한 역할을 담당하기 때문에 덮개척수로는 머리와 눈 움직임의 협응에 기여한다.

IV 몸감각 신경로
SOMATOSENSORY PATHWAYS

몸감각 신경계는 기계적인 감각과 보호 본능 및 넓은 범위의 내장감각 경험들과 같은 몸감각을 중재한다. 기본 감각 능력과 별도로 촉각 및 쥐고 있는 물체의 모양을 구분하거나 또는 매우 뜨거운 어떤 것을 잡을 때 다치지 않도록 하는 몸감각은 많은 통합 기능을 위해 중요하다. 우는 아이를 진정시키고 때로는 깊은 수면으로부터 깨우는 신체접촉(touch)의 능력을 생각해보자. 몸감각 정보는 가장 단순하게는 신장(stretch) 또는 회피반사(withdrawal reflex)에서, 가장 정교하게는 수의적인 동작까지 움직임 조절에 필수적이다.

척수 내에는 두 가지의 주요 몸감각 신경로가 존재한다. 그중 하나는 뒤기둥인데, 이 신경로는 분별촉각으로 해석되는 섬세하고 매우 정교하고 분명하게 국소적이고 물리적인 정보를 보낸다. 나머지 하나는 척수시상로(앞가쪽 시스템)로 온도와 통증으로 해석되는 유해한 입력을 전달한다. 게다가 6장에서 논의할 삼차신경 시스템은 얼굴로부터의 촉각과 통증의 정보를 전달한다. 모든 주요 몸감각 시스템 내에서 신경로는 세 가지(삼차) 신경세포 연결로 구성된다. 일차 들신경세포(primary afferent neurons)는 특히 척수감각 시스템을 위한 뒤뿌리신경절 및 주요 얼굴감각을 위한 삼차신경절과 같이 말초신경절에서 나온다. 일차 들신경축삭은 각각의 시스템을 위한 각각의 장소에 위치한 이차신경세포로 이어진다. 이차 들신경세포는 교차하고 시상 내 삼차신경세포와 시냅스하기 위해 올라가는 신경섬유다발(fascicle)을 형성한다. 신체로부터 감각 입력을 전달받는 주요 시상은 배쪽뒤가쪽핵이다. 시상의 출력은 중심뒤이랑(postcentral gyrus) 내 일차몸감각겉질로 이어진다.

들신경 정보가 중추신경계를 통해 올라가기 때문에 교차하기 전의 신경로 손상은 병변의 수준 아래로 같은쪽 이상을 발생시킨다. 섬유의 교차 후 손상은 반대쪽 감각 이상을 발생시킨다. 교차 수준을 아는 것은 필수적이고 명확한 개별진단을 가능하게 한다.

감각인자 Sensory Modalities

감각인자 및 감각수용기에 대한 대략적인 설명은 복잡한 신경로를 설명하기 전에 도움이 될 것이다. 말단에서의 기초적인 감각은 촉각, 진동, 고유수용감각, 통증, 가려움, 뜨거움과 차가움의 구별을 포함한다. 촉각은 물리적 자극에 대한 각각의 많은 요소를 포함한 복잡한 감각인자이다. 섬세한 분별촉각(discriminative touch)은 대부분 중간 크기의 말이집 Aβ섬유와 연결된 몇몇의 개별 수용기로 인해 감지된다. 뒤기둥에 축삭을 분포시키는 분별촉각 수용기는 부드럽고 거친 촉감을 느끼게 하며 낮은 에너지 및 낮은 강도의 피부 변형을 통해 물체의 모양을 감지할 수 있게 한다. 또한 촉각은 근육 위의 피부를 누르는 물체가 가하는 압력(깊은 압력)을 감지한다. 진동감각은 뒤기둥 축삭에 의해 전달된다. 단일감각 수용기(파치니소체, Pacinian corpuscles)는 반복되는 섬세한 자극의 비율과 힘으로 전환하는데 겉질에서는 이를 다양한 빈도와 진폭의 진동으로 해석한다. 감각 검사뿐만 아니라 힘과 안정성을 증가시키는 특정 근육군 내 활동 강화를 자극하기 위해 임상가들은 진동을 자주 사용한다. 고유수용감각(proprioception)은 정적인 팔다리 자세감각이고 운동감각은 팔다리 움직임감각이다. 이러한 감각인자 모두 근육방추기관 내 각각의 감각종말의 종류(ending types)에 의해 감지된다. 근육방추 내 감각종말은 관절 위치(고유수용감각)와 팔다리의 작은 위치변화와 관절 움직임의 방향, 힘, 속도(운동감각, kinesthesia)를 감지한다. 온도감각은 따뜻함과 차가움을 구별하며, 안전하고 편안한 환경에 대한 중요한 정보를 제공하고 좁은 범위 내에 체온을 유지할 수 있게 한다. 통증은 이미 존재하거나 임박한 개별 조직 손상을 알린다. 또한 통증은 특정 통각수용기에 의해 조절되며, 날카롭고 까끌까끌한 통증과 둔하고 타는 듯한 통증으로 구분된다. 가려움은 긁고 싶은 충동을 유발해 불쾌감을 주는 물질을 제거하도록 한다. 내장감각은 신체 내 상태를 인식하도록 할 뿐만 아니라 혈압, 호흡과 같은 많은 신체적 기능을 조절하는 정보를 제공한다. 동맥압과 같은 내장감각의 많은 요소들은 의식할 수 없지만, 메스꺼움, 배부름과 같은 특별한 상황인 경우에는 자각할 수 있다.

뒤기둥-안쪽섬유띠 Dorsal Column–Medial Lemniscus

낮은 문턱값(매우 예민함)을 가지는 기계수용기는 뒤뿌리신경절에 있어서 특수한 종류이며 뒤기둥-안쪽섬유띠 시스템에 주요 감각 입력을 제공한다. 기계수용기의 중심 축삭은 곁가지를 내보낸다. 일부 가지들은 척수에서 시냅스를 이루는데, 이는 반사기능(reflex function)을 위한 척추 운동회로에 정보를 가져오는 데 있어서 일차적으로 중요하다. 또 다른 가지들은 숨뇌의 이차세포와 시냅스하기 위해 올라간다. 오름가지(ascending branch)는 지각에 있어서 중요한데, 이들 가지는 뒤뿔과 뒤정중사이막(dorsal median septum) 사이를 차지하는 뒤기둥 안으로 이동한다(그림 5.8). 각각의 뒤기둥은 신체의 같은쪽으로부터의 몸감각 정보를 같은쪽인 꼬리쪽 숨뇌에 위치한 핵에 이차세포로 전달한다. 감각뿌리가 척수로 들어감에 따라 분명한 몸영역배열이 형성되는데, 이는 안쪽에서 가쪽으로 점진적으로 더 높은 수준의 척수로부터 새로운 층의 축삭이 나오기 때문이다. 따라서 뒤기둥은 올라갈수록 더 넓어진다. 다리에서부터 정보를 전달하는 축삭은 뒤기둥의 더 안쪽 부분인 널판다발에서 올라가고 위몸통, 팔, 목, 뒤통수로부터 쐐기다발 내로 올라가는데 이는 6번 등분절 수준에서 시작한다. 뒤중간사이막(dorsal intermediate septum)은 뒤안쪽막에 의해 분리된 척수의 뒤기둥 두 개의 반을 통해 쐐기와 널판다발을 구분한다. 척수손상은 뒤기둥 축삭을 방해할 수 있고 결과적으로 손상 수준 아래 같은쪽의 기계적 감각상실을 야기한다.

숨뇌의 뒤쪽핵 내 시냅스는 뒤기둥-안쪽섬유띠 시스템의 첫 번째 주요 전달자이다. 신경로의 일차 축삭은 중추신경계 내 이차신경세포와 시냅스한다. 이차 축삭은 숨뇌에서 교차하고 시상의 배뒤가쪽핵(VPL)으로 정보를 전달하고 이 핵 내에 시상 신경세포는 뒤중심고랑 내 일차몸감각겉질로 연결한다. 이 겉질영역은 몸배열에 근거한 인식과 자극의 질을 식별하는데 중요하다.

주요 몸감각겉질로부터 정보는 더 복잡한 촉각 및 위치 감각 측면을 담당하는 뒤쪽에 위치한 고차원 겉질영역으로 전달된다. 이차몸감각겉질을 포함한 배쪽에 위치한 겉질영역은 촉각과 쥐기만으로 물체가 무엇인지 인식하는데 중요하다. 브로드만 5번 영역을 포함한 등쪽 영역은 물체가 어디에 있는지에 대한 공간의 구획화(spatial localization)와 손과 팔의 움직임을 인식한다. 시각과 청각겉질 영역이 등쪽(어디에)과 배쪽(무엇이) 영역을 가지고 있다는 것을 알 수 있다.

뒤기둥 내에 존재하는 축삭의 대다수가 기계수용기의 중심가지인 반면에, 적은 수의 뒤뿔 통각수용기

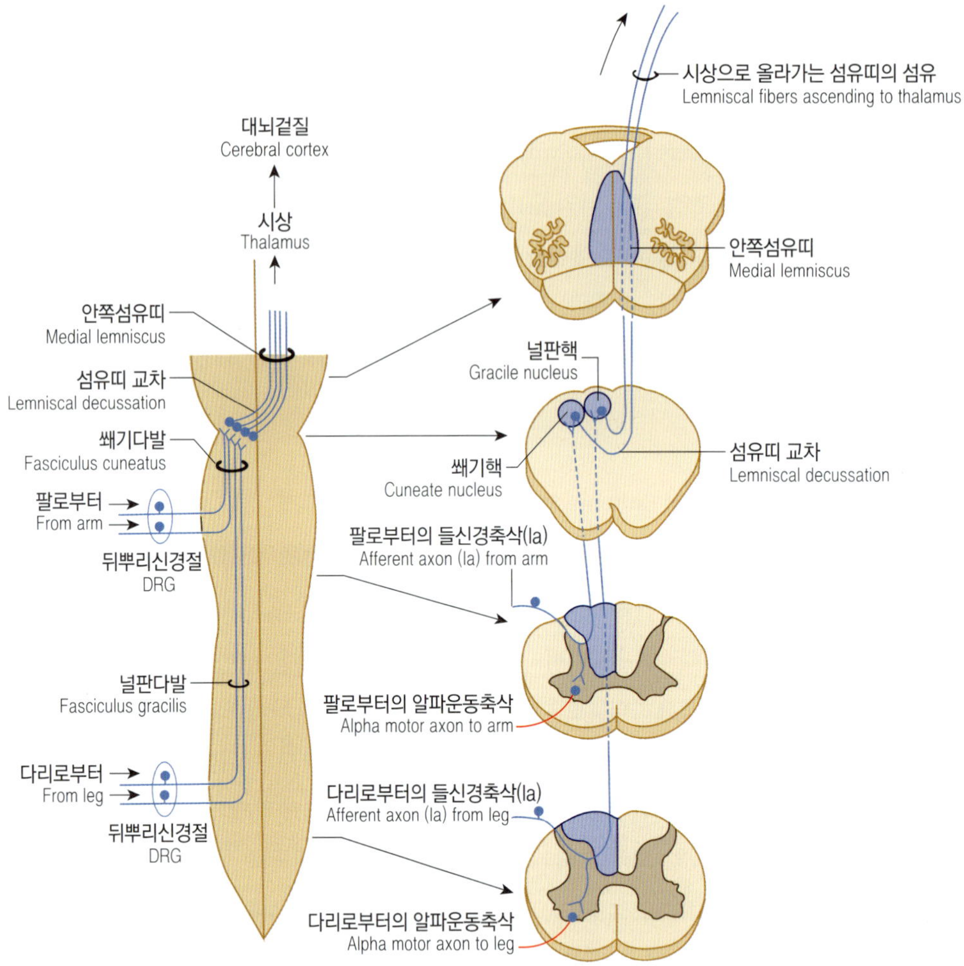

그림 5.8 척수 내 뒤기둥 시스템

뒤뿌리신경절 내 일차 들신경세포는 뒤뿌리로 들어가고 같은쪽 뒤기둥 내로 올라가는 축삭을 내보낸다. 이 축삭은 엉치(sacral)에서 표현되는 것은 널판다발에서 안쪽에 있고 목(cervical)에서 표현되는 것은 쐐기다발 가쪽에 있다. 일차 축삭은 꼬리쪽 숨뇌의 같은쪽 널판핵과 쐐기핵에 있는 이차신경세포와 시냅스한다. 이차 축삭은 교차하고 시상으로 올라가는 안쪽섬유띠를 만든다.

신경세포는 신경로 내 축삭의 약 10~15%를 차지하는 뒤기둥으로 자신의 축삭을 내보낸다. 이들 축삭은 내장통각에 있어서 중요하다. 모든 작은 지름의 축삭이 포함하는 통증, 온도, 가려움 섬유의 가지 패턴(branching pattern)은 뒤뿔의 등쪽 부분에서 끝나는 기계적 감각 섬유에 따라 차이가 난다.

척수소뇌로 Spinocerebellar Tracts

뒤기둥-안쪽섬유띠로와 앞가쪽로는 시상의 배쪽뒤가쪽핵으로 정보를 보낸다. 이러한 입력들은 신체에서 정확하고 국소적인 의식적 인식을 가능하게 한다. 뒤기둥-안쪽섬유띠로는 고유수용감각 정보까지 전달함으로써 공간 안에서 신체 자세를 이해할 수 있게 한다. 이 감각은 협응(coordination)과 조절된 목표 지향적 움직임이 일어날 수 있도록 한다. 만약 모든 발걸음마다 몸, 다리 및 발의 자세를 고려해야 한다면 어디에도 못 가겠지만 지속적인 감각되먹임은 협응된 움직임을 위해 필수적이기 때문이다. 그래서 의식적 감각입력 없이도 자세 변화를 지속적으로 되먹임하는 기전이 반드시 필요하다. 무의식적인 고유수용감각은 2개의 척수소뇌로를 통해 소뇌로 가는 척수 입력 기능이다(그림 5.9).

일반적으로 가쪽뿔의 위치와 같은 공간을 차지하는 클라크의 등쪽신경핵이라고 불리는 제4층판 내에 위치한 한 쌍의 핵은 가슴척수에 존재한다. 신경세포의 다른 무리는 척수경계세포가 존재하는 앞뿔의 가쪽 측면에서 찾을 수 있다. 일차 고유수용감각 들신경축삭은 척수로 들어가고 곁가지(collateral branch)에서 적어도 세 가지 구성으로 내보낸다. 첫 번째 가지는 같은쪽 뒤기둥을 통해 뒤기둥 신경핵과 반대쪽 관절 위치의 의식적인 해석을 위해 배쪽뒤가쪽 시상핵으로 올라간다. 일차 들신경의 다른 두 가지의 구성은 클라크의 같은쪽 신경핵 또는 척수경계세포 내 세포와 각각 시냅스한다. 이러한 세포 종류로부터의 출력은 무의식적인 수준에서의 몸감각 통합을 위해 소뇌로 올라간다. 클라크의 등쪽신경핵 내 세포로부터의 축삭은 같은쪽 척수로를 통해 가쪽 섬유단 내 대뇌척수로의 가쪽으로 올라간다. 이러한 섬유는 아래소뇌다리(inferior cerebellar peduncle)를 통해 소뇌로 올라간다. 척수경계세포로부터 발생하는 축삭은 교차된 배쪽 척수소뇌로를 교차하고 올라간다. 이러한 축삭은 위소뇌다리(superior cerebellar penduncle)를 통해 소뇌로 들어간다. 뒤척수소뇌로와 앞척수소뇌로 모두 다리와 몸통으로부터의 진행 중인 고유수용감각의 되먹임을 전달한다. 목척수의 앞쪽에 위치한 쐐기다발은 팔로부터 소뇌로 가는 무의식적인 고

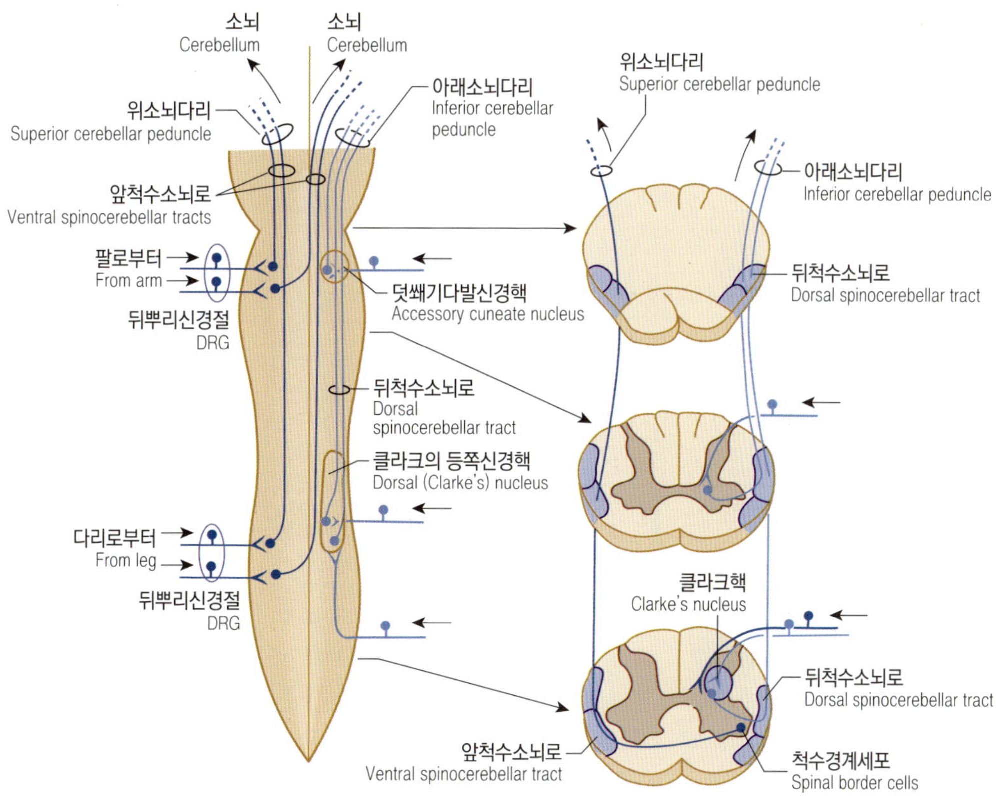

그림 5.9 척수 내 척수소뇌로

고유수용감각 입력은 총 세 가지 위치에서 연결되는데, 이는 같은쪽 뒤기둥, 클라크의 등쪽신경핵 그리고 척수경계세포이다. 클라크의 등쪽신경핵으로부터의 출력은 뒤척수소뇌로를 형성하는 교차되지 않은 축삭을 방출한다. 척수경계세포로부터 발생된 축삭은 교차된 앞척수소뇌로로 교차하고 올라간다. 쐐기다발핵으로부터 올라가는 섬유는 같은쪽 소뇌로 가는 쐐기소뇌로를 형성한다.

유수용감각을 전달하는 섬유를 포함한다. 종합적으로 이 세 가지 신경로는 목표 지향적 행동을 수행함에 따라 운동계획을 정밀하게 수정하는 데 필요한 신체 전체의 관절 위치 변경과 관련된 지속적인 입력을 소뇌에 제공한다.

앞가쪽 시스템(척수시상로) Anterolateral System (Spinothalamic Tract)

잠재적으로 손상을 주는 기계(유해한), 열, 화학 자극은 척수의 앞가쪽 신경로(그림 5.10) 내로 전달되는데, 앞가쪽 신경로는 가쪽 기둥의 앞쪽 부분 내로 올라가고 다른 뇌 영역 내에서 시냅스된다. 척수시상로는 앞가쪽 척수로를 통해 반대쪽 일차 통각 신경세포로 올라가면서 시상으로 이어진다. 시상에서는 축삭들이 배쪽뒤가쪽핵 내 삼차신경세포와 시냅스한다. 시상핵으로부터 유해 정보는 감각의 해석과 통증의 감정적 · 의식적 효과에 대한 처리를 위해 각각 겉질로 보내진다.

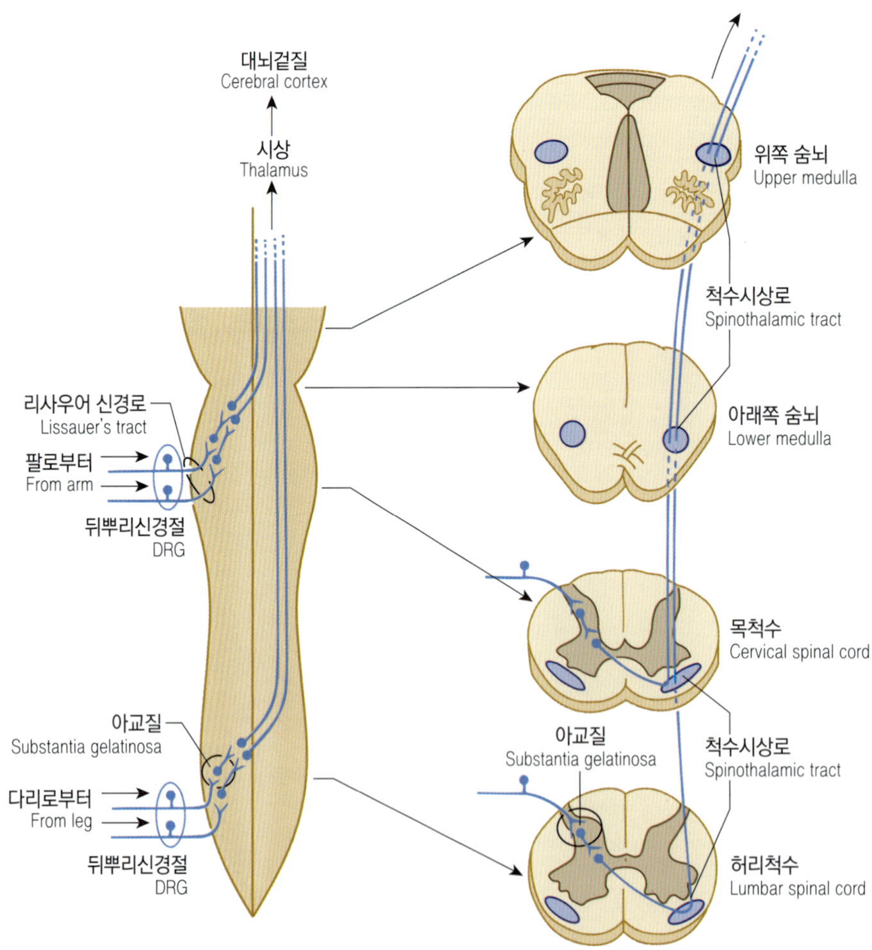

그림 5.10 척수 내 척수시상(앞가쪽) 시스템

이 신경로는 척수시상로와 뒤기둥 안쪽섬유띠로와 명백히 다르며 이차신경세포가 존재하고 교차한다. 앞가쪽 시스템을 위한 이차세포는 아교질(과 고유핵) 내에 척수로 이어지는 일차 축삭의 입구 위 하나 또는 두 개의 분절에 위치한다. 이러한 신경세포로부터의 축삭은 교차하고 일차 들신경세포 세포체로 반대쪽 앞가쪽 기둥을 통해 올라가는 척수시상로를 형성한다.

척수 내 척수시상로의 가쪽 위치와 뒤기둥으로부터의 거리 때문에 통증 입력의 전달에만 영향을 주는 수술 가능한 병소를 발견할 수 있다. 이를 가쪽 척수신경로절단술(lateral cordotomy)이라고 한다. 하나의 작은 횡단면 조각은 반대쪽 척수의 앞가쪽 측면과 통증 분절의 입쪽에서 하나 또는 두 가지 분절 내에서 만들어졌다. 비록 뒤기둥 내 축삭의 대부분인 85%는 분명히 기계수용기의 중심가지이지만, 나머지 15%는 통각 정보를 전달한다. 통증을 전달하는 척수시상로의 목적은 가쪽 척수신경로절단술 이후 통각 수용기의 이러한 잔존 상호 보완성은 수술적 통증완화를 영원히 불가능하게 할 수도 있다.

앞가쪽 시스템은 일부 특징적인 기능을 위한 다수의 신경로를 포함한다. 통증의 세 가지 측면에서 이러한 신경로의 역할을 살펴보면 다음과 같다: (1) 통증의 감각 분별적 측면, (2) 통증의 감정적 측면, (3) 통증 전달의 유발과 되먹임. 먼저 통증의 감각 분별적 측면에 대해 살펴보고자 한다. 가쪽 척수시상로는 통증 자극의 위치, 강도, 질에 대한 정보를 포함한 통증에 대한 분별적 측면을 전달한다. 이러한 투사는 몸영역배열적으로 체계화된다. 신경생리학적 연구를 통해 이러한 투사는 통증 강도에 대한 개인의 주관적 느낌이 아니라 자극에 대한 물리적인 강도를 부호화시킨다는 것을 알 수 있다. 배쪽 척수시상로는 통증에 대한 불안감을 유발시키는 감정적인 정보뿐만 아니라 둔한 거의 국소화되지 못하고 분별할 수 없는 촉각으로 알려진 감각 인자를 처리한다.

앞가쪽 시스템인 작은 뒤뿌리신경절 신경세포로 주요 감각 입력을 제공하는데 통증, 기계, 열, 소양 등 가려움을 유발하는 자극에 민감한 가는 말이집 Aδ섬유와 민말이집 C섬유 축삭을 포함한다. 일차통각들 신경은 척수 내 라사우어 신경로로 입구로 들어간다. 이 들신경은 뒤뿔 척수고유핵(nucleus proprius)과 아교질(substantia gelatinosa) 내 이차신경세포와 시냅스한다. 이차신경세포로 인해 발생된 축삭은 중심관(central canal)에서 배쪽에 위치한 앞백색질맞교차(anterior white commissure) 내에서 교차하고 반대쪽 척수와 뇌줄기에서 시상까지 올라간다.

앞가쪽 시스템은 뇌줄기를 통해 올라가기 때문에 이 신경로는 시상으로 가는 도중에 몇몇의 추가적인 위치에서 더 작은 뇌줄기 신경로를 구성하는 추가적인 성분을 포함한다. 이것은 척수그물로(spinoreticular tract), 척수중간뇌로(spinomesencephalic tract), 척수시상하부로를 포함한다. 각각은 그 표적이고 이러한 연결의 발생 결과에 따라 구분될 수 있다.

척수그물로는 겉질밑 감정적 신경로에 관여한다. 이 신경로는 숨뇌와 다리뇌의 그물체에서 시냅스된다. 많은 그물체 신경세포는 흥분을 위해 바닥핵과 대뇌겉질로 광범위하게 퍼지는 시상의 섬유판속그물핵(intralaminar thalamic nuclei)으로 투사된다.

척수중간뇌로는 수도관주위회색질(periaqueductal gray)과 중간뇌덮개에서 일차적으로 끝난다. 덮개까지의 투사는 명확하고 두드러진 통각 자극에 대한 머리와 신체의 방향 인식을 위해 시각 및 청각과 함께 몸감각 정보를 통합한다. 수도관주위회색질로의 투사는 척수에서 통증 전달의 되먹임 조절 역할을 한다. 척수중간뇌로 섬유는 가쪽섬유단의 뒤쪽 부분으로 올라가는데, 이러한 점을 통해 왜 만성통증을 완화시키는데 앞가쪽 척수신경로절단술(anterolateral cordotomy)이 부분적으로만 효과가 있는지를 알 수 있다.

다른 투사들은 시상하부를 신경지배하고 심박동과 땀, 일반적인 불안이 증가되는 것과 같은 통증의 자동적인 효과에 영향을 주는 척수시상로를 형성한다. 시상하부로부터의 신경로는 다음에 논의되어 있듯이 하행 통증 조절과 관련이 있다.

내장감각 Visceral Sensation

골반 부위와 아래쪽 내장 부분 안과 같이 꼬리쪽 내장 구조로부터의 통증에 대한 특수한 신경로가 존재하는데, 이는 다른 신체 부위에서 시작되는 통증과 다르다. 내장 통증의 경우, 앞가쪽 백색질로 축삭을 보내는 뒤뿔신경세포와 시냅스하기보다는 널판기둥인 뒤기둥의 안쪽 부분으로 축삭을 보낸다. 내장통증 신경로는 통각신경로보다 기계적 감각신경로와 비슷한 경로를 따른다. 뒤기둥핵 내에서 시냅스하고 숨뇌에서 교차하고 안쪽섬유띠 내 뇌줄기로 오르며 시상으로도 올라가지만 시상의 다른 부위와 시냅스한다. 주요 차이점은 내장통증 신경로는 기계적 감각신경로보다는 뒤기둥 및 시상의 다른 부위와 시냅스하는 것이다. 내장통증 신경로는 앞가쪽 신경로보다 잠재적으로 더 중요한 신경로이지만 거의 알려져 있지 않다.

척수의 혈액 공급 Vascular supply of Spinal Cord

척수로의 혈액 공급은 빗장밑동맥에서부터 척추동맥과 대동맥으로부터의 분절 가지를 통해 이루어진다

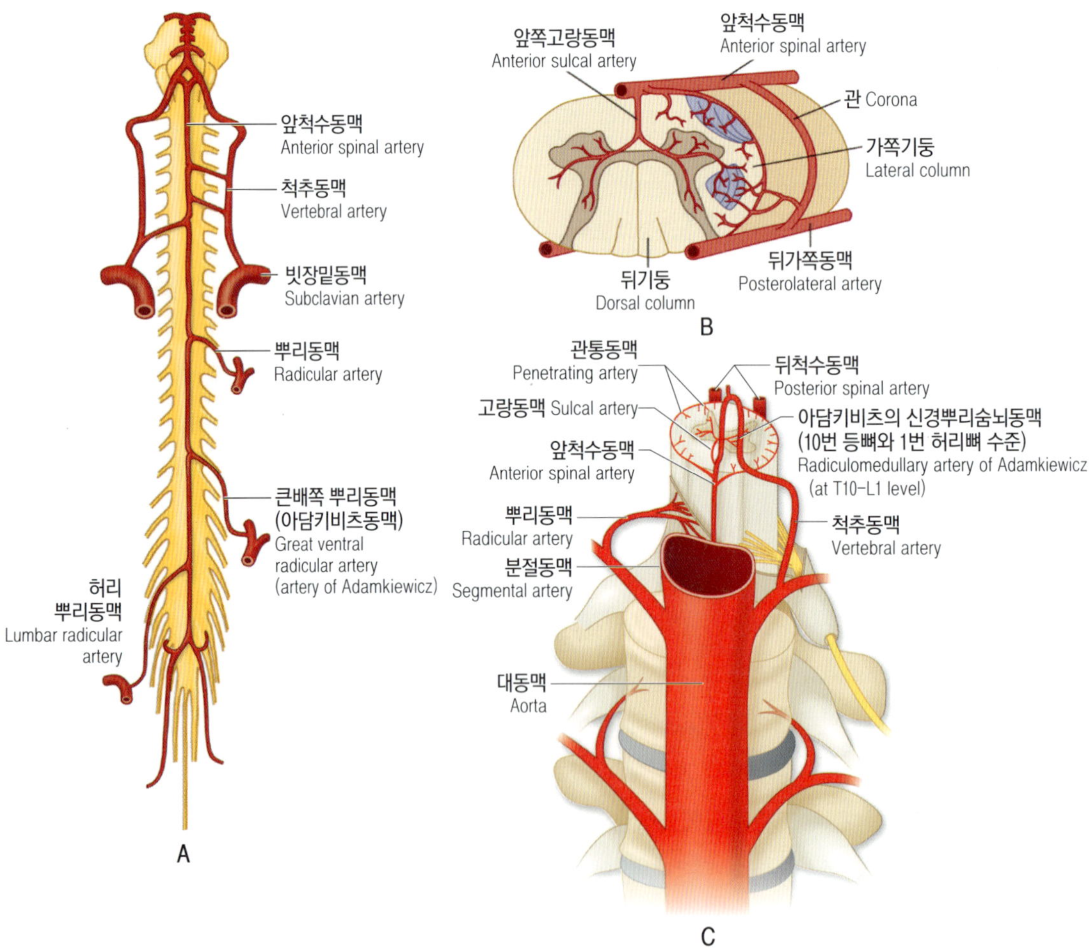

그림 5.11 척수의 동맥혈 공급

A: 척수의 앞쪽 측면은 혈액 공급의 원천을 보여준다. 앞척수동맥은 척추동맥과 뿌리동맥 가지로부터 꼬리 쪽으로 더 멀리 이어진다. **B:** 척수의 횡단면은 뒤척수동맥의 쌍과 하나의 앞척수동맥을 보여준다. 척수 배쪽의 대략 2/3를 앞척수동맥이 공급하는 것에 주목한다. **C:** 목척수 내 동맥의 횡단면. 혈관 공급 내 수많은 변형이 존재한다.

(그림 5.11). 작은 동맥인 앞척수동맥은 큰구멍 안 척수동맥으로부터 내려가는 가지의 융합에 의해 머리뼈 안에서 시작한다. 앞척수동맥, 뒤척수동맥, 위아래소뇌동맥이 있다. 앞척수동맥은 척수의 배쪽 정중선 위로 척수원뿔까지 내려간다. 이 동맥은 뒤뿔을 포함한 대부분의 회색질뿐만 아니라 배가쪽 백색질에 혈액을 공급하는데, 이는 척수 영역의 2/3를 차지하는 혈액공급이다. 또한 뒤아래소뇌동맥이 기시하는 지점 근처의 척추동맥에서부터 시작하여 뒤척수동맥은 척수의 등쪽 표면 양쪽으로 내려가고 대동맥에서 뒤쪽 척수가지와 함께 양쪽으로 합류한다. 척수는 반척수(hemicord)라고 하는 서로 연결된 반쪽으로 두 개를 분리시키지만 몸의 같은 쪽으로부터의 입력과 출력을 처리한다. 수많은 척수 표면 특징은 기능적 차이점과 직접적으로 관련 있다. 앞서 언급한 것과 같이 목과 허리 수준의 척수의 지름은 가슴과 엉치에서 보여지는 것보다 더 크다.

V 말초신경계의 신경생리학

NEUROPHYSIOLOGY OF PERIPHERAL NERVOUS SYSTEM

4장에서는 세포 신경생리학이 전체 신경계 기능 수준에 영향을 미치기 때문에 이러한 기능에 대한 기본 정보를 제공했다. 이번 섹션의 앞부분에서는 척수 운동회로, 안쪽 국소 및 투사 시냅스 복합체에 대해 설명할 것이다. 운동종판의 신경생리학은 3장에 자세하게 언급하였다. 신경회로뿐만 아니라 신경생리학의 특징은 말초자극 신경로에 영향을 끼치는데 이러한 자극은 부호화되며 입쪽으로 전달된다. 따라서 이러한 자극은 감각지각에 영향을 미친다.

척수 운동회로 Spinal Motor Circuitry

내림 피라미드신경로는 앞뿔 내 α-운동신경세포(알파운동신경세포)로 향한다(그림 5.12). α-운동신경세포는 근육섬유에 운동신호를 제공한다. 하나의 α-운동신경세포는 운동단위라고 불리는 하나의 근육 내 제한된 섬유 집합과 연결된다. 운동단위의 크기와 움직임의 정밀도 사이에는 직접적인 관계가 존재한다. 손가락, 바깥눈근육과 같은 작은 운동단위는 정교한 조절을 제공하여 야생에서 사냥할 때 토끼를 발견하여 추적할 수 있게 하고 엉덩근육과 같은 큰 운동단위는 큰 움직임을 제공한다.

운동신경로가 대뇌겉질로부터 내려올 때 가쪽겉질척수로 섬유의 거의 90%는 꼬리쪽 숨뇌 내 피라미드교차의 정중선을 건너가고, 나머지 10%는 교차되지 않은 채 내려온다(그림 5.13). 가쪽겉질척수로의 교차는 그 근육이 활성화되었을 때 같은쪽 α-운동신경세포에 직접적으로 시냅스하기 위해 축삭을 불러온다. 위운동신경세포인 대뇌겉질 날신경은 앞뿔의 α-운동신경세포에 시냅스되고, α-운동신경세포의 축삭은 앞뿌리로 연장되어 각각의 근육과 근육군에 운동 신경지배를 제공하는 말초신경으로 이어진다. 겉질척수로 신경세포의 손상이나 그 축삭의 손상은 강직, 과긴장, 간대성근경련을 포함한 위운동신경세포 증후군을 유발한다. 아래운동신경세포의 손상은 이완, 반사의 소실 또는 감소 그리고 빠른 근위축을 발생시킨다.

겉질척수로는 직접적으로 수의적인 움직임을 조절하는데 오직 α-운동신경세포만 활성화되는 것이 아

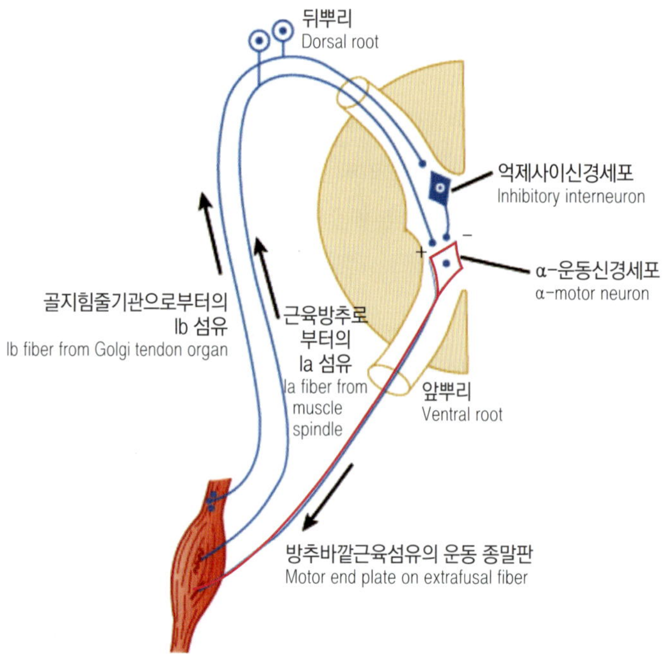

그림 5.12 단일시냅스의 무릎(신장)반사와 복합시냅스의 역신장반사에 반응하기 위한 신경로
신장은 근육방추의 고리나선 신경종말을 자극한다. 자극은 α-운동신경세포를 흥분(+)시키기 위해 Ia 감각섬유를 통과한다. 신장은 골지힘줄기관을 자극하는데, 자극은 α-운동신경세포의 활성을 억제(-)하는 조절성 사이신경세포를 활성화시키는 Ib 감각섬유를 통과한다.

니다. 척수분절의 수준에서는 독립적으로 기능하는데 반사적인 움직임이 발생하기 위해서는 겉질의 지시가 요구되지 않는다. 내림 겉질척수로 축삭은 앞뿔의 사이신경세포(interneuron)에서 시냅스하면서 사이신경세포를 활성화시킨다. 팔다리와 몸통근육을 위한 운동신경세포와 대부분의 사이신경세포는 앞뿔과 척수 중간 지점에서 찾을 수 있다. 중간 지점은 일차적으로 척수회색질의 가쪽에서 중심관까지 연결하고 종종 앞뿔을 포함하기도 한다. 얼굴근육을 포함한 머리근육을 위해서 운동신경세포과 사이신경세포는 뇌신경 운동핵과 그물체 내에 존재한다. 사이신경세포는 참여한 회로에 따라 흥분될 수도 있고 억제될 수도 있다. 예를 들어, 내림 겉질척수로와 연결되는 억제사이신경세포는 α-운동신경세포의 활성화를 억제한다. 흥분사이신경세포는 다르게 기능하며 α-운동신경세포의 활성화를 촉진한다. 또 다른 사이신경세포는 움직임의 반사 조절을 위해 몸감각수용기로부터 입력을 받는다. 예를 들어, 통각수용기로부터 입력을 받는 특정 사이신경세포는 뜨거운 난로에 손을 확 빼는 것과 같은 아픈 자극에 대한 반응으로 팔다리의 회피반사를 발생시키기 위해 운동신경세포를 흥분시킨다. 또 다른 사이신경세포는 걷는 동안 왼쪽과 오른쪽 팔다리 운동의 움직임을 조화롭게 한다. 사이신경세포는 위아래 팔다리의 협응을 위해서도 중요하다.

감각수용기의 신경생리학 Neurophysiology of Sensory Receptors

몸감각은 말초신경계 내 감각신경종말의 활성에 의해 발생된 정보에 기반한 물체의 특징에 대한 중추신경계의 해석이다. 몸감각은 구별 가능한 많은 요소 및 인자들로 구성된다. 이러한 다양성은 몸감각의 풍성함을 더한다. 말초축삭말단은 말초신경 신경세포의 수용성 부분이다. 여기에서 자극 에너지는 특정 자

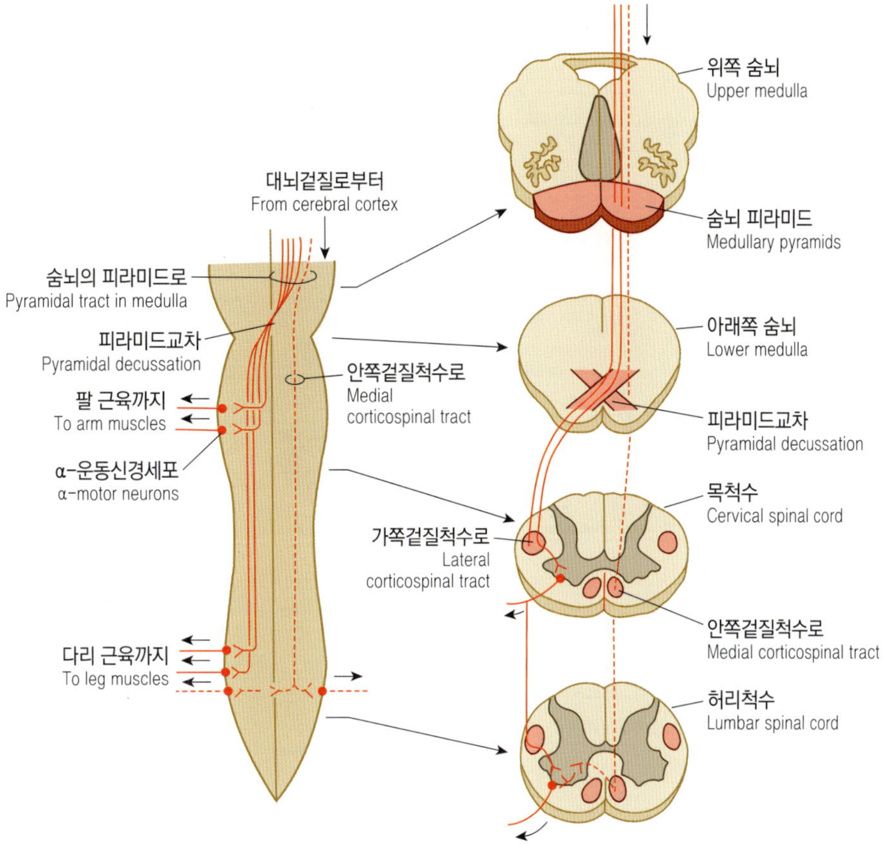

그림 5.13 척수의 대표 수준에서의 교차 부위를 포함한 척수 내 겉질척수로 섬유

겉질척수로 섬유는 꼬리쪽 숨뇌를 통해 내려가는데, 90%는 피라미드교차에서 교차되어 가쪽겉질척수로를 형성한다. 나머지 10%는 척수에서 교차하지 않고 내려가서 안쪽겉질척수로를 형성한다. 작은 다발이 분절별로 빠져 나온 축삭처럼 가쪽겉질척수로의 부피가 꼬리쪽으로 갈수록 작아지는 것에 주목한다.

극 에너지(예: 기계적, 온도적)로 반응하기 위한 막 수용기 경로 복합체(membrane receptor-channel complexes)에 의해 신경신호를 변환시킨다. 에너지가 피부 변형을 일으켜 수용기막 내 신장활성경로(stretch-activated channels)를 개방하고 중심으로 운반되는 활동전위 작용을 발생시킬 때 기계수용기는 활성화된다(3장 참조). 감각수용기의 다른 종류는 각각의 감각 인자에 의해 조정되며 감각 통합이 필요하다(그림 5.14). 보통 활동은 조절 가능한 기능을 위해 개별 감각 통합을 필요로 한다. 예를 들어, 커피 잔을 들 목적으로 컵 손잡이를 잡기 위해 손을 뻗을 때 손의 위치를 파악하기 위해 고유수용감각을 사용할 것이다. 컵의 접촉은 촉각에 의해 감지된다. 만약 컵이 따뜻하다면, 온도 감각이 동원될 것이다. 이때 컵이 너무 뜨겁다면 통증을 경험할 수 있다. 커피 안의 카페인을 섭취한 후에 심장박동은 빨라질 것이고 가슴 안 내장감각수용기와 기계수용기 모두 감각을 느낄 것이다.

감각신경세포의 자극 민감성은 그 축삭의 직경과 중추신경계 내에서 만드는 연결 패턴과 관련이 있다. 대부분의 기계수용기는 두꺼운 말이집으로 덮여 있는 넓은 직경의 축삭을 가진다. 더 넓은 직경의 축삭은 더 빨리 활동전위를 전도한다(3장 참조). 기계수용기는 몸감각 시스템에서 가장 빠르게 전도하는 감각수용기이다. 뒤기둥-안쪽섬유띠로는 이렇게 넓은 직경을 가진 빠른 전도성 기계수용기를 통해 감각 입력

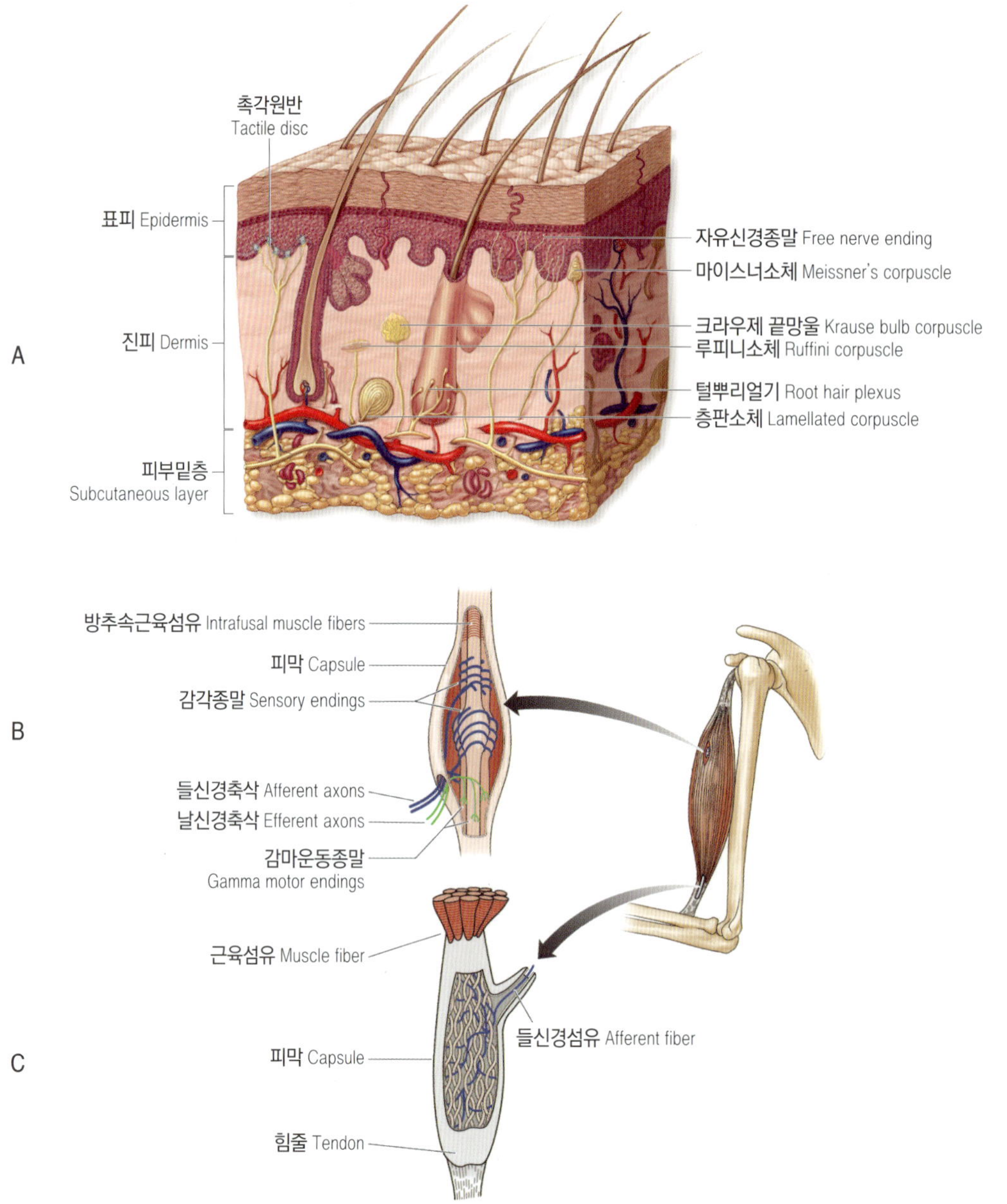

그림 5.14 감각수용기의 각 종류에 대한 모식도

A: 피부 덩어리는 단순하고 피막으로 싸여진 몇 가지의 감각수용기로 구성되어 있다. 메르켈세포(Merkel cell)와 관련된 신경섬유의 자유신경종말과 촉각원반은 표피의 바닥층 내에서 볼 수 있다. 더 복잡하고 피막으로 싸여진 촉각수용기는 진피와 피부밑조직에 위치한다. 이들은 가벼운 촉각(light touch)을 위한 마이스너소체(Meissner's corpuscle), 압각과 높은 빈도의 진동을 감지하는 파치니소체(Pacinian corpuscles), 조직 변형(늘어남)을 감지하는 루피니소체(Ruffini corpuscle)를 포함한다. **B:** 근육방추기관은 방추바깥근육에 위치하는 신장수용기(stretch receptor)이다. 방추속근육섬유는 날신경지배를 받는데, 이 날신경은 근육이 수축하는 동안 수용기의 민감성을 유지하는 척수의 특수화된 γ-운동신경세포로부터 기원한다. **C:** 힘줄 내에 위치한 골지힘줄기관은 근육 수축에 의해 발생되는 힘에 반응한다.

을 주로 전달한다. 이와 반대로 뿌리신경절 신경세포는 얇은 말이집 또는 민말이집인 좁은 직경의 축삭을 가진다. 이 신경절은 통증 자극(통각수용기), 온도(온각수용기), 가려움(소양감각수용기)에 민감하다. 표 5.1은 일차감각섬유의 기능적인 분류를 나열하였다. Aα(그룹 1), Aβ(그룹 2), Aδ(그룹 3) 그리고 C(그룹 4): 축삭 직경에 기반하여 두 종류의 섬유로 명명되었다.

접촉에 의해 활동전위가 발생되는 패턴, 타이밍과 관련된 감각적응(neural adaptation)은 다양한 수용기의 종류에 따라 다르다. 그러므로 대뇌겉질은 미묘하게 다른 정보를 각각의 종류로부터 받고 자극에 대한 매우 세밀한 부분까지 이끌어낸다. 말단의 다른 종류는 감각의 다른 인자에 상응한다. 빠르게 적응하는 끝판은 위상반응을 전달하여 자극을 적용하는 동안 발화패턴을 바꾼다. 천천히 적응하는 수용기의 긴장 반응은 시간이 지남에 따라 거의 바뀌지 않는다(그림 5.15).

신체감각 인자는 단일 유형의 감각수용기에 의해 매개되는 것으로 여겨진다. 낮은 문턱값을 가지는 기계수용기는 가벼운 촉각, 압력, 진동, 신장 및 고유수용감각으로 해석될 자극의 에너지를 부호화한다. 낮은 활성 문턱값은 조직에 낮은 에너지, 낮은 힘 변형을 높은 강도로 제공한다. 피막 기계수용기 신경세포의 5가지 주요 유형은 루피니소체(Ruffini corpuscles), 메르켈수용기(Merkel receptors), 마이스너소체(Meissner corpuscles), 파치니소체(Pacinian corpuscles) 및 모발 수용기와 같이 피부와 기계적 감각을 매개하는 심부 조직 아래에 있다. 메르켈수용기와 마이스너소체는 표피-진피 경계에 있다. 이러한 수용기는 피부 위에 있는 매우 작은 영역 내의 자극에 민감하다. 따라서 이들 수용기는 매우 작은 수용 영역을 가지고 있다. 더 작은 수용 영역은 자극의 더 정확한 위치를 제공한다. 이러한 수용기는 점자 읽기와 같은 미세한 촉각 구분에 참여한다. 루피니소체와 파치니소체는 모두 진피에 있다. 루피니소종말은 피부 신장에 민감하며 손으로 잡은 물체의 모양을 구별하는 데 중요하다. 가장 민감한 기계수용기인 파치니소체는 500nm의 작은 피부 변화에 반응하여 곤충의 무게를 느낄 수 있다. 메르켈수용기와 파치니소체는 자극이 시작되거나 끝날 때와 같이 자극의 변화에 반응하여 빠르게 적응한다. 마이스너소체와 루피니종말은 천천히 적응하여 자극이 지속되는 동안 활동전위를 발생시킨다. 모발 수용기는 천천히 또는 빠르게 적응할 수 있다. 각 기본 감각섬유에는 여러 개의 말단 가지가 있으므로 여러 개의 수용기 종말이 존재한다.

표 5.1 축삭의 기능적인 분류

	Aα/종류 1	Aβ/종류 2	Aγ	Aδ/종류 3	C/종류 4
감각 인자	고유수용감각	기계수용기		통증, 온도	통증, 온도
운동 기능	몸 운동		방추속운동		자율신경의 신경절이후세포
말이집	매우 두꺼움	두꺼움	두꺼움	얇음	민말이
직경(μ)	13~20	6~12	5~8	1~5	0.2~1.5
전도속도(m/sec)	80~120	35~75	4~24	5~30	0.5~2

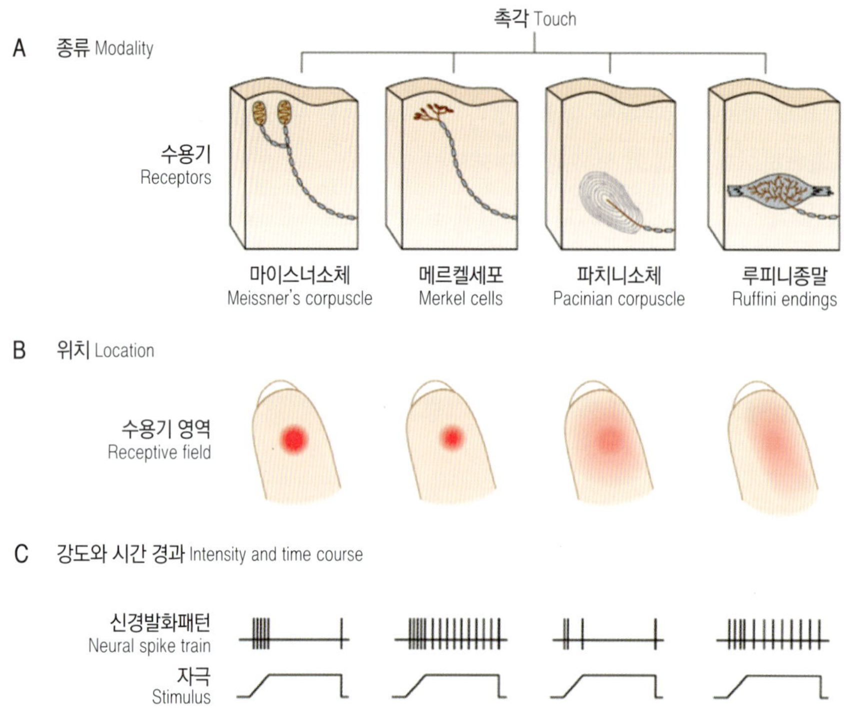

그림 5.15 감각종말에 의해 표현되는 종류. 위치(수용기 영역), 강도, 지속성(타이밍)

A: 피부의 네 가지 유형의 저역치 기계수용기. 이 수용기들의 결합된 활성은 물체에 접촉한 감각을 발생시킨다. 메르켈세포와 루피니종말의 선택적인 활성이 지속적인 압력 감각을 유발한다. 마이스너소체와 파치니소체의 선택적인 활성은 간지러움과 진동 감각을 유발한다. B: 기계수용기는 오직 피부 말단에 가까운 곳의 변형에 의해 활성화된다. 기계적 수용과 연관된 수용기 영역(receptive field) (A)(손가락 끝의 빨간 부분으로 보임) 내에 존재하고 크기에 따라 다르다. 메르켈세포와 마이스너소체는 가장 작은 수용기 영역을 가지고 있다. 이 수용기들은 작은 바늘로 찔린 압력에 매우 민감하기 때문에 가장 정확한 위치 정보를 제공한다. C: 자극의 강도는 피부 변형의 반응에 따른 활동전위의 발화율에 의해 나타난다. 자극의 지속은 발화의 시간 경과에 의해 나타난다. 마이스너소체와 파치니소체는 빠르게 적응하고 다른 수용기는 느리게 적응한다.

VI 감각 운동 상호작용

SENSORY-MOTOR INTERACTION

해부학적 신경로와 구별되는 구조 때문에 감각과 운동신경로는 이번 장에서는 분리해서 고려되었다. 그러나 정상 움직임은 감각과 운동정보의 지속적인 통합을 필요로 한다. 추후 장에서 소뇌와 대뇌겉질의 상호작용을 중점으로 자세히 다룰 것이다. 오름과 내림신경로의 복잡한 상호작용은 척수에서 국소적으로 시작한다. 단순한 반사는 운동 반응을 발생하는 감각 입력을 포함한다. 휴식을 취하고 있는 근육에 지속적인 감각입력은 근육방추가 효과적인 근육수축을 발생시키기 위해 적절한 근육길이와 근육긴장을 유지하려고 한다.

운동 조절 Motor Control

연구자들은 운동 조절 연구를 통해 움직임의 발생 및 조절을 위한 필수적인 신경운동의 상호작용을 밝혀내기 위해 노력하고 있다. 신경로에 대한 심도 있는 이해는 상당한 진전을 보이고 있음에도 불구하고 아직까지 답을 찾지 못한 의문점들을 서로 이질적인 이론을 통해 설명하려고 하기 때문에 반대 의견은 늘 존재한다. 운동 조절 이론의 광범위한 분야는 이 교재의 범위를 넘어선다. 그러나 이에 대한 간략한 개요는 인간 움직임을 공부하는 학생들이 그 내용을 이해하는데 도움을 줄 것이다. 특정한 감각과 운동 상호작용의 두 가지 개념은 미리되먹임(feedforward)과 되먹임(feedback)이다. 음료수를 마시는 과제를 보면 앞으로 팔을 뻗기 위해 적절한 손 모양을 만들고 음료수 병을 쥐는 적절한 힘을 발휘한다. 이런 과제는 용기 안의 내용물, 모양, 파손될 수 있는 정도를 포함한 많은 요소에 따라 달라진다. 미리되먹임 감각 조절은 물체를 시각적으로 보고 미리 가지고 있던 지식을 사용해 무게와 온도를 파악하여 가볍게 잡을 수 있도록 겉질척수로를 사용하게 한다. 얇은 스티로폼 용기에 가득 채운 뜨거운 커피 잔을 잡는 것은 도자기 찻잔을 들어 올리는 것과는 상당히 다른 운동 조절을 필요로 한다. 되먹임 조절은 과제 수행 시 운동 패턴의 빠른 적응을 위한 정보를 제공한다.

움직임을 만들어내는 감각 및 운동 정보 공유를 위한 척수의 역할은 단순한 반사회로를 통해 나타난다(그림 5.16). 자극 반응, 반사에 의한 운동 조절과 같은 초창기 이론이 뒷받침되어 재활 전문가들은 수년 동안 특정 운동 반응을 발생시키는 감각 입력에 대한 연구에 노력을 기울였다. 새로운 근거는 척수의 운동 조절의 미묘하지만 직접적인 역할을 보여준다. 손재주 발달은 대뇌겉질의 손에 대한 표상(representation)과 겉질운동신경의 확장된 연결과 관련이 있다. 게다가 이러한 운동신경로, 감각되먹임, 척수고유신경세포의 미리되먹임은 척수 수준에서 실시간 운동 조절을 제공하기 위해 발달된다. 인간의 쥐기 및 뻗기 조절에 대한 최근 연구는 과제 수행 시 쥐는 압력과 정확성을 조절하기 위해 중간 목척수(midcervical) 수준에서의 감각 및 운동 조절을 위한 협응을 보여주었다. 목척수고유신경세포(cervical propriospinal neurons)는 날신경의 겉질척수 입력뿐만 아니라 관절, 피부, 근육으로부터 말초 입력을 받는다. 고유수

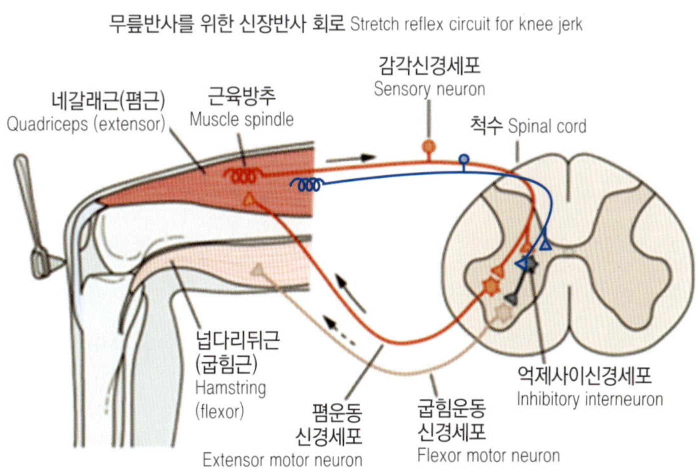

그림 5.16 전형적인 무릎 힘줄과 역신장 반사활의 구성요소

무릎힘줄 신장은 네갈래근의 방추바깥근육섬유의 길이를 늘이고 그 방추속근육방추는 고리나선 신경종말을 활성화시킨다. 그 중심 축삭은 α-운동신경세포로 직접적으로(단일시냅스) 연결되어 폄근육에 신경전달한다. 고리나선 신경종말의 주변 역시 앞뿔 내 억제사이신경세포를 신경지배한다. 사이신경세포는 길항근인 넙다리뒤근의 수축을 억제한다(다중시냅스 길항근 억제).

용감각과 시각되먹임을 바탕으로, 운동 계획에 대한 중추적 협응에만 의지하는 것이 아니라 이러한 국소적인 정보가 섬세한 행동을 효율적으로 하기 위해 필요하다. 음료수를 잘 마시기 위해서는 다수의 겉질과 겉질아래 수준에 위치한 오름 및 내림신경로 사이의 복잡하고 지속적인 상호작용이 요구된다.

근긴장과 반사 Muscle Tone and Reflexes

이완되어 있을 때 근육은 장력을 유지하고 있는데, 이를 '안정 시 긴장'이라 하며 신장에 저항한다. 이러한 특수한 종류의 감각수용기를 근육방추라고 하며, 안정 시에 길이장력을 유지하기 위해 근육 긴장을 지속적으로 감지한다. 길이장력은 장력을 발생시키기 위한 결합조직의 능력을 나타낸다. 이것은 수축성과 비수축성 모두를 포함하는 근육 및 결합조직 길이와 연관된다. 수축조직은 중간 범위에 있을 때, 비수축 조직은 길어졌을 때 장력을 발생시킨다. 단백질 티틴은 분자성 스프링인데 수동적인 탄성에 적합하도록 근육을 신장시킨다. 그림 5.17은 관절 위치, 조직 길이, 항장력(tensile strength) 사이의 관계를 보여준다. 각각의 근육원섬유마디(sarcomere) 내 서로 중복되는 가는근육 미세섬유(액틴)와 굵은근육 미세섬유(미오신)가 미끄러지고 서로 지나가면서 수축이 일어난다. 수축은 활동전위가 시냅스, 신경근 이음부(neuromuscular junction, NMJ)에 도달할 때 발생되며, 활동전위는 Ca^{2+} 방출을 유도하기 위해 T 튜브를 통해 근육세포질그물(sarcoplasmic reticulum)로 전송된다. Z선(판) 사이의 적절한 거리는 근육 수축 발생을 위해 필수적이다. 만약 운동단위가 적절한 수축을 하기에 짧은 위치에 있다면 미오신은 액틴과 불충분하게 교차연결(cross bridge)하게 된다(그림 5.17A). 운동단위가 지나치게 길어진다면, 미오신이 액틴과 덜 결합하기 때문에 근수축을 위해 강력한 교차연결을 발생하는 능력은 약해질 것이다. 가장 이상적인 안정 시 근육 길이는 가장 강력한 수축을 발생시킬 것이다(그림 5.17C). 이것은 반사 실험에서도 나타나는데 관절운동범위의 양쪽 끝에서 거의 또는 전혀 반응이 나타나지 않았다. 반면, 특정 중간 범위에 있을 경우 반사 실험을 했을 때 가장 반응이 잘 나왔다.

근긴장은 정상적인 신장반사에 의해 이루어지는데, 이 반사는 길이가 언제 늘어나는 것과 관계없이 원래 근길이를 유지하려고 한다. 지속적인 근긴장은 말할 때 사용되는 것과 같이 빠르고 일관되지 않지만 숙련된 근육의 움직임을 촉진한다. 손상되지 않은 신경계에서 안정 시 근긴장은 변화하는 교감신경계 출력으로 인해 쉽게 바뀐다. 예를 들어, 근긴장은 충분한 이완(예: 마사지)으로 인해 감소되며 또 불안 및 각성 상태 때에는 증가된다. 안정 시 근긴장은 근력훈련을 통해 바뀔 수 있으며 근비대를 발생시킬 수 있다. 병리학적인 신경계 상태는 일반적으로 들경로 및 날경로의 방해로 인해 근육의 수축 능력뿐만 아니라 휴식을 취하고 있는 근육의 긴장도도 바꾼다.

방추바깥(큰)근육섬유 내 근육방추는 감각수용기로서 역할을 다한다(그림 5.18). 근육방추는 근육 내 정상적인 신장기전(stretch mechanisms)의 상태에 대한 정보를 제공한다. 근육방추기관의 비신경성 부분은 방추속근육섬유라고 하는 얇은 근육섬유를 포함하며 결합조직막 내에 가까이 있다. 이 복합체는 평행하게 방추바깥근육섬유 내에 정렬된 감각종말의 두 가지 종류인 근육방추와 관련이 있다. 첫 번째로 고리나선 신경종말(annulospiral endings)은 매우 두꺼운 말이집 Aα 축삭으로 인해 공급되는데 방추속근육섬유의 중심을 둘러싸며 근육 길이의 속도를 나타내는 역동적인(위상성, phasic) 수용기이다. 두 번째는 꽃술 신경종말(flower spray ending)로 외형 때문에 이러한 이름이 붙여졌는데, 이는 Aβ 축삭에 의해 공

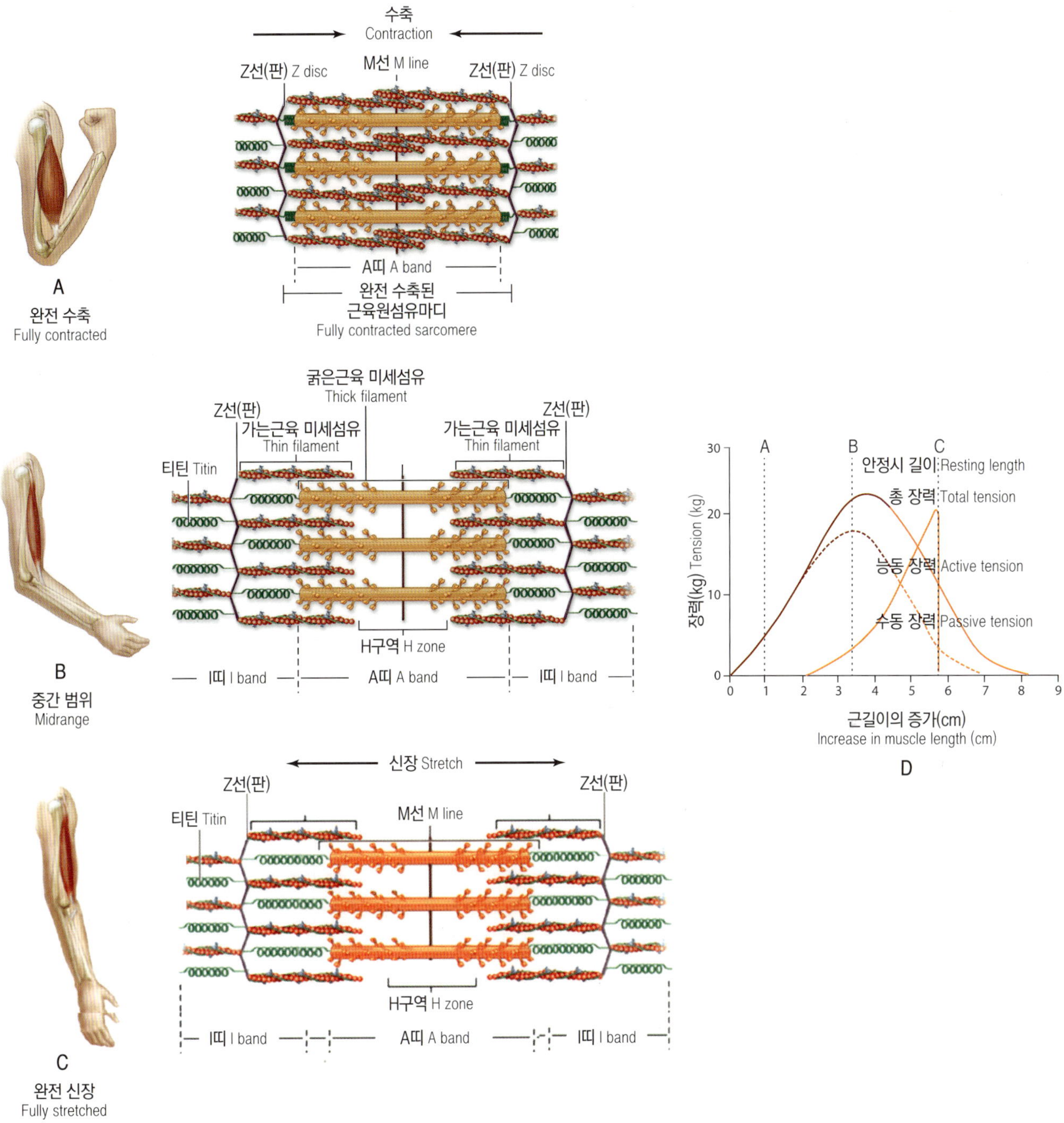

그림 5.17 뼈대근 수축 시 세 가지 각각 다른 상태에서의 길이장력 관계

A: 완전 수축. 근육 수축은 Z선을 A띠의 굵은근육 미세섬유(미오신)의 끝으로 이동시켜서 서로 가깝게 잡아당긴다. 분자 스프링인 티틴 분자는 수축하는 동안 압축되며 이 길이에서는 거의 또는 전혀 수동적으로 변형되지 않는다. **B:** 중간 범위. 근원섬유마디의 중간 범위에서 I띠와 H구역의 길이는 늘어난다(I띠를 지나가는). 티틴 분자의 용수철 같은 성질은 안정된 근육 내에 가늘고 굵은근육 미세섬유(미오신)가 서로에게 교차해서 지나가는 것을 돕는다. 이는 수동으로 긴장을 발생시키는 능력을 증가시킨다. **C:** 완전 신장. 이러한 위치에서 Z선은 서로로부터 멀리 떨어지고 가는근육 미세섬유(액틴)는 최소한으로 굵은근육 미세섬유(미오신)와 겹친다. 티틴 분자는 그 한계까지 길이가 늘어나고 그 위치에서 수동 장력의 최대량을 발생시킨다. **D:** 인간 위팔세갈래근의 길이장력 관계. 수동 장력곡선은 이 뼈대근에 가해지는 장력을 측정하는데, 이는 능동적 근수축과 수동적인 신장에 의해 발생된다. 이러한 총 장력곡선은 능동적 근수축과 수동적 근길이 늘이기 모두로부터의 긴장 발생을 보여준다. A, B와 C는 완전 수축, 중간 범위, 완전 신장과 상관관계가 있으며, 그 상태는 그림으로 묘사되었다.

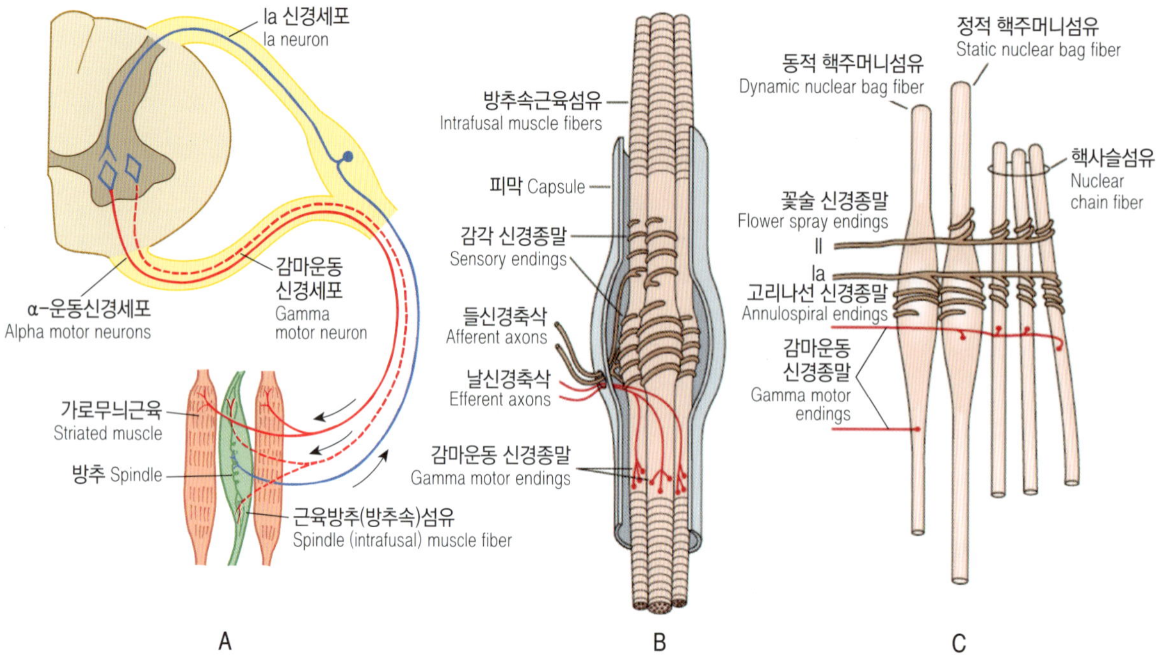

그림 5.18 근육방추기관의 연결과 신경지배

A: 방추바깥과 방추속근육섬유와 근육방추의 신경지배. 방추바깥근육섬유(가로무늬근육)는 α-운동신경세포에 의해 신경지배되고 근육방추 내 방추속섬유는 γ-운동신경세포에 의해 지배된다. 감각 고리나선 신경종말은 근육방추 내에 분포한다. **B:** 아교성 캡슐 내의 근육방추. 운동 신경지배는 수축 신경종말 내 방추 내 근육섬유에서 이루어진다. 감각 신경지배는 팽창된 비수축성 중심 부분 내에서 이루어진다. **C:** 하나의 Ia 들신경섬유는 일차감각신경종말(고리나선 신경종말)을 형성하는 모든 다중 섬유 종류를 신경지배한다. A 그룹 II 감각섬유는 이차감각신경종말(꽃술 신경종말)을 형성하는 핵사슬섬유와 정적인 핵주머니섬유를 신경지배한다.

급되고 고리나선 신경종말보다 느리게 전도되며 순간의 근길이를 나타내는 정적(tonic) 수용기이다.

근육방추의 방추속근육섬유는 γ-운동신경세포(감마운동신경세포)를 통해 운동신경을 지배한다(그림 5.19). γ-운동신경세포가 발화할 때 방추속근육섬유는 수축하기 위해 근육방추를 발화시킨다. 근육방추섬유의 수축은 근육방추 내 고리나선 신경종말에 의해 감지된다. 이러한 감지는 α-운동신경세포에서 감각축삭이 시냅스되는 척수의 감각되먹임을 발생시킨다. 이 α-운동신경세포는 방추바깥근육섬유로 다시 신경자극을 보내고 근육방추섬유가 동시적이고 균등하게 수축하도록 자극한다. 이러한 평행한 수축이 한 번 발생되면 감각수용기는 더 이상 수축을 감지하지 않는데(즉, 신경종말은 활동전위 발화의 원래 수치로 복귀함) 회로는 비활성화되며 근긴장이 발생된다. 근육방추는 다른 피막기계수용기(encapsulated mechanoreceptors)보다 더 복잡한데 수용기의 감수성을 조절하는 중추신경계의 지배를 받기 때문이다.

골지힘줄기관(Golgi tendon organ)은 또 다른 기계수용기인데 힘줄의 아교섬유 내에 꼬여 있다(그림 5.14). 골지힘줄기관은 근수축에 의해 발생되는 힘에 민감하다. 이 활동전위 발화율은 근수축의 힘 증가에 의해 증가된다. 만약 그 힘이 문턱값을 넘어선다면 억제성 사이신경세포에 시냅스하는 골지힘줄기관의 중심 연결은 α-운동신경세포를 억제하고 근수축을 중단시킨다(그림 5.12). 골지힘줄기관은 또한 특정 운동 행동을 일으키는 데 얼마나 많은 힘이 필요한지를 파악하기 위한 개별적인 감각에 관여할 수 있다. 근육방추와 골지힘줄기관은 근수축의 반사 조절에 중요한 역할을 한다. 관절은 기계수용기에 의해 신경지배되지만 이러한 감각수용기는 관절압력과 고유수용감각보다 더 심한 관절의 움직임을 감지하는데 더 큰 역할을 한다.

대뇌겉질의 명령은 반사 움직임에 직접적으로 관여하지 않는다. 반사는 국소적인 분절의 회로에 의해 지시된다. 운동신경세포와 뒤뿌리신경절 세포는 반사활의 일차적인 구성요소이며, 구성요소가 하나라도 상실되면 반사는 사라질 것이다. 감각 입력은 반사회로에 참여할 뿐만 아니라 감각겉질에 이차적인 정보를 올려 보낸다. 이러한 방식으로 반사 운동 행위는 겉질명령과는 분리되지만 겉질은 감각자극을 인식하고 복잡하지만 지연되어 일어나는 후속 행동을 지시한다. 즉, 뜨거운 철판으로부터의 초기 회피는 반사적이며 점점 위험에 대해 인식하고 위협으로부터 벗어나는 행위는 대뇌겉질이 참여하는 근육동원 후에 발생한다.

반사는 심부(깊은) 혹은 표면, 내장성 또는 일차성으로 구분된다. 표 5.2는 반사와 그 반사를 활성화시키는 자극, 그 자극에 의해 발생되는 행동에 대해 요약하였다. 비록 반사가 움직임을 돕고 그 정상 기능을 통합하지만, 반사 역시 신경계 손상에 영향을 받는다. 정상적인 반사는 정상적인 들신경 경로와 날신경 경로 모두를 요하기 때문에 세심한 검사를 통해 특정 구조의 손상을 밝혀낼 수 있다. 반사는 수의적인 조절에 영향을 주는 조건 이후에 움직임을 만들어내는데 사용될 수 있다.

깊은반사는 깊은힘줄반사(deep tendon reflex)로 알려져 있는데 힘줄의 길어짐에 의해 근육의 신장을 유발시킨다. 깊은힘줄반사는 기본적인 선별검사의 한 종류로 사용되는데 겉질척수로의 기능과 말초신경 수행 측정을 제공하기 때문이다. 가장 잘 알려진 깊은힘줄반사는 반사 망치를 이용하여 무릎힘줄을 빠르게 치면서 유발시키는 무릎반사(근육 폄)이다. 이에 상응하는 발차

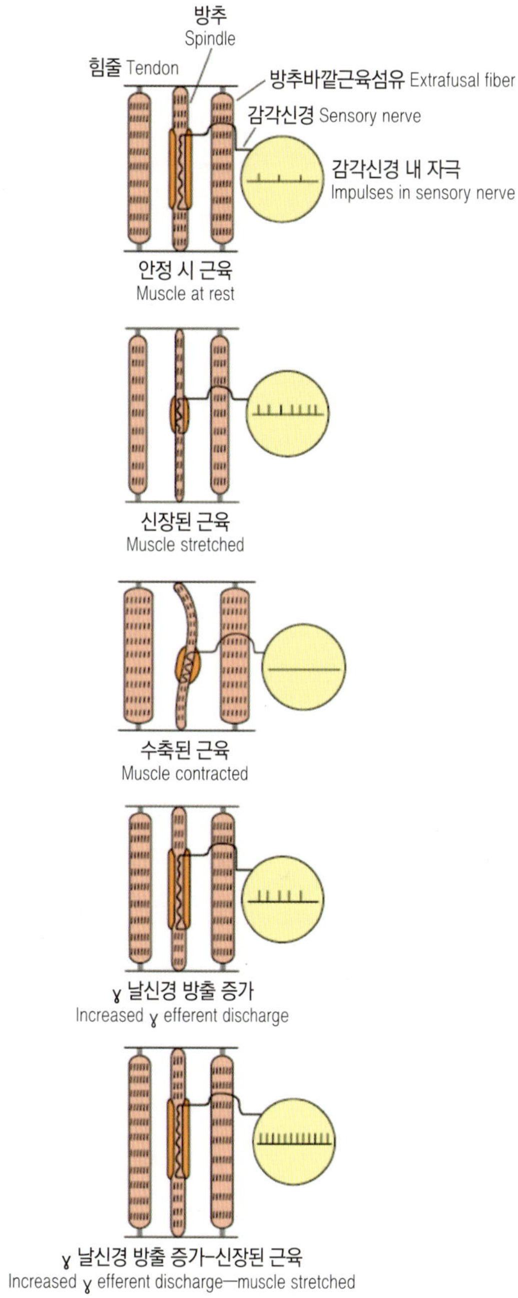

그림 5.19 근육방추 내 고리나선 신경종말의 방출
근육 신장은 근육방추의 길이를 동시에 늘이고 신장의 정도(방추의 부하)에 비례하는 빈도로 감각종말을 활성화시킨다. γ-운동신경세포의 활성화 없이 방추속근육은 이완되고 방추의 들신경은 근수축 시 발화를 멈춘다(방추의 비부하). γ-운동신경세포의 자극은 방추바깥근육의 수축과 비례하게 방추속근육섬유의 수축종말을 동시에 수축시킨다. 이는 방추속근육섬유의 길이를 늘이고 감각섬유 내 자극을 일으킨다. γ-운동신경세포의 자극 동안 전체 근육이 늘어나면 감각신경섬유에서의 방출 속도는 더 증가된다.

표 5.2 반사

반사의 종류	자극	운동 반응	정상적 발현시기
원시: 입			
먹이 찾기	양쪽 뺨, 입가, 윗입술의 중간을 건드릴 때	머리를 자극 방향으로 돌림	28주~4개월
빨기	젖꼭지, 손가락 또는 물체를 입안과 혀 중간에 댈 때	3가지 단계로 나뉨 (1)혀 앞쪽으로 젖꼭지를 핥는다. (2)혀 뒤편이 젖꼭지의 중심을 마사지한다. (3)식도가 젖꼭지 끝을 당긴다.	28주~12개월
삼킴	입 뒤편에 액체	삼킴	평생 지속됨
구역질	목구멍 뒤편을 건드림	식도가 조여짐	19주~평생 지속됨
울음	불편함	불편함을 보이는 불특정 반응	21주~평생 지속됨
원시: 얼굴			
깜빡임	밝은 빛, 눈에 입김을 불어넣음, 큰 소음	눈을 감음	출생~평생 지속됨
눈머리	수동으로 머리를 돌림	눈 움직임이 머리 움직임에 몇 초 늦게 반응, 당겨서 앉은 상태에서 수평으로 머리를 돌릴 때 볼 수 있음	출생~2주
코	코 안에 물	심장과 두뇌에 혈류를 보호하는 무호흡 상태; 다른 영역들이 차단됨	출생~평생 지속됨
원시: 놀람			
모로	바로 누운 자세 조심스럽게 아랫방향으로 아이를 떨어뜨림	두 팔을 뻗고 찡그리고 움	출생~6개월
놀람	큰 소리와 같은 유해 자극	모로와 같음. 그러나 팔꿈치를 굽히고 손은 주먹 쥠	출생~평생 지속됨
원시: 일반적인 몸			
손바닥 쥐기	펼친 손바닥에 손가락을 집어넣음	손이 손가락 위로 접히며, 제거하려고 하면 쥐기는 더 강해짐	출생~3개월
발바닥 쥐기	발바닥 안쪽을 긁음	실험자의 손가락을 발가락으로 둥글게 쥠	출생~9개월
바빈스키	발바닥 바깥쪽을 긁음	발가락을 벌리고 발등굽힘	출생~2년
손바닥턱끝	손바닥을 누름	입을 벌림	출생~6개월
밥킨	바로 누운 자세에서 두 손바닥에 깊게 압박을 가함	입을 벌리고, 눈을 감고, 목을 굽힘 입으로 주먹을 가져가고 손가락을 빨 수 있음	출생~4개월
보호	부드러운 천을 눈과 코에 댐	머리로 호를 그리고 양쪽으로 돌림, 두 손을 얼굴로 가져가서 천을 치움	출생~4개월
비대칭적 긴장성 목반사(ATNR)	머리 돌림	같은쪽 팔 폄, 반대쪽 팔 굽힘	출생~6개월
대칭적 긴장성 목반사(STNR)	엎드린 자세, 팔다리의 같은 쪽 대칭적인 반응을 발생시키기 위해 수동으로 목을 펴거나 굽힘	목 폄: 팔 폄, 다리 굽힘 목 굽힘: 팔 굽힘, 다리 폄	6개월~1년
기기	엎드린 자세, 척수 양쪽을 긁음	머리는 폄, 다리를 굽히고 교대로 다리 움직임을 시작함	출생~4개월

표 5.2 반사(계속)

반사의 종류	자극	운동 반응	정상적 발현시기
교차된 모음	편 채로 한 다리를 들고 발바닥을 문지름	다른 쪽 다리는 처음에 굽혀지고 펴짐/모음. 발가락 폄이 동반됨	출생~8개월
갈란트	엎드린 자세에서 척추의 한쪽을 긁음	긁는 방향으로 몸 전체를 굽힘	출생~9개월
머리 바로 세우기	바로 누운 자세에서 손이나 팔을 잡고 앉도록 당김	마치 인형처럼 앉으면서 눈을 뜸 머리가 처음에는 뒤로 처짐 아기는 머리를 바로 하기 위해 어깨를 사용함	출생~3개월
위치	똑바로 서도록 잡음 테이블 끝으로 앞쪽 정강이를 건드림	무릎과 엉덩이를 굽히면서 발이 테이블 위로 올라감	출생~2개월
서기	똑바로 서도록 잡음 양쪽 발에 똑같이 체중을 실음	다리의 완전한 폄	출생~4개월
걷기	똑바로 서도록 잡음 양쪽 발에 똑같이 체중을 실음 앞쪽으로 기울여 한 발바닥에 다른 압력이 실리도록 함	마치 걷는 것처럼 다리가 교대로 굽혀지고 펴짐	출생(또는 2개월) ~1년
추후에 발생			
소리 지향	소리	소리 나는 방향으로 머리를 돌림	평생 지속됨
란다우	엎드린 자세로 둠	팔다리 폄	5개월~1년
보호 폄	엎드림, 머리 내림	바닥으로 팔을 내림	5개월~평생 지속됨
긴장성 미로	목 폄 목 굽힘	몸의 최대 굽힘 몸의 최대 폄	출생~4년
깊은힘줄(근신장): 가장 흔하게 검사됨			
위팔두갈래근	팔꿈치 90° 굽힘에서 힘줄을 침	팔꿈치 굽힘	평생 지속됨
위팔세갈래근	팔꿈치 90° 굽힘에서 힘줄을 침	팔꿈치 폄	평생 지속됨
무릎	무릎 90° 굽힘에서 힘줄을 침	무릎 폄	평생 지속됨
발목 (장딴지/가자미근)	5° 발등굽힘 상태에서 힘줄을 침	발목 발바닥 굽힘	평생 지속됨
피부			
복부	복부 주변을 가볍게 긁기	자극 방향으로 배꼽이 움직임	평생 지속됨
고환올림	허벅지 안쪽을 가볍게 긁기	같은쪽 고환올림근이 수축함	평생 지속됨
내장 반사			
배뇨	방광 확장	들신경 발화가 증가하여 방광이 가득 찬 느낌을 야기함 반사적으로 요도를 이완시키고 배설하기 위해 방광을 수축함	출생~3년
구토	다중 자극이 가능, 포함되는 것들; - 유해한 냄새 - 현기증 - 목구멍 뒤편 건드림	구토 유발	평생 지속됨

표 5.3 깊은힘줄반사 척도

척도	반응
0	반응 없음
1+	존재하나 감소됨, 약간 정상
2+	평균적임, 정상
3+	증가됨, 가능하나 불필요하게 평균보다 빠름, 비정상
4+	매우 빠르고, 과활동, 간대성 경련(clonus)이 존재함, 비정상

기 반응은 α-운동신경세포에서 직접적으로 시냅스하는 고리나선 신경종말을 포함한 단일시냅스 회로에 발생된다. 역신장반사는 길항근인 넙다리뒤근 수축의 억제로 부드럽고 협응된 네갈래근 수축과 다리 폄을 제공한다. 이러한 억제가 없다면 무릎힘줄은 등척성 수축을 발생시킬 것이고, 따라서 움직임은 일어나지 않을 것이다. 움직임의 질은 앞뿔에 있는 억제사이신경세포에 의해 완성된다. 이 사이신경세포는 고리나선 신경종말로부터 이차적으로 신경지배되는데 이는 길항근 수축을 유도하는 신경세포의 활성을 억제한다. 그러나 이 검사가 관절운동범위에 대한 운동 반응의 측정을 토대로 관절 위치별 표준화된 프로토콜에 의해 수행되었다는 점에 유의해야 한다. 이것은 하루종일 일어나는 근육의 변화뿐만 아니라 개별적인 정상 근육 내 정상적인 변화를 설명한다. 비정상적인 깊은힘줄반사의 발견과 그 중요성은 척수손상 단원에서 언급할 것이다.

깊은힘줄반사는 반사 반응을 제한하는 정상적 위척수(supraspinal) 억제를 동반하여 근육의 분절마다 기능적으로 감각과 운동신경을 지배한다. 깊은힘줄반사는 반응 없음은 0, 조절되지 않는 운동 반응이 반복되는 간대성 경련은 4+로 점수를 매긴다. 약한 정상 1+, 정상 2+, 과한 정상 3+의 범위(표 5.3)의 세 가지 정상 범주가 존재한다는 것은 주목할 만하다. 이것은 하루종일 일어나는 근육의 변화뿐만 아니라 개별적인 정상 근육 내 정상적인 변화를 설명한다. 비정상적인 깊은 힘줄 반사의 발견과 그 중요성은 척수손상 단원에서 언급할 것이다.

얕은반사(superficial reflex)는 다른 피부 또는 점막의 피부 통증 자극에 대해 운동 반응을 일으킨다. 이 반사는 다중시냅스 반사회로인데 이 회로는 뒤뿔로 전달되는 통각수용기에 의해 유해성 정보에 대한 부호화를 나타낸다. 그리고 이 회로는 예를 들어, 통증으로 인한 굽힘회피반사(길항근적 폄 억제)와 같이 빠른 움직임을 발생시키는 운동 반응을 포함한다. 뜨거운 난로를 만지는 것은 손에 있는 온각수용기를 활성화하고 손의 회피운동 반응을 발생시키는 국소반사활(local reflex arc)을 활성화한다. 온각수용기는 또한 겉질의 인지를 위해 척수시상로로 이차적인 축삭을 보낸다. 손은 겉질의 반응유발 전에 피하게 된다.

또 다른 활의 예는 깨진 유리조각을 밟을 때 발생하는 굽힘회피와 연관된 교차된 폄 반응이다. 한쪽 다리는 깨진 유리로부터의 손상을 피하지만 반대편 다리의 폄근이 체중 지지를 유지하도록 활성화됨으로써 넘어지는 것을 방지한다. 일차적인 통각수용기로부터의 이차적인 입력은 사이신경세포를 흥분시키는데, 이 신경세포의 축삭은 폄운동신경세포 무리(pool)를 활성화하기 위해 반대쪽 뒤뿔에 교차되고 연결된다. 굽힘

회피 및 교차폄 모두 영아기에 상호적인 팔다리 움직임을 돕는 원시반사를 지속시킨다. 이 반사는 추후에 정상 기능으로 통합되며 일반적으로 통증을 유발하는 물체를 밟는 것과 같이 응급 상황 외에는 억제된다.

내장반사는 정상적인 내장 기능에 필수적이고 갑작스러운 손상 시 내장 통증을 유발하는데 관여한다. 반동검사(rebound test)라고 하는 맹장염에 대한 임상검사는 배꼽과 앞위쪽엉덩뼈가시 사이(맥버니 지점)의 중간 정도 지점에서 오른쪽 아래 사분면에 가해지는 깊은 압력을 수반한다. 내장의 급성 염증은 압력이 신속하게 제거될 때 반사적인 근육 경련을 일으키며, 복벽의 격렬한 압통과 딱딱함을 느끼게 된다.

VII 일차 및 이차통각과민

PRIMARY AND SECONDARY HYPERALGESIA

통각수용기는 중추신경계에 손상을 입히거나 손상시킬 수 있는 자극을 전달하는 것을 포함한다. 기계적 통각수용기는 손상된 조직 및 외상을 입은 조직에서 방출되는 화학 물질에 반응한다. 온각수용기는 5℃(41°F) 이하의 추위와 45℃(113°F) 이상의 온도에 민감하다. 다인자 통각수용기(polymodal nociceptor)는 유해한 열 또는 기계적 자극에 의해 활성화된다. 가려움에 민감한 수용기 또는 소양감각수용기는 히스타민에 반응한다. 수용기종말은 세 가지 종류로 분류되며 단순한 형태를 가진다. 자유신경종말은 슈반세포에 의해 생성되는 얇은 바닥판에 의해서만 덮여 있다(그림 5.14). 넓은 직경, 두꺼운 말이집 축삭(Aα와 Aβ)을 가진 기계수용기와 달리 통각수용기, 온각수용기 그리고 소양감각수용기는 짧은 직경, 얇은 말이집 Aδ 또는 민말이 C섬유 축삭을 가진다. 잠깐의 유해 자극은 처음에는 "빠른 통증"으로 불리는 날카롭고 찌르는 통증을 유발하고 Aδ 통각수용기에 의해 중재된다. C섬유 통각수용기에 의해 중재되는 "느린 통증"은 둔한 통증을 유발한다. 열 수용기 축삭은 또한 Aδ 및 C섬유 범위에서 활동전위를 전달한다. 피부의 자극제에 민감한 소양감각수용기는 가려움증을 유발하고 C섬유만을 사용한다. 내장 감각수용기는 또한 장기 시스템에서 염증과 화학적 자극에 의해 활성화된다.

유해한 자극을 탈분극 감각전위로 전달하는 기전에 대해 많은 연구가 이루어졌다. 다양한 통각수용기 유형 간의 기능적 차이는 부분적으로 신경말단 막에 삽입된 서로 다른 수용기 단백질에 의해 부여된다. 이 중에서 일시적전위바닐로이드1 수용기(TRPV1)는 캡사이신 (고추) 수용기이다. 화학적 및 열적으로 활성화되며 열 자극뿐만 아니라 H^+와 같은 말초 손상 부위에서 발견되는 것은 온도 자극과 관련된 통증을 중재한다. 또 다른 통각막 수용기 단백질은 유해한 압력에 의해 활성화된 통증 신호에 인간의 주요 분비물인 전위 의존성 나트륨 경로인 Na(V) 1.7이다. Na(V) 1.7을 표현하는 유전자의 변이는 선천적으로 통증에 둔감하지만 환자는 여전히 다른 종류의 접촉에 민감하다. 선천적인 통각상실증(선천적인 무통)의 결과로 어린이는 손상을 알지 못하여 종종 더 심한 부상 또는 생명을 위협하는 감염으로 이어진다. 마스 관련 G-단백-결합 수용기(Mas-related G-protein-coupled receptor, Mrg)는 손상 부위에서와 같이 신경 펩티드[예: 물질 P, 칼시토닌 유전자 관련 펩티드(CGRP)]에 의해 활성화된다. 이들 수용기는 유일하게 치료 가능성이 있는 통각막 수용기이지만, 현재 잠재적인 진통제 치료제로 연구되고 있는 수용기들이 더 존재한다.

종이에 베인 경험이 있는 사람은 누구나 알고 있듯이, 손이 베인 부분에 정확한 위치에서 즉각적인 날카로운 통증이 있으며, 나중에 약간의 시간이 지나면 찰과상 부위에 더 둔하고 욱신거리며 불타는 통증이 따라온다. 즉, 처음에는 급성 외상에 의해 활성화된 일차통각과민 시스템이며, 이차통각과민은 신경성 염증을 통해 나중에 활성화된다. 크게 Aδ 및 C섬유를 포함하는 두 종류의 축삭에 의해 중재되는 통증 인식의 두 단계는 해부학적 · 신경생리학적 근거를 가지고 있다. Aδ 축삭은 신속하고 정확한 위치의 날카로운 일차통각과민의 통증을 전달한다. Aδ 축삭은 직경이 0.5~2.5μm 정도이며 얇게 말이집으로 싸여 있다. 그들의 전도 속도는 더 두꺼운 말이집 축삭에 비해 상대적으로 느리지만 민말이 C섬유보다는 5배가 빠른데, C섬유는 이차통각과민의 특징을 가진 오래 지속되고 위치가 명확하지 않은 작열감을 발생시키는 신호를 운반한다. 그림 5.20은 조직 변화와 신경분포의 활성화를 포함하여 손상 부위에서 발생하는 복잡한 상호작용을 간단히 나타낸 것이다. 조직 손상 부위에는 다양한 종류의 조직 파괴 생성물 및 기타 신경 자극 분자가 방출된다. 그중에 프로스타글란딘, 프로테이즈(효소), 브라디키닌, 물질 P 및 CGRP(Mrg 양성 신경세포를 활성화시키는 펩티드)가 포함된다.

손상 관련 물질의 방출과 결합은 먼저 Aδ섬유를 활성화시켜 빠르게 입력 정보를 중앙으로 운반한다. 이러한 입력은 이차 뒤뿔신경세포에 전달되고, 이차축삭은 교차하고 척수시상로를 구축한다. 통각수용기 입력은 배쪽뒤가쪽(ventroposterolateral) 또는 얼굴 통각을 위한 배쪽뒤가쪽 시상신경핵으로 올라간다. 이러한 초기 통증에 대한 지각은 날카롭고 위치가 명확하며 일차통각과민을 구성한다. 손상된 조직 내 이

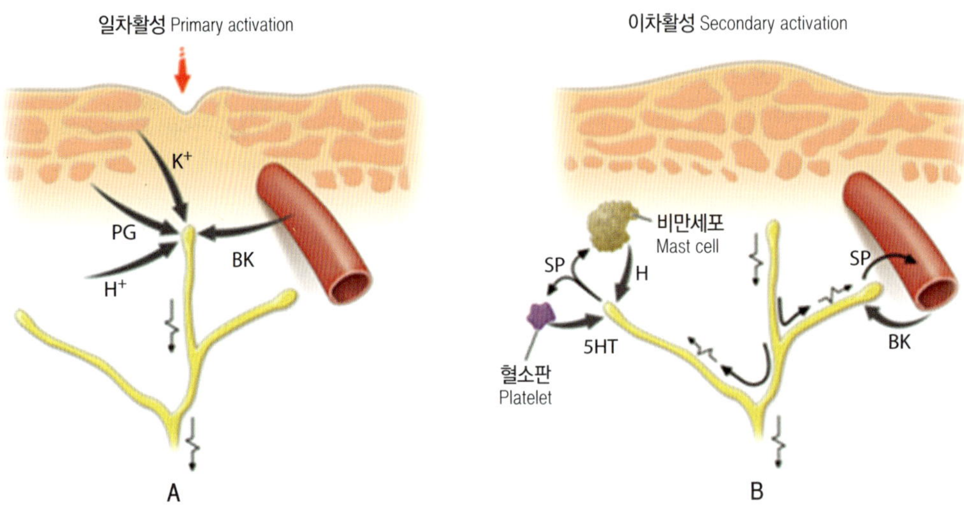

그림 5.20 일차 날신경 통각수용기 종말의 활성화

민감화와 민감화 확산을 야기하는 것. **A:** 일차활성. 조직 손상은 손상 부위에 브라디키닌(bradykinin, BK), 프로스타글란딘(prostaglandin, PG)을 포함한 다양한 신경활성화 물질을 방출한다. 이러한 물질은 통각수용기를 활성화시키고 민감하게 하며 일차적인 발적(primary flare)을 발생시킨다. 세포 손상은 낮은 pH(H^+)를 유도하고 K^+의 방출을 야기시키는데, 이는 프로스타글란딘, 브라디키닌을 합성시킨다. 프로스타글란딘은 브라디키닌 단말 및 다른 통증 발생 물질 민감도를 증가시킨다. **B:** 이차활성. 자극된 말단에서 발생한 충격은 척수뿐만 아니라 물질 P(SP)를 포함하는 펩티드의 방출을 유도하는 말단 가지까지 퍼진다. 물질 P는 브라디키닌의 더 많은 축적으로 혈관 확장 및 신경성 부종을 유발시킨다. 물질 P는 또한 비만세포에서 히스타민(H)과 세로토닌(5HT)을 혈소판에서 방출시킨다.

들 분자의 존재는 해당 영역 내 신경종말의 문턱밑 탈분극이 널리 퍼지는 결과를 초래한다. 긴장성 문턱밑 탈분극은 무해한 자극에서도 높은 문턱값을 가진 기계수용기를 활성화시켜 통증을 유발한다. 초기 손상과 관련된 Aδ섬유 및 조직 변화의 활성화는 일차적인 발적(primary flare)과 같이 종종 염증, 발적, 열, 부기 및 자극에 대한 문턱값 감소를 나타낸다.

이차통각과민은 손상 초기 1차 화상 주변을 둘러싸고 있는 C섬유에 의해 신경지배된 펩티드의 날신경 방출에 의해 생성되는 장기간의 조직 변화와 관련이 있다. 유해한 자극으로부터 오는 충격은 C섬유 축삭이 있는 작은 뒤뿌리신경절 신경세포를 활성화시켜 주변 부위의 축삭을 손상 부위 쪽으로 보낸다. 우선 손상 부위로 물질 P와 CGRP와 같은 신경 펩티드가 신경종말로부터 방출된다. 물질 P는 비만세포가 히스타민을 탈과립화하도록 한다. 또한 물질 P와 CGRP는 강력한 혈관 확장제로 작용하여 모세혈관벽이 "누출"되도록 한다. 조직액은 이 영역으로 유출되어 팽창을 일으키며 혈류가 증가하면 조직이 붉어지고 따뜻해진다. 종합적으로 이러한 신경성 염증 변화는 이차 발적을 야기하고 이것을 축삭반사라고도 한다. 이러한 조직 변화는 통각수용기를 부분적으로 탈분극시키고 민감하게 하여 무해한 자극에도 통증을 유발한다.

급성통증은 조직 손상으로 인해 발생한다. 이는 유전자 표현의 변화에 의한 비통각성 A-섬유 신경종말(무해자극통증, allodynia)뿐만 아니라 통각 신경종말, 말초와 중추의 통각신경로, 조직 파괴 생성물의 방출, 선행(손상 부위로 돌아감) 축삭전도 그리고 통각수용기(통각과민) 민감도의 빠른 가역성 변화와 관련이 있다. 급성통증은 통각 신경종말의 손상과 관련이 있으며 만약 치료하게 되면 대개 시간이 지남에 따라 정상으로 되돌아오지만, 만성 신경병증성 통증은 초기 병변이 치유되고 중추신경계의 변화가 일어난 후에도 지속되기 쉽다. 이러한 만성통증 상태는 몸을 쇠약하게 만들 수 있다. 또한 만성통증은 뒤뿔(다음 섹션 참조)에서 부적응적 가소성과 뇌로부터의 비정상적인 조절 신호를 포함하여 말초신경계 및 중추신경계적인 요소를 모두 가지고 있다.

연관통 Referred Pain

목과 왼쪽 어깨의 통증은 심근경색증의 징후로 잘 알려져 있다. 급성 손상 부위와 떨어진 곳에 존재하는 통증을 연관통이라고 한다. 연관통은 내장통증을 유발하는 손상이나 질병에서 종종 관찰되지만(표 5.4), 앞정강근 통증이 발목에서 발현되는 것과 같이 특정 근육 손상이 전혀 다른 부위의 통증으로 발현될 수 있다. 이 현상을 뒷받침하는 기전은 아직 정확히 파악되고 있지 않지만 폭주투사설(convergence-projection theory)은 이 현상에 대한 주요한 이론 중 하나이다(그림 5.21). 영향을 받은 기관과 연관통 부위를 신경지배하는 통각수용기 신경세포에 공급하는 날신경세포는 공통뒤뿔신경세포(common dorsal horn neuron)에 시냅스한다. 뇌는 기관으로부터의 통증을 거의 경험하지 못하므로 유해한 입력이 더 많이 나타나는 영역에서 통증이 발생한다고 해석한다.

표 5.4 연관통 패턴

영향을 받는 기관	연관 부위
심장	왼쪽 어깨와 팔, 턱, 목
간	오른쪽 어깨와 목, 등, 어깨뼈 끝
담낭	복부의 사분면에서 오른쪽 위, 오른쪽 어깨와 목, 등, 어깨뼈 끝
콩팥	배꼽 밑 두덩뼈 아래 등과 복부, 안가쪽 몸쪽 허벅지
위	어깨뼈 사이 등
방광	꼬리뼈, 몸쪽 안쪽 허벅지
허파와 가로막	목의 왼쪽

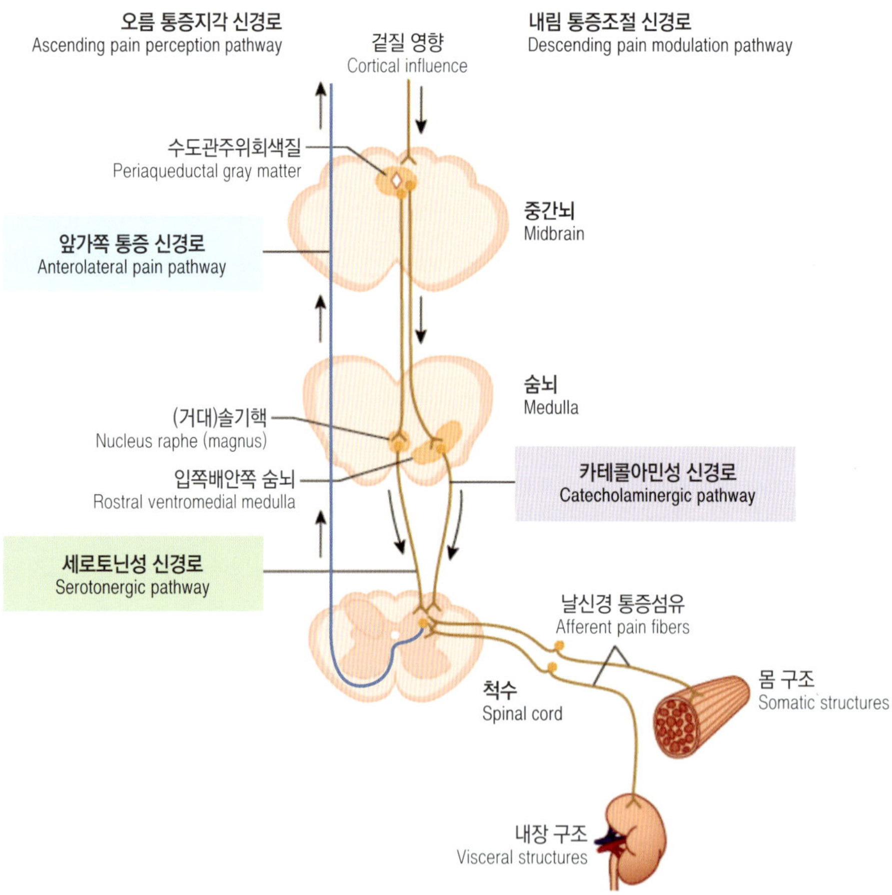

그림 5.21 통증 조절과 관련된 연관통 및 내림신경로에 대한 폭주투사설(convergence-projection theory)
연관통 기전에 대한 하나의 가설은 척수의 뒤뿔 내 같은 이차신경세포에서 신체 및 내장 통증섬유의 폭주를 포함한다. 입쪽 표적은 내장에서 유해한 자극을 거의 받지 않으므로 신체적 표적이 통증의 원인이라고 해석한다. 수도관주위회색질(periaqueductal gray, PAG)은 내림신경로의 한 부분인데, PAG는 입쪽배안쪽 숨뇌 내에서 뒤뿔의 일차 날신경 전도 억제에 의한 통증 전달의 조절을 위해 거대솔기핵(nucleus raphe magnus) 내에 세로토닌성(serotonergic) 신경세포와 카테콜아민성(catecholaminergic) 신경세포를 포함한다.

VIII 척수손상

SPINAL CORD INJURY

척수손상은 감각, 운동, 자동적인 기능 장애를 발생시킬 수 있다. 몸영역배열(somatotopic) 구조를 포함한 긴 신경로 내의 명령 정도로 인해 손상은 예상할 수 있는 반응을 또는 결손을 종종 나타낸다. 척수손상은 직접적인 외상 또는 불충분한 혈액공급으로도 야기될 수 있다. 불충분한 혈액공급 시 저산소증, 부종이 뒤따르고, 더 심한 조직 손상을 초래한다. 조기 중재는 몇 시간 안에 손상된 축삭 및 24시간 이후의 척수 괴사의 회복에 있어서 중요하다. 척수를 보호하기 위해 신체 고정판으로 몸을 굽히거나 돌리지 못하게 방지하고 부종을 최소화하기 위해 코르티코스테로이드(corticosteroid)를 사용하는 손상 후 치료는 외상 후 예후를 개선시킨다.

척수충격(spinal shock)은 손상 수준 아래의 모든 반사를 일시적으로 상실시키는데 이는 척수손상 후 초기 임상적 증상이다. 척수충격은 손상에 대한 신경성 반응에 상응하는 네 가지로 구분되는 단계를 구성한다. 척수충격의 최초 단계는 24시간까지 지속되는데 손상 수준 아래 모든 반사의 일시적인 상실(무반사, areflexia)을 발생시킨다. 이러한 최초의 반사감소는 손상 후 가지돌기와 시냅스의 위축 및 흥분을 감소시키고 억제를 촉진하는 대사적인 변화와 같은 다양한 인자들이 원인으로 작용한다. 잠깐의 두 번째 단계 동안 손상된 신경세포는 시냅스로의 신경전달물질 방출에 더 빠르게 반응하게 된다. 이러한 상태는 탈신경과민성(denervation hypersensitivity)이라고 알려져 있다. 이는 단일시냅스 피부반사의 회복을 촉진한다. 4주까지 지속되는 세 번째 단계에서는 국소사이신경세포가 지배적인 손상된 부위에서 새로운 시냅스가 증가하기 시작한다. 마지막 단계에서 새롭게 발달된 국소신경회로는 겉질 억제 상실을 동반하기 때문에 척수충격은 전형적인 위운동신경세포의 발현으로 전환된다.

질병 발견 후 초기 수 시간과 수일 동안의 임상검사는 반응과 감각기능의 회복이 보통 수의적인 운동조절로 이어지는지에 대한 결과를 제공한다. 예를 들어, 척수시상로와 가쪽겉질척수로의 척수 내 가쪽 위치의 인접성 때문에 통증감각의 회복은 운동회복의 예후가 될 수 있다. 미국 척수손상협회는 피부분절 바늘통각 검사, 가벼운 촉각, 각 근분절의 선택적인 근육의 운동기능 검사를 포함한다. 다중 분절 신경지배(즉, T2~L1)를 동반한 몸통과 같은 근육분절에서 운동수준은 감각수준과 동일한 것으로 간주된다.

한번 망울해면체근 반사가 회복되면, 척수충격의 첫 번째 단계는 종료되는데 척수손상은 엉치뼈 분절의 기능에 기초하여 완전 또는 불완전으로 나눌 수 있다. ASIA는 전 세계적으로 인정받은 외상성 척수손상을 평가하는 검사방법으로 발전해왔다. 이 검사는 완전 · 불완전 손상 수준으로 분류한다. 완전 신경손상은 모든 엉치뼈 감각과 수의적인 운동 기능의 완전한 부재를 의미한다. 불완전 병변은 엉치뼈에서 감각 또는 운동 기능 중 어느 쪽 하나의 상실을 포함하고 완전 손상과 달리 병변 부위 위쪽의 회복의 가능성을 가진다. 척수손상 수준의 먼쪽에서 운동 기능을 유지하고 있는 근력 정도에 의해 더 분류될 수 있다. 손상 수준 정도의 신경뿌리 기능의 불완전한 회복은 흔히 볼 수 있는데, 이를 뿌리탈출이라고 한다. 뿌리탈출은 동반한 말초신경 손상의 회복을 나타낸다. 또한 뿌리탈출은 임상적으로 중요하며 환자의 회복을 위한 추가적인 기능을 제공한다.

척수손상은 국소 해부학에 따라 다르며 아래 목척수손상은 머리 쪽에서 꼬리 쪽으로 척수 직경이 변하기 때문에 위목척수손상보다 더 심각하다. 위쪽 분절에서 척수가 더 작기 때문에 위목척수손상의 반 이상은 손상되지 않는다. 위쪽 척수가 척수관의 1/3을 차지하고 아래 척수가 반 정도 넓게 차지한다. 일단 척수손상이 발생했을 때 위목척수는 더 심각한 임상적 결과를 보이는데 오름과 내림신경로 내 모든 운동과 감각 기능이 상실된다. 내장기능 손상 역시 위쪽 목 완전 병변 시에 나타난다. 이러한 결과로 마비된 가로막을 대체하기 위해 기계식 인공호흡기를 사용하고 대장과 방광을 대체하여 관리하는 것이 요구된다.

위운동신경세포 대 아래운동신경세포 병변 Upper Motor Neuron versus Lower Motor Neuron Lesions

겉질 운동신경세포와 날(운동)신경세포를 흥분시키는 내림 겉질척수로 축삭은 일반적으로 위운동신경세포라고 알려진 신경으로 구성된다. 앞뿔 α-운동신경세포(날신경)는 아래운동신경세포라고 불린다. 아래운동신경세포와 비교하여 위운동신경세포의 손상은 명확하고 예상 가능한 각각의 운동 관련 후유증을 발생시킨다. 이를 위 · 아래운동신경세포 증후군이라고 한다. 위운동신경세포 증후군의 특징에는 깊은힘줄반사(hyperreflexia)의 증가; 근위축을 지연시키는 근육긴장항진(hypertonicity), 간대성 경련(clonus)으로 인한 강직, 검사자에 의해 의도된 순간적인 수동 신장으로 인한 불수의 율동적 수축 등이 있다. 더불어 겉질척수로의 병변은 원시반사의 재출현을 초래한다. 가장 흔한 검사는 바빈스키 피부 징후인데, 일반적으로 겉질척수로가 성숙하기 전 유아기 때 존재한다. 반대로 아래운동신경세포 증후군의 특징으로는 반사의 감소와 탈락(반사저하 또는 무반사), 빠른 근위축을 동반하는 근육긴장 저하 또는 이완 및 바빈스키 징후의 음성 반응이 있다.

척수와 위척수손상 후 결함의 편측성 결정
Determining Laterality of Deficits after Spinal Cord and Supraspinal Injuries

손상이 발생한 척수 수준과 방향(편측성)은 감각 상실의 분포를 비교함으로써 결정할 수 있다. 어떠한 수준의 척수손상은 해리성 감각 상실을 발생시키는 촉각과 통각 손상의 다른 패턴을 초래한다. 촉각의 상실은 손상 부위와 같은 쪽에서 발생한다. 감각이 손상된 가장 입쪽 피부분절은 척수 내 손상 수준에 해당한다. 통증과 관련해서 감각이 손상된 가장 입쪽 피부분절은 손상된 척수보다 두 분절 아래 정도에 있다. 이는 뇌줄기에서 사이뇌까지 올라가기 전 하나 또는 두 분절 거리를 넘은 앞가쪽 신경로 교차의 축삭 때문이다. 억제된 통증 민감성의 꼬리쪽 확장은 척수손상 환자에게 명확하게 나타나며, 상처 또는 다른 손상을 알려주는 보호 역할을 한다.

척수손상증후군 Spinal Cord Injury Syndrome

척수의 특정 병변 후에는 몇 가지 임상적인 징후가 나타난다. 중심척수, 앞척수, 브라운세카르, 뒤척수, 말총, 척수원뿔 증후군들이 그 징후이다. 이 증후군들은 척수손상 부위와 관련 있다(그림 5.22). 중심척수증후군(central cord syndrome)은 모든 사람에게 발생될 수 있지만 척수관이 좁아지는 퇴화를 동반한 65세 이상의 노인들에게 가장 흔히 발생된다. 목의 과도한 폄으로 심각한 손상이 발생되는데, 이는 중심

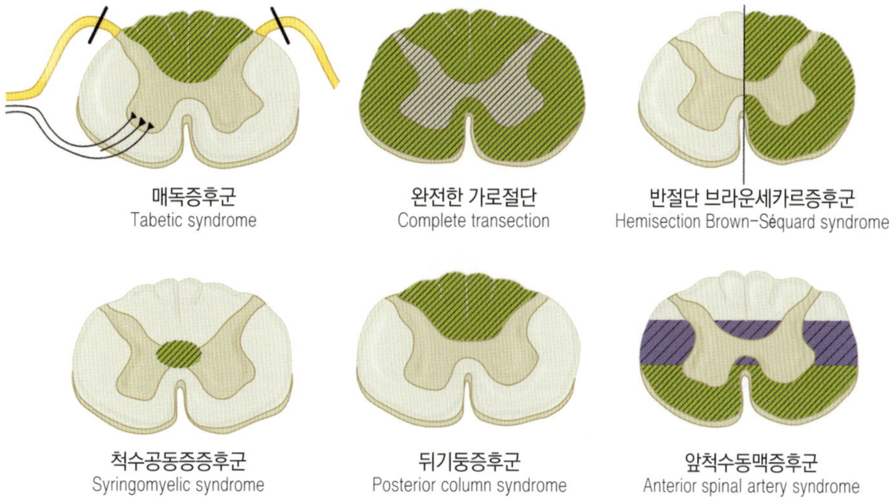

그림 5.22 척수감각 증후군의 특징(손상된 부위는 음영으로 처리)

척수관의 부종과 손상을 유발한다. 척수시상로와 겉질척수로 내 팔다리와 엉치척수로의 가쪽 편향성 때문에 이 증후군은 다리보다 팔에서 더 큰 결손을 나타낸다. 이 증후군의 임상적인 징후는 가벼운 근육약화 및 감각변화에서 심각한 마비까지 다양하다. 앞척수의 외상은 굽힘 손상으로 인해 흔히 발생되는데, 35세 이하의 젊은이들 사이에서 흔히 발생된다. 앞척수증후군에서 척수시상로, 앞뿔, 종종 겉질척수로는 영향을 받지만 뒤기둥은 보존된다.

척수의 반쪽 손상은 브라운세카르증후군을 발생시킨다. 이는 위운동신경세포 증후군과 관련된 같은쪽의 운동 약화와 손상 수준 아래의 해리성 감각 결함을 야기한다. 정밀한 촉각의 같은쪽 상실은 손상 수준에서 시작되고 통각의 반대쪽 상실은 손상 수준의 하나 또는 두 분절 아래에서 시작된다. 브라운세카르증후군은 칼에 찔린 상처와 같이 관통손상으로 인해 흔히 발생된다. 또는 뼈골절과 탈골을 포함한 폐쇄형 손상으로도 발생된다.

뒤척수증후군은 척수손상 사이에서도 희귀한데 외상 또는 질병으로 인한 혈액 공급의 중단으로 인해 흔히 발생된다. 환자들은 종종 양쪽의 분별촉각, 진동, 고유수용감각 및 운동기능은 상실되지만 통각은 남아 있다. 척수매독(tabes dorsalis) 또는 제3기 매독은 뒤기둥 축삭 말이집의 광범위한 탈락과 그 기능 손상을 발생시키는데 오늘날보다는 예전에 더 흔했다.

척수의 꼬리끝 손상은 각 척수원뿔 또는 말총증후군을 발생시킬 수 있다. 말총 내 섬유 손상은 척수뿌리 신경근성 통증(팔다리 아래의 방사통)과 근약화를 야기하는데, 이 두 가지 모두 허리척수 수준 연결과 관련이 있다. 안장마비(saddle anesthesia)와 대장 및 방광 기능 장애는 엉치척수 분절의 손상으로 인해 발생한다. 척수원뿔 손상인 이 병변은 오직 엉치척수 분절을 손상시키고 허리통증과 운동의 상실 또는 마비 없이 대장과 방광의 기능 장애를 발생시킨다.

최첨단 연구

약물적 · 비약물적 강직 관리

강직(spasticity)은 척수손상 이후에 복합적이고 흔하게 임상적으로 발견된다. 중추신경 억제의 상실은 반사의 증가, 조절할 수 없는 떨림(간대성 경련), 안정 시의 근긴장도 증가는 전형적인 증상으로 대표되는 위운동신경세포 증후군을 발생시킨다. 이러한 움직임을 위한 속도 의존성 저항은 운동 조절을 어렵게 한다. 침범된 부위의 수의적인 조절 감소는 환자에게 불안정성을 제공한다. 이는 근약화로 인한 불안정성 때문에 기능의 상실을 초래한다. 이와 반대로 내재된 근육이상항진 및 움직임에 대한 저항은 관절 운동을 제한하며 근육 수축 시 통증 및 영구적인 구축과 관련이 있다. 임상에서 위운동신경세포 증후군을 겪는 많은 사람들은 움직임이나 증가된 근긴장을 이용하는 방법을 찾는다. 이때 증가된 근긴장은 강직을 통해 기능을 수행하는 동안 움직임을 만들거나 일시적인 안정성을 만든다. 따라서 강직을 완전히 제거하는 것보다 양을 조절하는 것에 지속적으로 관심을 가지고 연구해 왔다.

모든 강직 조절을 위한 최신 치료는 단지 일시적인 결과만을 나타낸다. 약물치료는 가장 흔한 치료방법이다. 약물치료는 바클로펜(baclofen), 디아제팜(diazepam), 단트롤렌(dantrolene), 티자니딘(tizanidine)과 같은 중추신경계 억제제를 사용한다. 이러한 약물은 근육 활동을 짧은 기간 동안 감소시키나 졸림, 인지 장애, 근약화와 같은 부작용을 발생시킨다. 국소 척수 수준에서 진정성 바클로펜을 통한 치료는 경질막 내 바클로펜 주사(intrathecal baclofen)라고 하며 더 국소적인 진정 작용을 수행하는 프로그램 내재 펌프(programmable indwelling pump)를 사용한다. 그러나 이러한 치료는 비용이 많이 들고 위험성을 가진 수술적인 주입이다. 물리치료사는 수 시간의 관찰을 요하는 바클로펜 실험에 참여하기도 한다. 물리치료사는 실험 동안 여러 번 표준화된 척도를 사용하여 강직을 평가한다. 그들은 환자와 의사에게 발견된 사항을 공유하여 이상적인 복용량을 정할 수 있게 한다. 보툴리눔 독소 A(Botulinum toxin A; BoNT)의 사용 역시 흔한데, 이러한 마비 치료는 특정 강직의 국소적인 조절에 적용된다. 그러나 이러한 치료 역시 기능을 제한시키는 일시적인 마비를 동반한다. 강직의 비약물성 치료는 효과는 덜하지만 부작용이 거의 없다. 이러한 치료를 위한 물리적인 중재는 통증을 동반하는 것 같이 결합조직의 점탄성 또는 통문(gating)을 통해 강직 및 경련의 신경 패턴 변화에 영향을 주어 강직에 변화를 시도한다. 이러한 물리치료적인 중재는 침범된 근육에 지속적인 얼음 목욕과 오래 서기와 같이 마비된 팔다리에 억제성 압력 또는 체중 부하를 사용하기를 포함한다.

사례 5 논의: 척수손상 Spinal Cord Injury

바비는 척수손상을 입은 지 30년이 되었으며, 이 부상으로 삶 전체가 예기치 않게 바뀌었다고 말했다. 그는 운동 선수였던 배경 덕분에 자신의 대처 능력이 남달랐다고 확신했다. 어린 시절, 그는 스포츠를 잘했기 때문에 남들보다 회복력도 더 좋을 것이라고 기대했다. 그의 부모와 친구들은 그를 전폭적으로 지지했고 정서적 · 사회적 도움을 제공하였다. 바비가 동료 지원 모임과 여러 전문 분야의 재활팀과 함께 입원 재활 시설에서 치료받을 수 있었던 것은 행운이었다. 그의 물리치료사는 친절하고 성실하게 나이 어린 환자인 그와 친분을 쌓았다. 그의 물리치료사는 그에게 이 상황을 즐겁고 밝게 받아들이도록 강요하기에는 어려움이 있다는 것을 알았다. 그의 작업치료사는 정서적인 지지와 대장 및 방광 조절 학습을 포함한 치료 시간 동안 솔직한 피드백을 제공하였다. 바비는 C5 수준의 손상으로 인한 위팔세갈래근 기능 손실로 독립적인 기능을 수행하는데 어려움을 겪었다. 그의 치료사들은 그에게 신경지배된 어깨뼈(scapula) 근육 조직을 통해 어깨를 바깥으로 돌리는 것을 가르쳤다. 또한 그의 치료사는 수동적인 움직임을 사용하여 발꿈치를 편 상태로 고정하는 것을 가르쳤다. 그는 팔꿈치를 펴기 위해 중력 제거를 보조받거나 또는 바닥에 손을 놓고 자신의 몸통을 당기는 동작을 했다. 마지막으로, 그의 레크리에이션 치료사는 바비가 운동 활동을 하고 완전히 새로운 사회생활을 할 수 있게끔 휠체어 럭비 팀을 조직하는 것을 도왔다. 처음 15년 동안 그의 경련은 완화되었고 또 잘 조절되었다. 하지만 가벼운 피부 화상이나 요로 감염과 같은 자극에 대한 반응이 가끔씩 증가했다. 최근 몇 년 동안에는 경련이 증가하여 그는 밤에 자주 잠에서 깼다. 그는 신경통증을 포함한 부작용의 우려 때문에 경련에 대한 약물치료를 계속 거부하고 있다. 바비는 이 교재를 위한 인터뷰에서 장래의 의료 서비스 제공자에게 다음과 같은 조언을 하였다.

"환자가 인간이라는 것을 기억하십시오. 여러분은 그 환자들의 병실 주변 개인 용품을 보고 그들이 어떻게 친구 및 가족과 지내는지 알 수 있습니다. 환자가 열심히 하도록 강요할 수 있지만, 모든 환자가 재활치료에 성공할 수 없다는 것을 기억하십시오."

복습문제

1. 다음 수용기 중 어떤 것이 진동감각을 중재하는가?

A. 온각수용기 B. 파치니소체
C. 루피니소체 D. 마이스너소체

2. 한 30세 남성이 오토바이를 타고 가다가 도로에서 벗어나는 사고를 당해 심각한 척수손상을 입었다. 신경학적 검사에서 그는 오른쪽 다리와 아랫배로부터 배꼽 정도까지의 촉각을 상실한 것으로 나타났다. 그는 통각 또한 상실했다. 척수손상쪽과 통각이 남아 있는 가장 낮은 피부분절 수준을 설명한 것 중 맞는 것을 선택하시오.

________________ 척추 부분에서 척수의 측면

A. 왼쪽, T10 B. 왼쪽, L1
C. 오른쪽, L1 D. 오른쪽, T10

3. 꼬리쪽 내장 구조의 통증 신호가 어떠한 척수신경로 내로 올라가는가?

A. 쐐기다발 B. 널판다발
C. 앞가쪽 기둥 D. 앞기둥

4. 작은 직경의 들신경섬유는 척수회색질의 어느 부위에서 끝나는가?

A. 앞뿔 B. 뒤뿔의 층판 표면
C. 뒤뿔의 깊은 층 D. 중간 구역 영역

5. 다음 문항 중 그물척수신경로의 주요 특징을 가장 잘 묘사한 것은 무엇인가?

A. 가쪽 내림신경로의 구성요소이다.
B. 오직 목척수로에만 내려간다.
C. 숨뇌로부터 시작된다.
D. 자율적인 행동을 통제한다.

6. 분절의 확대는 다음 중 어느 것에 해당하는가?

A. 가슴분절
B. 클라크의 뒤쪽 신경핵을 포함하는 분절
C. 몸통을 신경지배하는 분절
D. 팔다리를 신경지배하는 분절

7. 앞대뇌동맥의 대뇌겉질 가지의 폐색은 다음 영역 중 어느 부분의 운동 조절을 방해하는가?

A. 발 B. 팔
C. 목 D. 얼굴

8. 허리 통증 환자가 방광 조절의 간헐적인 상실로 인해 성인용 기저귀를 사용한다고 말한다. 다음 중 어떤 질환을 의심할 수 있는가?

A. 등척수 손상 B. 중심척수증후군
C. 말총의 압박 D. 척수원뿔증후군

9. 다음 중 적절한 반사에 필요한 요소에 해당하지 않는 것은?

A. α-운동신경세포 B. γ-운동신경세포
C. 골지힘줄기관 D. 고리나선 신경종말

10. 작은 유리 조각으로 손가락을 베이고 난 후 몇 시간이 지나면 베인 부위 주변에 작열감과 통증을 느끼게 된다. 통증 지각의 어떤 측면이 활성화되는가?

A. 이차통각과민과 관련된 C섬유 통각수용기의 활성화
B. 일차통각과민과 관련된 Aδ 통각수용기의 활성화
C. 날카롭고, 정확한 위치의 통각
D. 빠른 전도를 동반한 굵은 말이집 축삭의 활성화

REFERENCES

Al-Chaer ED, Feng Y, Willis WD. Comparative study of viscerosomatic input onto postsynaptic dorsal column and spinothalamic tract neurons in the primate. *J Neurophysiol.* 1999;82:1876–1882.

Altschuler SM, Bao XM, Bieger D, Hopkins DA, Miselis RR. Viscerotopic representation of the upper alimentary tract in the rat: sensory ganglia and nuclei of the solitary and spinal trigeminal tracts. *J Comp Neurol.* 1989;283(2): 248–268.

Amatya B, Khan F, La Mantia L, Demetrios M, Wade DT. Non pharmacological interventions for spasticity in multiple sclerosis. *Cochrane Database of Systematic Reviews.* 2013, Issue 2.

Andrew D, Craig AD. Spinothalamic lamina I neurons selectively sensitive to histamine: a central neural pathway for itch. *Nat Neurosci.* 2001;4:72–77.

Apkarian AV, Bushnell MC, Treede RD, Zubieta JK. Human brain mechanisms of pain perception and regulation in health and disease. *Eur J Pain.* 2005;9(4): 463–484.

Appelberg AE, Leonard RB, Kenshalo DR Jr., et al. Nuclei in which functionally identified spinothalamic tract neurons terminate. *J Comp Neurol.* 1979;188:575–586.

Arendt-Nielsen L, Svensson P. Referred muscle pain: basic and clinical findings. *Clin J Pain.* 2001 Mar;17(1): 11–19.

Belmonte C, Viana F. Molecular and cellular limits to somatosensory specificity. *Mol Pain.* 2008;4:14.

Benz EN, Hornby TG, Bode RK, Scheidt RA, Schmit BD. A physiologically based clinical measure for spastic reflexes in spinal cord injury. *Arch Phys Med Rehabil.* 2005;86:52–59.

Berkley KJ, Hubscher CH. Are there separate central nervous system pathways for touch and pain? *Nat Med.* 1995;1(8): 766–773.

Blomqvist A, Zhang ET, Craig AD. Cytoarchitectonic and immunohistochemical characterization of a specific pain and temperature relay, the posterior portion of the ventral medial nucleus, in the human thalamus. *Brain.* 2000;123(part 3): 601–619.

Boulenguez P, Liabeuf S, Bos R, et al. Down-regulation of the potassium-chloride cotransporter KCC2 contributes to spasticity after spinal cord injury. *Nat Med.* 2010;16(3): 302–307.

Brown AG. *Organization in the Spinal Cord: The Anatomy and Physiology of Identified Neurons.* New York: Springer, 1981.

Bushnell MC, Duncan GH, Hofbauer RK, Ha B, Chen JI, Carrier B. Pain perception: is there a role for primary somatosensory cortex? *Proc Natl Acad Sci USA.* 1999;96:7705–7709.

Chakrabarty S, Shulman B, Martin JH. Activity-dependent codevelopment of the corticospinal system and target interneurons in the cervical spinal cord. *J Neurosci.* 2009;29(27): 8816–8827.

Collins RD. *Illustrated Manual of Neurologic Diagnosis. Philadelphia*: Lippincott, 1962.

Cortright DN, Krause JE, Broom DC. TRP channels and pain. *Biochim Biophys Acta.* 2007;1772(8): 978–988.

Côté M-P, Gandhi S, Zambrotta M, Houle JD. Exercise modulates chloride homeostasis after spinal cord injury. *J Neurosci.* 2014;34(27): 8976–8987.

Cowie RA, Hitchcock ER. The late results of antero-lateral cordotomy for pain relief. *Acta Neurochir. (Wien).* 1982;64(1–2): 39–50.

Craig AD, Bushnell MC. The thermal grill illusion: unmasking the burn of cold pain. *Science.* 1994;265:252–255.

Crosby EC, Humphrey T, Lauer EW. *Correlative Anatomy of the Nervous System.* New York: Macmillan, 1962.

Danek A, Bauer M, Fries W. Tracing of neuronal connections in the human brain by magnetic resonance imaging in vivo. *Eur J Neurosci.* 1990;2: 112–115.

Dib-Hajj SD, Yang Y, Black JA, Waxman SG. The Na(V)1.7 sodium channel: from molecule to man. *Nat Rev Neurosci.* 2013 Jan;14(1): 49–62.

Dietz V. Spinal cord pattern generators for locomotion. *Clinical Neurophysiology.* 2003; (114): 1379–1389.

Ditunno JF, Little JW, Tessler A, Burns AS. Spinal shock revisited: a four-phase model. *Spinal Cord.* 2004;42, 383–395.

Dum RP, Strick PL. Medial wall motor areas and skeletomotor control. *Curr Opin Neurobiol.* 1992;2:836–839.

Dum RP, Strick PL. The origin of corticospinal projections from the premotor areas in the frontal lobe. *J Neurosci.* 1991;11:667–689.

Dum RP, Levinthal DJ, Strick PL. The spinothalamic system targets motor and sensory areas in the cerebral cortex of monkeys. *J Neurosci.* 2009, Nov 11;29(45):14223–14225.

Ellaway PH, Taylor A, Durbaba R. Muscle spindle and fusimotor activity in locomotion. *J Anat.* 2015 Aug;227(2): 157–166.

Fowler C, Griffiths D, de Groat WC. The neural control of micturition. *Nat Rev Neurosci.* 2008 Jun;9(6): 453–466.

Fitzgerald M. The development of nociceptive circuits. *Nat Rev Neurosci.* 2005;6(7): 507–520.

Friedman DP, Murray EA, O'Neil JB, Mishkin M. Cortical connections of the somatosensory fields of the lateral sulcus of macaques: evidence for a corticolimbic pathway for touch. *J Comp Neurol.* 1986;252:323–347.

Gandevia SC, Burke DA. Peripheral motor system. In: Paxinos G, Mai JK, eds. *The Human Nervous System.* London: Elsevier, 2004.

Gebhart GF. Descending modulation of pain. *Neurosci Biobehav Rev.* 2004;27(8):729–737.

Giboin LS, Lackmy-Vallée A, Burke D, Marchand-Pauvert V. Enhanced propriospinal excitation from hand muscles to wrist flexors during reach-to-grasp in humans. *J Neurophysiol*. 2012;107:532–543.

Giesler GJ Jr., Nahin RL, Madsen AM. Postsynaptic dorsal column pathway of the rat. I. Anatomical studies. *J Neurophysiol*. 1984;51:260–275.

Haeberle H, Lumpkin EA. Merkel cells in somatosensation. *Chemosens Percept*. 2008, Jun 1;1(2): 110–118.

Haggard P. Sensory neuroscience: from skin to object in the somatosensory cortex. *Curr Biol*. 2006, Oct 24;16(20): R884–R886.

Hakan Seçkin H, Ates O, Bauer A, Baskaya M. Microsurgical anatomy of the posterior spinal artery via a far-lateral transcondylar approach. *J Neurosurgery: Spine*. 2009;10 (3): 228–233.

Hall AC, Guyton JE. 2005. *Textbook of Medical Physiology*, 11th ed. Philadelphia: W.B. Saunders. pp. 687–690.

Han BS, Hong JH, Hong C, et al. Location of the corticospinal tract at the corona radiata in the human brain. *Brain Res*. 2010;1326:75–80.

Hayward V. A brief taxonomy of tactile illusions and demonstrations that can be done in a hardware store. *Brain Res Bull*. 2008, Apr 15;75(6): 742–752.

He SQ, Dum RP, Strick PL. Topographic organization of corticospinal projections from the frontal lobe: motor areas on the medial surface of the hemisphere. *J Neurosci*. 1995;15(5 Pt 1): 3284–3306.

Hendrik HD. Sucking pads and primitive sucking reflex. *J Neonatal Perinatal Med*. 2013, Jan 1;6(4): 281–283.

Holodny AI, Watts R, Korneinko VN, et al. Diffusion tensor tractography of the motor white matter tracts in man:current controversies and future directions. *Ann NY Acad Sci*. 2005;1064:88–97.

Hong JH, Son SM, Jang SH. Somatotopic location of corticospinal tract at pons in human brain: a diffusion tensor tractography study. *Neuroimage*. 2010;51(3): 952–955.

Hucho T, Levine JD. Signaling pathways in sensitization: toward a nociceptor cell biology. *Neuron*. 2007;55(3): 365–376.

Ikoma A, Steinhoff M, Stander S, Yosipovitch G, Schmelz M. The neurobiology of itch. *Nat Rev Neurosci*. Jul 2006;7(7): 535–547.

Jang SH. A review of corticospinal tract location at corona radiata and posterior limb of the internal capsule in human brain. *NeuroRehabilitation*. 2009;24(3):279–283.

Jankowska E, Lundberg A. Interneurons in the spinal cord. *Trends Neurosci*. 1981;4:230–233.

Jones EG. Organization of the thalamocortical complex and its relation to sensory processes. In: Darian-Smith I, ed. *Handbook of Physiology, Section 1: The Nervous System, Vol. 3: Sensory Processes*. Bethesda, MD: American Physiological Society, 1984:149–212.

Kass JH. Somatosensory system. In: Paxinos G, Mai JK, eds. *The Human Nervous System*. London: Elsevier, 2004.

Kim DG, Kim SH, Kim OL, Cho YW, Son SM, Jang SH. Long-term recovery of motor function in a quadriplegic patient with diffuse axonal injury and traumatic hemorrhage: a case report. *NeuroRehabilitation*. 2009;25(2):117–122.

Kumar A, Juhasz C, Asano E, et al. Diffusion tensor imaging study of the cortical origin and course of the corticospinal tract in healthy children. *AJNR Am J Neuroradiol*. 2009;30(10):1963–1970.

Kung C. A possible unifying principle for mechanosensation. *Nature*. 2005, Aug 4;436(7051):647–654.

Kuypers HGJM. Anatomy of the descending pathways. In: Brooks VB, ed. *Handbook of Physiology, Section 1: The Nervous System, Vol. 2, Motor Control*. Bethesda, MD: American Physiological Society, 1981:597–666.

Kuypers HGJM, Brinkman J. Precentral projections to different parts of the spinal intermediate zone in the rhesus monkey. *Brain Res*. 1970;24:151–188.

Kwon HG, Lee DG, Son SM, et al. Identification of the anterior corticospinal tract in the human brain using diffusion tensor imaging. *Neurosci Lett*. 2011;505:238–241.

Lackner JR, DiZio P.Vestibular, proprioceptive, and haptic contributions to spatial orientation. *Annu Rev Psychol*. 2005;56:115–147.

Langley JN. On axon-reflexes in the pre-ganglionic fibres of the sympathetic system. *J Physiol*. 1900, Aug 29;25(5): 364–398.

Latash M. Two archetypes of motor control research. *Motor Control*. 2010 July;14(3): e41–e53.

Liu M, Wood JN. The roles of sodium channels in nociception: implications for mechanisms of neuropathic pain. *Pain Medicine*. 2011;12:S93–S99.

MacKay-Lyons M. Central pattern generation of locomotion: a review of the evidence. *Phys Ther*. 2002;82:69–83.

Maricich SM, Wellnitz SA, Nelson AM, et al. Merkel cells are essential for light-touch responses. *Science*. 2009, Jun 19;324(5934): 1580–1582.

Mesulam MM, Mufson EJ. Insula of the old world monkey. Ill: Efferent cortical output and comments on function. *J Comp Neurol*. 1982;212:38–52.

Michael-Titus A. *Nervous System: Systems of the Body Series*. London: Churchill Livingstone, 2007.

Mirbagheri M, Alibiglou L, Thajchayapong M, Rymer WZ. Muscle and reflex changes with varying joint angle in hemiparetic stroke. *J NeuroEngineering and Rehabilitation*. 2008;5:6.

Morecraft RJ, Herrick JL, Stilwell-Morecraft KS, et al. Localization of arm representation in the corona radiata and internal capsule in the non-human primate. *Brain*. 2002;125:176–198.
Muratori LM, Lamberg EM, Quinn L, Duff SV. Applying principles of motor learning and control to upper extremity rehabilitation. *J Hand Ther*. 2013;26(2): 94–103.
Nicolson T. Fishing for key players in mechanotransduction. *TINS*. 2005 Mar;28(3):140–144.
Noble R, Riddell JS. Cutaneous excitatory and inhibitory input to neurones of the postsynaptic dorsal column system in the cat. *J Physiol*. 1988;396:497–513.
Olausson H, Lamarre Y, Backlund H, et al. Unmyelinated tactile afferents signal touch and project to insular cortex. *Nat Neurosci*. 2002;5(9):900–904.
Palecek J. The role of dorsal columns pathway in visceral pain. *Physiol Res*. 2004;53(Suppl 1):S125–S130.
Penfield W, Rasmussen T. *The Cerebral Cortex of Man: A Clinical Study of Localization of Function*. New York: Macmillan, 1950.
Percheron G. Thalamus. In: Paxinos G, Mai JK, eds. *The Human Nervous System*. London: Elsevier, 2004, pp. 592–676.
Picard N, Strick PL. Imaging the premotor areas. *Curr Opin Neurobiol*. 2001;11:663–672.
Pierrot-Deseilligny E, Burke D. *The Circuitry of the Human Spinal Cord*. Cambridge, UK: Cambridge University Press, 2005.
Purves D, Augustine GJ, Fitzpatrick D, Hall WC, LaMantia A, McNamara JO, White LE. *Neuroscience*, 4th ed. Sunderland, MA: Sinauer. 2008.
Review of Clinical and Functional Neuroscience. n.d. Site editor: Rand Swenson, Dartmouth Medical School. https://www.dartmouth.edu/~rswenson/NeuroSci/.
Roland PE, Zilles K. Functions and structures of the motor cortices in humans. *Curr Opin Neurobiol*. 1996;6:773–781.
Ross ED. Localization of the pyramidal tract in the internal capsule by whole brain dissection. *Neurology*. 1980;30:59–64.
Schell GR, Strick PL. The origin of thalamic inputs to the arcuate premotor and supplementary motor areas. *J Neurosci*. 1984;4:539–560.
Solinski HJ, Gudermann T, Breit A. Pharmacology and signaling of MAS-related G protein-coupled receptors. *Pharmacol Rev*. 2014 Jul;66(3):570–597.
Szolcsányi J. Capsaicin and sensory neurones: a historical perspective. *Prog Drug Res*. 2014;68:1–37.
Taricco M, Adone R, Pagliacci C, Telaro E. Pharmacological interventions for spasticity following spinal cord injury. *Cochrane Database of Systematic Reviews*. 2000;2:CD001131.
Tremolizzo L, Susani E, Lunetta C, Corbo M, Ferrarese C. Appollonio I. Primitive reflexes in amyotrophic lateral sclerosis: prevalence and correlates. *J Neurol*. 2014;261:1196–1202.
Wang CC, Willis WD, Westlund KN. Ascending projections from the area around the spinal cord central canal: a Phaseolus vulgaris leucoagglutinin study in rats. *J Comp Neurol*. 1999;415(3):341-367.
Willis WD, Al-Chaer ED, Quast MJ, Westlund KN. A visceral pain pathway in the dorsal column of the spinal cord. *Proc Natl Acad Sci USA*. 1999;96(14):7675–7679.
Willis WD, Kenshalo DR Jr., Leonard RB. The cells of origin of the primate spinothalamic tract. *J Comp Neurol*. 1979;188:543–574.
Willis WD Jr., Westlund KN. The role of the dorsal column pathway in visceral nociception. *Curr Pain Headache Rep*. 2001;5(1): 20–26.
Woolf CJ, Ma Q. Nociceptors—noxious stimulus detectors. *Neuron*. 2007;55(3):353–364.
Woolf CJ, Salter MW. Neuronal plasticity: increasing the gain in pain. *Science*. 2000;288:1765.
Yousif N, Cole J, Rothwell J, Diedrichsen J. Proprioception in motor learning: lessons from a deafferented subject. *Exp Brain Res*. 2015 Aug;233(8): 2449–2459.

CHAPTER 6

뇌줄기, 뇌신경, 시각신경로

BRAINSTEM, CRANIAL NERVES, AND VISUAL PATHWAYS

사례 6 다리뇌의 해면상(벌집모양) 혈관기형 Cavernous malformation in pons

션(Sean)은 자신의 오른쪽 엄지손가락 끝이 마비되었을 때 이상하다고 생각했다. 그는 당시 산호세 주립 대학에서 축구선수로 활동하고 있었으며, 앞으로 2년 동안 골키퍼로 활동하면서 장학금을 받기로 되어 있었다. 그러나 션은 몇 주 동안 점점 피곤함을 느꼈고, 운동능력이 떨어졌으며 훈련에 집중하거나 점프를 할 수 없게 되었다. 이러한 증상은 션의 몸 오른쪽부터 진행되었고 누군가 그의 몸을 후벼 파는 것 같은 통증도 동반되었다. 션의 증상은 급격하게 진행되어 걸을 수 없게 되었고 오른쪽 손은 위축으로 인해 왜소해졌으며 변형이 발생하였다. 션의 가족은 션이 처음 치명적인 뇌줄기 종양으로 진단받았을 때 비행기를 타고 와서 그와 함께 있었다. 이후 MRI 검사를 통해 션의 다리뇌에 해면상 혈관기형이 있음을 밝혀내었다. 해면상 혈관기형은 비정상적인 혈관 덩어리로, 팽창된 공간이 나타난다. 불충분한 결합조직과 질 나쁜 민무늬근 그리고 혈관의 건강함을 유지시키는 탄력의 저하로 인해 이러한 혈관들에서 점점 출혈이 발생될 수 있다. 해면상 혈관기형은 일반적으로 혈액의 저흐름 병변(low-flow lesion)과 고흐름 병변인 뇌동정맥 기형(cerebral arteriovenous malformation, AVM)으로 구분된다. 뇌동정맥 기형은 동맥과 정맥을 분리하는 정상적인 모세혈관계가 존재하지 않기 때문에 혈관은 고압으로 팽창하여 파열되며 두통, 발작 또는 뇌졸중을 유발할 수 있다. 수술 후 집중적으로 안정을 취했기 때문에 션은 병원에서 4일간 있었던 일을 거의 기억하지 못하였다. 하지만 암울한 병실, 낮은 수면의 질, 끔찍한 음식, 치료의 불가능으로 인해 신경재활과에서 2주간의 생활은 비참했다. 션은 치료사를 좋아했지만 그들이 가르쳐준 그 어떤 것도 할 수 없었고 끊임없는 실패에 좌절했다. 돌이켜 보면, 그는 재활에 대단히 감사했고 치료를 받은 후에 회복되기 시작했다는 것에 동의하였다. 그 덕분에 퇴원 후 집으로 돌아가서도 동일한 치료과정을 계속할 수 있었다. 재활 팀은 다리뇌와 그 주변 조직 내 구조물 손상에 대한 회복에 힘썼다. 언어치료는 왼쪽 얼굴과 입 주위에 감각 및 운동기능 상실로 인한 불분명한 조음장애(dysarthria)를 해결하기 위한 보상 전략에 집중했다. 작업치료는 먼쪽 혀의 감각상실로 인한 식생활 장애 해결에 초점을 맞췄다. 현재 션은 손가락과 포크 사이에 아무런 감각 차이가 없다고 느끼며, 뜨거운 음료는 단순히 따뜻하게 느끼고 차가운 음료는 고통스럽게 느끼기 때문에 반드시 주의를 기울여야 했다. 다행스럽게도 미각은 남아 있었지만 신체 오른쪽에서의 통증 및 체온에 대한 지각, 팔의 힘 빠짐, 강직은 변화가 있었다. 수술 후 그는 균형능력이 좋지 않았고 왼쪽 눈의 시력 변화를 경험했으며, 눈으로 무엇을 보았을 때 형상이 아닌 색으로만 인식된다고 알려주었다.

I 주요 개념에 대한 개요

OVERVIEW OF KEY CONCEPTS

이 장에서 다룰 뇌줄기는 뇌를 향해 계속해서 올라간다. 뇌줄기는 위치적으로 입쪽은 중간뇌에서부터 꼬리쪽으로는 숨뇌까지 이어진다. 뇌줄기의 아래쪽으로는 10개의 뇌신경과 관련된 핵 및 그물체가 있다. 그물체는 뇌신경핵뿐만 아니라 오름 및 내림신경로와 광범위하게 소통한다.

각 뇌신경(cranial nerve, CN)에는 숫자가 지정되어 있고, 1번에서 12번 뇌신경은 중요한 진단적 가치를 가지고 있다. 입쪽에서 꼬리쪽까지 순서로 번호를 붙였으며 1번 후각신경(CN I)에서 시작하여 혀를 제어하는 12번 혀밑신경(CN XII)으로 끝난다(그림 6.1). 뇌신경의 절반은 시력과 눈운동을 조절하기 위해 협동하여 역할을 수행한다. 눈꺼풀의 열림과 닫힘은 각각 3번 뇌신경(눈돌림신경) 및 7번 뇌신경(얼굴신경)에서 이루어지고, 눈물 생성은 7번 뇌신경에서 관여한다. 5번 뇌신경(삼차신경)은 각막반사(눈을 깜박임)의 감각 다리를 형성하며 7번 뇌신경은 운동 다리를 형성한다. 3번 뇌신경, 4번 뇌신경(도르래신경), 6번 뇌신경(갓돌림신경)은 머리 움직임에 관한 위치 감각 정보를 통합하고, 이 정보를 8번 뇌신경(속귀신경)의 안뜰 분할에 제공하여 그 이미지를 망막에 정확하게 위치시킨다. 마지막으로 시각정보는 뇌줄기, 사이뇌, 겉질 내에서 처리하고 해석하기 위해 2번 뇌신경(시각신경)을 따라 몸쪽으로 이동한다. 이와 같이 복잡하고 정밀한 시각적 감각운동 시스템의 발전은 보호적 반응과 함께 인간 종의 성공에 있어서 시력의 중요성을 증명한다. 시각에 대한 감각 및 운동 측면을 이해하는 것은 모든 의료 종사자에게 필수적이다. 최근에는 다른 임상소견이 없어도 시력과 눈운동의 변화를 통해 경미한 외상성 뇌손상과 뇌진탕을 확인할 수 있다. 따라서 이번 장에서는 시각기능에 대해 자세히 다룰 것이다.

뇌신경의 기능평가는 신경계 손상 후 추가적인 임상적 진단을 내리거나 치료경과를 추적하는데 중요한 지표가 된다. 병리학은 병변의 편측성과 손상 부위에서 긴 신경로와 뇌신경핵의 해부학적인 분포를 기반으로 하는 전형적인 증상을 나타내고 임상소견에 근거한 비교적 정확한 국소화를 가능하게 한다. 뇌신경 기능에 대한 임상적인 평가는 연습 및 무엇이 정상인지에 대한 확실한 이해를 요구한다. 뇌신경 검사 절차는 비디오 시연과 함께 부록을 참조한다.

II 운동 뇌신경의 내림 조절: 겉질숨뇌로

DESCENDING CONTROL OF MOTOR CRANIAL NERVES: CORTICOBULBAR TRACT

5장에서 논의한 바와 같이 겉질척수로(corticospinal tract, CST)는 신체에서의 움직임을 발생시킨다. 뇌신경의 대부분은 뚜렷한 운동요소를 가지며 겉질숨뇌로(corticobulbar tract, CBT)로 알려진 내림신경로를 통해 통제되며 얼굴 표정을 포함한 대뇌겉질의 일차 운동겉질에서부터 발생한다(그림 6.2). 겉질숨뇌로는 속섬유막을 통해 아래로 주행하며 다리뇌의 안쪽 부분으로 들어가 대뇌다리의 2/4 중간의 안쪽 부분을 통해 숨뇌 아랫부분의 피라미드 안쪽 부분으로 이어진다.

대뇌겉질로부터 신경지배를 받는 운동핵 중에는 바깥눈근육의 움직임을 조절하는 3번 눈돌림신경, 4번 도르래신경 및 6번 갓돌림신경이 포함된다. 또한 씹기근육을 통제하는 5번 삼차신경의 운동요소, 얼

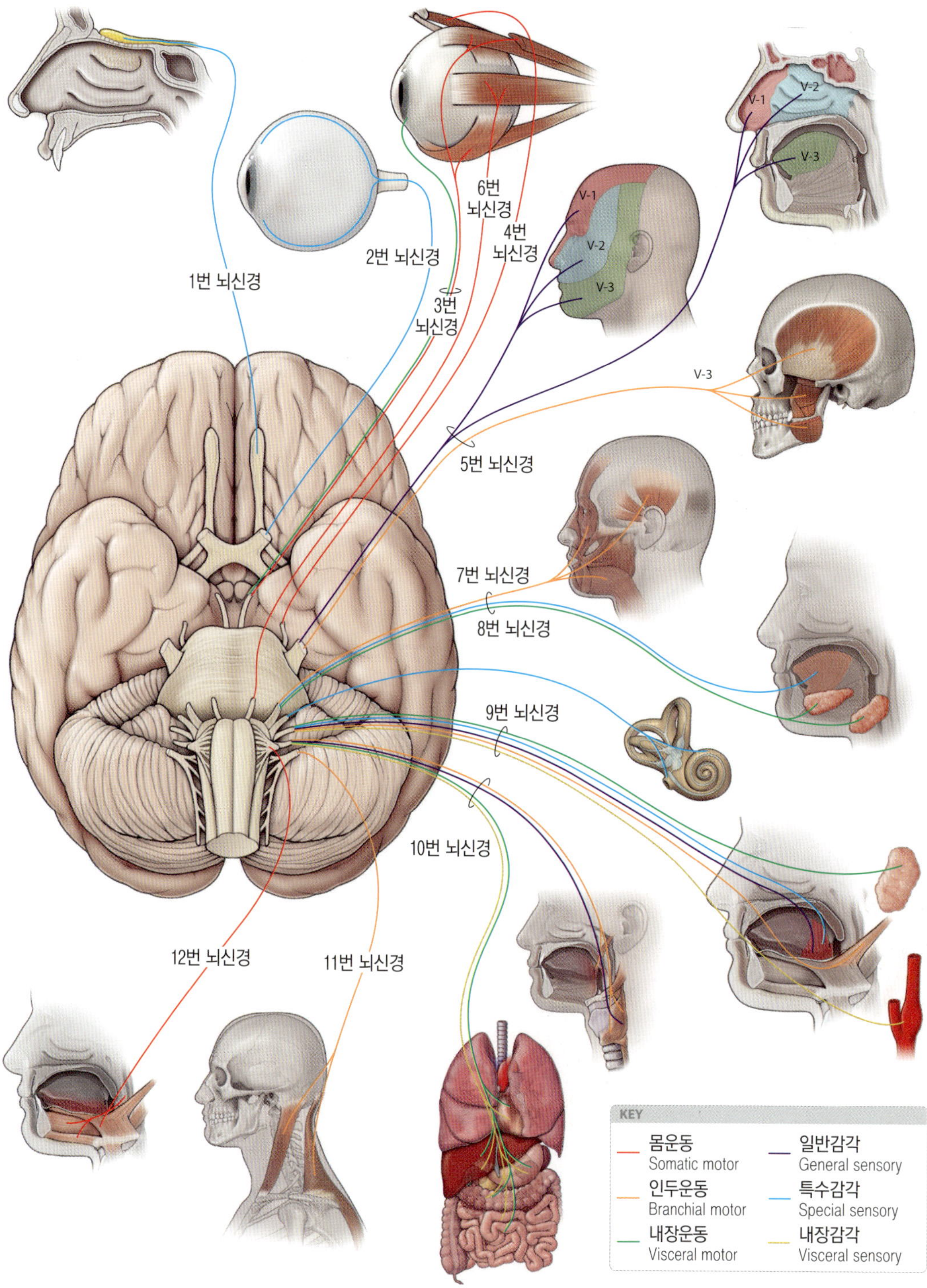

그림 6.1 뇌신경에 대한 개요

기본적인 기능에 대한 도식화를 포함한 12개의 뇌신경. CN I(후각신경): 코로부터의 냄새정보(코 안쪽 상피), CN II(시각신경): 눈으로부터의 시각정보(망막), CN III(눈돌림신경): 눈돌림근육, 동공수축, 수정체 모양(섬모체근), CN IV(도르래신경): 눈돌림근육 중 위빗근, CN V(삼차신경): 얼굴과 입으로부터의 감각정보, 씹는 운동을 위한 운동신호, CN VI(갓돌림신경): 눈돌림근육 중 가쪽곧은근, CN VII(얼굴신경): 미각, 눈물샘과 침샘, 얼굴 표정을 위한 원심성 신경신호, CN VIII(속귀신경): 청각과 평형감각, CN IX(혀인두신경): 구강 내 감각, 혈관 내의 압력수용기와 화학수용기로부터의 감각 삼키기, 귀밑 침샘 분비를 위한 원심성 신경, CN X(미주신경): 많은 내장기관, 근육, 샘의 감각과 원심성 신경, CN XI(더부신경): 입속의 근육, 목과 어깨의 일부 근육 부분, CN XII(혀밑신경): 혀 근육굴 표정 근육을 조절하는 7번 얼굴신경, 9번 혀인두신경과 10번 미주신경은 삼킴(deglutition) 및 발성근육과 연결되어 있다. 12번 혀밑신경은 혀 근육을 조절한다. 11번 더부신경은 위쪽 목뼈 대부분의 운동신경세포가 존재하는 비정형 뇌신경으로 이 신경은 겉질척수로와 연결된다.

얼굴의 운동핵은 위쪽과 아래쪽의 두 가지로 구분된다. 위쪽 운동핵은 얼굴의 위쪽 50%, 눈썹과 이마

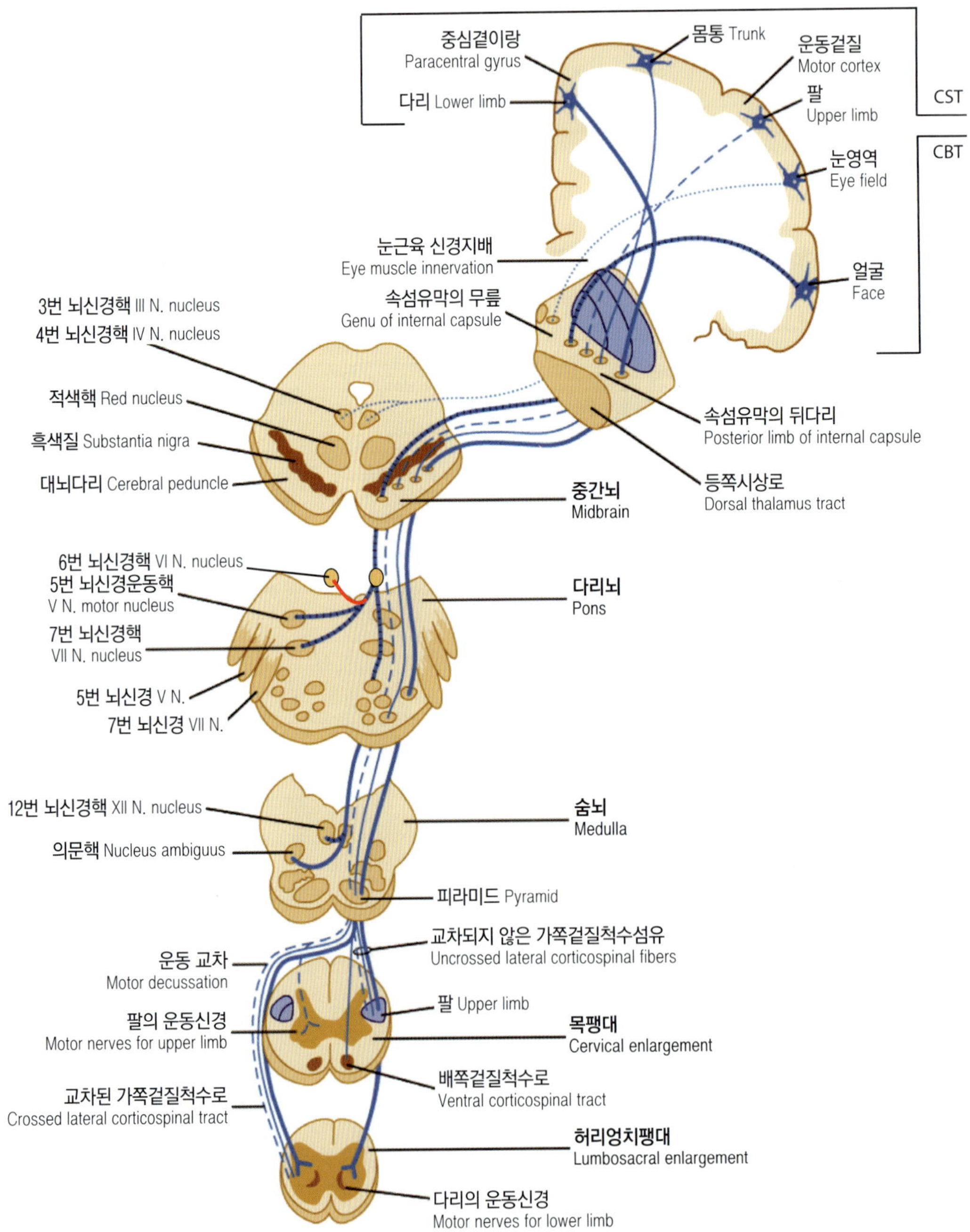

그림 6.2 위운동신경세포 신경로의 도식화

CST=겉질척수로, CBT=겉질숨뇌로

를 움직이는 근육뿐만 아니라 눈둘레근을 신경지배한다. 아래쪽 운동핵은 얼굴의 아래쪽 50%의 근육을 조절하는데 코입술주름(nasolabial fold)을 만들고 입을 움직이는 근육을 신경지배한다(그림 6.3). 겉질숨뇌로는 3번 눈돌림신경 및 4번 도르래신경, 5번 삼차신경 및 6번 갓돌림신경의 운동 부분, 7번 얼굴신경의 위쪽 부분을 양쪽으로 신경지배한다. 바깥눈근육의 조절과 관련된 뇌신경핵은 양쪽의 중복된 신경지배로 겉질숨뇌로 병변은 눈운동에서 임상적으로 관찰될 만한 결손을 발생시키지는 않는다. 이러한 양쪽 겉질숨뇌로의 신경지배는 각막반사(corneal reflex)와 같은 눈 보호반사를 유지하고 보존시킨다. 따라서 눈운동의 관찰은 병소의 국소화에 대한 중요한 정보를 제공한다. 말초신경 병변은 전형적인 운동장애를 일으키는데, 안구가 아래에서 바깥쪽으로 돌아가는 가쪽주시마비(lateral gaze palsy)를 예로 들 수 있다. 중추 병변으로 인한 운동장애는 종종 더 미묘하고 비정상적인 감각운동 처리과정과 관련 있을 수 있는데 뇌진탕 이후의 집중력 장애를 예로 들 수 있다. 7번 뇌신경의 아랫부분에서부터 12번 아래로 겉질숨뇌로는 대체로 반대쪽으로 투사된다.

이 연결에 대한 지식은 심오한 진단적 가치를 제공하는데 7번 뇌신경핵 내의 위쪽 얼굴 부분 위의 겉질숨뇌로의 병변 시 반대쪽 얼굴의 아래쪽 반만이 마비되지만 얼굴신경 손상은 완전히 같은쪽 얼굴마비를 발생시킨다(그림 6.4).

이 진단결과는 얼굴신경 손상으로 인한 말초성 얼굴마비로부터 겉질숨뇌로의 손상으로 인한 중추성 얼굴마비를 구별한다. 따라서 아래쪽 얼굴마비의 발현은 병변의 잠재적인 국소화로부터의 숨뇌를 배제하며 반대쪽(편측성) 병변을 일으킨다.

겉질숨뇌로 병변은 의문핵의 탈신경 및 10번 미주신경의 운동기능 상실로 인해 반대쪽 인후두 근육의 마비를 일으킨다. 정상적인 발성 시 정중앙에 위치한 목젖과 함께 양쪽 입천장혀활(palatoglossal

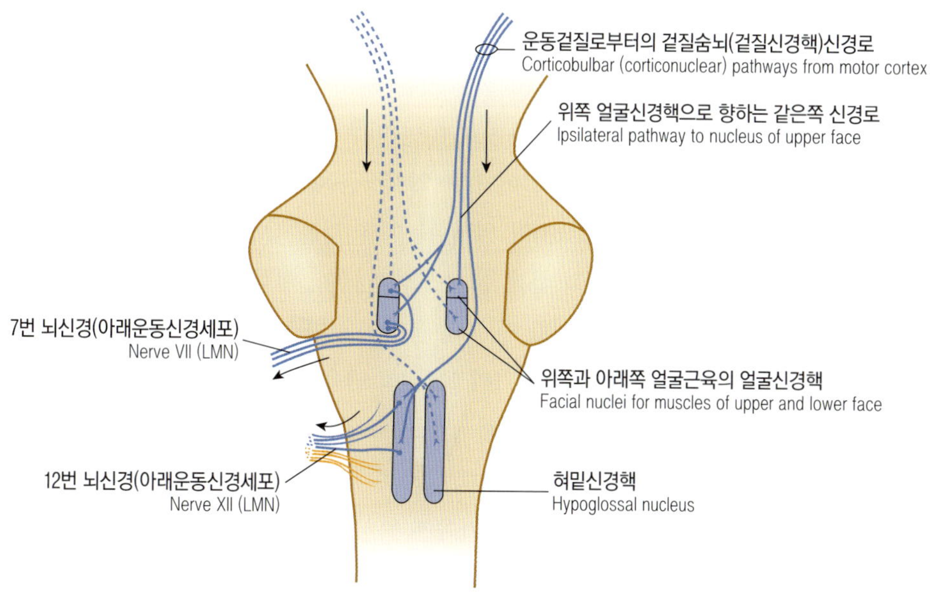

그림 6.3 7번 얼굴신경과 12번 혀밑신경핵으로 이어지는 겉질숨뇌로
위쪽 얼굴근육을 대표하는 얼굴신경핵의 부분은 양쪽으로 내림 입력을 받지만 아래쪽 얼굴근육을 표현하는 부분은 반대쪽 대뇌겉질의 신경지배만 받는다.

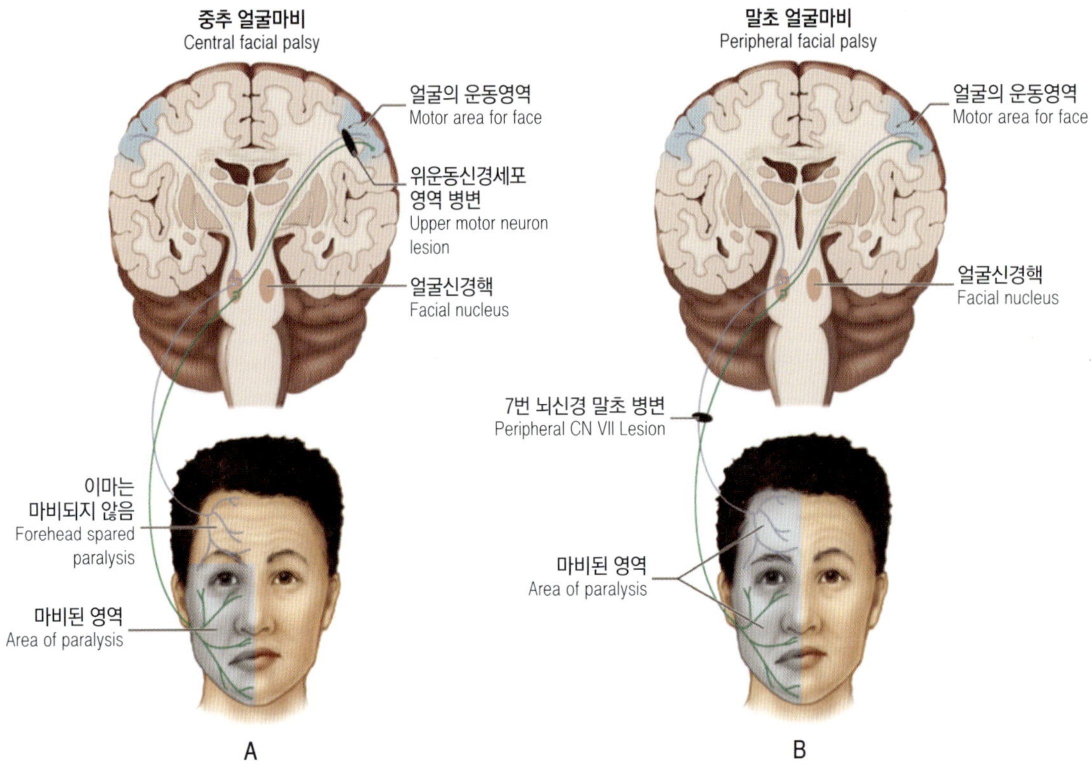

그림 6.4 7번 얼굴신경의 중추 및 말초 얼굴마비

A: 중추 겉질숨뇌로. 얼굴신경핵 내 아래쪽 얼굴만을 표현하는 교차된 섬유의 신경지배 상실은 반대쪽의 아래쪽 얼굴마비를 발생시키지만, 위운동신경세포 병변인 경우 이마의 운동기능은 보존된다. 이는 중추성 얼굴마비를 나타낸다. **B:** 말초 7번 얼굴신경 병변은 위쪽과 아래쪽 얼굴근육 모두의 같은쪽 마비 원인이 된다.

arches)이 올라간다. 겉질숨뇌로 병변과 함께 입천장의 반대쪽 미주신경 지배는 상실되고 입천장혀활의 마비를 일으킨다. 입천장의 한쪽만 위로 움직이는 것은 건강한 쪽 입천장의 목젖을 당기고 중추신경의 병변 쪽을 향해 목젖의 치우침이 나타난다. 반대로 10번 미주신경의 말초신경 병변은 같은쪽 마비 및 미주신경 손상과 반대쪽으로 목젖 치우침이 일어난다. 입천장근육과 인두근육의 약화는 삼키는 것이 어려워지거나 음식이나 물에 의해 질식(choke)이 일어나는데 이것을 삼킴곤란(dysphagia)이라고 한다. 또한 후두근육의 기능 감소는 작아진 음성과 함께 쉰 목소리가 나며, 이를 발성장애(dysphonia)라고 한다.

특히 신경손상으로 인한 장애를 논의할 때 혀의 움직임은 다소 혼란스러울 수 있다. 혀의 내밈을 위한 주요 근육은 턱끝혀근(genioglossus)이며 거의 모든 혀 근육과 마찬가지로 12번 혀밑신경(hypoglossal nerve)에 의해 신경지배된다. 턱끝혀근은 혀를 앞으로 당기는(내밈) 작용을 하며 한쪽 혀가 마비되면 건강한 턱끝혀근만 혀를 내밀 수 있게 된다. 임상적으로 환자는 마비로 인한 손상된 혀와 같은쪽의 뺨에서 음식을 깨끗하게 먹는 능력을 상실하는데, 더 가쪽에 위치한 혀근육인 붓혀근(styloglossus) 및 목뿔혀근(hyoglossus)의 기능상실로 이러한 현상이 발생한다. 겉질숨뇌로 병변은 혀의 반대쪽 절반에 운동장애를 일으키지만, 12번 혀밑신경의 말초손상은 같은쪽에 운동장애를 일으킨다. 중추 및 말초 병변 모두에서 혀 마비는 조음장애(dysarthria)를 일으키고, 장기간의 혀근육마비는 검사 시 상당한 위축을 일으킨다.

III 뇌줄기

BRAINSTEM

뇌줄기는 모든 몸기능과 관련된 오름 감각 및 내림 운동정보를 중계하는 초고속 정보 통신망으로서의 역할을 한다. 줄기(bulbar) 모양으로 인해 이름 붙여진 뇌줄기는 입쪽으로, 중간뇌로부터 꼬리쪽으로는 숨뇌까지 확장된다. 뇌신경핵은 4장에서 논의된 것처럼 배아기 발달 패턴에서 뇌줄기를 통한 불연속적인 기둥에 기능적으로 분포되어 있다(그림 6.5).

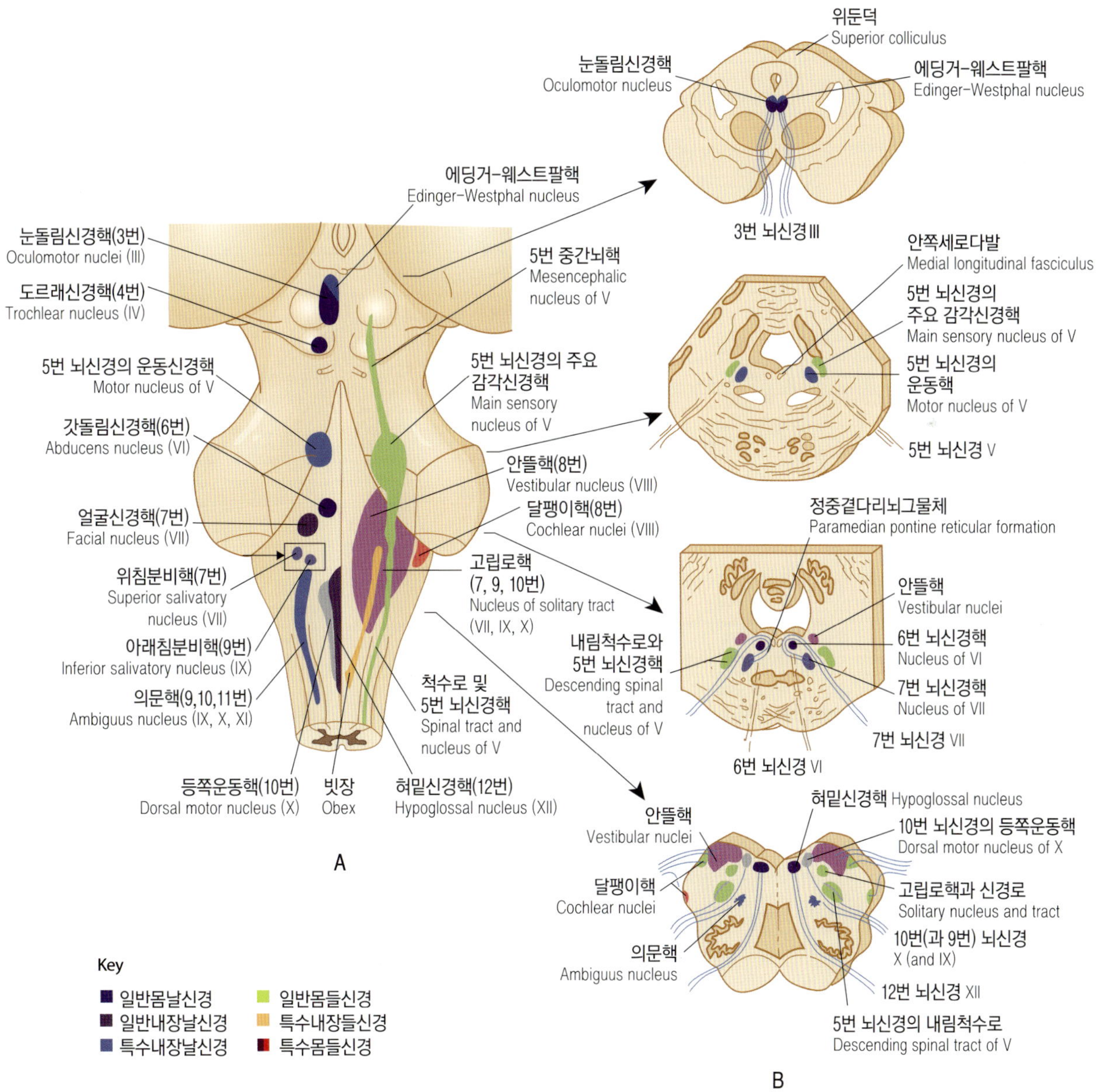

그림 6.5 뇌신경핵

A: 표면으로 투사된 뇌신경의 위치를 포함한 뇌줄기의 등쪽 측면. 운동신경핵은 왼쪽에 위치한다. 감각신경핵은 오른쪽에 있다. **B:** 화살표로 수준별 횡단면이 표시되어 있다. 각각 다른 기능을 가진 신경핵 기둥은 색깔로 구분하였다.

그물체 Reticular Formation

그물체는 뇌줄기의 균일한 중심인 뇌줄기 신경그물은 광범위한 세포와 축삭망으로 구성되어 있다. 모든 오름 감각, 내림 운동, 국소회로 신경로는 광범위하게 분포된 그물체핵과 연결되어 정보를 주고받는다. 그물체는 기능적 부분으로 나눌 수 있다. 입쪽은 의식적, 인식, 각성(그물 활성계) (그림 6.6), 꼬리쪽은 생명유지에 필수적인 기능 및 패턴화된 행위를 조절한다. 그물체는 안쪽, 중간, 가쪽핵기둥으로 추가적으로 구성되는데 각자 다른 기능을 달성하기 위해 각각의 신경전달물질을 적용한다. 60개 이상의 신경전달물질이 밝혀졌고, 주요 신경전달물질은 표 6.1에 정리하였다.

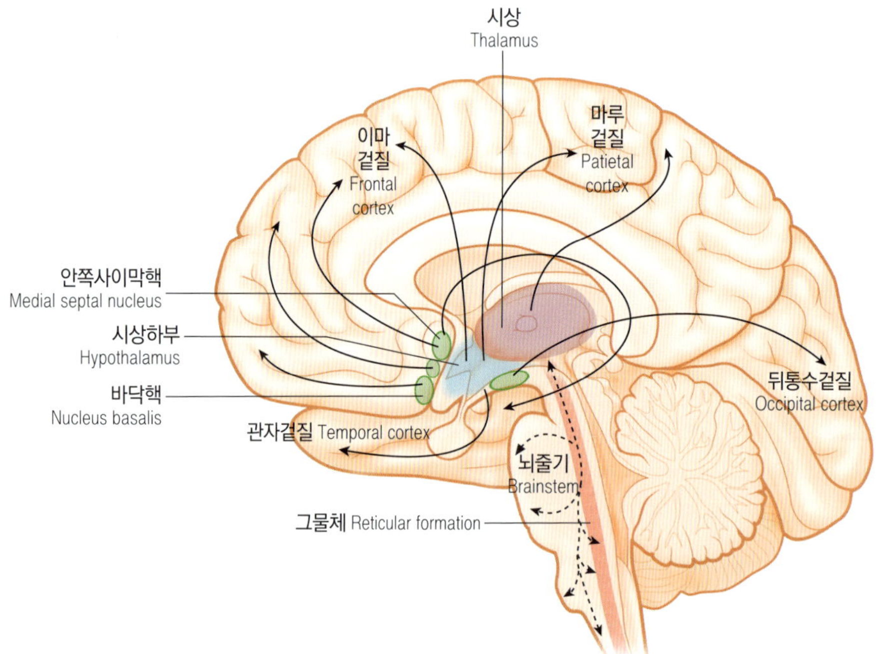

그림 6.6 그물 활성계

시상의 섬유판속핵(intralaminar nuclei)으로 투사와 대뇌겉질의 많은 부분까지의 출력을 포함한 뇌줄기 내 오름그물 활성 시스템을 나타내는 뇌의 시상단면.

표 6.1 주요 신경전달물질

화학 그룹	신경전달물질	활동의 기전	기능	병리학
아세틸콜린	아세틸콜린	흥분성	• 근수축 • 겉질 가소성 • 호르몬 분비 • 단기기억 • 감정, 학습, 수면, 각성	• 알츠하이머병
카테콜아민	에피네프린	흥분성	• 투쟁 혹은 도피 반응	• 불안장애, 사회적 위축, 우울증
	노르에피네프린	흥분성	• 혈관수축 • 심장박동수 증가 • 주의력, 감정, 하루주기리듬, 수면, 꿈꾸기, 학습	• 기분장애, PTSD, 파킨슨병
	도파민	흥분성/억제성	• 움직임 및 자세 조절 • 기분 조절 • 인지조절 및 작업 기억 • 보상/강화 및 의존성	• 파킨슨병 • ADHD • 조현병
모노아민	세로토닌	흥분성/억제성	• 체온 조절 • 수면, 기분, 입맛, 통증 • 의사결정	• 우울증, 자살, 충동, 공격성
아미노산	글리신	대부분 억제성 일부 흥분성	• 움직임, 시각, 청각을 위한 운동 및 감각 정보 처리	• 선천적 신진대사 장애
	가바(Gamma-Aminobutyric acid, GABA)	억제성	• 운동조절 • 시각	• 뇌전증, 수면장애
	글루탐산 및 아스파르트산	흥분성	• 학습 및 기억	• 알츠하이머병 • 자폐증 • 강박장애 • 조현병 • 신경독성
신경펩티드	물질 P, 소마토스타틴, 신경펩티드-Y, 칼시토닌 유전자 관련 펩티드 등	신경조절	• 신경전달물질 효과의 강화 또는 억제	
히스타민		신경조절	• 각성 조절, 위액분비, 심장자극제, 학습, 기억, 말초 알러지 반응	
가용성 기체	아산화질소			

IV 각 부분별 개요

REGIONAL OVERVIEW

뇌줄기는 입쪽에서 꼬리쪽 방향으로 중간뇌, 다리뇌, 숨뇌 세 가지로 구성된다. 다리뇌는 중간뇌 아래에 위치한다. 대뇌수도관은 중간뇌 사이를 주행하고 있는 뇌실구조(ventricular structure)이며, 다리뇌 입쪽부터 숨뇌 꼬리쪽까지 뒤쪽으로 이어지고, 숨뇌는 넷째뇌실과 함께 아래에 위치한다(그림 6.7, 그림 6.8).

중간뇌 Midbrain

중간뇌의 외형적 특징으로 앞쪽으로는 대뇌다리, 뒤쪽으로는 둔덕(colliculus)이 포함된다. 중간뇌는 덮개(tectum), 뒤판(tegmentum), 바닥 부분(basis pedunculi)으로 나눌 수 있다. 위둔덕, 아래둔덕이 위치한 덮개는 중간뇌의 등쪽 표면에 있다. 위둔덕은 시각 반응 중추 역할을 하는 계층 구조로 이루어져 있다. 표층은 일차적으로 망막과 시각겉질로부터 정보를 받고 심층은 청각 및 몸감각 신경로로 연결된다. 이는 자극에 대해 머리와 눈의 방향을 위치시키는 운동 및 감각의 복잡한 상호작용을 일으킨다. 이 기능은 일차적으로 척수덮개로(spinotectal pathway)를 지나서 원하는 대상을 눈의 가장 예민한 부분인 망막황반(macula) 또는 망막중심오목(fovea)을 정렬시키는 함요상태(foveation)를 촉진시키는 반사 반응인데, 이는 손전등 불빛을 인식할 경우 머리를 같은 방향으로 돌릴 때 나타난다.

아래둔덕은 소리와 공간 내 소리의 위치감지를 처리하는데 관여한다. 솔방울샘(pineal gland)은 두 개의 위둔덕 사이에 위치하는데 이는 덮개 바로 위에 위치하며 솔방울샘의 기능은 일차적으로 멜라토닌의

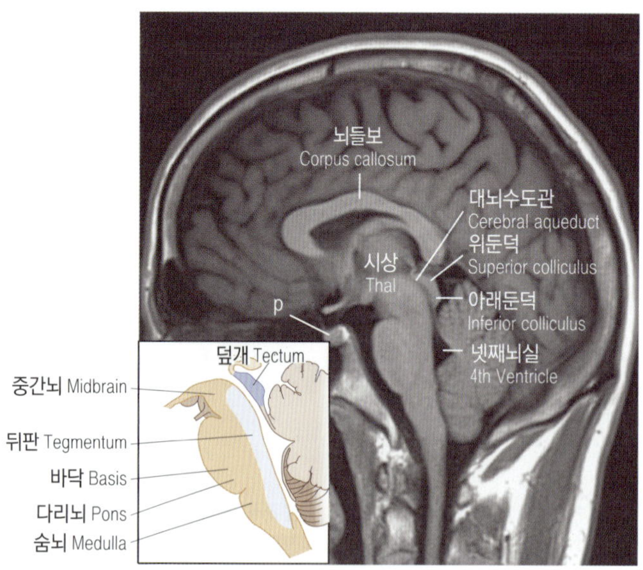

그림 6.7 정상 뇌의 정중시상면 MRI

뇌의 정중시상면 T1-가중 MRI. 백색질이 회색질보다 더 밝게 나타나고 뇌들보 또한 잘 드러난다. 다리뇌, 숨뇌, 목-숨뇌이음 또한 잘 보인다. 뇌하수체는 정상 뒤뇌하수체의 밝은점(P)과 함께 드러난다. 대뇌수도관은 배쪽 중간뇌와 위둔덕, 아래둔덕을 포함한 덮개 사이에서 볼 수 있다. **사진 속의 삽화.** 정중시상면 내 뇌줄기의 구역 그림. 주요 세로 속 구역은 덮개, 뒤판 그리고 바닥이다. 주요 바깥 구역은 중간뇌, 다리뇌, 숨뇌이다.

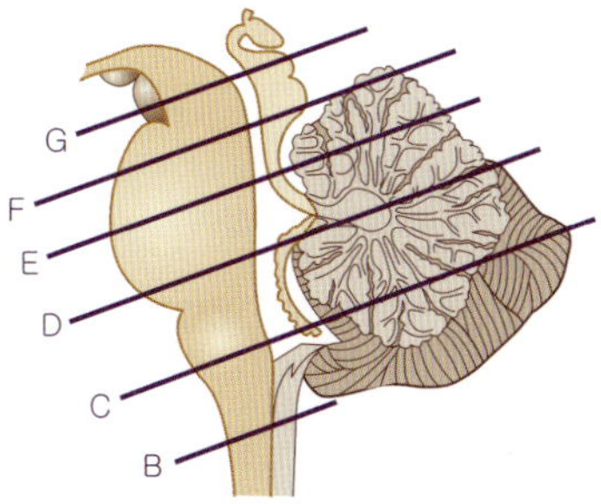

A

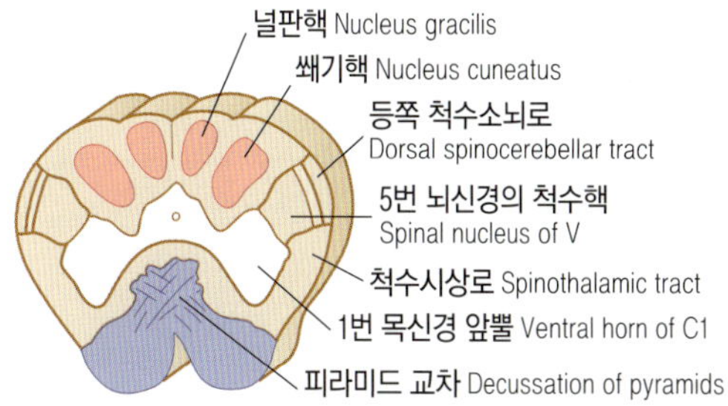

B **닫힌 숨뇌** Closed medulla

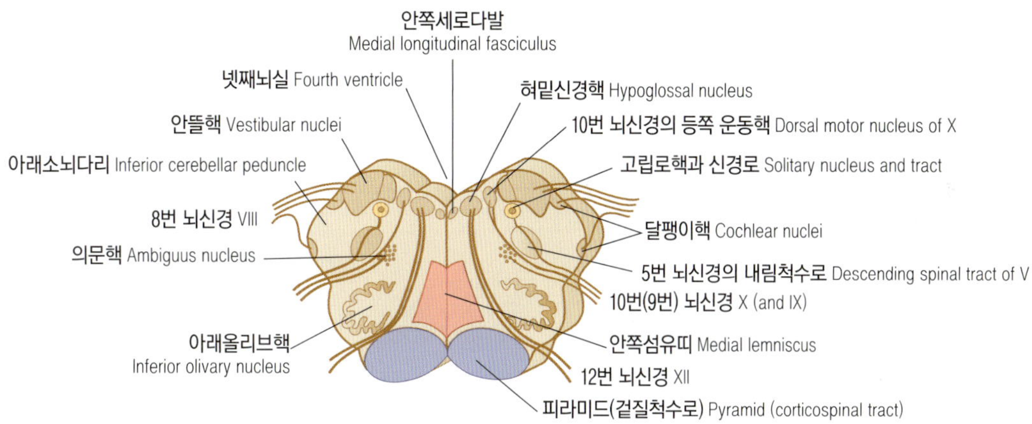

C **열린 숨뇌** Open medulla

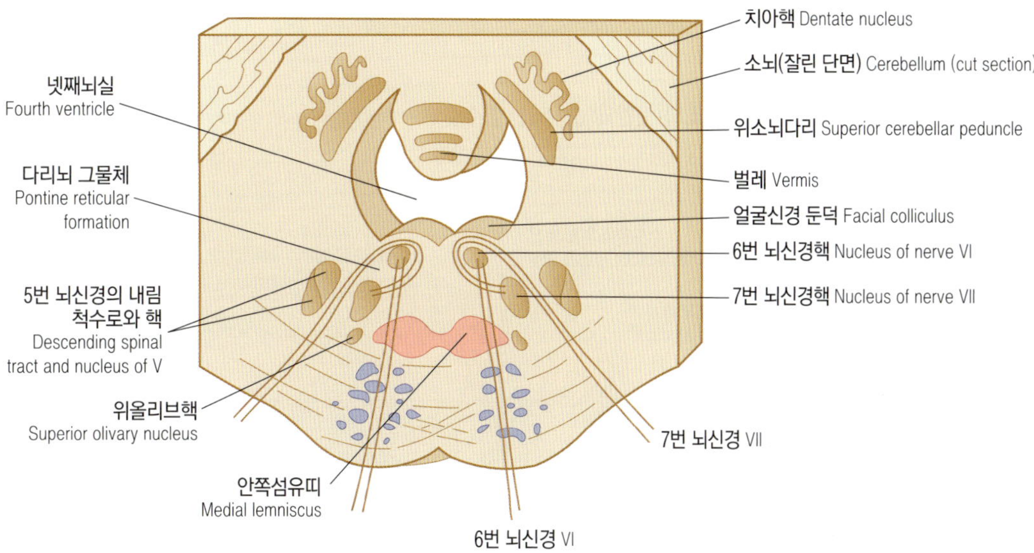

D **아래쪽 다리뇌: 6번과 7번 뇌신경 수준** Lower pons; level of nerves VI and VII

그림 6.8 뇌줄기

A: 주요 수준별 단면. **B~G:** 뇌줄기를 통한 가로 단면. 겉질척수로(파랑)와 뒤기둥핵/안쪽섬유띠(분홍)는 색깔로 구분된 뇌줄기를 통해 지나가는 것을 알아볼 수 있도록 했다.

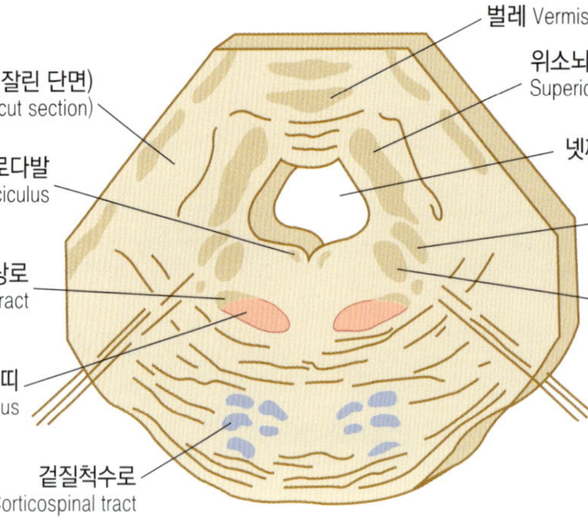

E **중간 다리뇌: 5번 뇌신경 수준** Middle pons; level of nerve V

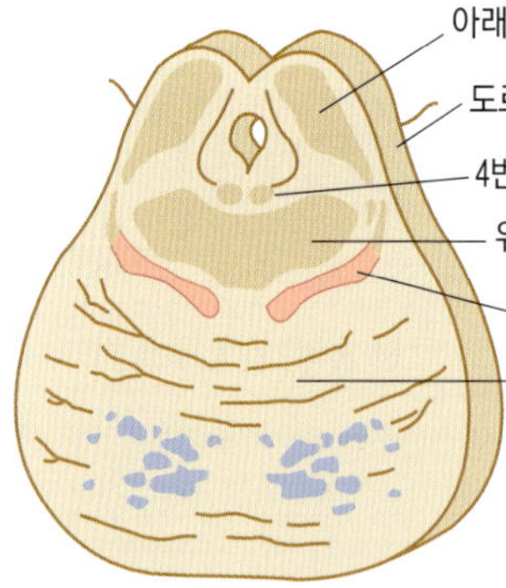

F **다리뇌/중간뇌: 6번 뇌신경 수준** Pons/midbrain; level of nerve VI

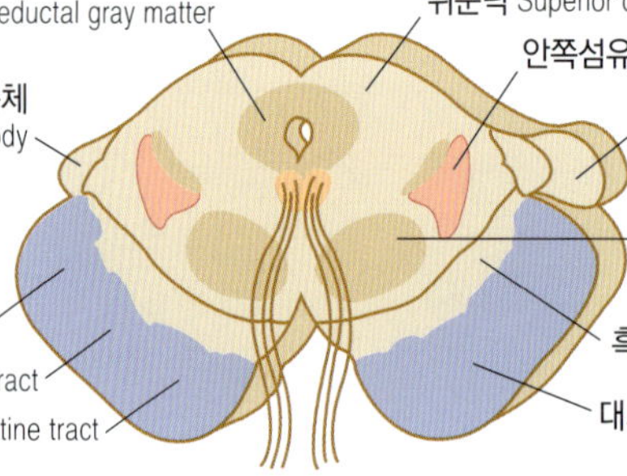

G **위쪽 중간뇌: 3번 뇌신경 수준** Upper midbrain; level of nerve III

그림 6.8 뇌줄기(계속)

A: 주요 수준별 단면. **B~G:** 뇌줄기를 통한 가로 단면. 겉질척수로(파랑)와 뒤기둥핵/안쪽섬유띠(분홍)는 색깔로 구분된 뇌줄기를 통해 지나가는 것을 알아볼 수 있도록 했다.

분비인데 이 호르몬은 수면 조절 및 하루주기리듬(circadian rhythm)과 관련이 있다. 또한 멜라토닌 재생산과 면역 기능에도 관여한다. 3번 눈돌림신경 및 4번 도르래신경은 중간뇌 내의 핵으로부터 기원한다.

다리뇌 Pons

다리뇌는 꼬리쪽으로 다리뇌중간뇌이음의 다리뇌와 연결된다. 다리뇌의 등쪽 경계는 다리뇌와 소뇌를 분리시키는 넷째뇌실이 존재한다. 다리뇌는 커다란 뇌실 돌출부인 다리뇌 바닥부위로, 이곳은 다리뇌핵 그리고 겉질척수로 및 겉질숨뇌로의 다발 섬유를 포함한다. 위, 중간, 아래소뇌다리는 다리뇌를 소뇌와 연결한다. 다리뇌로부터 5~8번인 4개의 뇌신경이 기원한다. 5번 삼차신경은 중간에서 다리뇌 입쪽에 위치하고 감각과 운동신경이 혼합되어 있다. 뒤판 영역의 등쪽가쪽 부분은 청각신경로, 가쪽섬유띠(lateral lemniscus)뿐만 아니라 3가지 주요 오름 몸감각 신경로를 포함하는데, 이는 안쪽섬유띠(medial lemniscus), 척수시상로, 배쪽 삼차신경척수로(ventral trigeminothalamic tract)이다.

숨뇌 Medulla

숨뇌는 꼬리쪽으로 다리뇌숨뇌이음(pontomedullary junction)으로부터 확장되어 척수로 합쳐진다. 숨뇌의 등쪽 표면에 위치한 빗장(obex, 넷째뇌실의 아래쪽 끝)은 숨뇌의 끝 및 척수의 시작을 표시한다(그림 6.5). 겉질척수로는 다리뇌숨뇌이음으로부터 내려가고 숨뇌에서 배쪽으로 합쳐져서 피라미드를 형성한다. 겉질척수로(피라미드) 축삭은 가쪽척수로로 들어가는 숨뇌의 꼬리쪽 끝의 피라미드교차(pyramidal decussation)를 이룬다. 이곳에서부터 신경로는 가쪽겉질척수로라고 한다. 교차의 입쪽 병변은 신체 반대쪽의 편마비 및 불완전마비를 발생시키고 교차의 꼬리쪽 병변은 신체의 같은쪽에 장애를 일으킨다. 외부적으로 피라미드 가쪽, 숨뇌 입쪽은 한 쌍의 돌출부를 갖는데 이를 올리브(olives)라고 하고 아래올리브핵을 포함한다. 피라미드 교차에서 입쪽 숨뇌의 등쪽 표면 양측은 넷째뇌실 바닥의 한 쌍의 돌출부로 이루어져 있다. 이 각각의 돌출부는 널판결절(gracile tubercle)과 쐐기결절(cuneate tubercle)로 구성되어 있고 널판핵과 쐐기핵 또는 뒤기둥핵의 위치를 나타낸다. 9~12번 뇌신경과 관련 있는 신경핵과 말초신경은 숨뇌에 위치한다.

V 뇌줄기 뇌신경

BRAINSTEM CRANIAL NERVES

뇌신경은 일반(general) 또는 특수(special), 몸(somatic) 또는 내장(visceral) 그리고 들신경(afferent) 또는 날신경(efferent)으로 기능의 특수성에 따라 분류된다. 일반감각이라고 하는 요소들은 신체 또는 얼굴로 운동정보 또는 감각정보를 전달한다. 특수감각이라고 하는 요소들의 기능은 머리와 목의 특수한 신경 기능과 관련이 있다. 몸감각은 신체의 근육과 감각 신경지배를 나타내고, 내장감각은 내부감각수용기 또는 자율신경계(운동신경세포)를 나타낸다. 특수몸들신경은 특수감각과 관련 있는데 이는 후각, 미각, 시각, 청각, 균형감각을 포함한다. 특수내장날신경은 배아의 인두굽이(embryonic branchial arches)로부터 파생되는 근육에 제공된다. 일반내장날신경은 머리의 부교감신경과 관련 있다(표 6.2).

표 6.2 뇌신경

	신경	이름	머리뼈 구멍	기능적 요소	신경핵	목표	기능
앞뇌	1번	후각	체판	특수내장들신경	앞뇌와 직접 연결	코: 후각점막	냄새
	2번	시각	시각	특수몸들신경	시상, 가쪽무릎핵	눈: 망막	시각
중간뇌	3번	눈돌림	위눈확틈새	일반몸날신경	눈돌림핵	눈꺼풀: 눈꺼풀올림근 눈근육: 위, 아래, 안쪽곧은근, 아래빗근	눈꺼풀 운동 눈운동
				일반내장날신경 (부교감신경)	에딩거-웨스트팔핵	동공: 동공조임근, 안구내 수정체: 섬모체근	동공수축조절 (눈초점)
	4번	도르래	위눈확틈새	일반몸날신경	도르래핵	위빗근	눈운동
	5번	삼차	V3, 타원구멍	일반몸들신경	중간뇌핵	씹기근	고유수용감각
다리뇌	5번	삼차		일반몸들신경	으뜸감각핵	얼굴	분별촉각, 진동감각
				특수내장날신경	운동핵	씹기근	아래턱 운동
	6번	갓돌림	위눈확틈새	일반몸날신경	갓돌림핵	눈: 가쪽곧은근	눈 벌림
	7번	얼굴	속귀길	특수내장날신경	얼굴핵	얼굴	표정근 운동; 붓목뿔근, 턱두힘살근의 뒤쪽, 등자근
				일반몸들신경	5번 뇌신경 척수핵	귀	바깥귀길 및 귀의 뒤쪽 감각
				일반내장날신경 (부교감신경)	위침분비핵	눈물샘, 혀밑샘, 턱밑샘	눈물분비 침분비
				특수내장들신경	고립로핵	혀앞쪽 2/3	미각
숨뇌	8번	안뜰 달팽이	속귀길	특수몸들신경	안뜰핵복합체	안뜰척수로, 안뜰핵과 소뇌	균형과 눈반사운동
				특수몸들신경	달팽이핵	속귀: 코르티 기관	청각
	9번	혀인두	목정맥	일반몸들신경	5번 뇌신경 척수핵	혀 뒤쪽 1/3, 편도선, 바깥귀, 속고막, 인두	몸감각
				일반내장들신경	고립로핵	혀, 인두, 목동맥토리	구역반사, 화학 및 압력수용기
				특수내장들신경	고립로핵	혀 뒤쪽 1/3	미각
				특수내장날신경	의문핵	붓인두근	운동
				일반내장날신경 (부교감신경)	아래침분비핵	귀밑샘	침분비

표 6.2 뇌신경(계속)

	신경	이름	머리뼈 구멍	기능적 요소	신경핵	목표	기능
숨뇌	5번	삼차		일반몸들신경	5번 뇌신경 척수핵	얼굴	통증 및 온도
	10번	미주	목정맥	일반몸들신경	5번 뇌신경 척수핵	뒤쪽 뇌척수막, 바깥귀길, 뒤귀 피부	몸감각
				일반내장들신경	고립로핵	후두, 기관, 식도, 가슴내장, 복부내장 대동맥활	몸감각 심폐계통 반사를 위한 화학수용기
				특수내장들신경	고립로핵	후두덮개 내 맛봉오리	미각
				특수내장날신경	의문핵	인두근, 후두 내재근	발성근, 삼킴
				일반내장날신경 (부교감신경)	미주신경의 등쪽운동핵	목, 가슴, 복부내장; 표적내/근방장기에 위치한 신경절	민무늬근, 인두샘, 후두, 가슴내장, 복부내장
				일반내장날신경	의문핵	심장근육	심장박동수 및 혈압 감소
	11번	더부	목정맥	특수내장날신경	척수더부핵, 의문핵	목빗근, 등세모근	어깨와 목 운동
	12번	혀밑	혀밑신경관	일반몸날신경	혀밑신경핵	목뿔혀근,혀밑, 턱끝혀근, 붓혀근, 혀의 내재근	혀의 움직임

뇌신경 기능에 대한 개요 Cranial Nerve Functional Overview

4장에서 설명된 뇌신경핵의 해부학적인 배치의 일반적인 특징은 뇌신경핵이 뇌줄기 축을 따라 확장된 비연속성 기둥과 관련하여 기능적으로 체계화된다. 운동기둥, 바닥판 파생물은 경계고랑이 남아 있는 배쪽 안쪽에, 감각기둥은 등쪽가쪽에 위치한다. 뇌줄기는 3개의 뇌신경 운동핵을 갖는다. 가장 안쪽에 위치한 것은 몸 뼈대 운동기둥(일반몸날신경)핵이다. 이 기둥은 의식적으로 조절되는 가로무늬근(striated muscle)을 신경지배하는 운동신경세포와 바깥눈근육 및 혀운동에 관여한다.

자율 신경핵–일반내장날신경 Autonomic Nuclei–General Visceral Efferents

자율운동 기둥의 신경핵(일반내장날신경)은 일반몸날신경 기둥의 가쪽에 위치한다. 자율운동 기둥은 신경절이전 부교감신경세포를 포함하는데 이 신경세포는 뇌의 외분비샘과 머리와 목의 민무늬근을 조절하고 목과 내장에 신경을 전달하기 위해 아래로 주행한다. 신경절이전 신경세포로부터 축삭은 뇌신경을 따라 그 표적의 부교감신경절 내 신경세포에 시냅스하기 위해 투사한다. 자율운동 기둥은 중간뇌에서 숨뇌까지 위치한 네 개의 신경핵을 포함한다. 첫 번째 핵은 3번 눈돌림신경의 핵에 둘러싸인 덮개앞구역

(pretectal area) 내 위치한 부교감신경핵인 에딩거-웨스트팔핵(Edinger-Westphal nucleus)이다. 이 핵의 섬유는 눈확 내 섬모체신경절(ciliary ganglion)에서 시냅스하기 위해 눈돌림신경으로 이동한다. 그리고 눈확의 신경절이후 축삭(postganglionic axons)은 동공수축을 발생시킨다.

다음으로 두 가지의 부교감신경핵은 다리뇌와 숨뇌 안쪽에 위치하고 있는 위침분비핵 및 아래침분비핵이다. 이들 핵은 코점막, 눈물샘 및 침샘에 연결된다. 위침분비핵 섬유는 7번 얼굴신경으로 빠져나오고 두 개의 말초 부교감신경절 중 하나에 도달한다. 일부 섬유는 날개입천장신경절(pterygopalatine ganglion) 내 세포를 신경지배하기 위해 큰바위신경 분지 내 7번 얼굴신경으로 통과한다. 위침분비핵으로부터 또 다른 부교감신경섬유는 신경절이후 축삭이 턱밑샘 및 혀밑샘으로 지나가는 턱밑신경절을 신경지배한다. 신경절이전 섬유는 혀의 앞쪽 2/3로부터 맛을 중개하는 섬유를 전달하는 얼굴신경 분지인 고실끈신경(chorda tympani)으로 이어진다. 아래침분비핵으로부터의 섬유는 9번 혀인두신경(glossopharyngeal nerve) 주변으로 투사되는데, 여기에서 갈라져서 타원구멍 내 위치한 귀신경절(otic ganglion)을 신경지배하기 위한 작은바위신경(lesser petrosal nerve)으로 들어간다. 신경절이후 섬유는 귀밑샘을 연결하기 위해 귓바퀴관자신경(auriculotemporal nerve)을 따라 지나간다.

마지막으로 10번 미주신경의 등쪽 운동핵은 숨뇌의 넷째뇌실 아래에 위치한다. 미주신경은 목을 관통하여 허파와 심장에 영양을 공급하는 심장 및 허파얼기가 존재하는 가슴우리로 주행하고 심박수, 혈압 및 전반적인 심혈관 기능을 조절한다. 10번 미주신경은 가로막 내 대동맥구멍을 통해 배로 계속해서 주행한다. 그곳에서 신경섬유는 신경절이후 교감신경섬유와 함께 혈관을 따라 분포하는 척주앞신경얼기로 들어가고 배안 장기인 간, 쓸개, 이자, 지라, 콩팥 및 소화관을 신경지배하며 운동을 증가시킨다.

아가미분절 운동 기둥–특수내장날신경 Branchiomeric Motor Column–Special Visceral Efferents

아가미분절 운동 기둥(특수내장날신경)은 인두굽이(branchial arch)로부터 비롯되고, 이 신경핵 기둥은 삼차 운동핵, 얼굴 운동핵, 의문핵으로 구성된다. 입쪽 다리뇌에 위치한 삼차신경핵은 입천장과 가운데귀의 작은근육과 함께 씹기근육을 신경지배한다. 얼굴 운동핵의 축삭은 복잡한 얼굴신경에 영향을 주며 얼굴 표정근, 작은 목근육, 가운데귀의 등자근을 신경지배한다. 의문핵은 숨뇌 대부분의 입쪽꼬리쪽 범위로 확장되는 커다란 신경핵이다. 의문핵 세포는 3개의 뇌신경, 즉 혀인두신경, 미주신경, 척수더부신경에 영향을 끼친다. 의문핵은 음성 및 씹기근육에 연결된다. 특수내장날신경의 혀인두신경은 작고 불명확한 붓인두근에 연결되고, 이 근육의 기능은 전형적인 뇌신경 평가로 검사가 불가능할 수 있다. 미주신경은 물렁입천장과 인두근육을 신경지배한다. 미주신경은 후두신경, 위후두신경 및 되돌이후두신경(recurrent laryngeal nerves)을 자극하는 두 쌍의 신경을 내보낸다. 위후두신경은 유일한 바깥쪽 후두근인 반지방패근(cricothyroid muscle)을 신경지배한다. 오른쪽 되돌이후두신경은 빗장밑동맥(subclavian artery) 주위를 돌고, 아래후두신경으로 후두에 들어가며 나머지 안쪽 후두근에 연결된다. 왼쪽 가슴안(thoracic cavity)의 심장 발달로 인해 왼쪽 되돌이후두신경은 왼쪽 아래 후두신경으로써 올라가고 종결되기 전에 대동맥활(aortic arch) 아래로 돌아간다.

맛과 내장감각-특수내장들신경 Taste and Visceral Sensation-Special Visceral Afferent

고립로핵 및 그 신경로는 숨뇌에 위치한다. 고립로핵의 입쪽 끝은 확장되어 얼굴신경, 혀인두신경, 미주신경을 통해 맛수용기로부터 입력을 받는다. 혀 앞쪽 2/3로부터 7번 얼굴신경은 맛 정보 입력을 받는데 위침분비핵으로부터 신경절이전 부교감신경 지배와 함께 고실끈신경에 그 맛 정보가 전달된다. 9번 혀밑신경은 혀의 뒤쪽 1/3로부터 맛을 전달하고, 10번 미주신경은 후두덮개(epiglottis) 주변 맛수용기로부터의 맛을 전달한다. 고립로핵의 꼬리쪽 부분은 화학수용기 및 압수용기로부터 내장들신경 입력을 받는데 이들 수용기는 9번, 10번 뇌신경과 관련되어 혈액 내의 이산화탄소 및 산소에 대한 반사 반응, 혈관벽의 압력, 기침 및 구역반사를 조절하며 내장운동의 날신경 조절을 돕는다.

얼굴감각-일반몸들신경 Facial Sensation-General Somatic Afferent

얼굴감각 들신경은 5번 삼차신경이 담당하며, 삼차신경의 감각 요소는 입쪽에서 꼬리쪽 순서로 중간로로 올라가는 삼차중간뇌핵(mesencephalic nucleus), 중간-입쪽 다리뇌 내의 으뜸감각핵을 포함한다. 이 주요 감각핵은 얼굴로부터의 분별감각을 제공하고 중간 다리뇌로부터 위목척수 아래로 척수삼차신경을 확장시킨다. 삼차신경은 같은쪽 얼굴로부터 통각 입력을 받는다.

청각 및 평형-특수몸들신경 Audition and Equilibrium-Special Somatic Afferent

청각 및 평형은 가장 등쪽가쪽에 위치한 뇌신경 기둥으로 청각과 평형에 대한 특수감각을 제공하는 8번 속귀신경과 관련된 신경핵을 가지고 있다. 안뜰핵은 네 가지로 구별되는 중추를 구성하는데, 이는 소뇌, 뇌줄기, 척수와 광범위하게 소통한다. 등쪽배쪽 달팽이관핵은 청각을 조정한다. 달팽이관핵의 많은 출력 정보는 가쪽섬유띠의 일부로 아래둔덕으로 올라간다.

VI 뇌신경

CRANIAL NERVES

뇌와 뇌줄기 아래로 나오는 뇌신경은 12쌍이 존재한다. 뇌신경은 순서에 따라 번호가 매겨지고 감각, 운동 또는 혼합된 기능을 포함하며, 주로 머리와 관련되어 있다.

1번 뇌신경, 후각신경 Cranial Nerve Ⅰ, Olfactory Nerve

뇌신경은 가장 입쪽인 후각신경(1번 뇌신경)에서부터 가장 꼬리쪽인 혀밑신경(12번 뇌신경)까지 번호가 매겨진다. 1번과 2번 뇌신경은 순수한 감각 뇌신경이며, 이들 신경은 각각 냄새(후각)와 시각 기능을 담당한다. 이들 신경은 뇌줄기와 연결되지 않는 유일한 뇌신경이다. 대신 이 신경들은 앞뇌와 직접 연결한다. 후각신경은 냄새 감각을 담당하고, 각각의 콧구멍은 독립적으로 냄새를 감지한다. 후각상피는 특수한 코상피(nasal epithelium)와 코안의 천장과 벽의 막을 형성하는 수정된 코점막(nasal mucosa)으로 구성되고 일차후각신경세포(primary olfactory neuron)로 구분한다(그림 6.9). 두극 후각신경세포는 코안의 점액으로 돌출된 섬모를 포함하며, 이곳에서 신호를 변환하는 후각자극제(odorant)에 필요한 화학적 상호작용을 한다. 두극신경세포는 각각 단 하나의 후각자극제 물질의 화학적 상호작용을 일으키는 하나의 후각수용기 유형을 나타낸다. 후각신경을 구성하는 후각신경세포에서 나온 축삭의 말이집 다발은 체판의 구멍을 통해 올라간다. 이 체판은 후각망울(olfactory bulb)에 사구체의 작은 집단이 집중되어 있다. 축삭은 이차 전달 신경세포 및 사구체의 사이신경세포와 시냅스한다. 각각의 사구체는 단 하나의 특수한 후각자극제에 반응한다. 투사신경세포(projection neuron)는 후각로를 통해 축삭을 보내며, 후각로는 이마엽의 배쪽 표면을 따라 후각 고랑 안으로 이동하여 끝뇌로 직접 들어간다.

대부분의 다른 감각계처럼 후각만을 위한 시상중계핵은 존재하지 않는다. 후각과 관계된 미각은 계통발생적으로 다른 감각들보다 더 오래되고 뇌의 같은쪽으로 바로 투사된다. 미각은 기본적인 단맛, 신맛, 짠맛, 쓴맛, 감칠맛(풍미)을 제공하지만, 냄새는 기본적인 맛에 깊이를 더한다. 일반적인 감기 또는 머리외상으로 인한 후각의 상실은 기본적인 미각에 대한 지각이 남아 있음에도 불구하고 음식 맛을 둔감하게 한다.

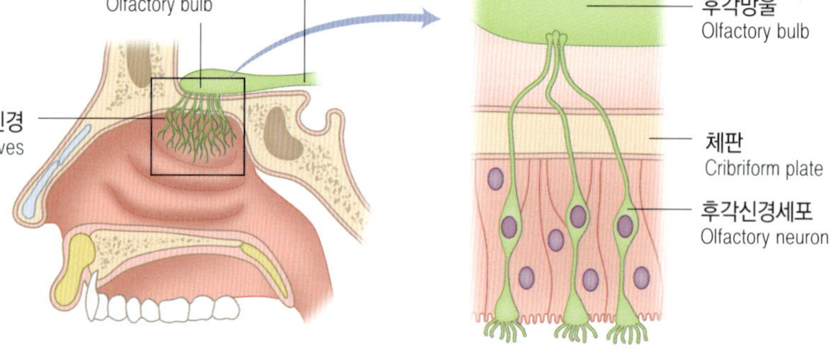

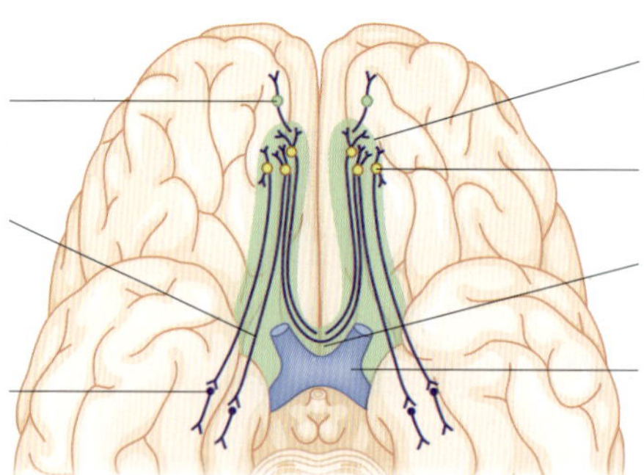

그림 6.9 1번 뇌신경(CN I), 후각계

A: 후각망울, 신경로, 신경, 점막의 안쪽 측면, **B:** 코점막의 후각수용기와 후각망울의 신경세포 및 신경로와의 관계. 앞쪽후각핵세포는 꼬리쪽 후각망울로 흩어져 있는 무리에서 찾을 수 있으며 후각로 안에서 바로 연결된다. 이들 신경세포는 안쪽후각섬유줄(medial olfactory stria)을 통해 중심으로 이어지고 앞맞교차를 통해 반대쪽 후각 구조로 연결된다.

후각은 미각 정보뿐만 아니라 둘레계의 겉질 또는 둘레계 주변 겉질에서 광범위하게 처리되는데, 이는 앞쪽후각핵, 후각결절, 편도, 조롱박겉질 및 편도 주위 겉질 영역, 입쪽 후각뇌속겉질을 포함한다. 조롱박겉질은 안쪽등쪽핵을 통해 눈확이마겉질로 연결된다. 따라서 후각 및 미각 정보는 감정, 감정-유발 행동 및 기억과 관련된 영역에서 직접 처리되고, 일부 냄새는 정서적으로 처리되며 장기기억에 깊이 저장된다고 잘 알려져 있다. 최근 후각기능의 이해는 임상적 관련성이 더 명확해졌다. 특히 진행성 신경병성질환인 알츠하이머병 및 파킨슨병의 경우 앞쪽후각핵의 구조적 변화가 특징이며, 환자의 후각 감소 원인이 된다.

한쪽 후각이 상실되면(한쪽 후각상실증), 다른 쪽에서 보통 그에 대한 보완을 하기 때문에 환자는 감각상실을 의식하지 못할 수 있다. 수막종(meningioma)이나 육아종(sarcoid granuloma)과 같은 이마엽의 종양도 극히 드물게 다른 징후나 증상과 함께 한쪽 후각상실증을 야기할 수 있다. 이마엽 종양은 대체적으로 증상이 거의 없는 종양이다. 그러므로 한쪽 눈의 시각신경 위축과 다른 쪽 눈의 시각신경이 부어 오른 환자(포스터 케네디 증후군, Foster Kennedy syndrome)도 한쪽 후각상실증 여부를 검사해야 한다.

양쪽 후각상실증은 가끔 미각 감소를 나타내는데, 머리 외상, 바이러스 감염 또는 파킨슨병과 알츠하이머병을 비롯한 퇴행성 신경질환으로 인한 민감한 체판(cribriform plate)의 손상으로 흔히 발생된다. 또 다른 후각기능 장애를 일으키는 것으로 알려진 신경계 질환은 정신분열증, 발작, 헌팅턴 무도병 및 다발성 경화증이다.

편두통은 급성기 동안 더 두드러진 냄새 감수성 또는 냄새공포증(osmophobia)과 연관된다. 편두통을 겪는 동안 조롱박겉질과 편도체가 상당히 활성화되며, 일부 편두통 환자와 관련하여 냄새공포증을 설명할 수 있다. 냄새공포증은 다른 유형의 두통과 편두통을 구별하는 가장 중여한 단일 요인 중 하나이다.

2번 뇌신경, 시각신경 Cranial Nerve II, Optic Nerve

시각신경(2번 뇌신경)은 진정한 뇌신경은 아니며 시각의 감각 구성요소를 제공하는 앞뇌 발달의 결과물이다. 시각신경은 망막신경세포에 부딪히는 빛의 파동으로부터 변환된 화학적 신호(활동전위)를 전달한다. 운동 뇌신경(GSE)과 관련된 눈돌림(3번 뇌신경, oculomotor), 도르래(4번 뇌신경, trochlear), 갓돌림(6번 뇌신경, abducens)과 같은)눈운동 뇌신경은 최대 시력 및 거리 감각을 인식하기 위하여 망막의 한 부분에 이미지 초점을 맞추려고 두 눈을 정확하게 정렬시킨다. 겉질 및 겉질밑을 포함한 대부분의 뇌는 물체를 식별하고 인지적 경험으로 새로운 물체를 통합하는 고차원의 처리뿐만 아니라 모양, 색상, 움직임 그리고 거리에 대한 지각을 가능하게 하는 기전과 함께 시각 입력 처리에 집중한다.

망막 해부학 Retinal anatomy

수정체는 물체에서 반사된 빛을 망막으로 투사하는데 여기에서 광수용기(photoreceptor)는 빛의 파장 에너지를 활동전위의 화학 전기 에너지로 변환시킨다. 망막은 신경돌기 및 시냅스의 광범위한 집합을 포함한 수많은 종류의 세포와 하위 유형을 포함하는 복잡한 층으로 된 구조이다(그림 6.10, 그림 6.11). 반직관적으로(counterintuitively) 빛은 시력을 만들어내는 명령하달 시작 전에 모든 층에서 세포와 축삭을 통해 이동한다. 망막은 6가지의 층을 가지는데, 앞에서 뒤방향으로 시각신경 축삭층, 신경절세포층, 속

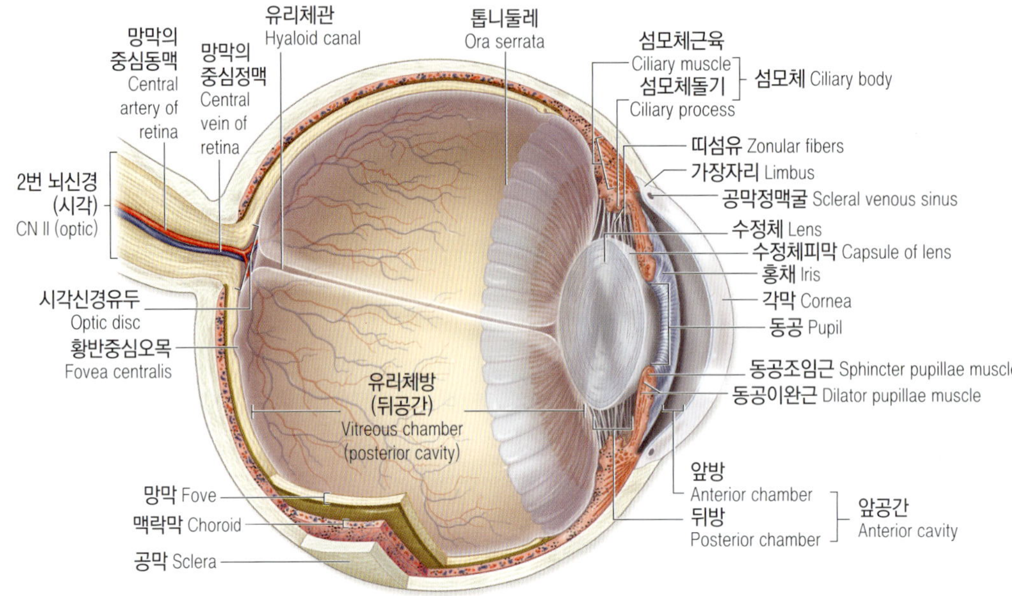

그림 6.10 안구 해부학

2번 뇌신경, 앞뒤쪽 공간, 눈 속 근육을 포함한 눈의 해부학적 구조를 보여주는 이미지

얼기층(inner plexiform layer), 속핵층, 바깥얼기층, 바깥핵층을 포함한다. 속망막(가장 깊은 층)은 섬유들이 있는 신경절세포층을 포함하고, 표층에서 발산하는 시각신경과 깊은 속연접(얼기)층으로 구성된다. 속핵층은 무축삭세포(amacrine cell), 얼기사이세포, 두극세포, 수평세포의 세포체를 포함한다. 바깥시냅스(얼기)층[outer synaptic (plexiform) layer], 바깥핵층은 막대 분절과 원뿔 분절을 포함한다. 광수용기는 일차 들신경 두극신경세포를 활성화시키고, 이 신경세포의 축삭은 시각신경처럼 뇌를 향해 몸쪽으로 가는 축삭을 가진 망막신경절을 이차적으로 활성화시킨다. 망막 내 수평세포 및 무축삭세포는 입력된 빛의 신호를 수정하고 두극 및 망막신경절 세포 활성화에 영향을 미친다.

광수용기 Photoreceptor

망막의 광수용기는 빛에 민감한 색소의 평평한 판의 기둥을 포함한다. 빛의 변화는 신경전달물질, 글루탐산염의 방출과 반비례하는데, 어두워지는 것에 대응하기 위해(예: 감수 영역을 넘어 움직이는 그림자) 세포막은 탈분극하고 글루탐산염의 방출을 증가시킨다. 반대로 빛의 강도가 증가되면 세포막이 과분극되며 글루탐산염의 방출은 감소된다. 이러한 관계는 아래에 설명된 두극세포의 중심 주변 생리학적 반응과 관련 있다.

망막의 광수용기 세포는 막대 모양 또는 원뿔 형태이며, 특정한 빛의 조건 아래 각각의 기능은 최대로 발휘된다(표 6.3). 망막 내 광수용기의 분포는 그 수용기의 특징적인 반응을 반영하고, 망막의 말초에 위치한 막대세포(rods)는 희미한 빛에 매우 민감하며 저조도(암점) 상태에서 가장 잘 활성화된다. 즉, 빛의 단일 광자(photon)는 막대세포막 전위에서 전기 생리학적 반응을 생성하기에 충분하다. 수많은 막대세포들은 단일 막대두극세포로 입력을 수렴하고, 이러한 광범위한 수렴을 통해 희미한 빛이 증폭되지만 시

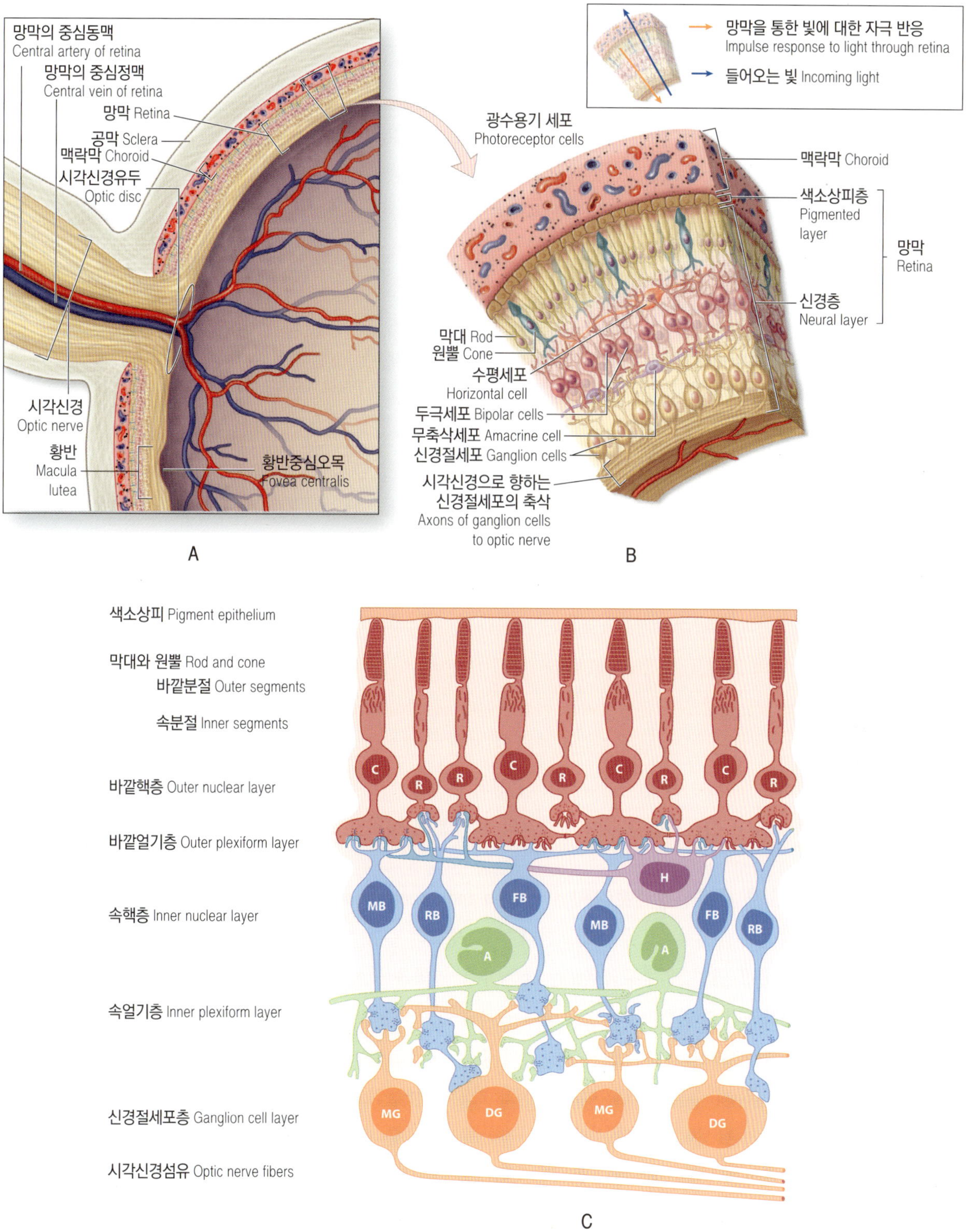

그림 6.11 망막세포층

A: 망막혈관공급 및 안구 뒤쪽 구조, B: 6가지 망막세포층을 확대한 모습. 이 그림은 6개의 층을 통해 빛이 이동하고 각 층을 통과하여 색소상피를 향해 반사되는 것을 보여준다. 망막신경절 세포는 망막 내 가장 앞쪽에 위치한다. C: 각 층의 세포 형태

표 6.3 광수용기의 비교

원뿔세포	막대세포
낮눈	밤눈
낮은 빛 민감도	높은 빛 민감도
높은 시력	낮은 시력
시야 내 변화 인식	희미한 빛 증폭
두극세포로 조금/전혀 수렴되지 않음	빛을 증폭하는 두극세포로 수렴됨
망막의 중심오목에 집중	망막의 말단에 퍼져 있음
3가지 빛의 파장에 대해 최대 3가지 색소를 가진 3가지 형태로 반응함, 삼원색	한 종류, 무색

력과 색깔에 대해 인식하기는 어렵다.

원뿔세포는 빛에 덜 민감한데 이들 세포는 밝은 빛(명순응)에 의해 가장 활성화된다. 세 가지 종류의 원뿔세포는 각각 다른 빛 파장의 반응에 의해 식별되며, 따라서 원뿔세포는 색각(color vision)을 부여한다. 원뿔세포는 눈의 중심부에 집중되어 있는데, 이는 황반(macula)으로 알려져 있다. 황반에서 망막신경세포, 축삭, 혈관이 광수용기층으로부터 벗어나고, 광수용기에 도달한 빛은 신경로로 정리된다. 이러한 경향은 망막의 표면을 오목(depression)하게 하는데, 이를 속오목(foveal pit) 또는 오목(fovea)이라고 한다. 오목에서 신경로는 본질적이고 직접적이다. 원뿔세포는 시력과 공간분해능(spatial resolution)에 최적화하면서 단일 원뿔 두극세포에 정보를 직접 제공한다. 황반신경섬유는 시각신경유두황반다발(papillomacular bundle)을 형성한다. 시각신경의 존재는 일시적으로 시각축 조금 아래쪽에 맹점(blind spot)을 만들어낸다. 시각겉질 처리에서 시야의 빈 부분이 채워지고, 맹점은 결코 인식되지 않는다.

망막신경세포 및 사이신경세포(Retinal neuron and interneuron). 원뿔세포와 막대세포는 시각로의 일차 감각들신경인 두극신경세포에 시냅스한다. 두극세포의 수용 영역은 모든 광수용기를 수렴하고, 막대두극세포는 큰 수용 영역, 원뿔두극세포는 작은 수용 영역을 생성한다. 망막의 말초에서 많은 막대세포는 단일 막대두극세포를 수렴한다. 저강도 빛에 각각 활성화되는 수많은 광수용기 신호 수렴은 두극신경세포 전체의 흥분을 증가시키는데 이를 통해 빛이 증폭된다. 그러나 동일한 광수용기 수렴은 입력의 정밀함을 약화시키기 때문에 수용 영역 안에서 관심을 가지는 물체의 정확한 위치를 구분할 수 없다. 왜냐하면 어떠한 광수용기의 활성이라도 단 하나의 두극세포에 정보를 제공하기 때문이다. 오목에서 하나 또는 극소수의 원뿔세포들은 단일 원뿔두극세포와 시냅스하여 공간분해능과 색각을 향상시키기 위해 빛의 민감도(증폭 없음)를 희생시킨다(광수용기와 두극세포 사이는 거의 일대일 공간적 관계). 각각의 광수용기는 하나의 두극세포의 활성에 의해 망막에서 고유한 특이점을 차지한다.

두극신경세포는 망막신경절 세포 위 속얼기층에서 시냅스된다. 영장류의 망막에서 22개 이상의 신경절세포 형태가 확인되는데, 그중 3가지만 시지각(visual perception)에 포함된다. 이 3가지의 신경절세포는 난쟁이(midget), 양산(parasol), 두층(bistratified) 세포이다. 작은 크기 때문에 잘못 이름 붙여진 난쟁이세포는 망막의 황반구역(macular region)에 존재하며, 하나 또는 몇 개의 원뿔 두극세포로부터 입력을 받는다. 하나 또는 몇 개의 원뿔세포들이 원뿔 두극세포로 시냅스되는 방식과 같이 단일 원뿔두극세포는 개별의 난쟁이세포로 시냅스된다. 따라서 난쟁이세포 활성화와 관련한 공간분해능은 매우 높다.

양산-형태의 망막신경절 세포는 많은 막대두극신경세포로부터 입력을 받는 광범위하고 정교한 가지돌기 분지를 갖는다. 거듭되는 고도의 수렴은 관심 물체의 정확한 위치 파악을 위해 망막 수용력을 감소시킨다.

두층 망막신경절 세포(bistratified retinal ganglion cell)와 이 세포의 가지돌기 분지는 속시냅스층(얼기층, plexiform layer)에 분포한다. 가쪽무릎핵으로의 출력은 6개의 층 사이에 위치하는 먼지세포 영역으로 투사된다. 두층(bistratified) 신경세포의 기능은 색각에 도움을 주는 것으로 추정된다.

광수용기에 의해 수집된 정보는 시각신경섬유에 125:1의 비율로 압축되어 처리되기 때문에 시력에 대한 망막의 정교함은 대단하다고 할 수 있다 . 따라서 단일 망막신경절 세포의 파괴는 시각겉질로 전송되는 정보의 질에 중요한 영향을 미치며, 다양한 질병 진행 과정에서 신경절세포 손실은 시각에 파괴적인 영향을 미치는 것을 보여준다.

시각신경 내 모든 망막신경절 세포 축삭이 시각정보 처리에 관여하는 것은 아니다. 일부는 가쪽무릎핵(lateral geniculate nucleus) 대신 사이뇌와 뇌줄기가 연관되며, 시력에는 거의 또는 전혀 기여하지 않는다. 이것들은 광선민감성 망막신경절신경세포(photosensitive retinal ganglion neurons)이며, 이 축삭의 중심 투사는 3차원 공간에 대한 시각적 신호에 반응하여 반사적인 머리 움직임을 조절하기 위해 위둔덕을 지나간다. 광선민감성 망막신경절신경세포로부터 또 다른 신경섬유는 신체 대사를 조절하는 시상하부 및 솔방울샘의 시각교차위핵(supraoptic nucleus)을 신경지배한다. 비시각 중심 투사는 위둔덕을 신경지배한다. 이러한 망막덮개 신경섬유는 잠재적인 공간 지각능력에 도움을 준다.

수평세포와 무축삭세포는 망막 사이신경세포이다. 이들 세포는 시냅스(얼기)층에 들어가서 두극 신경절세포와 망막신경절 세포의 반응에 영향을 끼친다. 수평세포는 바깥얼기층 내에 분포되어 있고 광수용기 및 두극세포와 상호작용한다. 광수용기, 두극세포, 수평세포 사이의 상호작용은 아래에 설명된 중심-주변의 생리적 특징을 갖게 한다. 무축삭세포는 속얼기층에서 수십 개 종류에 이르며 이곳에서 두극 및 망막신경절 세포가 시냅스된다. 이들 세포는 지속적인 연구를 통해 광범위한 기능을 보여주는데, 망막을 통해 수직적으로 정보 통합, 빛과 어둠에 대한 망막신경절 세포의 조절, 어둠에서 세포의 시냅스 활동을 증가시키는 도파민 분비를 포함한다.

망막의 신진대사와 구조 기능은 뮬러세포(Müller cell)에 의해 수행된다. 이들의 세포체는 속핵층에 위치하고 있다. 망막 속 혈액 공급은 눈동맥 분지에 의해 이루어진다. 눈동맥은 속목동맥(internal carotid artery)으로부터 분지된다.

일부 신경절세포는 정상적인 노화로 소실된다. 다른 세포들은 다발성 경화증으로 인한 시각신경염 또는 녹내장과 같이 시각신경에 영향을 주는 질병으로 악화된다. 축삭손상이 발생하면, 신경세포체에서 분리된 손상 부위의 먼쪽 축삭에서 왈러변성(Wallerian degeneration)이 발생된다. 신경절세포는 프로그램된 세포자멸사(apoptosis)을 유도하는 작은 자극에도 영향을 받기 쉽다. 알츠하이머병 또는 겉질 손상과 같은 뒤쪽 뇌중추의 세포사멸은 신경절세포에서 그들의 자극 표적 상호작용(tropic target interactions)을 허용하지 않을 수 있으며, 이는 건강한 망막신경절 세포에서 퇴행 세포사멸을 촉진한다. 이러한 특수화된 신경세포는 재생성되지 않기 때문에 시력은 불행하게도 영구적으로 상실된다.

시각신경의 구성(Formation of optic nerve). 신경절세포의 축삭은 고도로 조직화된 방식으로 눈에서 빠져 나간다. 발달 과정에서 황반 신경섬유는 거의 바로 이들 섬유가 더 보호받는 시각신경의 중심으로 이동한다. 일단 신경절세포의 축삭이 체판(lamina cribrosa)에서 안구로 나오면, 이 축삭은 말이집화되며 신경을 절연하고 전도를 향상시킨다. 중추신경계 축삭처럼 시각신경의 말이집은 희소돌기아교세포에 의해 형성된다. 시각신경은 시각신경관(optic canal)을 통해 눈확에서 빠져나가고 중간뇌와 시상의 뒤쪽으로 이어지는데 뇌의 이마엽 아래와 위턱굴을 지나고 시각신경 구멍을 통해 머리뼈로 빠져나간다. 안구에서부터 시각신경 구멍까지의 시각신경 길이는 약 20mm이며, 이것은 팽팽하게 당김 없이 정상 눈운동을 허용하는 여분의 길이를 포함한다.

시각신경의 수막은 안구와 이어지고 뇌척수액은 거미막밑공간을 통해 스며든다. 머리속압력(intracranial pressure)의 증가는 두 시각신경 모두에서 양쪽 시각신경유두부종(optic discemema, papilledema)의 발생으로 나타난다(그림 6.12).

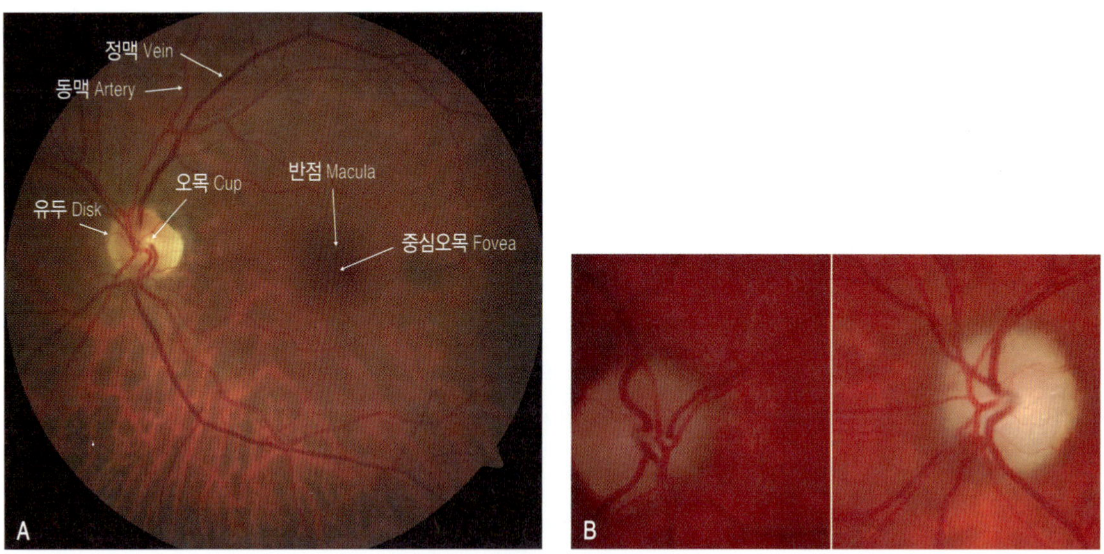

그림 6.12 시각신경유두의 검안경검사

A: 정상 눈바닥(fundus). 유두는 작은 중심오목과 함께 뚜렷한 여백과 정상적인 색상을 가진다. 세동맥과 세정맥은 정상 색상, 광택, 경로를 가진다. 배경색은 정상 시의 색깔이다. 반점은 활 모양의 관자혈관을 에워싼다. 중심오목은 중심구멍에 위치한다. **B:** 유두부종(papilledema, 두 눈에 모두 나타남). 사진에서 머리속압력이 상승하여 눈의 시각신경이 부은 것을 볼 수 있다(유두부종). 이렇게 부은 모습은 큰 이마 종양의 군집효과로 나타난다. 더 창백하고, 위축된 신경은 다년간 지속된 유두부종을 나타낸다. 오른쪽 눈 안의 시각신경 바로 옆에서 볼 수 있는 밝은 빛 반사선은 시각신경의 부종이 진행된 결과이다. 이는 파튼의 선(Patton's lines)이라고 알려져 있다. 망막의 배경색은 환자의 안구색을 결정한다. 이 사진은 젊은 백인 환자를 대상으로 촬영하였다.

망막의 시각적 처리: 중심-주변 생리학 Visual processing in retina: center-surround physiology

시각정보 처리는 망막에서 시작되는데, 더 구체적으로는 망막신경절 세포와 관련 있다. 망막신경절 세포는 수용 영역 세포로 알려진 구역에 각각 둘러싸여 있는데 이곳으로부터 빛의 자극이 세포 활동에 영향을 미친다. 각 수용 영역은 "중심" 및 "주변" 수용 영역으로 알려진 두 개의 동심원으로 나뉜다. 중심-주변의 특징은 수평세포의 활동에 큰 부분을 차지한다(그림 6.13).

두 종류의 신경절세포 수용 영역은 "중심-안(on-center)"과 중심-밖(off-center)"으로 알려져 있다. 중심 영역에 대한 명칭이 어떠하던지 주변 영역의 특징은 그 반대이다. 즉, "중심-안, 주변-밖", "중심-밖, 주변-안" 두극세포로 나타낼 수 있다. 중심 수용 영역의 광수용기에 빛이 비춰질 때 중심-안, 주변-밖 두극세포는 탈분극된다. 즉, 주변 바깥 원에 빛이 비춰지면 중심-안 세포는 과분극된다. 중심-밖 세포는 바깥으로 벗어난 중심원 수용 영역과 광수용기에 빛이 비춰질 때 중심으로 들어온 주변 수용 영역을 가진다.

희미한 빛은 부분적인 탈분극의 긴장성 상태에서 광수용기를 유지시키는데 두극세포로 광수용기의 시냅스에 글루탐산염을 방출시킨다. 글루탐산염은 중심-안 두극세포의 억제제인데 희미한 빛과 어둠에서 중심-안 두극세포의 활성은 글루탐산염에 의해 억제되고 표적 망막신경절의 활성을 감소시킨다. 중심 수용 영역 내 광수용기의 빛의 강도 증가는 광수용기를 과분극시키고 글루탐산염의 방출을 감소시키며 중심-안 두극세포를 탈분극시킨다. 따라서 망막신경절 세포는 흥분된다.

중심-안 두극세포의 주변 수용 영역에서 희미한 빛의 긴장성 탈분극은 수평세포를 동반한 시냅스에서의 광수용기로부터 글루탐산염을 방출한다. 주변 수용 영역에서 희미한 빛의 부분 탈분극은 수평세포와의 시냅스에서 광수용기로부터 글루탐산염을 방출한다. 글루탐산염은 감마아미노부르티산(GABA)성 수

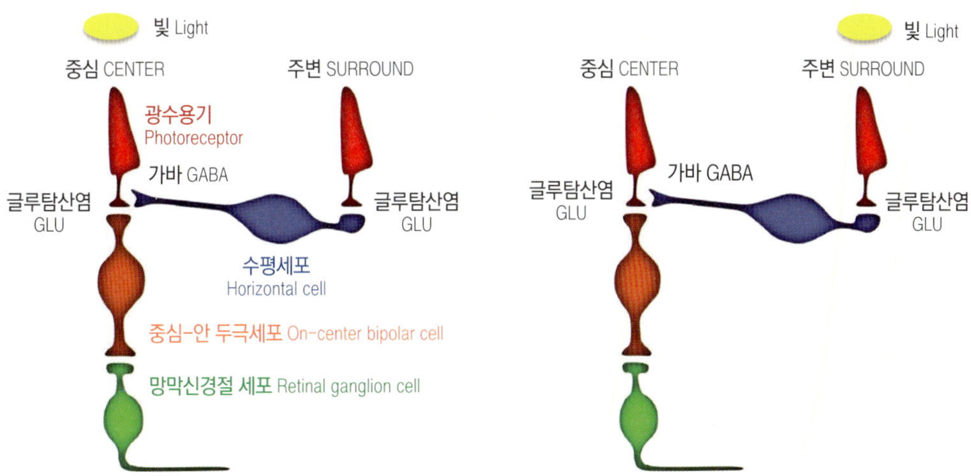

그림 6.13 중심-안 주변-밖 망막 회로

중심-안 두극세포는 글루탐산염(GLU)에 의해 과분극된다. 중심-안 두극세포 수용 영역(왼쪽)의 중앙에 빛이 비치면 중심 광수용기는 과분극된다. 또한 글루탐산염 방출 감소 및 두극세포의 탈분극으로 이어지고 따라서 망막신경절 세포 역시 탈분극된다. 주변 수용 영역 내 빛이 비치면 수평세포는 중심-안 두극세포 활성의 반대 억제를 제공한다(오른쪽). 과분극된 주변 광수용기에 의해 감소된 글루탐산염 방출은 수평세포에 의한 가바(GABA) 방출을 감소시킨다. 그리고 중심 광수용기를 통해 글루탐산염의 방출을 탈억제시킨다. 글루탐산염 증가는 중심-안 두극세포를 과분극시키고, 따라서 망막신경절 세포 활성을 감소시킨다.

평세포를 흥분시키는데 이 수평세포는 시냅스 전에 중심 광수용기를 억제하고 더 나아가 중심-안 두극세포로의 광수용기 글루탐산염을 조절한다. 주변 영역 광수용기에 비치는 빛은 광수용기를 과분극시키고 글루탐산염의 방출을 감소시킨다. 글루탐산염의 손실은 수평세포에서 감마아미노부르티산의 방출을 감소시켜 중심 광수용기를 억제한다. 중심-안 두극세포의 중심 광수용기으로부터의 글루탐산염의 방출 증가는 세포를 과분극시키고 표적 망막신경절 세포의 활성을 감소시킨다. 중심-안 및 중심-밖 수용 영역의 이러한 유형을 동반한 신경절세포는 망막을 가로질러 흩어져 있다. 또한 이 신경절세포는 시각적 목표물과 그 배경에 대한 빛의 변화와 관련된 이해에 필수적인 수용 영역이 중복되는 모자이크를 형성하는데, 이는 대비(contrast)라고도 알려져 있다.

망막의 시각적 처리: 색각 Visual processing in retina: color vision

색각은 매우 복잡한 기능으로 원뿔세포에 의해 부호화된 가시광선에 의해 이루어지며 색깔 이미지로 해석하기 위해 중추로 전달된다. 인간의 색각을 설명하기 위해 두 가지 주요 이론이 제시되었다. 하나는 19세기에 발표된 영(Young)과 헬름홀츠(Helmholtz)의 삼원색(trichromatic) 이론이고 또 다른 하나는 1878년 헤링(Hering)의 대립 과정(opponent-process) 이론이다. 삼원색 이론은 세 종류의 원뿔세포가 존재한다는 전제 하에 각각의 원뿔세포는 특정 빛 파장에 따라 최고 민감도를 가진다. 즉, 짧은 파장 민감도(빨간색/오렌지색-빨간색); 중간 파장 민감도(초록색/노란색-초록색); 긴 파장 민감도(파란색)를 포함한다. 세 가지 광수용기 범주의 전반적인 민감도에는 상당한 중복이 있기 때문에 모든 색상을 인식할 수 있게 하는 반사된 빛 파장의 전체 스펙트럼에 대한 반응으로 원뿔세포에서 균형 있는 활성을 가능하게 한다. 따라서 색깔 정보는 특히 망막중심오목의 중심오목망막신경절세포에 의해 부호화되고, 정보는 중추로 전달된다.

들어오는 빛의 파장의 삼색에 대한 부호화는 아직까지 색깔로 인식되지 않고 단지 빛 파장의 차이로 존재할 뿐이다. 헤링은 초록빛 빨강 또는 노란빛 파랑과 같이 절대 인식할 수 없는 색깔 조합이 존재한다고 언급하였다. 또한 헤링은 원뿔 광수용기는 특히 빨강/초록, 파랑/노랑, 검은/흰색을 형성하는 반대되는 색깔의 쌍을 이룬 것으로 가정하였다. 한 쌍의 원뿔 중 하나의 활성은 다른 원뿔을 억제하여 색상의 인식을 유도한다. 헬름홀츠와 헤링은 직업적 · 철학적 · 개인적으로 죽을 때까지 원수지간으로 살았지만, 이들 모두 삼원색 이론 연구자로 알려져 있다. 삼원색 이론은 삼색 광수용기가 망막 내 빛의 입력을 색깔로 부호화하여 처리한다고 주장하였고, 대립 과정 이론은 의식단계에서 집중적으로 색의 인식을 결정한다고 주장하였다.

시각수용기 및 중추신경로 Visual receptor and central pathway

여러 가지 광수용기들, 두극 및 망막신경절 세포 종류에 대한 설명에서 암시되었듯이, 망막에서 뇌로 전달되는 정보는 극도로 복잡하다. 입력은 신호가 발생한 망막의 위치, 활성화된 광수용기의 종류 및 망막신경절 세포의 해부학적 및 기능적 특성에 영향을 받는다. 중추 투사와 그들이 전달하는 정보는 시각겉질을 통해 일관되게 분리되어 있다.

시각신경로는 망막과 가쪽무릎핵 사이에서 세 가지로 구분될 수 있는데 이는 작은세포(parvocellu-

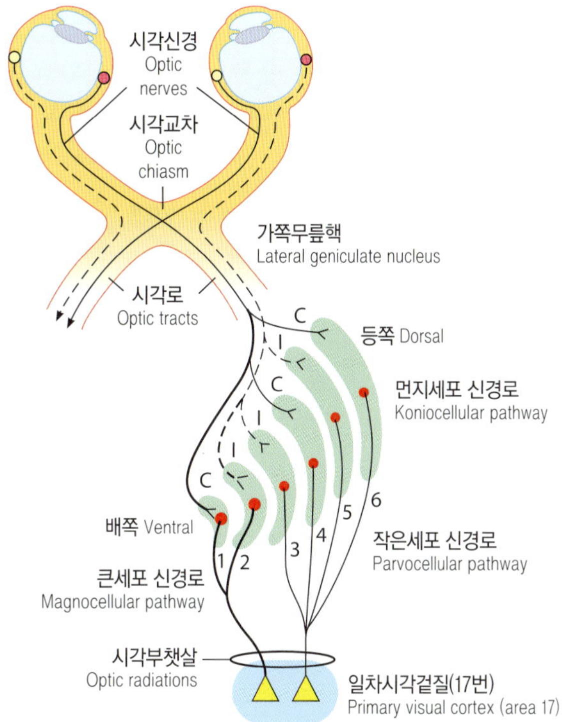

그림 6.14 가쪽무릎핵으로의 투사

신경절세포는 왼쪽 눈의 코쪽 망막의 반(nasal hermiretina)과 오른쪽 관자쪽 망막의 반(temporal hemiretina)이 오른쪽 가쪽무릎체로 투사; 이러한 배열은 왼쪽 시각정보를 전달한다. 이 신경핵으로부터 시각부챗살은 오른쪽 일차시각겉질로 입력을 전달한다. 무릎체의 6가지 층을 주목한다. P-신경절 세포는 3~6층으로 투사되고, M-신경절 세포는 1~2층으로 투사된다. 같은쪽(I)과 반대쪽(C) 눈은 다른 층에 투사된다. P-신경로의 별도 구성요소를 통해 시각겉질 부분으로 투사하는 사이 영역 세포는 나타내지 않았다. 큰세포 신경로는 낮은 시력과 높은 빛 민감도를 동반한 시각입력을 전달하며 10장에 언급할 등쪽경로 또는 어디 신경로(where pathway)에 관여한다. 작은세포 신경로는 높은 시력과 낮은 빛 민감도를 동반한 시각입력을 전달하며 10장에 언급할 배쪽 경로 또는 무엇 신경로(what pathway)에 관여한다.

lar), 큰세포(magnocellular), 먼지세포(koniocellular) 신경로이다(그림 6.14).

각 경로에 대한 과정은 특화된 망막신경절 세포 유형의 활성화에 따라 다르다. 작은세포 신경로는 망막중심오목의 난쟁이세포로부터 기원하며 특히 빨강-초록 대비와 같은 색깔에 대한 정보를 전달한다. 난쟁이세포는 높은 공간해상도 및 작은 수용 영역을 가지지만 움직임을 감지하지 못한다. 이들 세포는 가쪽무릎핵의 작은세포층(3~6층)으로 투사된다. 왜냐하면 이 세포들은 가쪽무릎핵의 작은세포층에 시냅스되기 때문이다. 난쟁이세포는 P세포라고도 불린다.

큰세포 신경로는 큰 수용 영역과 낮은 공간해상도를 가지고, 움직임을 감지하는 망막의 파라솔 신경절세포에서 기원한다. 이들 신경절세포는 가쪽무릎핵의 큰세포층(1~2층)으로 투사되며 M세포라고도 한다. 먼지세포 신경로는 망막의 이중층 신경절세포에서 비롯된다. 큰세포 신경로와 마찬가지로 그것들은 큰 수용 영역과 낮은 공간해상도를 갖는다. 이 신경로는 파랑-노랑 스펙트럼 대비에 대한 정보를 전달한다.

가쪽무릎핵은 뒤통수엽의 일차시각겉질로 뒤쪽으로 이동하는 3차 축삭돌기를 분지한다. 거대한 무릎-새발톱(geniculo-calcarine) 신경로는 일반적으로 시각부챗살(optic radiation)이라고 불리는데(그

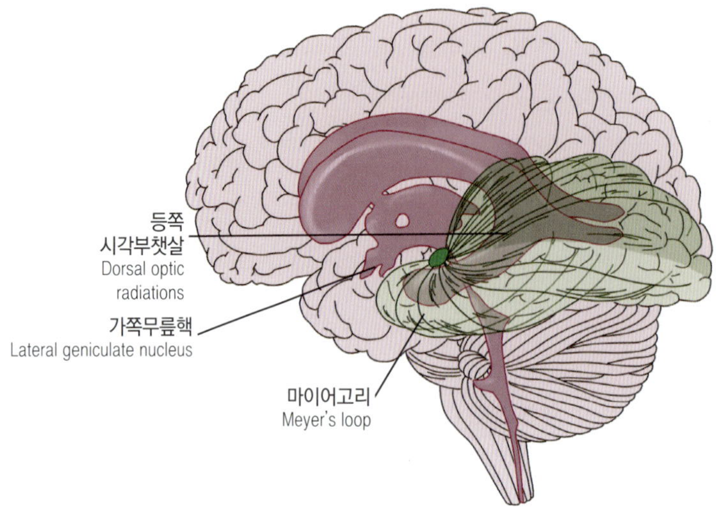

그림 6.15 시각부챗살

가쪽무릎핵으로부터 나오는 섬유들은 뒤쪽으로 일차시각겉질로 향한다. 마이어고리는 혀이랑 신경분포를 위해 짧은 거리를 뒤쪽으로 돌아가기 전에 배쪽으로 내려간다. 등쪽시각부챗살은 등쪽으로 쐐기이랑 바로 뒤편으로 지나간다. 시각부챗살은 가쪽뇌실 가까이에 위치하며 따라서 뇌실에 영향을 주는 병변에 취약하다.

림 6.15), 겉질의 백색질 부분을 넓게 차지한다. 시각부챗살은 인접한 두 개의 섬유다발(fascicle)로 구성되는데 쐐기다발(새발톱고랑 위쪽)과 혀다발(새발톱고랑 아래)로 이어진다. 가쪽무릎핵의 등쪽 부분으로부터 나타나는 축삭은 등쪽시각부챗살과 같이 뒤쪽으로 지나가고 쐐기이랑에서 멈춘다. 즉, 등쪽시각부챗살은 반대쪽 아래쪽 시야로부터의 시각 입력을 전달한다. 배쪽 축삭은 가쪽무릎핵에서 벗어나서 뒤쪽으로 돌아나가기 전에 배쪽으로 곡선을 이룬다. 시각부챗살의 이러한 부분을 마이어고리[Meyer's loop, 아캄볼트 고리(loop of Archambault)]라고 하고 반대쪽 위쪽 시야와 관련된 정보를 전달한다.

시야 Visual field

시야는 바깥 세상에 대한 주관적인 이해라고 할 수 있다. 시야는 양분화된 고정을 통해 설명되고 정량화될 수 있다. 그리고 각각의 눈에서 위아래 사분면을 포함한 코와 관자쪽의 반쪽 시야가 형성된다. 시야는 코와 관자 사분면과 함께 위아래 시야로 나눌 수 있다. 각각의 사분면으로부터의 정보와 황반으로부터의 정보는 고도로 조직화된 방식으로 겉질로 전달된다(그림 6.16).

정상적인 한눈 시야는 코 쪽으로 60°까지, 위쪽으로 60°까지, 아래쪽으로는 70~75°, 관자 쪽으로 100~110°의 범위를 가진다. 각 눈의 관자 영역은 작은 사각 지대를 가지는데 코 쪽 망막에 위치한 시각신경과 대응한다. 양쪽 눈을 뜰 때 시야가 겹치고 약 180°로 확대되는 중심 양눈 시야를 형성한다. 겹침은 사각지대가 더 이상 보이지 않으며 입체적(3차원)으로 보는 것을 가능하게 한다. 두 개의 작은 관자쪽 초승달(temporal crescents)이 시야의 양쪽에 존재하여 시야가 겹치지 않는다. 즉, 이러한 시야의 이미지는 같은쪽 눈에서만 입력을 받기 때문에 한눈 초승달(monocular crescent)이라고 한다(그림 6.17).

시야는 여러 구조물들을 통과하여 망막에 투사된다. 이 구조에는 순서대로 눈물층(tear layer), 각막(cornea), 앞방(anterior chamber), 인공 수정체(intraocular lens) 그리고 유리체액(vitreous humor)이

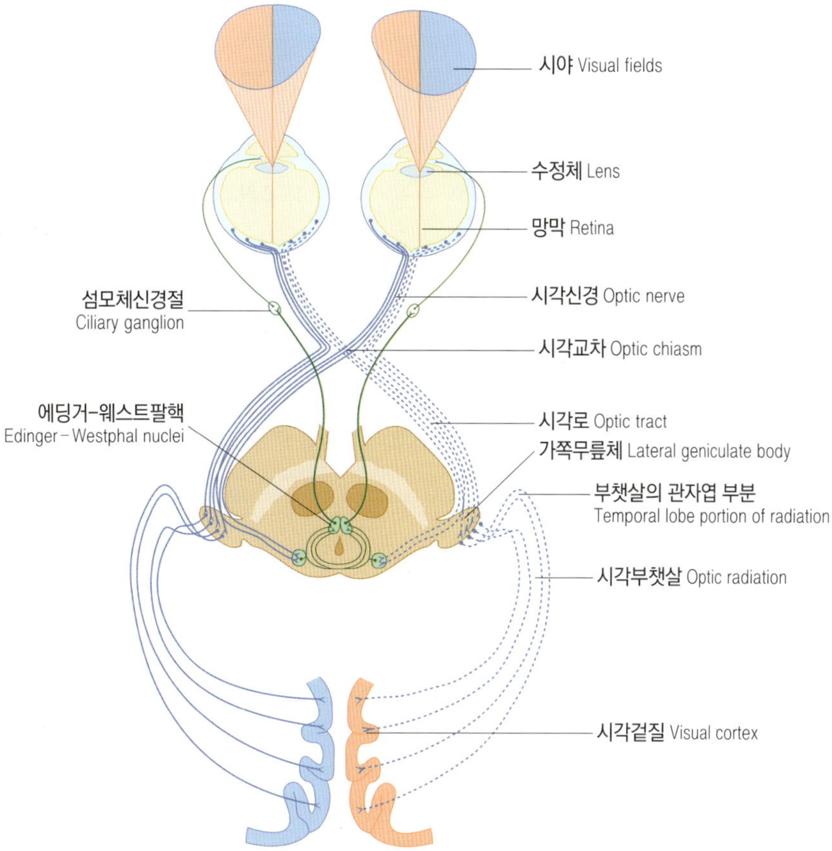

그림 6.16 감각 및 운동 시각경로

파란색 실선은 망막에서부터 뒤통수겉질까지 연결되고, 시야(파란 부분)의 오른쪽 절반으로부터 시각 들신경 정보를 전달하는 시각신경 섬유를 나타낸다. 파란색 점선은 시야의 왼쪽 절반으로부터의 신경로를 보여준다(분홍 부분). 관자쪽 섬유가 같은쪽 시각로로 바로 지나가는 동안 코쪽 망막의 반쪽 섬유는 교차된 시각교차에 의해 반대쪽 시각로와 연결됨을 주목한다. 초록색 선은 동공빛반사(pupillary light reflex)를 위한 날신경로를 나타낸다.

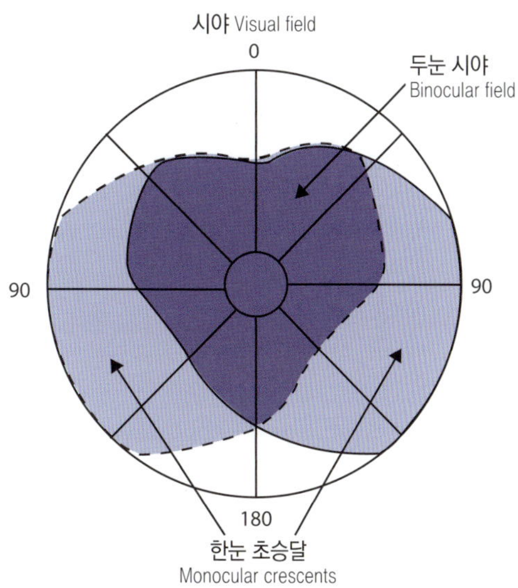

그림 6.17 시야의 한눈과 두눈 부분

점선은 왼쪽 눈의 시야를 둘러싸고 있다. 실선은 오른쪽 눈의 시야를 둘러싸고 있다. 공동 영역(중심에서의 심장 모양의 더 진한 파란색 구역)은 두눈 시야(binocular vision, binocular field)를 보여준다. 옅은 파란색 음영 영역은 같은쪽 한눈 시야를 보여준다(monocular vision, monocular field).

있다. 광선은 눈물층, 각막 및 수정체를 통과함에 따라 초점이 맞춰지고 망막으로 빛이 향하게 된다. 이러한 각각의 구조는 정상적인 시력에 필수적이다. 예를 들어, 건조한 눈은 각막 표면의 수분을 감소시켜서 또렷하게 보이는 것을 방해할 수 있다. 일반적으로 눈물이 고르게 펴지면 부드러운 각막 표면이 유지된다. 안구 건조증이 있는 경우, 각막 표면의 눈물층에는 불규칙한 부분이 생겨서 이미지를 왜곡시킬 수 있는데, 마치 불투명한 샤워부스와 같이 보일 수 있다.

각 망막 영역은 서로 독립적이며 중앙에서 중복이 구분되는 입력을 받는다. 수정체는 빛을 굴절시키고 뒤편의 뒤집힌 이미지로 망막에 빛의 초점을 맞춘다. 이 이미지는 망막 영역 내 존재하는데, 망막의 관자쪽 부분으로 투사되는 시각 이미지의 코쪽 부위와 코쪽 망막 영역으로 투사되는 관자쪽 부분 이미지를 포함한다. 이미지의 위쪽 부분은 망막 영역의 아래쪽 부분에 투사되고, 그 반대의 경우도 이미지의 아래쪽 부분에 투사된다. 연속 겉질 처리(subsequent cortical processing)는 이미지가 적절한 방향으로 인식되도록 한다.

시각교차 Optic chiasm

망막의 축삭은 눈의 뒤에서 빠져나오고 시각신경을 형성한다. 각각의 시각신경은 한쪽 눈으로부터 받은 이미지를 전달한다. 이 이미지는 반대쪽 시각반구를 크게 표현한다. 시각신경 섬유의 교차는 X-모양의 시각교차를 형성하는데, 이는 앞뇌에 위치하여 시상하부 아래쪽으로 바로 연결된다. 속목동맥은 시각교차의 각 측면에 위치하는데 앞대뇌동맥과 앞교통동맥은 시각교차의 앞쪽에 있다. 뒤쪽으로 뇌하수체줄기(pituitary stalk)는 시각교차와 경계를 이루고 거의 완전히 뇌척수액에 둘러싸여 있다. 뇌하수체는 시상하부 바로 아래에 있는데 이곳은 터키 안장이라고 알려진 안장과 유사한 머리뼈의 아래에 위치한다.

시각교차에서 코쪽 망막 영역으로부터만 이미지를 전달하는 축삭은 교차되고 반대쪽 시각로에 도움을 준다. 관자쪽 섬유는 같은쪽 시각로 뒤쪽으로 바로 지나간다. 코쪽 반망막 섬유는 두눈 시야의 부분뿐만 아니라 같은쪽 관자쪽(한눈) 초승달로부터 입력 정보를 전달한다. 따라서 신경교차는 같은쪽 한눈 초승달로부터의 이미지를 반대쪽 시각로로 가져간다. 관자부 한쪽 망막 섬유는 같은쪽 시각로로 같은쪽 눈의 시야의 코쪽 부분으로부터 입력을 전달한다. 따라서 시각로는 반대쪽 시각반구로부터 완전한 이미지를 담는다. 이러한 구조는 시각겉질에 도달하기까지 지속된다. 이러한 이유로 시각신경로의 어떠한 부분의 병변도 오직 반대쪽 시각반구에서만 시각장애를 일으키게 된다.

시각교차에서의 시각로는 뇌하수체에 의해 좌우된다. 대부분 양성 샘종인 종양으로 인한 뇌하수체의 비대는 비정상적인 호르몬 분비를 유발할 뿐만 아니라 시각교차에서 교차한 코 섬유를 압박한다(그림 6.18).

교차되어 보여지는 시야는 양쪽 한눈 초승달(monocular crescents)을 포함하는데(시야의 관자쪽 부분), 이들 섬유들을 손상시키는 병변은 각 눈의 관자쪽 시야를 없앤다. 이는 양쪽관자반맹(bitemporal hemianopia, hemianopsia)이라고 알려져 있다. 환자가 한쪽 시야가 줄어듦을 알아차릴 수 있지만 단일 두눈 시야가 겹치는 각 눈의 코쪽 시야는 지속된다. 개별 시야의 반대편 상실로 인한 시야상실은 반대쪽(heteronymous)이라고 설명할 수 있다. 종양이 서서히 커지면 주변 시력의 단계적 소실이 발생할 수 있는데 환자는 소실을 알아차리지 못한다. 이는 '냄비 안의 개구리'라는 우화와 유사하다. 개구리를 뜨거운

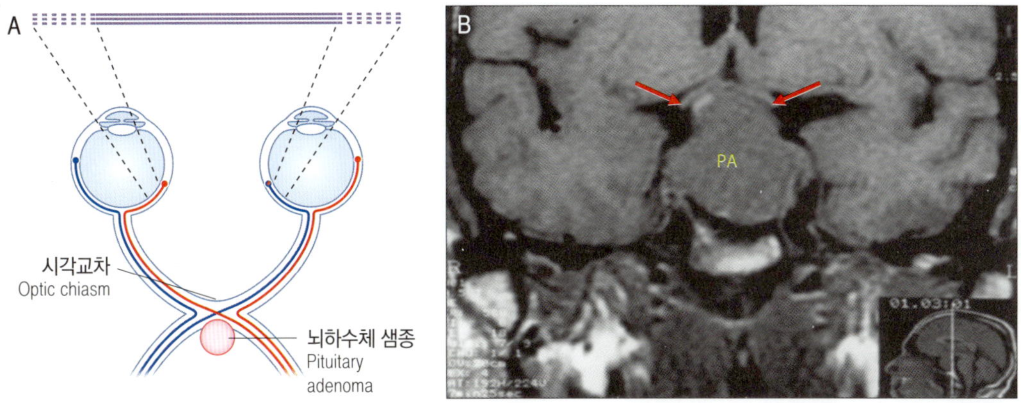

그림 6.18 뇌하수체 샘종(adenoma)

A: 뇌하수체 샘종(PA)과 시각교차와의 관계, B: 관상면 MRI는 시각교차를 들어 올리고 변형시키는 커다란 뇌하수체 샘종을 보여준다(화살표 사이).

물 안에 바로 넣는다면 개구리는 바로 뛰쳐나올 것이다. 하지만 개구리를 차가운 물에 넣어서 그 물을 천천히 데운다면 개구리는 절대 뜨거움을 알아차리지 못할 것이고, 왜 그런지도 모른 채 곧 익어갈 것이다. 점진적인 행동 또는 감각 변화로 인해 주변 시야가 10° 미만 정도가 남을 정도로 시야상실이 심각해질 때까지 환자는 이러한 상태를 종종 간과하거나 무시한다. 환자는 불행하게도 한쪽으로 물체가 충돌하는 것처럼 보인 후에야 자신이 양쪽관자반맹을 가지고 있음을 깨닫는다. CT나 MRI를 통해 머리 손상을 검사할 때 종양과 시각교차의 압박이 발견된다.

흥미롭게도 해부학적으로 잘못된 지시는 백색증 환자들에서도 보여진다. 망막 내 신경절세포의 성장은 멜라닌에 의해 조절되는데, 이들 환자에게서는 멜라닌이 결핍되어 있다. 따라서 신경절세포 성장은 시각교차에 늦게 도달하고 일차적으로 반대쪽으로 방향이 잘못되어 거울 반전처럼 좌우 시야가 겉질상에 뒤집혀 투사된다.

임상적 감별진단 Clinical differential diagnosis

신경절세포의 축삭이 시각신경, 시각교차와 시각로를 가로지르고 가쪽무릎핵에서부터 뒤통수겉질까지의 신경로에 대한 명확한 이해를 통해 임상가들은 시각로에서의 병변으로 인한 시야장애를 찾아낼 수 있다. 신경학적 질병에 대한 감별진단은 시각신경에 대한 발현, 시야장애와 신경학적으로 관련된 증상과 징후에 기초하여 이루어질 수 있다(그림 6.19).

시각장애는 한쪽 시야(한눈) 또는 양쪽 시야(두눈) 모두에서 나타날 수 있다. 시야는 중복되기 때문에 환자는 장애를 인식하지 못할 수도 있다. 또한 이러한 장애는 완화되거나 변형될 수 있다. 만약 환자가 한쪽 눈을 감는다면 이러한 장애는 더욱 분명해질 수 있다. 시야는 항상 한 번에 한쪽 눈씩 측정되지만 결국에는 한 쌍으로 평가된다. 신경학적 시야장애는 수직 고정선을 따라 발생하여 한쪽 시야 손상(반맹증, hemianopsia) 또는 아래 또는 윗부분의 반맹증을 발생시킨다. 이러한 반맹증은 시각로를 따라 특정되고 예측 가능한 곳의 병변에 대한 반응으로 나타난다. 예를 들어, 시각신경 또는 가쪽무릎핵 병변은 반대쪽 시각반구로부터의 시야상실을 발생시키는데 반대쪽 같은쪽반맹(contralateral homonymous hemi-

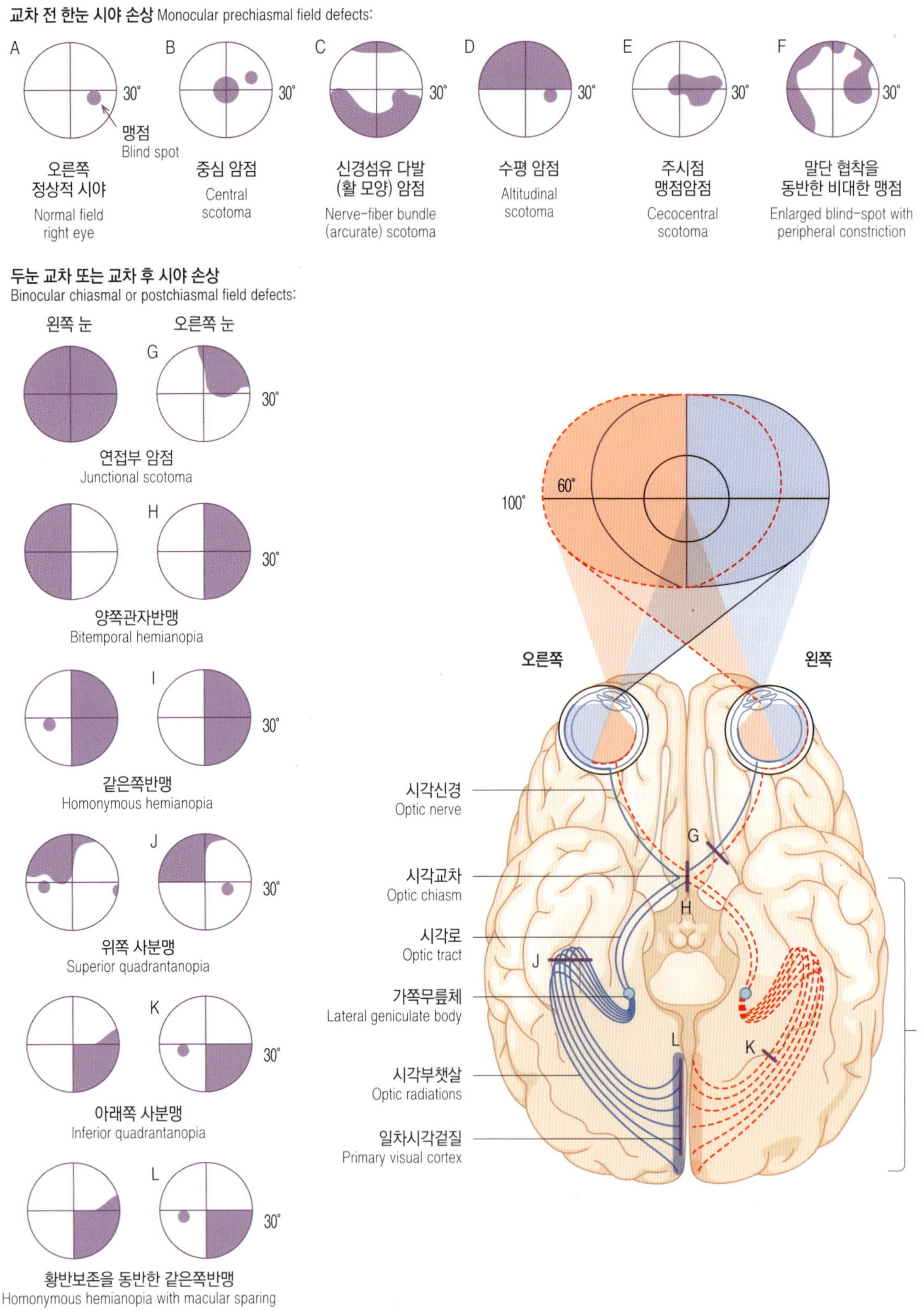

그림 6.19 시야 상실

시각신경로 내 병변 부위를 포함한 시야 패턴과 관련 있는 뇌의 배쪽 측면. 시야는 부분적으로 중첩되어 각 측의 40° 한눈 반달에 의해 측면에 배치된 120°로 중심 두눈 시야를 생성한다. 이 그림 내의 시야 지도는 컴퓨터 조정 시야측정계로 작업하였다. 이 지도는 회색조(gray scale format)를 통해 중심에서 30°의 빛에 대한 망막 민감도를 나타낸다. 시야 손실 영역은 검은색으로 표시되었다. 온한눈(common monocular)의 예로 교차 전 시야 손상은 오른쪽 눈에서 모두 볼 수 있다(A~F). 두눈 교차 후 시야 손상(G~L)을 볼 수 있다. 관례상 시야는 항상 왼쪽에 왼쪽 눈 시야를, 오른쪽에 오른쪽 눈 시야를 기록한다. 이는 환자가 세상을 보는 것과 동일하다.

anopia)이라고 한다. 만약 병변이 각각의 등쪽시각부챗살 또는 시각겉질의 쐐기이랑에서 발생한다면 그 장애는 반대쪽의 같은쪽 아래쪽 사분맹(homonymous inferior quadrantopsia)으로 나타날 것이다.

혈관성 시야장애는 전형적으로 수평 고정선을 따라 발생한다. 짧은뒤섬모체동맥(posterior ciliary artery)으로부터 시작된 진-할러 고리(Zinn-Haller circle)에 의해 체판과 체판앞 시각신경에 혈류가 공급되는데 고령의 환자인 경우 이 동맥분지의 갑작스런 막힘으로 인해 침범된 눈의 시야 위 또는 아래 1/2의 뚜렷한 상실이 발생되며 이는 앞쪽 허혈시각신경병증으로 알려져 있다. 이 질병은 "수평시야손상"(altitudinal visual field defect)이라고 한다.

시야상실은 상대적 또는 완전한 실명으로 설명할 수 있다. 완전 상실은 시야에서 아무것도 보이지 않는 것 또는 완전한 시각장애를 뜻한다. 상대적인 상실은 시력 감도 감소 또는 시력저하로 나타날 수 있다. 대부분의 시각장애는 훈련 또는 시력저하 보조장치가 일정 범위 내에서는 남아 있는 기능적 시력을 향상시키는데 도움을 줄 수 있다.

시각로를 따라 각막에서부터 신경교차 전 영역까지는 어떠한 부분이라도 같은쪽 눈의 시야 손상만을 발생시킬 수 있고, 신경교차에서 병변은 양쪽 관자부 시야 손상을 발생시키며, 시각로에서의 신경교차 압박의 범위와 지속 정도에 따라 상대적 또는 완전 시야상실이 나타날 수 있다. 해면정맥굴(cavernous sinus)로 종양이 가쪽으로 확장되면 다른 뇌신경으로의 침범을 야기하여 눈운동장애를 일으켜 겹보임(복시, diplopia) 또는 얼굴감각 상실을 초래할 수 있다.

위둔덕의 세 가지 필수 기능 Three essential functions of superior colliculus

시각신경은 망막신경절 세포로부터의 일차 들신경 섬유를 포함한다. 이러한 섬유의 주요 중추신경계 표적은 가쪽무릎핵이다. 앞에서 설명한 바와 같이 시각부챗살은 가쪽무릎핵 신경세포 축삭을 일차시각겉질로 다시 보낸다. 축삭의 약 5%는 시각로로부터 가쪽무릎핵을 우회하여 위둔덕의 위팔을 형성하고 같은쪽 위둔덕을 신경지배한다. 위둔덕으로 향한 들신경 섬유는 세 가지 핵심 기능을 가지며, 머리 정렬을 맞추고 동공의 직경을 조절하고, 최적의 근거리 시야(근접시조절, near accommodation)를 위한 상태를 만든다.

위둔덕 신경섬유의 첫 번째 기능은 시각과 청각 입력(청각 입력 역시 아래둔덕에서 유사하게 처리됨) 모두로부터의 협응된 정보를 바탕으로 머리를 정렬시키는 것이다. 눈과 귀로부터의 오름 감각정보는 위둔덕팔에서 통합되어 고차원의 시각영역으로 이동한다. 그리고 시상 가쪽뒤쪽핵과 베개핵으로의 오름 축삭을 통해 마루-관자-뒤통수 연합 영역으로 이동한다.

두 번째 핵심 기능은 반사적 동공 조절이다(그림 6.20). 일부 시각적 입력은 위둔덕팔을 통해 바로 덮개앞핵으로 이어진다. 덮개는 중간뇌의 등쪽 표면이고 덮개앞핵은 뒤맞교차의 교차섬유를 통해 두눈(양쪽 눈으로부터) 입력을 전달받는다. 이러한 양쪽 신경지배는 한쪽 눈만 빛을 비추어도 양쪽 눈의 동공이 수축하게끔 한다. 덮개앞의 양방향 출력은 3번 뇌신경과 관련된 에딩거-웨스트팔핵(Edinger Westphal nucleus) 신경절이전 부교감신경세포를 신경지배한다. 신경절이전 섬유는 눈확의 눈 뒤편 섬모체신경절 내의 부교감신경세포와 시냅스한다. 신경절이후 섬유는 동공 크기와 조임 및 확장근을 조정하는 두 가지의 근육을 신경지배한다(그림 6.10). 조임근은 홍채 내에 위치하며, 수축되면 홍채를 자기 쪽으로 당기고

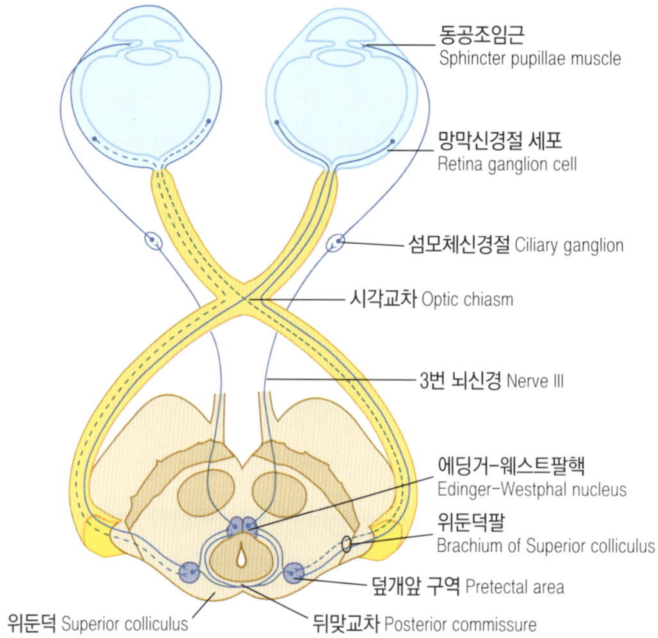

그림 6.20 동공빛반사의 경로

위둔덕의 덮개앞핵을 통해 위둔덕팔로 두눈 입력을 투사. 덮개앞핵은 뒤맞교차를 교차하여 전달하고 눈돌림 복합체의 한 부분인 양쪽 에딩거-웨스트팔핵으로 투사된다. 동공조임근의 양쪽 신경지배는 증가하는 빛의 강도에 따라 두눈 동공을 수축시킨다.

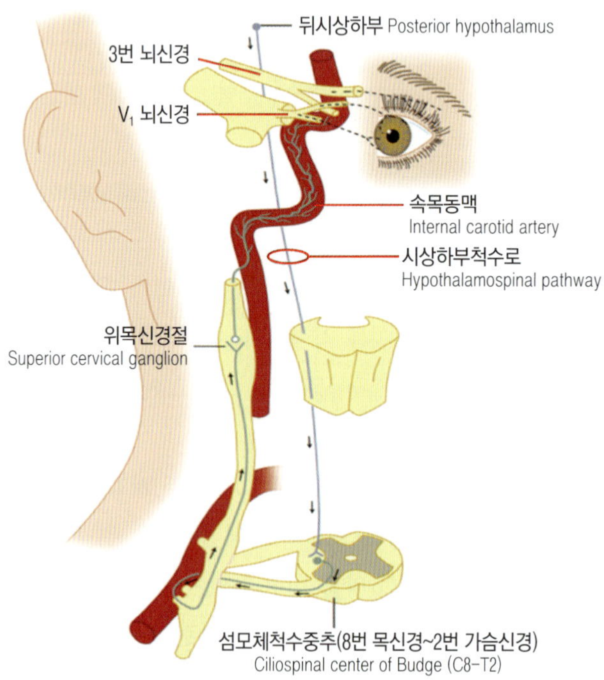

그림 6.21 눈의 교감신경로

이 신경로의 어떠한 곳의 폐쇄도 호너증후군을 야기할 수 있다.

빛의 세기가 증가됨에 따라 동공의 직경을 좁힌다. 증가된 빛의 강도에 대한 동공의 수축에 따라 수정체의 직경은 더 작고 두께는 더 두꺼워지는 모양으로 바뀌는데, 또한 이러한 과정을 조절(accommodation)이라고 한다.

확대근(dilator muscle)은 동공을 다시 열기 위해서 수축한다. 확대근은 동공 주위에 방사형으로 배열되어 있고, 일차적으로 중추신경계의 교감신경계가 작용할 때 또는 위에서 설명한 부교감신경의 동공 신경로가 억제될 때 주로 발생한다(그림 6.21). 일차적 시각신경 입력을 받는 시상하부는 중간뇌 덮개앞핵에서 교감신경 활동을 조절하고, 출력은 시상하부척수로로 내려간다. 내림 경로에서 출력은 척수삼차신경핵(spinal trigeminal nucleus, SpV)과 가쪽숨뇌에서 앞가쪽계(anterolateral system) 가까이 지나간다. 따라서 이러한 신경로는 가쪽숨뇌증후군과 같은 질병에 걸리기 쉽고 같은쪽 얼굴과 반대쪽 몸에서의 통증 상실을 동반할 위험성이 크다. 시상하부척수로는 처음 2~3번 가슴분절 가쪽뿔의 신경절이전 교감신경 신경세포에 시냅스하기 위해 목척수의 가쪽섬유다발을 통해 내려간다. 신경절이전 축삭은 교감신경줄기에서 위목신경절로 내려간다. 신경절이후 출력은 바깥목동맥에서 땀샘, 혈관 및 눈꺼풀올림근(levator palpebrae superioris)으로 분포하기 위해 올라간다. 동공확대근으로 향하는 신경섬유는 속목동맥을 따라 올라가고 위눈확틈새(superior orbital fissure)를 따라 앞쪽으로 지나간다. 이들 섬유는 긴 섬모체신경절을 타고 앞쪽으로 이어지며 동공확장근을 신경지배하기 위해 섬모체신경절과의 시냅스 없이 빠져나간다.

다양한 병변으로 동공확대(pupillary dilation)를 손상시킬 수 있다. 가쪽숨뇌의 시상하부척수로, 목척수의 가쪽섬유다발 또는 위목신경절, 신경절이후 출력에서의 병변은 빛의 강도 감소와 부분적인 수축에 거의 반응하지 않고 같은쪽 눈에 발생시킬 수 있다. 이러한 상태를 동공수축(축동, miosis)이라고 한다. 동공수축, 안검하수(ptosis) 그리고 무한증은 호너증후군과 관련된 세 가지의 특징적인 증상으로 구성된다. 얼굴의 혈관이 확장되면서 교감신경 신경지배 상실을 동반하는데, 홍조를 띤 얼굴은 호너증후군과 관련 있다(그림 6.22).

교감신경계와 부교감신경계는 지속적으로 빛의 자극에 반응하여 동공을 조절한다. 각 신경계의 우세에 대한 약간의 변화는 동공 크기의 자연스러운 변동을 초래한다. 동공부등증(anisocoria)은 양쪽 동공이 다른 상태인 것을 나타낸다. 인구의 20%는 동공 사이가 0.5mm 또는 더 작게 원래 크기가 다르다(동공부등증). 0.5mm 이상 차이가 나는 동공부등증은 병적이라고 여겨지며 그 원인을 찾기 위해 추가적인 검사가 필요하다.

반사는 이전에 논의된 바와 같이 운동반응을 발생시키기 위해 손상되지 않은 감각과 운동 팔다리가 필요하다. 시각신경로에서 동공수축은 단일 감각 다리, 시각신경, 두 개의 운동 다리, 3번 뇌신경으로 출력을 전

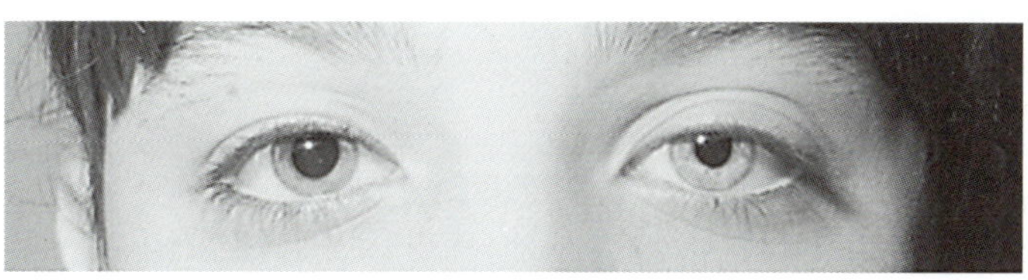

그림 6.22 선천적 호너증후군
안검하수, 동공수축, 홍채얼룩증(홍채의 색이 밝아짐)을 환자의 왼쪽 눈에서 볼 수 있다.

달하는 양쪽 에딩거-웨스트팔핵을 포함한다. 한쪽 눈에 빛이 비치면 같은쪽 동공에 바로 수축과 조절을 발생시킨다. 에딩거-웨스트팔핵으로의 양쪽 입력으로 인해 반대쪽 동공은 공감(간접적) 반사를 보인다.

특정 질병 상태에서 한쪽 눈의 시각신경은 들신경성 자극을 양쪽으로 에딩거-베스트팔핵에 전달하지 않기 때문에 각각의 눈에 동공수축이 발생하지 않는다. 만약 다른 눈(건강한 눈)이 빛을 받으면 에딩거-웨스트팔핵으로 전달하며 동공 모두 정상적으로 수축한다. 비록 동공 자체가 건강하더라도 반응은 에딩거-웨스트팔핵으로부터 전달받는 들신경에 의존한다. 이러한 현상은 들신경동공결손(afferent pupillary defect) 또는 마르쿠스-건동공(Marcus-Gunn pupil)이라고 한다(그림 6.23).

시력(visual acuity)은 2번 뇌신경의 기능을 측정할 수 있는 유일한 척도는 아니다. 신경 기능의 더 정밀한 측정은 들신경동공결손을 평가하기 위해 필요하다. 이러한 결손의 존재는 신경절의 손실을 반영하는 시력 감소 전에 미세한 증상으로 종종 나타난다. 가쪽무릎핵 뒤편의 병변에서는 이러한 들신경동공결손이 보이지 않는다(부록 참조).

위둔덕의 세 번째 기능은 초점거리(focal distance) 변화와 관련된 근거리에 최적의 시야를 위한 삼중근접 조절(near triad) 조건을 만들어낸다. 물체가 눈 가까이로 오면 양쪽 눈은 모이고, 동공은 수축되며 수정체의 직경은 작아지고 그 두께는 두꺼워진다(조절). 시각겉질과 3번 뇌신경의 운동신경세포 그리고 에딩거-웨스트팔 부교감신경계는 이러한 삼중 근접 조절을 달성하기 위해 반드시 협응해야 한다. 이 삼중 근접의 동공변화가 빛의 강도 증가에 대한 반응을 상실하지만 근시에 대한 조절 반응이 존재한다면 이를 동공빛근접반사해리(light-near dissociation)라고 한다. 이러한 현상은 등쪽 중간뇌 증후군(dorsal midbrain syndrome) 또는 파리노드증후군(Parinaud's syndrome)을 동반하며 종종 솔방울샘 종양으로 인해 발생한다.

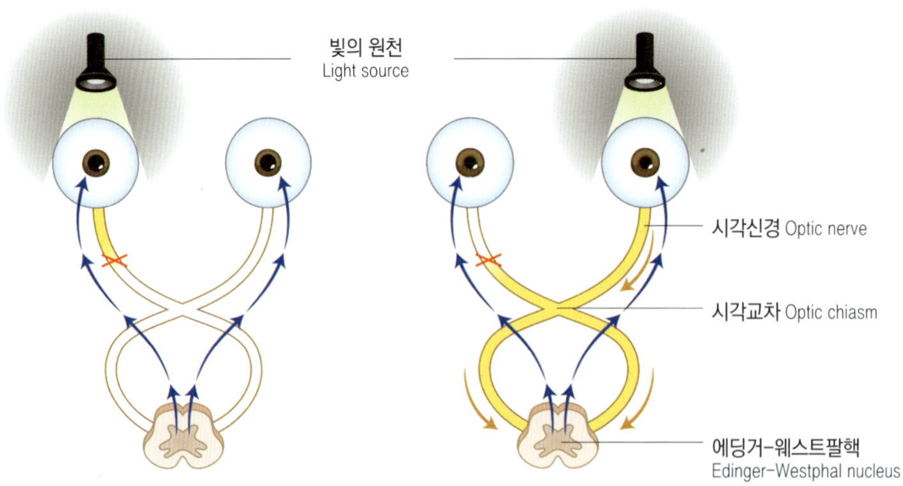

그림 6.23 동공 들신경 결손
앞쪽 시각신경로의 신경학적 병변(10번 뇌신경)으로 인한 동공 들신경 결손

3번 뇌신경, 눈돌림신경 Cranial Nerve III, Oculomotor Nerve

3, 4, 6번 뇌신경 모두 눈의 움직임을 조절하는 역할을 담당한다(그림 6.24). 이들 뇌신경은 눈의 가장 민감한 부분인 황반에 입력정보가 보내지도록 눈에 최적의 지시를 내리는 역할을 한다. 이들 신경은 일반몸날신경핵으로부터 기원하고 오로지 운동 기능만을 제공한다. 눈돌림신경(3번 뇌신경, oculomotor nerve)은 대부분 바깥눈근육을 신경지배하는데, 이는 위눈꺼풀을 들어 올리는 근육인 눈꺼풀올림근뿐만 아니라 위곧은근(superior rectus), 안쪽곧은근(medial rectus), 아래곧은근(inferior rectus) 그리고 아래빗근(inferior oblique)을 포함한다. 위빗근은 도르래신경(4번 뇌신경, trochlear nerve)에 의해 신경지배된다. 그리고 갓돌림신경(6번 뇌신경, abducens nerve)은 가쪽곧은근을 신경지배한다(그림 6.25).

눈돌림핵 또는 핵 복합체는 쐐기 모양이고 중간뇌에 위치한다. 이 핵은 수도관주위회색질의 배쪽인 위둔덕 수준에 위치한다. 위둔덕은 시각반사 중추로 활동하는 계층 구조이다. 가장 표면층은 망막과 시각겉질로부터 일차적으로 정보를 받고 가장 깊은 층은 청각과 몸감각 입력을 받는다. 이는 운동과 감각정보의 복합적인 상호작용의 결과인데, 자기 중심적인 3차원적 표현과 외부 자극에 반응하는 머리와 눈의 주변 방향 감각을 형성한다. 아래둔덕은 소리에 대한 처리를 담당한다.

3번 뇌신경의 아핵은 각각 특정 바깥눈근육의 신경지배를 담당한다(표 6.4). 눈꺼풀올림근의 세포 무리는 안쪽에 위치해 있고 두 눈으로 신경섬유를 보내며 양쪽 눈꺼풀이 감기는 것을 활성화시킨다. 안쪽곧

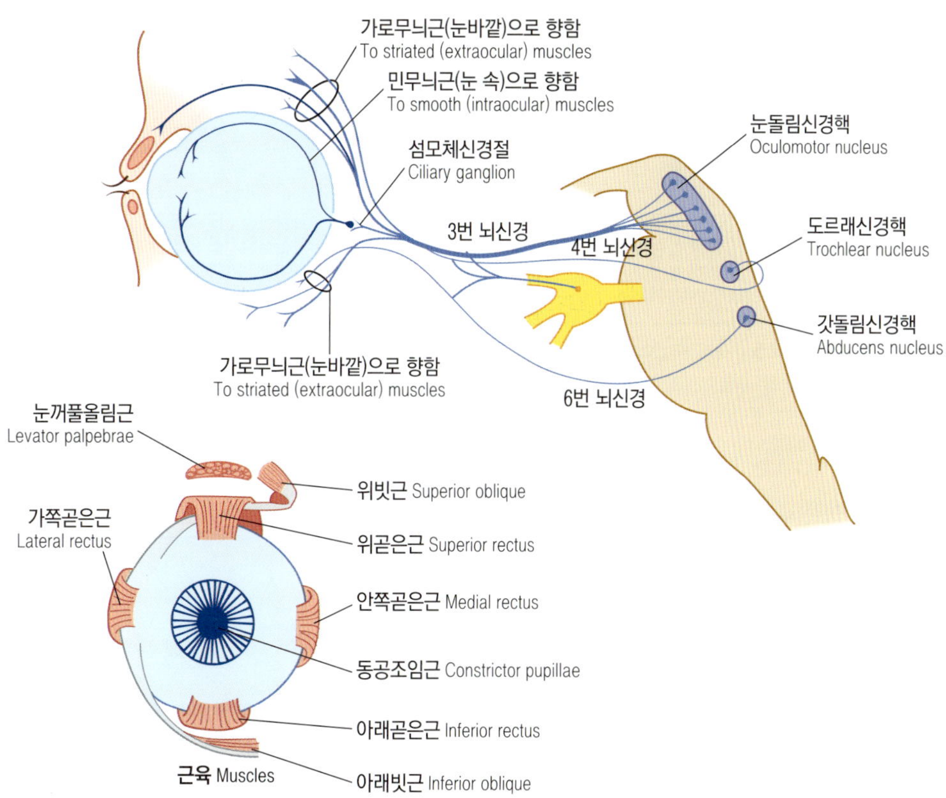

그림 6.24 바깥눈근육을 신경지배하는 뇌신경들
눈돌림신경(3번 뇌신경), 도르래신경(4번 뇌신경), 갓돌림신경(6번 뇌신경). 눈 근육의 앞쪽 측면

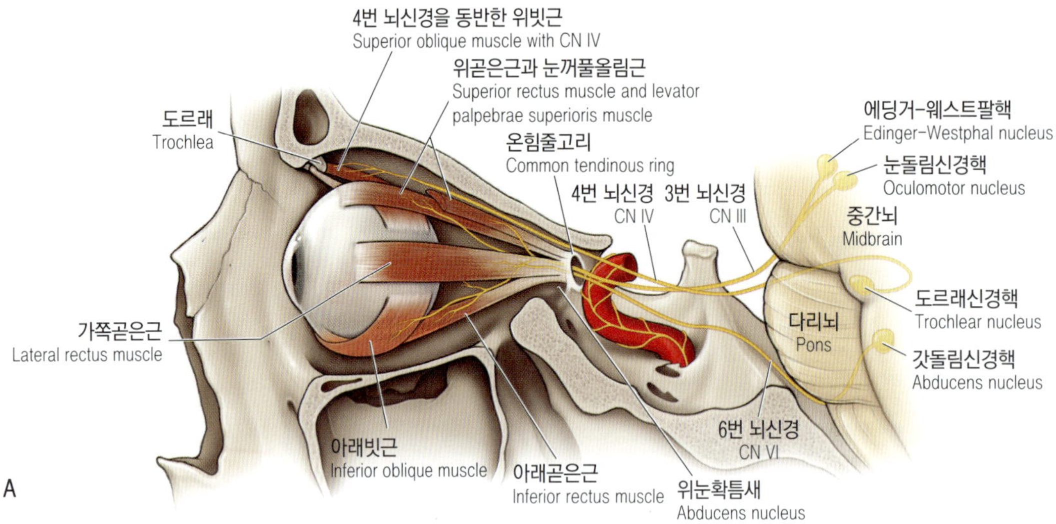

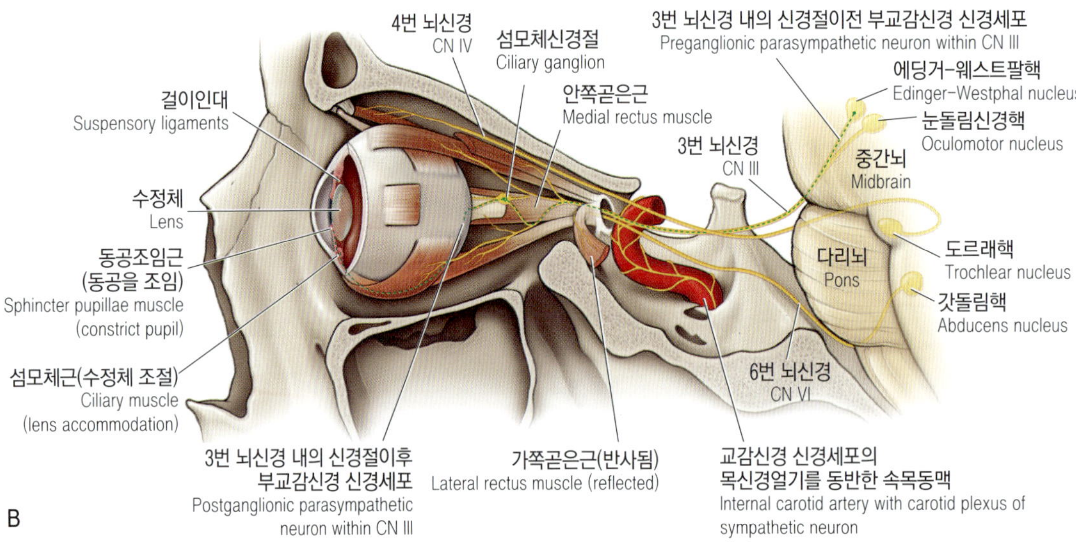

그림 6.25 가쪽 측면으로 본바깥눈근육과 그 위치 내에서의 뇌신경 지배, 가쪽 측면

A: 눈돌림, 도르래, 갓돌림신경으로부터의 몸운동 신경지배. B: 3번 뇌신경의 내장운동 부교감신경 구성요소

표 6.4 눈돌림 아핵(subnuclei)

아핵	지배하는 근육
등쪽	아래곧은근
중간	아래빗근
배쪽	안쪽곧은근
에딩거-웨스트팔	동공조임근과 수정체 섬모체근
중심 꼬리	눈꺼풀올림근
안쪽	위곧은근

은근, 아래곧은근, 아래빗근은 오로지 같은쪽 눈에만 투사되는데 반해 위곧은근의 세포핵은 반대쪽 눈으로 정보를 보낸다.

이러한 점은 임상적으로 의미가 있는데 왜냐하면 드물게 3번 뇌신경핵의 병변은 반대쪽 눈의 위곧은근 마비 및 양쪽 안검하수를 포함한 증상을 보일 때 진단을 내릴 수 있기 때문이다.

하나의 눈의 수의적인 움직임은 한눈운동(duction), 두 눈의 유사한 방향의 움직임은 두눈운동(version)으로 알려져 있다. 모음(adduction)은 코 쪽으로 하나의 눈이 움직이는 것을 뜻하고, 한눈이 코에서부터 멀어지는 것을 벌림(abduction)이라고 한다. 양쪽 눈 모두 모으는 것을 눈모음(convergence)이라고 한다. 하나의 물체가 눈앞으로 올 때 두 눈은 모인다. 눈벌림은 두 눈이 코에서 멀어져서 다른 방향으로 움직이는 것을 뜻한다. 눈의 움직임에 동시에 발생하는 것을 공동눈운동(conjugate eye movement)이라고 한다. 공동주시를 조절하는 근육은 동향근(yoked muscle)이라고 하고 각 눈의 황반으로 물체가 초점을 맞추는 것을 지속하도록 동시에 근육을 수축시킨다. 비공동눈운동(dysconjugate movement)(같은 방향으로 움직이지 않는)은 가까운 점 모음 검사 시 정상적으로 나타난다. 환자에게 코를 향해 움직이는 물체에 초점을 맞추라고 하고(모음, convergence), 그 다음 물체는 멀리 이동시키면 눈은 벌어져서(벌림, diverge) 원래의 주시로 돌아간다. 두눈 중심 안정 위치(central resting place)로 되돌아가는 반대쪽 눈의 움직임인 동시적 눈 벌림은 정상적인 눈 벌림 운동이다. 이와 다른 비공동눈운동은 어떠한 마비가 있음을 나타낸다.

모음, 벌림과 함께 동공 직경과 모양의 변화를 조절(accommodation)이라고 한다. 물체가 가까워질수록 동공은 점점 작아지고 두꺼워진다. 물체가 멀어지면 동공은 넓어지고 얇아진다. 모음과 조절은 위둔덕의 덮개앞 구역과 연결을 통해 시각 연합겉질의 조절 중추에 의해 조절된다.

눈돌림신경(3번 뇌신경)은 입쪽 중간뇌로부터 신경절이전 부교감 신경지배를 눈확 내 섬모체신경절로 전달한다. 그 다음 섬모체신경의 신경절이후 신경로를 통해 동공조임근(iris sphincter)으로 전달한다. 이들 신경세포의 세포체는 에딩거-웨스트팔핵 신경세포, 눈돌림핵 복합체의 아핵(subnucleus)에 위치한다(그림 6.21). 뇌줄기로부터 중간-해면정맥굴(cavernous sinus)까지 동공 신경섬유는 눈돌림신경의 위쪽 표면 주변에 위치한다. 앞쪽 해면정맥굴 및 눈확에서 동공 신경섬유는 눈돌림신경의 아랫부분과 함께 전달된다.

3번 뇌신경 마비 Cranial nerve III palsy

3번 뇌신경이 손상되면 안구 정렬 및 운동성에 영향을 받는다. 반대로 4번 및 6번 뇌신경과 상관없이 눈동자는 부분적으로 벌어지고 안쪽돌림과 함께 아래로 위치하게 하는데, 이는 눈이 아래 바깥쪽으로 돌아가게끔 한다. 3번 뇌신경에 의해 눈꺼풀올림근이 지배되기 때문에 안검하수가 나타날 수도 있다. 동공수축의 부교감 신경지배의 손상은 고정된 동공확장 또는 빛에 거의 반응하지 않는 동공을 발생시킨다(그림 6.26).

뇌줄기의 3번 뇌신경 신경다발은 적색핵과 안쪽 대뇌다리를 통해 지나가고 대뇌다리사이오목(interpeduncular fossa)의 배쪽으로 뇌줄기에서 빠져나간다. 혈관장애, 압박성 병변 또는 말이집탈락은 이 곳의 신경섬유다발에 손상을 야기할 수 있다.

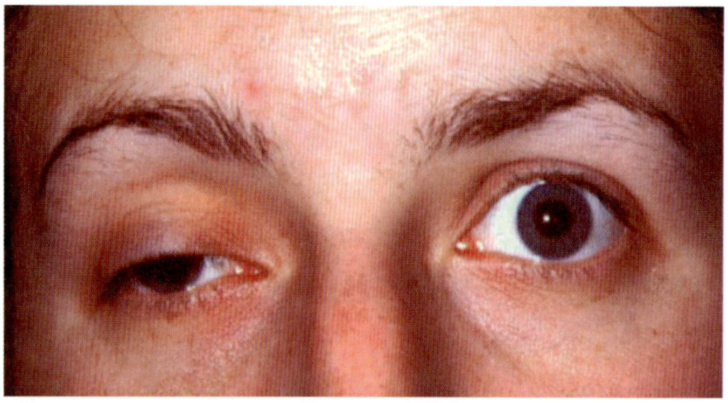

그림 6.26 눈돌림신경 마비를 동반할 때 나타나는 안검하수와 눈마비.
팽창된 오른쪽 동공에 주목한다. 이는 약리학적인 반응이 아니다.

바깥눈근육으로 신경이 계속해서 지나가면서 거미막밑공간으로 들어가고 아래대뇌동맥과 위소뇌동맥 사이를 지나간다. 이 신경은 뒤교통동맥을 따라 이동하며 해면정맥굴의 가쪽 벽 내 위눈확틈새를 통과하여 머리뼈를 빠져나간다. 뒤교통동맥과 속목동맥의 경계에서 주로 발생하는 뒤교통동맥의 동맥류는 비외상성 단독 3번 뇌신경 마비의 가장 흔한 원인이다. 또 다른 3번 뇌신경 마비의 흔한 원인은 당뇨병이나 고혈압과 같은 미세혈관 질환이다. 3번 뇌신경 마비는 선천성 또는 후천성, 완전 또는 부분적, 동공 보존 또는 동공 침범, 신경학적인 침범에 의한 국한 또는 동반으로 설명할 수 있다.

3번 뇌신경 마비와 관련된 확장성 동공은 응급상황에서 나타나지 않으면 동맥류로 인한 것으로 추정한다. 고정된 확장성 동공 또는 빛에 반응하지 못하거나 겨우 반응하는 동공은 3번 뇌신경으로 이동하는 부교감 신경섬유의 손상을 나타낸다. 임상가들은 동공장애는 3번 뇌신경 마비의 운동 징후가 종종 지연된다는 것을 알기 때문에 이 기간 동안 환자들을 주의 깊게 관찰하고 며칠 후에나 증상을 확인할 수 있다. 환자들은 섬모체신경의 장애로 인해 침범된 눈에서 근시야가 흐려짐을 알아차릴 수 있다.

3번 뇌신경 마비에서 볼 수 있는 비정상적인 안구 치우침은 사시(strabismus, tropia)로 알려져 있다. 만약 눈이 코 안쪽으로 돌아가 있다면 이를 안쪽사시(esotropia, internal strabismus)라고 한다. 만약 눈이 관자쪽을 향하여 바깥쪽으로 돌아간다면 이를 바깥사시(exotropia, external strabismus)라고 한다. 위사시(hypertropia)는 눈동자가 위쪽에 위치한 것이고, 이와 같은 이유로 눈동자가 아래에 위치하면 아래사시(hypotropia)라고 한다.

3번 뇌신경 마비로 사시를 얻게 되면 복시의 원인이 되는 시각 축의 비정상적 정렬을 발생시킨다. 선천적인 사시는 눈의 치우침에 대한 뇌의 적응으로 인해 보통 복시와 관련 있다. 어떠한 경우든지 깊이에 대한 지각 또는 입체시(stereovision)에 대한 능력은 감소되는데 명확한 복시를 가진 환자인 경우 더 그러하다.

3번 뇌신경 병변이 눈꺼풀을 손상시키는 경우 눈꺼풀은 침범된 눈을 덮고 안대와 같은 역할을 하기 때문에 복시를 겪지 않을 수 있다. 손가락으로 눈꺼풀을 올릴 때 환자들은 복시를 경험하고 근거리의 물체를 보기가 힘들다고 호소한다.

4번 뇌신경, 도르래신경 Cranial Nerve IV, Trochlear Nerve

도르래신경의 핵은 도르래신경의 세포체를 포함한다. 이들 신경핵은 중간뇌 꼬리쪽 뒤판에 위치한다. 4번 뇌신경은 운동이 우세하지만 지배하는 근육으로부터 들신경의 고유수용 감각섬유를 전달한다. 시작하는 곳에서부터 4번 뇌신경은 머리에서의 반대쪽인 위빗근을 마지막으로 신경지배한다. 오른쪽 뇌신경은 중간뇌 안에서 이동하고 그 다음 앞쪽 숨뇌 천장(anterior medullary velum), 중간뇌수도관(실비안수도관, Sylvian aqueduct), 아래둔덕 아래에서 교차한다. 앞쪽 숨뇌 천장은 얇은 백색질 막인데, 소뇌 벌레의 백색질과 함께 넷째뇌실 천장의 앞쪽 벽을 형성한다.

신경이 뇌줄기를 빠져 나오면, 이 신경은 조금 내려가 수도관주위회색질(periaqueductal gray substance) 안으로 이동하고 앞쪽으로 위소뇌동맥과 아래소뇌동맥 사이를 지나 3번 뇌신경 가쪽으로 분리된다. 이 신경은 아래둔덕 수준에서 방출되며, 경질막을 통과하여 갓돌림신경(6번 뇌신경)과 삼차신경(5번 뇌신경)의 눈과 위턱분지를 포함하는 다른 여러 뇌신경과 함께 해면정맥굴의 벽을 통과하여 지나간다. 이들 신경은 또한 온힘줄고리(common tendinous ring) 위의 위눈확틈새를 통해 눈확을 지나간다. 해면정맥굴 안의 4번 뇌신경 병변은 보통 다른 뇌신경 기능에 영향을 미친다.

3번 뇌신경, 6번 뇌신경과 함께 4번 뇌신경은 눈확의 안쪽 측면으로 지나가고 위빗근을 신경지배한다. 위빗근의 힘줄은 눈확의 위 코쪽 사분면(superior nasal quadrant)에서 도르래(pulley, trochlea)를 통해 지나간다. 근육의 움직임은 도르래 시스템에 의해서뿐만 아니라 힘줄의 신장에 의해 발생된다. 위빗근은 모든 바깥눈근육 중에서 가장 긴 공막접촉활(scleral contact arc)을 가진다. 이는 눈의 안쪽돌림과 아래쪽 이동을 가능하게 한다.

4번 뇌신경은 안뜰기관과 연결되어 있는데, 이 기관은 다른 기능들 중에서 머리의 기울기와 관련된 눈의 방향에 있어서 중요한 역할을 담당한다. 머리가 오른쪽 어깨쪽으로 기울어지면, 오른쪽 눈은 약간 안쪽으로 돌아가고 왼쪽 눈은 조금 바깥쪽으로 돌아간다. 바깥눈근육과 함께 세 개의 반고리관(semicircular canal)의 각각의 뚜렷한 이중시냅스와 함께 각각 안뜰기관으로부터의 입력에 의해 활동이 조절된다(자세한 내용은 8번 뇌신경 참조).

흥분성 연결은 반대쪽 안쪽세로다발(medial longitudinal fasciculus, MLF)에서 진행되며 억제성 연결은 같은쪽 안쪽세로다발에서 이루어진다. 이렇게 짝을 이루는 활동은 자극받은 반고리관의 단일면에서 거의 이루어진다. 만약 아래쪽 반고리관이 자극되면 내림근을 활성화하고 올림근을 억제하여 결국 눈은 대각선이나 아래쪽으로 움직이게 된다. 양쪽 자극과 함께 두 개의 아래쪽 관 모두 아래 방향의 움직임을 만들어 내지만 각각의 눈에서 발생되는 동등하고 반대되는 흥분으로 인해 대각선 및 회전하는 효율적인 움직임은 취소된다. 이와 같은 기전으로 만약 앞쪽 관이 자극되면 눈은 대각선 및 위쪽으로 움직인다.

4번 뇌신경은 뇌신경 중에서도 가장 얇고 길다. 이 신경은 뇌줄기의 등쪽 측면으로 빠져 나가기까지 75mm의 거리를 머리 안쪽에서 이동한다. 이 뇌신경은 거의 보호되지 않기 때문에 손상, 외상, 머리속압력의 증가에 영향을 받기 쉽다. 4번 뇌신경 마비는 위빗근에 영향을 끼치며 눈의 약간의 바깥돌림과 약간의 위쪽 치우침 또는 위로 올라간 눈을 초래한다. 이러한 각각의 활동은 아래빗근, 위곧은근과 같은 다른 바깥눈근육과는 관련이 없다. 환자들은 복시로 인한 불편함을 호소하고 기능을 위한 기본적인 응시 자세를 취할 때 올라간 눈을 내리기 위해 자신의 목을 굽힌다. 더불어 많은 환자들은 약간의 바깥돌림을 보상하기 위해 마비된 근육 쪽으로부터 미세하게 머리를 기울인다(그림 6.27).

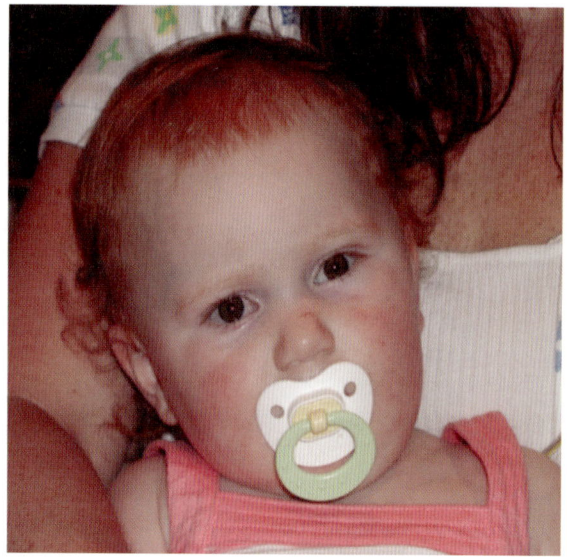

그림 6.27 선천적 왼쪽 위빗근 마비로 인한 머리 기울임

한쪽 안뜰기관 상실은 복시를 초래하는 눈동자 회전을 발생시키는 4번 뇌신경 마비와 유사할 수 있다. 이 병변은 안뜰신경로의 중추 또는 말초에 위치할 수 있으며 "스큐편위(skew deviation)"라고 한다. 비정상적인 비틀림 눈운동은 양쪽으로 반고리관 정보 입력이 중단되었을 때 침범된 쪽의 대각선 운동이 취소되지 않았기 때문에 발생한다.

외상은 4번 뇌신경 손상의 가장 흔한 원인 중 하나이다. 출혈, 경색, 말이집탈락 또는 외상으로 인한 병변은 4번 뇌신경의 섬유다발을 손상시킨다. 만약 신경교차 전에 손상이 발생한다면 반대쪽 근육에서 증상을 발견할 수 있다. 즉 눈확을 지나는

신경가소성 ▪ 3번 뇌신경의 이상재생

신경가소성의 과정은 질병이나 외상으로 인한 부상 후 회복에 대한 희망을 갖게 하는 적응이나 새로운 학습을 가능하게 한다. 하지만 이 재생은 기능적으로 부적절할 수도 있다. 신경가소성에 대한 일반적인 예로 3번 뇌신경 손상 후 말초 신경가소성을 들 수 있다. 3번 뇌신경에 영향을 미치는 해면정맥굴의 병변 이후 신경은 축삭을 재생시키거나 발아시키는데 다른 구조와 잘못 연결될 수 있다. 만약 이전에 마비 없이 병변이 발생되는 경우 이를 일차 이상재생(aberrant regeneration)이라고 하며 종양 또는 동맥류와 같은 해면사이정맥굴(intra cavernous) 병변에서 나타난다. 일반적인 증후군은 표 6.7에 설명되어 있다.

표 6.7 이상재생

구조	근육	활동	이름
눈꺼풀	아래곧은근	위로 볼 때 눈꺼풀이 당겨짐	거짓 폰 그래페 징후(Pseudo-Von Graefe sign)
	안쪽곧은근	코쪽으로 볼 때 눈꺼풀이 당겨짐	역 듀안 증후군(Inverse Duane Syndrome)
동공조임근	아래곧은근	아래로 볼 때 동공을 수축시킴	
	안쪽곧은근	빛이 비칠 때보다 눈이 모일 때 동공을 더 활발하게 수축시킴	거짓-아가일 로버트슨 동공 (Pseudo Argyll Robertson pupil)

도중에 손상이 발생한다면 같은쪽 근육에 영향을 끼친다. 게다가 도르래 핵 가까이로 내려가는 교감신경 동공 신경로의 손상은 같은쪽에 호너증후군의 특징인 동공수축, 안검하수, 무한증을 발생시킨다.

5번 뇌신경, 삼차신경 Cranial Nerve V, Trigeminal Nerve

삼차신경(5번 뇌신경)은 뇌신경의 가장 큰 부분이다(그림 6.28). 이 뇌신경은 다리뇌 배가쪽에서 방출되고 일반몸들신경감각과 특수 내장운동 날신경의 구성을 포함한다. 5번 뇌신경은 얼굴, 입안, 코안의 몸감각 신경이다. 식별감각, 고유수용감각, 통증, 온도감각을 포함한 얼굴에서의 거의 모든 감각은 삼차 신경 섬유를 통해 전달된다. 더불어 이 신경은 씹기근육을 일차적으로 제공하는 작은 운동 구성요소를 포함한다. 이 신경의 이름은 삼차신경절로부터 방출되는 세 가지의 섬유에서 유래한다. 이 세 가지의 신경섬유는 눈, 위턱, 아래턱신경이며, 종종 V_1, V_2 및 V_3로 각각 불린다. 이 세 가지의 구분에서 각각으로 얼굴의 구분되는 영역으로부터 감각 신경지배를 전달하는 축삭을 포함한다. 오직 아래턱 부문에서만 운동섬유를 포함한다.

세 가지 삼차신경 구분은 머리와 얼굴의 매우 특정한 영역에 감각을 제공한다. 척추의 피부분절(dermatome)과는 달리 각 삼차신경 부분에 의해 제공되는 영역 사이의 경계는 몸감각 영역에서 거의 또는 전혀 중첩되지 않는다. V_1과 V_2는 감각신경이다. V_1, 눈분지(ophthalmic division)는 앞쪽 두피, 이마, 눈꺼풀, 눈의 결막과 각막 그리고 코의 부분에서 다리(안경 코 부분이 놓이는 곳), 콧날(코의 길이)과 코끝을 포함하고 콧방울(콧구멍 옆 날개 부분)을 제외한다. 이 신경은 또한 코 안의 점막을 연결하고, 각막에 대한 신경지배는 각막반사의 감각 다리를 제공한다. V_2는 위턱분지인데 뺨, 아래눈꺼풀, 콧방울을 포함한 코의 가쪽 측면, 윗입술, 윗니와 잇몸, 입천장, 코점막 그리고 위턱굴의 점막에 신경을 연결한다.

아래턱분지인 V_3는 혼합된 감각 및 운동신경이다. 이 신경은 목신경얼기분지에서 지배하는 바깥귀의 피부 대부분과 모서리를 제외하고 아래턱의 피부를 신경지배한다. 또한 V_3는 아랫입술, 아랫니와 잇몸, 대부분의 입안을 지배하고 혀의 앞쪽 2/3의 감각 신경지배 또한 포함한다. 후두덮개(epiglottis)의 뒤 1/3로부터의 감각은 혀인두신경과 미주신경으로부터 각각 제공된다. 앞쪽의 미각은 V_3가 담당하지 않고 얼굴신경에서의 고실끈신경(chorda tympani nerve)이 미각을 전달한다. 5번 뇌신경은 주요한 뇌척수막의 공급과 뇌혈관 구조의 신경지배를 담당한다. 5번 뇌신경의 말초 병변은 V_1, V_2 또는 V_3의 분포 내에서 감각마비 띠를 발생시킬 수 있으며 감각저하 또는 뚜렷한 통증으로 나타날 수 있다.

5번 뇌신경의 운동 구성요소는 아래턱분지에서 수행되며, 배아기 인두굽이(embryonic pharyngeal arch)에서부터 유래된 아가미분절(branchiomeric) 근육에 연결된다. 따라서 5번 뇌신경 운동핵은 뇌줄기 내의 특수내장날신경핵 기둥의 한 부분이다. 주요 운동신경 연결은 깨물근(masseter muscle), 관자근(temporalis muscle), 안쪽 및 가쪽날개근(pterygoid)과 같은 씹기근육에서 이루어진다. 여러 개의 작은 근육들 역시 V_3의 신경지배를 받는다. 이들 근육은 입의 바닥에서는 턱목뿔근(mylohyoid muscle), 턱두힘살근(digastric muscle)의 앞힘살, 물렁입천장에서는 입천장긴장근(tensor veli palatini), 중간 귀에서는 고막긴장근을 포함한다.

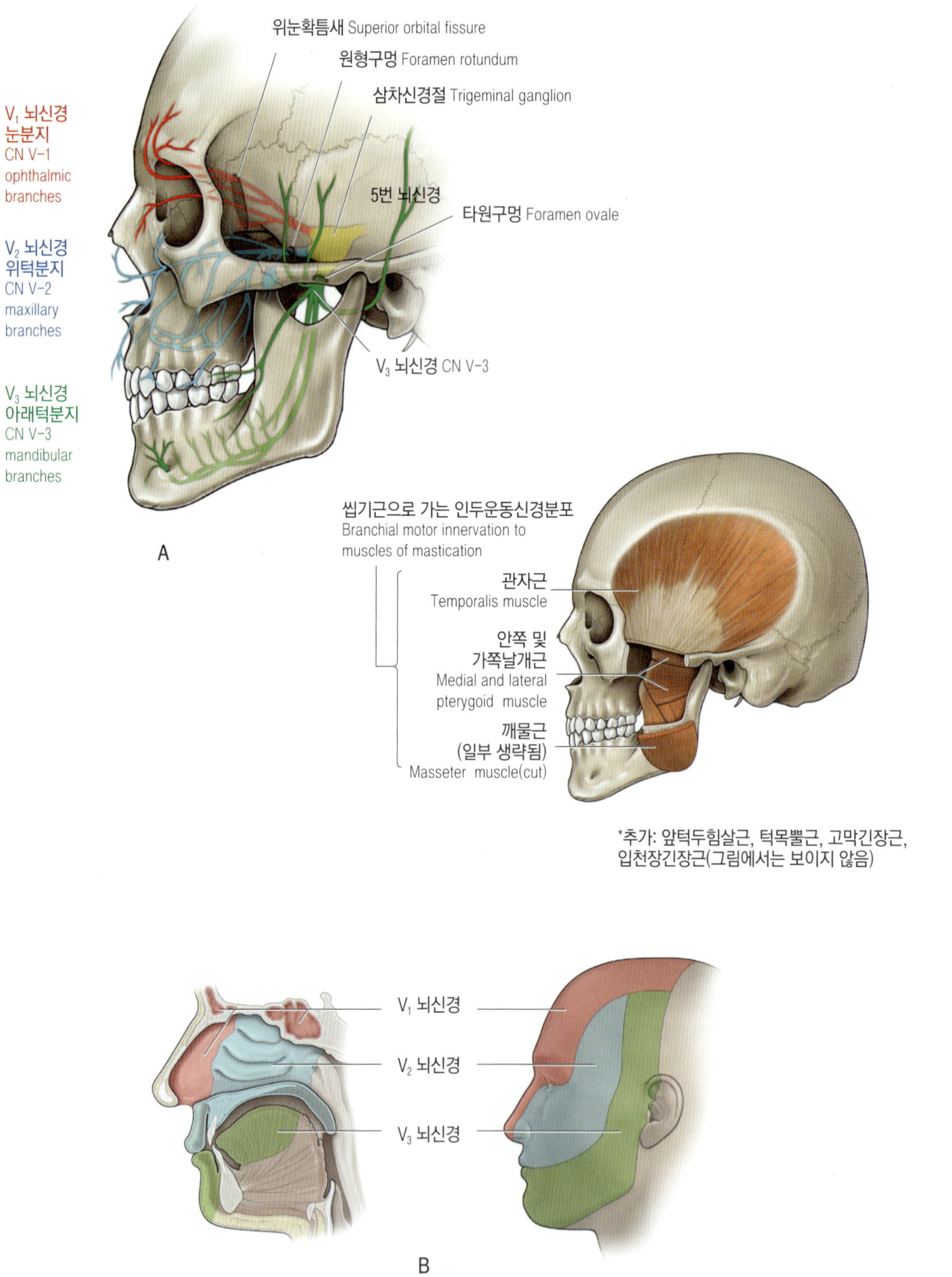

그림 6.28 삼차신경(5번 뇌신경)의 분포

A: 5번 뇌신경에 지배되는 일반감각의 뼈대계 관계, **B**: 5번 뇌신경 구획에 따른 일반감각의 분포, **C**: 씹기근에서 삼차신경(V_3 뇌신경) 아래턱분지의 인두 운동 분포

감각 삼차신경핵 Sensory trigeminal nuclei

5번 뇌신경의 감각 신경핵은 중간뇌에서 입쪽으로 일차세포의 작은 보완(complement)뿐만 아니라 이차 신경세포의 비연속적인 기둥을 구성하고 중간뇌의 꼬리쪽에서부터 위목척수 첫 번째 1, 2번 분절까지 연결된다(그림 6.29). 첫 번째 날개판(alar plate)에서 유래한 또 다른 감각 뇌신경핵과 마찬가지로 삼차신경핵 복합체는 넷째뇌실 바닥에 있는 경계고랑(sulcus limitans)의 등가쪽으로 올라간다. 이 복합체는 입쪽으로 중간뇌핵, 다리뇌의 으뜸핵 그리고 목척수 아래 다리뇌로부터 내려가는 척수핵으로 구성된다. 이들 각각의 핵은 특수감각 기능을 제공한다.

중간뇌핵은 고유수용감각 기능을 제공하는 딴곳일차날신경세포(ectopic primary afferent neuron)의 집합을 포함한다. 이 신경의 수용 영역은 씹기근육으로부터의 고유수용감각과 치아와 턱으로부터의 압력수용기를 포함한다. 중간뇌핵으로부터의 출력은 불분명한 신경로를 통해 겉질과 척수소뇌로 투사되고, 씹기 또는 턱 반사를 중재한다.

으뜸핵은 같은쪽의 아주 섬세한 분별감각 입력을 우선적으로 처리한다. 핵은 다리뇌의 삼차신경뿌리

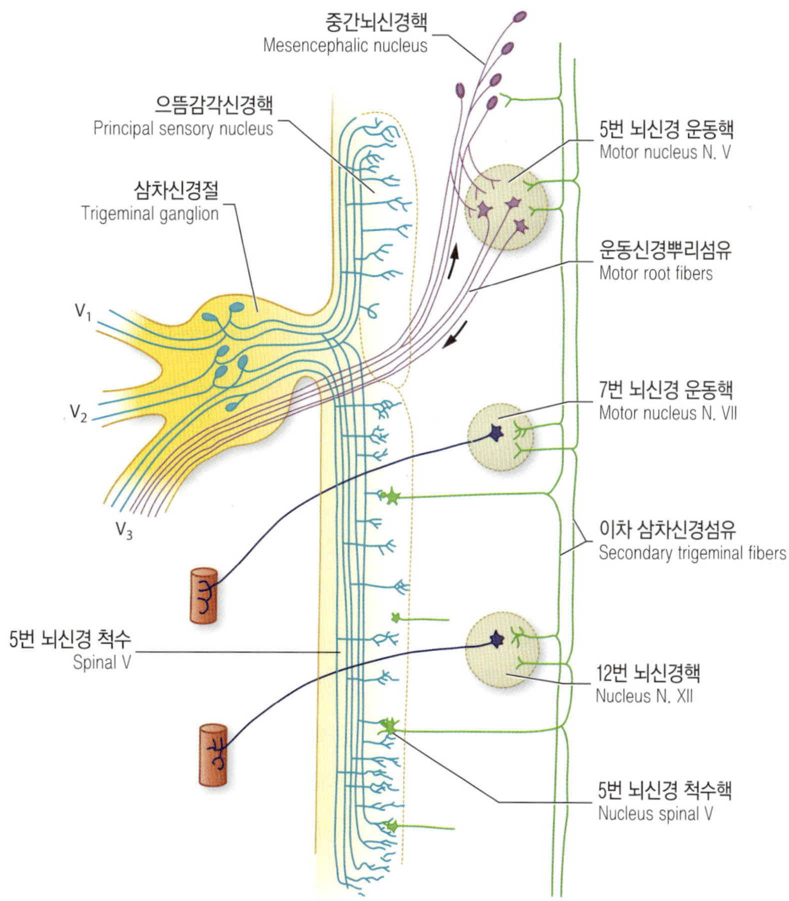

그림 6.29 삼차신경핵들과 일부 삼차신경반사활의 모식도

V_1: 눈분지, V_2: 위턱분지, V_3: 아래턱분지. 중간뇌 신경세포는 씹기반사 고리를 형성하기 위해 5번 뇌신경 운동핵의 운동신경세포를 신경지배한다. 양쪽 V_1에 공급되는 척수삼차신경핵의 이차신경세포는 각막반사 고리를 형성하기 위해 7번 뇌신경을 양쪽으로 연결한다.

입구 가까이에 위치한다. 이차신경세포는 주로 AB 축삭을 통하여 민감한 기계수용기 정보를 받는다. 주요 핵에 영향을 미치는 병변은 같은쪽 얼굴의 미세한 촉각정보 처리에 장애를 일으킨다.

척수삼차신경핵은 매우 길며, 다리뇌에서 척수까지 연결된다. 이 핵의 주요 기능은 같은쪽 얼굴로부터의 통증성 입력을 처리하는 것이다. 전체 길이에 걸쳐 핵에서 바로 가쪽의 삼차신경절 신경세포의 일차 들신경 축삭이 척수삼차신경로를 만든다. 이 축삭은 핵에서 이차신경세포와 시냅스하기 위해 신경로로부터 깊게 들어간다. 척수삼차신경핵은 세 가지 아핵(subnuclei)으로 구성된다. 이들 아핵은 입쪽 부분(pars oralis), 중간 부분(pars interpolaris) 및 꼬리 부분(pars caudalis)을 포함한다. 입쪽 부분은 구강의 유해수용기 입력을 받는다. 중간 부분은 광범위하게 핵사이(internuclear), 뇌줄기 그리고 소뇌와 연결된다. 꼬리 부분은 오름 삼차 회로의 통증 전달(nociceptive transmission)을 직접 담당한다. 척수삼차신경핵의 병변 또는 그외 관련된 신경로의 병변은 같은쪽 얼굴로부터의 통증 감소 및 상실을 발생시킬 수 있다.

운동 삼차신경핵 Motor Trigeminal Nucleus

태아의 바닥판(basal plate) 파생물인 운동핵은 으뜸감각핵의 약간 배 안쪽에 위치해 있다. 내림 대뇌-바닥-시상 신경로의 한쪽 병변 또는 겉질 병변은 일반적으로 얼굴 운동핵에서 얼굴의 위쪽 표현보다 위로 운동핵이 양쪽으로 공급되기 때문에 결손이 발생되지 않는다. 운동신경뿌리 병변 또는 말초 V_3 병변은 같은쪽 씹기근육을 마비시키는데 씹기 약화 및 입을 열거나 내밀 때 병변 쪽으로 치우침이 발생된다. 깨물근반사(masseter reflex) 또는 아래턱반사(jaw-jerk reflex)는 병적인 상태에만 나타나며 턱 끝을 두드리는 것에 대한 반응으로 아래턱이 급하게 올라가는 것을 나타낸다. 이러한 반응은 운동 삼차신경핵을 제공하는 위운동신경세포의 병변을 나타내며 중간뇌핵 및 5번 뇌신경 위턱 부분의 기능적인 상태를 검사한다.

5번 뇌신경의 분별 및 통각신경로 Cranial Nerve V Discriminative and Nociceptive Pathway

삼차신경의 감각신경로는 척수 수준의 뒤기둥-안쪽섬유띠로와 앞가쪽계(anterolateral systems)를 포함한 신경세포 3개의 연속이다(그림 6.30). 일차신경세포 세포체는 삼차신경절에 상주하며 신경의 세 부분을 형성하는 감각 축삭을 방출한다. 으뜸핵과 척추핵의 이차신경세포는 일차 들신경으로부터 시냅스를 받는다. 중추 일차 들신경 축삭의 병변 또는 핵 내의 이차신경세포에서의 병변은 같은쪽 감각상실을 발생시킨다. 가쪽숨뇌증후군은 종종 척수삼차신경핵과 앞가쪽계 모두를 손상시킨다. 손상과 함께 통각은 같은쪽 얼굴과 반대쪽 몸에서 상실된다. 이를 교대 반쪽무통증(alternating hemianalgesia)이라고 한다. 척수삼차신경핵의 병변은 허혈이나 말이집 탈락이 가장 흔한 원인이고 결과적으로 감각 분포의 다양한 패턴 내에서 감각이 상실된다. 척수삼차신경핵의 가장 꼬리쪽 부분의 손상은 목신경얼기의 분지를 통해 공급받는 피부와 인접한 뒤쪽 얼굴 피부로부터의 통각이 상실된다.

얼굴에서의 통각장애는 몸영역배열(somatotopy)을 나타내는데 이는 V_1, V_2 및 V_3의 분할 분포와는 다르다. 아래쪽 숨뇌와 위쪽 척수 내 척수삼차신경핵의 꼬리 부분에서의 병변은 두피, 귀, 턱을 포함한 통각상실 고리를 만든다. 척수삼차신경핵의 중간 부분 손상은 이마, 위눈꺼풀, 뺨 및 턱끝을 갈로질러 통각상실 영역을 형성한다. 입쪽 부분의 병변은 코, 입술, 입안에서 통각이 상실된다. 종합적으로 통각상실의 동심원 고리는 분할의 경계를 가로지르는 통각장애의 “양파 껍질” 패턴을 생성한다. 이러한 상실은 척수

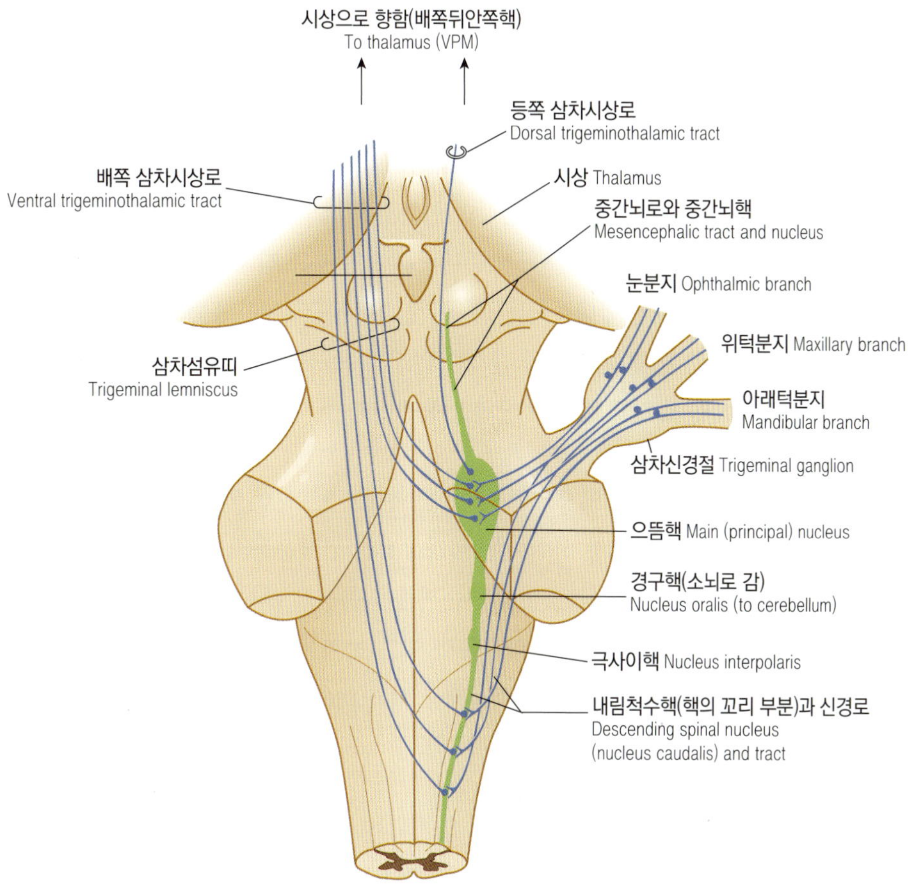

그림 6.30 삼차신경계와 배쪽 삼차시상로(삼차섬유띠, trigeminal lemniscus)

삼차신경핵은 표면으로 투사된다(초록색). 척수삼차핵 꼬리 부분은 통각 입력을 처리한다. 으뜸핵 아래의 배쪽 삼차척수로의 병변은 반대쪽 얼굴의 통각만을 제거한다. 으뜸핵들의 위쪽으로 배쪽 삼차시상로는 통각과 분별감각 입력 모두를 전달한다. 이곳에서의 병변으로 반대쪽 얼굴의 모든 감각이 없어진다.

삼차신경핵 병변에서 같은쪽 얼굴 절반에서 나타난다.

척수에서의 두 번째 삼차축삭과 꼬리쪽 숨뇌의 뒤기둥핵은 교차하고 배쪽 삼차시상로를 통해 올라가거나 시상의 배쪽뒤안쪽핵의 삼차신경세포에 시냅스하는 삼차섬유띠를 따라 내려간다. 으뜸핵에서만 유래된 작은 등쪽 삼차시상로는 같은쪽 배쪽뒤안쪽핵으로 올라가는데 구강의 분별촉각과 의식적 고유수용감각을 전달한다.

배쪽등안쪽 시상으로부터의 출력은 속섬유막(internal capsule) 뒤다리의 앞쪽 부분을 통해 반대쪽 일차감각겉질의 가쪽 부분의 얼굴 배열로 올라간다. 속섬유막의 병변은 반대쪽 얼굴의 모든 감각을 소실시킬 수도 있지만 일차감각겉질의 얼굴 부분 병변은 단지 반대쪽 얼굴의 분별촉각, 진동 그리고 의식적인 고유수용감각만을 소실시킨다. 통각 입력은 시상과 겉질에 광범위하게 분포되어 있다. 통각은 어느 정도 변형되지만 완전히 상실되지 않는 특징이 있다.

배쪽 삼차시상로의 구조는 중추 손상을 동반한 감각 결손이 나타나는 결과를 보인다. 숨뇌와 꼬리쪽 다리뇌에서 배쪽 삼차시상로를 손상시키는 병변은 반대쪽 감각 결손을 발생시킨다. 이러한 수준에서 배쪽 삼차시상로로 전달되는 유일한 정보는 반대쪽 얼굴로부터의 통각이다. 숨뇌의 신경로는 안쪽섬유띠의 가쪽 측면에 인접하게 위치한다.

5번 뇌신경의 입구 수준에서 으뜸핵으로부터의 이차 축삭은 교차하여 배쪽등안쪽 시상으로 올라가는 배쪽 삼차시상로에 합류한다. 이 신경로가 올라갈 때 다리뇌의 입쪽 수준이 수평 띠처럼 보이는 곳 등쪽에서 안쪽섬유띠가 위치하는 것으로 추정된다. 등쪽과 안쪽섬유띠와의 관계는 두 신경로 모두 시상에 도달할 때까지 지속된다. 시상에서 위쪽인 으뜸핵 수준에서부터의 배쪽 삼차시상로는 반대쪽 얼굴의 촉각과 통각의 완전한 상실을 발생시킨다. 반대쪽 얼굴의 통각상실은 때로는 안쪽숨뇌증후군과 관련 있다. 등가쪽 다리뇌 또는 중간뇌 병변은 반대쪽 얼굴의 감각을 완전히 제거한다. 안쪽섬유띠와 앞가쪽계의 손상으로 인해 반대쪽 신체의 섬세한 촉각과 통각의 상실을 동반한다.

3번과 5번 뇌신경의 연합운동 Synkinesis of cranial nerve V and cranial nerve III

배아 발달 동안 3번 뇌신경과 5번 뇌신경 사이에는 비정상적인 연합운동적 연결(잘못된 연결)이 형성될 수 있다. 이 연합운동의 발현은 휴식 시 살짝 내려간 눈꺼풀을 특징으로 한다. 안가쪽 날개근에서 5번 뇌신경의 활성화에 반응하여 내려진 눈꺼풀이 올라가는데 이는 눈꺼풀이 턱을 내밀고 내리기 위해 수축하는 날개근과 함께 신경지배를 공유하기 때문이다. 날개근 이완(pterygoids relax)으로 눈은 다시 약간 내려간 위치로 돌아간다. 이러한 현상은 상당히 흔하며 마르쿠스-건 턱윙크(Marcus-Gunn jaw winking)로 알려져 있다.

6번 뇌신경, 갓돌림신경 Cranial Nerve VI, Abducens Nerve

갓돌림신경은 가쪽곧은근에만 작용하며 이 근육은 안구를 벌리는(바깥쪽 치우침, external deviation) 역할을 담당한다. 이 신경은 다리뇌숨뇌이음의 앞쪽 정중선 가까이에서 방출된다. 이 신경의 섬유다발은 해면정맥굴(cavernous sinus)과 위눈확틈새를 통해 가쪽곧은근으로 이어지는데 눈확 위쪽과 앞쪽으로 지나간다. 일반몸들신경 기둥의 갓돌림신경핵(abducens nucleus)은 넷째뇌실의 바닥 아래 다리뇌 덮개의 꼬리쪽 부분에 위치한다. 7번 뇌신경 뇌신경핵은 6번 뇌신경 아래에 있지만 7번 뇌신경의 운동 섬유다발은 6번 뇌신경 주변을 둘러싸고 있으며 얼굴신경의 무릎이라고 불린다(그림 6.31).

6번 뇌신경 뇌신경핵의 병변은 일반적으로 해부학적으로 가까운 위치 때문에 7번 뇌신경에도 영향을 미친다. 여러 증후군은 뇌줄기와 핵들에 대한 해부학적인 연관성에 기초하여 밝혀져 있다. 6번 뇌신경의 섬유다발은 꼬리쪽 다리뇌 덮개를 통해 앞쪽으로 교차하고 배쪽 삼차시상로, 안쪽섬유띠, 겉질척수로 가쪽으로 지나간다. 이 위치에서 병변은 6번 뇌신경과 겉질척수로 모두를 손상시킬 수 있으며 중심에서 교차로 한쪽 마비를 발생시킨다. 이러한 손상은 안쪽곧은근의 일차적인 움직임이 제어되지 않아 발생하는 안쪽 치우침의 결과로 같은쪽 안쪽사시(internal strabismus)와 함께 반대쪽 몸의 편마비가 나타난다. 이러한 손상은 또한 복시를 발생시킨다. 이 영역에서의 병변은 6번 뇌신경 양쪽 모두에 영향을 끼칠 수 있으며 피라미드로가 이 영역에 가까이 있기 때문에 반대쪽 편마비를 초래한다.

이 신경은 다리뇌숨뇌고랑의 다리뇌로부터 나와서 거미막밑공간 내로 이동하고 다리뇌로 올라간다. 이 곳에서 갓돌림신경은 앞소뇌동맥과 뒤소뇌동맥을 통해 가로지르고 도렐로의 관(Dorello's canal)으로

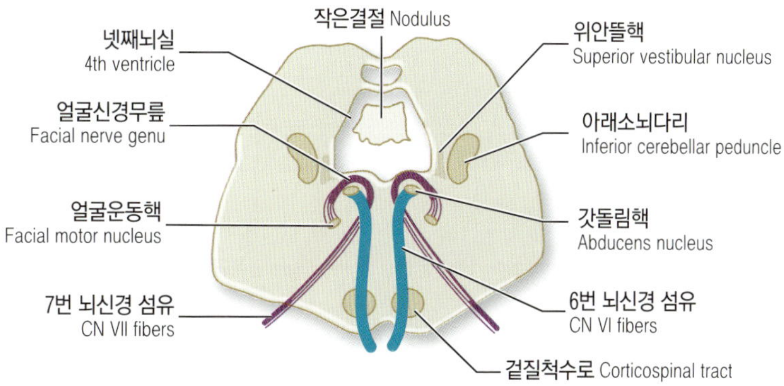

그림 6.31 6번 뇌신경핵 수준의 뇌줄기

얼굴신경무릎은 6번 뇌신경 주변을 돈다. 7번 뇌신경은 뇌줄기에서 다리뇌소뇌각으로 빠져나간다. 6번 뇌신경은 정중선 가까이 배쪽으로 빠져나간다.

들어가기 위해 뒤침대(posterior clinoid)의 2cm 아래에 위치한 비스듬틀(clivus)에서 경질막을 뚫고 지나간다. 이러한 경로는 S 모양이고 이 영역 내에서 무방비 상태인 신경은 머리속압력 증가에 대한 감수성이 높다.

6번 뇌신경은 바위침대돌기인대(petroclinoid ligament) 밑으로 이어지는 아래바위정맥굴 위를 지나가고 해면정맥굴로 들어가는 관자뼈의 바위끝(petrous tip)을 통과할 때 급커브를 만든다. 바위뼈의 질병은 이 위치에 있는 6번 뇌신경에 영향을 미칠 수 있다. 국소적인 염증 또는 중이염의 합병증으로 동반되는 바위꼭대기의 경질막밖고름집(extradural abscess) 역시 6번 뇌신경에 영향을 끼칠 수 있다.

신경은 해면정맥굴을 통과하여 속목동맥을 지나가고 가쪽곧은근을 신경지배하는 위눈확틈새로 들어간다. 가쪽곧은근은 눈을 벌리는 역할을 한다. 이 근육은 눈을 귀의 방향인 가쪽으로 돌린다.

6번 뇌신경 뇌신경핵 내에는 운동과 핵사이를 포함한 두 가지 종류의 신경세포가 존재한다(그림 6.32). 운동신경세포는 갓돌림신경을 생성하는 축삭으로 방출되고 핵사이신경세포는 반대쪽 안쪽세로다발에서 교차하여 올라가는 축삭으로 내보내진다. 핵사이 축삭은 안쪽곧은근을 신경지배하는 세포 무리 사이의 3번 뇌신경에서 종결되기 전에 도르래핵의 세포를 신경지배한다. 이러한 방법으로 갓돌림핵의 활성화는 벌림하는 쪽으로 두 눈이 몰리도록 같은쪽 벌림과 반대쪽 모음을 지시한다. 따라서 6번 뇌신경 뇌신경핵은 같은쪽 수평주시를 유도한다.

눈운동 Eye movement

인간은 시각을 매우 중요시 여기는 종으로 시야 내에 관련된 물체에 집중하는 능력에 크게 의존한다. 먹잇감을 사냥하고 포식자로부터 몸을 숨기고 짝을 찾거나 친족을 알아보는 등 인간은 특정한 겉질과 겉질밑 회로에 의한 눈의 움직임을 통해 세상을 보고, 찾고, 관찰하고, 읽고, 탐색한다. 또한 인간은 머리와 눈의 협응된 움직임을 통해 주시를 조절하고 황반 중간에 있는 오목한 망막 위에 가장 잘 보이도록 보고 싶은 이미지를 초점에 지속적으로 맞춘다. 이러한 방식의 조절된 시야를 망막중심오목(foveation)이라고

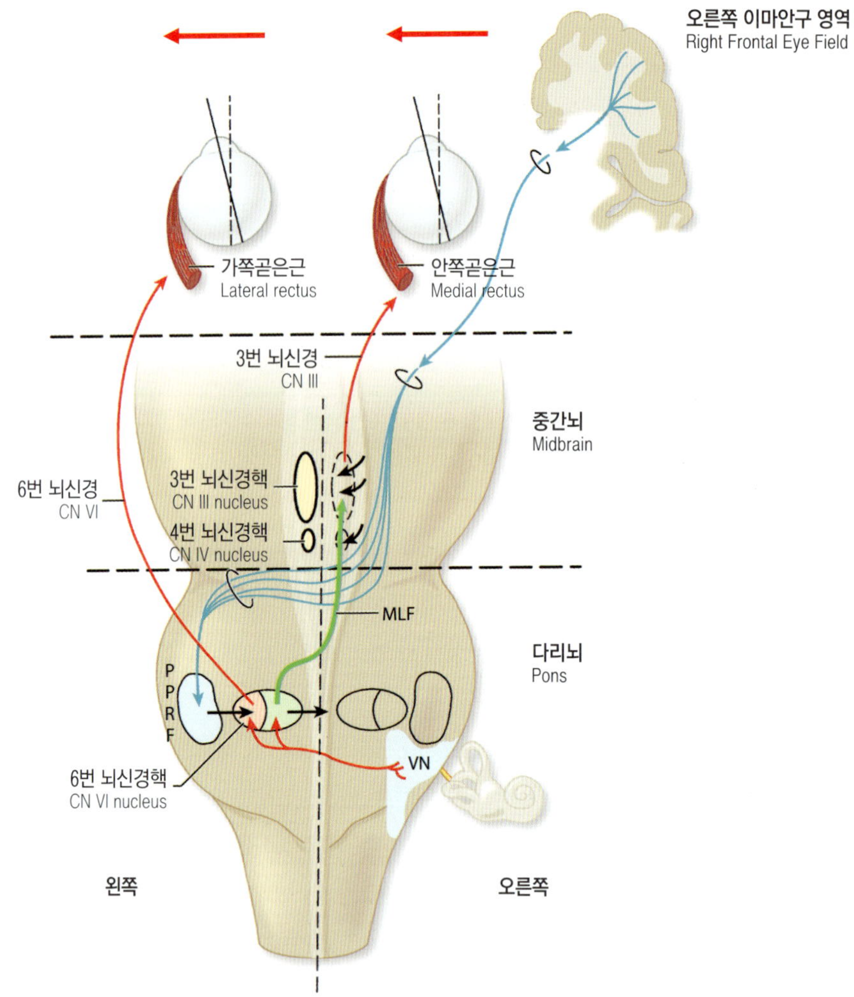

그림 6.32 왼쪽으로 신속 수평주시를 보조하는 핵사이 신경로

이 신경로는 오른쪽 이마안구 영역 내로부터 기원하고 속섬유막 안으로 내려가며 꼬리쪽 다리뇌의 수준에서 교차한다. 그리고 왼쪽 정중곁다리그물체(PPRF) 내에서 시냅스하기 위해 내려간다. 같은쪽 6번 뇌신경 뇌신경핵과 안쪽세로다발(MLF)과의 연결 또한 나타난다. 3번 뇌신경과 4번 뇌신경은 왼쪽에 표시되어 있다. 6번 뇌신경과 안뜰핵(VN)은 오른쪽에 표시되어 있다. 오른쪽 MLF(초록색 선)는 오른쪽 3번 뇌신경 뇌신경핵으로 올라가는 왼쪽 6번 뇌신경 뇌신경핵의 왼쪽 핵사이신경세포로부터의 축삭을 포함한다. 왼쪽 가쪽곧은근(LR)과 오른쪽 안쪽곧은근(MR)의 수축은 안구가 왼쪽으로 기울어지게 한다. 이같은 눈의 움직임은 오른쪽으로 머리를 돌리면 오른쪽 안뜰핵의 활성화와 함께 반사적(안뜰눈반사, vestibuloocular reflex)으로 발생한다.

한다.

복잡한 눈운동은 물체가 자신에게서 벗어나거나 자신이 물체로부터 벗어날 때에도 물체가 망막의 망막중심오목에 유지할 수 있도록 한다. 3번 뇌신경과 관련된 뇌줄기 중추는 비공동성 이향운동(disconjugate vergence movement)과 조절에 관여한다. 수평주시는 6번 뇌신경에 의해 조절되는데 이는 정중곁다리그물체(paramedian pontine reticular formation, PPRF)와 연관된다. 수직적 주시는 입쪽 중간뇌 그물체의 뇌줄기 수직주시 중추에 의해 조절된다. 안뜰계는 몸과 머리 위치의 변화에 대한 반응으로 반사적인 눈운동을 유도한다. 눈운동은 수평 또는 수직 축에 따라 발생되지만 대각선 움직임은 수평과 수직주시 중추의 협응된 활성화에 의해 나타난다. 신속보기(saccade)와 매끈눈따라보기는 정지한 물체를 파악하고 공간 내에 움직이는 물체를 따라가도록 공동눈운동(conjugate eye movement)을 발생시킨다.

수의적인 눈운동을 지시하는데 가장 중요한 겉질 영역 중 하나는 이마안구 영역(frontal eye field)이고 이마엽의 브로드만 8번 영역이다. 이 장의 앞부분에서 설명한 것과 같이 이 영역은 정중곁다리그물체와 그와 관련된 갓돌림핵으로의 투사를 통해 반대쪽 수평주시를 조절한다. 이마안구 영역은 입쪽 중간뇌 그물체 중추와의 연결을 통해 수직적인 주시 역시 조절한다. 이마안구 영역은 가시적인 물체, 그 물체에 대한 기억 그리고 움직이는 물체의 예상되는 위치를 대상으로 하는 모든 신속보기를 준비하고 촉진시킨다. 추가적인 연구를 통해 이마안구 영역은 하부중추와 분명하게 연관된 복잡한 영역이며, 동공 움직임을 조절하는 앞쪽 영역뿐만 아니라 다른 수평적 · 수직적 신속보기와 매끈눈따라보기(smooth pursuit) 영역이 포함되는 것을 밝혀냈다.

수평 및 수직주시 Horizontal and vertical gaze

눈의 움직임은 수의적과 반사적 이 두 가지의 범주로 분류될 수 있다. 반사적 운동은 안뜰계의 활성에 의해 일차적으로 유도되기 때문에 이러한 움직임은 추후에 논의하고자 한다. 수의적 운동은 추가적으로 분류될 수 있다. 중심오목에 물체의 초점을 맞추는 움직임은 수평적과 수직적, 공동과 비공동으로 구성된다. 망막에 이미지를 안정화시키는 움직임은 신속보기와 매끈눈따라보기가 있다.

응시할 때 양쪽 눈은 수평주시에서는 좌우도, 수직주시에서는 위아래로 각각 조절된다. 수의적 수평주시는 신속보기로 알려져 있고 이와 관련된 신경로는 이마 운동겉질의 이마안구 영역에서 구성된다. 이마안구 영역으로부터의 투사는 바로 이동하거나 같은쪽 위둔덕으로 바닥핵을 통해 이동한다. 또한 아래 중간뇌와 위쪽 다리뇌를 가로질러서 반대쪽 정중곁다리그물체에서 종결된다. 정중곁다리그물체는 6번 뇌신경에서 앞안쪽에 그리고 안쪽세로다발에서는 앞가쪽에 위치해 있다. 이 영역의 활성화는 같은쪽 눈의 벌림을 위해 같은쪽 갓돌림핵을 조절한다. 또한 활성화된 핵사이 신경세포의 축삭을 거쳐 반대쪽 안쪽세로다발에서 올라가고 반대쪽 안쪽곧은근의 모음을 유도하여 공동 수평주시 동안 두 눈 사이의 가교 역할을 한다. 이마 영역으로부터의 입력은 정중곁다리그물체-갓돌림핵과 이마안구 영역에서 반대쪽 갓돌림핵의 활성화 및 안쪽세로다발과 3번 뇌신경 뇌신경핵, 이마안구 영역과 같은쪽 신경을 통해 반대쪽으로의 주시를 유도한다.

더 광범위한 겉질(diffuse cortex) 부분의 입력정보와 협력을 통해 이마안구 영역은 수직방향주시를 한다. 아래쪽주시를 조절하는 입력은 카잘의 사이질핵과 중간뇌 안쪽세로다발입쪽사이질핵(rostaral interstitial nucleus of MLF)으로 내려가며 위쪽주시를 중개하는 뒤맞교차 내의 다크체비츠의 핵(nucleus of Darkschewitz)으로 투사된다(그림 6.33). 등쪽 중간뇌의 병변은 아래쪽주시와 수평주시의 결손과 함께 위쪽주시를 손상시킨다.

이향운동 Vergence

이향운동은 목표한 물체가 관찰자로부터 가까이 오거나(눈모음) 멀리 떨어질 때(눈벌림) 발생한다. 이러한 운동은 초당 20°로 느리다. 이향운동은 에딩거-웨스트팔핵과 중간뇌의 눈운동핵 사이의 연결로 인해

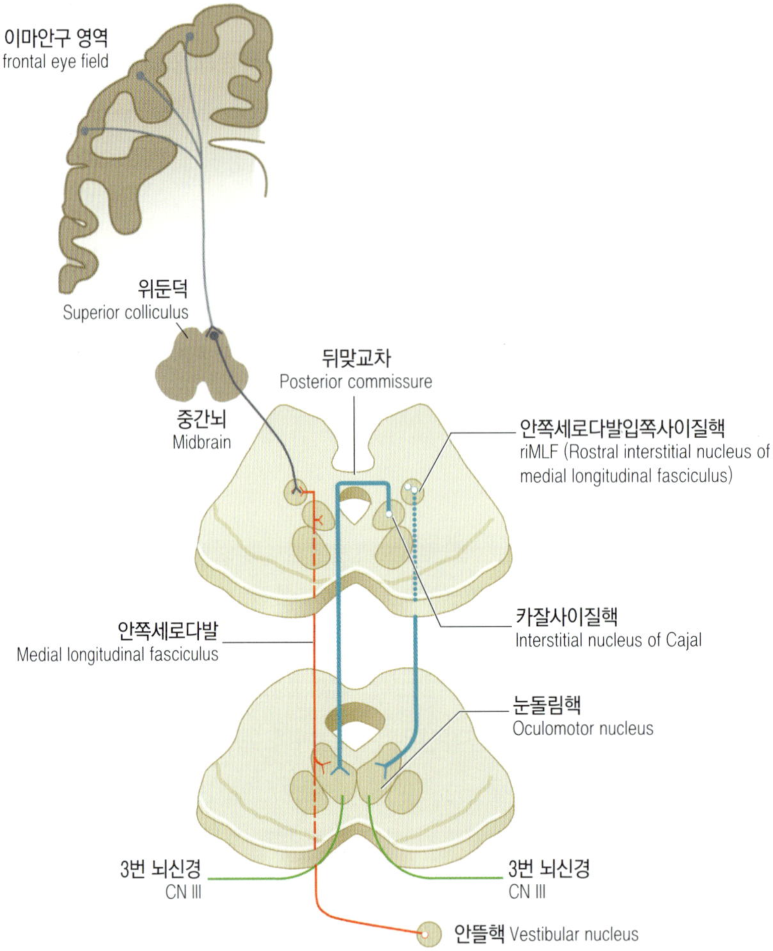

그림 6.33 수직눈운동의 조절을 위한 신경로

주요 구조는 모두 등쪽 중간뇌에 위치한 카잘의 사이질핵(INC), 안쪽세로다발입쪽사이질핵(riMLF), 3번 뇌신경의 아핵으로 구성되어 있다. 수의적인 수직눈운동은 양쪽 겉질 안구 영역의 자극활동에 의해 시작된다. riMLF은 수직 신속보기와 편심성 수직주시를 위한 지속적인 INC 활동을 돕는다. INC와 riMLF는 손상의 대상이 되는 신경섬유가 있는 뒤맞교차를 통해 해당 반대쪽 핵과 연결된다. 3번 뇌신경을 신경지배하기 위해 내려가기 전에 위쪽주시를 위한 투사는 맞교차를 통해 지나간다. 따라서 이는 잦은 선택적 위쪽주시 마비의 원인이 된다. MLF는 수직면 내에서 주로 같은쪽 안구를 안정화하며(안뜰눈반사, VOR), 지속적으로 수직 위치를 유지하기 위해 안뜰핵으로부터의 신호를 전달한다.

원근 조절(accommodation)과 함께 병행하여 발생한다(3번 뇌신경 참조).

신속보기 Saccades

신속보기는 고정된 단계와 탄도적 움직임(ballistic movement) 상태가 합쳐진 빠른 안구운동이다. 보통 어떠한 물체를 관찰할 때 물체의 단 한 부분에 움직임 없이 초점을 유지하지 않는다. 예를 들어, 얼굴을 관찰할 때 눈만 보는 것이 아니라 코, 귀, 뺨 그리고 다른 부분도 본다. 눈은 한 부분에서 다른 부분으로 건너뛰는데, 이러한 움직임은 두 가지 방법으로 형성된다. 첫 번째로 개별적인 특징들을 계속해서 고정(foveating)하여 물체의 전반적인 인상을 보여준다. 즉, 시각겉질에서 하나의 물체로 구분된 이미지를 통합한다. 두 번째로 고정된 물체에 장기간 초점을 맞추는 것은 일종의 적응을 발생시키는데 이러한 적응으로 인해 그 이미지는 인식에서 사라지게 된다. 이미지가 망막에 오랫동안 고정되지 않도록 지속적으로 초점을 이동해야 한다. 이러한 현상은 결국에는 그 객체가 지각적으로 고해상도로 유지되도록 한다. 역설적으로 신속보기 운동 중에는 그 움직임을 인식하지 못한다. 신속보기 운동의 움직임 단계 동안 시각신경으로 인한 시각입력은 시각겉질에 의해 억제되는 것으로 추측된다.

문서를 읽을 때 단순히 한 문장씩 따라서 훑어보지 않고 오히려 평균 7~9개 문자를 보는데 대략 20~40ms(microsecond)가 걸리는 작은 신속보기 건너뛰기를 수행한다. 이러한 신속보기의 고정적인 시간은 대략 250ms이다(1/4초). 시각적으로 안내된 신속 운동은 스캐닝이라고 하는 주변 환경을 탐색할 때와 같이 진폭은 훨씬 더 크며, 비록 약 20~40ms 고정이 동반되지만 대략적으로 100ms로 지속 시간이 더 길다.

신속보기의 조절(Control of saccades). 이마안구 영역으로부터 투사는 직접 또는 바닥핵을 통해 같은쪽 위둔덕으로 이동한다. 이를 통해 정확도, 빈도 및 신속보기의 속도를 결정한다. 중간뇌에서의 위둔덕은 반사적인 움직임을 조절하고 플래시 불빛이나 큰 소리를 향해 머리와 눈이 움직이는 것과 같이 반사적인 머리와 목의 움직임의 중추이다. 시각적으로 유도된 반사적인 신속보기는 전향적 신속보기(prosaccades)라고 알려져 있다.

망막의 위둔덕으로 가는 입력은 망막에 의해 인지된 주변 시각 세계의 질서 있는 3차원의 지도를 생성한다. 이러한 시각지도는 신속보기를 발생시키는 반사고리를 생성하기 위해 위둔덕 내에 존재하는 운동지도와 협응한다. 이와 유사한 아래둔덕의 청각지도와 척수, 대뇌겉질 그리고 흑색질로부터의 몸정보는 위둔덕 운동 지도와 함께 등록되고 다양한 자극에 대응하여 눈과 머리를 조정한다. 위둔덕은 정중곁다리 그물체와 중간뇌 그물체, 목척수로 투사된다.

이마안구 영역과 위둔덕에 나타난 시각지도의 활성화는 눈의 시작 위치의 독립적인 신속보기를 유발한다. 눈운동의 방향은 어떤 근육이 자극될 것인지를 결정한다. 눈운동의 진폭은 근육에서의 신경 활동의 발화에 대한 지속 시간을 통해 결정된다. 꾸준한 발화는 눈을 그 위치에 정지시킨다. 따라서 이마안구 영역은 위둔덕 내에서 종결하는 망막섬유로부터의 입력 없이 위둔덕을 자극하고 눈운동을 조절한다. 위둔덕은 정확도, 빈도, 신속보기의 속도를 결정하기 때문에 위둔덕 입력이 상실되더라도 신속보기는 여전히 수행될 수 있다. 하지만 눈은 아주 짧은 잠복기 반사 신속보기를 더 이상 수행할 수 없다(급행 신속보기, express saccades). 또한 이마안구 영역으로부터의 입력 상실로 인해 눈은 반대쪽으로 이동할 수 없으므로 일시적으로 두 눈은 병변 쪽으로 치우친다. 이러한 일시적인 결과는 위둔덕이 겉질입력의 상실을 보상하기 때문에 곧 사라진다. 갑자기 나타난 말초적 자극으로부터 수의적으로 눈길을 돌릴 수 있는데, 이러한 움직임을 반안구신속보기(antisaccade)라고 한다. 반안구신속보기는 긴 잠재기를 가지고 완벽한 진폭을 결손시키며 신속보기보다는 약간 느리다. 이러한 능력은 이마안구 영역의 손상에 의해 상실된다.

자연적 노화과정은 반안구신속보기와 전향적 신속보기 모두를 느리게 한다. 이러한 현상은 이마안구 영역뿐만 아니라 여러 이마엽 영역 내 회색질의 상실이 반영된다(그림 6.34). 노화 및 외상 후 또는 일부

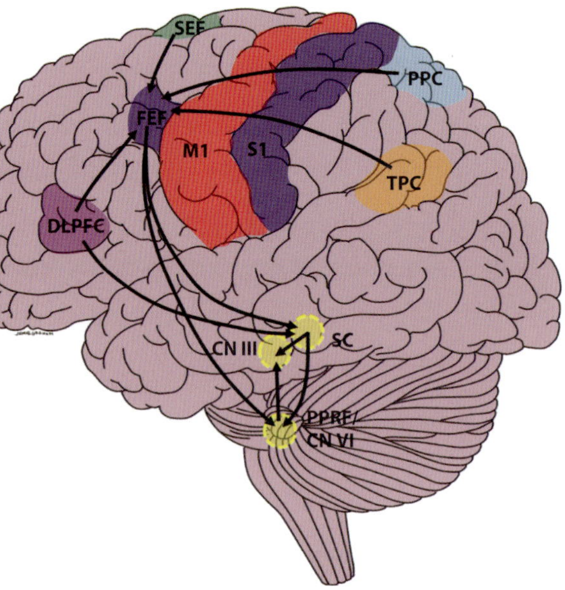

그림 6.34 눈운동을 위한 겉질 영역

추가적으로 이마안구 영역, 몇몇의 다른 겉질 중추는 눈운동을 조절하는데 기여한다. 많은 겉질 중추들은 이마안구 영역으로 입력을 내보내는데 이는 공간의 물체 위치를 예상하고 신속보기 발생의 다양한 측면을 조절하는데 필요한 정보를 깊게 통합하기 위함이다. 위둔덕(SC)은 안구의 속도와 정확도를 돕는 3차원 자기중심 지도를 포함한다. 눈 근육 수축을 위한 궁극적인 조절은 눈돌림핵(3번 뇌신경), 도르래신경(보이지 않음), 정중곁다리그물체/갓돌림핵 복합체(PPRF/CN VI) 내 세포의 상호작용을 통해 이루어진다. 보조안구영역(SEF), 뒤가쪽 이마앞겉질(DLPFC), 뒤마루겉질(PPC), 관자마루겉질(TPC), 일차운동겉질(M1), 일차몸감각겉질(S1)

정신질환에 의한 마루겉질의 상실은 또한 신속보기를 변형시킬 수도 있다.

억제 상실은 조현병과 코르사코프 증후군에서 더 높은 반안구신속보기 오류율과 더 긴 반안구신속보기 잠재기와 관련이 있는 것으로 여겨진다. 이러한 환자군은 더 높은 주시(fixation)와 전향적 신속보기 오류율을 보인다. 동결보행(freezing gait)을 보이는 파킨슨병 환자들은 반안구신속보기 오류를 야기하는 유사한 억제 조절 상실을 보인다. 이러한 반안구신속보기 과제와 억제와의 관계는 폭식증과 약물 중독을 가진 환자의 충동성을 줄이기 위한 재활훈련에서 사용되어 왔다.

매끈눈따라보기 Smooth pursuit

이마안구 영역 외에도, 보조안구 영역(supplementary eye field, SEF; 브로드만 8영역)과 등가쪽 이마앞겉질(dlPFC, 브로드만 46영역)은 신속보기와 따라보기를 조절하는 이마겉질의 두 개의 중요한 추가적인 영역이다. 보조안구 영역은 이마엽의 안쪽 표면에 있는 중심옆이랑의 위쪽 부분에 위치해 있다. 두 개의 영역은 반사적 신속보기를 억제하는 역할을 담당한다. 이들 영역은 물체 위치에 대한 공간적 기억에 기초를 둔 연속적인 눈운동에 관여하고 물체가 움직일 것으로 예상되는 쪽에 신속보기를 동반한다. 보조안구 영역의 앞쪽에 있는 이마겉질 내의 브로드만 9번 영역은 등가쪽 이마앞겉질을 따라 기억-유도 신속보기를 수행한다. 관자마루 영역은 공간적인 통합에 관여하고 목표물을 향한 집중(attention)을 지시한다. 집중은 앞쪽 띠이랑안구 영역(anterior cingulate eye field, 24영역)에 의해 조절된다. 이 겉질 영역은 의도적인 눈운동에 영향을 끼치는 등가쪽 이마앞겉질을 조절한다. 시각 집중 따라보기에서 중요한 특징인데 동시에 움직이는 많은 물체 중에 하나의 물체에 집중할 수 있도록 한다.

사냥감이나 포식자처럼 시공간 내에서 움직이는 것을 추적할 때 신속보기는 억제되어야 한다. 그러나 대부분의 사람들은 초점을 맞춰야 할 움직이는 물체가 없는 경우, 시각적인 공간을 건너는 매끈눈따라보기를 발생시켜야 하기 때문에 신속보기를 억제하는 것은 불가능하다. 따라보기는 상대적으로 느린 불수의적인 공동 안구 운동인데 초당 몇 분에서 약 100° 사이를 포함하며, 지연 시간은 100~150ms로 등속성 운동의 잠재기보다 약 50ms 더 짧다. 따라보기 움직임은 따라서 탄도 등속성 운동의 시작 전에 개시될 수 있다.

매끈눈따라보기 운동은 고정된 시선에서의 작은 이동(drift)을 보완하고 정적인 조건 하에서 고정된 목표물을 일정하게 유지하는 역할을 한다. 목표물이 정지 상태에 있을 때 따라보기는 눈을 고정 상태로 멈추게 한다. 앞서 언급한 것과 같이 눈은 보통 천천히 표적으로부터 벗어나고 어둠 속에서는 그 움직임이 더 빠르고 그 범위도 더 넓다. 따라보기가 천천히 조절됨으로써 이러한 이동을 보완한다.

또한 따라보기는 물체가 움직일 때 안뜰눈반사(vestibo-ocular reflex)와 눈운동반사(optokinetic reflex)를 억제함으로써 동적인 조건 하에서 이미지를 고정시킨다. 객체를 추적할 때 머리 움직임은 일반적으로 안뜰눈반사를 유도하고 눈의 반대 돌림을 유발하여 시선고정을 방해한다. 눈이 목표물을 추적할 때 매끈눈따라보기는 안뜰눈반사와 눈운동반사를 억제하고 시각의 흐름에 대한 인식 또는 3차원 공간 내에서의 상대적인 움직임에 대한 인식을 증가시킨다.

매끈눈따라보기의 조절(Control of smooth pursuit). 따라보기 운동은 닫힘 고리와 이후의 열림 고리 이 두 단계로 설명될 수 있다. 열린 고리는 목표물 획득에 대한 초기 대응으로 설명된다. 따라보기 운동의 초기 구성요소는 자극 속도 및 망막 이미지 위치와 무관하게 눈의 빠른 가속을 생성하고 목표물 획득은 움직이는 물체를 시선에 고정시키는 능력인 고정반사(fixation reflex)를 개시한다. 열린 고리 단계의 종결은 닫힌 고리 단계의 시작과 관련 있는데 시각 되먹임의 연속성과 따라보기 운동의 지속적인 교정이 요구된다.

망막 이미지는 눈이 움직이는 표적을 추적하려고 할 때마다 바뀐다. 보정이 없는 경우 약간 느린 안구 움직임과 표적의 움직임 사이의 지연이 망막 미끄러짐을 발생시켜 시력과 3차원적 인식을 저하시킨다. 수정은 되먹임을 통해 이루어지며, 지연을 보상하기 위해 눈이 더 빨리 움직이도록 지시한다. 닫힌 고리를 구성하는 동안 따라보기는 목표물의 속도와 중심오목으로부터의 망막 이미지의 위치에 맞게 수정된다. 안구 움직임의 속도와 방향은 닫힌 고리 단계를 통해 대상의 움직임과 일치한다.

일단 표적이 고정 시선으로 잠기고 나면, 망막 미끄러짐이 존재하지 않고 눈은 지속적으로 정확하게 표적을 따라간다. 눈이 머리와 함께 표적을 따라가기 때문에 이러한 일이 가능하다. 이러한 따라보기는 중간관자겉질(middle temporal cortex)과 중간위관자겉질(middle superior temporal cortex) 내의 뒤통수엽, 뒤마루엽, 관자엽의 이음부 근방의 줄무늬바깥 뒤통수겉질 내에 존재하는 자기중심적 3차원 지도를 이용한다. 이들 겉질은 다리뇌핵과 연결된다. 다리뇌소뇌 섬유는 소뇌의 타래로 신호를 전달한다. 안뜰핵복합체를 통한 소뇌 출력은 같은쪽 매끈눈따라보기 움직임을 발생시킨다.

눈운동 눈떨림 Optokinetic nystagmus

눈운동 눈떨림은 이 장 후반에 언급할 안뜰 눈떨림과 다른 정상적인 현상이다. 눈운동 눈떨림은 환자에게 움직이는 기차에서 창밖을 보는 특정한 상황에서 볼 수 있는 반사적인 눈움직임으로 만들어진다. 이러한 움직임은 시각 자극을 유도한다. 눈은 물체 또는 특징에 시선을 고정하려고 하기 때문에 목표물과 함께 움직인다. 기차가 계속해서 움직일 때 이미지는 중심오목에서 벗어나 움직이기 때문에 고정된 시선을 수정하기 위해 목표물로 돌아가는 빠른 교정 신속보기가 발생된다. 이러한 눈떨림 유형은 생리학적이다. 눈운동 신경로는 브로드만 18과 19영역, 시각연합 영역에서부터 수평주시의 중추인 다리뇌까지 매끈눈따라보기를 위한 신경로를 공유한다. 이러한 신경로는 본질적으로 정중곁다리그물체-갓돌림핵이다.

신속보기의 빠른 단계는 이마겉질에서 발생된다. 그러므로 교정 신속보기가 비정상이라면 이러한 병변은 대개 이마겉질에 위치한다. 소뇌는 신속보기와 눈운동 억제에 관여하지 않는다. 소뇌는 통제와 조절 그리고 중단 후 신속보기 회복과 관련 있다. 꼭지핵(fastigial nucleus)을 통한 중간소뇌 구역은 수평 신속보기 속도와 정확도를 조절한다. 반면, 수직 신속보기는 중간위치핵(interposed nuclei)을 통해 안쪽 구역에 의해 조절된다.

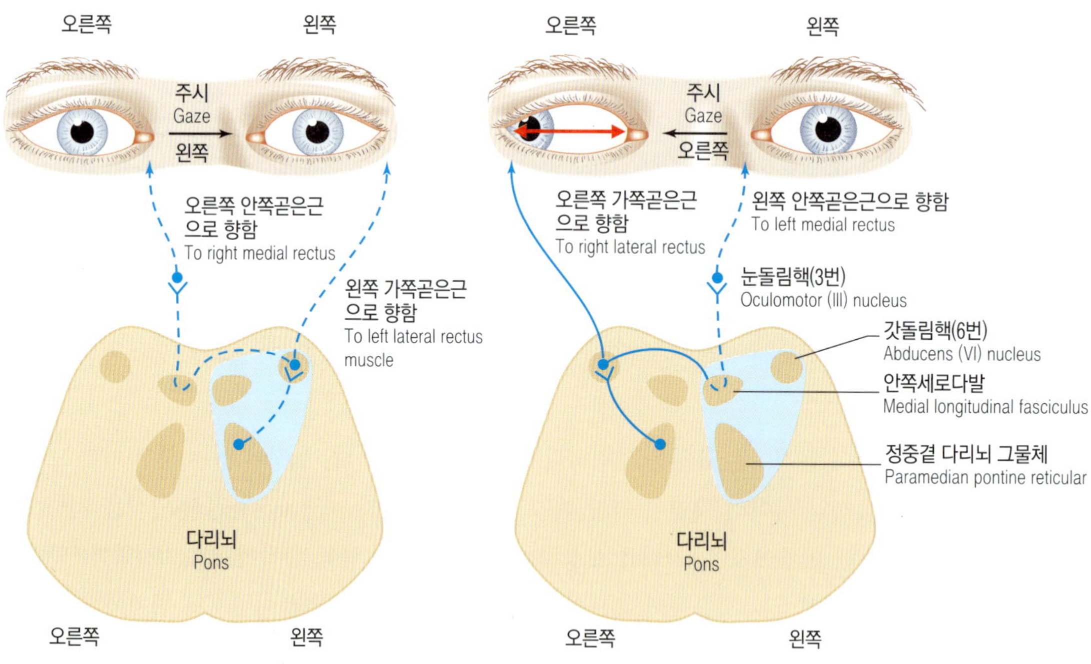

그림 6.35 1과 1/2 증후군

정중곁다리그물체(가쪽 주시 중추), 안쪽세로다발, 때때로 갓돌림신경을 포함한 다리뇌 병변의 결과로 나타난다. 영향을 받는 신경로는 점선으로 표시되어 있다.

A: 병변 쪽으로 시도한 주시인 왼쪽 가쪽 주시 중추는 활성화될 수 없고 눈은 움직이지 않는다. **B:** 병변 쪽으로부터 벗어나서 시도한 주시는 비침범된 오른쪽 가쪽 주시 중추와 갓돌림(6번 뇌신경)핵을 활성화시킨다. 두 개의 화살표로 표시된 눈떨림이 존재하지만 오른쪽 가쪽곧은근이 수축하고 오른쪽 눈이 벌림된다. 안쪽세로다발의 개입은 왼쪽 눈돌림핵(3번 뇌신경)으로의 신경로를 방해하고 왼쪽 눈은 모음을 할 수 없다. 한쪽 방향(병변 쪽)의 완전한 주시 마비와 그와 다른 방향으로(병변에서 멀어짐) 1/2(한쪽) 주시 마비가 존재하기 때문에 이를 1과 1/2 증후군이라고 한다.

주시에 영향을 미치는 병변 Lesions affecting gaze

시각운동계의 손상은 손상된 부분에 따라 다른 결손을 발생시킨다. 이와 관련된 여러 가지 흔한 증상들은 다음과 같다.

이마안구 영역 손상[Frontal eye field(FEF) injury]. 이마안구 영역의 병변은 병변쪽으로 향한 눈의 움직임을 동반한 반대쪽 주시의 마비를 초래할 수 있다. 이는 "올바른 눈(right-way eyes)"이라고 알려져 있다. 겉질성 발작, 시상 출혈 및 정중겉다리그물체 또는 6번 뇌신경 뇌신경핵을 손상시키는 다리뇌와 뒤판 바닥은 병변쪽으로부터 떨어져서 눈이 치우쳐진 "잘못된 눈(wrong-way eyes)"을 초래할 수 있다.

가쪽곧은근 마비(Lateral rectus palsy). 뇌줄기를 통한 경로 또는 가쪽곧은근으로 이어지는 어떠한 경로에서 6번 뇌신경 다발이 손상된다면 같은쪽 눈의 벌림을 불가능하게 한다. 또한 가끔 살짝 안쪽 치우침과 함께 안쪽 사시(internal strabismus, esotropia)가 동반된다. 이러한 결손은 가쪽곧은근 마비라고 불리고 복시를 발생시킨다. 만성 안쪽 사시와 함께 겉질 처리는 보통 한쪽 눈으로부터의 입력을 억제하는데 따라서 환자는 더 이상 복시를 경험하지 않는다.

가쪽주시마비(Lateral gaze palsy). 6번 뇌신경 뇌신경핵의 손상은 운동신경세포와 핵사이신경세포 모두를 훼손시킨다. 이러한 병변은 오름 핵사이신경 섬유의 상실로 인해 같은쪽 벌림을 막고 또한 반대쪽 모음을 제거한다. 이러한 손상은 가쪽주시마비를 일으켜 양쪽 눈이 손상된 6번 뇌신경 뇌신경핵쪽으로 보는 것을 막는다. 가쪽주시마비와 함께 안쪽곧은근과 연결되는 눈운동신경세포의 실질적인 손상이 없기 때문에 눈모음(convergence)과 조절(accommodation)은 보존된다.

신경핵사이 눈근육마비(Internuclear ophthalmoplegia). 신경핵사이 눈근육마비는 안쪽세로다발 한쪽 병변의 결과로 수평눈움직임을 조절하는 신경로의 감각운동 통합을 방해한다. 평가하는 동안 치료사는 환자에게 왼쪽을 보라고 지시한다. 환자의 왼쪽 눈이 벌림을, 오른쪽 눈이 모음을 하는 것은 모두 정상적인 반응이다. 다음 환자에게 오른쪽으로 보라고 지시한다. 오른쪽 눈이 오른쪽을 향해 떨리는 동안 환자의 왼쪽 눈은 정중선에 남아서 정면을 응시한다. 신경핵사이 눈근육마비는 한눈 눈떨림을 발생시키고 오직 벌림 운동을 하는 눈에서만 볼 수 있다. 이는 일반적인 두눈 눈떨림처럼 다른 종류의 눈떨림과 구별된다.

안뜰핵은 감각정보를 수평주시 조절로 통합한다. 손상된 안쪽세로다발쪽에서 반대쪽으로 주시를 시도할 때 3번 뇌신경을 통해 같은쪽 모음을 유도하는 핵사이신경 섬유가 상실되어 같은쪽 눈의 모음은 불가능하다. 목표한 수평주시를 유도하는 반대쪽 갓돌림핵은 정상으로 유지하지만 눈은 불규칙적으로 벌림 운동을 할 수 있다. 안뜰핵에서 안쪽세로다발로 전달된 정상적인 양측 감각 자극은 비동시적으로 벌림하는 눈에서 한눈 눈떨림을 발생시킨다. 안쪽세로다발로 병변과 같은쪽으로의 주시는 그 영향을 받지 않고 눈모음과 조절 또한 영향을 받지 않는다.

1과 1/2 증후군(One-and-a half syndrome). 6번 뇌신경 뇌신경핵과 안쪽세로다발 모두 같은쪽이 손상될 수도 있다(그림 6.35). 이 병변으로 가쪽주시마비와 신경핵사이 눈근육마비가 합쳐져 나타난다. 병변과 같은쪽으로 쳐다보려고 할 때 가쪽주시마비가 나타나고 어떠한 눈도 같은쪽 방향으로 치우칠 수 없다. 주시는 신경핵사이 눈근육마비와 같이 병변으로부터 떨어져서 나타난다. 같은쪽 눈은 반대쪽 눈이 벌림에 눈떨림을 보일 때 모음이 불가능하다. 이러한 장애 상태를 1과 1/2 증후군이라고 한다. 어떤 경우 6번 뇌신경과 안쪽세로다발의 핵의 손상과 함께 얼굴신경의 무릎 또한 손상된다. 이러한 경우 결손은 1과 1/2 증후군과 동일하고 같은쪽 전체 얼굴의 마비가 추가된다. 이를 8과 1/2 증후군이라고 한다. 비록 매우 드물지만 8과 1/2 증후군은 다발성 경화증 환자에게서 종종 볼 수 있다.

수직주시마비(Vertical gaze palsy). 수직주시마비는 입쪽 뇌줄기 그물체의 뇌줄기 수직주시 중추에 의해 조절된다. 배쪽, 안쪽세로다발입쪽사이질핵과 카잘사이질핵은 아래쪽주시를 조절하고, 등쪽으로 뒤맞교차 내의 다크체비츠(Darkschewitz)의 핵은 위쪽주시를 조절한다. 위아래주시를 중개하는 해부학적으로 분리된 영역은 중간뇌 병변의 위치를 찾는데 중요한 임상적인 도구가 된다. 수직주시마비를 발생시키는 흔한 병변 중 하나는 등쪽 중간뇌 증후군 또는 파리노드 증후군으로, 특히 주로 솔방울샘 종양, 허혈성 뇌졸중 또는 다발성경화증에 의해 유발된다. 파리노드 증후군에 나타나는 증상 중에는 위쪽주시의 마비, 아래쪽주시의 보존, 거짓 아가일 로버트슨 동공(증가된 빛의 세기에 대한 대응으로 동공이 잘 수축되지 않지만 조절은 잘 되는 빛근접반사해리), 눈모음-후퇴 눈떨림(retraction nystagmus)이 포함되는데 눈모음-후퇴 눈떨림은 위쪽주시를 시도할 때 눈이 안쪽으로 쏠리고, 궤도에서 후퇴하도록 한다(그림 6.36).

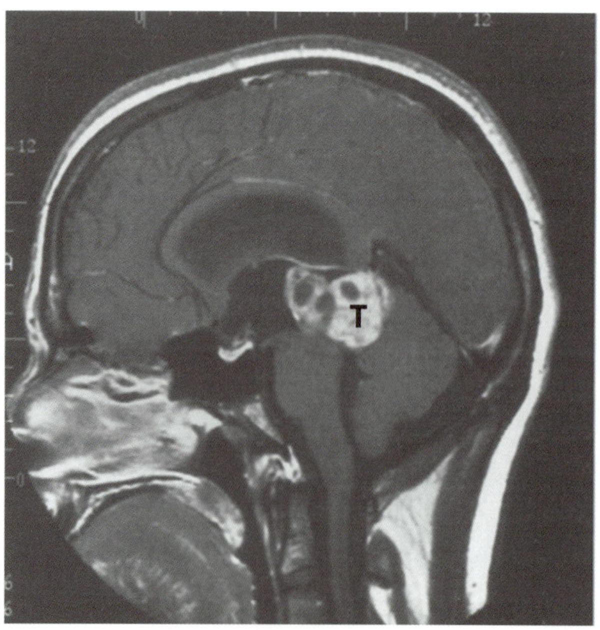

그림 6.36 솔방울샘 종양

정중시상 T1 가중 조영 증강 MRI 영상은 솔방울샘 구역 내 큰 종양(T)을 보여준다. 이러한 종류의 병변은 등쪽 중간뇌 증후군 또는 파리노드 증후군을 발생시킨다.

7번 뇌신경, 얼굴신경 Cranial Nerve VII, Facial Nerve

얼굴신경(7번 뇌신경)의 주요 기능(그림 6.37)은 원시 아가미활의 파생물인 표정근육의 운동에 대한 신경지배를 제공하는 것이다. 거대한 운동신경 가지와 더불어서 7번 뇌신경은 중간신경이라고 불리는 작은 구성요소를 갖는데 이 중간신경은 신경절이전 부교감신경, 맛 그리고 몸감각신경의 작은 분견대(contingent)를 포함한다. 얼굴신경은 뇌줄기 다리뇌숨뇌이음의 소뇌다리뇌각에서 방출된다. 이 신경은 안뜰달팽이신경의 무리를 따라 뒤머리뼈우묵(posterior cranial fossa)을 통과하여 날개뼈를 빠져나가고 바위 관자뼈 안의 속귀길(internal auditory meatus)로 들어간다. 이 긴 신경을 통해 각각 다른 자리에 개별적인 구성요소들이 얼굴신경으로부터 방출된다.

얼굴신경관에서 바위관자뼈를 통과하여 지나갈 때 얼굴신경은 가운데귀로 급격하게 굽어진다. 이 지점에서 신경을 따라 일차 몸감각 신경세포를 포함하는 무릎신경절이 존재한다. 이곳에서 중간신경은 7번 뇌신경의 운동 부분으로부터 가지를 뻗는다. 중간신경은 감각신경세포와 신경절이전 부교감신경 축삭의 중심 축삭을 포함한다. 일반내장날신경 축삭은 갓돌림신경핵에서 바로 가쪽인 꼬리쪽 다리뇌의 위침분비핵 신경세포로부터 파생된다. 신경절이전 부교감신경 축삭은 무릎신경절의 세포에 시냅스되지 않는다. 그 대신 신경절로 지나가고 날개입천장신경절과 입쪽으로 시냅스하기 위해 지나가는 큰바위신경으로 연결된다. 신경절이후 부교감신경 축삭은 눈물샘과 정맥굴, 코안, 입천장, 인두 내 점막샘을 신경지배한다.

얼굴신경은 가운데귀의 살짝 안쪽 모루뼈(incus bone) 쪽으로 또 다시 급하게 꺾어진다. 얼굴신경의 이러한 부분에서 등자근(stapedius)으로 작은 분지가 방출된다. 이러한 신경지배의 손상은 소리에 대한 내성 감소를 나타내는 청각과민(hyperacousis)의 원인으로 여겨진다. 5번 뇌신경에 의해 신경지배를 받는 고막긴장근과 함께 등자근은 모루뼈와 고막의 움직임 감소를 통해 시끄러운 소리를 약화시킨다.

7번 뇌신경의 운동 부분은 숨뇌 경계 근처 다리뇌 꼬리쪽에서 배가쪽으로 특수 내장날신경세포 기둥에 위치한 큰 핵으로부터 발생한다. 이 신경다발은 뒤안쪽으로 통과하고 얼굴신경 무릎처럼 갓돌림신경핵 주위를 돈다. 이 위치에서의 갓돌림신경핵 병변은 가쪽주시마비와 함께 같은쪽 얼굴마비를 일으킬 수도 있다. 안쪽세로다발을 손상시키는 더 큰 병변은 동시 가쪽주시마비, 신경핵사이 눈근육마비 및 말초 얼굴마비 모두를 포함하는 8과 1/2 증후군이라고 하는 질환을 발생시킨다.

운동얼굴신경은 얼굴신경관에서 붓꼭지구멍(stylomastoid foramen)을 통해 얼굴로 방출된다. 이 신경이 방출될 때 뒤귓바퀴근과 뒤통수근을 운동신경지배하는 뒤귓바퀴신경을 내보낸다. 7번 뇌신경은 귀밑샘의 뒤쪽면으로 들어가기 전에 턱두힘살근(digastric muscle)과 붓목뿔근(stylohyoid muscle)의 뒤힘살로 작은 가지를 내보낸다.

귀밑샘에서 운동얼굴신경은 위아래 가지로 나뉜다. 위가지는 일반적으로 표정근육을 지배하는 관자근, 광대근, 볼근 가지처럼 이름 붙여진 영역으로 연결된다. 반면, 아래가지는 아래입술과 넓은목근 주변의 근육을 지배하는 아래턱근과 목근 가지 부분을 분지한다. 붓꼭지근 근처의 운동얼굴신경 병변은 같은쪽 얼굴을 완전히 마비시킬 수 있다. 즉, 각막반사와 눈썹을 올리는 능력 장애를 가져온다. 또한 이러한 마비는 인중을 평편하게 만들고 입꼬리를 내리며 미소를 짓거나 마비된 쪽 치아를 보여줄 수가 없다. 벨마비는 얼굴마비의 가장 흔한 원인이다. 이 마비는 뇌졸중에 의해서가 아니라 헤르페스 바이러스(HSV-

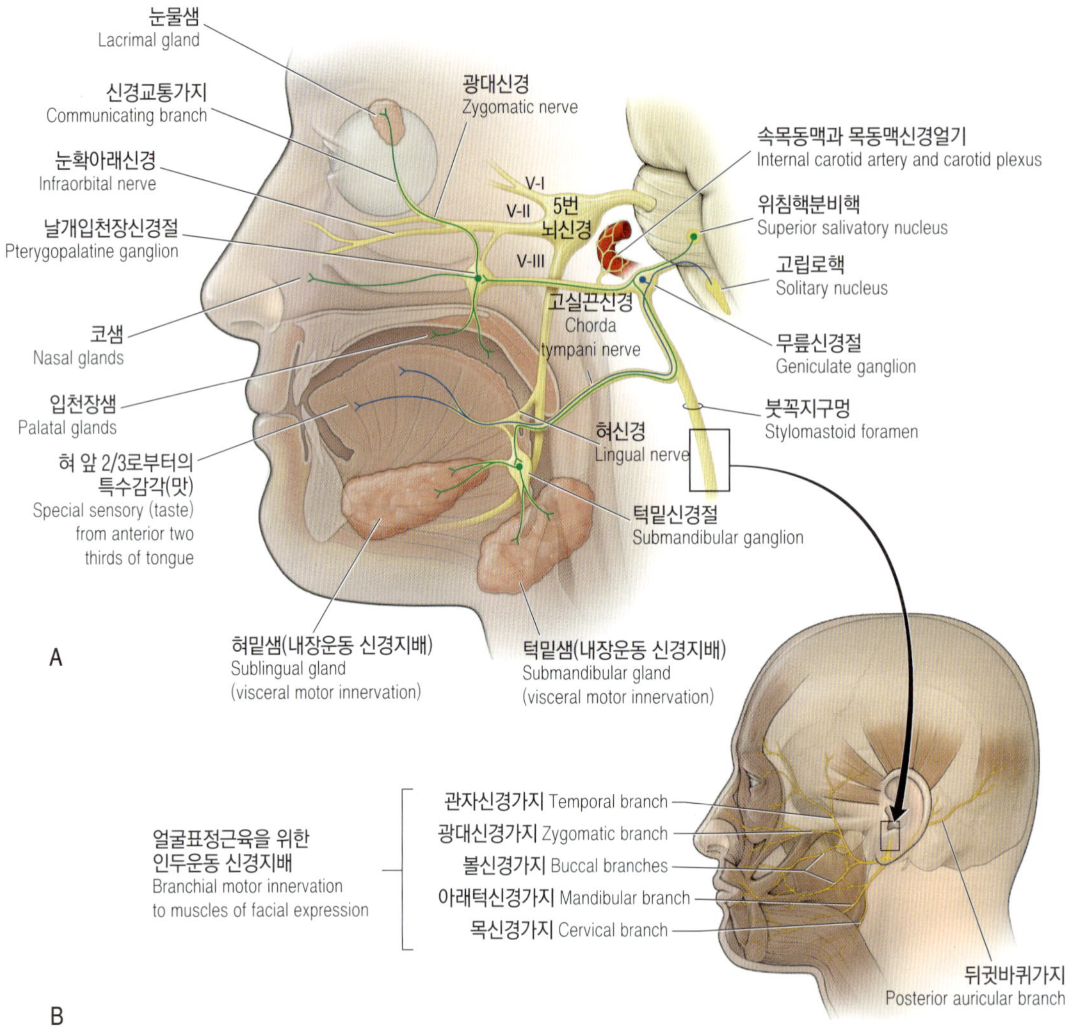

그림 6.37 얼굴신경(7번 뇌신경)의 분포

A: 얼굴신경(7번 뇌신경). **B:** 얼굴표정근육을 위한 인두운동 신경지배

1) 또는 얼굴신경의 또 다른 방해 요소에 의한 것으로 추정된다. 벨 마비는 보통 3주 이내에 치료되거나 코르티코스테로이드를 이용한 치료를 한 경우 회복이 더 빠를 수 있다.

우려해야 할 점은 얼굴운동핵 위의 겉질-바닥핵-시상을 손상시키는 뇌졸중이나 다른 병변이 특징적인 패턴을 보이는 중추 얼굴마비의 원인이 된다는 것이다. 얼굴운동핵은 기능적으로 이마와 눈확 주위 근육을 포함한 윗부분과 뺨과 입의 근육을 포함한 아랫부분으로 나뉘어져 있다. 위쪽 얼굴은 겉질-바닥-시상에 의해 같은쪽 지배를 받고 아래쪽 얼굴은 겉질-바닥-시상에 의해 주로 반대쪽 지배를 받는다. 즉, 얼굴운동핵 위의 겉질-바닥-시상 병변은 오직 반대쪽으로 아래쪽 얼굴만의 마비를 발생시킨다. 각막반사의 결손을 포함하여 이마와 눈확 주변의 움직임이 거의 없고 입꼬리가 내려가고, 인중이 평편해지며, 미소를 지을 수 없거나 침범된 쪽 치아를 보일 수 없는 경우 응급 상황으로 보여진다.

무릎신경절 Geniculate ganglion

무릎신경절은 7번 뇌신경과 관련된 감각신경세포 세포체를 포함한다. 무릎신경절의 몸 들신경 신경세포는 말초 신경섬유를 내보낸다. 이 신경섬유는 바깥귀 부분의 피부와 귀 뒷편의 피부를 지배하고 5번 뇌신경과 함께 바깥귀길을 신경지배하기 위해 뒤귓바퀴신경을 지나간다. 중심 몸 무릎 축삭은 척수삼차신경핵에서 종결된다.

고실끈신경(chorda tympani nerve)은 가운데귀에 있는 7번 뇌신경으로부터 방출된다. 이 신경은 바위고막틀틈새(petrotympanic fissure)를 통해 빠져나오고 관자아래오목으로 내려가는데 그 곳에서 5번 뇌신경의 아래턱 부분으로부터의 혀신경과 만나고 입안으로 이동한다. 이 신경은 맛봉오리의 수용기로부터 고실끈신경으로 이동하고 무릎신경절 내 세포와 시냅스한다. 중추 투사는 중간신경에서 수행되며 고립로핵신경로로 들어가서 고립로핵의 입쪽 부분에서 종결된다. 또한 고실끈신경은 위침분비핵(superior salivatory nucleus)으로부터 신경절이전 부교감신경 축삭을 전달하는데 이 위침분비핵은 혀신경에 붙은 턱밑신경절(submandibular ganglion)을 신경지배한다. 신경절이후 축삭은 턱밑과 혀밑 침샘 모두를 지배한다.

8번 뇌신경, 안뜰달팽이신경 Cranial Nerve VIII, Vestibulocochlear Nerve

안뜰달팽이신경(8번 뇌신경, vestibulocochlear nerve)은 속귀에서 기원한 두 가지의 고도로 특수화된 감각신경로의 정보를 전달한다(그림 6.38). 안뜰분지(vestibular division)는 공간 내에서 머리의 위치를 모니터하고, 달팽이관 부분은 소리 자극에 반응한다. 이 두 부분은 해부학적으로 완전히 다른 구조와 신경로를 가진 분리된 감각계이다. 각 시스템의 감각종말 기관은 속귀의 막미로(membranous labyrinth) 내에 위치한다. 두 시스템에서 변환하는 세포를 털세포(hair cell)라고 하고, 꼭대기면에 튀어나온 고정섬모를 지칭한다. 털세포는 해부학적 구조와 기능면에서 미묘하게 다르지만 이러한 두 시스템 모두 일차 들신경 신경세포 말단에 의해 신경지배된다. 청각 털세포는 달팽이 모양의 달팽이관에서 나선기관(organ of Corti) 내에 위치한다. 안뜰 기능을 위한 털세포는 타원주머니(utricle), 둥근주머니(saccule) 그리고 세 가지의 반고리관에서 찾을 수 있다. 달팽이관과 안뜰기관은 속귀안 뼈미로 내에 위치한다. 뼈미로는 청각과 안뜰 신호를 발생시키기 위한 세포 구조를 포함하는 막미로를 둘러싸고 있다. 관자뼈는 밀집되어 있고 방어적인 바위 부분 내에 위치한다.

두 개의 분리된 신경 부분은 속귀관의 가쪽 부분에서 만나고 대체로 7번 뇌신경과 동반하여 안뜰달팽이신경으로 함께 내려간다. 임상적으로 이 두 신경의 섬유는 이러한 작은 공간 내에서 섞일 수 있고 다시 분리되기 전에 다리뇌숨뇌 경계에서 뇌줄기로 들어간다. 이를 통해 얼굴마비로 인해 예상치 못한 안뜰장애 및 달팽이신경 절제술 후의 지속적인 이명을 설명할 수 있다. 달팽이신경은 입쪽 숨뇌의 달팽이핵에서 종결되고 안뜰신경은 등가쪽 숨뇌와 다리뇌 내의 4개로 구분된 안뜰핵에서 종결된다.

달팽이신경 Cochlear nerve

청각 기능은 30mm 길이의 코일 구조로 된 달팽이관의 나선기관에 위치한 독특한 감각종말 기관의 활성화로 시작된다. 이 청각 신호는 달팽이신경에서 달팽이핵을 통해 몸쪽으로 전달되고 청각로를 통하여 올

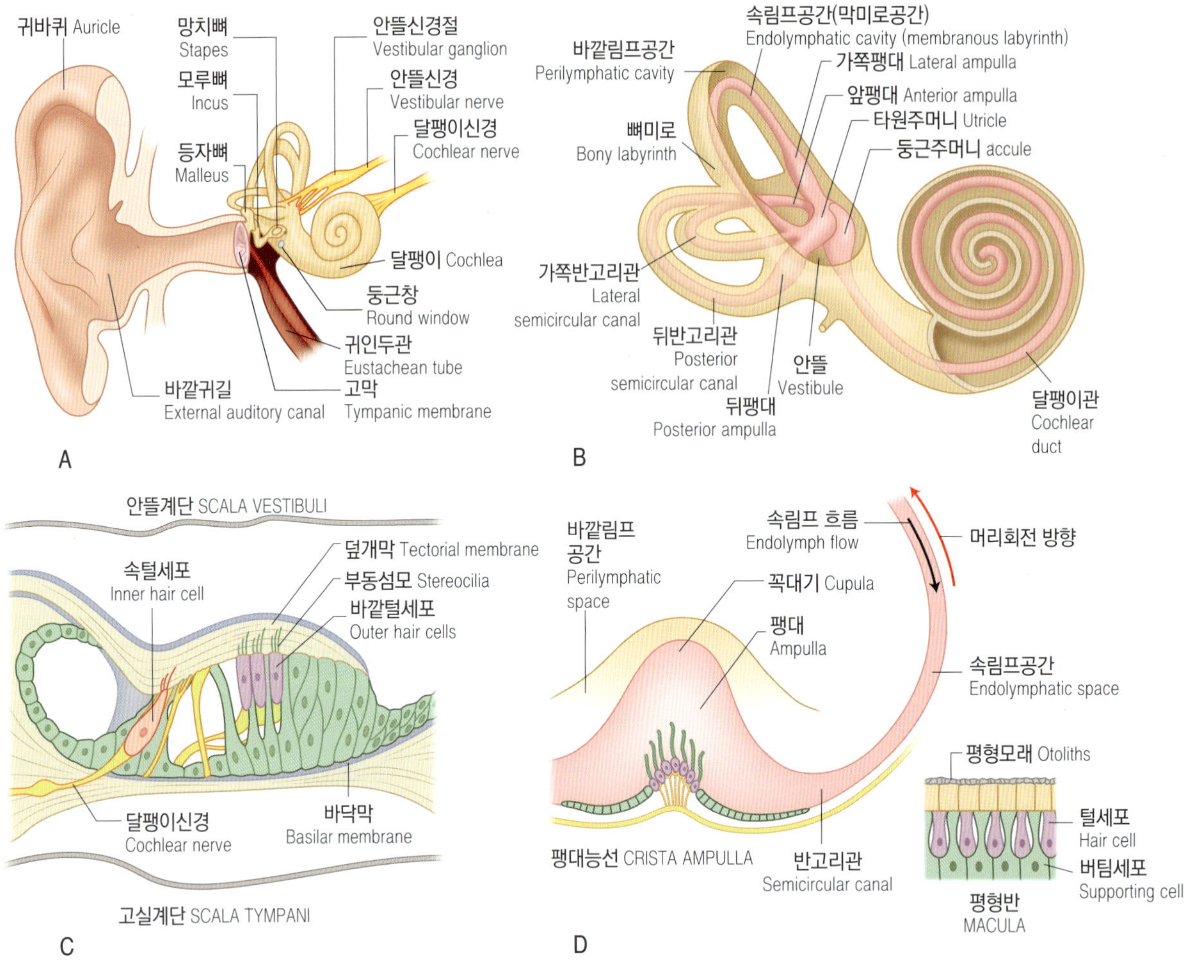

그림 6.38 청각계 및 안뜰계

A: 정면에서 본 오른쪽 귀의 바깥귀와 귀길 그리고 가운데귀와 그의 작은뼈를 보여준다. B: 정면에서 본 오른쪽 속귀의 주요 부분. 바깥림프는 뼈미로 벽과 막미로 사이에 위치한다. 달팽이관 안에서 바깥림프 공간은 두 개의 나선관을 형성한다. 이는 안뜰계단, 고실계단이라고 한다. 속림프는 3개의 반고리관, 타원주머니, 둥근주머니를 포함한 막미로 내에 위치한다. C: 코르티 기관. 청각의 최종 기관으로 한 줄의 속털세포와 세 줄의 바깥털세포로 구성되어 있다. 털세포의 부동섬모는 덮개막 내에 내포되어 있다. D: 반고리관의 특수감각상피인 팽대능선의 모식도, 이 능선은 머리가 회전하는 동안 속림프의 이동을 감지한다. 머리회전의 방향은 큰 화살표로 표시되어 있고 속림프 흐름은 작은 화살표로 표시되어 있다. 평형반은 타원주머니와 둥근주머니 내의 감각상피의 장소이다. 털세포의 끝이 평형모래(석회 물질)에 닿아 있음을 주목한다. 평형모래는 팽대라고 하는 젤라틴성 덩어리 안에 내포되어 있다.

라간다. 또한 청각 신호는 소리를 국소화하고 전후 사정에 맞는 처리를 위해 여러 핵과 청각 겉질을 신경지배하며, 여러 곳에서 교차한다.

청각을 위한 말초수용기(Peripheral receptors for hearing). 일련의 특정 해부학적 구조는 고막(tympanic membrane)에서부터 음파를 중간귀를 통해 속귀의 나선기관의 털세포로 전달한다. 음파는 바깥귀길 내 공기압을 변화시키고 고막에 떨림을 만든다. 가운데귀 안의 뼈인 망치뼈(malleus), 모루뼈(incus), 등자뼈(stapes, 인체 내에 가장 작은 뼈)는 가운데귀의 공간을 거쳐서 고막의 떨림을 전달한다. 등자뼈의 먼쪽 말단에 위치한 등자뼈바닥은 속귀 내 달팽이관의 타원창(oval window)으로 들어간다. 등자뼈의 떨림은 마치 피스톤처럼 타원창(oval window) 안팎으로 등자뼈바닥(stapes footplate)을 밀어내고 안뜰 내 액체에 파동을 만들어내는 압력의 변화를 발생시킨다.

뼈미로 안에는 달팽이관과 추후에 설명할 5개의 안뜰 감각기관이 포함되어 있는 막이 존재한다. 막미로는 속림프(endolymph)로 가득 차 있다. 속림프는 이온 성분의 세포내액과 유사한 세포외액이다. 속림프로 가득 찬 세 구획은 달팽이관 속을 휘감는다. 이 세 구획은 안뜰계단(scala vestibuli), 중간계단(scala media), 고실계단(scala tympani)으로 구성된다. 달팽이 기관의 중간 부분인 나선기관은 중간계단에 위치한다. 세포외핵, 뇌척수액과 유사한 액체인 바깥림프(perilymph)는 막미로와 관자뼈 사이의 공간을 채운다.

타원창에 있는 등자뼈 바닥의 피스톤 운동은 달팽이관 구획 속 속림프에 파동을 만들어낸다. 나선기관은 여러 부분으로 구성되어 있다. 이러한 부분은 주파수대응(tone-specific 또는 tonotopic) 청각수용기를 활성화시키는 다양한 파장과 진폭에 대한 음파를 통해 발생되는 유체 파동의 시스템을 형성한다(그림

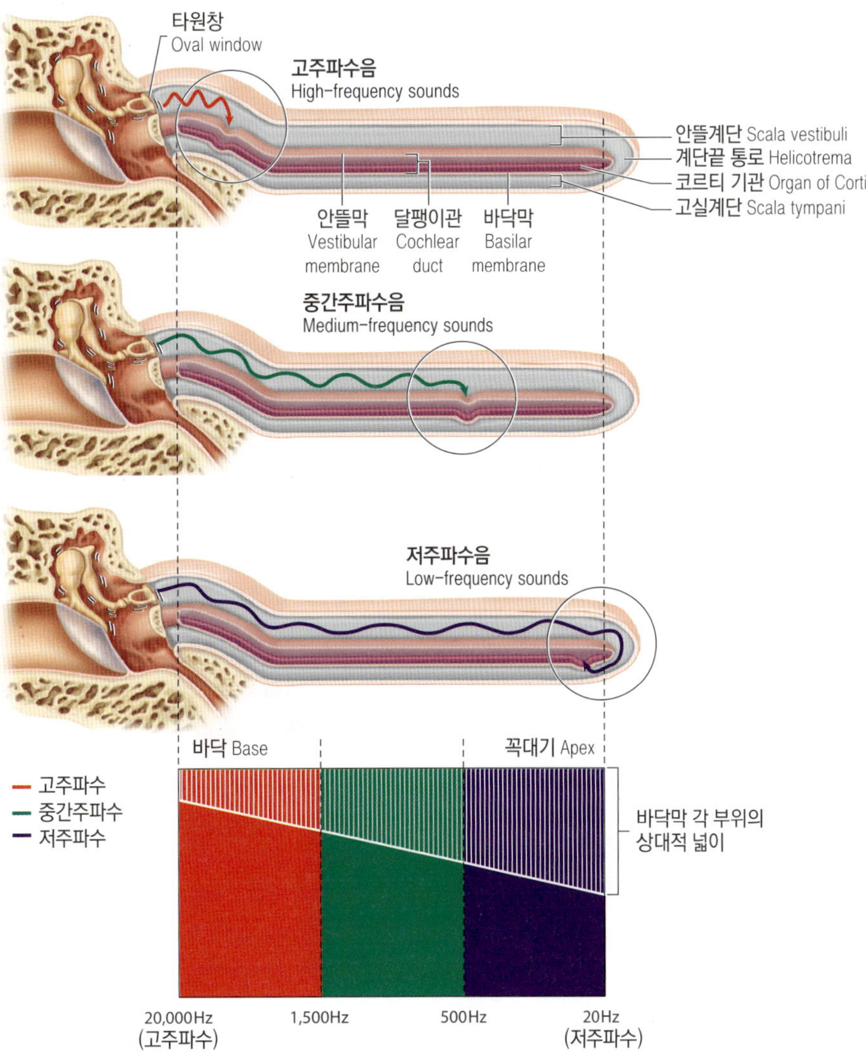

그림 6.39 달팽이관 내 음파의 해석
나선형인 달팽이관을 직선으로 표현하였다.

6.39). 이러한 유체의 진행파(traveling wave)는 중간계단의 바닥에 있는 바닥막을 진동시킨다. 고실계단은 털세포를 포함한다. 바닥막 위로 중간계단의 벽에 고정되어 있는 덮개막(tectorial membrane)은 중간계단 속림프 속으로 빠져나온다.

덮개막은 젤리와 같은 구조로 되어 있는데 털세포의 고정섬모(stereocilia)가 그 속에 내장되어 있다. 덮개막은 바닥막보다 덜 유연해서 유체의 파동이 바닥막을 진동시키면 막들 사이의 움직임의 차이가 털세포의 전단(shearing)을 초래하고 세포를 탈분극시킨다. 나선기관에서의 털세포 주파수 배열(tonotopic organization)은 매우 특별한데 달팽이관 바닥 근처에 위치하여 고주파에 민감한 수용기와 꼭대기 근처에 위치한 저주파에 민감한 수용기 모두를 동반한다. 관자엽의 일차청각겉질 역시 주파수 배열이다.

고주파음은 바닥막에 진동을 발생시켜 달팽이관 바닥 부근에서 최대 진폭을 동반한다. 이 소리는 바닥 털세포를 우선적으로 활성화시킨다. 소리의 주파수가 감소함에 따라 바닥막 내 파동의 최대 진폭 위치는 점차 달팽이관 꼭대기 쪽으로 이동한다. 이를 통해 달팽이관 꼭대기에 위치한 털세포의 저주파가 우선적으로 활성화된다. 비록 바닥막의 기전이 털세포의 청각 조율과 나선기관의 주파수 배열에 대한 핵심 요소이지만 다른 요인들 역시 중요한 역할을 한다. 예를 들어, 털 다발의 길이는 달팽이관 내의 위치에 따라 다르다. 이 다발은 작은 소리굽쇠(tuning fork)의 역할을 한다. 달팽이관 바닥에 있는 털세포가 위치한 짧은 다발은 고주파에 조율되고 반면에 꼭대기에 있는 털세포가 위치한 긴 다발은 저주파에 조율된다.

달팽이핵과 신경로(Cochlear nuclei and pathways). 나선기관은 털세포의 탈분극을 통해 소리를 신경신호로 변환시킨다. 각각의 털세포는 달팽이관 내 나선신경절의 일차 들신경 세포 섬유에 의해 신경지배된다. 이 세포들의 중심 축삭이 달팽이신경을 구성한다. 이 축삭은 달팽이관을 빠져나와 속귀길(ineternal auditory canal)을 통해 빠져나간다. 속귀길은 얼굴신경, 안뜰신경, 달팽이신경, 안뜰신경절, 미로동맥을 포함하는 관자뼈 내의 10~17mm로 긴 뼛길이다.

속귀길에서 빠져나오면 달팽이신경은 뇌줄기로 들어가고 배쪽핵과 등쪽핵으로 구성된 달팽이핵과 시냅스한다(그림 6.40). 숨뇌 입쪽에 위치한 달팽이핵은 주파수 배열이며 배쪽과 등쪽핵은 서로 다른 기능을 가진다. 배쪽달팽이핵(ventral cochlear nucleus)은 수평적 음위치 파악에 매우 중요하며, 위올리브핵복합체(superior olivary complex)로 양방향 투사된다. 뒤달팽이핵은 수직적 음위치 파악과 복잡한 음을 분석하는데 중요하다고 여겨진다. 등쪽핵은 아래둔덕 반대쪽에 직접 투사되며 위올리브핵복합체로 우회한다.

달팽이핵은 같은쪽 귀에 난청이 발생될 수 있는 병변에서 가장 중요한 역할을 한다. 이러한 현상은 달팽이핵이 같은쪽 귀에만 투사되기 때문이다. 다른 중추 청각핵의 질병은 난청을 발생시키지 않고, 오히려 반대쪽이 더 우세한 부분적 청각소실을 발생시킨다. 왜냐하면 이차 축삭이 교차되고 중추신경로에 따라 각각의 장소에서 양쪽 귀(binaural)로부터 청각 입력 정보가 모이기 때문이다. 앞아래소뇌동맥은 달팽이핵에 혈액을 공급하며, 동맥의 한쪽 폐쇄는 한쪽 귀의 난청을 일으킬 수 있다. 달팽이핵의 이차 축삭에서 분리된 신경로는 뇌줄기를 통해 올라간다. 배쪽달팽이핵으로부터 유래된 앞청각섬유줄(ventral acoustic stria)에서 대부분의 신경섬유는 위올리브핵복합체를 신경지배하기 위해 올라간다. 뒤달팽이핵으로부터의 뒤청각섬유줄(dorsal acoustic stria)은 청각계의 주요 오름 섬유 신경로인 가쪽섬유띠에 관여하기 위

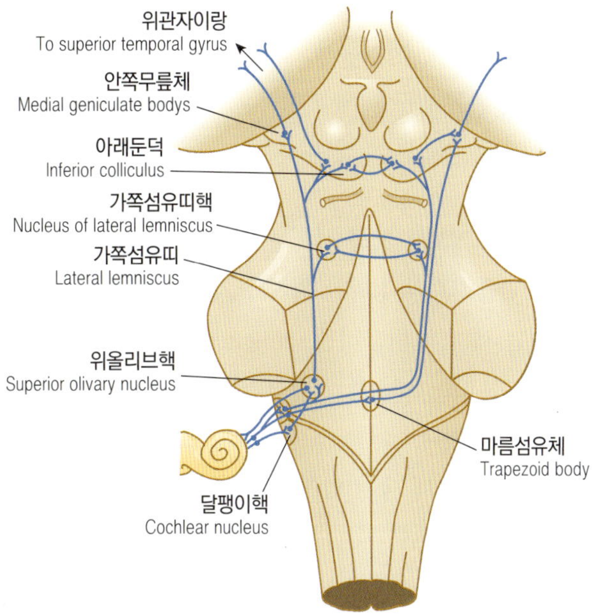

그림 6.40 달뇌줄기의 등쪽 측면에 겹쳐진 주요 청각신경로의 모식도

해 대부분 같은쪽으로 올라간다. 달팽이핵 위쪽의 모든 핵들은 양쪽 귀의 입력을 전달받고 처리한다.

섬세한 기전(elegant mechamism)은 올리브핵 내에 존재하는데 3차원 공간에서 두 귀의 소리를 통합하여 소리를 정확하게 국소화한다. 어떠한 소리가 들리면 소리의 출처가 가장 가까운 달팽이핵이 먼저 활성화되고 반대쪽 청각 신경세포의 활성화 지연이 발생하기 때문에 이를 양귀간 도달지연이라고 부른다. 이 지연은 달팽이핵 근처의 음파가 그 반대쪽 달팽이핵에서 보다 높은 강도를 갖는 것을 의미한다. 가까운 달팽이관에서 입력은 위올리브핵에 도착하고 위올리브핵 내 강도-조절 세포의 활동을 개시한다. 나중에 도착한 입력 또한 위올리브핵의 세포를 활성화시킨다. 이 활동은 핵을 통해 전파되며 두 입력 모두가 동일한 세포에 모이면 해당 세포의 활성화는 최대가 된다. 세포는 정밀한 3차원 공간에서 위올리브핵에 통합된다. 청각상실은 공간 내 소리의 위치를 파악하는 능력을 손상시킨다. 넓은 교실에서 교수님에게 질문을 한다고 상상해보자. 이 교수님은 젊은 시절 상당히 시끄러운 록 콘서트에 자주 다녀서 소리의 위치를 찾는 능력에 손상을 입었다. 위올리브핵에 도착하는 소리 강도의 차이를 처리하는 능력에 장애가 있기 때문에, 그 교수님은 교실을 두리번거리면서 질문한 학생을 찾으려고 애쓸 것이다. 당신은 손을 흔들어서 관심을 끌려고 할 것이고 그 교수님은 비로소 안심하게 된다.

가쪽섬유띠(lateral lemniscus)는 청각 신호를 중간뇌 덮개의 등쪽 표면에 위치한 아래둔덕으로 전달한다. 아래둔덕은 가쪽섬유띠와 시냅스하는 대부분의 오름신경 섬유가 위치한 청각전달핵이다. 아래둔덕에서 시상에 위치한 안쪽무릎핵으로 투사된다. 안쪽무릎핵은 위관자이랑 위쪽 표면의 가로관자이랑 [transverse temporal gyrus (헤실이랑, Heschl's gyrus)] 내의 일차청각겉질로 청각정보를 전달한다. 겉질밑 청각핵에서 볼 수 있듯이 일차청각겉질은 주파수 배열을 하고 있다. 고차원청각 영역은 일차 영역을 둘러싸고 있다. 고차원 영역으로부터 나오는 신경섬유는 뒤쪽 마루겉질과 소리 위치화를 처리하는 등가쪽 이마앞 겉질의 목표물로 투사된다. 언어를 포함하여 복잡한 소리를 처리하는데 중요한 또 다른 투사는 배쪽과 안쪽 이마앞 겉질에서 종결된다. 언어를 해석하는데 중요한 역할을 하는 베르니케영역(브로드만 22영역)은 헤실이랑의 바로 뒤편 왼쪽 반구 내에 위치하는 고차원의 청각겉질의 한 부분이다.

안뜰신경 Vestibular nerve

안뜰계는 공간 안에서 머리의 위치 정보를 제공한다. 이러한 정보는 다섯 가지의 안뜰기관에 위치한 안뜰 털세포의 활성화를 통해 각각 안뜰기관의 정확한 위치를 지속적으로 파악한다. 다섯 가지의 안뜰기관은 각각 속도에 대한 신호를 보내는 세 개의 반고리관(semicircular canals), 선형가속도에 대한 신호를 보내는 타원주머니(utricle), 둥근주머니(saccule)를 포함한다(그림 6.41). 머리 움직임은 안뜰신경절에 위치한 두극신경세포의 종말을 탈분극시킨다.

안뜰신경은 뇌줄기로 정보를 보내는데 숨뇌 입쪽과 다리뇌 꼬리쪽의 넷째뇌실 바닥 아래에 위치한 네 개로 분리된 안뜰핵에 연결된다. 일부 안뜰 축삭은 소뇌로 바로 연결되며 눈, 팔다리, 몸통 움직임을 조

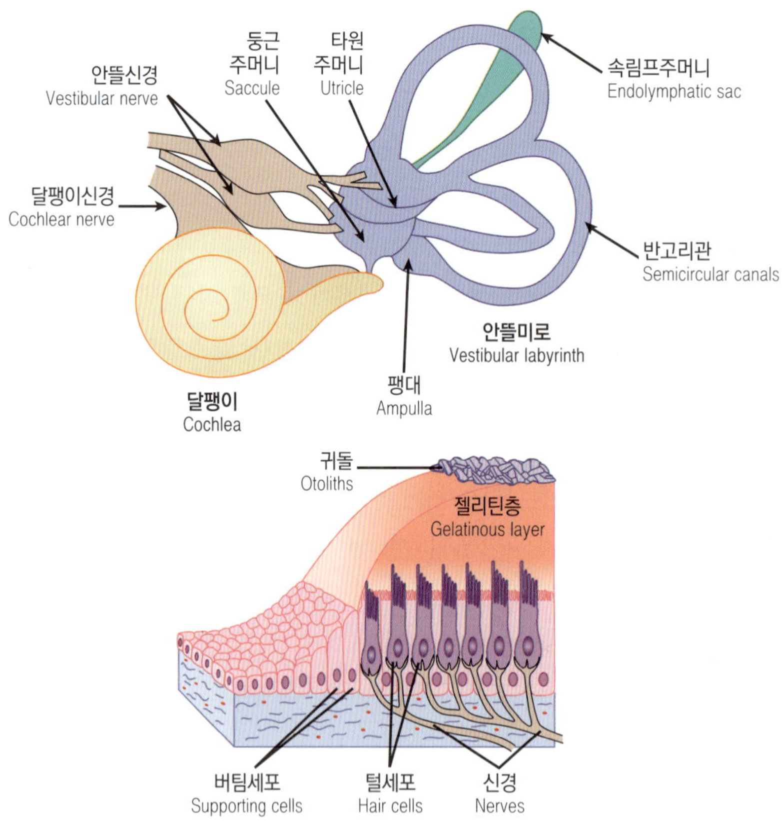

그림 6.41

속귀의 막미로는 세 가지 구성요소를 가지고 있는데, 이는 반고리관, 달팽이관 및 귀돌기관이다. 반고리관의 털세포는 젤라틴 모양 지붕의 편향을 감지하여 감각속도를 감지한다. 달팽이관 털세포는 코르티 기관의 바닥막을 따라 나선형을 그린다. 공기전파음은 가운데귀의 뼈를 통해 달팽이관으로 전달되어 고막을 움직이게 한다. 그리고 그 막은 아래 위로 굽어 있다. 코르티 기관의 털세포는 전단 운동에 의해 자극되고, 귀돌기관(둥근주머니, 타원주머니)은 수직과 수평면의 선형가속도에 민감하다. 털세포는 평형모래막에 부착되어 있다. 달팽이관 털세포로부터의 정보는 청각신경(8번 뇌신경)의 달팽이 분지에 의해 전달된다. 반고리관과 귀돌기관의 털세포로부터의 정보는 청각신경의 안뜰 부분에 의해 전달된다.

절하는 소뇌와 안뜰계 사이의 특수한 관계 때문에 이들 축삭은 소뇌로 접근할 수 있는 특권을 가진 유일한 일차 감각신경세포가 된다.

머리와 눈의 협응은 머리가 움직이는 동안 안정적인 보기를 위해 가장 좋은 시야 영역에서 원하는 이미지 유지를 위한 주시를 가능하게 한다. 이러한 능력은 안뜰과 시각운동 신경로 사이의 뚜렷한 상호작용을 필요로 한다. 그뿐만 아니라 목의 고유수용감각의 오름 감각 되먹임, 목의 근육조직의 내림 운동신경로, 이 모든 것은 뇌줄기, 사이뇌, 바닥핵, 겉질을 통해 복잡한 네트워크로 협응한다. 안뜰계 기능 유지는 몸 전체와 관련 있다. 목, 몸통, 팔다리의 내림로를 통해 균형을 유지하고 자세를 변경하는데 이때 혈압도 조절한다.

위치감각을 위한 안뜰수용기(Vestibular receptors for position sense). 신경상피인 털세포는 속귀길의 안뜰(스카파의)신경절에 위치한 두극 일차 안뜰신경세포 종말에 의해 신경지배를 받는 안뜰신호 변환기이다. 이전에 언급한 것처럼 얼굴신경, 청각신경 그리고 안뜰신경 사이의 밀접한 관계 때문에 하나의 신경 손상이 다른 신경에 영향을 미칠 수 있다. 스카파의 신경절로부터 신경은 넷째뇌실 바닥 부근의 다리뇌숨뇌이음에 위치한 뇌줄기로 들어간다. 들신경 일부는 소뇌와 연결되고, 나머지는 네 가지의 안뜰핵(위, 아래, 안쪽, 가쪽)과 연결된다.

각각의 털세포는 50~100개의 부동섬모와 하나의 길고 두꺼운 운동섬모(kinocilium)를 가지고, 안뜰기관과 관련된 안뜰미로(vestibular labyrinth)에 분포한다. 반고리관의 바닥부에 있는 팽대부(ampullae , dilatation) 안 털세포의 부동섬모와 운동섬모는 꼭대기라고 불리는 젤라틴성 덩어리 위쪽으로 튀어 나와 있다. 유사하게 털세포는 둥근주머니와 타원주머니 안의 체판이라고 불리는 바닥 내에 분포한다. 부동섬모와 운동섬모는 평형모래막이라고 하는 젤리 같은 덩어리 속으로 확장된다. 젤라틴성 평형모래막의 표면은 귀돌(otoliths, otoconia)이라고 불리는 작은 칼슘 결정체 크리스탈로 이루어져 있다. 둥근주머니와 타원주머니는 귀돌기관(otolith organ)이라고도 불린다.

반고리관과 둥근주머니, 타원주머니는 속림프액이 들어 있는 막미로에 둘러싸여 있다. 세 개의 반고리관은 직각으로 배열되어 있다. 반고리관은 반대편 미로의 반고리관과 짝을 이루며, 특정 움직임에 반응한다. 둥근주머니는 거의 수직으로 타원주머니는 수평으로 서로 직각으로 분포되어 있다. 이들 주머니는 머리의 선형가속과 중력을 감지한다.

머리가 움직이는 동안 반고리관에서 속림프의 흐름에 대한 반응은 관성 때문에 지연되는데, 이 관성은 꼭대기의 젤라틴성 덩어리에 의해 발생되는 저항으로 증가된다. 꼭대기에 내장된 부동섬모와 운동섬모의 방향 전환으로 안뜰 들신경 신경세포로 움직임을 변환시킨다.

다섯 개의 모든 안뜰기관의 털세포를 신경지배하는 안뜰들신경은 초당 70~100의 비율로 휴식 발화(resting firing)를 갖는다. 운동섬모쪽으로의 털의 기울어짐은 안뜰 신경세포를 탈분극(흥분)시킨다. 반대로 기울어짐에서 멀어지면 들신경을 과분극(억제)시킨다. 따라서 머리의 위치에 따른 변화는 안뜰 신경세포를 즉각적으로 부호화시킨다(그림 6.42).

이러한 과정은 안정적인 주시와 몸바로잡기반사(trunk-righting reflex)를 유지하기 위한 반사적인 자세 조절에 필요한 들신경 입력의 빠른 처리를 가능하게 한다. 머리가 각돌림운동을 하는 동안 같은쪽 안

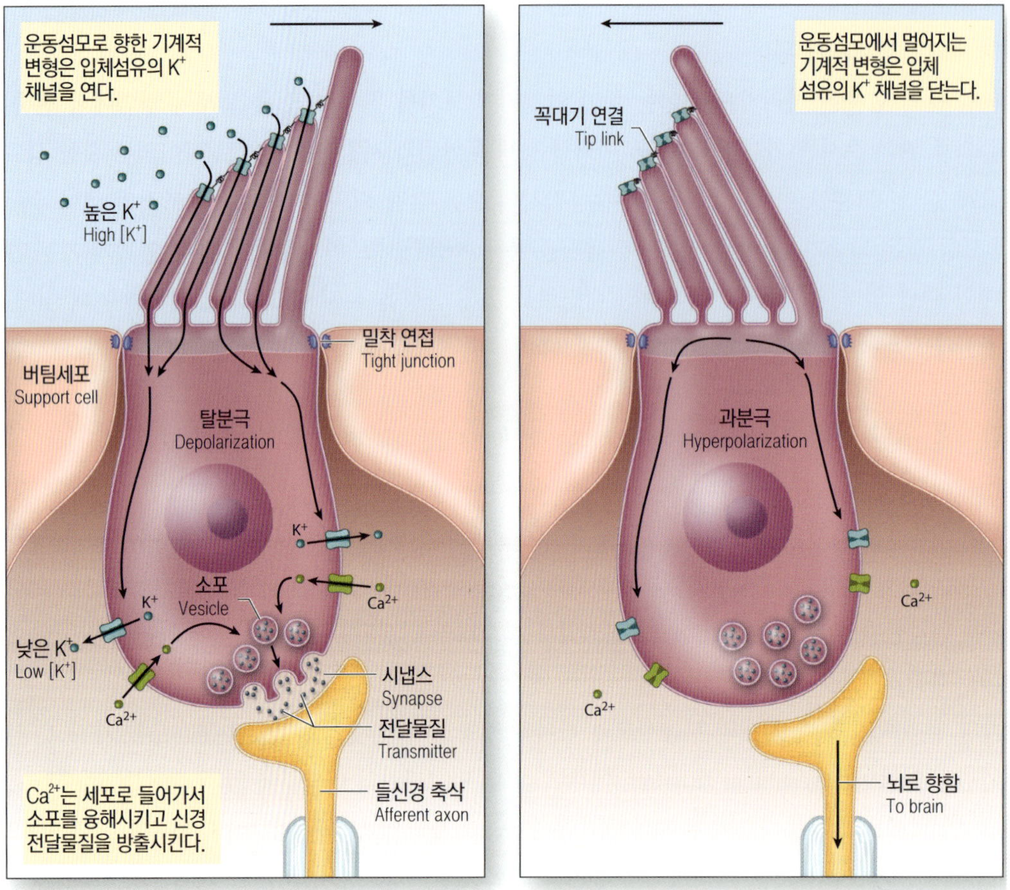

그림 6.42 안뜰들신경

털세포의 부동섬모와 운동섬모의 방향에 대한 기계적 변형. **A**: 운동섬모 쪽으로 향하는 굽힘은 K+ 채널을 활성화시키며 시냅스에 대해 탈분극한다. **B**: 운동섬모의 반대쪽 굽힘은 시냅스를 과분극시킨다.

뜰들신경의 흥분은 초당 400 스파이크 이상으로 발화율을 높일 수 있다. 반대쪽 들신경의 억제는 머리 움직임의 활동과 비활동에 대한 차이를 증가시킨다. 머리 움직임이 멈추면 털세포는 자신의 원래 위치로 돌아오고 발화율의 기준치도 회복된다.

안뜰핵과 신경로(Vestibular nuclei and pathway). 안쪽핵과 아래쪽 안뜰핵은 숨뇌 입쪽에 서로 가깝게 위치한다. 이보다 더 작은 가쪽핵과 위쪽핵은 다리뇌에 위치해 있다. 네 개의 안뜰핵은 오름과 내림신경로를 이루고 바깥눈핵을 포함한 뇌줄기핵 및 소뇌로 투사를 보내고 척수 아래로 내려간다(그림 6.43).

가쪽과 안쪽 안뜰신경로는 안뜰 정보를 척수 꼬리쪽으로 보낸다. 오름신경로는 일차적으로 안쪽세로다발을 지나간다. 하지만 청각과 몸감각계와 다르게 오름 안뜰 투사를 통해 이동하는 단일 신경로는 존재하지 않는다. 일부 섬유는 안쪽세로다발, 가쪽섬유띠로 이동하고 그 외의 섬유는 뇌줄기 백색질로 퍼져 있다.

안쪽안뜰핵은 안쪽세로다발로 이동하는 오름신경과 내림신경 섬유를 방출한다. 축삭은 목과 어깨 근

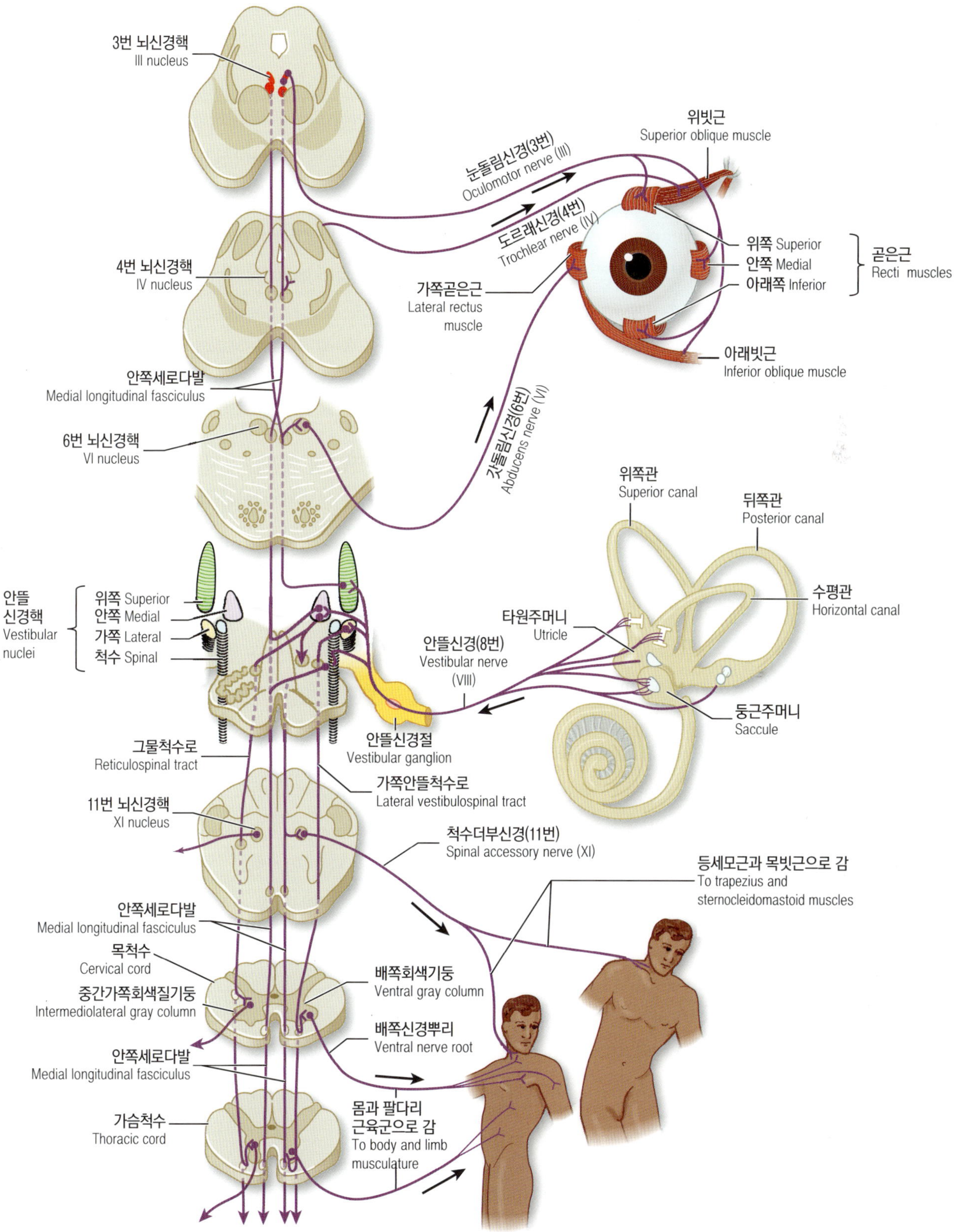

그림 6.43 안뜰핵과 회로

안뜰눈반사, 안뜰목반사, 안뜰척수반사를 위한 안뜰핵과 안뜰반사로육을 조절하여 머리 위치를 조절하는 안쪽안뜰척수로를 경유하여 목척수와 위쪽 가슴척수 양쪽으로 내려가고, 오름신경섬유는 위와 아래 안뜰핵에서 안쪽세로다발로 주행하여 세 개의 모든 바깥눈근육 운동핵에 양쪽으로 투사된다.

가쪽안뜰핵은 가쪽 안뜰신경로를 형성한다. 신경섬유는 아래안뜰핵을 통해 내려가고 몸통과 팔다리 근육 반사와 자세 조절을 조정하는 모든 척수 수준의 앞뿔 세포와 같은쪽 척수사이신경세포에서 종결된다.

머리를 돌리는 쪽 위안뜰핵의 세포가 흥분한다. 위안뜰핵세포의 신경섬유는 교차하여 반대쪽 정중곁다리그물체-갓돌림핵[paramedian pontine reticular formation (PPRF)-abducens nucleus]으로 올라간다. 이러한 회로는 활성화된 안뜰핵 반대쪽의 공동주시(conjugate gaze)에 영향을 준다. 따라서 머리를 왼쪽으로 돌리면 오른쪽으로 주시하게 된다.

급하게 몸을 일으킬 때 혈액은 중력을 이겨내며 흘러야 한다. 뇌에 충분한 혈류를 유지하는 것은 압력반사 반응(pressor reflex response)에 의해 이루어진다. 안쪽안뜰핵과 아래안뜰핵은 자세변화로 발생한 요구에 대한 내장, 근육, 피부, 안뜰기관, 시각으로부터의 감각입력을 조절한다. 이러한 감각 통합은 심박동수와 내장 민무늬근을 변화시키는데 자세가 변하는 동안 안정적인 혈압을 유지하기 위해 자율신경계에 영향을 준다. 강압제 또는 이뇨제와 같은 특정 약을 복용하거나 기립성 저혈압(자세적 저혈압)과 같이 부적절한 반응을 보일 때 실신이 유발될 수 있다.

반사고리(Reflex loop). 일련의 안뜰계와 관련된 반사고리는 움직임 중에 머리, 몸통, 눈 정렬을 유지시킨다. 이러한 반사고리로는 안뜰눈반사(vestibulo-ocular reflex), 안뜰척수반사(vestibulospinal reflexes)와 안뜰목반사(vestibulocollic reflex)가 있다.

안뜰눈반사(Vestibulo-ocular reflex, VOR). 안뜰눈반사는 머리나 몸이 움직이는 동안 어떠한 이미지를 안정적으로 주시하기 위해 눈움직임을 조절하고 위치감각에 따라 움직임 속도를 해석한다. 안뜰눈반사의 기전은 머리의 움직임에서부터 시작한다. 반고리관은 짝을 이루어 어떤 방향으로 움직여도 머리가 회전하는 쪽의 안뜰 신경세포를 탈분극(흥분)시키고 반대쪽 신경세포를 억제한다. 탈분극된 신경절세포로부터의 중심으로 투사는 같은쪽 안뜰핵을 자극한다. 안뜰핵들로부터의 평행 출력(특히 안쪽과 가쪽안뜰핵으로부터), 반대쪽 핵 억제와의 조합은 머리 움직임과 반대쪽으로 두 눈의 주시 협응을 조절한다. 안뜰핵에서 안쪽세로다발로 축삭을 내보내어 같은쪽 눈의 안쪽곧은근을 신경지배하는 같은쪽 눈운동핵세포로 올라간다. 동시에 안뜰핵으로부터의 정보는 반대쪽 정중곁다리그물체-갓돌림핵으로 투사되고 운동신경세포와 사이핵신경세포 모두를 신경지배한다. 이들 운동신경세포는 반대쪽 눈 가쪽곧은근의 수축과 벌림을 유도한다. 따라서 두 눈의 주시는 머리 움직임의 반대로 향한다. 사이핵신경세포의 축삭은 교차하고 같은쪽 안쪽곧은근의 수축과 모음을 유도하는 눈운동신경세포를 신경지배한다. 반대쪽 안뜰핵의 억제는 대항근(antaginist)의 수축을 막는 역할을 하고 머리회전과 같은 방향으로 주시가 유도되는 활동을 방지한다.

안뜰미로의 세 가지 반고리관의 직각 방향 방위는 머리의 위치에 대한 3차원 해상도를 향상시킨다. 각 반고리관은 반대쪽 미로와 짝을 이룬다. 짝을 이룬 수평반고리관은 수평적 머리 움직임으로 인해 활성화

표 6.5 반고리관의 물리적 활성

반고리관	흥분	억제
수평	같은쪽 안쪽곧은근 반대쪽 가쪽곧은근	같은쪽 가쪽곧은근 반대쪽 안쪽곧은근
앞쪽(위쪽)	같은쪽 위곧은근 반대쪽 아래빗근	같은쪽 아래곧은근 반대쪽 위빗근
뒤쪽(아래쪽)	같은쪽 위빗근 반대쪽 아래곧은근	같은쪽 아래빗근 반대쪽 위곧은근

된다. 앞쪽반고리관은 앞으로 머리가 기울어질 때, 아래쪽(뒤쪽)반고리관은 머리가 뒤로 기울어질 때 활성화된다. 하지만 모든 미로가 약 45° 시상면에서 벗어나 있기 때문에 오른쪽 앞쪽관은 왼쪽 아래쪽 관과 짝을 이루고 그 반대도 동일하며 머리의 각운동을 감지한다. 머리의 회전 및 각운동에 대한 안뜰과의 상호관계가 복잡한 것은 필연적이다. 바깥눈근육들은 같은 지각면에서 우선적으로 눈을 움직이는 대항근의 쌍으로 붙어 있다. 안뜰계의 활성화 패턴은 예측 가능한 방향으로 눈의 움직임을 지시한다. 예를 들어, 뒤쪽반고리관의 양쪽 자극이 동반되면 아래곧은근과 위빗근을 흥분시키고 아래빗근은 억제시키기 때문에 안구 움직임은 대각선 아래로 향하게 된다. 반대쪽 안쪽곧은근과 같은쪽 가쪽곧은근은 각각의 활성화로 인해 효과적으로 억제된다(표 6.5).

이러한 안뜰눈반사는 자발적인 눈움직임보다 훨씬 빠르다. 안뜰눈반사(VOR)가 제공하는 적극적인 안정화가 없는 경우 환자는 망막이 흐리게 나타나고 떨리거나 건너뛰는 것처럼 보이는 떨림보기(oscillopsia)를 경험한다. 안뜰눈반사의 한쪽 상실은 머리의 움직임을 통해 흔히 보완할 수 있다. 양쪽 상실은 세상이 빙글빙글 도는 것 같은 느낌과 머리를 움직일 때 현기증을 유발시킨다.

안뜰척수반사(Vestibulospinal reflex, VSR)**와 안뜰목반사**(Vestibulocollic reflex, VCR). 안뜰척수반사와 안뜰목반사는 속귀의 움직임을 이용하여 운동반응을 일으키는 아직까지 덜 알려진 반사들이다. 안뜰척수반사는 몸의 균형과 자세 반응을 조절하고 안뜰목반사는 목의 고유감각 조절기의 정보를 통하여 자세 조절을 하는 동안 머리의 위치를 정확하게 조절하고 정렬한다. 머리의 각 회전은 목척수를 통해 양쪽으로 내려가는 안쪽 안뜰척수로를 활성화시킨다. 목척수는 주시를 안정화시키기 위해 머리와 목의 움직임을 조정하는 목의 축근육을 활성화시킨다. 가쪽 안뜰척수로는 각각의 척수 수준에서의 같은쪽 앞뿔 사이신경세포에 시냅스하기 위해 내려간다. 이러한 사이신경세포는 특수하게 정형화된 균형과 자세 반응을 위해 팔다리, 몸통 내 항중력근을 활성화시키는 앞뿔의 운동신경세포를 신경지배한다. 같은쪽 몸통과 몸쪽 팔다리 폄근의 단일시냅스 활성과 반대쪽 몸쪽 폄근의 다중시냅스 억제로 인해 전형적인 반사 운동이 발생한다. 추가적으로 소뇌는 가쪽안뜰척수로의 정보에 관여하여 자세와 평형에 영향을 미친다.

온수눈떨림 검사(Caloric testing). 안뜰눈반사를 관찰하면 혼수상태 환자의 뇌줄기 기능 또는 안뜰 기능이 손상되지 않았는지를 명확히 파악할 수 있다. 안뜰기관 내 속림프의 움직임을 인위적으로 자극하여 안뜰눈반사와 관련된 눈의 움직임을 발생시킬 수 있다. 온수눈떨림 검사를 시행하기 위해 침대에서 머리를 30° 기울인 상태로 환자를 반듯이 눕게 한다. 이를 통해 수평반고리관이 수평면을 향하게 한다. 오른쪽 바깥귀길에 차가운 물을 대면 왼쪽으로 머리를 돌리는 것과 같은 속림프 대류가 발생한다. 그러면 안뜰눈반사는 오른쪽으로 느린 눈움직임을 나타내게 된다. 왼쪽으로는 빠른 눈운동 또는 왼쪽으로 떨리는 눈떨림(nystagmus)을 보인다.

만약 오른쪽 바깥귀길로 따뜻한 물을 댄다면 속림프의 흐름은 오른쪽으로의 머리 움직임을 자극하여 왼쪽으로 느린 눈의 이동과 빠르게 오른쪽으로 떨리는 듯한 교정을 위한 움직임을 유발한다. 약어로 COWS(Cold Opposition Warm Same, 차가운 물 반대쪽 따뜻한 물 같은쪽)는 앞서 언급한 검사에서 보이는 눈떨림에 대한 결과를 나타낸다. 차가운 물은 검사한 귀의 반대 방향으로 빠르게 떨리는 눈떨림을 유발하고 따뜻한 물은 검사한 귀와 같은 방향으로의 빠른 눈떨림을 유발한다.

회전의자 검사(Rotary chair test). 회전의자를 수행하기 위해서는 피실험자를 각 방향으로 돌릴 수 있는 의자에 앉도록 한다. 눈운동에서 눈떨림처럼 안뜰 눈떨림은 생리학적이며 수의적인 조절이 아니다. 왼쪽으로의 느리게 머리 회전을 할 때 안뜰눈반사는 오른쪽으로의 느린 눈운동을 유발한다(즉, 머리 움직임과 반대 방향). 계속해서 의자가 돌아갈 때(머리의 움직임) 눈은 빠르게 왼쪽으로 재설정된다. 빠르고 느린 눈운동의 변화는 회전이 지속될 때까지 반복해서 이루어진다. 빠른 회전 방향으로 나타나는 눈떨림은 안뜰눈떨림(vestibular nystagmus)이라고 한다. 따라서 안뜰눈반사를 나타내는 이전에 언급한 예는 왼쪽눈떨림(left-beating nystagmus)이라고 할 수 있다. 다른 쪽으로 회전도 오른쪽눈떨림(right-beating nystagmus)을 발생시킨다.

눈머리 반사(Oculocephalic reflex). 눈머리 반사는 전형적으로 혼수상태 환자를 검사하는데 사용되는 안뜰눈반사의 형태이다. 이 검사는 머리의 회전을 포함하기 때문에 이 검사를 시도하기 전에 목척추의 손상이 없는지 반드시 확인하여야 한다. 환자의 눈은 뜬 채로 있고 머리는 좌우로 빠르게 돌린 뒤 잠시 멈춘다. 머리회전의 반대 방향으로 눈이 돌아가면 눈머리 반사는 양성이며 3번 뇌신경, 6번 뇌신경, 8번 뇌신경은 정상으로 볼 수 있다(그림 6.44).

반사(reflex)는 11.5주가 지난 대부분의 정상적인 유아에서 점차적으로 억제되고 수의적인 움직임으로 대체된다. 위아래 움직임으로 인해 인형의 눈처럼 종종 닫히고 열리는 눈꺼풀이 동반된다. 비록 의식 있는 환자인 경우 이러한 인형머리 현상을 보이지 않지만 혼수상태의 환자

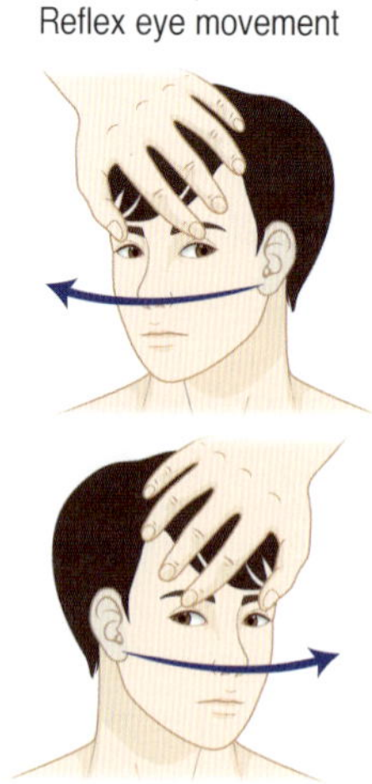

그림 6.44 눈머리 반사
각 방향으로 머리를 돌리면 반대 방향으로 눈이 수평으로 편향된다.

는 이러한 인형 눈 반사를 반드시 보인다. 이 반사가 없다는 것은 반사호에 대한 들신경 또는 날신경 또는 두 신경 사이 연결의 병변을 나타낸다. 들신경 다리는 미로, 안뜰신경, 목 고유수용기로 구성된다. 날신경 다리는 3번 뇌신경, 6번 뇌신경, 7번 뇌신경으로 구성된다. 인형 눈 검사는 파리노드 증후군을 가진 환자들에게 유용하게 쓰이는데, 이 증후군은 뇌줄기 신경로가 여전히 정상이지만 수의적으로 눈을 치켜뜨는 것이 불가능한데 반해 반사적인 것은 가능하다. 인형 눈 반사의 상실은 뇌사를 판단하는데 결정적인 역할을 한다.

9번 뇌신경, 혀인두신경 Cranial Nerve IX, Glossopharyngeal Nerve

비록 상대적으로 작은 신경이지만 혀인두신경(9번 뇌신경)(그림 6.45)은 기능적으로 분리된 5개의 신경핵 기둥의 신경세포를 포함한다. 이는 특수내장날신경(SVE), 일반내장날신경(GVE), 일반내장들신경(GVA), 특수몸들신경(SSA), 특수내장들신경(SVA)을 포함한다. 9번 뇌신경은 뇌줄기에서 빠져나온다. 이 뇌줄기는 올리브와 아래소뇌다리 사이를 지나가는 일련의 신경잔뿌리의 가장 입쪽에 위치한다. 또한 목정맥구멍을 통해 목 부분으로 지나가는 미주신경, 더부신경과 함께 빠져나간다. 9번 뇌신경의 위쪽과 아래쪽 신경절은 목정맥구멍에 위치한다. 혀인두신경은 속목정맥과 속목동맥 사이로 내려가는데 동맥에서

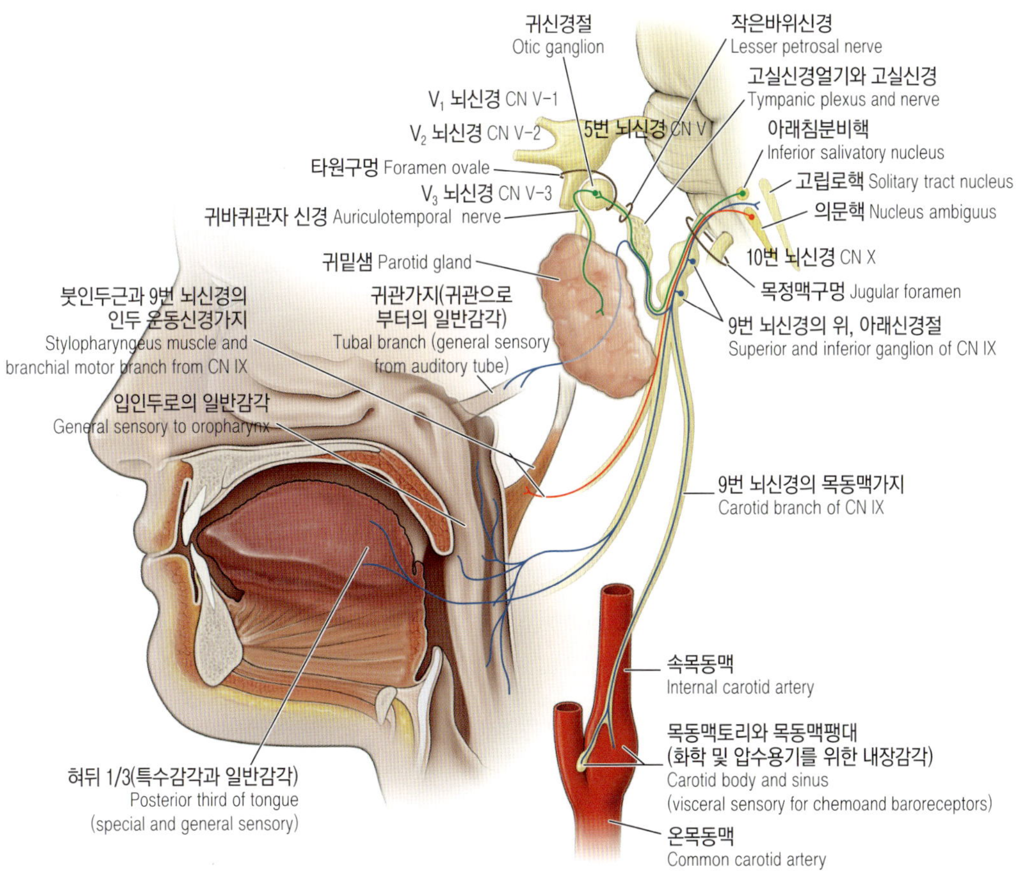

그림 6.45 혀인두신경의 분포(9번 뇌신경)

는 겉을 지나가고 붓돌기에서는 속으로 통과한다. 이 신경은 붓인두근을 지나서 내려가고 그 근육을 신경지배하며, 구강 뒤쪽으로 분포하기 위해 목뿔혀근 입쪽으로 깊게 이어진다.

9번 뇌신경의 특수내장날신경 부분은 숨뇌 내의 의문핵(nucleus ambiguus) 입쪽 끝에서부터 시작된다. 혀인두신경에 관여하는 일부 세포는 붓인두근육을 운동지배한다. 이 작은근육은 삼킴이나 발성을 위해 인두를 올리는데 도움이 되지만 그 영향은 미미하여 붓인두근의 기능을 선택적으로 검사하는 것은 불가능하다.

아래침분비핵은 신경절이전 부교감신경 신경세포를 포함하는데, 이 신경세포의 축삭은 9번 뇌신경에 관여한다. 일반내장날신경 섬유는 시냅스 없이 위쪽 및 아래쪽 신경절을 통해 지나가고 고실신경으로 방출된다. 이 신경은 고실로 들어가고 이곳에서 여러 분지를 낸다. 그중 하나의 분지는 중간귀의 일반감각을 담당한다. 또 다른 분지는 고실로 빠져나가고 중간뇌틈새로 중간머리뼈우묵(middle cranial fossa)을 지나가고 작은바위신경(lesser petrosal nerve)을 형성한다. 작은바위신경의 축삭은 타원구멍(foranen ovale)에 위치한 귀신경절(otic ganglion) 세포와 시냅스한다. 신경절 이후 축삭은 V_3의 귓바퀴관자신경분지(auriculotemporal branch)를 타고 귀밑샘에서 종결된다.

아래혀인두신경절[glossopharyngeal ganglion, 바위신경절(petrous ganglion)]은 9번 뇌신경의 일반몸들신경, 특수내장들신경 그리고 일반내장들신경을 포함한다. 위신경절은 때때로 아래신경절에서 다소 딴곳(ectopic)이라고 여겨진다. 일반몸들신경과 특수내장들신경 축삭은 입안으로 들어가는 분지로 전달된다. 일반몸들신경 섬유는 입천장활(palatine arch), 인두 그리고 성곽유두(circumvallate papillae) 줄 뒤로 혀 뒤쪽의 1/2로 일반적인 감각을 전달한다. 이러한 신경지배는 구역반사(gag reflex)로 감각 다리를 제공한다. 분지들은 또한 귀 뒤의 피부와 고실막의 속 표면을 신경지배한다. 7번 뇌신경의 일반몸들신경과 함께 9번 뇌신경으로 전달되는 몸감각은 척수삼차로로 들어가고 척수삼차핵의 이차신경세포와 시냅스한다. 척수삼차핵으로부터 배쪽 삼차시상로의 축삭은 배쪽뒤안쪽핵에서 종결된다. 혀의 뒤 1/3의 미각은 주로 쓴맛이다. 이러한 축삭은 고립로로 올라가고 입쪽 미각핵에서 시냅스된다.

일반내장들신경 섬유는 작은바위신경에서 빠져나와 목으로 내려간다. 이 섬유다발은 목동맥토리와 목동맥팽대의 세포로부터 유래되고 산소와 이산화탄소 압력 및 혈압 변화에 관한 정보를 전달한다. 이러한 집단의 중추 투사는 또한 고립로핵을 신경지배한다. 하지만 이 신경핵의 꼬리쪽 부분의 끝은 필수 내장운동 기능의 감각운동을 통합시키고 심혈관계, 호흡계, 위장관계 신경로 기능의 조절을 담당한다.

10번 뇌신경, 미주신경 Cranial Nerve X, Vagus Nerve

10번 뇌신경, 미주(라틴어로 "방황, wandering")신경은 가장 긴 뇌신경이다(그림 6.46).

이 신경은 목을 통해 내려가서 목내장에 연결된다. 그 다음 가슴을 통과하여 심폐 기관에 연결된다. 마지막으로 대부분의 복부내장과 연결된다. 이 신경은 다리뇌숨뇌 이음 및 여러 잔뿌리와 같이 숨뇌 입쪽에서 빠져나와 아래올리브와 아래대뇌다리 사이의 9번 뇌신경과 11번 뇌신경 옆 다리뇌숨뇌이음으로 들어간다. 이 신경은 거미막밑공간을 가로지르고 다른 신경과 함께 목정맥구멍을 통해 머리뼈에서 빠져나간다.

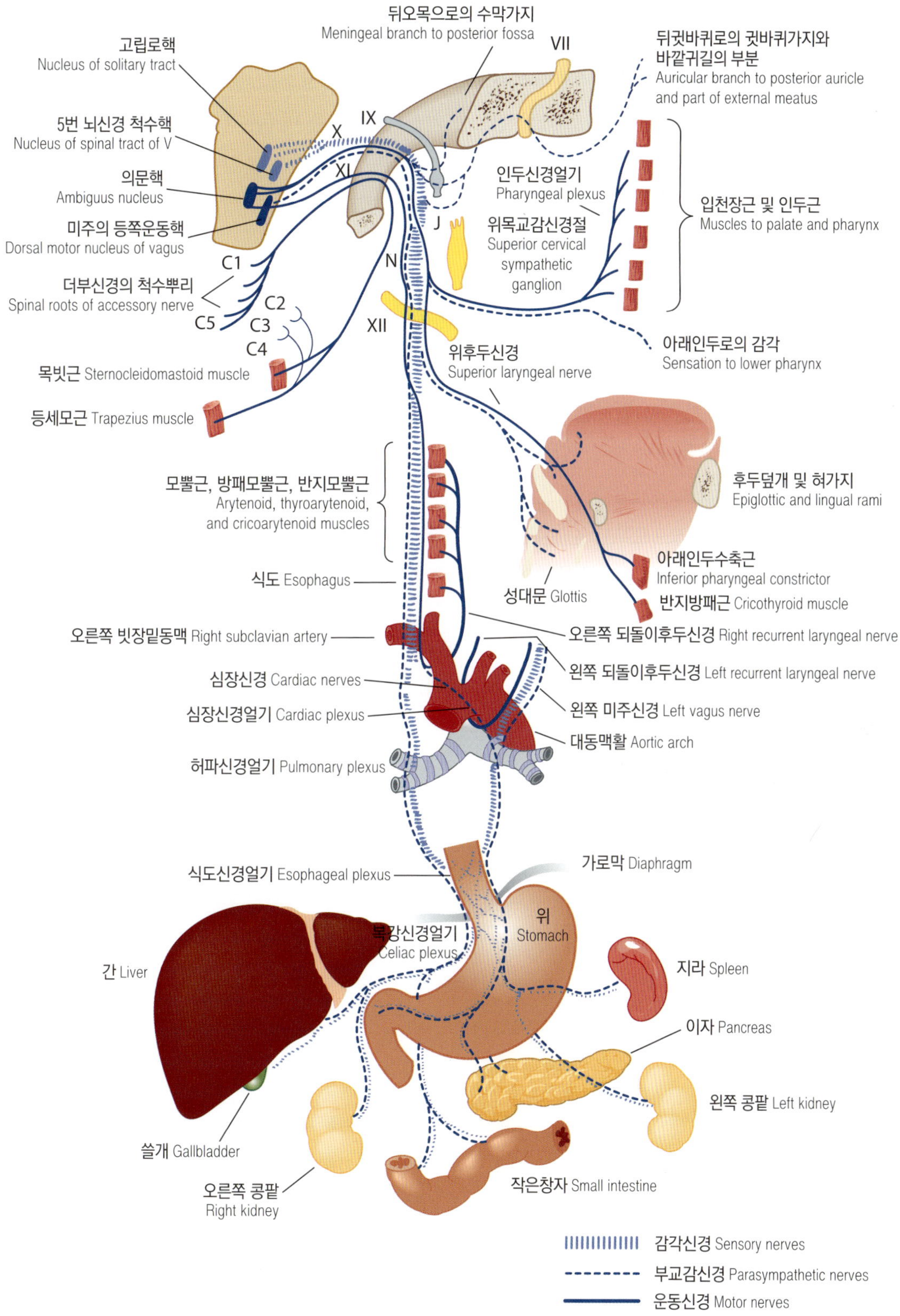

그림 6.46 미주신경(10번 뇌신경)의 분포

미주신경과 9번 뇌신경, 11번 뇌신경, 12번 뇌신경뿐만 아니라 그에 관련된 많은 가지를 보여준다.

미주신경은 목정맥구멍을 통해 내려가고 위쪽은 목정맥구멍과 아래쪽은 미주신경절을 통과해서 온목동맥과 속목정맥 사이, 뒤쪽에 위치한 혈관신경집(carotid sheath)으로 들어간다. 신경이 내려가는 동안 가슴 분지와 나중에 속후두신경과 바깥후두신경으로 나눠는 위후두신경을 내보낸다. 이러한 분지에서 꼬리쪽의 오른쪽과 왼쪽 미주신경은 서로 다른 경로를 가진다. 오른쪽 미주신경은 빗장밑동맥과 복장빗장관절을 통해 내려가서 가슴으로 들어간다. 이 신경은 빗장밑동맥 앞쪽으로 지나 오른쪽 되돌이후두신경 가지를 낸다. 후두신경은 동맥 아래에서 순환하여 내려가고 식도와 기도 사이로 올라가서 아래후두신경과 마찬가지로 후두 속에서 종결된다. 미주신경의 나머지 부분은 가슴으로 들어가서 허파뿌리 뒤쪽으로 내려간다.

왼쪽 미주신경은 온목동맥과 빗장밑동맥 사이로 내려가고 복장빗장관절 뒤쪽 가슴으로 들어간다. 이 신경은 우선 허파뿌리 바로 앞쪽인 대동맥활을 넘어서 지나간다. 왼쪽 되돌이후두신경은 동맥관인대(ligamentum arteriosum) 가쪽에 위치한 대동맥활 아래로 순환하고 다시 목으로 올라간다. 여기에서 오른쪽 되돌이신경과 같이 후두에서 종결한다.

앞미주신경줄기(anterior vagal trunk)는 가로막의 식도구멍을 통해 복부 안을 통과한다. 앞미주신경줄기는 주로 왼쪽 미주신경으로부터의 섬유를 포함하고 뒤미주신경줄기는 오른쪽 미주신경에서부터 포함된다. 이 지점 이후에 줄기분지는 효과적으로 복부내장에 분포한다.

미주신경의 기능적 구성요소 Functional components of vagus nerve

목, 가슴 및 복부를 통한 광범위한 내림에서 10번 뇌신경은 복부 내 잘록창자(colon)의 지라신경얼기를

표 6.6 10번 뇌신경의 내장신경가지

내장 수준	신경	신경가지	표적기관	기능
목	인두		입천장과 인두	입천장과 인두의 운동, 인두의 감각
	위후두	속후두	후두의 안쪽	속후두의 감각 및 부교감신경
		바깥후두	후두의 바깥쪽	반지방패근의 운동
	되돌이후두	아래후두	후두, 위식도, 기관	모든 후두내재근의 운동(반지방패근 제외), 아래후두의 감각 및 부교감신경, 위식도와 기관의 운동, 감각, 부교감신경
가슴	목신경얼기	심장신경얼기	심장	심장의 부교감신경
		허파신경얼기	허파	기관지나무의 부교감신경 허파
		식도신경얼기	식도	식도의 부교감신경
복부	앞, 뒤미주몸통	아우어바흐 신경얼기	위창자길 내 돌림근 및 세로근층 사이	대부분의 복부내장 운동, 부교감신경 및 교감신경; 꿈틀운동, 샘분비
		마이스너 신경얼기	위창자의 점막밑조직	샘분비

통해 감각과 운동 기능을 제공하는 수많은 신경분지를 방출한다. 이들 신경가지의 대부분은 표 6.6에 정리하였다. 9번 뇌신경의 경우처럼 미주신경은 일반몸들신경, 특수내장들신경, 일반내장들신경, 특수내장날신경, 일반내장날신경을 포함하는 기능적으로 다른 핵기둥을 이용한다. 각각의 여러 뇌줄기핵은 이러한 기능을 설명한다. 일반몸들신경과 특수내장들신경은 10번 뇌신경 기능에서 상대적으로 하위 요소를 구성한다. 특수내장날신경과 일반내장날신경 운동요소는 별도의 핵을 사용한다. 앞서 언급한 것처럼 의문핵은 9번 뇌신경으로 분포되는 여러 입쪽 신경세포를 갖는다. 다음에 설명된 것과 같이 척수더부신경(11번 뇌신경)으로 분포하는 여러 꼬리쪽 신경세포 역시 존재할 수 있다. 단연 의문핵의 가장 큰 기여는 미주신경의 발성(말하기)과 삼킴(연하) 근육에 제공하는 것이다. 부교감신경(일반내장들신경) 출력은 10번 뇌신경과 관련 있고 미주의 등쪽운동핵으로부터 발생되고 목, 가슴, 복부내장에 연결된다.

감각 지배(Sensory innervation). 미주신경의 약 80~90%는 감각이며, 가슴 및 복부내장에서 더 우세하다. 인두 및 위후두신경의 감각섬유는 인두 및 후두점막을 자극한다. 속후두신경을 손상시키는 병변은 호흡기 최상부의 감각상실 때문에 질식의 가능성을 증가시킨다.

미주신경의 작은 일반몸들신경은 귀 주변의 피부, 뒤머리뼈우묵의 뇌척수막 그리고 후두덮개막과 혀뿌리를 담당한다. 7번 뇌신경과 9번 뇌신경의 부수적인 일반몸들신경 요소와 함께 중앙의 미주 일반몸들신경의 투사는 척수삼차핵에서 종결된다. 귓바퀴가지(auricular branch)의 중심섬유는 뒤머리우묵에서 미주신경에 전달된다. 귓바퀴가지의 말단섬유는 목정맥구멍의 작은 위미주(목정맥)신경절의 일차들신경 신경세포로부터 목으로 연결된다. 이들 섬유는 뒤쪽을 통과하고 꼭지뼈(mastoid bone)의 작은관을 통해 올라간다. 그리고 7번 뇌신경의 뒤귓바퀴신경과 함께 합쳐지며 바깥귀길과 귓바퀴로 연결된다. 미주 일반몸들신경 섬유의 작은 대체물은 뒤머리뼈우묵의 뇌척수막을 신경지배하고 추가적으로 몸감각은 후두덮개(epiglottis)와 혀뿌리를 신경지배한다.

혀뿌리와 후두덮개의 맛봉오리에서 특수 내장감각은 미주분지로 전달된다. 일차들신경세포는 더 작은 목신경절 바로 아래 목의 아래미주(결절)신경절에 위치하여 맛을 중개한다. 세 가지의 뇌신경은 혀로부터의 미각을 제공한다(그림 6.47). 모든 중심섬유는 고립로핵의 한 부분인 입쪽 미각을 신경지배한다.

미주 일반내장날신경은 가슴과 복부 영역에서 가장 우세하다. 이러한 신경지배 구성은 심혈관계, 호흡, 위장관(GI) 기능에 영향을 주는 반사활동과 관련 있다. 일반적으로 미주 부교감신경은 내외부 자극에 "휴식과 소화" 또는 "먹이기와 사육"과 같은 행동 반응에 도움을 준다. 10번 뇌신경은 또한 부교감과 교감신경 효과 사이에 균형을 조절하는 중추신경계 영역으로 교감신경섬유를 전달한다.

작은섬유다발은 목미주에서 가슴으로 내려가고 대동맥활을 신경지배한다. 이러한 들신경은 혈압 변화를 감지하는 압력수용기, 혈액의 점도 변화를 감지하는 삼투압수용기, 혈액 내 산소와 이산화탄소 부분압력 변화를 감지하는 화학수용기이다. 기도 아래의 들신경 지배는 기관지와 허파 자극이 동반된 긁는 듯한, 타는 듯한 감각과 관련 있을 수 있다. 또한 가슴 내 10번 뇌신경 분지는 심장신경얼기로 광범위하게 분지한다. 심장신경얼기의 상당 부분은 교감신경이이며, 심장박동과 혈압의 날신경을 조절한다.

배안의 광범위한 미주 들신경은 위장관 신경로를 위에서부터 지라를 제외한 잘록창자의 지라굽이(splenic flexure), 간(liver), 담낭(gall bladder), 이자(pancreas)까지를 담당한다. 복부 들신경은 pH,

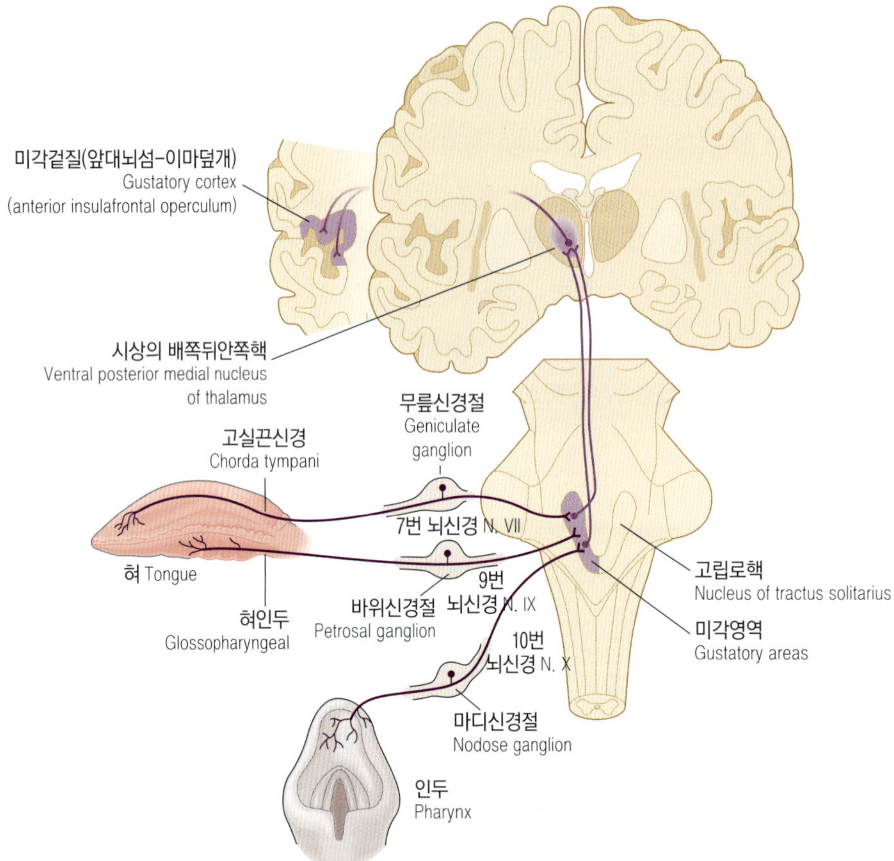

그림 6.47 혀의 특수 내장감각

미각로에 대한 모식도. 맛봉오리의 신호는 각각 다른 신경을 통해 고립로핵의 미각영역으로 이동한다. 고립로핵은 시상으로 정보를 전달하고, 시상은 미각겉질로 투사된다.

글루코스, 지방, 펩티드를 포함한 창자공간(gut lumen)을 감지하는 화학수용기에 관여한다. 또한 미주 위장간 들신경 장애는 섭식항진증을 유발한다. 기계수용기와 통각수용기는 내장기관의 길이 변화를 알린다. 최근의 연구에 따르면 위장관 신경로로부터의 통각은 분별통증(discriminating pain)과 관련되는데 효율적인 내장통증에 대한 정서적 반응은 뇌줄기와 시상하부핵과의 연결을 통해 가능하다고 했다. 최근 연구는 복부 미주신경 분지가 말단(바깥) 물질의 위치를 감지하여 면역반응을 유발시켰음을 보여주었다. 면역반응을 중개하는 뇌줄기와 앞뇌 구조로 대량의 입쪽 투사가 동반되기 때문에 미주신경은 면역 매개 작용 반응의 중요한 구성요소가 될 수 있다.

특수내장들신경의 운동 신경지배(SVE motor innervation). 미주 날신경은 목, 가슴, 복부내장에 민무늬근뿐만 아니라 삼킴근과 발성근을 지배한다. 특수내장날신경 출력은 의문핵의 덩어리를 차지하는 세포로부터 유래된다. 일반내장날신경 신경절이후 부교감신경세포는 등쪽 운동신경세포에 위치한다.

의문핵으로부터의 축삭은 5번 뇌신경에 의해 신경지배를 받는 입천장긴장근과 12번 뇌신경과 연결되지 않은 유일한 혀근육인 입천장혀근을 제외한 물렁입천장근을 신경지배한다. 입천장근을 신경지배하는 미주신경에 대한 숨뇌마비(bulbar palsy)는 같은쪽 입천장의 마비를 발생시키고 마비된 쪽 입천장근은 올라가지 않을 것이다(예: 환자에게 "아~" 하라고 지시함). 따라서 반대쪽 입천장혀근활의 올림은 목젖을 말초 병변 쪽으로부터 반대로 기울어지게 한다. 이러한 증상과 비교하면 앞서 언급한 거짓숨뇌마비(pseudobulbar palsy, 위운동신경세포)의 경우 대뇌바닥핵시상 병변 쪽으로 목젖이 치우쳐진다. 인두 운동 분지(pharyngeal motor branches)는 위, 중간, 아래인두수축근과 식도 열림을 보호하는 돌림근육을 신경지배한다. 또한 이들 분지는 기관(trachea)의 기관근을 신경지배한다.

일반내장날신경 운동 신경지배(GVE motor innervation). 10번 뇌신경의 부교감신경은 교감신경, 몸감각, 심지어 인지적 활동으로부터 자유롭지 못하다. 적절한 기능은 뇌줄기의 자율신경 중추, 꼬리쪽으로는 척수, 입쪽으로는 시상하부, 시상 그리고 겉질 활동과의 협응이 필요하다.

등쪽운동핵, 의문핵과 같은 수준에 있는 숨뇌에서의 고립로핵(고립핵)은 내장들신경의 일차 표적이다. 입쪽 끝에 있는 미각핵은 7번 뇌신경, 9번 뇌신경, 10번 뇌신경으로부터 특수내장들신경의 미각정보를 받는다. 이 핵의 꼬리쪽 부분은 9번 뇌신경과 10번 뇌신경 그리고 뒤뿌리신경절의 신경세포로부터 일반내장들신경 정보를 위한 표적이 된다. 고립로핵의 이러한 부분은 내장 자극에 대응하는 자율신경을 조절하기 위해 감각운동 정보를 통합한다. 고립로핵으로부터의 올림 정보는 자율신경 그물체 중추, 시상, 시상하부, 편도, 대뇌섬 그리고 안쪽이마겉질로 투사된다. 이는 성적인 충동 또는 공포와 관련된 신체적인 변화와 같은 복잡한 자율신경 기능을 조절한다.

뒤뿌리신경절 들신경으로부터의 말초축삭은 복부내장을 신경지배하기 위해 교감신경으로 이동한다. 이들 축삭은 내장과 방광이 가득 찼음을 감지하는 신장 및 압력수용기와 늘어남, 허혈, 자극으로 인한 잠재적 손상을 느끼는 통각수용기를 포함한다. 내장 안의 감각종말은 상대적으로 거의 존재하지 않는데 감각 중에서도 특히 통증의 경우 발생된 위치를 알기 힘들다. 뒤뿌리신경절 내장들신경은 뒤뿔에서 종결되고 가쪽뿔 근방의 일부 종말은 부교감신경과 교감신경 신경세포와 가까이에 있다. 이러한 종말은 국소 내장반사 회로에 관여한다. 이차 통각수용기 섬유는 앞가쪽계 안으로 올라가지만, 다른 섬유들은 중심관 근방의 척수 회색질 세포에서 종결된다. 이러한 세포로부터의 정보는 배쪽등쪽 기둥으로 올라가고 뒤기둥핵 내에서 종결된다. 이곳으로부터의 정보는 시상의 반대쪽 배쪽뒤가쪽핵으로 올라간다. 뒤뿌리신경절 내장들신경의 일부가 뒤뿔의 신경세포에서 종결된다고 가정한다. 이들 신경세포는 피부수용기로부터입력을 받으며 내장으로부터의 유해한 정보를 통해서는 거의 활성화되지 않는다. 따라서 내장의 유해한 자극은 뇌에서 인식되는데 멀리 떨어진 피부 표적으로부터 시작되기 때문에 연관통증이 발생할 수 있는 기전을 갖는다.

고립로핵은 목동맥체(carotid body)로부터 유래된 9번 뇌신경, 대동맥활의 10번 뇌신경으로부터 심혈관 정보를 받는다. 이들 핵은 혈관 압력을 감지하는 압각수용기(baroreceptor), 산소와 이산화탄소의 부분 압력(p)의 변화를 감지하는 화학수용기, 혈액의 삼투압(수분공급 또는 탈수의 정도)을 감지하는 삼투압수용기를 포함한다. 산소와 이산화탄소의 부분압력의 변화는 호흡률 변경을 위한 필요성에 대한 신호를 보낸다. 고립로핵은 들숨과 날숨을 조절하는 그물 중추로 신호를 보낸다. 들숨과 날숨 중추의 활성화는 상호 배타적이다. 척수 운동신경 신경세포의 출력은 들숨을 위한 가로막 수축과 날숨을 위한 갈비뼈사이근과 복근의 수축을 자극한다. 고립로핵의 꼬리쪽 병변은 극도로 위험한 호흡 패턴을 초래할 수 있다. 즉 실조성(불규칙적), 지속적흡입호흡(apneustic, 갑작스러운 날숨 직후의 90초 이상 멈춤을 동반한 깊은 들숨) 또는 체인-스토크스 호흡[점진적으로 더 길어지고 깊어진 호흡을 동반한 호흡 패턴인 "점점 강하고 점점 약하게(crescendo-diminuendo) 또는 무호흡(apnea)의 간섭과 함께 얕은 호흡이 계속되는 과다호흡증(hyperpnea)]을 포함한다. 이러한 각각의 패턴은 특정 뇌줄기 손상과 관련 있고 생명을 위협하는 원인이 된다.

혈압 상승은 고립로로 투사되는 목동맥소체의 혀인두 압력수용기에 의해 감지된다. 압력수용기 반사를 위해 고립로핵 정보는 뒤운동핵 심혈관 억제신경세포로 투사된다. 이들 신경세포는 심박동수를 감소시키기 위해 굴심방결절(sinoatrial node) 운동 조율세포를 신경지배한다. 이와 동시에 압력교감신경 반사는 혈압을 낮추기 위해 말초 혈관 내 긴장성 수축을 감소시킨다. 혈압이 낮아질 경우, 고립로핵은 인접한 그물체 내의 억제세포를 흥분시키기 위해 척수의 가쪽뿔에서 투사되는 신호를 받는다. 이를 통해 교감신경 출력은 감소되고 말초 동맥 저항은 낮아진다.

배뇨(Micturition or urination). 방광 조절은 몸, 자율, 인지 기능의 복잡한 상호작용이 요구된다. 방광벽에 존재하는 신장수용기(stretch receptor)로부터의 몸 및 교감신경적 정보는 골반내장신경(pelvic splanchnic nerve)에 전달된다. 이 신경은 국소 척수 운동신경세포와 음부신경(pudendal nerve)을 신경지배한다. 몸과 교감신경 정보를 전달하고, 배뇨를 자극할 수 있는 반사 회로를 완성한다. 이 반사는 대개 의식조절 하에 존재하기 때문에 소변을 참을 수 있다. 교감신경적 정보는 바깥요도조임근의 상대적으로 높은 근육 긴장도를 유지하는 반면, 부교감신경적 신경지배가 억제되어 방광배뇨근이 이완된다. 다리뇌저장중추는 교감신경적 신호를 유지하고 방광이 가득 차도록 한다.

방광벽수용기가 늘어남(가득 참) 또는 통증(긴급함) 신호를 보내면 그 올림 신호는 저장 중추에서 살짝 등안쪽에 위치한 다리뇌 배뇨중추로 연결된다. 배뇨중추는 이마겉질(눈확이마겉질: 배뇨결절중추) 및 대뇌섬(insular cortex), 시상하부, 중간뇌수도관주위회색질과 상호작용한다. 배뇨중추로부터의 내림 투사는 골반 12번 등뼈에서 2번 허리뼈까지의 교감신경을 억제하고 2~4번 엉치뼈의 부교감신경을 흥분시킨다. 이러한 결과로 방광목이 내려가고, 조임근은 이완되고, 배뇨근은 수축되어 소변이 배출된다.

음부신경에서 진행되는 소변 흐름 감각은 배뇨근 수축 및 조임근의 이완과 배뇨 단계를 반사적으로 유지한다. 이러한 감각이 사라질 경우 요도 반사가 활성화되며, 배뇨근 수축은 억제되고 조임근 수축이 시작되면서 배뇨가 중단된다. 다리뇌저장중추는 재활성화되고 방광은 다음에 최대로 늘어날 때까지 저장을 준비한다. 만약 출산 또는 전립샘 수술 후 골반 바닥(pelvic floor)이 약해지면 조임근은 물줄기의 흐름을 막기에는 충분히 강하지 못한데, 특히 복부내압의 주기적인 증가 시에 이러한 증상은 더 심해진다. 이러한 상태는 긴장성 요실금(수의적인 조절의 상실)을 발생시키며 일상생활활동에 방해가 될 수 있다.

신경성 방광(Neurogenic bladder). 부상이나 질병에 의한 신경계 손상은 일반적으로 방광 조절 장애를 일으킨다. 소변 저장/잔류 및 의지적 조절의 복잡한 신경학적 조절의 상실은 당혹스럽고 불편할 뿐만 아니라 감염, 콩팥기능상실, 심지어 패혈증(sepsis)으로 인해 생명까지 위협받을 수 있다. 신경성 방광은 보통 병변 위치에 따라 구분되는데 그 위치는 뇌줄기와 척수 또는 말초신경이다.

뇌줄기의 병변으로 인해 정상적인 중추신경계의 억제가 상실되기 때문에 배뇨근의 과도한 활성이 발생된다. 방광으로부터의 감각정보는 정상으로 남아 있기 때문에 소변의 빈도가 증가될 뿐만 아니라 소변 절박(urinary urgency) 및 배뇨근의 과활성으로 환자는 요실금을 겪는다. 방광이 수축할 때 이완된 조임근의 기능이 잔존하고 있어 방광은 넘치지 않는다.

12번 등뼈의 척수 병변은 위운동신경세포 병변 및 경직성 방광을 발생시킨다. 뇌줄기 병변에서 볼 수 있듯이 배뇨근은 점점 과도하게 활동한다. 이 병변은 감각 입력이 제외되기 때문에 반사적으로 방광을 비우는 것은 여전히 가능하지만 예기치 않게 조절되지 않는 요실금은 여전히 심각한 문제이다.

병변이 6번 등뼈 수준 이상이면 이 환자는 잠재적으로 생명을 위협할 수 있는 자율신경적 반사이상항진증(autonomic hyperreflexia)의 위험성을 가지게 된다. 이러한 항진증은 유해 자극(방광이 가득 참)으로 인해 치명적인 고혈압 반응을 유발시킬 수 있다. 이러한 병변을 가진 환자는 경직성 배뇨가 되지 않도록 반드시 자가-카테터를 삽입하여야 한다.

12번 등뼈 아래의 병변, 즉 허리뼈 및 엉치뼈 척추 분절의 분리는 좀 더 아래운동신경세포의 이완성 방광을 발생시킨다. 방광을 채우는 동안 탈신경된 배뇨근은 다양한 근긴장과 함께 기능 장애를 가진다. 감각은 병변의 유형에 따라 정상일 수 있고 상실될 수도 있다. 세균 증식에 있어서 완전한 매체인 소변이 요도 내에 거의 일정하게 존재하기 때문에 감염에 노출될 수 있으므로 방광 누출(bladder leakage)이 염려될 수 있다. 이 병변에는 항상 카테터 삽입이 필요하다. 경련 또는 이완성 방광 상태로 인해 환자는 사회생활을 할 때 스스로 용변을 관리하는 법을 반드시 교육받아야 한다.

성적 기능(Sexual function). 배뇨와 마찬가지로 성적 기능은 신체적 · 자율적 · 인지적 · 감정적 기능의 복잡한 상호작용이며 명확히 다른 행동반응을 보인다. 행동반응은 개인적 선호와 과거 경험의 상호작용으로 인해 성별에 관계없이 개인마다 다르다. 성적 반사의 신경학적인 조절은 성별과 상관없이 동일하지만 성기 조직의 차이에 따라 그 반응은 크게 차이가 난다. 다른 유형의 자극에 따라 반응하는 성별 간의 차이는 충분히 입증되었다. 예를 들어, 시각적 자극은 여성을 성적으로 덜 흥분시킨다. 전반적으로 즐거운 경험과 에로틱한 환상에 대한 기억의 결합에서의 다양한 몸감각 및 특수감각 입력으로 성적 충동을 일으킨다. 협응된 기능들은 발기, 성적 분비물의 분비를 위한 혈관확장(vasodilation), 수축과 같은 다양한 신체 반응을 조절한다. 또한 신체적 · 정서적 반응에 영향을 끼치는 고차원의 반응뿐만 아니라 내장 및 몸감각 입력이 요구되는 자율 및 몸근육의 수축을 조절한다.

성적 반사는 네 단계로 구성된다. 즉, 이 단계는 발기(조직에 대한 혈관 밀집으로 인함), 배출, 사정 및 오르가즘을 포함한다. 첫 번째 단계로 발기는 처음에는 목과 젖꼭지와 같은 비생식기적 성감대 영역뿐만 아니라 음부신경(2~4번 엉치뼈 척추분절)에 의해 수행되는 생식기로부터의 신체적 정보에 의해 자극을 받는다. 특수감각인 시각, 청각, 후각 역시 감정적이고 인지적인 성적 흥분에 관여한다. 교감신경(12번 등뼈에서 2번 허리뼈) 및 부교감신경(2~4번 엉치뼈) 모두 골반신경얼기 내에서 합쳐진다. 부교감신경은 음경과 음핵으로부터 혈액의 유출을 방지하기 위해 둥근해면체근(ischiocavernosus muscle)의 수축을 통한 발기를 발생시키는 주요 원인이 된다. 수반되는 교감 출력의 중추 억제는 발기하고 유지하는데 도움이 된다.

두 번째 단계에서, 부교감신경적으로 여성의 경우 질샘(vaginal gland)에서부터, 남성의 경우 일차적으로 정액주머니(seminal vesicles)와 전립샘(prostate)으로부터 직접 방출(체액 분비)이 이루진다. 교감신경 활성화는 세 번째 단계인 사정(ejaculation) 동안 일어나는 결합된 행동을 발생시킨다. 방광의 바깥조임근 수축은 정액의 흐름이 방광으로 가는 것을 방지한다. 일련의 근수축은 정액이 수정관(vas deferens)을 따라 흐르도록 한다. 이 수정관에서 정액주머니와 전립샘으로부터의 액체가 모인다. 그리고 정액은 요도를 통해 몸 밖으로 배출된다.

마지막 단계는 오르가즘인데, 비록 문학에서 다양하게 묘사되지만 예상 가능한 신체적인 변화, 즉 빠른맥(빈맥, tachycardia), 혈압상승, 홍조를 동반한다. 음경망울(bulb of penis) 또는 여성의 질어귀망울 주변의 망울해면체근(bulbospongiosus muscle)뿐만 아니라 골반바닥 내 몸근육의 수축은 음부신경으로 전달되는 오누프핵(Onuf's nucleus)이라고 하는 엉치척수 앞뿔 내 특수한 신경세포의 모음으로부터의 정보에 의해 이루어진다. 오르가즘 직후에 교감신경적 지배는 궁둥해면체근을 이완시키고 충혈된 조직으로부터 혈액을 내보내게 하여 남녀 모두 발기에서부터 이완된다. 남성의 경우, 이 단계는 보통 불응기 이후 나타나고 그 동안 음경 감각 문턱값은 뚜렷이 올라가고 다시 발기하는 것은 힘들어진다.

완전한 척수손상 후 환자의 성기능 수행력은 다양하다. 성적 기능의 대부분은 반사적이며 정신적 성적 흥분을 통한 다른 도움이 있기 때문에 일부 환자는 어느 정도 기능적인 성기능을 유지한다. 만약 척수손상이 허리수준 위로 발생되면 골반신경얼기의 지배를 유지하고 음부신경에 대한 몸들신경과 날신경 기능은 남아 있다. 허리척수 상위 손상 이후 일부 여성은 음핵 자극으로부터의 감각 지각이 여전히 가능하다. 이뿐만 아니라 생리 중 또는 자궁수축 동안의 불편함도 느낀다. fMRI는 미주신경과 함께 관련된 뇌줄기 영역과는 이러한 경우에도 활동을 유지한다고 보여준다. 성적 자극 없이 발기가 지속되는 지속발기증(priapism)은 종종 고통스러운 데, 이 증상은 부분적인 척수 손상 이후 그리고 부교감신경지배의 장애로 인해 발생된다.

11번 뇌신경, 척수더부신경 Cranial Nerve XI, Spinal Accessory Nerve

척수더부신경은 목빗근과 등세모근을 신경지배하는 순수한 운동신경이다. 이 신경은 특이한데 신경의 운동신경세포 대부분은 목척수의 척수더부핵에 위치한다. 11번 뇌신경의 잔뿌리는 목척수 분절로부터 유래되어 목의 1~2번에서는 목빗근, 3~4번은 등세모근을 담당한다. 11번 뇌신경은 큰구멍을 통해 올라가고 9번 뇌신경, 10번 뇌신경은 목정맥을 통해 머리뼈로 빠져나가기 때문에 이들 신경은 11번 신경과 만난다. 많은 논문에서 10번 뇌신경이 연결되는 의문핵의 꼬리쪽에 11번 뇌신경의 대부분 신경세포가 존재하는 것으로 보았다. 다른 연구에서는 이 신경세포 집단은 11번 뇌신경의 한 부분으로 존재하지 않고 단지 미주신경에 분포한다고 주장한다. 실제 해부학에 대한 한 가지 가능한 단서는 목빗근과 등세모근의 아가미분절 기원에 근거할 수 있으며, 11번 뇌신경에서 특수내장날신경 성분이 존재할 수 있음을 제안한다.

목빗근은 반대쪽으로 머리를 돌리게 한다. 반대쪽으로 저항을 준 상태에서 머리를 돌리게 함으로써 이 근육을 검사할 수 있다. 11번 뇌신경 손상은 손상 부위와 같은쪽으로 머리를 돌리는 근육을 약화시킨다.

등세모근은 날개뼈에 광범위하게 붙어 있으며 어깨를 올리는 방향으로 저항을 주어 근육을 검사할 수 있다. 해당 뇌신경이 손상된 경우 손상 부위와 같은쪽에 어깨 처짐이 발생될 수 있다. 겉질숨뇌로 신경지배는 같은쪽, 다른 쪽 또는 양쪽에 영향을 미칠 수 있다. 겉질 바닥핵 시상 병변으로 인해 약간 또는 일시적인 결손이 발생된다.

12번 뇌신경, 혀밑신경 Cranial Nerve XII, Hypoglossal Nerve

뇌줄기에서의 가장 꼬리쪽 뇌신경은 혀밑신경이다(그림 6.48). 이 신경은 피라미드 앞쪽과 올리브 뒤쪽

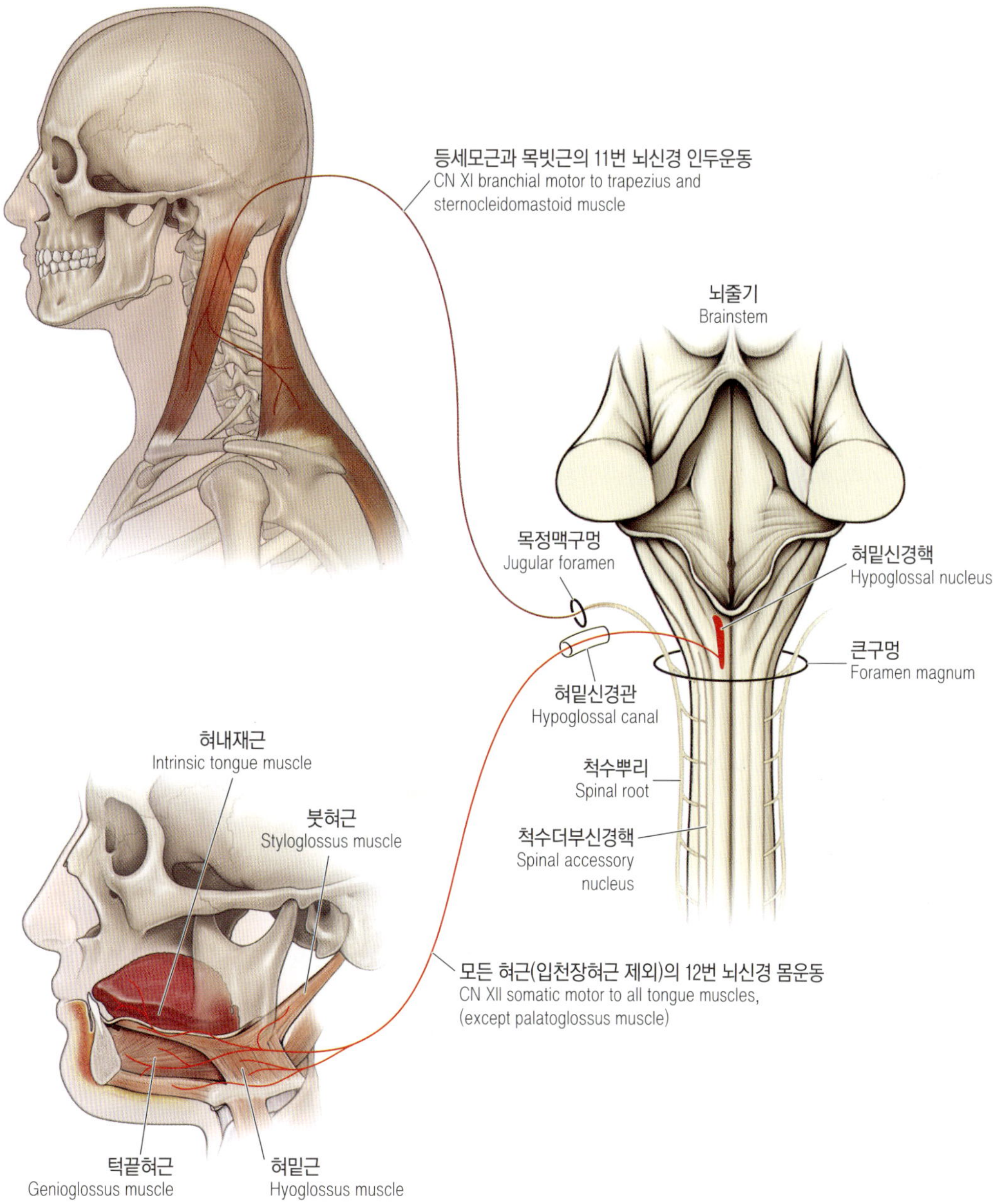

그림 6.48 척수더부신경(11번 뇌신경)과 혀밑신경(12번 뇌신경)의 분포

사이의 올리브앞고랑으로부터 숨뇌의 아래 2/3 넘게 확장된 일련의 작은 잔뿌리로 배쪽으로 방출된다. 이 방향 앞쪽으로 신경은 혀밑관을 통해 지나가고 목의 가쪽 측면으로 방출되며 그 꼭대기 근방의 목동맥 삼각을 지나간다. 이 신경은 혀밑근을 지나 입안으로 확장되어 혀로의 운동 신경지배를 담당하고 씹고, 마시고, 말하기 동작을 돕는 근육에 연결된다.

11번 뇌신경의 운동신경세포 축삭은 네 가지의 내재근(혀안)과 네 가지의 외재근 중 미주신경에 의해 신경지배받는 입천장혀근을 제외한 세 가지(혀를 아래턱, 붓돌기, 목뿔뼈에 붙게 함)를 신경지배한다. 내재근은 뼈 부착점 없이 혀 전체에 위치한다. 내재근의 동작은 혀를 짧게 하고 등쪽 표면을 오목하게 만드는 위세로근의 수축과 함께 섬유정렬에 의해 결정된다. 반대로 아래세로근은 등쪽 표면을 볼록하게 만든다. 혀는 가로근에 의해 점점 좁아지고 길게 늘어나는 반면, 세로근은 혀를 넓고 평편하게 한다.

외재근은 혀를 턱과 머리뼈에 붙인다. 두개골. 턱끝혀근(genioglossus muscle)은 큰 부채 모양의 근육으로 대부분의 혀 표면을 덮고 아래턱에 붙어 있다. 위, 중간 및 아래 섬유는 다양한 기능을 발생시키는 각각의 다른 방향을 가진다. 위쪽 섬유의 수축은 혀를 뒤로 당긴다. 중간 섬유의 수축은 혀의 중앙 부분을 내린다(컵 모양을 만듦). 그리고 세로 방향의 아래쪽 섬유는 혀를 아래턱 방향으로 당기고 혀를 내밀게 한다. 목뿔혀근은 목뿔뼈(hyoglossus)에서부터 아래혀의 가쪽 표면에 걸쳐서 위치한다. 이 근육의 수축은 혀를 내리고, 한 번 앞으로 신장되면 섬유는 앞쪽 방향으로 이동하고 뒤로 당김이 일어난다. 붓혀근(styloglossus muscle)은 혀의 가쪽 표면(목뿔혀근의 위쪽 경계와 합쳐짐)에서부터 관자뼈의 붓돌기까지 붙어 있다. 이 근육은 삼키는 동안 혀를 올리고 뒤로 당긴다. 마지막 혀의 외재근은 입천장혀근(palatoglossus muscle)인데 뼈부착점이 없다. 이 근육은 인두신경얼기를 통해 10번 뇌신경으로부터 신경지배받고 혀의 가쪽 부분에 붙어 있는 단단입천장과 물렁입천장 사이의 입천장널힘줄(palatine aponeurosis)의 아래쪽 표면에 위치한다. 이 근육의 수축은 입천장을 내리고 혀 뒤쪽을 올린다.

혀밑신경핵은 일반몸운동세포의 가장 꼬리쪽 부분이다, 이 핵은 10번 뇌신경 등쪽핵에서 안쪽인 넷째 뇌실 바닥의 혀밑신경삼각(hypoglossal trigone) 내의 정중선 가까이에 위치한다. 신경섬유는 숨뇌 뒤판, 배쪽 삼차시상로 가쪽으로 안쪽섬유띠를 통해 이동하고 피라미드와 아래올리브핵 사이를 지나간다. 중간숨뇌증후군은 12번 뇌신경과 신경섬유 간의 연결을 위협하는데 보통 앞척수동맥 분지의 폐색이 원인으로 발생된다. 감각 결손은 중간숨뇌증후군과 관련 있는데 반대쪽 신체의 분별촉각 상실 및 반대쪽 얼굴의 통각상실이 발생된다. 운동 상실은 반대쪽 신체의 마비를 포함하고 같은쪽 혀의 마비 동반과 같이 교대성 편마비를 나타낸다.

혀에 대한 위운동신경세포는 반대쪽 일차운동겉질에서부터 시작되고 겉질바닥핵시상 부분으로 내려간다. 이 신경지배에 대한 병변은 반대쪽 혀를 약화시킨다. 전형적으로 속섬유막 내의 병변은 반대쪽 혀 근육의 경미한 약화를 발생시킨다.

혀밑신경핵 또는 신경에 병변이 있다면 같은쪽의 혀마비를 발생시킨다. 혀는 빠르게 위축되며, 여러 섬유로 갈라지고 주름져 보인다. 환자가 혀 내밀기를 지시받는다면 병변 쪽으로 혀는 기울어질 것이다. 보다 기능과 관련된 검사는 환자에게 입의 안쪽(뺨과 잇몸 사이)의 음식을 제거하도록 요청하는 것이다. 환자는 병변과 같은쪽으로 이러한 동작을 하기가 힘들 것이다. 조음장애(dysarthria)는 정확한 발음에 필요한 혀의 미세한 움직임이 불가능하기 때문에 발생된다.

VII 운동 기능 및 균형을 위한 시스템의 통합

INTEGRATION OF SYSTEMS FOR MOTOR FUNCTION AND BALANCE

복잡하고 수의적인 인간의 운동기능은 환경에 대한 정보를 제공하는 감각 시스템의 성공적인 통합에 의해 이루어진다. 시각, 몸감각, 안뜰 시스템은 중추적인 처리 및 과거 경험에 크게 기초한 평가를 위한 정보를 제공한다. 이러한 감각과 인식/지각 해석은 정상 움직임을 위한 기초를 제공한다. 즉, 운동기능은 4가지의 중요한 기둥 역할을 하는 요소를 가진다(그림 6.49).

인간의 가장 우세한 감각은 시각으로 운동계획을 위한 실시간 정보를 제공한다. 즉, 장벽, 장애물 또는 원하는 목표물에 대한 주변 정보를 제공한다. 시각은 움직임보다 앞서 계획한 정보를 바탕으로 바닥의 돌부리에 걸려 넘어지지 않게 하고, 목감각 기능은 움직이는 동안 외부 환경 및 내부 관절위치의 변화에 대한 빠른 실시간 되먹임을 제공한다. 이를 통해 울퉁불퉁한 표면의 길을 걸을 때 발목 근육과 발화 패턴을 조정할 수 있다. 응시를 위한 중추입력과 관련된 입력 안뜰계는 눈과 목근육의 조정을 통해 이미지의 반사적인 고정을 지속시킨다. 자세근육으로의 내림정보는 균형을 유지하기 위한 입력을 제공하며 균형조절은 안뜰계, 시각계, 몸감각계 및 목과 폄근육군의 역할과 관련 있다. 소뇌와 대뇌겉질은 주로 뇌줄기에서 발생되는 감각운동 처리를 통한 조절을 제공한다. 예를 들어, 정상적인 균형 처리는 머리를 계속해서 바로 세우기 위해 활성화된다. 깜빡 졸 때(예: 이 교재를 읽고 있음) 겉질 입력의 손실은 안뜰목신경로의 근긴장을 위한 출력을 감소시켜 머리가 앞으로 떨어지게 된다. 추가적으로 긴 안뜰척수로는 몸을 계속 똑바로 세우기 위한 몸과 다리 근육군 수축의 적절한 순서를 발생시키는 감각정보를 제공한다. 예를 들어, 흔들거리는 다리 위에 서 있거나 걸을 때 나타난다.

중추신경계 내에서 이러한 감각입력에 대한 해석은 과거의 경험과 현재의 인식에 의해 형성되며, 이는 경험에 대한 인식을 만들어내고 반응에 영향을 끼친다. 등산하는 동안 작은 원통 모양의 긴 물체를 발견한 경우, 이 방해물은 뱀 또는 막대기일 수 있다. 과거의 경험은 평범한 물체를 공포의 원인으로 잘못 해석하게 하여 사실과 다르게 인식하게 하고 과장된 반응을 촉발시킨다. 다음 장에서 인지와 자각에 대해 논의할 예정인데, 인지와 자각은 만성 통증에서 흔히 볼 수 있는 공포 회피 반응에 강하게 영향을 끼친다. 그뿐만 아니라 뇌줄중과 외상성 뇌손상 후에 흔히 발생하는 몸과 시각 지각에 대한 움직임의 기능장애 및 잘못된 인식과도 관련이 있다.

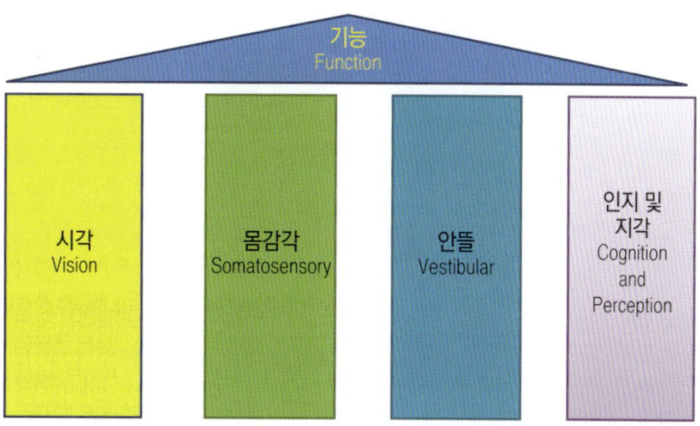

그림 6.49 운동기능의 네 가지 감각 기둥

VIII 손상에 대한 반응

RESPONSE TO INJURY

뇌줄기는 종종 원시뇌라고 하며, 뇌줄기의 기능 상실은 생명을 위협할 수 있다. 뇌줄기 손상은 의식, 근긴장도, 호흡 그리고 그물체 기능과 같은 뇌신경로 및 뇌신경핵을 통해 상호작용하는 다른 기본적 생명유지 기능에 영향을 끼칠 수 있다.

겉질척수로와 겉질숨뇌로에 영향을 끼치는 큰뇌바닥동맥 손상과 관련된 배쪽 다리뇌의 손상은 보통 팔다리마비, 눈의 수평움직임 상실 그리고 아래 얼굴근육의 약화를 발생시킬 수 있다. 이러한 임상적인 증상은 감금증후군(locked-in syndrome)으로 그물체는 보존되어 환자의 의식은 정상이며 대부분의 몸감각 또한 남아 있지만 움직임과 의사소통 능력은 상실된다. 이러한 손상은 3번, 6번 뇌신경핵 아래에 존재하고 중간뇌 덮개 앞부분은 보존되기 때문에 수직적 눈움직임과 깜빡거림은 정상으로 남아 있을 수 있다. 따라서 깜빡거림과 수직적 눈운동으로 의사소통이 가능할 수도 있다.

한쪽 및 양쪽 뇌줄기 손상은 대뇌제거(decerebrate)와 겉질제거(decorticate), 강직(rigidity)과 같은 병적인 신체 자세 유지를 발생시킬 수 있다(그림 6.50). 이러한 강직 모두 공간을 채우는 머리뼈안 병변으로 인해 뚜렷한 머리속압력 증가를 일으킬 수 있다. 예를 들어, 혈관손상 또는 종양은 중간뇌 또는 다리뇌의 겉질척수로 신경섬유를 압박할 수 있다. 환자는 보통 혼수상태이며 통증 자극 시 자세변화가 나타난다. 겉질척수로의 조절능력 상실은 피라미드바깥 운동기능을 탈 억제하고, 증가된 다리뇌의 그물척수로와 안뜰척수로 출력으로 인한 인한 폄근 활동의 증가로 몸과 다리의 강직성 폄을 발생시킨다. 대뇌제거 및 겉질제거 자세의 차이점은 적색척수로 투사의 보존에 따라 결정된다. 만약 적색핵 위로 병변이 위치하고 적색척수로 출력은 지속된다면 겉질제거 자세가 나타난다. 즉, 몸통과 다리의 강직성 폄과 팔의 굽힘을 보인다. 이러한 증상은 결합된 적색척수로 및 숨뇌 그물척수로 출력으로 인한 팔 굽힘에 대한 결합된 촉진으로 나타난다. 적색핵 아래 병변은 적색척수로 출력을 방해한다. 즉 숨뇌 적색척수의 출력만으로는 그물척수와 안뜰척수의 출력으로 인해 발생하는 폄을 극복하기에는 역부족이며 팔 역시 펴진다. 대뇌제거에서 겉질제거 자세로의 전이는 병변의 회복 및 축소로 추측되며 긍정적인 신호로 받아들여질 수 있다.

숨뇌로의 혈액 공급은 척추로부터 일어난다(그림 6.51). 뇌줄기의 특정 영역으로 혈액을 공급하는 개별적인 분지의 손상은 임상적으로 진단 가능한 증상과 징후를 발생시킨다.

안쪽숨뇌 증후군(아래교대성 편마비)은 데제린 증후군(Dejerine syndrome)으로, 이는 매우 희귀한 뇌줄기의 뇌졸중이며 배쪽 숨뇌에 혈액을 공급하는 척수동맥의 작은 혈관 또는 몸쪽 뇌바닥동맥에 영향을 준다. 이 증후군의 특징은 첫 번째는 같은쪽 혀의 약화와 위축(7번 얼굴신경), 두 번째는 아래교대성 마

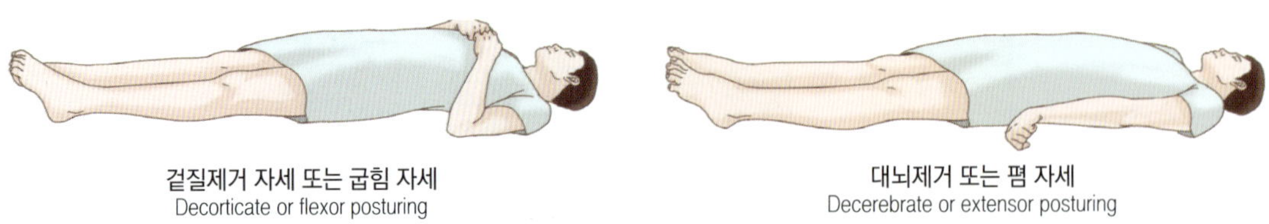

그림 6.50 대뇌제거 및 대뇌겉질제거 자세

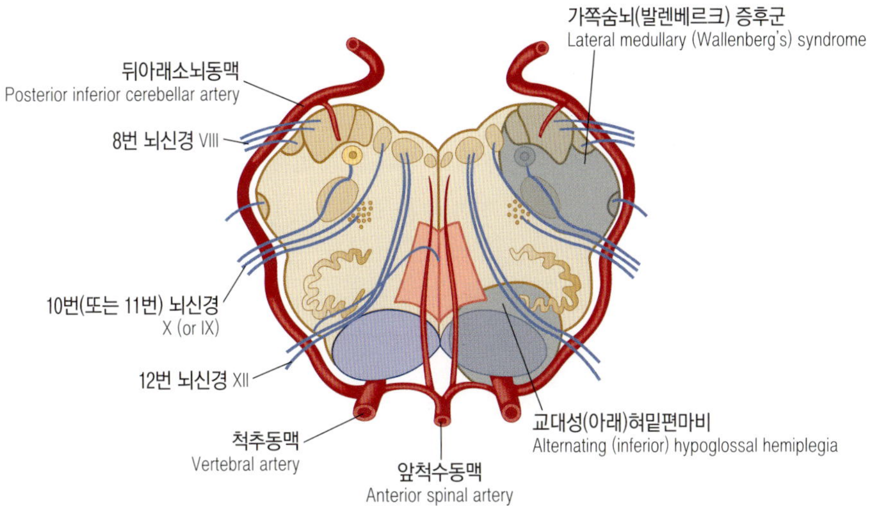

그림 6.51 혈관성 숨뇌 병변과 관련된 임상적 증후군

혈액은 척추동맥 가지로부터 숨뇌로 공급된다. 앞척수동맥 가지의 손상은 아래교대성편마비(중간숨뇌 증후군)를 발생시킬 수 있다. 뒤아래소뇌동맥(PICA)의 병변은 가쪽숨뇌 증후군(발렌베르크 증후군)을 발생시킬 수 있다.

비로 나타나는 반대쪽마비(피라미드로 손상), 세 번째는 감각상실(안쪽섬유띠로 손상)이다.

뒤아래소뇌동맥(posterior inferior cerebellar arteries, PICA)은 뇌줄기의 가장 아래쪽 혈관 분지로 이 동맥은 배쪽 다리뇌를 감으면서 시작하여 각각의 척수동맥 또는 뇌바닥동맥으로부터 나와 뒤아래쪽 소뇌와 등쪽가쪽 숨뇌에 혈액을 공급한다. 안뜰계와 밀접한 관련이 있기 때문에 소뇌의 허혈은 급성 현기증, 메스꺼움 및 구토를 유발한다. 또한 추가적으로 운동실조증, 눈떨림, 떨림과 같은 세 가지의 증상을 일으킬 수 있다.

뒤아래소뇌동맥의 폐색(occlusion)은 일련의 복잡한 결과를 초래하며, 경색의 크기와 위치에 따라 가쪽숨뇌 증후군(발렌베르크 증후군, Wallenbergs syndrome)이 발생된다. 일반적으로 이 증후군은 6개의 감각과 운동징후를 나타낸다. 그중 세 가지 징후는 뇌신경핵으로 인해 발생되는데, 즉 의문핵(조음 및 발음장애), 안뜰핵(현기증 및 눈떨림) 그리고 척수삼차핵(같은쪽 얼굴의 통증 및 온각 감소)에 의해 나타난다. 두 가지의 추가적인 징후는 신경섬유로의 손상에 의해 발생된다. 즉, 반대쪽 팔다리와 몸의 통각과 온도감각 감소와 호너증후군(시상하부척수로 교감신경이 내려감)을 발생시킨다. 마지막 징후는 큰 병변을 동반한 소뇌침범으로부터 발생된다. 반대쪽 몸 및 팔다리의 통증상실을 동반한 같은쪽 얼굴 통증상실은 교대성반쪽무통증(alternating hemianalgesia)이라고 하며 가쪽숨뇌 증후군이라 판단할 수 있는 가장 결정적인 증상이다.

뇌바닥동맥의 정중옆 분지는 안쪽과 바닥쪽 다리뇌에 혈액을 공급한다. 이러한 동맥의 막힘은 겉질척수, 겉질숨뇌, 겉질다리뇌 및 6번 갓돌림신경의 내림 신경뿌리에 영향을 끼친다. 이는 같은쪽 가쪽곧은근마비 및 반대쪽 한쪽마비를 발생시켜 중간교대성 편마비라고 알려져 있다(그림 6.52).

중간뇌의 뒤대뇌 또는 위소뇌동맥의 정중옆 분지로부터의 혈액 공급장애는 반대쪽 편마비와 같은쪽 3번 눈돌림신경 마비를 유발한다. 이는 위쪽교대성 편마비라고 알려져 있다. 시각로는 뒤쪽으로 운동섬유가 위치한 대뇌섬유다리에서 인접하게 지나가기 때문에 웨버 증후군(Weber's syndrome)을 동반한 반대쪽 같은쪽 반맹(homonymous hemianopsia)이 나타날 수 있다(그림 6.53).

베네딕트 증후군(Benedikt's syndrome)은 위소뇌다리, 적색핵 그리고 눈돌림신경섬유의 병변으로 이 증후군은 운동항진증(hyperkinesia), 떨림, 운동실조, 눈운동 마비를 일으킬 수 있다.

뇌줄기의 중추신경로는 신경계 또는 혈관계 질환 또는 외상으로 인한 손상 위험이 높은 민감한 신경조

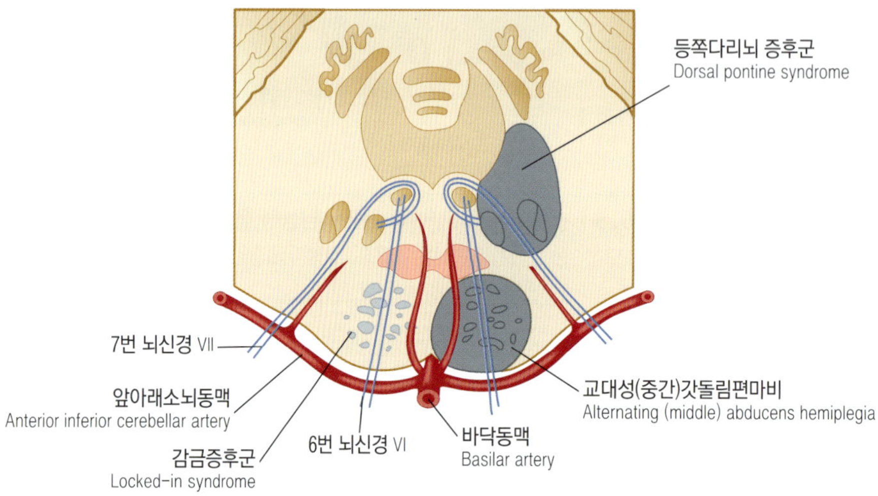

그림 6.52 혈관성 다리뇌 병변을 동반한 임상적 증후군

바닥동맥의 한쪽 국소 병변은 겉질척수로와 6번 갓돌림신경 뿌리를 손상시킬 수 있고 중간교대성 편마비를 발생시킬 수 있다. 등쪽가쪽으로 확장된 병변은 등쪽다리뇌 증후군을 발생시킬 수 있으며 양쪽 겉질척수로와 겉질숨뇌로를 손상시켜 감금증후군과 양쪽 팔다리마비를 발생시킨다.

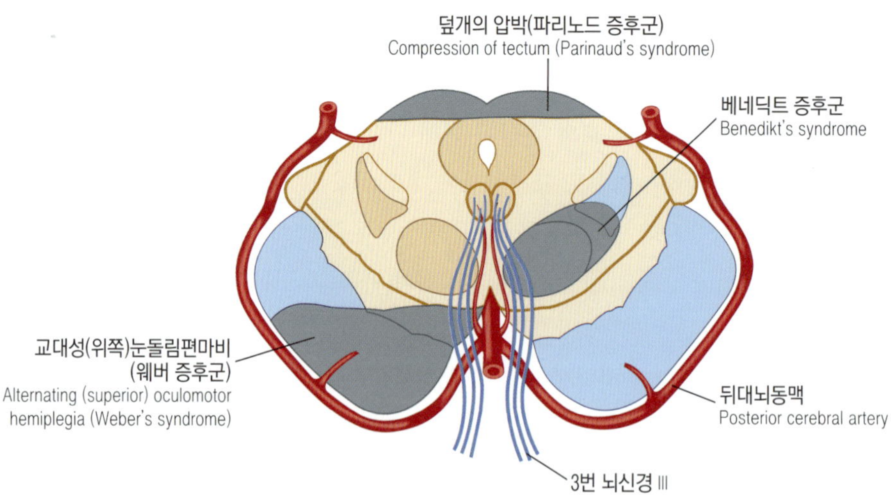

그림 6.53 혈관성 중간뇌 병변을 동반한 임상적 증후군

뒤대뇌동맥 병변은 웨버 증후군, 파리노드 증후군, 베네딕트 증후군의 원인이 된다.

직으로 구성되어 있다. 이들 신경로의 근접성은 다중의 뇌신경이 종양이나 출혈로 인해 손상될 수 있다. 천막위 탈출(supratentorial herniation)은 그물체 활성계와 입쪽 뇌줄기핵을 위험에 빠뜨려 혼수상태를 일으킬 수 있다. 목척수의 과도한 움직임은 채찍질 손상이나 머리 부상 시에 전단력(shearing)이 발생할 수 있는 위험성이 있으며, 꼬리쪽 뇌줄기의 구조적 특성으로 인해 손상이 쉽게 일어날 수 있다. 정기적인 뇌신경에 대한 감별 및 검사는 임상 치료에 있어서 필수요소로서 환자 진찰 시 쉽게 적용할 수 있으며, 일반적인 뇌신경 징후에 대한 개요는 다음과 같다.

1번 후각신경 장애는 신경 퇴행성 질환의 초기 징후일 수 있다. 후각상실은 명백한 인지 또는 운동징후가 나타나기 전 알츠하이머병 또는 파킨슨병을 가진 경우에 나타난다.

2번 시각신경은 시각교차지점에서 뇌하수체 종양에 의해 나타날 수 있다. 임상의는 시야결손(반대쪽 양귀쪽반맹, heteronymous bitemporal hemianopsia)을 통해 종양 위치를 감별할 수 있다. 뇌의 백색질, 척주(spinal column)와 같이 시각신경은 말이집탈락 질병에 취약하다. 시각신경염은 다발성 경화증의 흔한 초기 징후이며 앞시각신경염은 시각신경의 가시적 붓기가 특징이며, 급성 시력저하와 관련이 있다.

3번 눈돌림신경은 당뇨병 또는 고혈압과 같은 미세 혈관질환의 영향을 받는다. 눈돌림신경 압박은 눈운동마비를 발생시킨다. 이러한 압박은 동맥류에 의해 초래되는데 흔히 뒤교통동맥과 속목동맥의 이음부에서 주로 일어난다. 하지만 뒤교통동맥의 다른 이음부에서도 압박이 발생되며, 이 결과로 일반적으로 안검하수를 동반한 내려가고 처져서 변형된 눈으로 나타난다.

4번 도르래신경은 유일하게 등쪽으로 빠져나가는 신경으로 외상에 매우 취약하며 가벼운 부상으로 양쪽 눈에 결손을 잠재적으로 유발할 수 있다. 도르래신경 마비는 목쪽 뒤틀림 요소를 동반한 위쪽 사시를 발생시킨다. 이 경우 기운목(torticollis)을 동반하며 안구를 위쪽과 안쪽으로 돌림하며 한쪽 말초 병변은 이미 신경교차가 일어난 후이기 때문에 같은쪽 마비를 발생시킨다. 만약 도르래신경핵의 병변이 존재한다면 이 신경섬유의 손상은 신경교차 이전이기 때문에 반대쪽 4번 뇌신경 마비를 발생시킨다.

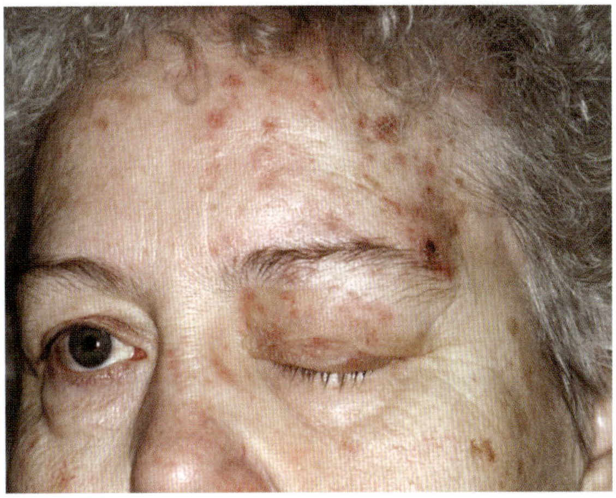

그림 6.54 왼쪽 삼차신경의 첫 번째 부분에 분포된 전형적으로 발달된 통증과 물집을 가진 71세의 여성
통증이 시작된 지 2주 후 물집이 치유되고 있을 때 심각한 왼쪽 3번 뇌신경 마비가 발생하였다. 이 임상사진을 통해 회복된 물집과 함께 완전 안검하수를 분명하게 볼 수 있다.

5번 삼차신경은 종종 헤르페스 바이러스에 의한 감염과 관련이 있으며 V_1, V_2 또는 V_3의 피부 조직분포에 따른 피부 발진(대상포진)을 유발한다(그림 6.54). 이 통증은 대상포진 후 신경통(postherpetic neuralgia)으로 알려져 있으며 발진에 앞서서 나타나거나 발진이 사라진 후에도 지속될 수 있다. 삼차신경은 또한 삼차신경통(trigeminal neuralgia) 및 발작삼차신경통(tic douloureux)이라고 불리는 염증질환을 일으킨다. 이 신경통은 신경분포에 따라 얼굴과 턱에 강한 통증을 일으킨다. 과거에는 이러한 삼차신경통을 겪는 많은 환자들이 자살을 선택하기도 하였다.

6번 갓돌림신경은 가장 긴 뇌신경으로 길이와 구불구불한 궤적으로 해면정맥굴을 통해 주행한다. 일반적으로 증가된 머리속압력에 매우 취약하며 각각의 범위에 따라 신경에 영향을 줄 수 있는 많은 질병과 장애의 영향을 받기 쉽다.

7번 얼굴신경과 8번 속귀신경은 가운데귀 내의 작은 속귀길로 주행한다. 이렇게 공유된 신경로는 그 구조를 손상시킬 수 있으며 청력, 안뜰기능 그리고 얼굴근육 및 감각약화에 대한 선별검사를 동시에 하는 것이 필수적이다. 가운데귀염을 동반한 5번 삼차신경과 6번 갓돌림신경의 침범은 그라데니고 증후군(Gradenigo syndrome)으로 안쪽사시(esotropia, 교차된눈), 얼굴통증, 귀 감염을 특징으로 한다.

시스템의 통합

양성발작성체위현기증(benign paroxysmal positional vertigo, BPPV)

에플리(Epley)에 의해 1980년 처음 알려진 양성발작성체위현기증(BPPV)은 일반적으로 알려진 현기증의 원인 중 하나이다. 반고리관 팽대부(ampullae) 내 털세포 표면을 싸고 있는 젤라틴성 덩어리에 존재하는 탄산칼슘 결정체가 점점 제자리에서 벗어나 반고리관 내에서 자유롭게 움직일 때 이러한 말초적인 증상이 발생된다. 머리 위치 변화는 결정체를 팽대부에서 빠져나가게 하고 털세포에 잘못된 자극을 주어 운동섬모에 의해 빠른 움직임 감각을 발생시킨다. BPPV의 진단은 각각의 반고리관의 위치가 뒤집힌 자세로 환자를 놓고 유지하게 하여 평형모래가 제자리에서 벗어나게 한다. BPPV의 양성반응은 머리의 움직임 10~30초 후에 현기증이 재현되는 것을 환자가 확인하여 알려주고 안뜰눈반사활동을 위한 눈움직임을 자세히 관찰한다. 각각의 반고리관은 특정 눈근육에 연결되어 있는데 안뜰눈반사의 자극은 갑작스런 머리의 움직임을 보상하기 위해 눈움직임을 발생시킨다.

이렇게 떠돌아다니는 평형모래가 가장 흔히 정착하는 위치는 아래(뒤)반고리관인데 대부분 몸을 세우는 자세를 취하기 때문에 평형모래는 아래쪽에 위치한다. 딕스-홀파이크 기법(Dix-Hallpike maneuver)이라고 하는 검사(그림 6.55)는 잘못 위치된 것으로 의심되는 평형모래를 자극하여 특정 각도로 환자의 아래반고리관에 위치시킨다.

아래반고리관(SSC)은 같은쪽 위빗근과 반대쪽 아래곧은근을 흥분시키기 때문에 딕스-홀파이크 기법의 양성반응인 경우 뒤반고리관 BPPV는 자극이 시작된 반고리관 쪽으로 회전하는 안구 움직임을 나타낼 것이다. 오른쪽 뒤반고리관 BPPV가 양성인 경우 오른쪽으로 안구가 회전한다(오른쪽 눈떨림, right nystagmus).

이러한 질병에 대한 에플리 기법(그림 6.56)을 통한 치료로 환자를 몇몇의 특정 위치로 머리를 이동시키고 평형모래가 반고리관을 따라 움직이게끔 하여 최종적으로 평형모래가 팽대부로 다시 돌아가게 한다. 그림 6.56의 A~D 그림은 오른쪽 아래반고리관 BPPV의 치료를 보여준다. 이 치료는 딕스-홀파이크 기법으로 시작하여 양성발작성체위현기증(BPPV)을 진단하고 에플리 평형모래 정복술 기법(Epley canalith-repositioning maneuver)을 이용하여 치료한다. 그림(A)에서 환자를 앉혀서 시작하는데 반고리관의 면에서 45°가 되도록 머리를 회전시킨다. 그 다음 그림(B)과 같이 환자의 머리를 움직이는데 중력은 평형모래가 원래 자리에서 벗어나는 것을 돕는다. 일단 눈떨림과 현기증의 증상이 해결된다면 환자를 그림(C)의 위치로 이동시키고, 평형모래를 주변 반고리관으로 더 이동시킨다. 환자가 다음 위치(D)로 이동하면 평형모래가 반고리관의 꼭대기를 넘어서 굴러갈 수 있게 한다. 따라서 환자는 다시 앉은 자세로 돌아가고 평형모래는 아래로 떨어져 팽대부로 들어간다.

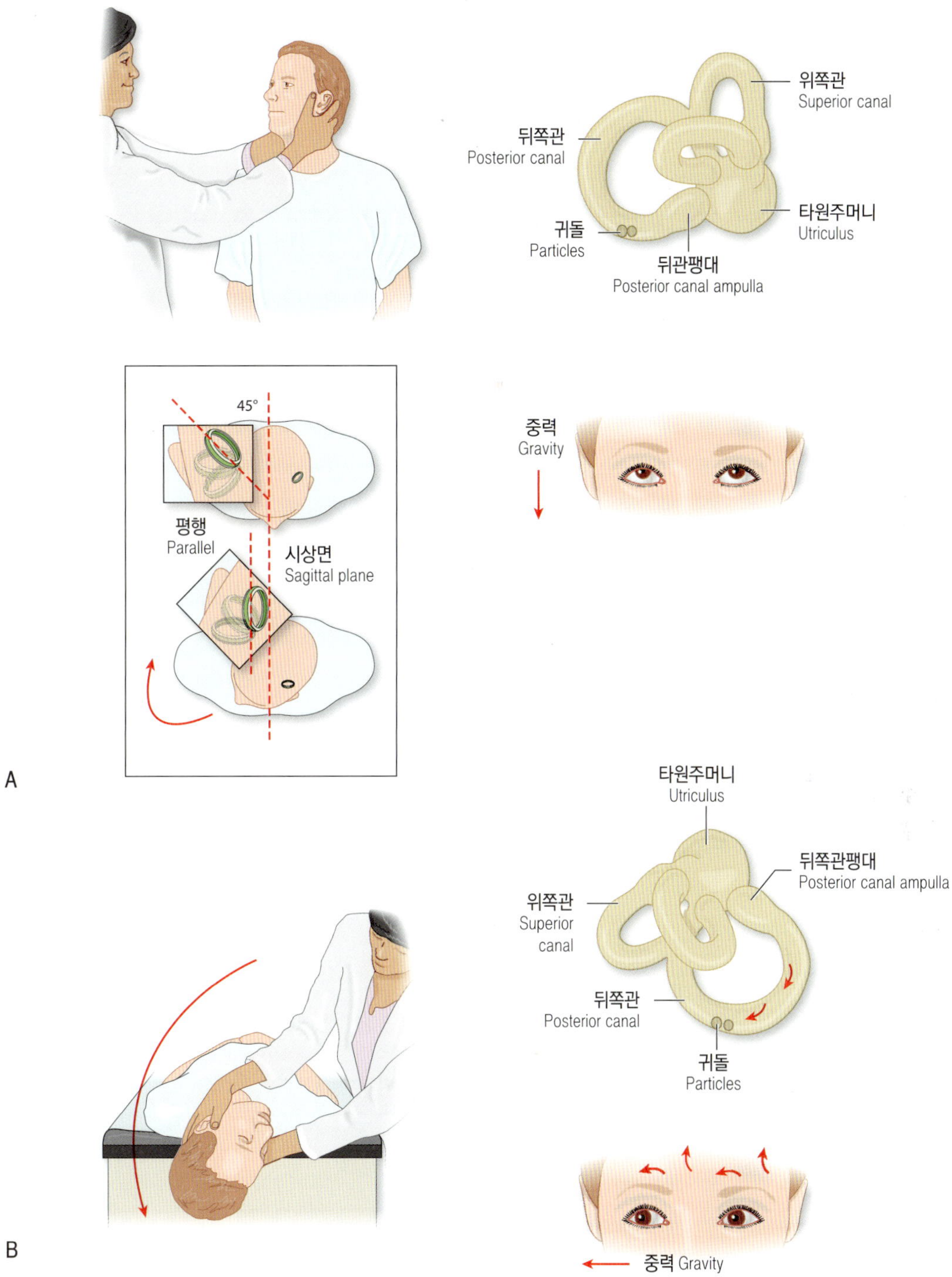

그림 6.55 양성발작성체위현기증(BPPV)을 진단하기 위한 딕스-홀파이크 기법

딕스-홀파이크 기법을 이용하여 양성발작성체위현기증(BPPV)은 오른쪽 뒤반고리관 내에서 현기증이 유발되는 것을 보여준다. **A.** 이 기법은 환자의 머리를 한쪽으로 45° 돌려서 앉히는 것으로 시작된다. 이러한 자세는 머리의 시상면에서 오른쪽 뒤반고리관을 정렬시키게 한다. **B.** 그 다음 환자를 빠르게 비스듬하게 눕히는데 여전히 정중선에서 45° 기울어진 상태에서 머리를 침대 끝 바깥으로 놓는다. 수초가 지난 다음 현기증과 오른쪽 회전요소(시계 방향)를 동반하여 진동하는 안구진탕을 유발시킨다. 이러한 종류의 말초 현기증의 중요한 특징은 환자가 자신의 머리를 여전히 돌린 상태에서 다시 앉았을 때 안구진탕의 방향이 바뀌는 것이다. 만약 안구진탕이 전혀 발생되지 않는다면 머리를 왼쪽으로 돌린 상태에서 30초 중단 후 이 기법을 다시 반복한다.

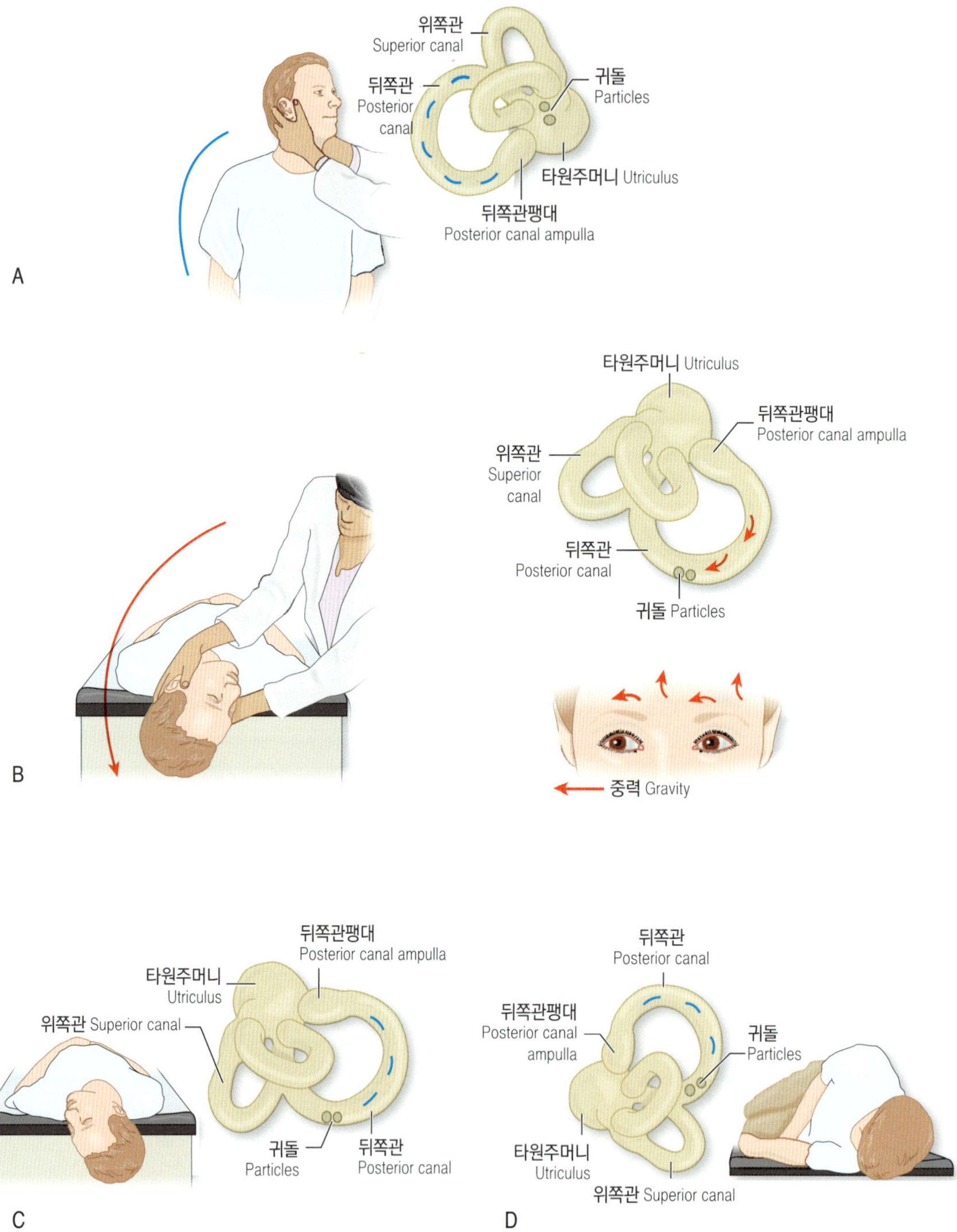

그림 6.56 BPPV를 치료하기 위한 에플리 평형모래 정복술 기법
오른쪽 뒤쪽관 BPPV를 위한 평형모래 정복술을 이용한 치료를 나타낸다.

최첨단 연구

제자리 암(Cancer In Situ)의 발견

후각(olfaction)은 생존에 있어서 매우 중요한 감각이다. 또한 후각은 감정과 구토유발 신경로에 연결되어 있으며 유해한 음식을 먹었을 때 인체를 보호하고 복합적인 페로몬 감지를 통해 친구 및 잠재적인 연인에게 마음이 이끌리는 것을 도와준다. 더불어 후각의 상실은 알츠하이머병 또는 파킨슨병의 질병을 감지하는데 이용될 수 있다.

건강관리에 있어서 후각에 대한 새로운 적용은 의학적 진단용 의료탐지견이다. 1989년 영국의 농장에서 주로 사용되는 양치기개인 보더콜리가 참여한 사례가 보고되었다. 이 반려견은 주인 다리의 점에 평소와 달리 격하게 반응하며 킁킁거리고 그 부위를 깨물었다. 이러한 행동 덕분에 주인은 병원에 방문하여 의료적인 검사를 받았다. 이후 생체조직검사 결과를 통해 이 점은 초기 단계의 악성 흑색종으로 밝혀졌다. 그 개가 주인의 생명을 구했다고 볼 수 있다. 이러한 사례는 연구자들은 냄새를 통해 암의 기전에 대한 발견에 대해 연구하도록 자극하였다. 연구자들은 종양이 소변, 입김, 땀을 통해 유기화합물을 발생시키는 것을 발견하였다. 이는 반려동물의 뛰어난 후각능력을 기초로 한 나노기술인 “대단한 코(super nose)”를 포함한 새로운 기술의 탐구를 이끌었다. 추가적인 연구에서 모든 개는 이러한 능력을 타고난 것으로 나타났고 체액 샘플에서 종양이 감지될 때 인간에게 이를 알릴 수 있도록 훈련될 수 있다. 제자리 암을 조기에 발견하면 조기에 빨리 치료할 수 있으며 더 나은 예후를 보인다.

개의 후각감각은 인간보다 훨씬 민감하며 엄청나게 많은 말초수용기와 더 큰 중추활성화 영역을 가지고 있다(그림 6.57). 개의 후각신경은 인간의 것보다 2배가 넓으며 후각상피에는 5억 개 이상의 수용기(인간의 경우 5백만 개)가 있다. 인간에서와 마찬가지로 이 수용기는 다른 냄새를 알아보기 위해 화학반응을 일으키는 섬모를 포함한다. 또한 개는 보습코기관(vomeronasal organ)이라고 하는 독특한 특수 후각공간을 가지고 있다. 개의 이렇게 놀라운 후각은 현재 암의 조기발견을 위해 사용된다. 보습코기관은 크고 액체로 가득 찬 공간인데 양쪽 앞니 위쪽과 뒤쪽에 위치한다. 이 기관에는 섬모라기보다는 미세융모가 있다. 또 다른 흥미로운 해부학적 구조는 코선반뼈(ethnoturbinate bone) 위의 선반인데, 이 구조는 냄새 분자의 큰 수집공간을 생성한다. 이는 분자가 모이는 공간을 확보하여 다양한 냄새에 대한 자세한 식별수행에 더 많은 시간을 보내도록 한다. 개는 자신의 코의 기능을 호흡과 냄새로 구분하여 공유한다. 후각기능은 감각입력에 더 최적화되어 있으며 냄새를 감지했을 때 개의 콧구멍이 벌렁거리는 것을 볼 때 쉽게 관찰된다. 더불어 관자엽의 구조, 둘레와 둘레 주위 영역, 편도체 그리고 시상하부를 포함하는 후각의 중추 처리 영역은 인간보다 개에서 활성화 영역이 더 크다.

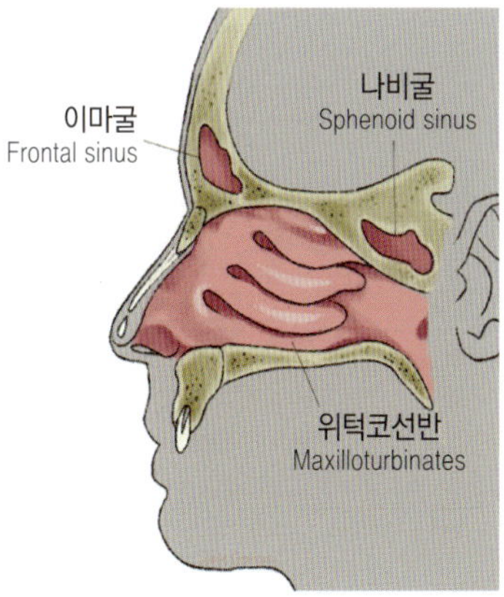

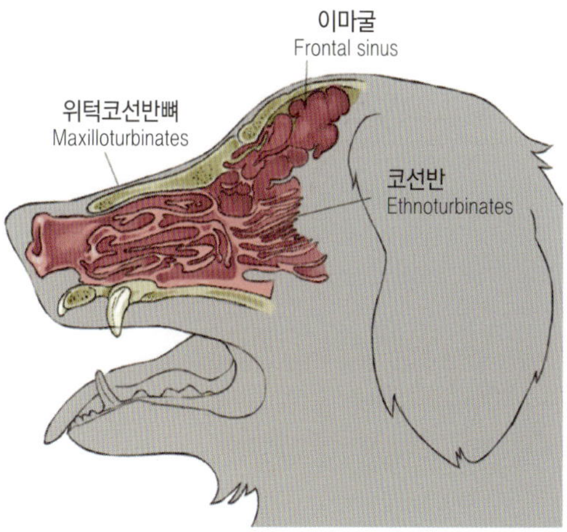

그림 6.57 인간과 개의 후각

오직 개에서만 찾아볼 수 있는 특수 수집방(collecting chamber), 보습코기관(vomeronasal organ) 그리고 위턱코선반뼈의 복잡성의 차이에 주목한다.

사례 6 논의: 다리뇌의 해면상(벌집모양) 혈관기형 Cavernous malformation in pons

션(Sean)의 해면정맥굴 기형은 다리뇌 손상의 직접적인 결과인 특정 임상소견을 초래했다. 먼쪽 혀의 약화와 감각상실 그리고 왼쪽 얼굴과 입 주변의 감각변화는 삼차신경 손상으로 인한 것이었다. 이러한 손상은 발음장애를 일으켰다. 운이 좋게도 얼굴신경에서 담당하는 미각은 숨뇌의 고립로핵 미각 부분의 더 꼬리쪽에 위치하여서 보존되었다. 통증과 온도지각은 척수시상로를 따라 이동하여 다리뇌를 통해 올라가는데 그의 몸 오른쪽에서 이러한 감각들이 상실되었다. 겉질척수로의 손상은 오른팔의 약화와 강직을 발생시켰다(반대쪽 위 운동신경 편마비).

해면정맥굴 기형은 정상적인 혈관조영술 결과와 함께 증상이 경미할 수 있기 때문에 동정맥기형보다 진단하기 어렵다. 느리고 간헐적으로 발생하는 혈액출혈 및 경미하고 다양한 임상소견을 보이기 때문에 진단에 혼란을 준다. 하지만 이러한 출혈은 발작이나 허혈성 뇌졸중을 포함한 심각한 증상을 초래한다. 이를 위한 의료관리는 악화된 증상의 임상적 관찰에서부터 발작이나 통증을 치료하기 위한 약 그리고 혈관기형의 수술적 절제까지 다양하다. 기형 혈관의 위치와 깊이는 수술 위험을 높인다. 션의 경우 국소 조직의 확장된 침범으로 인한 추가적인 수술 후 증상이 나타났는데 다리뇌 가까이에 위치한 섬세한 신경계 구조 때문에 이러한 결과는 놀라운 일은 아니었다. 비록 이차뇌신경이 담당하는 빛 입력은 보존되었지만 시각에 대한 지각에 관여하는 고도의 겉질 중추의 손상으로 션의 달라진 왼쪽 눈은 오직 색깔만 지각하고 이미지는 지각하지 못하였다. 마지막으로 균형감각 문제가 새로운 증상으로 나타났는데 소뇌에서 국소적으로 확장된 손상에 의한 것으로 추정된다.

1년 후 션은 이러한 경험을 통해 긍정적인 세계관과 통찰력을 가지게 되었다. 회복하는 동안 한결같은 가족들의 지지와 긴밀한 우정 덕분에 퇴원 후 가능한 한 빨리 치료실로 돌아올 수 있었다. 그의 치료사와 동료들은 그를 반갑게 맞아주었고 그가 근력과 협응능력을 회복하기 위해 기초적인 운동을 하는 동안 지원과 격려를 아끼지 않았다. 다행스럽게도 장애인 스포츠에서 활발하게 활동하는 그의 친구가 뇌성마비 또는 후천적인 뇌손상을 가진 남성 운동선수에게 개방된 장애인 축구경기에 대해 알려주었다. 이 경기는 신체장애에 부합하도록 일부 수정된 피파(국제축구협회) 표준 규칙을 따르는 장애인 축구(seven-a-side soccer)였다. 션은 이 경기 출전을 한번 도전해보았는데, 미국 국가대표에 선발되었고 2016년 리오데자네이루 하계 올림픽게임에 출전하게 되었다.

복습문제

1. 겉질숨뇌로 내에서 위운동신경세포 병변을 가진 환자는 다음 중 어떠한 증상을 보이는가?

A. 같은쪽 약화　B. 양쪽 약화
C. 반대쪽 약화　D. 약화 없음

2. 위둔덕은 __________ 중추이며, 아래둔덕은 처리에 관여한다.

A. 미각과 소리/시력　B. 소리/시력
C. 시각반사/소리　D. 운동처리/청각

3. 피라미드 교차에서 입쪽 병변은 __________ 편마비를 초래한다.

A. 교대성　B. 양쪽
C. 같은쪽　D. 반대쪽

4. 당신의 환자는 양귀쪽 시야 손상이 있다. 다음 중 가장 의심할 만한 곳의 병변은?

A. 왼쪽 시각신경　B. 시각신경교차
C. 왼쪽 시각신경로　D. 시각부챗살(마이어고리)

5. 오른쪽 눈 안에 밝게 빛이 날 때 공감동공반응이 보이는 것은 다음 중 어떠한 상태를 나타내는가?

A. 2번과 3번 양쪽 뇌신경 정상
B. 3번 뇌신경 양쪽이 정상
C. 2번 뇌신경 오른쪽, 3번 뇌신경 왼쪽이 정상
D. 2번 뇌신경 왼쪽, 3번 뇌신경 왼쪽이 정상

6. 감금증후군으로 마비 환자가 정상적인 인지 및 수직 눈움직임을 동반하여 의식상태가 깨어 있다. 이러한 원인은 무엇인가?

A. 그물체와 핵 위 눈운동신경로의 보존을 동반한 겉질척수로 및 겉질숨뇌로의 손상
B. 겉질숨뇌로와 위쪽 겉질 기능보존을 동반한 안뜰척수로와 척수시상로의 손상
C. 안뜰눈신경로 보존을 동반한 척수시상로와 겉질척수로의 손상
D. 척수시상과 겉질숨뇌 시각신경로의 보존을 동반한 뇌줄기 뇌졸중

7. 환자가 평상시에 머리를 오른쪽을 기울일 때 진단할 수 있는 증상 중 해당하지 않는 것은?

A. 살짝 바깥쪽으로 돌아가고 올라간 눈으로 인해 왼쪽 4번 뇌신경 마비를 보상
B. 같은쪽 머리 기울임을 발생시키는 오른쪽 목빗근의 구축
C. 변형된 주관적 시각 수직이 발상되는 8번 뇌신경의 한쪽 상실을 보상
D. 위 증상 모두

8. 겉질숨뇌로에 영향을 주는 뇌졸중은 다음 중 어떠한 삼차운동장애를 발생시키는가?

A. 같은쪽 씹기근육의 약화 또는 마비
B. 반대쪽 씹기근육의 약화 또는 마비
C. 양쪽 씹기근육의 약화 또는 마비
D. 최소한의 약화는 삼차운동핵이 겉질숨뇌로의 신경지배를 양쪽으로 받기 때문이다.

9. 겉질숨뇌로의 뇌졸중 후 얼굴근육 조절을 상실한 장소로 가장 유력한 곳은?

A. 반대쪽 위쪽 얼굴근육　B. 같은쪽 위쪽과 아래쪽 얼굴근육
C. 반대쪽 아래 얼굴근육　D. 양쪽 아래 얼굴근육

10. 고립로핵의 꼬리 부분을 손상시키는 뇌졸중이 뚜렷하게 발생시키는 장애는 무엇인가?

A. 인두근육 조절　B. 혀의 뒷부분에서 1/3 미각
C. 혀근육 조절　D. 혈압 조절

REFERENCES

Ayling J. Managing head injuries. *Emerg Med Serv*. 2002 Aug;31(8):42.

Azarmina M, Azarmina H. The six syndromes of the sixth cranial nerve. *J Ophthalmic Vis Res*. 2013 Apr;8(2):160–171.

Baloh RW, Honrubia V. Clinical neurophysiology of the vestibular system. *Contemp Neurol Ser*. 1979;18:1–21.

Baraniuk JN, Merck SJ. Nasal reflexes: Implications for exercise, breathing, and sex. *Curr Allergy Asthma Rep*. 2008 Apr;8(2):147–153.

Behbehani R. Clinical approach to optic neuropathies. *Clin Ophthalmol*. 2007 Sep; 1(3): 233–246.

Berns GS, Brooks AM, Spivak M. Scent of the familiar: an fMRI study of canine brain responses to familiar and unfamiliar human and dog odors. *Behav Processes*. 2015 Jan;110:37–46.

Boyle R. Vestibulospinal control of reflex and voluntary head movement. *Ann N Y Acad Sci*. 2001 Oct;942:364–380.

Brandt T, Dieterich M. Skew deviation with ocular torsion: a vestibular brainstem sign of topographic diagnostic value. *Ann Neurol*. 1993 May;33(5):528–534.

Caria MA, Tavera C, Melis F, Mameli O. The vestibulospinal reflex in humans: effects on paraspinal muscle activity. *Acta Otolaryngol*. 2003 Sep;123(7):817–825.

Cevette MJ, Puetz B, Marion MS, Wertz ML, Muenter MD. A physiologic performance on dynamic posturography. *Otolaryngol Head Neck Surg*. 1995;112:676–688.

Chugh JP, Jain P, Chouhan RS, Rathi A. Third nerve palsy: an overview. *Indian J Clin Practice*. 2012 May; 22(12).

Cohen-Gadol AA, Bohnstedt BN. Recognition and evaluation of nontraumatic subarachnoid hemorrhage and ruptured cerebral aneurysm. *Am Fam Physician*. 2013 Oct 1;88(7): 451–456.

Craven BA, Paterson EG, Settles GS. The fluid dynamics of canine olfaction: unique nasal airflow patterns as an explanation of macrosmia. *J R Soc Interface*. 2010 Jun 6;7(47):933–943.

Doty RL, Bayona EA, Leon-Ariza DS, et al. The lateralized smell test for detecting Alzheimer's disease: failure to replicate. *J Neurol Sci*. 2014 May 15;340(1–2):170–173.

Eggers SD, Zee DS. Evaluating the dizzy patient: bedside examination and laboratory assessment of the vestibular system. *Semin Neurol*. 2003 Mar;23(1):47–58.

Gates P. The rule of 4 of the brainstem: a simplified method for understanding brainstem anatomy and brainstem vascular syndromes for the non-neurologist. *Intern Med J*. 2005 Apr;35(4):263–266.

Graham V, Napier-Dovorany K. Multifactoral measures of fall risk in the visually impaired population: A pilot study. *J Bodyw Mov Ther*. 2016;20(1):104–109.

Greer DM, Yang J, Scripko PD, et al. Clinical examination for prognostication in comatose cardiac arrest patients. *Resuscitation*. 2013 Nov;84(11):1546–1551.

Hamid MA, Hughes GB, Kinney SE. Specificity and sensitivity of dynamic posturography: a retrospective analysis. *Acta Otolaryngol Suppl (Stockh)*. 1991;481:596–600.

Horton JC. Wilbrand's knee of the primate optic chiasm is an artefact of monocular enucleation. *Trans Am Ophthalmol Soc*. 1997;95:579–609.

Jacobs DA, Galetta SL. Neuro-ophthalmology for neuroradiologists. *AJNR Am J Neuroradiol*. 2007 Jan;28(1):3–8.

Jacobson GP, Newman CW, Hunter L, Balzer GK. Balance function test correlates of the Dizziness Handicap Inventory. *J Am Acad Audiol*. 1991;2:253–260.

Kavoi BM, Jameela H. Comparative morphometry of the olfactory bulb, tract and stria in the human, dog and goat. *Int. J. Morphol*. 2011;29(3):939–946.

Khan S, Chang R. Anatomy of the vestibular system: a review. *NeuroRehabilitation*. 2013;32(3):437–443.

Kim C, Sohn JH, Jang MU, et al. Ischemia as a potential etiologic factor in idiopathic unilateral sudden sensorineural hearing loss: analysis of posterior circulation arteries. *Hear Res*. 2016 Jan;331:144–151.

Kim JS, Kim HG, Chung CS. Medial medullary syndrome. Report of 18 new patients and a review of the literature. *Stroke*. 1995 Sep;26(9):1548–1552.

Krusemark EA, Novak LR, Gitelman DR, Li W. When the sense of smell meets emotion: anxiety-state-dependent olfactory processing and neural circuitry adaptation. *J Neurosci*. 2013 Sep 25;33(39):15324–15332.

Lee JH, Lee HK, Lee DH, Choi CG, Kim SJ, Suh DC. Neuroimaging strategies for three types of Horner syndrome with emphasis on anatomic location. *AJR Am J Roentgenol*. 2007 Jan;188(1):W74–W81.

Macchi MM, Bruce JN. Human pineal physiology and functional significance of melatonin. *Front Neuroendocrinol*. 2004 Sep–Dec;25(3–4):177–195.

Mandal AK, Anandanadesan R, Missouris DG. The hazards of being a gentleman farmer: a case of transient Horner's syndrome. *JRSM Short Rep*. 2012 Aug;3(8):53.

Muncie HL, Sirmans SM, James E. Dizziness: Approach to evaluation and management. *Am Fam Physician*. 2017;95(3):154–162.

Nishino T. The swallowing reflex and its significance as an airway defensive reflex. *Front Physiol*. 2013 Jan 7;3:489.

Noback CR, Strominger NL, Demarest RJ, Ruggiero DA. Robotic control based on the human nervous system. *International Journal of Artificial Intelligence & Applications*. 2011 Oct;3(4):107–123.

Optic Neuritis Study Group. Multiple sclerosis risk after optic neuritis: final optic neuritis treatment trial follow-up. *Arch Neurol*. 2008 Jun;65(6):727–732.

Ozdoğmuş O, Sezen O, Kubilay U, et al. Connections between the facial, vestibular and cochlear nerve bundles within the internal auditory canal. *J Anat*. 2004 Jul; 205(1): 65–75.

Passi N, Degnan AJ, Levy LM. MR imaging of papilledema and visual pathways: effects of increased intracranial pressure and pathophysiologic mechanisms. *AJNR Am J Neuroradiol*. 2013 May;34(5):919–924.

Perlmutter JS, Mink JW. Deep brain stimulation. *Annu Rev Neurosci*. 2006; 29: 229–257.

Rascol O. Sabatini U, Fabre N., et al. Abnormal vestibuocolar reflex cancellation in multiple system atrophy and progressive supranuclear palsy but not in Parkinson's disease. *Mov Disord*. 1995 Mar;10(2);163–170.

Sah P, Faber ES, Lopez De Armentia M, Power J. The amygdaloid complex: anatomy and physiology. *Physiol Rev*. 2003 Jul;83(3):803–834.

Sanders RD. The trigeminal (V) and facial (VII) cranial nerves: head and face sensation and movement. *Psychiatry (Edgmont)*. 2010 Jan;7(1):13–16.

Schmitz B, Krick C, Käsmann-Kellner B. [Morphology of the optic chiasm in albinism]. *Ophthalmologe*. 2007 Aug;104(8):662–665.

Schubert MC, Minor LB. Vestibulo-ocular physiology underlying vestibular hypofunction. *Phys Ther*. 2004 Apr;84(4):373–385.

Shams PN, Bremner FD, Smith SE, Plant GT, Matthews TD. Unilateral light-near dissociation in lesions of the rostral midbrain. *Arch Ophthalmol*. 2010 Nov;128(11):1486–1489.

Siéssere S, Vitti M, Sousa LG, Semprini M, Iyomasa MM, Regalo SC. Anatomic variation of cranial parasympathetic ganglia. *Braz Oral Res*. 2008 Apr–Jun;22(2):101–105.

Sires BS, Stanley RB Jr, Levine LM. Oculocardiac reflex caused by orbital floor trapdoor fracture: an indication for urgent repair. *Arch Ophthalmol*. 1998 Jul;116(7): 955–956.

Snir M, Hasanreisoglu M, Goldenberg-Cohen N, et al. Suppression of the oculocephalic reflex (doll's eyes phenomenon) in normal full-term babies. *Curr Eye Res*. 2010 May;35(5):370–374.

Stamps JJ, Bartoshuk LM, Heilman KM. A brief olfactory test for Alzheimer's disease. *J Neurol Sci*. 2013 Oct 15;333(1–2):19–24.

Thompson TL, Amedee R. Vertigo: A review of common peripheral and central vestibular disorders. *Ochsner J*. 2009 Spring;9(1):20–26.

Walker HK, Hall WD, Hurst JW. *Clinical Methods: The History, Physical, and Laboratory Examinations*. 3rd ed. Boston: Butterworths; 1990.

Wesson DW, Wilson DA. Sniffing out the contributions of the olfactory tubercle to the sense of smell: hedonics, sensory integration, and more? *Neurosci Biobehav Rev*. 2011 Jan;35(3):655–668.

Whiting AC, Marmura MJ, Hegarty SE, Keith SW. Olfactory acuity in chronic migraine: A cross-sectional study. *Headache*. 2015 Jan;55(1):71–75.

Willis CM, Church SM, Guest CM, et al. Olfactory detection of human bladder cancer by dogs: proof of principle study. *BMJ*. 2004 Sep 25;329(7468):712.

Wilson VJ, Boyle R, Fukushima K, et al. The vestibulocollic reflex. *J Vestib Res*. 1995 May–Jun;5(3):147–170.

Wu S, Li N, Xia F, et al. Neurotrophic keratopathy due to dorsolateral medullary infarction (Wallenberg syndrome): case report and literature review. *BMC Neurol*. 2014 Dec 4;14:231.

Yates BJ, Bronstein AM. The effects of vestibular system lesions on autonomic regulation: observations, mechanisms, and clinical implications. *J Vestib Res*. 2005;15(3):119–129.

Zhang X, Kedar S, Lynn MJ, Newman NJ, Biousse V. Homonymous hemianopias: clinical-anatomic correlations in 904 cases. *Neurology*. 2006 Mar 8;66(6):906–910.

CHAPTER 7

소뇌

CEREBELLUM

사례 7 소뇌 뇌졸중 Cerebellar Stroke

말리(Mali)는 리모델링하는 동안에 가족이 임시로 머무르고 있는 가구 달린 작은 아파트 소파에 앉은 어머니의 팔에 안겨 방긋 웃으면서 딸랑이를 가지고 놀고 있었다. 태비사(Tabitha)는 지난 한 해의 엄청난 사건에 대해 이야기했고, 그녀의 목소리는 때때로 감정이 섞이면서 작아졌다. 원래 같은 작은 마을 출신이었던 태바사와 남편은 대학 졸업 후에 다시 만났고 곧 결혼했다. 결혼 5개월 만에 그들은 딸을 임신한 것을 알았다. 출산 축하 파티를 할 당시에 태비사는 임신 33주가 지난 상태였다. 임신 말기가 끝날 때까지 남은 7주 동안 그녀의 남편은 평소 활발했던 아내의 건강에 대한 걱정이 더 커졌다.

임신 초기는 합병증 없이 지나갔다. 임신 중기에는 초기에 극심한 피로감이 나타났지만 특별히 문제되지는 않았다. 임신 말기에 들어서자 그녀는 극심한 두통을 앓았고, 이는 그녀의 수면을 방해했다. 그녀는 부비동 두통(sinus headaches)을 진단받았고, 추후에 재발했을 때 비록 응급실에 실려갔지만 처음에는 에페드린(ephedrine)을 복용 후 약간의 통증이 감소되었고 이비인후과 전문의에게 진찰을 받았다. 진찰받는 날에 비가 내렸고 그녀는 혼란을 느껴서 병원으로 운전해 가는 길을 잃어버렸다. 그녀의 증상은 너무 미묘해서 정확한 진단이 어려웠고 다들 그녀의 혼란을 임신한 탓으로 돌렸다. 그녀는 네티팟(염분 혼합물을 이용한 비강 세척)을 시도했지만, 별로 소용이 없었고 두통이 다시 악화되었으며, 머리 뒤쪽에 크게 쿵하는 소리까지 들었기 때문에 다시 진료를 받으러 갔다. 그녀는 어두운 진료실에 누워 편두통을 진단받았으며, 부비동 감염약을 처방받았다. 태비사는 전자간증(임신 후반에 일어나는 독소혈증)이 진행될 가능성에 대해 걱정했고 갑자기 응급실에 또 가게 되었다. 자간증(eclampsia)은 임신 중에 발작을 일으키고 혼수상태에 빠뜨릴 수 있는 위험한 상태인데 혈압 상승, 팔다리 부기 및 알부민뇨증은 임신중독증(preeclampsia)의 특징이다. 태비사는 혈압을 재기 위해 약국으로 차를 운전한 뒤 집으로 돌아가는 길에 이웃집 현관문 앞에서 쓰러졌고, 그녀의 이웃은 그녀의 남편에게 연락을 취했다.

정상적인 임신이라 해도 극적인 호르몬 변화로 인해 새롭고 모호한 많은 증상들이 나타나지만, 불행히도 태비사의 증상들은 젊은 초산인 엄마들의 경험과는 달랐다. 주치의들도 그녀가 겪고 있는 증상을 설명할 수 없었기 때문에 태비사는 도움을 계속 청하는 것을 그만두고 한쪽 혀의 미각과 감각의 상실, 잦은 서투른 행동, 오른쪽 다리의 약화와 균형의 상실 등을 임신 부작용으로 치부해 버렸다.

태비사는 오른쪽 다리에 힘이 빠져서 자신의 출산 축하 파티에 참석할 때도 거의 걷지 못하였다. 다음날 태비사는 너무나도 졸려서 남편이 출근하기 전에 친정 어머니에게 전화해달라고 부탁하였다. 태비사의 어머니는 그녀가 샤워를 하고 뭐라도 조금 먹는 것을 도왔다. 그러나 태비사는 구토를 하고 발작을 일으켰다. 그것은 그녀가 한쪽 머리만 삭발한 채로 일어나기 전의 마지막 기억이었다. 태비사는 이러한 경험을 자신의 블로그에 다음과 같이 기록하였다.

소뇌 뇌졸중 *Cerebellar Stroke*

나의 새로운 머리는 정말 멋지다. 나는 나의 자연스러운 모습에 신난다. 나의 머리카락은 임신 호르몬으로 인해 매우 빨리 자랐으며, 그들은 그 머리카락을 잘라냈다(나는 아직까지 머리카락을 떠나보낼 수밖에 없다. 웃음). CT와 MRI 검사가 마침내 결정되었고 나는 양성 뇌종양을 진단받았다. 아! 믿을 수가 없다. 뇌종양을 가진 채로 임신을 했다. 나와 나의 가족은 사실 큰 충격을 받았는데, 적어도 우리 가족 중에는 이러한 일을 겪은 사람이 없었다. 나 자신만이 아니라 가족, 남편, 아직 태어나지 않은 아기를 위해서 살아남아야 할 수밖에 없었기 때문에 나에게 투쟁 또는 도피 반응(fight-or-flight response)이 일어났다. 나는 "내가 엄마로서 할 수 있는 모든 것을 해야 한다."라고 다짐했다. 나의 산부인과 의사는 대단했다. 빠르게 대책을 세우고 실행에 옮겨 전 세계에서 최고인 병원 중 한 곳에 나를 전원시켰다. 내가 그 병원에 도착했을 때 마치 나 자신이 가수 비욘세처럼 느껴졌는데 내가 도착하기를 기다리는 의사와 간호사를 포함한 팀 전체가 마중 나와 있었다. 뇌종양을 가진 채 임신한 것은 매우 드물다. 전 세계에 80건의 사례만이 존재하기 때문에 의료진들은 매우 긴장하고 있었다. 그 당시에 나는 말리를 임신한지 33주였기 때문에 건강하게 아이를 출산하고 성공적으로 종양을 제거하기 위해서는 더 기다려야 했다. 뇌수술 전에 말리가 충분히 클 수 있도록 중환자실에서 일주일을 넘게 기다렸다. 중환자실에서 단 하루만 있어도 누구라도 미칠 것이다. 각종 관이 꽂혀 있고 간호사는 사방에 있으며 기계와 약물 투약기의 계속되는 '삐~' 소리로 잘 수가 없었다. 말리는 2016년 2월 8일 제왕절개로 태어났다. 나는 완전히 마취되어 있어서 내 딸의 출생에 대한 기억이 없었고 그 사실이 너무 슬펐다. 나의 뇌수술 날짜는 말리의 출생 이틀 뒤인 2월 10일이었다. 수술은 7시간 지속되었다. 엄청난 통증을 느끼며 깨어났지만 수술은 성공적이었다. 병원에 한 달 정도 있으면서 4번의 수술과 일주일의 재활을 받았다. 신앙, 사랑, 헌신으로 가득한 나의 경이로운 남편은 매일 밤 한 달 동안 나와 함께 병원에서 지냈다. 나는 형언할 수 없을 만큼 그를 사랑한다. 나는 치유되었다.

I 주요 개념에 대한 개요
OVERVIEW OF KEY CONCEPTS

뇌의 비교측정기인 소뇌는 목표 지향적인 행동을 통해 뇌의 감각 입력을 감지하고 이 과정을 통해 분단위로 변화를 지시한다. 뒤와 앞 척수소뇌로(spinocerebellar tract)는 고유수용감각 정보를 전달한다. 뒤기둥(dorsal columns)은 신장과 압력 정보를 전달한다. 척수시상로(spinothalamic tract)는 통각과 온각 정보를 전달하고 시각 및 안뜰기관은 공간적 위치에 대한 정보를 전달한다. 효율적이며 자연스러운 움직임을 발생시키는 작은 운동 변화를 만들기 위해 이 모든 입력 정보들은 소뇌에서 감지된다. 많은 정보들은 무의식적인 수준에서 처리되는데, 의식적인 대뇌겉질 조절에 의해서만 이루어진다면 움직이는 동안의 작고 즉각적인 운동 변화는 적절한 시간에 이루어질 수가 없다. 운동 출력을 동반한 감각 입력에 대한 협응은 적절한 거리, 힘, 속도의 부드러운 움직임을 발생시키는 지속적인 과정이다. 소뇌는 바닥핵과 함께 어떻게 학습하고, 어떻게 숙달된 움직임을 완성하는지에 관여한다. 소뇌손상으로 인한 감각운동 통합의 상실은 실조증(ataxia), 거리조절이상(dysmetria), 의도성 떨림(intention tremor)과 같은 특징적인 운동 기능장애를 초래한다.

소뇌 조직을 이해하는 데 유용한 암기법은 "3의 법칙(rule of threes)"이다(표 7.1). 그 중에서 주요한 것은 다음과 같다. (1) 소뇌의 입력과 출력을 구성하는 세 가지 엽 또는 시상 구역, (2) 소뇌의 전반적인 출력을 조절하는 회로인 소뇌겉질 내 3개의 층, (3) 세 가지 소뇌 증후군; 실조증, 떨림, 근긴장 저하(hypotonia). 소뇌는 눈 움직임과 발성을 포함한 사실상 모든 움직임에 영향을 끼친다. 그러나 소뇌의

표 7.1 소뇌 영역(cerebellar regions)

소뇌 엽	시상 구역	계통발생론적 이름	기능적인 이름	기능
타래결절엽 (flocculonodular)	벌레, 일부 앞엽을 포함	원시소뇌 (archicerebellum)	안뜰소뇌 (vestibulocerebellum)	눈움직임 조절, 균형과 자세 관련 몸통 근육조절
앞엽(anterior)	중간, 일부 벌레 및 뒤엽을 포함	옛소뇌 (paleocerebellum)	척수소뇌 (spinocerebellum)	목, 몸통, 팔다리 근육조절
뒤엽(posterior)	가쪽, 일부 앞엽을 포함	새소뇌 (neocerebellum)	대뇌소뇌 (cerebrocerebellum)	세밀한 움직임의 중재, 운동학습

손상은 위 또는 아래운동신경세포 증후군을 발생시키지 않는다. 소뇌 손상 시 움직임의 정밀성, 정확도와 새롭고 복합적인 다관절 움직임을 학습하는 능력이 떨어지게 된다. 또한 다른 뇌 영역을 포함하는 소뇌 회로는 두 번 교차하기 때문에 소뇌 손상의 영향은 손상된 쪽과 같은 쪽에서 관찰된다. 여전히 다소 논란의 여지가 있지만 최근 연구에서 대뇌겉질 일부를 포함한 광범위한 해부학적 투사와 소뇌 손상 또는 퇴행 환자의 증상을 근거로 하여 소뇌가 인지 기능을 일부 담당한다고 밝혔다. 소뇌 손상을 가진 환자에게 운동계획 장애, 언어장애, 추상적 추론장애와 같은 신경행동장애인 소뇌인지정동증후군(cerebellar cognitive affective syndrome)이 진행될 수 있다.

II 소뇌 해부학

CEREBELLAR ANATOMY

소뇌는 다리뇌와 숨뇌의 뒤쪽에 위치하며 넷째뇌실에 의해 다리뇌와 숨뇌와 분리된 뇌의 한 부분이다(그림 7.1). 마름뇌(rhombencephalon)와 뒤뇌(metencephalon)로부터 유래하여 발달한 소뇌는 두개골 내 머리뼈우묵(cranial fossa) 뒤편을 차지한다(4장 참조). 소뇌는 경질 소뇌천막(dural tentorium) 아래에 위치하고 작은 수직의 소뇌낫(falx cerebelli)은 소뇌반구를 불완전하게 나눈다.

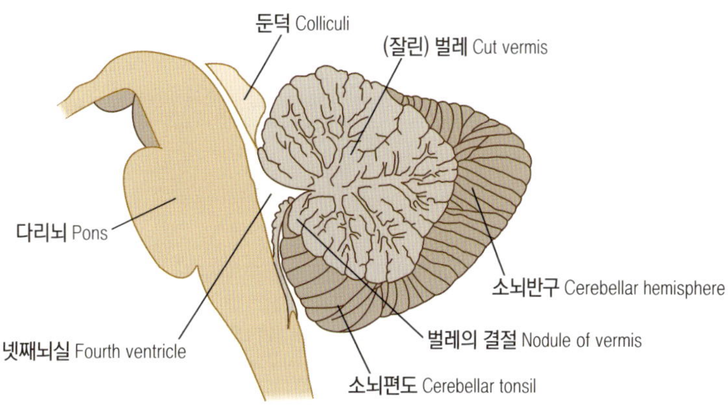

그림 7.1 소뇌의 정중시상 단면

맨눈해부학 Gross Anatomy

소뇌겉질은 대뇌겉질에서 볼 수 있는 이랑(gyri), 고랑(sulci)과 비슷하게 표면적을 크게 증가시키기 위해 전략적으로 광범위하게 뒤얽혀 있다. 소뇌겉질 내 능선은 대체로 작고 규칙적인데 이를 소뇌이랑(folia)이라고 한다. 만약 소뇌겉질을 평평하게 펼 수 있다면, 넓이는 약 500cm^2, 총 세포 부피는 300cm^{3}이 될 것이다. 소뇌겉질의 총 신경세포의 수는 대략 700억 개(전체 뇌의 신경세포 850억 개 중)에서 1,010억 개(총 신경세포 중 약 1,200억 개)이다. 어떤 수치라 하더라도 소뇌는 뇌 전체의 총 신경세포 수와 비교해서 불균형적으로 많은 수의 신경세포를 가졌다.

소뇌의 겉질 바깥쪽은 다양한 신경세포 종류를 포함하고 있고, 심부 영역인 백색질 영역은 일차적으로 말이집 축삭이다(그림 7.2). 소뇌겉질은 소뇌이랑 또는 소엽(lobule)으로 구성되어 있고 틈새(fissure)에 의해 분리되어 있다(그림 7.3).

해부학자는 일반적으로 소뇌를 10개의 엽으로 구분하지만, 이 책에서는 언급하지 않았다. 일반적으로 소엽을 앞엽, 뒤엽, 타래결절엽(flocculonodular)인 3개의 엽으로 나눈다. 일차틈새(primary fissure)는 앞엽을 뒤엽으로부터 분리시키고 뒤가쪽틈새(posterolateral fissure)는 뒤엽을 타래결절엽으로부터 분리시킨다. 타래결절엽은 양쪽의 타래를 포함하여 결절[벌레(vermis)의 앞아래쪽]로 이루어져 있다. 앞엽

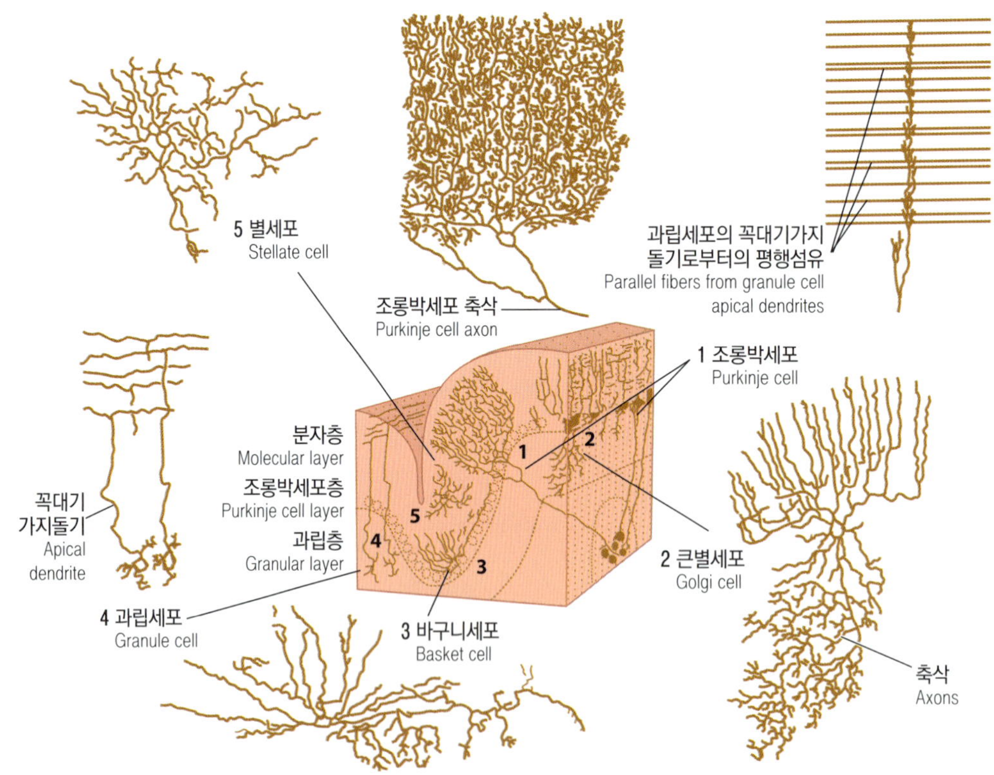

그림 7.2 소뇌겉질(cerebellar cortex) 내 5종류의 신경세포 위치와 구조

조롱박세포(Purkinje cell)(1)는 하나의 평면에 정렬된 돌기를 가지고 있다. 조롱박세포의 축삭은 소뇌로부터 나가는 유일한 날신경이다. 과립세포(granule cell)(4)는 분자층(molecular layer) 내 조롱박세포의 돌기와 함께 가로지르며 연결된다. 큰별세포(golgi cell)(2), 바구니세포(basket cell)(3), 별세포(stellate cell)(5)는 특징적인 위치, 모양 및 시냅스 연결과 관련 있다.

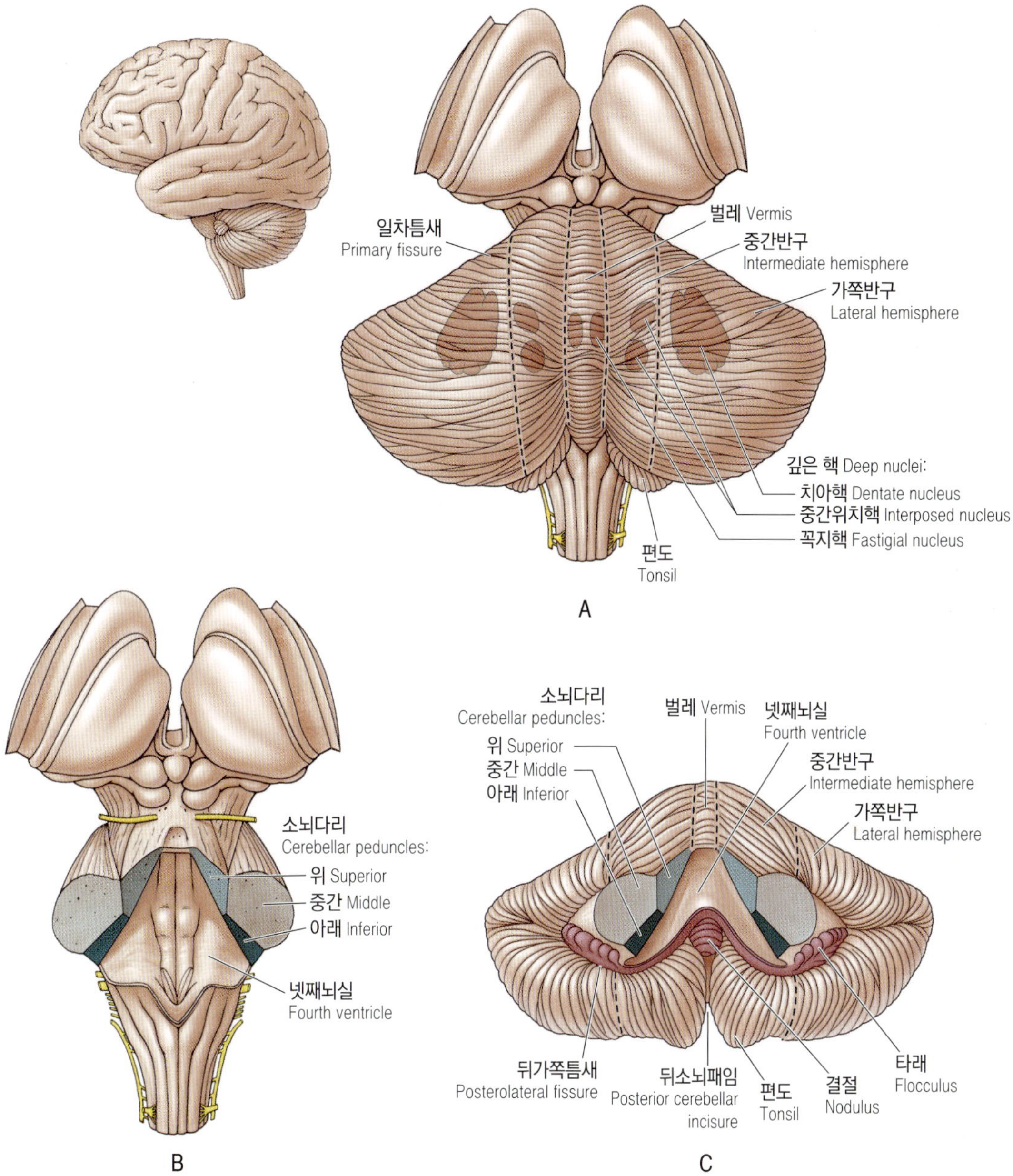

그림 7.3 뇌줄기와 소뇌와의 관계

A: 뇌줄기와 소뇌의 뒤쪽 측면. 벌레(vermis)와 중간 부분(intermediate part) 사이의 경계와 소뇌반구의 가쪽 부분(lateral part)이 나타나 있다. 이러한 소뇌의 세 부분은 기능적으로 세분화된다. B: 세 가지의 소뇌다리(peduncle)는 소뇌가 제거되면 드러난다. C: 앞쪽 측면의 소뇌 그림(A)은 뇌의 측면을 보여준다.

은 팔다리와 몸통 움직임의 협응에 관여한다. 뒤엽은 세밀한 움직임을 위한 운동학습에 관여한다. 타래결절엽은 눈 움직임을 조절하고 균형과 자세에 영향을 끼친다.

세 가지의 소뇌엽은 계통발생학적으로 명명되었고 복잡한 기능과 관련있다(표 7.1). 가장 오래된 부분은 타래결절엽과 관계되는 원시소뇌(archicerebellum)이다. 또한 이 부분은 안뜰소뇌라고도 불리는데 안뜰핵 및 그 일차들신경 신경세포와 밀접한 관계가 있다. 계통발생학적인 나이에서 중간인 옛소뇌(paleocerebellum)는 주로 앞뇌와 관련 있고 척수소뇌라고도 불린다. 척수 고유수용감각은 이 엽으로 주요한 입력 정보를 제공한다. 대뇌소뇌[cerebrocerebellum, 새소뇌(neocerebellum)]는 가장 새로운 소뇌엽이다. 이는 뒤엽과 관련 있고 다리뇌핵과의 시냅스를 통해 반대편 운동겉질과 연결된다. 다리뇌소뇌 날신경들은 중간소뇌다리를 통해 교차하고 소뇌로 들어간다.

내부 해부학 Internal Anatomy

소뇌 기능을 이해하기 위해서는 시상면에서 영역을 구분하면 이해하는 데에 도움이 된다(그림 7.4). 벌레구역(vermal zone)은 정중선에 놓여 있으며 주로 타래결절엽을 구성한다. 그 기능은 균형 및 자세와 관련된 몸통 근육뿐만 아니라 눈 움직임 조절 기능이 있다. 중간구역(intermediate zone)은 앞엽, 벌레, 뒤엽의 일부분으로 구성된다. 운동겉질과 척수의 고유수용감각 신경로와의 연결을 통해 중간구역은 목, 몸통, 팔다리의 근육군을 조절한다. 계획된 움직임을 통해 자신과 환경 사이의 관계 변화를 비교하고, 필요하다면 미세하게 동작을 수정한다. 앞엽에 작은 부분을 차지하는 동시에 대체로 뒤엽을 구성하는 가쪽 영역은 힘, 방향, 속도, 진폭의 조절과 같은 섬세한 움직임 조절에 관여한다. 이는 운동학습을 포함하여 인지적 측면에 영향을 끼칠 수 있다. 가쪽 영역의 입력은 대뇌겉질로부터의 유일한 입력이고, 이 영역의 출력은 운동앞겉질 활성화에 영향을 끼친다.

소뇌겉질 아래에는 소뇌겉질을 지나가는 축삭을 포함하는 백색질이 있다. 소뇌 백색질의 분지 패턴은 초기 해부학자들에게 '생명의 나무'를 뜻하는 라틴어인 arbor vitae라고 불렸다. 따라서 소뇌겉질 이랑(convolution)을 설명할 때 이랑(gyri)이라고 하기보다는 소뇌이랑(folia)이라고 한다.

양쪽에 짝을 이룬 네 개의 신경핵, 즉 깊은 소뇌핵은 소뇌 백색질 내에 존재한다(그림 7.5). 이러한 신경핵은 안쪽에서부터 가쪽으로 꼭지핵(fastigial nucleus), 둥근핵(globose nucleus), 마개핵(emboliform

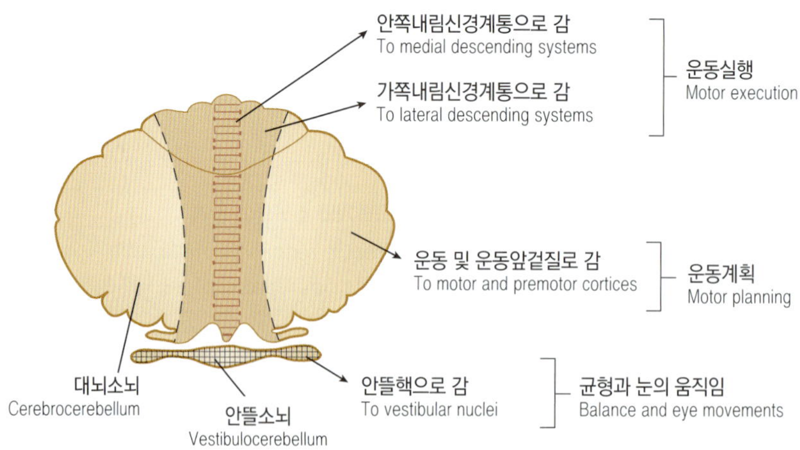

그림 7.4 소뇌의 세 가지 기능적 분류

소뇌반구 각 양쪽의 벌레 내 결절과 측면의 타래는 안뜰소뇌를 이루는데, 이 소뇌는 안뜰과 연결되어 균형에 관여한다. 나머지 벌레와 인접한 반구의 안쪽 부분은 척수소뇌(spinocerebellum)를 이루는데, 이 소뇌는 운동겉질로부터의 운동계획 정보뿐만 아니라 신체로부터 고유수용감각 입력을 받는다. 소뇌반구의 가쪽 부분은 대뇌소뇌라고 불리는데, 움직임을 계획하고 프로그램하는 운동겉질과 상호작용한다.

nucleus)[이 두 가지를 중간위치핵(interposed nuclei)이라고 한다], 치아핵(dentate nucleus)이라고 한다. 이들 신경핵은 소뇌로부터 정보의 출력을 제공하고 핵의 손상은 매우 심각한 소뇌장애를 일으킨다.

소뇌로 들어오고 나가는 축삭들은 세 가지의 소뇌다리를 통해 빠져 나간다. 위소뇌다리는 대부분 날신경 축삭이 있다. 중간소뇌다리는 유일하게 들신경 축삭이 있다. 아래소뇌다리에는 들신경 축삭과 날신경 축삭이 모두 존재한다.

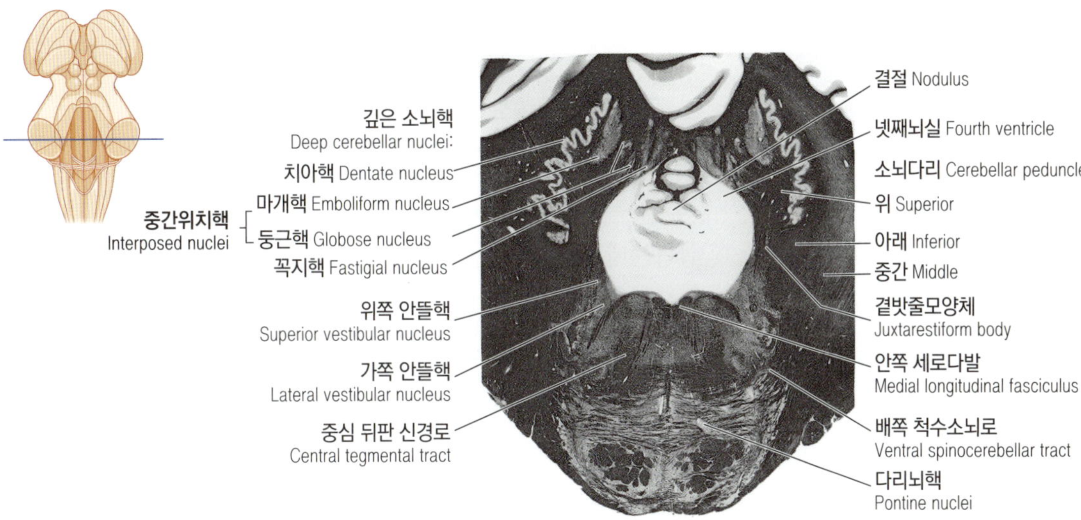

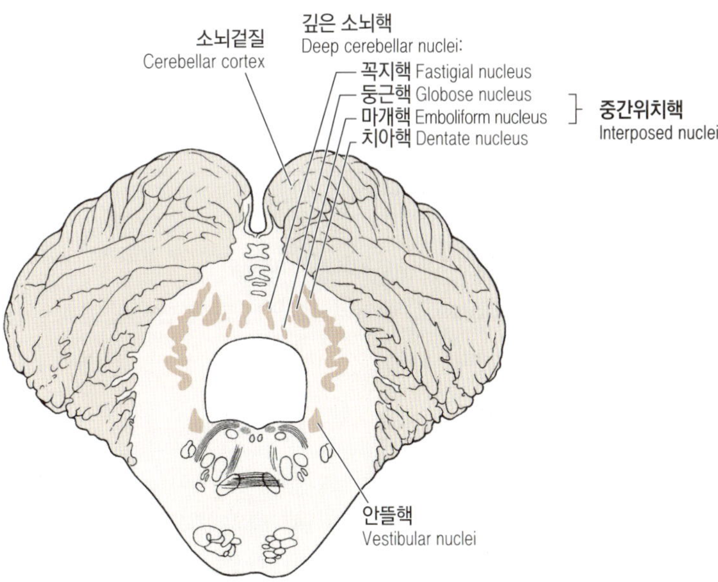

그림 7.5 깊은 소뇌핵의 횡단면. 뇌줄기 수준과 대략 같은 부분으로 잘랐을 때의 바이게르트 염색(위쪽)과 그림(아래쪽)
A: 꼬리쪽 다리뇌와 깊은 소뇌핵을 통과한 말이집 염색 횡단면. 그림은 그 단면을 보여준다. **B:** 깊은 소뇌핵의 위치. 안뜰핵 역시 보이는데 안뜰핵은 타래결절엽에서는 해부학적으로 깊은 소뇌핵과 동일하기 때문이다. 이 신경핵은 조롱박세포와 아래 올리브신경핵으로부터 입력 정보를 받는다.

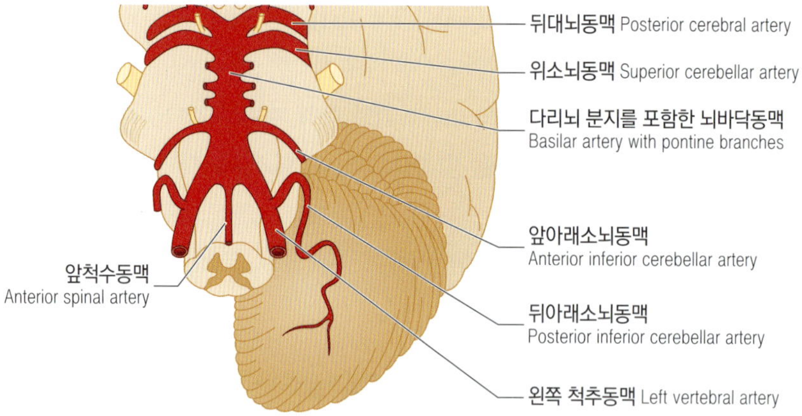

그림 7.6 뒤우묵(posterior fossa)의 주요 동맥

세 가지의 동맥은 소뇌에 혈액을 공급하는데 뇌줄기에 인접해 있다(그림 7.6). 뇌의 순환은 2장에 더 자세히 설명되어 있고 소뇌 순환만 아래에 다시 정리하였다. 척추동맥으로부터 유래된 뒤아래소뇌동맥(posterior inferior cerebellar artery, PICA)은 가쪽숨뇌와 아래소뇌다리의 인접 부위뿐만 아니라 소뇌의 아래 뒤쪽 부분에 혈액을 공급한다. PICA의 폐색(occlusion)은 가쪽숨뇌 증후군 또는 발렌베르크증후군(Wallenberg's syndrome)을 발생시킨다. 뇌바닥동맥으로부터 유래된 앞아래소뇌동맥은 소뇌의 앞아래쪽 부분에 혈액을 공급하고 PICA와 합류된다. 위소뇌동맥(superior cerebellar artery)은 소뇌의 위쪽 절반에 혈액을 공급한다. 이 동맥은 끝부분 근처의 뇌바닥동맥으로부터 방출된다. 눈돌림신경(oculomotor nerve)은 위소뇌동맥과 뒤대뇌동맥 사이인 중간뇌로부터 방출된다.

III 소뇌 회로
CEREBELLAR CIRCUITRY

소뇌 회로는 내재적 겉질 회로(intrinsic cortical circuits)와 외재적 들신경 입력(extrinsic afferent inputs), 날신경 투사(efferent projections)로 구성되어 있다. 또한 협응된 움직임을 만들기 위한 소뇌 출력을 만들어내는 되먹임 회로가 존재한다.

소뇌겉질 Cerebellar Cortex

소뇌겉질은 6개의 층을 가진 대뇌겉질과 달리 세 개의 층으로 구성되어 있다(그림 7.7). 심부층에서부터 표면층까지의 소뇌겉질의 층들은 소뇌 백색질(속질, medullary) 영역과 인접한 과립세포층(granule cell layer), 조롱박세포층(Purkinje cell layer), 분자층(molecular layer)으로 이루어져 있다. 각각의 층들은 독특한 종류의 세포를 가지고 있으며, 소뇌 회로의 특정한 부분에 관여한다. 모든 세포 유형이 하나의 층에만 완전히 제한되어 존재하는 것은 아니다. 어떤 세포는 복수의 층에 걸쳐서 확장하는 과정을 가진다(그림 7.8). 이러한 배열은 여러 층과 세포 유형에 걸친 정보 입력의 분산을 허용한다.

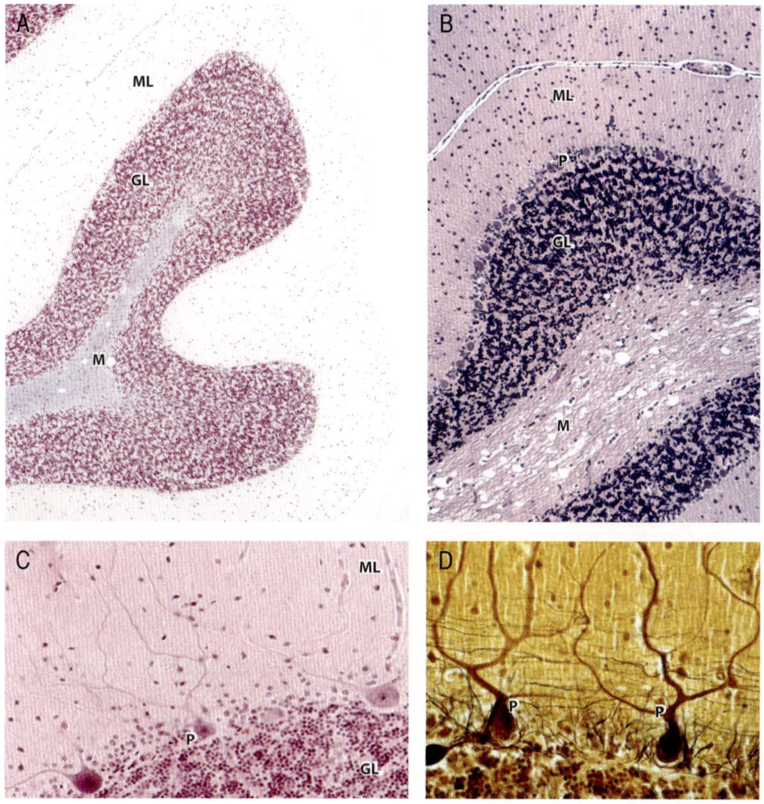

그림 7.7 소뇌겉질의 현미경 촬영 사진

A: 소뇌겉질은 독특한 작은 주름과 함께 구불구불하다. 소뇌 수질(M) 내 백색질 신경로에 의해 각각의 겉질 중심이 연결된다. 각각의 주름은 독특한 분자층(ML)과 과립층(GL)을 가진다(6배, 크레실 바이올렛). **B:** 더 크게 확대하면 소뇌 숨뇌(M)를 직접적으로 둘러싸고 있는 과립층은 매우 작고 둥근 신경세포체의 여러 다른 종류로 빽빽하게 채워져 있다. 분자층(ML)의 바깥은 작은 신경세포의 수는 더 적지만 더 넓게 펴져 있는 신경망(neuropil)으로 구성되어 있다. 이 두 지역의 경계면에는 큰 조롱박세포(P) 세포체가 보인다(20배, H&E 염색). **C:** 하나의 중간층은 고유한 조롱박세포(P)의 매우 큰 세포체를 포함한다. 조롱박세포의 축삭은 숨뇌 내 신경로에 합류하기 위해 과립층(GL)을 통과한다. 그 중간층의 다중으로 분지하는 가지돌기는 분자층(ML)을 통해 갈라져서 뻗어나간다. 가지돌기는 H&E 염색으로는 잘 보이지 않는다(40배, H&E 염색). **D:** 적절하게 은색으로 염색된 각각의 큰 조롱박세포(P)로부터의 가지돌기에는 수백 개의 작은 분지를 찾아볼 수 있고 각각의 분지들은 수백 개의 가지돌기가시로 덮여 있다. 과립층의 작은 신경세포로부터의 민말이집 축삭은 분자층으로 함께 이동하며, 조롱박세포의 가지돌기가시와 시냅스를 형성한다(40배, 은염색).

과립세포층은 소뇌겉질에 광범위하게 펴져 있고 유일하게 흥분성인 과립세포와 함께 억제 되먹임 회로에 참여하는 큰별세포(Golgi cell)를 포함한다. 소뇌겉질의 중간층은 조롱박세포의 큰 세포체만을 포함한다. 조롱박세포는 소뇌겉질로부터 유일하게 신경정보를 출력시키며, 신경전달물질인 GABA (gamma-aminobutyric acid)를 사용하여 억제성을 가진다. 분자층은 세포가 거의 없고 과립층의 평행섬유(parallel fiber)를 주로 포함한다. 조롱박세포 기능을 일차적으로 조절하는 별세포(stellate cell), 바구니세포(basket cell), 베르크만 아교세포(Bergmannglia) 또한 소뇌겉질에 존재한다.

소뇌겉질 회로 Cerebellar Cortical Circuitry

소뇌로 전달되는 모든 입력은 흥분성이다. 입력 정보들은 이 두 개의 신경섬유계통인 오름섬유(climbing

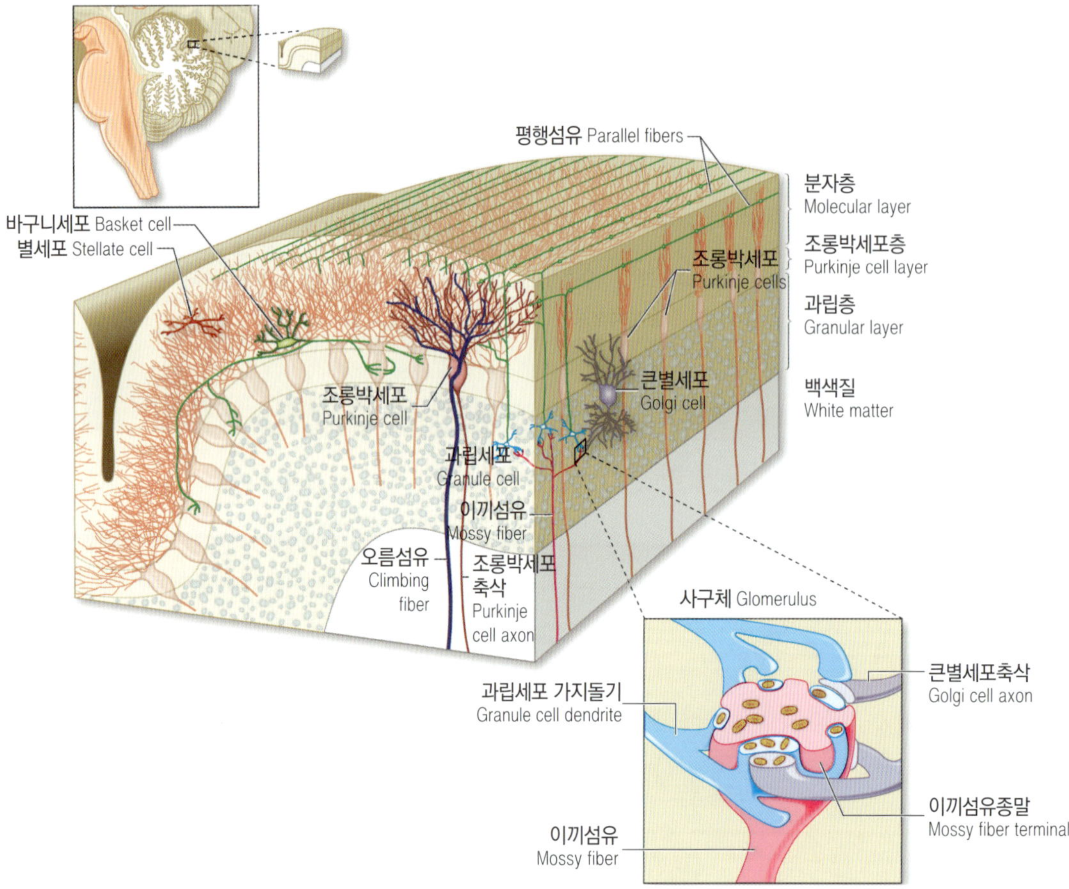

그림 7.8 소뇌이랑의 종단면과 횡단면 내 소뇌겉질의 해부학적 구조
오름섬유와 조롱박세포 사이의 관계, 이끼섬유, 과립세포 및 큰별세포 둘 다와 이 세 가지의 주요 세포 유형을 수직으로 연결하는 평행섬유를 보여준다.

fiber) 또는 이끼섬유(mossy fiber) 중 하나에 도착한다(그림 7.9). 이들 신경섬유의 신경전달물질로는 주로 글루타민산염을 이용한다. 입력 정보가 소뇌로 들어갈 때 두 신경섬유계통 모두 소뇌겉질로 연결되기 전에 깊은 소뇌핵으로 흥분성 부산물을 방출하는데 거기에서 이들 신경섬유계통은 조롱박세포(오름섬유) 또는 과립세포(이끼섬유)와 시냅스한다.

아래올리브신경핵(inferior olivary nucleus)에서부터 시작되는 오름섬유는 교차하여 아래소뇌다리(inferior cerebellar peduncle)를 통해 소뇌로 들어간다. 올리브소뇌오름섬유(olivocerebellar climbing fibers)는 적색핵과 관련된 되먹임 회로의 한 부분이다. 오름섬유라고 불리는 이유는 조롱박세포 축삭을 따라 올라가기 때문이다. 오름섬유는 매우 적은 수의 조롱박세포에 엄청난 흥분성 입력 정보를 가져오기 위해 조롱박세포의 세포체와 가지돌기의 가지에 광범위하게 시냅스하기 충분하도록 분지한다. 소뇌로 전달되는 모든 다른 입력 정보는 이끼섬유 시스템을 포함한다. 이끼섬유는 역시 흥분성이며 소뇌겉질의 깊은 과립세포층으로 소뇌 백색질에서 올라가기 전에 깊은 신경핵에 부산물을 또한 방출한다.

깊은 소뇌핵(deep cerebellar nuclei)은 소뇌로부터 유일한 출력 센터를 구성한다. 오름, 내림, 같은

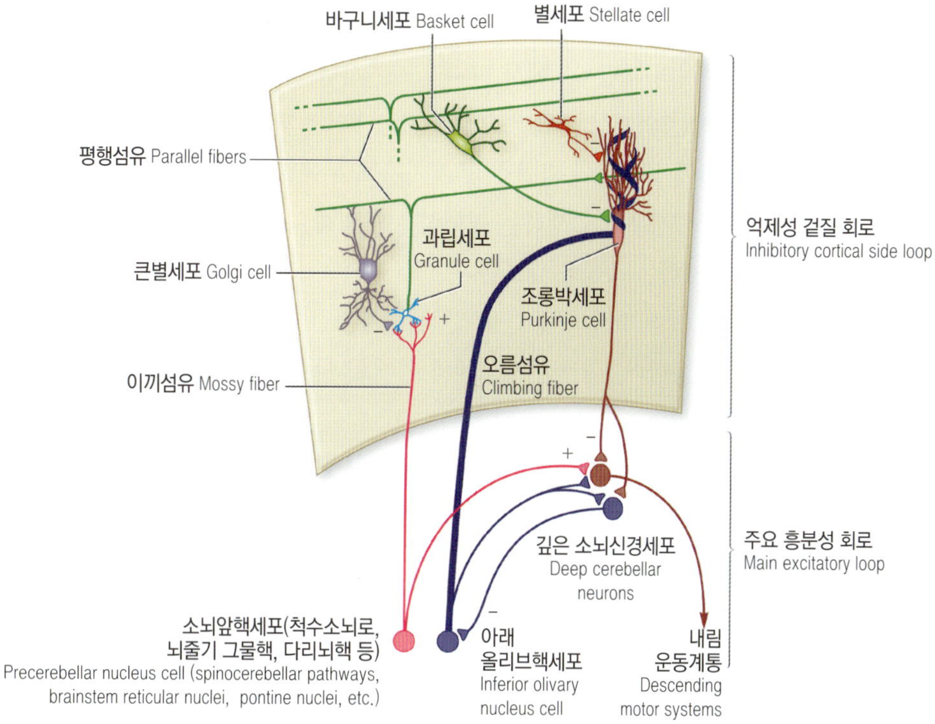

그림 7.9 소뇌 회로의 생리학적 구조

깊은 소뇌핵의 주요한 출력은 흥분성이며, 이끼섬유와 오름섬유를 통해 전달된다. 이러한 주요 회로는 억제성 겉질 회로에 의해 중재된다. 이 회로는 조롱박세포의 출력에 의해 생성되지만 조롱박세포와 함께 다른 주요한 종류의 세포 연결을 간접적으로 포함한다. 이끼섬유와 오름섬유를 통한 깊은신경핵과 겉질세포 사이의 반복되는 신경로는 운동조절을 위한 소뇌의 자동제어장치를 완성한다.

쪽, 반대쪽 연결을 포함하는 소뇌 날신경의 분포는 광범위하다. 소뇌로 들어가는 모든 흥분성 들신경 축삭은 깊은핵을 자극하는 물질을 방출한다. 억제성 조롱박세포는 소뇌겉질 내 유일한 출력 신경세포이며, 이들 축삭은 깊은신경핵을 지나간다. 따라서 소뇌겉질의 복잡한 회로는 깊은 소뇌핵의 신경세포 활성화를 위한 조롱박세포 억제를 통제함으로써 대뇌신경핵의 출력을 조절하기 위해 설계되었다.

조롱박세포의 꼭대기 가지돌기 소뇌나무(apical dendritic arbor)는 거의 2차원이며, 소뇌이랑의 세로축에 수직으로 평면을 형성한다. 오름섬유와 이끼섬유 입력은 다른 두 가지의 방법으로 이들 세포에 흥분성 효과를 발생시킨다. 오름섬유는 직접적이고 강하게 단일 조롱박세포를 흥분시킨다. 이끼세포 입력은 좀 더 복잡하다. 분자층 내에서 과립세포의 꼭대기 가지돌기로부터 기원한 섬유는 촘촘하게 정렬되어 있다. 이들 섬유는 평행섬유라고 불리고 겉질 표면에 평행하여 분자층을 통해 지나간다. 각각의 섬유들은 조롱박세포 가지의 면을 통해 지나가고 분자층을 통해 확장되기 때문에 다수의 조롱박세포에서 여러 번 시냅스한다. 평행섬유는 소뇌겉질에서 크고 광범위하게 분포된 흥분성 입력을 제공한다.

과립세포(granule cell)는 이끼섬유(mossy fiber)에 의해 흥분된다. 각각의 과립세포는 분자층으로 올라가고 "T" 형태로 두 갈래로 나눠는 꼭대기 가지돌기(apical dendrite)를 내보낸다. "T"자의 팔은 소뇌이랑의 긴 축으로 평행하게 이어진 섬유를 구성한다. 과립세포는 많은 수의 조롱박세포를 약하게 흥분시킨다. 따라서 이끼섬유는 과립세포로부터 엄청나게 많은 평행섬유의 작은 흥분을 통해 다량의 흥분성 입력을 소뇌겉질에 제공한다. 과립세포의 활동은 사구체(glomerulus)라고 하는 다중 시냅스성 장치의 회로에 의해 지배된다. 사구체는 여러 과립세포에서 마지막으로 시냅스하고 더 상위에 분지되는 흥분성 이끼섬유로 구성된다. 또한 사구체는 억제성 큰별세포에 의해 중재되는 되먹임 회로에 의해 조절된다. 큰별세포는 과립세포층 내에서 표면에 위치하여 과립층 및 분자층 모두에 가지돌기 가지를 분포한다. 큰별세포의 분자층 가지는 과립세포층에서부터 발생하는 평행섬유에 의해 흥분된다. 큰별세포는 평행섬유에 의해 흥분되고, 사구체 출력을 중재하는 축삭을 내보낸다.

조롱박세포(Purkinje cell)는 소뇌겉질의 중간층 전체를 차지한다. 이들 세포는 신경전달물질인 GABA를 사용하며 억제성으로 작용한다. 이러한 세포체의 억제효과는 깊은 소뇌핵 출력을 통제하기 때문에 전반적인 소뇌 기능 조절이 가능하다.

분자층(molecular layer)은 주로 조롱박세포와 큰별세포 가지에 모두 시냅스된 평행섬유 신경로로 구성되어 있다. 큰별세포의 활동은 과립세포의 흥분성 출력을 조절하는 겉질 되먹임 회로에 관여한다. 분자층(그림 7.8, 그림 7.9) 내 적은 수의 별세포와 바구니세포는 또한 평행섬유에 의해 흥분되고 평행섬유에 의한 조롱박세포 흥분을 조절하는 또 다른 되먹임 회로를 생성한다. 평행섬유에 의해 흥분될 때 별세포와 바구니세포 모두 조롱박세포 가지돌기의 소뇌나무 또는 해당 세포체 각각의 GABA성 시냅스를 통해 조롱박세포의 활동을 억제한다.

소뇌겉질 내 되먹임 회로 Feedback Circuitry within Cerebellar Cortex

소뇌겉질 내에는 몇 개의 되먹임 회로가 존재한다. 이러한 회로는 운동계획을 실행하는 동안 흥분성과 억제성 신호를 비교한다. 모든 소뇌 입력은 소뇌 백색질에 들어가는 심부 소뇌핵을 흥분시킨다. 입력섬유는 오름세포에 의해 직접적으로, 평행섬유를 통한 이끼섬유에 의해 간접적으로 조롱박세포를 흥분시킨다. 조롱박세포의 축삭은 깊은 소뇌핵 출력을 결국 억제(통제)한다.

이끼섬유의 과립세포 입력은 평행섬유계통(parallel fiber system)을 흥분시킨다. 전체 평행섬유로는 조롱박세포를 광범위하게 흥분시키지만 큰별세포, 별세포, 바구니세포는 억제시킨다. 큰별세포가 흥분될 때 사구체로의 억제성 입력정보는 과립세포의 흥분을 조절하고 조롱박세포의 활동과 관련된 평행섬유를 조절한다. 또한 별세포와 바구니세포의 비슷한 활성화는 조롱박세포의 활성화를 통제한다.

소뇌적색올리브 회로(cerebello–rubro–olivary circuit)는 운동계획의 지속적인 교정을 활성화시킨다. 운동겉질날신경은 일차운동계획을 전달한다. 이 일차운동계획은 다리뇌핵(pontine nuclei)으로 가는 근수축의 특정한 순서와 관련된 명령을 포함한다. 다리뇌소뇌 섬유는 중간소뇌다리(middle peduncle)를 통해 가쪽(뒤엽)으로 교차하여 들어간다. 치아핵을 통한 출력은 위소뇌다리를 통해 적색핵의 작은세포 부분(parvocellular region)으로 다시 올라간다. 적색 날신경(rubral efferents)은 아래올리브핵(inferior olivary nucleus)으로 내려간다. 아래올리브핵은 아래소뇌다리를 통해 정보를 가쪽소뇌겉질로 다시 보내고 회로를 완성시킨다. 이 회로는 의식적인 감각 입력의 통합 없이 복잡한 다관절 움직임을 위한 근수축이 발생할 때 영향을 끼친다. 아래올리브신경세포는 피아노를 연주하거나 야구공을 치는 것과 같이 스스로 명령을 내리는 의도된 움직임에 적응할 때는 활동을 적게 한다. 이러한 신경로의 중단은 새로운 행동을 완성하기 위해 움직임을 섬세하게 수정하는 기능을 방해한다.

소뇌다리를 통한 들신경과 날신경의 연결

Afferent and Efferent Connectivity through Cerebellar Peduncles

세 가지 소뇌다리는 두꺼운 축삭 다발이며, 정보를 들신경(afferent)으로 들어가게 하고 날신경(efferent)으로 나가도록 전달한다(그림 7.10). 이들 소뇌다리는 아래소뇌다리(밧줄체, restiform body; 밧줄곁체, juxtarestiform body), 중간소뇌다리(위팔다리, brachium pontis), 위소뇌다리(위팔결합, brachium conjunctivum)로 구성된다. 소뇌다리를 통과하는 입력은 이끼섬유와 오름섬유 신경계통으로 구성된다. 오름섬유는 반대편 아래올리브핵(inferior olivary nucleus)으로부터 시작되고 이끼섬유는 소뇌 입력의 다른 모든 지점으로부터 시작된다. 각각의 소뇌다리는 목표물을 정하기 위해 들신경섬유와 날신경으로부터의 예측성 보체(predictable complement)를 포함시킨다(그림 7.11).

아래소뇌다리를 통한 안뜰소뇌(안쪽 영역) 회로

Vestibulocerebellar (medial zone) Circuitry through Inferior Cerebellar Peduncle

아래소뇌다리의 주요 소뇌겉질 목표물은 타래결절엽(안뜰소뇌)과 중간 영역(척수소뇌) 내 신경세포를 포함한다. 아래소뇌다리(inferior peduncle)는 안뜰계와 척수부터 상당한 입력 정보를 전달한다. 아래소뇌다리는 안쪽귀길(internal auditory meatus) 내에 위치한 안뜰신경절(스카르파 신경절, Scarpa's ganglion) 내 일차 안뜰신경세포로부터의 직접적인 들신경 입력뿐만 아니라 안뜰핵 내 세포로부터의 연결을 전달한다(그림 7.12). 모든 안뜰 입력은 같은쪽으로 향한다. 참고로, 꼭지핵(fastigial nucleus)과의 연결 외에도 타래결절엽의 수많은 조롱박세포는 안뜰핵에 직접 날신경 축삭을 방출하기 때문에 깊은 소뇌핵을 우회하는 소뇌 출력을 유일하게 구성한다. 이를 통해 안뜰소뇌와 안뜰계가 분리될 수 없는 이유를 알 수 있다. 가쪽안뜰 신경세포로 가는 소뇌 날신경은 안쪽, 가쪽 안뜰척수로(medial, lateral vestibulospinal

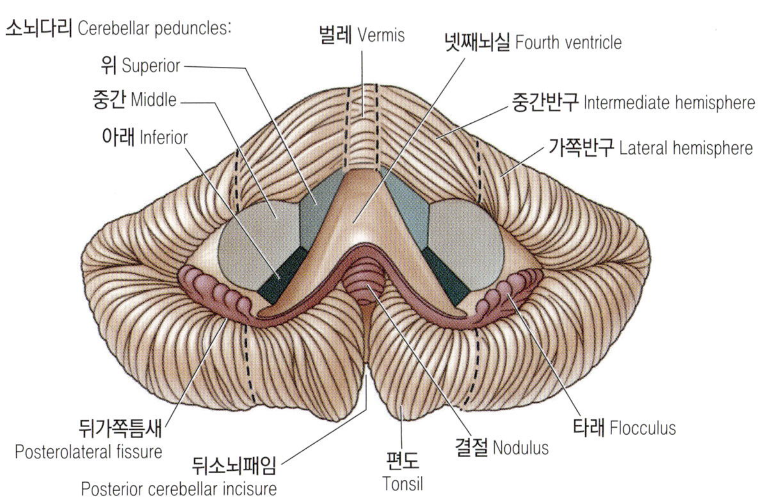

그림 7.10 소뇌의 배쪽 단면

정교한 움직임과 관련된 주요 출력 섬유다발인 위소뇌다리는 중간뇌 위쪽으로 이어져 있다. 자세 조절 및 많은 운동 뇌신경의 활동과 관련된 주요 축삭다발인 아래소뇌다리는 숨뇌 아래로 이어져 있다. 중간소뇌다리는 가쪽 영역으로 다리뇌소뇌로 축삭의 큰 무리와의 연결을 제공한다.

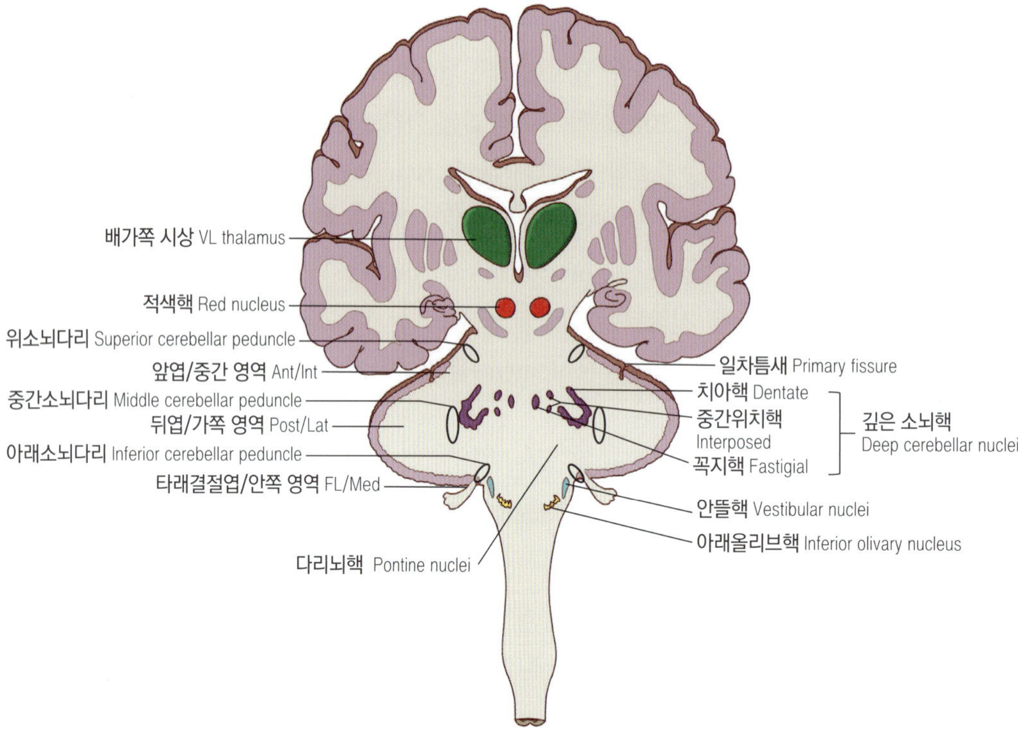

그림 7.11 소뇌 회로와 관련된 중추신경 구조의 모식도

VL thalamus: 배가쪽 시상, Ant/Int-앞엽/중간 영역, Post/Lat: 뒤엽/가쪽 영역, FL/Med: 타래결절엽/안쪽 영역, 소뇌다리는 그 해부학적인 위치 내에서 까만색의 타원으로 표시되어 있다.

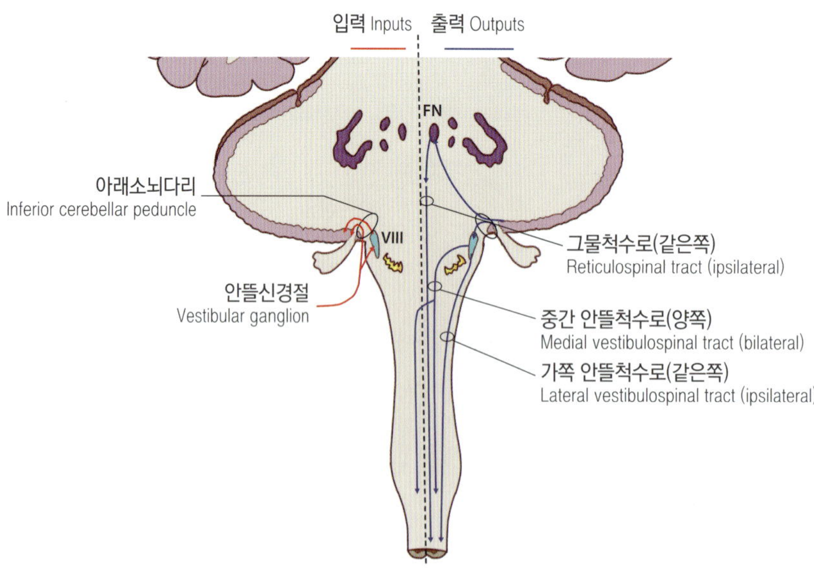

그림 7.12 타래결절엽/중간 영역의 입력과 출력

입력은 그림의 왼쪽에 빨간색 선으로 그려져 있다. 출력은 오른쪽에 파란색 선으로 표시되어 있다. FN: 꼭지핵, VIII: 안뜰핵

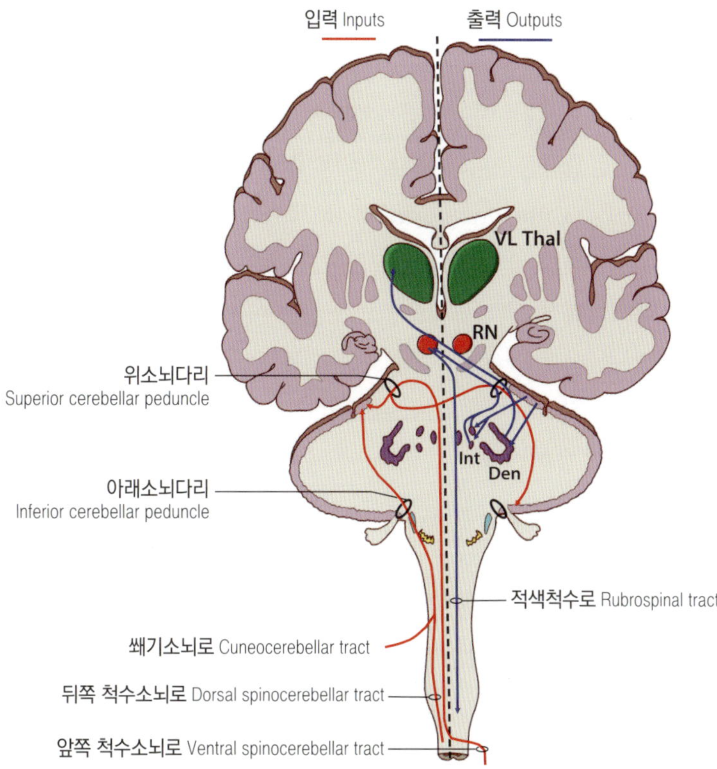

그림 7.13 앞엽/중간 영역의 입력과 출력

입력은 그림의 왼쪽에 빨간색 선으로 그려져 있다. 출력은 오른쪽에 파란색 선으로 표시되어 있다. VL Thal: 배가쪽 시상핵, RN: 적색핵, Int: 중간위치핵, Den: 치아핵, Tr: 신경로

tract)에 영향을 끼친다. 안쪽 안뜰핵의 출력은 안쪽세로다발(medial longitudinal fasciculus)과 함께 목척수 수준을 통해 반대편으로 내려간다. 이 신경은 자세 변경에 반응하는 머리 위치를 위한 목 근육(특히 목빗근)의 수축에 관여한다. 가쪽 안뜰척수로의 섬유는 엉치척수 단계에서 반대편으로 내려간다. 가쪽 안뜰척수로의 축삭은 다리뇌그물척수로(pontine reticulospinal tract)(6장 참조)를 따라 항중력 자세 유지근들의 근길이와 긴장을 유지시킨다. 숨뇌그물척수로(medullary reticulospinal tract)의 척수 연결은 폄근의 수축과 반사로부터 항중력근을 자유롭게 한다. 똑바로 서는 것을 고려한다면 폄근은 이 자세에서 신체를 지지하기 위해 지속적으로 수축을 유지한다. 몸통을 굽히는 것이 필요하다면 숨뇌그물척수로는 굽힘을 허용하기 위해 일부 폄근을 이완시킨다. 그러나 일부 폄근 수축은 계속 나타나는데, 이는 굽힘 근육을 조절하여 앞으로 넘어지는 것을 방지한다.

척수의 입력 정보는 아래소뇌다리를 통해 올라가고 척수소뇌(spinocerebellum)를 구성하는 중간 영역의 큰 부분에 연결된다. 척수소뇌 신경로는 5장에서 소개되었고 그림 7.13에서 자세한 사항을 다시 설명하였다. 뒤뿌리신경절 내의 일차 고유수용감각 신경세포(primary proprioceptive neurons)는 신체 자세의 변화를 감지하고 중추신경계로 그 정보를 전달한다. 일부 곁가지들은 뒤기능핵 내의 이차신경세포와 시냅스하기 위해 반대편 뒤기둥을 통해 올라간다. 이후 정보는 반대쪽 몸감각겉질로 올라가고 자세 변화에 대한 의식적인 인식을 위해 처리된다. 소뇌로의 입력은 의식적인 계산이 허용하는 것보다 더 빨리

발생해야 하는 미세한 운동 반응에 영향을 미치는 데 필요한 잠재의식 수준에서 처리된다.

자세 조절을 위한 척수에서 소뇌로의 연결은 두 개의 신경세포 회로를 포함한다. C8~L2 또는 L3으로부터의 고유수용감각은 축삭곁가지를 내보내는데, 이 곁가지는 3차원 공간에서 신체의 위치에 관한 고유감각적 공간 정보뿐만 아니라 근육 및 관절로부터의 몸감각 입력을 중계하는 등척수와 위쪽 허리척수 내에 분포된 클라크의 등쪽신경핵(Clarke's nucleus dorsalis) 내 세포를 신경지배한다. 클라크 신경핵 내 신경세포(Clarke's nucleus cells)로부터의 출력 정보는 교차되지 않은 같은쪽 등쪽(뒤쪽 척수소뇌로)으로 올라간다. 이 출력 정보는 척수소뇌겉질 내 과립세포층으로 가는 아래소뇌다리를 통해 소뇌 백색질로 들어간다. 클라크 신경핵 세포와 등쪽 척수소뇌로는 능동 또는 수동 운동 시 활성화된다. 입쪽으로 팔 몸감각과 위치 정보는 꼬리쪽 숨뇌 내의 덧쐐기다발핵(accessory cuneate nucleus)으로 올라가고, 그 다음 아래소뇌다리를 통해 같은쪽 소뇌로 들어간다.

다리 위치감각은 앞쪽(배쪽) 척수소뇌로를 통해 전달된다. 2번 허리뼈 또는 3번 허리뼈 아래 수준으로부터의 일차들신경 입력은 억제성 사이신경세포를 통해 앞뿔 내 가쪽에서 찾을 수 있는 척수경계세포를 신경지배한다. 척수경계세포로부터의 축삭은 앞백색질맞교차(anterior white commissure) 내에서 교차한다. 또한 이 축삭은 위소뇌다리를 통해 소뇌 백색질로 들어가는 위쪽 다리뇌로의 반대편 가쪽섬유단의 배쪽 부분 내로 올라간다. 대부분의 배쪽 척수소뇌로 섬유는 반대편 소뇌로 또다시 교차하여 들어간다. 소뇌겉질의 벌레와 중간 영역을 신경지배하기 전에 이들 신경로섬유는 곁섬유를 중간위치핵으로 내보낸다. 이러한 형태를 이중교차신경계통(double crossed system)이라고 하고, 이를 통해 보행 시 같은쪽 다리 기능을 조화롭게 할 수 있다. 앞쪽 척수소뇌로는 수의적인 움직임 시 억제성 사이신경세포를 통해 일차적으로 활성화된다. 이들 세포는 그물척수로(reticulospinal tract)를 통해 운동겉질로부터 간접적으로 내림입력을 받고, 그 세포체가 뒤뿌리신경절 내에 위치한 일차고유수용감각성 들신경으로부터도 내림입력을 받는다. 척수 수준에서의 처리는 원래 운동계획의 운동앞 "복사(copy)"와 팔다리 위치의 변화로부터의 감각 되먹임을 통합한다. 이는 특히 보행주기 동안 율동적인 길항근 수축의 조절 시 매우 중요하다.

척수소뇌 정보 출력은 중간위치핵(interposed nuclei), 치아핵(dentate nuclei)과 관련이 있다. 중간위치핵 축삭은 주로 반대편 적색핵(red nucleus)을 신경지배하고 위소뇌다리 교차의 일부분을 구성한다. 위소뇌다리의 교차는 두꺼운 섬유띠이다. 위소뇌다리의 교차는 중간뇌의 정중선을 가로지르는 시상에 대한 같은쪽 소뇌 연결로 구성된 두꺼운 섬유질 밴드로 사실상 적색핵을 감싼다. 중간위치핵의 출력에 의해 신경지배된 적색핵 신경세포는 목 수준에서 교차되어 내려가는 적색척수로를 내보낸다. 이 신경세포는 겉질척수로의 발달 이래로 인간에게 가장 기초적인 팔의 굽힘을 자극한다. 이 신경세포의 기능은 적색핵 수준 위로 적색척수로를 제외하고 겉질척수로를 손상시키는 병변이 존재할 때 뚜렷해지는데 목, 몸통, 다리의 과도한 폄과 팔의 굽힘을 동반한 겉질제거자세(decorticate posturing)가 발생된다. 치아핵과 치아시상섬유(dentatothalamic fibers)를 이용하는 척수소뇌 출력은 반대쪽 배가쪽운동시상핵(contralateral ventral lateral motor thalamic nucleus)으로 투사된다. 이때 치아시상섬유는 위소뇌다리의 교차에 도움을 준다. 이 지점에서 시상겉질섬유는 운동겉질로 투사되며, 팔다리 근조직을 조절하는 겉질척수로로 이어진다.

중간소뇌다리를 통한 대뇌소뇌(가쪽 영역)로의 겉질 입력

Cortical Input to Cerebrocerebellum (lateral zone) through Middle Cerebellar Peduncle

중간소뇌다리는 반대편 다리뇌핵으로부터 기원하는 거의 모든 축삭으로 구성된다(그림 7.14). 다리뇌핵은 신경세포의 배쪽바닥 다리뇌(ventral basilar pons)를 차지하는 작은 군집이다. 다리뇌핵은 겉질척수로가 내려갈 때 신경다발을 형성하며 숨뇌 피라미드(medullary pyramids)를 만들기 위해 꼬리 쪽으로 결합되는 신경다발로 겉질척수로를 나눈다. 다리뇌핵은 이마엽 운동겉질로부터의 내림 입력 정보를 받는다. 교차하는 다리뇌소뇌 섬유는 소뇌중간다리를 통해 반대편 소뇌로 들어가고, 소뇌겉질 가쪽 영역으로 우선 분포한다(일차 뒤엽). 치아핵을 통한 가쪽 영역의 출력 정보는 반대편 배가쪽 시상핵으로 보내진 다음 운동 전과 일차 운동겉질로 이어진다. 중간소뇌다리에 손상이 있는 경우 팔다리, 몸통, 눈의 실조성 움직임이 나타난다. 이는 움직임 교정의 적절한 시기를 놓친 것과 분명한 관련이 있다.

위소뇌다리를 통한 중간과 가쪽 영역의 정보 출력

Intermediate and Lateral Zone Output through Superior Cerebellar Peduncle

위소뇌다리는 새로운 운동 기술 발달(운동학습) 외에도 능숙한 다관절 움직임의 통제와 개선에 관련된 중요한 소뇌 출력을 담당한다. 위소뇌다리의 가장 중요한 날신경 구성요소는 오름 배쪽 척수소뇌로(as-

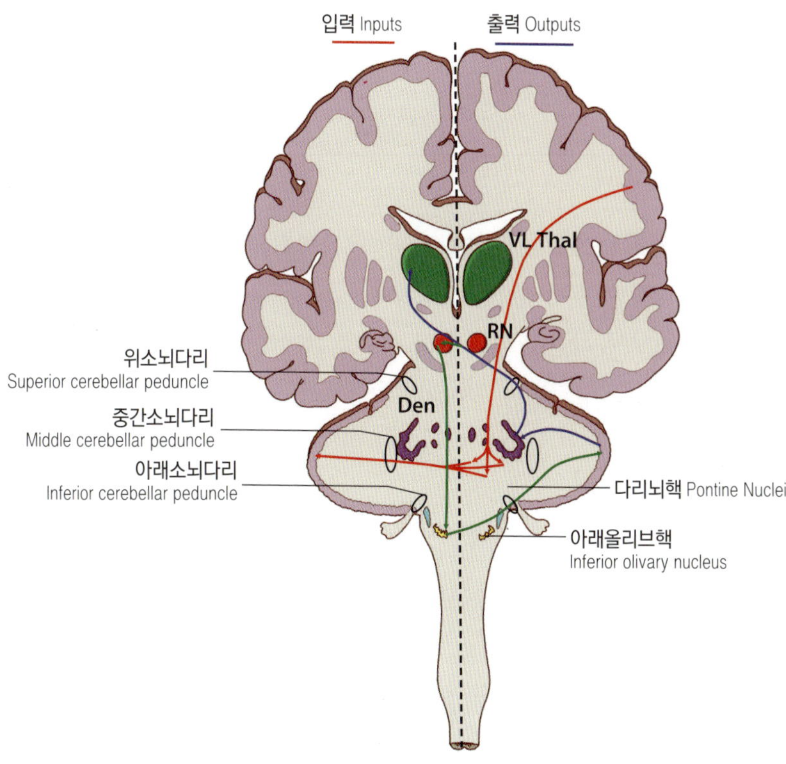

그림 7.14 뒤엽/가쪽 영역의 입력과 출력

입력은 그림의 왼쪽에 빨간색 선으로 그려져 있다. 출력은 오른쪽에 파란색 선으로 표시되어 있다. VL Thal: 앞가쪽 시상핵, RN: 적색핵, Den: 치아핵

cending ventral spinocerebellar tract)이다. 그러나 삼차소뇌로(trigeminocerebellar tract), 덮개소뇌로(tectocerebellar tract)와 같은 감각 날신경 연결은 위소뇌다리를 통해 소뇌로 또한 들어간다. 그 섬유 도움체(fiber complement)의 잔여물은 날신경으로 존재하고 치아시상로로 알려진 소뇌시상로와 위소뇌다리의 교차를 형성하는 소뇌적색신경로를 구성한다. 가쪽 영역의 치아시상로(dentatothalamic) 축삭은 치아핵을 통한 중간 영역으로부터의 출력과 유사하게 반대편 배가쪽 시상(ventral lateral thalamus)을 신경지배하고 이마엽 운동겉질로의 시상겉질 투사(thalamocortical projection)를 통해 겉질척수로 출력을 발생시킨다. 이는 소뇌와 같은쪽의 복합적인 먼쪽 다관절 움직임을 발생시킨다. 위소뇌다리 손상은 실조증과 같은 중간소뇌다리에서 볼 수 있는 유사한 장애들을 발생시킨다. 이들 장애는 활동떨림(intention tremor), 상반운동반복장애(dysdiadochokinesia), 뒤꿈치-정강이 움직임 검사 시 비협응성(disccordinated heel-to-shin motion), 단속성말투[scanning speech; 말이 독특한 음절로 인해 이상해지고 종종 음절 사이에서 멈춘다. 그리고 불규칙한 목소리 크기로 말하게 되는데, 이를 폭발말투(explosive speech)라고 한다.]와 실조성 눈 움직임을 발생시킨다.

앞서 언급했듯이, 치아핵을 통한 가쪽 영역 출력으로부터 발생하는 운동학습과 관련된 되먹임 회로가 존재한다. 이들 연결은 반대편 적색핵을 지나간다. 적색핵 축삭은 아래올리브핵을 신경지배하기 위해 내려간다. 교차한 올리브소뇌축삭은 조롱박세포의 가쪽 영역을 신경지배하기 위한 아래소뇌다리를 통해 반대편 소뇌(원래 덮개적색섬유가 발생한 곳)로 들어간다. 이 회로는 행동을 개선할 때 조롱박세포 활성화에 대한 이끼세포의 흥분을 조절하는 것으로 보인다.

IV 소뇌 기능

CEREBELLAR FUNCTION

소뇌는 운동조절과 운동학습에 있어서 중요한 역할을 한다. 운동조절은 움직임을 조절하기 위해 앞먹임 및 되먹임 정보의 이용과 함께 감각 및 운동정보를 통합한다. 소뇌는 움직임을 시작할 때에는 큰 역할을 하지 않지만 오류감지와 실시간으로 움직임 조절을 위해 정보를 처리하는 역할을 한다. 운동학습의 신경학적 기전에 운동겉질과 등가쪽 이마앞엽겉질이 포함된다. 9장에서는 이러한 영역에 대해 자세하게 논의할 예정이다. 운동학습에 대한 신경학적인 근거를 이해하기 위해 이 주제와 관련된 주요 개념을 살펴볼 것이다.

운동조절과 운동학습의 역할 Role in Motor Control and Motor Learning

운동학습은 단순하고 복잡한 동작 조절을 어떻게 획득하는가에 대한 과정을 보여준다. 또한 운동학습은 특정한 운동계획을 발생시키고 부드럽고 효과적인 움직임을 발생시키기 위한 계획의 변경과 관련이 있다. 운동학습에 대한 다양한 접근방식이 존재하는데 중추신경계에서의 처리, 되먹임의 사용, 기술의 습득 및 훈련 진행을 고려하는 이론에 기초한다. 운동학습, 습득 및 적응에는 두 가지 유형이 있다. 운동습득은 새로운 운동 패턴을 발달시키는 것과 관련이 있으며, 기존의 운동 능력을 새로운 조건에 적응시키는 것과는 다르다.

신경가소성 ▪ 경두개직류자극을 통한 소뇌 가소성

약물로 소뇌장애를 치료하는 것은 어렵다. 소뇌 가소성을 촉진시키고 소뇌 손상 환자에게 나타나는 운동, 인지 및 정서적 징후를 개선하기 위한 새로운 비침습적 치료법에 대한 연구들이 많이 이루어지고 있다. 대뇌겉질의 경두개직류자극(transcranial direct current stimulation, tDCS) 치료는 이온도입(iontophoresis) 치료기와 매우 유사하게 전극을 통해 뇌활성을 억제하거나 촉진시키는데 명백하게 치명적인 부작용 없이 이로운 가소성을 이끌어낸다. 이러한 치료가 소뇌 기능을 긍정적으로 변화시키고 소뇌손상 증상을 감소시키는지를 알아보기 위한 연구는 계속되고 있다.

소뇌 손상 이후의 운동기능 회복의 진행을 적응(adaptation)이라고 하는데, 이는 오류 발생을 줄여나가는 과정이다. 소뇌 손상 후에는 적응이 어렵기 때문에 이러한 과정을 용이하게 하기 위한 안전하고 효과적인 치료가 필요하다. 눈 운동장애를 가진 환자들의 경우 소뇌 경두개직류자극은 적응 과정 동안 잘못된 움직임을 빠르게 감소시키는 것으로 나타난다. 발의 위치와 같이 보행 시 공간적인 요소에 대한 오류 감소를 포함하여 보행 시 적응에도 유사한 결과를 나타내었다. 팔의 협응은 소뇌 경두개직류자극 시 약간의 치료적 효과를 나타내었고, 소뇌와 운동겉질 경두개직류자극을 동시에 시행한 경우 팔다리 자세 떨림, 운동 떨림, 운동거리측정 장애(dysmetria)의 상당한 감소 효과를 보였다.

기능적 자기공명영상(functional MRI) 연구에서는 소뇌의 가쪽 영역은 높은 수준의 비운동적인 기능과 관련 있다고 하였다. 관찰을 통해 가쪽 영역이 소뇌 경두개직류자극 시 가장 민감하다는 것이 밝혀졌고, 이러한 기술을 일반 피실험자를 대상으로 하는 치료에 적용하여 인지적인 기능, 학습, 감정적인 반응의 인식 능력을 개선할 수 있는지를 밝히기 위해 실험이 이루어졌다. 다수의 연구에서 소뇌 경두개직류자극은 소뇌 손상을 가진 환자들의 기능 장애 개선에 긍정적인 효과를 보였다. 심각한 부작용이 없는 비침습적인 치료는 인지, 감정, 학습 불능을 가진 환자들의 기능 호전에 긍정적인 영향을 미치고 심지어 진행성 소뇌 기능 장애를 가진 아이들에게 치료적 효과가 있다는 연구 보고도 있다.

시스템의 통합

척수, 뇌줄기, 대뇌겉질 투사(projections)를 포함한 소뇌와의 상호작용

디드리센(Diedrichsen)과 동료들의 연구 덕분에 20개의 건강한 뇌의 지도화(brain mapping)에 기초한 새로운 소뇌지도가 오픈소스 도구상자로 제공된다. SUIT라고 불리는 이 프로그램은 소뇌 및 뇌줄기의 공간적으로 객관화된 지도 모형을 대략적으로 보여준다. 이러한 소뇌의 평면도는 연구 및 진단에 필요한 정상 소뇌의 특수한 기능에 대한 지식 및 소뇌 병변을 파악하고 그 위치를 찾는데 필요한 보편적인 근거를 제공할 것이다.

운동학습의 단계 Stages of Motor Learning

피츠(Fitts)와 포즈너(Posner, 1967)는 움직이는 능력에 대한 세 가지 진행 단계를 설명하였다. 이 세 단계는 인지(cognitive), 연합(associative), 자동화(autonomous) 단계로 이루어졌다. 운동학습의 인지 단계는 초기 대뇌겉질 명령을 포함하고 운동계획이 발달되고 실험적으로 적용될 때 느린 움직임이 발생된다. 계속적인 연습을 통해 운동 기술은 움직임 오류의 감소와 함께 효율적인 움직임으로 변하게 된다. 움직임이 처음보다 좀 더 자연스러워질 때 연합 단계라고 정의하고, 이 시기는 개개인에 따라 또 운동의 복잡성에 따라 매우 다르다. 연합 단계 동안 운동조절은 여전히 힘들고 지속적인 주의, 집중과 진행을 위한 충분한 연습이 요구된다. 운동학습은 자동화 단계에 접어들 때 완성된다. 이때 움직임은 효과적이고 무의식적이며 자동적이다. 그리고 추가적 움직임 또는 인지과제는 수행을 방해하지 않고 정제된 움직임과 동시에 이루어질 수 있다. 높은 수준의 운동 수행은 철저한 연습을 요구하는데, 이는 움직임을 만들고 인식하고 오류를 교정하는 것을 포함한다.

되먹임의 종류 Types of Feedback

오류인식(error recognition)은 정제된 기술을 향상시키기 위한 정보를 제공하는데 이러한 인식을 되먹임이라 부르고 두 가지로 나눈다. 첫 번째는 수행에 대한 지식(knowledge of performance, KP)이고 두 번째는 결과에 대한 지식(knowledge of results, KR)이다. 수행 기반 되먹임(performance-based feedback)은 평균 움직임 궤도에서 벗어나는 변동에 대해 실시간으로 정보를 제공한다. KP는 지시할 때와 같이 스스로 감지되거나 외부에서 제공될 수 있으며 개인이 동작 중에 교정할 수 있도록 한다. KR은 작업 완료에 대한 정보만 제공한다. KR 되먹임을 통한 개인의 목표 달성을 위해 다양한 운동을 골라서 선택할 수 있다. 외부 되먹임 종류는 더 나아가 시각, 고유수용감각, 촉각, 안뜰, 구두명령 등으로 정의되는데 KP와 같은 과제 도중 또는 KP 이후에 발생한다. 비록 되먹임이 학습 속도를 높이는데 도움을 줄 수 있지만 과도한 외부 되먹임은 환자의 기회와 실수를 통한 학습의 기회를 제한하게 된다. 운동학습과 수행을 향상시키기 위한 되먹임의 이상적인 종류와 시기에 대한 연구는 여전히 많이 이루어지고 있다.

소뇌는 되먹임 기전, 움직임의 힘, 방향, 속도, 진폭의 변경에 있어서 핵심적인 신경학적 구조를 가진다. 이는 물 마시는 동작과 같은 단순한 과제 수행 시에 나타난다. 컵을 향해 팔을 뻗을 때 물체의 모양을 파악하기 위해 시각을 이용하게 되는데, 이러한 시각적인 정보는 운동 패턴을 알려주는 뒤통수엽(occipital lobe)으로 지나가는 시각신경로를 따라 이동한다. 움직임의 시작을 위해 활성화된 운동겉질과 함께 시각 정보는 소뇌로 전달된다. 따라서 목표한 컵에 접촉하기 전에 손은 그 모양에 맞게 변한다.

실행 단계에서의 움직임의 조절은 KP의 도움을 받는다. KP는 몸감각계(뒤기둥안쪽섬유띠로를 통과함)로부터의 의식적인 되먹임과 고유수용감각의 시스템으로부터의 무의식적인 입력과 관련이 있다. 컵을 향해서 팔을 뻗는 동안 원통형의 표면에 맞추기 위해 이마엽(frontal lobe) 내에서 발생한 운동 출력정보에 의해 손은 움직인다. 팔이 펴질 때, 평균적인 궤도로부터의 변화는 시각과 고유수용감각에 의해 감지될 수 있다. 컵 표면 주변을 향한 부드럽고 효과적인 움직임을 위해 KP 되먹임은 소뇌에서 조정된다. 촉각신경로에 의해 수집된 온도, 무게, 안정성을 고려한 새로운 정보는 척수로 보내진다. 척수에서는 일부의 교정이 이루어지고 몸감각겉질, 운동겉질 및 더 정제된 동작을 위한 연합겉질과 연결된다. 소뇌는 정보의 흐름을 조정하는데 즉각적으로 근육수축의 시기와 강도의 일부를 변화시킨다.

V 손상에 대한 반응

RESPONSE TO INJURY

소뇌손상 위치에 따라 정확한 진단이 가능할 정도의 전형적인 장애가 발생한다.

소뇌손상의 전형적인 징후 Classic Signs of Cerebellar Damage

소뇌 손상의 전형적인 세 가지 징후는 실조증(ataxia), 떨림(tremor), 안구진탕(nystagmus)이다. 실조증은 움직임의 속도, 힘, 거리의 부정확함과 관련이 있다. 물체를 향해 손을 뻗을 때 소뇌 손상 환자는 목표를 지나치게 멀게(측정과다증, hypermetria) 혹은 짧게(측정과소증, hypometria) 잡는다. 실조증 환자는 보행 시 비틀거리거나 흔들림을 많이 보인다. 실조증은 관절 사이의 협응 장애로 인해 발생한다. 팔

최첨단 연구

낙상 감소를 위한 고유수용감각 입력의 사용

다발성 경화증(multiple sclerosis, MS)은 신경계의 자가면역질환인데 축삭의 손상과 말이집탈락으로 발생된다. 다발성 경화증을 가진 사람들은 대체로 느린 신경전달로 인해 자세 조절 능력이 떨어지고 자주 낙상을 한다. 맞춤식 중량 조끼(customized weighted vest)를 통한 몸통의 고유수용감각 입력을 이용한 치료는 해당 질환 환자들의 낙상 위험도를 줄여준다. 이러한 아이디어는 신디 깁슨-혼(Cindy Gibson-Horn)이 균형 감각이 떨어진 환자를 재택 치료하면서 고안해냈다. 깁슨-혼은 중량 조끼를 사용하여 척추 부하를 증가시켜 골밀도를 높여 골다공증을 예방하는 마을 운동 교실을 얼마 전에 마쳤다. 그녀는 환자들의 몸이 심하게 뒤로 젖혀져 있는 것을 발견했다. 그래서 그녀는 환자 앞쪽에 1.5lb(약 0.7kg)의 무게를 달기로 결정했다. 환자는 그 즉시 수직으로 바로 설 수 있었고 보행 시 운동조절과 균형이 개선되었다. 그 환자는 움직일 때 더 이상 신경쓰지 않아도 된다고 하였다.

연구자들은 그 후에 평가방법을 정량화하였고 전략적으로 중량 조끼를 사용하여 그녀의 자세 조절과 균형 개선에 대한 발견을 입증하였고 그 기전을 밝히기 위해 철저하게 조사하였다. 초창기 연구는 균형능력에 문제가 있는 말초 및 중추신경계 환자들에게 몸통 중량 조끼를 사용하는 것을 추천하였다. 이 조끼는 균형 잡힌 몸통무게중량(balanced body torso weighting, BBTW)이라고 불리는 과정을 각각의 환자에게 개별적으로 적용하였다. 훈련된 임상가들은 롬버그 검사를 통해 정적인 서기를 관찰하였다. 그 다음에 사방으로 4~6lb(1.8~2.7kg)의 가벼운 흔들림(perturbation)(0.15~0.25초)이 있는 동안에 정적인 서기 조절 반응을 살펴보았다. 이러한 평가를 바탕으로 임상가들은 안정성이 달성될 때까지 의도적으로 작은 무게를 몸통에 부착했다. 무게의 범위는 1/8에서 1/2lb(0.06~0.23kg)이고 위치와 균형 상실 범위에 비례하여 무게의 위치와 크기를 적용하였다.

기전은 아직까지 명확하게 밝혀지지 않았지만 최근의 이론에서 BBTW는 몸감각 수용기에 전략적으로 중량을 다시 가함으로써 소뇌와 바닥핵에 더 유용한 들신경 입력 정보를 제공한다고 주장한다. 이렇게 향상된 감각정보는 더 나은 타이밍 측정과 매끄러운 운동반응을 가능하게 하고 되먹임 회로를 개선하여 실조증(ataxia) 및 자세 불안정성을 줄여준다.

BBTW 기전에 대한 몇몇 이론은 다음과 같다.

1. 향상된 고유수용감각과 관련하여 다리의 체중 분포를 변화시키는 변경된 자세 각도
2. 몸통, 근방추, 촉각수용기 또는 피부의 압력수용기로의 변화된 정보 입력
3. 촉각 입력으로 인해 모든 관절의 압력 및 압력 관계가 변화함에 따른 근육 발화율의 증가
4. 흔들림 시 몸통 및 팔다리의 동시 수축 감소에 따른 안정성을 위한 감각의 향상
5. 시간이 지남에 따라 효과가 감소하지 않고 환자가 인식한다고 알릴 가능성이 적은 신체 위치에 대한 의식적 주의력 증가
6. 연구에서 체중에 따른 압력 중심의 조정을 보여주지 못했기 때문에 질량 중심의 상체 역학적 이동으로 인한 조정은 불가능함

다리 또는 몸통의 불수의적인 떨림도 나타난다. 포크로 집은 음식을 입으로 가져가는 동작 수행 시 떨림이 특징적으로 발생한다. 안구진탕 증상도 나타난다. 실조증 및 안구진탕은 전형적으로 척수소뇌로 또는 아래소뇌다리와 같은 소뇌 입력의 손상 후에 나타난다. 이와 반대로 떨림은 위소뇌다리와 같은 소뇌 출력 신경로의 손상 시 종종 나타난다.

병변과 같은쪽 결손 발생 Deficits Appear Ipsilateral to Lesion

내림신경로의 경로에 대한 해부학적인 지식은 한쪽 소뇌 손상이 왜 일반적으로 같은쪽 팔다리 운동장애를 발생시키는지를 이해하는데 결정적인 역할을 한다. 소뇌 날신경 및 내림신경로(즉 소뇌 활동의 표적) 모두가 교차되기 때문에 같은쪽에서 증상이 나타난다. 이러한 복합적인 교차는 "이중 교차"라고 하는 신경연결계통의 결과이다. 척수에서 소뇌로 전달되는 정보 입력이 손상된 경우는 같은쪽에서 증상이 나타나는데, 그 이유는 척수소뇌로인 뒤척수소뇌로(dorsal spinocerebellar tract)와 쐐기소뇌로(cuneocerebellar tract)가 같은쪽을 향하기 때문이다. 따라서 소뇌의 입력, 출력 또는 소뇌 그 자체의 어떠한 손상이라도 신경학적인 징후는 같은쪽에서 발생한다.

소뇌 질환과 관련된 전형적인 운동장애는 느린 움직임, 실조증, 겨냥이상증(dysmetria), 활동떨림(intention tremor), 상반운동반복장애(dysdiadochokinesia) 등이다. 이러한 증상은 팔 과제 수행 동안 잘 나타난다(그림 7.15)

운동실조 증후군은 유전성 또는 후천적으로 나타날 수 있다. 소뇌, 안뜰 또는 감각성 실조와 같은 임상적 증상으로도 나타난다. 주의 깊게 관찰하면 눈운동장애를 일으키는 뒤쪽 소뇌를 발견할 수 있다. 정중선(midline) 병변은 보행 및 몸통 실조증을 야기시키고 반구형(hemispheric) 병변은 팔다리 실조증을 발생시킨다. 근긴장도(근감소증) 감소 증상이나 조음장애(dysarthria, 말할 때 발음하기 어려움)와 같은 문제가 발생될 수도 있다.

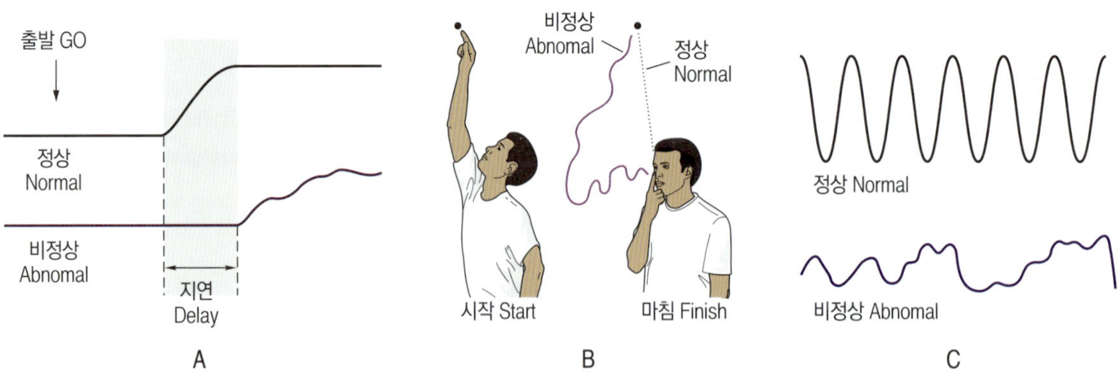

그림 7.15 소뇌 질병과 관련된 전형적인 장애

A: 오른쪽 소뇌반구 병변은 의도된 움직임을 지연시킨다. 환자가 두 손을 동시에 꽉 쥐라고 지시를 받으면 왼손을 쥔 다음에 오른쪽 손을 쥔다(환자가 누른 압력 변환기로부터의 기록이 표시된다). **B:** 겨냥이상증(dysmetria)과 운동분해(decomposition of movement)는 환자가 자신의 팔을 코로 가져가는 동안 나타나고 코에서 가까워지는 동안 떨림은 증가한다. **C:** 상반운동반복장애(dysdiadochokinesia)는 소뇌 손상 환자가 팔뚝을 굽히고 펴는 동안 혹은 엎침과 뒤침을 반복하는 동안 비정상적인 모습을 보일 때를 말한다.

사례 7 논의: 소뇌 뇌졸중 Cerebellar Stroke

태비사(Tabitha)는 뇌수종(hydrocephalus)을 동반한 1단계 소뇌 털모양별아교세포종(pilocytic astrocytoma) 진단을 받았다. 암의 위치, 크기, 림프절 침범, 다른 조직으로의 전이에 따라 단계가 나눠는 다른 암과 달리 뇌종양(신생물 또는 종양, neoplasms)은 뇌 바깥으로는 거의 퍼지지 않는다. 신생물은 대신 종양 세포의 공격성에 대한 생검분석에 근거하여 1~4등급으로 매겨진다. 등급 분류의 요인으로는 크기, 위치, 조직 유형, 수술 제거 가능성 및 이동 가능성 등이 있다. 운이 좋게도 태비사의 경우 1단계 신생물은 낮은 유사분열 활성을 나타내어 악성이 될 가능성은 낮았다. 관련 세포 모양에 따라 털모양별아교세포종이라고 불리는 이 종양은 소뇌에 위치하며 어린이에서 가장 흔한 뇌종양이다. 종양은 대체로 수년간 존재하고 있던 것으로, 소뇌 별아교세포종은 전형적으로 천천히 커지며 종종 소아기 초기에 발달한다. 비록 뇌종양이 젊은 여성에게 드물게 존재하지만 아교세포 종양은 가장 흔하게 나타난다. 임신은 호르몬 성장인자 및 태아 발달에 대한 혈관 신생으로 인해 종양 성장이 촉진되었던 것으로 추정된다. 산모의 혈액량이 증가되면 종양 주위의 부종이 증가하여 민감한 신경조직에 대한 압력이 높아져 증상이 더 악화될 수 있다.

태비사는 임신 33주차에 병원에 도착하였고 그때 출산을 했다면 아기는 미숙아로 태어났을 것이다. 의료진은 그녀가 2주 동안 침상안정하도록 하였고, 폐쇄성 뇌수종의 압력을 확실히 줄이기 위한 뇌실바깥 배출과 함께 부종을 관리하기 위해 스테로이드를 투여했다. 아이는 제왕절개로 건강하게 태어났고 그 후에 신경외과에서 크기가 큰종양(6.3cm×4.5cm×6.1cm)을 제거하기 위한 준비를 하였다. 반복된 CT 촬영을 통해 셋째뇌실과 가쪽뇌실의 뇌실확장증(ventriculomegaly)을 확인했지만 다행히도 2주 동안 첫 번째 CT 스캔과 비교하여 별다른 변화는 없었다. 심장질환과 같은 다른 합병증이 있는지 확인하기 위해 수술 전 검사를 철저히 진행하였다.

태비사의 종양은 숨뇌와 척수 접합부에서 척수를 약간 압박하였고 숨뇌와 다리뇌 역시 압박하여 큰구멍(foramen magnum) 밑 지름 17mm까지 확장되었다. 다행히도 척수의 비정상적인 징후가 MRI 상에서 나타나지 않았다. 의료팀은 수술하는 동안 자신경과 정강이신경의 몸감각-유발 전위 검사(somatosensory-evoked potentials test)를 이용하여 신경학적인 상태를 확인하였다. 정교하고 미세한 절개 수술 동안 신경외과의는 낭포성 성분(cystic components)이 오른쪽 소뇌를 가득 채우고, 소뇌천막 패임(tentorial incisure) 영역에서 숨뇌까지 확장된 크고, 딱딱한 종양을 발견하였다. 의사는 조심스럽게 종양을 잘라내서 병리학적 분석을 위해 견본을 보냈고 그가 넷째뇌실의 바닥을 노출할 때까지 그녀의 오른쪽 소뇌의 일부를 제거하여 가쪽 벽만 남도록 하였다.

태비사가 한 달 정도 수술 후 회복과 재활을 하는 동안 그녀의 어머니가 아이를 돌보았다. 양성 소뇌 종양을 90% 정도 제거하였지만 그 병변은 그녀에게 특정한 장애를 남겼다. 태비사는 재활센터에서 일주일 동안 물리치료, 작업치료, 언어치료 그리고 신경정신학적인 치료를 받았다. 그 치료는 소뇌 기능 감소로 인해 어려움을 겪는 모든 부분, 즉 자기돌봄(self care), 이동에 초점을 맞추었다. 그녀는 실조증과 오른쪽 다리의 약화로 보행이 불안했다. 오른손 힘은 약했고 특히 섬세한 운동 기능을 시도할 때 실조증이 나타났다. 수술 후에 시력이 손상되어 먼 곳을 볼 때 복시(diplopia)가 동반되었고 6번 뇌신경의 압박으로 안구진탕이 발생했다. 수술로 종양제거를 위한 광범위한 절개를 시행했고, 특히 손상되기 쉬운 긴 바깥신경은 늘어나거나 눌렸을 수도 있었다. 인지적 문제도 발생했다. 달팽이핵(cochlear nuclei) 침범으로 소음을 참을 수 없었으며 복시로 인해 복잡한 환경에서 시각적으로 어려움을 겪었다. 태비사는 영화 또는 심지어 짧은 시간 동안 방영하는 TV 프로그램에도 꾸준히 집중할 수 없었다. 결국에는 지난달 동안 꾸준히 감소된 활동으로 인해 지구력이 많이 떨어졌다.

태비사가 집으로 돌아갔을 때 어머니는 태비사의 회복을 위해 앞으로 6개월 동안 아기 말리와 태비사를 지속적으로 돌보기로 했다. 그녀의 가족은 태비사가 딸의 주보호자이자 엄마로서의 역할을 다하기 전에 자기 자신과 아기를 안전하게 돌볼 때까지 기다리기로 결정했다. 변화는 순조롭고 점진적으로 일어났는데 태비사는 점점 더 많은 과제를 점진적으로 수행하였다. 태비사는 지속적으로 매주 물리치료를 받고 있으며 글을 쓰기 위해 작업치료도 시작할 예정이다. 그녀는 신경안과의사와 함께 시각 치료를 시작할 계획을 가지고 있다. 마지막으로 태비사가 모든 준비를 마치면 운전하기 위한 지역 재활프로그램을 시작할 것이다. 태비사와 가족은 서로 매우 친밀하며 강한 신뢰를 가지고 있다. 예상치 못한 질병으로 임신이 순조롭지 못하였지만 앞으로 완전히 회복될 것이라는 밝은 미래를 기대할 만큼 태비사와 가족들은 유연하게 상황에 대처하였다.

복습문제

1. 중간소뇌다리는 ________________ 축삭을 전달한다.
   A. 소뇌 들신경
   B. 소뇌 날신경
   C. 날신경과 들신경의 균등한 분포
   D. 날신경, 들신경 모두 존재하지 않음

2. 어떠한 동맥 폐색이 가쪽숨뇌증후군(lateral medullary syndrome)을 발생시키는가?
   A. 뒤아래 소뇌동맥 B. 위소뇌동맥
   C. 앞아래 소뇌동맥 D. 중간소뇌동맥

3. 다음 중 소뇌로의 입력에 대한 사항 중 틀린 것은?
   A. 글루타민산염은 주요 신경전달물질이다.
   B. 모든 입력은 흥분성이다.
   C. 두 개의 섬유로는 오름섬유와 이끼섬유이다.
   D. 이끼섬유는 흥분성이며, 오름섬유는 억제성이다.

4. 소뇌겉질의 되먹임 회로 역할 중 바른 것은?
   A. 억제성 큰별세포에 억제성 되먹임을 제공한다.
   B. 소뇌로 들어갈 때 심부핵을 억제한다.
   C. 운동조절을 위해 깊은 소뇌핵을 흥분시킨다.
   D. 운동 중에 흥분성 신호와 억제 신호를 비교한다.

5. 다음 중 소뇌 손상의 전형적인 증상을 모두 포함하는 것은?
   A. 떨림, 안구진탕, 마비
   B. 강직, 실조증, 안구진탕
   C. 실조증, 떨림, 안구진탕
   D. 경직, 마비, 떨림

6. 다음 중 탈억제(disinhibition)의 원리에 대해 바르게 설명한 예는 무엇인가?
   A. 억제 신경세포의 흥분 B. 억제 신경세포의 억제
   C. 입력 신경세포의 억제 D. 입력 신경세포의 흥분

7. 소뇌 날신경과 내림신경로 교차 결합의 임상적 결과는 무엇인가?
   A. 임상징후는 병변이 있는 같은쪽에 나타난다.
   B. 임상징후는 병변이 있는 쪽의 반대쪽에 나타난다.
   C. 병변이 일측성이라 할지라도 임상징후는 양측성이다.
   D. 임상징후는 양측성 손상에서만 발생한다.

8. 다음 중 소뇌 내 세 가지의 규칙과 관계없는 것은?
   A. 세 개의 시상 영역
   B. 세 개의 척추소뇌로
   C. 세 개의 소뇌 증후군
   D. 소뇌겉질 내 세 개의 층

9. 다음 중 소뇌겉질에서 유일한 날신경 연결을 제공하는 것은?
   A. 과립세포(granule cells)
   B. 큰별세포(golgi cells)
   C. 조롱박세포(Purkinje cells)
   D. 바구니세포(basket cells)

10. 다음 중 소뇌의 기능 수행에 속하지 않는 것은?
    A. 안구운동 협응
    B. 운동 출력을 동반한 감각 입력의 협응
    C. 자세 및 보행 조절
    D. 운동조절 개시

REFERENCES

Afifi A. *Functional Neuroanatomy*. New York: McGraw Hill; 1998

Alstermark B, Ekerot CF. The lateral reticular nucleus; integration of descending and ascending systems regulating voluntary forelimb movements. *Front Comput Neurosci*. 2015 Aug;9(102):1–12.

Andersen BB, Korbo L, Pakkenberg B. A quantitative study of the human cerebellum with unbiased stereological techniques. *J Comp Neurol*. 1992, Dec 22;326(4):549–560.

Babalian AL, Vidal PP. Floccular modulation of vestibuloocular pathways and cerebellum-related plasticity: an in vitro whole brain study. *J Neurophysiol*. 2000;84:2514–2528.

Bick SK, Eskandar EN. Neuromodulation for restoring memory. *Neurosurg Focus*. 2016 May;40(5):E5.

Chakravarthy DJ, Bapi RS. What do the basal ganglia do? A modeling perspective. *Biol Cybern*. 2010;103:237–253.

Crittendon A, O'Neill D, Widener G, Allen DD. Standing data disproves biomechanical mechanism for balance-based torso-weighting. *Arch Phys Med Rehabil*. 2014 January;95(1):43–49.

Diedrichsen J. A spatially unbiased atlas template of the human cerebellum. *Neuroimage*. 2006, Oct 15;33(1):127–138.

Diedrichsen J, Balsters JH, Flavell J, Cussans E, Ramnani N. A probabilistic MR atlas of the human cerebellum. *Neuroimage*. 2009, May 15;46(1):39–46.

Diedrichsen J, Maderwald S, Küper M, et al. Imaging the deep cerebellar nuclei: a probabilistic atlas and normalization procedure. *Neuroimage*. 2011, Feb 1;54(3):1786–1794.

Diedrichsen J, Zotow E. Surface-based display of volume-averaged cerebellar imaging data. *PLoS One*. 2015, Jul 31;10(7): e0133402.

Dietz V. Proprioception and locomotor disorders. *Nat Rev Neurosci*. 2002 Oct;3(10):781–790.

Dolciotti C, Nuti A, Cipriani G, et al. Cerebellar ataxia with complete clinical recovery and resolution of MRI lesions related to central pontinemyelinolysis: case report and literature review. *Case Rep Neurol*. 2010 Sep;2(3):157–162.

Fisher BE, Petzinger GM, Nixon K, et al. Exercise-induced behavioral recovery and neuroplasticity in the 1-methyl-4-phenyl-1,2,3, 6-tetrahydropyridine-lesioned mouse basal ganglia. *J Neurosci Res*. 2004, Aug 1;77(3):378–390.

Furuya S, Hanakawa T. The curse of motor expertise: Use-dependent focal dystonia as a manifestation of maladaptive changes in body representation. *Neurosci Res*. 2016 Mar;104:112–119.

Gorgas AM, Widener GL, Gibson-Horn C, Allen DD. Gait changes with balance-based torso-weighting in people with multiple sclerosis. *Physiother Res Int*. 2015 Mar;20(1):45–53.

Hawes SL, Evans RC, Unruh BA, et al. Multimodal plasticity in dorsal striatum while learning a lateralized navigation task. *J Neurosci*. 2015, Jul 22;35(29):10535–10549.

Haycock DE. *Being and Perceiving*. New York: Manupod Press; 2011:49.

Keeler JF, Pretsell DO, Robbins TW. Functional implications of dopamine D1 vs. D2 Receptors: A "prepare and select" model of the striatal direct vs. indirect pathways. *Neuroscience*. 2014;282:156–175.

Lange W. Cell number and cell density in the cerebellar cortex of man and some other mammals. *Cell Tissue Res*. 1975;157(1):115–124.

Llinas RR, Walton KD, Lang EJ. Ch. 7 Cerebellum. In: Shepherd GM, ed. *The Synaptic Organization of the Brain*. New York: Oxford University Press; 2004.

Manto M. Consensus paper: roles of the cerebellum in motor control-the diversity of ideas on cerebellar involvement in movement. *Cerebellum*. 2012 June;11(2):457–487.

Martin TA, Keating JG, Goodkin HP, Bastian AJ, Thach WT. Throwing while looking through prisms. I. Focal olivocerebellar lesions impair adaptation. *Brain*. 1996;119:1183–1198.

Middleton FA, Strick PL. Basal ganglia and cerebellar loops: motor and cognitive circuits. *Brain Res Rev*. 2000;31:236–250.

Nolte J. *The Human Brain—An Introduction to its Functional Anatomy, 6e*. London: Moby, 2008: 499–509.

Petzinger GM, Fisher BE, Van Leeuwen JE, et al. Enhancing neuroplasticity in the basal ganglia: the role of exercise in Parkinson's disease. *Mov Disord*. 2010;25(Suppl 1):S141–S145.

Pinzon-Morales RD, Hirata Y. A realistic bi-hemispheric model of the cerebellum uncovers the purpose of the abundant granule cells during motor control. *Front Neural Circuits*. 2015, May 1;9:18.

Preziosa P, Rocca MA, Mesaros S, et al. Relationship between damage to the cerebellar peduncles and clinical disability in multiple sclerosis. *Radiology*. 2014 Jun;271(3):822–830.

Purves D, Augustine GJ, Fitzpatrick D, et al., eds. *Neuroscience*. 5th ed. Sunderland, (MA): Sinauer Associates; 2001.

Siegel A, Sapru HN. *Essential Neuroscience*. 2nd ed. Philadelphia: Lippincott; 2011. 146–149.

Stoodley CJ, Schmahmann JD. Evidence for topographic organization in the cerebellum of motor control versus cognitive and affective processing. *Cortex*. 2010;46(7):831–844.

Swenson RS. *Review of Clinical and Functional Neuroscience*, Ch 8B, Cerebellar Systems. © Swenson 2006. Site editor: Rand Swenson, Dartmouth Medical School. https://www.dartmouth.edu/~rswenson/NeuroSci/index.html.

Temel Y, Blokland A, Steinbusch HWM, Visser-Vandewalle V. The functional role of the subthalamic nucleus in cognitive and limbic circuits. *Prog Neurobiol*. 2005;76:393–413.

Widener GL, Allen DD, Gibson-Horn C. Randomized clinical trial of balance-based torso weighting for improving upright mobility in people with multiple sclerosis. *Neurorehabil Neural Repair*. 2009 Oct;23(8):784–791.
Wieland S, Schindler S, Huber C, Köhr G, Oswald MJ, Kelsch W. Phasic dopamine modifies sensory-driven output of striatal neurons through synaptic plasticity. *J Neurosci*. 2015, Jul 8;35(27):9946–9956.
Xu D, Liu T, Ashe J, Bushara KO. Role of the olivo-cerebellar system in timing. *J Neurosci*. 2006;26:5990–5995.

CHAPTER 8

바닥핵

BASAL NUCLEI

사례 8 파킨슨병Parkinson's Disease

해리(Harry)의 사무실은 8층에 위치하고 있으며, 대학 학장이라는 지위에 어울리게 멋진 캠퍼스 전망을 가지고 있다. 그는 자신의 사무실 소파에 앉아 있었고, 모비딕 책은 그의 14년간의 파킨슨병과의 사투를 반영하듯 그의 옆에 펼쳐져 있었다. 의학이 계속 발전하고 있지만 파킨슨병에 대한 치료법은 아직까지 존재하지 않는다. 이 질병을 진단받는다는 사실만으로도 매우 힘든 일이며, 이렇게 힘든 과정을 거친 환자의 투병 기간을 함께 돕는 것만으로도 존경심과 책임감을 동시에 가지게 된다. 해리는 파킨슨병을 진단받은 이후로의 자신의 경험에 대해 이야기하고 장래의 의료서비스 제공자에게 자신의 가치 있는 식견을 공유하기로 했다.

뉴욕에서 자란 해리는 정치 · 법조계와 관련된 가업을 따르기보다는 자신의 시간을 자유롭게 조절할 수 있는 직업에 관심을 갖게 되었다. 그는 현대 사상과 문학을 공부했으며 나중에는 도시 개혁가인 프레드릭 옴스테드(Frederick Olmstead)에 관심을 갖게 되었다. 해리가 서부 해안에 위치한 대학원에 다닐 때 그는 제퍼슨(Jefferson)의 교육 모델과 그의 건축학에 대한 논문을 쓰면서 계몽주의 사상을 공부했다. 1980년 여름 학기에 논문을 마친 해리는 버몬트의 미들베리 대학(Middlebury College)에서 첫 강의를 하기 위해 동부로 돌아왔다. 이후 그는 수십 년 동안 학계에서 자신의 지위를 높여갔고, 남부 캘리포니아에 마침내 정착하기 전까지 좋은 기회를 얻기 위해 전국을 누볐다. 해리는 실용주의 문학 연구에 기초를 둔 자신의 전공이 파킨슨병을 가지고 살아가는데 도움이 된다고 말했다.

그는 초기 경직 증상이 파킨슨병의 징후였음을 깨닫고 "경직은 나의 변함없는 친구"라고 읊조렸다. 그는 달리기 친구와 함께 약 13km 코스를 정기적으로 달렸는데, 어느날 그 친구가 왜 오른쪽 팔을 가슴에 붙이고 뛰는지 물었다.

해리는 원래 유연하지 않았으며, 경직은 그에게 특별히 이상할 것이 없었다. 그래서 그는 그 말을 무시하고 뻣뻣한 모습이 그에게는 자연스럽다고 말했다. 그는 때때로 말하기 전에 몸이 떨리는 증상이 있다는 것을 발견했다. 또 오래 걸으면 허리 통증이 나타났고, 이러한 통증은 물리치료나 스트레칭으로도 쉽게 회복되지 않았다. 가족 중에 신경계 질환에 대한 뚜렷한 과거력이 없었기 때문에 그 원인은 중추신경계에서 비롯된 것으로 추정되었다. 그는 CT와 MRI 촬영을 포함한 검사를 받았는데, 종양 또는 기타 중추신경계 질환은 음성 판정을 받았다.

그는 결국 파킨슨병을 의심하는 신경과 전문의를 만났고 정밀 진단을 받기로 했다. 수년간 강직성 증상이 증가된 후에 해리는 초기 파킨슨병과 중추신경계 장애를 진단받았는데, 그는 마치 "깡통인간"이 된 기분이라고 설명하였다. 그는 안정 시 떨림증상이 전혀 없었고 파킨슨병에 대한 가족력도 없었다.

해리는 자신만의 방식으로 그 진단을 받아들였다. 즉, 이상적인 치료법을 알아내기까지 시일이 걸릴 것이라는 것을 충분히 이해할 만큼 파킨슨병에 대해 공부를 하였고, 그는 파킨슨병에 대해 걱정하지 않기로 했다. 이러한 태도는 매우 바람직한데 파킨슨병의 진단과 치료는 복잡한 과정을 거치기 때문이다.

I 주요 개념에 대한 개요
OVERVIEW OF KEY CONCEPTS

바닥핵은 겉질아래핵(subcortical nuclei)의 집합이다. 바닥핵 질환이 있는 환자들은 다양한 행동학적 장애를 나타낸다. 바닥신경절(basal ganglia)이라는 용어보다는 바닥핵(basal nuclei)이라는 용어가 더 보편적으로 사용되고 있다. 과거에는 뚜렷하게 멈칫하고 느린 움직임을 보이는 파킨슨병에서부터 몸부림치는 헌팅턴병, 이상한 행동을 반복하는(tics) 투렛증후군(Tourette syndrome), 왜곡된 자세를 보이는 근긴장이상증(dystonia)까지 바닥핵의 현저한 손상으로 인해 심각한 운동장애를 일으키는 질환을 관찰하는 것으로 바닥핵의 여러 기능을 추론하였다. 바닥핵은 대뇌겉질 대부분의 영역과 연결되어 광범위한 기능을 한다. 바닥핵 질환은 인지장애뿐만 아니라 후각장애와 시각장애를 발생시킬 수 있다. 예를 들어, 강박장애(obsessive-compulsive disorder)가 있는 환자는 종종 투렛증후군을 동시에 가지고 있으며, 헌팅턴병 초기 증상으로 치매가 나타나고 말기 파킨슨병 환자에게도 치매가 존재할 수 있다.

비록 바닥핵과 소뇌 기능은 서로 관련이 있지만 동일하지는 않다. 소뇌에서의 발화(firing)가 일차운동겉질(primary motor cortex)보다 앞서는데, 이는 소뇌가 움직임의 시작과 관련이 있다는 것을 의미한다. 반면에 바닥핵에서의 발화는 운동겉질에서 발화가 시작된 후에 나타난다. 시상(thalamus)의 가쪽핵과 소뇌로부터의 출력 역시 뇌줄기(brainstem) 및 척수와 연결되어 있지만, 바닥핵은 뇌줄기와의 연결이 적고 척수와 직접적으로 연결된 신경로가 없다. 바닥핵은 척수운동신경세포와의 연결 없이 근수축에 직접적인 영향을 줄 수 없다. 운동과 감각겉질이 바닥핵과 연결되어 운동 기능을 수행하는데 있어 영향을 미치는데 이는 행동을 선택하고, 수의적인 움직임을 유연하고 적절하게 수행하기 위해 특정한 행동 패턴의 선택에 영향을 준다.

II 바닥핵 해부
BASAL NUCLEI ANATOMY

바닥핵을 구성하는 핵은 다양한 배아기원(embryonic origins)을 가지고 있으며, 공통된 원천으로부터 시작된 신경핵은 조직학적 특징과 기능적인 특징이 같다(그림 8.1).

꼬리핵과 조가비핵은 앞뇌[forebrain, 끝뇌(telencephalon)]에서 유래되었고, 시상과 시상밑핵은 사이뇌에서 기원한다. 또한 흑색질은 중간뇌에 위치하고 이는 중간뇌(mesencephalic) 구조에 존재한다.

꼬리핵(caudate nucleus), 조가비핵(putamen), 안쪽과 바깥쪽 분절을 가진 창백핵(globus pallidus), 흑색질(substantia nigra), 시상밑핵(subthalamic nucleus)은 바닥핵의 중요한 다섯 가지 구성요소이다. 더불어 바닥핵에 포함되는 신경핵에는 배쪽줄무늬체핵(ventral striatum), 입력 신경핵인 꼬리핵과 조가비핵, 배쪽 창백핵(ventral pallidum), 출력 신경핵과 관련된 안쪽창백핵(globus pallidus internus)이 있다(그림 8.2). 이러한 신경핵을 포함하는 신경로는 인격, 기억, 학습, 감정과 같은 다양한 기능적 측면뿐만 아니라 운동 기능에 영향을 주는 대뇌-바닥핵-시상-겉질 회로(cerebro-basal nuclei-thalamo-cortical circuit)를 구성한다.

시상과 대뇌겉질 사이의 상호 간 신경섬유 연결뿐만 아니라 추가적인 겉질날섬유 연결(corticofugal projections)(겉질에서 벗어남)은 속섬유막(internal capsule) 내에서 신경섬유로의 완성을 돕는다(그림 8.3). 속섬유막은 앞과 뒤다리와 내측 볼록한 형태를 가진 컵 형태의 구조이다. 렌즈핵(lentiform nuclei)은 오목한 면을 채운다. 앞돌기 내 주요한 구성요소는 줄무늬로의 겉질 입력뿐만 아니라 꼬리핵과 조가비핵 사이의 연결을 포함한다. 뒤다리는 반대쪽 신체와 얼굴로부터의 통각과 분별촉각 정보를 모두 전달하는 넓게 분포된 감각 시상겉질 섬유(sensory thalamocortical fiber)를 포함한다. 뒤다리(posterior limb)

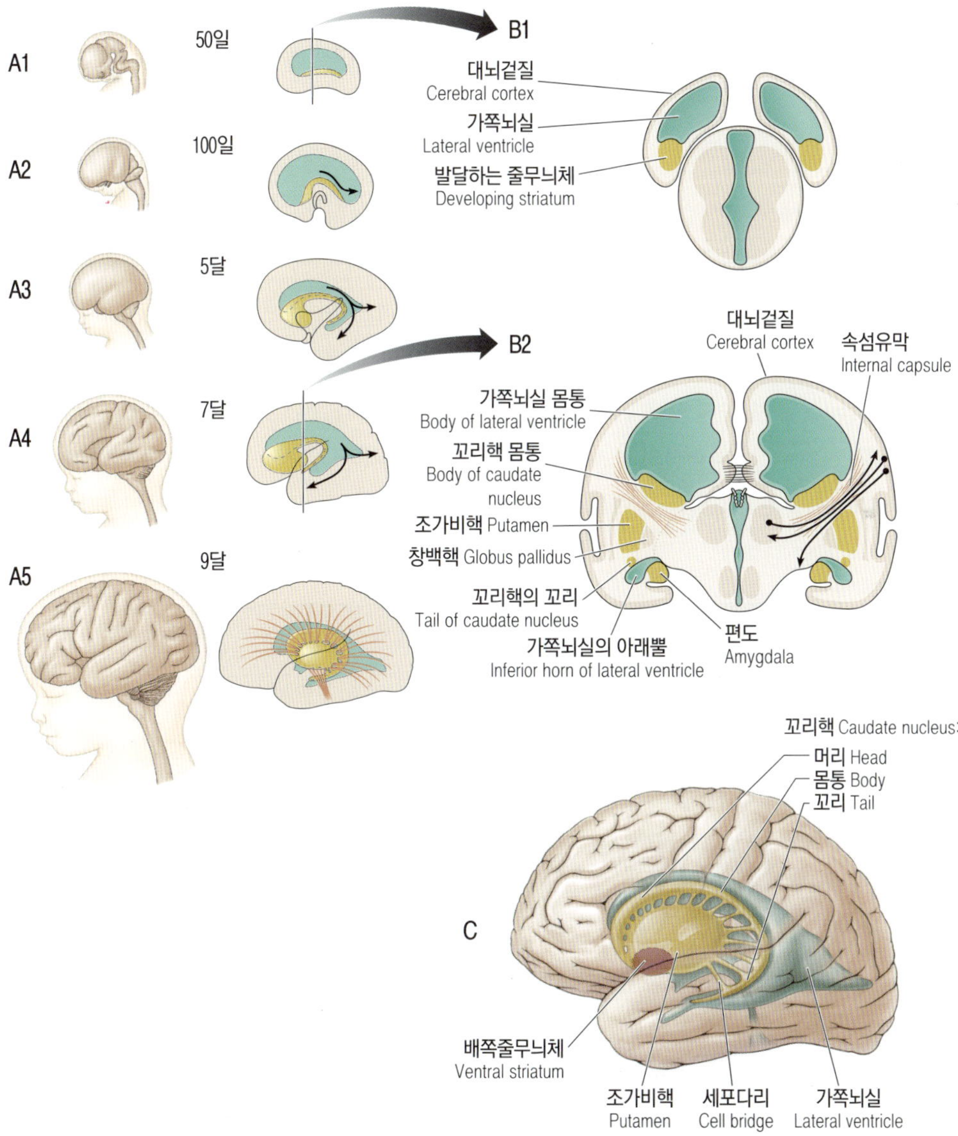

그림 8.1 바닥핵의 발달

A: 뇌 발달과 출생 전 각 시기에 따른 머리의 가쪽 측면(**A1~A4**). 각각의 시기에 따른 대뇌겉질, 가쪽뇌실, 줄무늬체의 그림. **A5**(오른쪽) 내 신경섬유는 속섬유막이다. **B:** 50일 된 배아의 뇌 부분(**B1**)과 7달 된 배아(**B2**). 도식화된 속섬유막 내의 오름 및 내림 축삭은 **B2**에 나타나 있다. **C:** 줄무늬체는 성숙한 뇌의 뇌실계와 관련 있다. 줄무늬는 꼬리핵, 조가비핵, 배쪽줄무늬체를 포함한다. 꼬리핵(caudate nucleus)은 C자 모양이고 가쪽뇌실과 유사하다.

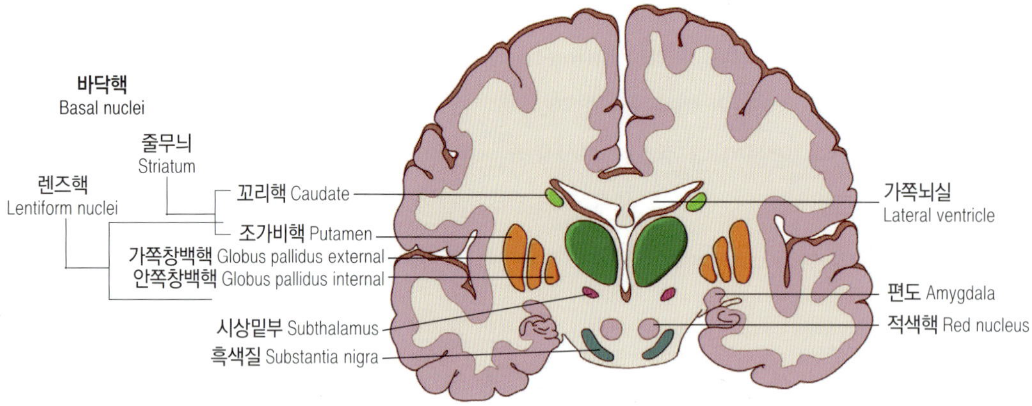

그림 8.2 바닥핵
바닥핵 구조 그림

는 앞뿔에서 운동신경세포와 시냅스하는 반대쪽 가쪽기둥으로 향하는 내림 운동 겉질척수로와 관련이 있다. 앞다리에서 뒤다리로 바뀌는 변곡점에서의 컵의 가장 깊은 부분에 위치한 무릎(genu)에서 겉질뇌줄기(corticobulbar) 섬유는 뇌줄기의 운동 신경핵을 신경지배하기 위해 내려간다. 중간대뇌동맥의 렌즈줄무늬체동맥(lenticulostriate artery) 가지는 주요한 속섬유막의 혈액공급 동맥이다.

꼬리핵은 가쪽뇌실의 바닥에 위치한다. 또한 꼬리핵은 가쪽뇌실(lateral ventricles), 뇌들보(corpus callosum), 뇌활(fornix), 대뇌겉질의 C 모양의 외형을 만들어내는 발달 과정을 통해 입과 꼬리쪽으로 구부러져 있다. 꼬리핵과 조가비핵은 바닥핵의 일차 입력 중추인 줄무늬를 형성한다. 이 두 핵은 조직학적

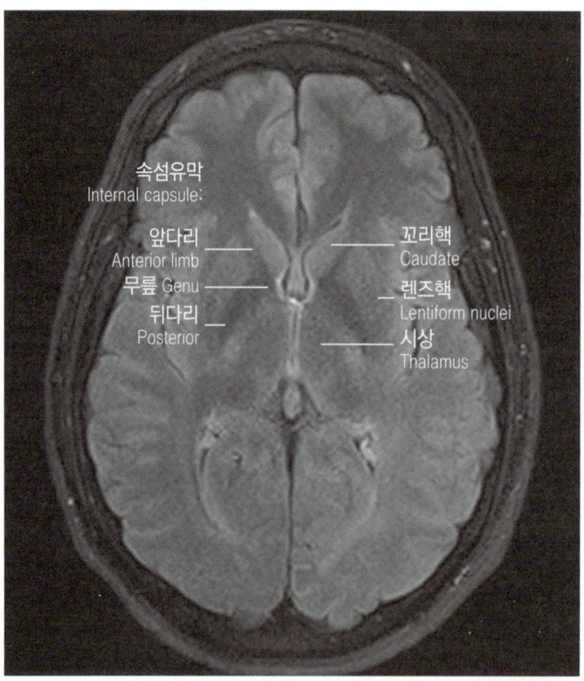

그림 8.3 속섬유막과 관련된 바닥핵의 T1 강조 MRI 촬영 영상

으로 관련이 있다. 속섬유막의 앞다리를 가로질러 이들 핵을 연결하는 얇은 세포질 및 섬유다리는 줄무늬(striatum) 모양을 하고 있는데 이러한 점 때문에 이 구조를 줄무늬라고 한다. 줄무늬 내의 세포는 억제성 신경전달물질인 GABA(감마 아미노뷰티르산; r−aminobutyric acid)를 이용한다.

시상(9장 참조)은 셋째뇌실의 벽을 형성하고 작은 섬유다리인 시상사이붙음(massa intermedia)에 의해 결합된 큰 양쪽 핵의 집합이다. 각 시상은 몸감각 및 특수감각 신경로의 주요 감각전달 중추이며, 이마엽 운동겉질로 소뇌 및 바닥핵 연결을 전달하는 시상운동핵 또한 존재한다. 앞서 언급했듯이 대부분의 소뇌 출력은 시상의 배쪽가쪽 신경핵으로 연결된다. 또한 일차 운동, 운동 전, 보조운동 및 둘레계(limbic) 겉질에 영향을 주기 위해 바닥핵 출력은 배쪽앞쪽과 등쪽 신경핵뿐만 아니라 배쪽가쪽 신경핵도 이용한다.

창백핵(globus pallidus)은 조가비핵의 안쪽에 위치하고 조가비핵과 창백핵은 렌즈핵(lentiform nuclei, 렌즈 모양 신경핵)을 구성한다. 속섬유막의 앞다리는 꼬리핵의 머리를 렌즈핵에서 분리시킨다. 속섬유막의 뒤다리는 가쪽에 위치한 렌즈핵을 시상에서부터 안쪽으로 분리한다. 창백핵은 바닥핵의 주요 출력 신경핵을 형성하는 안쪽창백핵(GPi)과 다중시냅스(polysynaptic)인 바닥핵 내재 회로의 일부인 가쪽창백핵(GPe)으로 구성된다.

시상 밑 더 아래쪽의 뒤쪽과 배쪽에는 내재핵(intrinsic nuclei)이 두 개 더 존재한다. 시상하부핵은 가쪽창백핵으로부터 억제성 GABA 작용의 연결을 받아들이고 흥분성 글루탐산 작용의 연결을 안쪽창백핵에 이어준다. 시상하부핵 아래에 위치한 흑색질(substantia nigra, "어두운 물질")은 조직학적 · 생화학적 · 기능적으로 다른 두 개의 부분으로 구성된 큰 중간뇌핵(midbrain nucleus)이다. 흑색질의 표면에 있는 것이 흑색질 그물부(substantia nigra pars reticulata, SNpr)이고, 깊이 위치하는 것이 흑색질 치밀부(substantia nigra pars compacta, SNpc)이다. 흑색질의 그물부(SNpr)는 조직학적으로 또 기능적으로 안쪽창백핵과 관련되어 있으며 꼬리핵과 조가비핵을 연결하는 세포 다리와 유사하게 속섬유막의 아랫부분을 가로 지르는 얇은 세포다리로 안쪽창백핵과 분리된다. 안쪽창백핵/흑색질 그물부 핵 복합체(nuclear complex)는 시상핵에 GABA 신경섬유를 방출한다. 또한 흑색질 치밀부(SNpc)는 도파민성 신경세포의 뇌에서 가장 큰 보체를 포함한다. 흑색질 치밀부는 뇌에서도 가장 큰 도파민성 신경세포의 보체(complement)를 가진다. 이 세포에는 검은색 안료인 뉴로멜라닌(neuromelanin)이 포함되어 있어 흑색질이라는 이름이 붙었다. 줄무늬로의 흑색질 치밀부 출력은 다소 복잡하고 줄무늬 신경세포의 다른 부분을 흥분시키고 억제시킨다. 흑색질 치밀부의 도파민성 신경세포 집단은 파킨슨병에서 특히 결핍을 보인다.

III 탈억제

DISNHIBITION

바닥핵 회로에 대해 설명하기 전에 탈억제에 대한 논의가 먼저 필요하다(그림 8.4). 목표한 신경으로의 입력은 활동전위 발화율에 영향을 끼치고 이러한 입력은 모두 흥분성 또는 억제성이 될 수 있다. 입력신경이 독립적으로 활동하면 초기의 활동전위를 유지하여 목표신경까지 전달된다(그림 8.4A). 입력 신경세포는 흥분성 또는 억제성 시냅스를 받아들이기 때문에 그 스스로가 영향을 받을 수 있다. 흥분성 입력신경의 흥분은 표적신경에 가하는 흥분성 작용과 그 목표신경의 출력을 증가시킨다(그림 8.4B). 흥분성 입력신경의 억제는 목표신경의 흥분을 감소시키기 때문에 출력도 감소된다(그림 8.4B'). 억제성 입력신경이 흥분하면 목표신경에 대한 억제 효과가 증가되고 활동전위 생성을 억제한다(그림 8.4C). 동일한 입력신경 자체가 억제되면 목표신경에 대한 억제성 출력수준이 감소된다(그림 8.4C'). 따라서 목표신경에서의 활동전위 발화율은 억제되어 목표신경이 증가된 비율로 발화하게 된다. 이 원리는 바닥핵 회로에서 중요하며, 다른 신경핵의 손상은 바닥핵 출력에 영향을 미치기 때문에 일련의 장애가 발생할 수 있다.

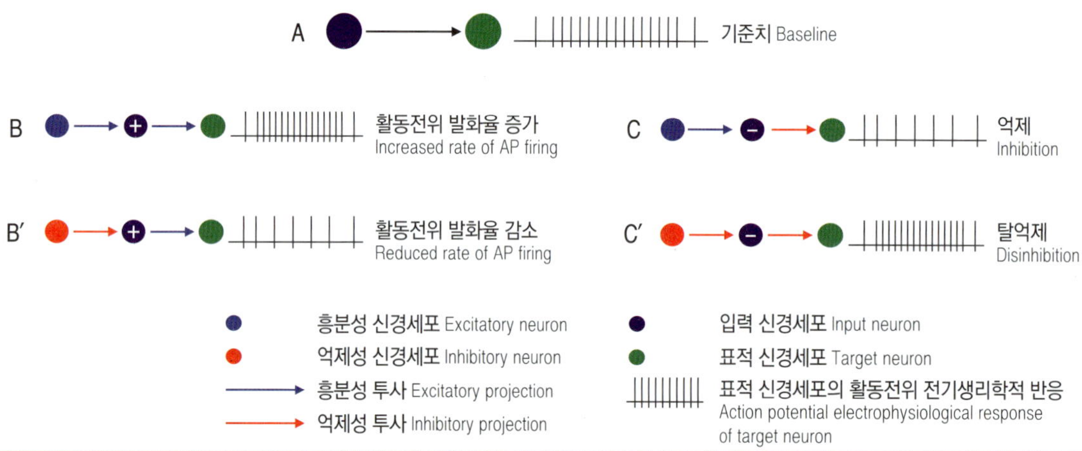

그림 8.4 탈억제의 원칙

A: 입력 신경세포(보라색 동그라미)는 활동전위 발화율을 위한 기준치를 생성하기 위해 표적 신경세포(초록색 동그라미)의 활동을 조절한다. **B:** 흥분성 신경세포(보라색 동그라미 안의 하얀색 "+" 표시)로의 흥분성 시냅스(파란색 동그라미, 파란색 화살표)는 흥분성 입력 신경세포의 출력을 증가시킨다. 이 흥분성 입력 신경세포는 표적 신경세포의 발화율을 증가시킨다. **B′:** 흥분성 입력 신경세포로의 억제성 시냅스(빨간색 동그라미, 빨간색 화살표)는 흥분성 입력 신경세포의 출력을 감소시킨다. 이 세포는 표적 신경세포의 발화율을 감소시킨다. **C:** 억제성 입력신경세포로의 흥분성 시냅스(보라색 동그라미 안의 하얀색 "–")는 억제성 입력 신경세포의 출력을 증가시킨다. 이 세포는 표적 신경세포의 발화율을 감소(억제)시킨다. **C′:** 억제성 입력 신경세포로의 억제성 시냅스는 억제성 입력 신경세포의 출력을 감소시킨다. 이 세포는 표적 신경세포를 탈억제하고 자신의 발화율을 증가시킨다.

IV 바닥핵 회로–직접 및 간접 신경로

BASAL NUCLEI CIRCUITRY–DIRECT AND INDIRECT PATHWAYS

흥분성 글루타민산성 섬유는 다양한 겉질 운동, 운동 전, 몸감각 및 연합구역(association areas)에서 출발하여 줄무늬입력핵(striatal input nuclei)의 특정 영역으로 이어진다. 바닥핵의 기능은 해부학적으로 또 기능적으로 다른 신경로에 관여하는데, 이들 신경로는 일반적으로 얼굴, 팔다리 및 몸통 근육조직(musculature) 조절 기능에는 상반된 효과를 낸다. 직접 신경로는 바닥핵 입력핵, 줄무늬핵과 출력핵인 안쪽 창백핵/흑색질 그물부핵 사이의 내재성 단일시냅스 회로이다. 간접 바닥핵 회로는 흑색질 치밀부(SNpc) 신경세포의 겉질–흑색질 활성화(cortico–nigral activation)에 의해 시작되는 가쪽창백핵 및 시상하부핵을 포함하는 외재성 다중시냅스 회로이다. "고–노 고(go–no go)" 가설은 직접 신경로가 운동을 촉진하고 간접 신경로가 운동을 억제(즉, 중재 또는 조절)한다고 설명한다. 직접 또는 간접 신경로는 다른 것으로 분리되어서는 기능을 발휘할 수 없으며 협응된 의지적 행동을 발생시키기 위해 협조할 수도 없다.

최근 바닥핵 기능에 대한 가설은 줄무늬 회로를 "준비하고 선택"하는 것을 말한다. 직접 "준비" 회로의 참여가 증가하면 자극에 반응하는 움직임이 증가한다. 간접적인 "선택(select)" 경로는 자극과 관련된 의미 있는 운동 활동을 일으키기 위해 근육 수축의 조절 시 더 활성화된다. 흑색질 치밀부 내 도파민성 흑색질–줄무늬 출력신경세포의 활동은 직접적인 경로 또는 간접적인 경로가 우세한지 여부를 결정한다.

줄무늬 신경세포는 GABA성이고 D1 또는 D2 도파민 수용기로 나타난다. 흑색질–줄무늬 입력(nigro–striatal input)과 D1 또는 D2 발현 신경세포의 상호작용은 복잡하여 아직까지 완전히 이해하지는 못하고 있다. 간략히 설명하자면, 매우 단순화된 흑색질 치밀부의 도파민성 시냅스는 D1 수용기가 있는 줄무늬 신경세포에 시냅스하여 직접 신경로를 제공하며(그림 8.5) 줄무늬에서 안쪽창백핵/흑색질 그물부까지의 억제성 출력을 증가시킨다. 감소된 안쪽창백핵/흑색질 그물부 출력은 시상겉질 출력의 억제를 감소시키는데, 이는 겉질척수로의 활동을 증가시키고 움직임을 촉진시킨다. 간접 신경로의 작용을 통해 움직임이 감소되거나 섬세해질 때 겉질흑색질 출력은 감소된다. D2 수용기로 나타나는 줄무늬 신경세포를 통해 작용하는 조절된 흑색질–줄무늬 투사(nigro–striatal projection)는 간접 신경로를 제공한다(그림 8.6). 억제성 가쪽창백핵(GPe) 세포의 정도를 조절하는 가쪽창백핵에 대한 줄무늬체의 억제성 출력은 시상밑핵(subthalamic nuclei)에 영향을 끼친다. 안쪽창백핵/흑색질 그물부에 대한 시상밑핵 출력은 시상에 대한 억제를 조절하고 시상겉질로 및 겉질척수로의 활동을 개선시킨다.

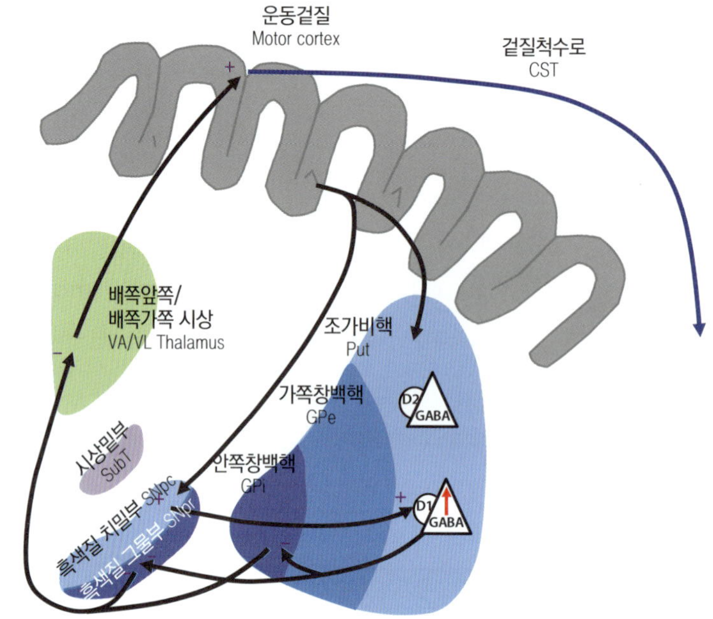

그림 8.5 바닥핵 직접 회로

줄무늬체를 묘사한 것으로 조가비핵(Put), 가쪽창백핵(GPe), 안쪽창백핵(GPi)은 분할로 표시된다. 흑색질 치밀부(SNpc), 배쪽앞쪽/배쪽가쪽시상핵(VA/VL Thalamus), 삼각형은 D1 또는 D2 도파민 수용기를 가진 가바성(GABAergic) 줄무늬체 신경세포를 나타낸다. D1 도파민 수용기를 가진 가바성 줄무늬 세포 내에서 위쪽을 향하는 작고 빨간 화살표는 D1 도파민 수용기를 통한 흑색질–줄무늬체 입력에 의해 발생된 증가된 활성화를 나타낸다. 가쪽창백핵 시상밑부는 직접적인 바닥핵 신경로 활성에 관여하지 않는 것에 주목한다. +는 흥분시냅스, – 억제시냅스

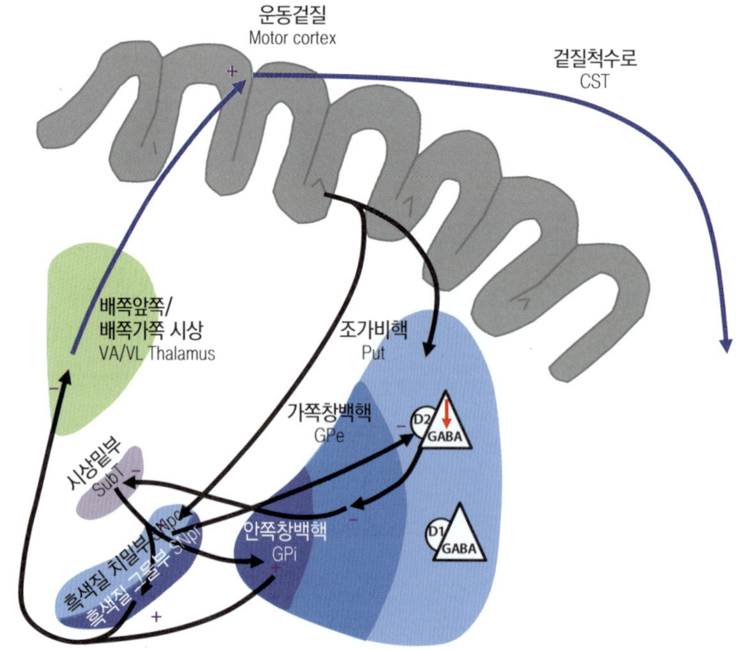

그림 8.6 바닥핵 간접 회로

그림 8.5에서 볼 수 있는 것과 같은 방식이 적용된다. D2 수용기와 함께 GABA성 줄무늬 세포 내에서 아래쪽을 향하는 작고 빨간 화살표는 D2 도파민 수용기를 통한 흑색질–줄무늬체 입력에 의해 감소된 활동을 나타낸다.

V 바닥핵의 병렬 회로

PARALLEL CIRCUITS IN BASAL NUCLEI

해부학적 · 생리학적 · 행동학적 연구에서는 바닥핵-시상겉질 회로의 골격운동(skeletomotor), 눈운동, 이마앞엽 겉질(또는 인지적) 및 둘레계 고리에 대한 네 가지 병렬 회로(circuits) 또는 고리(loop)를 설명하였다(그림 8.7). 이 네 가지 고리 간의 통합은 복잡한 동작을 조절하고 조화롭게 만든다. 각 고리는 서로 다른 겉질 영역에 대한 상호 연결을 포함하며 바닥핵 내의 특정 회로를 연결한다. 각 고리의 겉질반환신경로(cortical return pathways)는 이마엽의 각 부분을 목표로 향한다.

골격운동 고리는 얼굴, 팔다리 및 몸통 근육의 제어에 중요한 역할을 한다. 입력은 일차운동, 보조운동 및 운동앞 영역을 포함하여 일차 몸감각 및 이마엽 운동에서 기원한다. 겉질 입력은 조가비핵을 통해 골격운동 고리에 들어간다. 조가비핵으로부터의 출력은 직접 · 간접 신경로에 참여하여 배쪽앞쪽 및 배쪽가쪽 시상핵의 안쪽창백핵/흑색질 그물부 억제를 조절한다. 이마운동영역으로 되돌아가는 연결은 겉질척수로 출력에 영향을 미친다.

눈운동 고리(oculomotor loop)는 신속 눈운동(saccadic eye movement)의 조절에 영향을 준다. 주요 입력은 이마안구영역에서 비롯되는데, 이는 뇌줄기 연결을 통한 빠른 공동 눈운동(conjugate eye movement) 및 눈운동의 속도와 방향의 제어를 위한 시각 정보를 처리하는 뒤쪽 마루엽 연합겉질(posterior parietal association cortex)에서 발생한다. 눈운동신경 고리의 바닥핵 입력은 특히 꼬리핵의 몸벽으로 보내진다. 안쪽창백핵/흑색질 그물부 출력은 배쪽앞쪽과 안쪽등쪽 시상핵에 연결된다. 눈운동 고리는 이마엽 눈운동 조절중추로 되돌아간다.

행동에 영향을 미치는 정서적 불안정 외에도 손상된 운동실행 조절과 관련된 바닥핵 손상을 가진 환자의 인지장애 발견은 운동조절 수준을 넘어서는 바닥핵 기능의 검사를 하도록 한다. 여러 연구에서 행동의 전략적 계획과 같은 인식 및 실행 행동 기능에 중요한 역할을 하는 연합 고리에 대해 언급하였다. 뒤쪽 마루엽, 중간 및 아래쪽 관자엽 연합겉질, 이마앞엽 및 운동앞 겉질을 포함하는 다양한 연합구역으로부터 입력을 받아들이는 이 고리는 일차적으로 꼬리핵의 머리에 연결된다. 출력은 안쪽창백핵/흑색질 그물부 핵을 통해 배쪽앞쪽과 안뒤쪽 시상핵으로 전달된다. 시상겉질로의 연결은 등가쪽 이마앞엽 겉질과 일부 운동앞 영역으로 지나간다. 사고와 추론에 주로 관여하고 목표 지향적 행동을 조직하는 가장 높은 수준에서 이마앞엽 겉질은 운동계획과 관련된 운동앞 영역과 직접 관련이 있다.

둘레계(limbic system)는 동기 부여, 감정 및 학습을 위한 주요 회로로 구성되며, 높은 수준의 행동 조절에도 참여한다. 앞쪽 띠이랑(anterior cingulate gyrus)과 눈확이마엽 겉질(orbitofrontal cortex)을 포함한 대뇌 둘레계 연합겉질(limbic association cortex)과 해마체(hippocampal formation)는 배쪽줄무늬체로 연결하는 둘레계 순환에 중요한 입력을 제공한다. 배쪽줄무늬체에서 출력은 안쪽창백핵/흑색질 그물부 핵뿐만 아니라 배쪽 창백핵까지 연결된다. 이 핵으로부터의 출력은 배쪽앞쪽 및 안쪽등쪽 시상핵으로 연결된다. 둘레계 순환은 시상겉질로를 통해 이마엽 내 띠이랑(cingulate gyrus)으로 되돌아감으로써 완료된다.

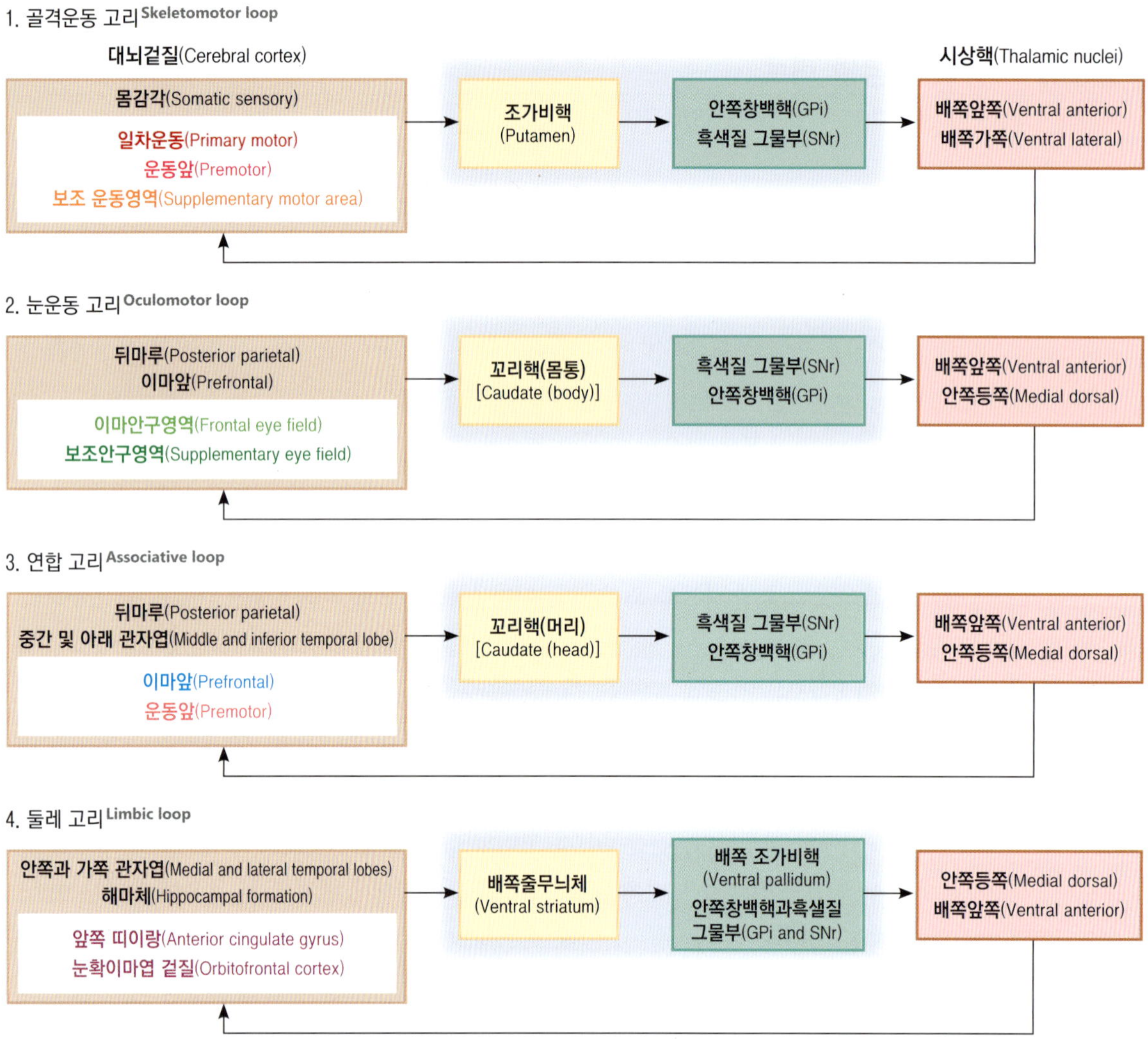

A

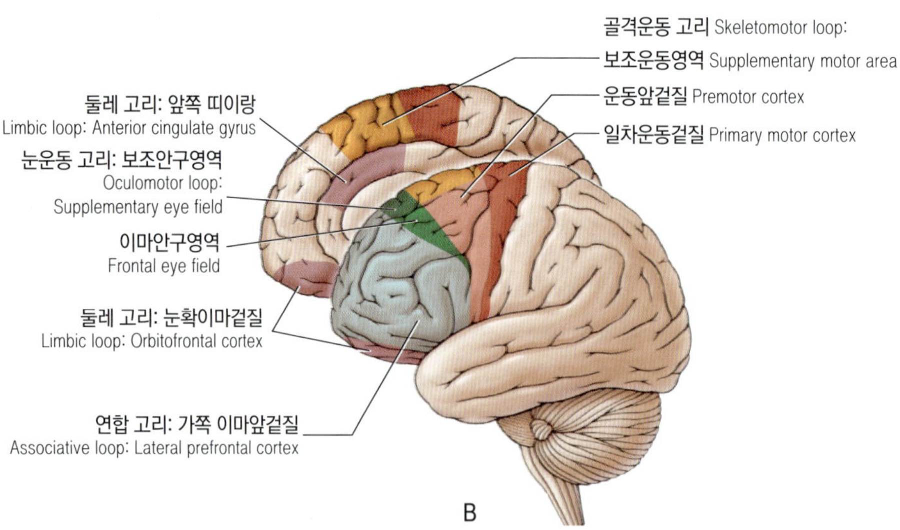

B

그림 8.7 바닥핵을 통과하는 네 개의 주요 입력-출력 고리

A: 고리의 일반적인 구성을 보여주는 도식표. (1) 골격운동 고리, (2) 눈운동 고리, (3) 연합 고리, (4) 둘레 고리. 안쪽창백핵(창백핵의 안쪽 부분), 흑색질(흑색질 그물부). **B:** 대뇌겉질의 가쪽과 안쪽 면, 이마엽 내 표적 부분의 가까운 위치를 나타낸다. 안쪽 눈확이마겉질은 배쪽에서 가쪽 이마앞겉질까지 있다.

VI 손상에 대한 반응: 바닥핵 병변
RESPONSE TO INJURY: LESIONS OF BASAL NUCLEI

바닥핵의 각 영역 손상에 따른 운동장애 증상은 예측이 가능하다. 회로 차단은 겉질척수로 출력에도 영향을 미치기 때문에 일부 증상은 손상쪽에서 반대쪽으로 나타난다. 잘 알려진 다른 질병 및 병리학적 움직임은 바닥핵에 있는 신경의 퇴행으로 나타난다. 간접 신경로의 회로 차단은 과도한 운동(운동과다증, hyperkinetic) 또는 감소된 운동(운동저하증, hypokinetic)을 일으킨다.

파킨슨병 Parkinson's Disease

바닥핵에 영향을 미치는 가장 흔한 신경 퇴행성 질환은 파킨슨병이며, 흑색질 치밀부에서의 도파민성 신경세포의 양쪽 변성을 특징으로 한다(그림 8.8). 시각신경로를 포함하여 파킨슨병의 기능 저하를 나타내는 다른 도파민 신경로가 있다는 점에 주목해야 한다. 도파민의 소실은 점진적인데, 명확하게 관찰 가능한 행동 변화를 일으키기 전까지 20년에 걸쳐서 도파민 신경세포의 70% 이상이 손실된다. 시간이 지남에 따라 진행되는 파킨슨병의 전형적인 운동징후는 떨림, 운동완만증(bradykinesia, 느린 움직임) 또는 운동불능(동결 운동, akinesia), 손상된 자세 조절 및 경직인데, 이와 같은 증상은 시간이 지나면서 점점 심해진다.

초기 진단에 대한 연구에서는 비정상적인 단백질 생물지표(뇌와 피부는 발생학적으로 조직의 기원을 공유하기 때문)를 알아보기 위한 간단한 피부 검사 또는 후각 검사를 통해 파킨슨병의 징조를 보여준다. 후각을 검사하는 이유는 후각신경(1번 뇌신경) 기능은 초기 단계의 알츠하이머병 그리고 파킨슨병 모두에서 볼 수 있는 경미한 신경퇴행을 민감하게 나타내기 때문이다.

시간이 지남에 따라 도파민성 신경세포의 이러한 점진적인 감소는 간접 신경로의 D2-발현 억제 줄무늬 세포의 흑색질 치밀부 조절을 감소시킨다. 가쪽창백핵으로의 연결(그림 8.9)은 탈억제되며, 시상밑핵 내에서 가쪽창백핵의 출력과 방출-탈억제-활동을 억제한다. 안쪽창백핵/흑색질 그물부로의 증가된 흥분성 시상밑핵 출력은 배쪽앞쪽과 배쪽가쪽 시상핵의 억제를 증가시키고 일차운동겉질의 시상겉질로 흥분을 감소시켜 파킨슨병의 전형적인 징후를 발생시킨다.

파킨슨병은 진행성 퇴행성 질환이며, 현재로서는 안타깝게도 치료법이 알려지지 않고 있기 때문에 결국 사망에 이르게 된다. 질병은 초기, 중기 및 말기 단계로 나눌 수 있는데, 보통 호앤(Hoehn)과 야(Yahr) 단계를 사용하고 달 벨로 하스(Dal Bello Haas)를 통해 예방적, 회복적 또는 적응성으로 분류되는 치료적 중재가 이루어진다(표 8.1). 질병 단계를 일차적으로 움직임에 기반하여 손상을 분류한 한계에도 불구하고, 호앤과 야 단계는 파킨슨병의 진행을 알아보기 위해 널리 사용된다. 수십 년 전 혈액-뇌장벽(blood-brain barrier)을 통과할 수 있는 도파민 전구체인 레보도파(levodopa, L-dopa)는 뛰어난 치료 효과를 보였다. 레보도파 투여 환자는 임상에서 거의 완전한 감소를 보였다. 하지만 불행히도 몇 년 후 환자들은 약물에 적응하였고 그 효과는 제한되었다. 더 최근에 개발된 신경보호제, 도파민작용제 및 기타 약물요법은 더 긴 치료 기간이 필요하다. 치료적 중재는 아직까지 질병 관리의 핵심 구성요소로 남아 있다.

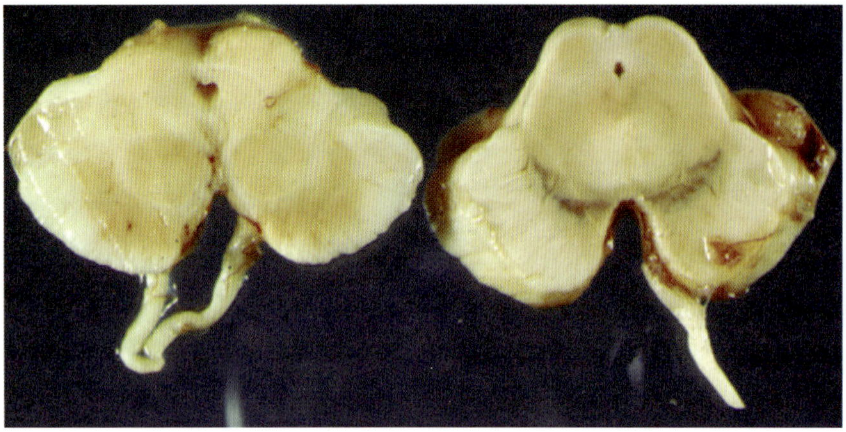

그림 8.8 파킨슨병 환자와 정상인의 중간뇌 속 흑색질

(왼쪽) 파킨슨병을 가진 중간뇌 속 흑질색의 뚜렷한 색깔 상실. (오른쪽) 정상 흑색질

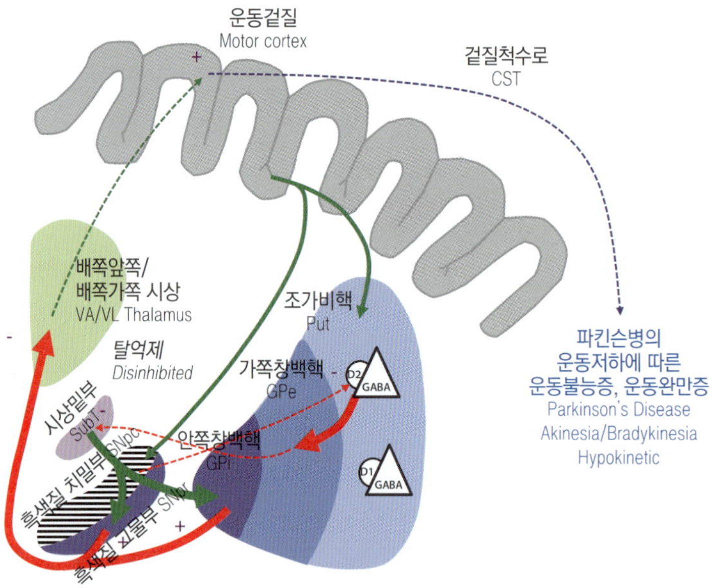

그림 8.9 파킨슨병을 가진 손상된 바닥핵 회로

그림 8.5에서 볼 수 있는 것과 같이 동일한 방식이 적용된다. 음영으로 된 부분은 도파민성 흑색질 치밀부가 손상되었음을 나타낸다. 빨간색 선은 억제성 출력을 나타낸다. 초록색 선은 흥분성 출력을 나타낸다. 얇은 점선은 출력 감소를 나타낸다. 흑색질 입력의 상실로 인한 두꺼운 선은 출력 증가를 나타낸다. D2-가바성 줄무늬 세포의 억제 상실은 시상밑부로의 줄무늬 가쪽창백핵의 억제성 출력의 상대적인 증가를 발생시킨다. 억제된 가쪽창백핵 억제(inhibition)는 안쪽창백핵/흑색질 그물부 세포를 강하게 흥분시키기 위해 시상밑신경세포를 탈억제한다. 배쪽앞쪽/배쪽가쪽 시상의 억제는 증가되고 시상겉질 출력은 억제된다. 겉질척수로 출력은 감소되고 운동완만증, 운동불능증과 같은 운동저하증을 발생시킨다.

표 8.1 파킨슨병의 진행

심각도	호앤과 야단계 설명	임상소견	권장되는 치료적 중재
초기	1 – 한쪽	• 한쪽 떨림 • 조음장애 • 작은 글씨증	**예방적** • 신경보호 약물 • 구축을 예방하는 스트레칭 – 발목과 척추 움직임 강조 **회복 목적** • 도파민 작용제 • 점진적 저항 운동 • 심폐와 심혈관계 운동 • 크게 말하기 훈련 **보상적** • 보호자들을 대상으로 한 질병의 진행 과정에 대한 교육 • 중간 단계의 움직임 전략 교육
	1.5 – 한쪽과 몸통	• 경미한 보행 운동 감소증 • 몸통근육 경직	**예방적** • 1단계와 동일 **회복 목적** • 1단계 중재 방법을 진행함 • 큰 진폭 운동 훈련을 추가(예: LSVT BIG) **보상적** • 1단계와 동일
	2 – 균형 손상 없는 양쪽 침범	• 양쪽 운동완만 • 자세 불안정 • 가벼운 양쪽 경직	**예방적** • 훈련을 통해 균형 반응 향상 **회복 목적** • 안뜰기관 훈련 • LSVT BIG/LOUD 훈련 **보상적** • 레보도파 • 경직을 감소시키는 부교감신경 기능 증가를 위한 전략: 긴장 풀기, 천천히 흔들기, 작은 회전, 억제성 진동 • 필요시 보조 장비 고려
중기	3 – 경증에서 중등도의 양쪽 질환, 자세 불안정, 신체적 의존성	• 보행과 균형 손상을 동반한 자세 불안정 • 기능 제약 • 중등도의 양쪽 및 몸통 경직 • 움직임 동결(freezing) • 조음장애(dysarthria) • 도움이 점점 더 필요함	**예방적** • 낙상 방지와 자택에서의 안전을 위한 환자와 가족 및 간병인 훈련 **회복 목적** • LSVT BIG/LOUD 훈련 • 경직을 줄이기 위한 관절가동운동 • 고강도의 근력강화 운동 • 과제 특정 훈련: 트레드밀 훈련, 보상적 걸음(compensatory steps) 훈련, 보행훈련 **보상적** • 청각 및 시각 지시를 포함한 바닥핵 자극 전략 • 보행보조 장비, 손잡이, 샤워의자와 같은 적응 장치를 고려 • 깊은 뇌 자극(deep brain stimulation)

표 8.1 파킨슨병의 진행(계속)

심각도	호앤과 야 단계 설명	임상소견	권장되는 치료적 중재
후기	4 – 걷기와 서기의 일부 기능 동반 심각한 장애	• 심각한 장애 • 호흡 및 삼킴장애 진행	**예방적** • 이동 시 안전을 위한 간병인 훈련 • 호흡기관 청결 • 피부 관리 및 상처 예방 **회복 목적** • 균형 훈련 **보상적** • 깊은 뇌 자극, 자조활동 및 이동을 위한 적응 장치 고려
	5 – 휠체어 또는 병상에 의존함	• 모든 기능에 도움이 필요 • 심각한 호흡 및 삼킴장애 • 요실금을 동반한 방광장애	**예방적** • 4단계와 동일 **회복 목적** • 이 단계에서는 해당 사항 없음 **보상적** • 필요한 모든 돌봄 장비 고려 • 생을 마감할 때까지 호스피스 이용 고려

호앤과 야 단계 외에도 파킨슨병 단계는 초기, 중기, 후기로 나뉜다. 이 표는 일반적인 증상 및 권장되는 치료적 중재를 보여준다.

파킨슨병의 단계별 치료 Treatment during stages of Parkinson's disease

초기 단계 치료는 관절 움직임 및 운동 부족으로 인한 근력 손실과 같은 이차 후유증 예방에 대한 환자 교육에 초점을 맞춘다.

파킨슨병 환자들은 경직, 운동감소증(hypokinesis)과 같은 움직임 제한이 나타나는데 안정 시 "알약 돌리기(pill-rolling)" 떨림(tremor)이 75%의 환자에게서 초기에 나타나고 시간이 지남에 따라 양쪽으로 나타난다. 몇몇 연구에서는 도파민성 세포의 소실뿐만 아니라 소뇌시상겉질 회로(cerebello-thalamo-cortical circuitry)의 손상이 떨림을 일으킨다고 하였다. 약물적 치료는 다소 효과적인 편이다.

추가적인 초기 증상으로는 L-dopa에 반응하지 않는 파킨슨병 환자의 약 90%에서 음성 및 언어장애를 나타낸다. 초기 단계에서 사람들은 종종 억양곤란증(일정한 어조, dysprosody) 외에도 목소리의 크기와 높낮이 조절이 되지 않아 작고 숨소리가 섞인 목소리 장애인 발성부전(hypophonia)을 보인다. 발성부전 환자는 시끄러운 환경에서 보통 소음을 뚫고 자신의 목소리를 들을 수 없기 때문에 자신의 목소리를 키우는 경향을 보인다. 말하는 동안 자신의 목소리를 들을 수 없는 장애를 가진 사람들은 fMRI에서 줄무늬-이마앞엽 겉질 활성화 감소를 보인다.

파킨슨병의 세 번째 단계를 위한 치료는 바닥핵 신경로를 우회하는 보상적 전략에 초점을 맞춘다. 예를 들어, 신경가소성을 촉진하기 위한 중재(지금은 PD의 초기 및 중간 단계에서 가능하다고 이해됨)뿐만 아니라 건강한 신경로로 접근하는데, 이는 파킨슨병의 초기와 중기 단계에 가능하다고 알려져 있다(자세한 내용은 신경가소성 글상자 참조). 도파민성 신경로의 점진적인 손실로 인해 경직 및 자세 불안정성이 심해진다. 파킨슨병의 중기인 사람들은 종종 가면과 같이 제한된 표정뿐만 아니라 언어장애(의미가 있지만 발음이 불분명함)를 보인다.

파킨슨병의 말기에서는 도파민성 신경세포가 점진적으로 파괴되고 바닥핵 신경회로가 차단되어 시각장애, 정신질환 및 인지기능 저하가 유발될 수 있는데, 이는 연합 및 둘레계 고리의 손상으로 이어질 수 있다. 시력의 변화는 다양한 원인으로 나타날 수 있고 이 부분에 대해서는 아직까지 연구가 진행 중이다. 대조 민감도(contrast sensitivity)의 뚜렷한 감소, 초점장애로 인한 눈모음(convergence) 상실, 시야의 상실, 신속보기(saccadic movement), 매끈눈따라보기(smooth pursuit eye movement), 시 · 공간 장애 및 환각 증상과 같은 증상을 나타낸다. 또한 눈동자 반응이나 눈 깜박임 반사(blink reflex)가 소실된다.

시력 변화는 잘 알려져 있지 않으나 파킨슨병과 관련하여 일부 알려진 특징이 있을 수 있다. 바닥핵 연합과 뒤마루겉질(posterior parietal cortex)을 활성화시키는 둘레계 고리의 손상은 시공간 방향감각에 혼란을 야기시킨다. 시각 고리의 차단은 정상적인 신속보기, 매끈눈따라보기에 영향을 끼친다. 망막에서의 도파민 상실은 다른 망막층이나 총 황반 두께의 변화 없이 오목주변부 내핵 층(parafoveal inner nuclear layer)에서 볼 수 있는 시신경 두께가 가늘어짐을 유발한다. 이로 인해 환각의 일환으로 알려진 시력 감소가 발생된다. 환각은 D2 줄무늬 세포의 과도한 도파민 활성화로 인해 발생될 수 있는데, 이는 엘도파를 사용하는 환자가 종종 환각을 경험한다는 연구를 뒷받침해준다. 또한 파킨슨병 환자의 수면장애 및 REM 수면 중단은 잘 알려져 있으며 많은 환자가 낮 시간에 졸음(과도한 졸음)을 겪는다. 환각은 일종의 몽상과 관련이 있을 수 있다. 시력 저하, 눈운동장애 및 시공간 겉질중추(visuo-spatial cortical center)의 교란이 합쳐져 시각장애를 유발할 수 있다.

마지막 4, 5단계에 이르게 되면 인지기능 저하, 언어상실, 호흡 기능 및 삼킴 기능 상실, 심각한 시각장애, 심지어는 정신병이 나타나기 때문에 다양한 전문가들의 협력이 필요하다. 각각의 사례에서 이 끔찍한 질병으로부터의 정서적 · 재정적 · 신체적 부담을 줄이기 위해서는 모든 가족 및 간호팀의 요구 및 고려사항을 포함하는 종합적인 방법이 최선이다.

헌팅턴 무도병 Huntington's Chorea

헌팅턴병 또는 헌팅턴 무도병은 또 다른 바닥핵의 퇴행성 질환이다. 헌팅턴병은 유전적 오류로 인해 특히 줄무늬 내 신경세포를 사멸시키는 비정상적인 단백질인 헌팅틴이 생성되는 상염색체 우성질환이다(그림 8.10). 이 질병은 점진적인 인지기능 상실과 우울증을 특징으로 한다. 줄무늬 신경세포의 변형으로 GPe 세포에 대한 조절이 손실되어 GPe의 억제세포가 탈억제되고, 이로 인해 시상밑신경세포(subthalamic neuron)는 과도하게 탈억제된다(그림 8.11). 안쪽창백핵/흑색질 그물부 세포의 배쪽앞쪽/배쪽가쪽(VA/VL) 시상 억제로 인한 시상밑핵 흥분 감소는 시상막겉질의 연결을 억제하여 겉질척수로의 출력을 높이고 헌팅턴병의 과운동 징후를 유발시킨다. 헌팅턴병과 관련된 운동장애는 팔다리와 말, 삼킴, 자세에 영향을 줄 수 있는 안절부절못함과 불안으로 시작되어 의도하지 않은 갑작스럽고, 불규칙한 움직임으로 진행된다. 더 악화되면 느린비틀림운동(athetosis), 말초 팔다리 근육에서 볼 수 있는 느린 몸부림 동작이 생기고, 종종 팔다리의 엉뚱한 움직임을 동반한 무도무정위운동(choreoathetosis)으로 진행될 수 있으며, 빠르고 심하게 돌발적인 운동이 수반되기도 한다. 줄무늬 신경세포(striatal neuron)의 손실은 파킨슨병에서 나타나는 것과는 달리 과운동을 발생시킨다.

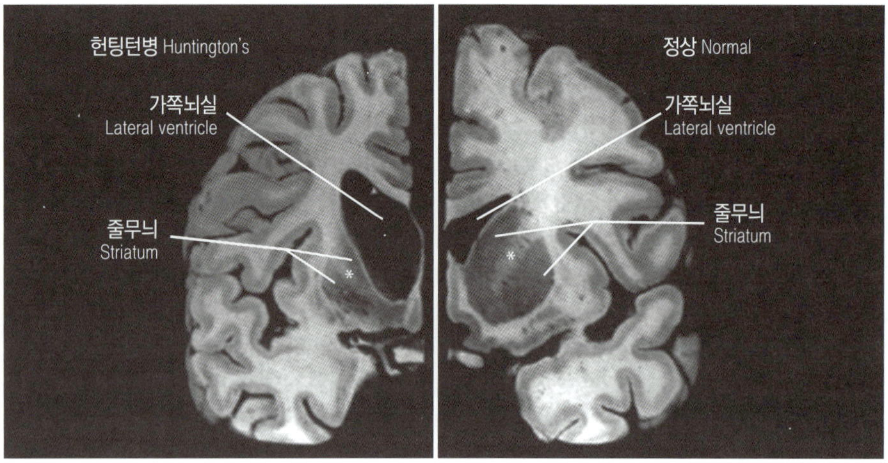

그림 8.10 헌팅턴병 및 정상 관상면에서의 줄무늬

(왼쪽) 왼쪽반구 면에서 헌팅턴병을 가진 경우 꼬리핵 및 조가비핵의 심각한 위축과 가쪽뇌실 비대를 보인다. (오른쪽) 오른쪽반구 면에서 정상 성인 뇌의 꼬리핵, 조가비핵과 가쪽뇌실이 정상으로 나타난다.

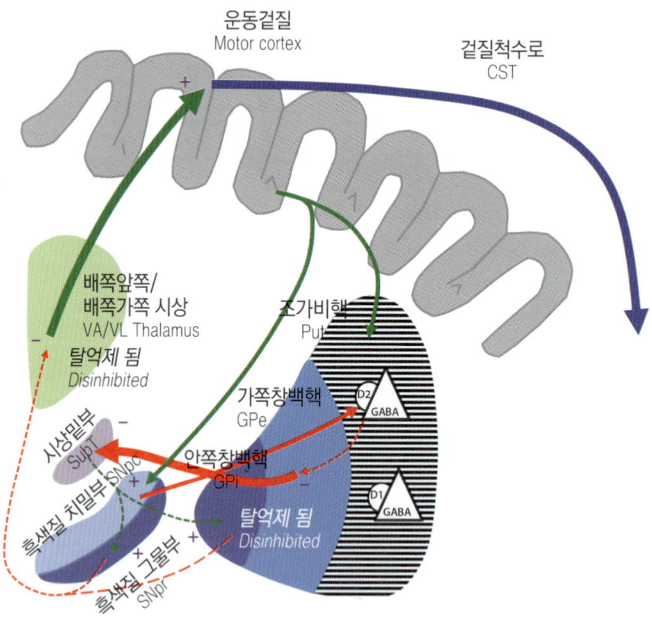

그림 8.11 헌팅턴병을 가진 손상된 바닥핵 회로

그림 8.9에서 볼 수 있는 것과 같이 동일한 방식이 적용된다. 음영으로 된 부분은 손상된 줄무늬체(striatum)를 나타낸다. 가바성(GABAergic) 줄무늬 세포 출력의 상실은 줄무늬-가쪽창백핵 억제(탈억제)를 감소시킨다. 이는 시상밑부의 억제 및 억제된 시상밑-안쪽창백핵/흑색질 그물부 흥분을 증가시킨다. 배쪽앞쪽/배쪽가쪽 시상의 탈억제와 증가된 시상겉질 출력은 겉질척수로 출력 증가를 야기시키고 무도무정위운동(choreoathetosis)과 같은 운동과다증의 징후를 발생시킨다.

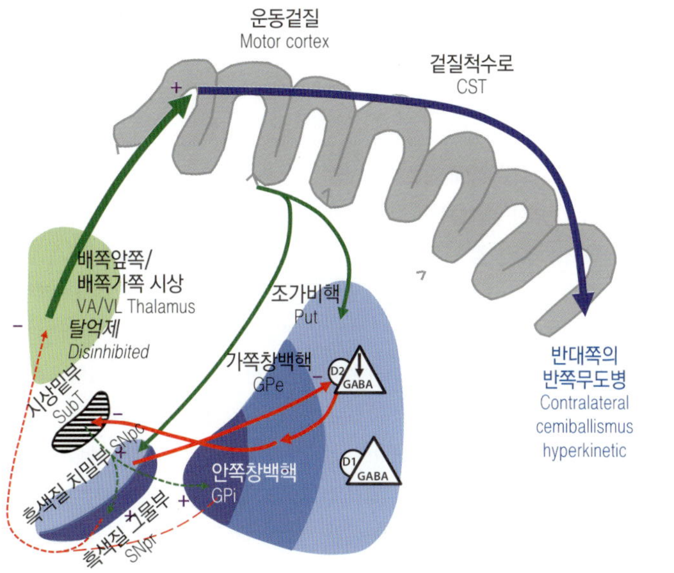

그림 8.12 반쪽무도병을 동반한 손상된 바닥핵 회로

그림 8.9에서 볼 수 있는 것과 같이 동일한 방식이 적용된다. 안쪽창백핵/흑색질 치밀부에 대한 시상밑부 흥분 활성이 감소되거나 상실되며 배쪽앞쪽/배쪽가쪽 시상에 대한 억제(탈억제)를 감소시킨다. 또한 시상겉질 및 겉질척수로 출력이 증가되며, 반쪽무도병과 같은 운동과다증적인 징후가 발생된다. 파킨슨병 및 헌팅턴병과 다르게 시상밑부 병변은 종종 혈관 손상에 의해 초래되고 한쪽에서 발생된다. 결손은 시상밑핵 손상쪽의 반대쪽에서 나타난다.

시상밑핵의 손상은 또 다른 과운동장애인 반쪽무도병(hemiballismus)을 일으킨다(그림 8.12). 반쪽무도병은 한쪽 팔다리가 큰 진폭으로 격렬하게 움직이는 특징이 있다. 시상밑핵-안쪽창백핵/흑색질 그물부의 흥분 감소는 VA/VL 시상 활성의 조절을 감소시키고, 시상겉질의 흥분을 증가시켜 휴식 시 원하지 않는 운동을 증가시킨다. 환자가 졸릴 때 증상이 감소되는 경향을 나타낸다. 최근에 해당 신경핵에 깊은 뇌 자극(deep brain stimulation)을 파킨슨병 치료에 이용하고 있으나 부작용으로 약간의 성격 변화, 인지기능 저하, 성욕과다증(hypersexuality) 및 우울증까지 다양한 증상이 나타났다. 이러한 결과로 이미 잘 알려진 운동효과를 넘어서는 시상밑핵의 영향을 더 알게 되었다.

신경가소성 ▪ 경험-의존 원리와 바닥핵 기능

운동과 신체적 활동은 경험-의존적인 가소성이라고 하는 중추신경계의 신경가소성을 촉진시킨다. 인간 대상 임상실무에 적용한 기초과학 연구를 통해 2008년 Kleim과 Jones는 경험-의존적인 신경가소성의 10가지 원칙을 설명하였다. (1) 쓰지 않으면 잃는다(use it or lose it), (2) 사용하면 향상된다, (3) 특이성(specificity), (4) 반복의 중요성, (5) 훈련 강도의 중요성, (6) 시간의 중요성, (7) 현저성(salience), (8) 나이의 중요성, (9) 전이(transference), (10) 간섭(interference). 이러한 원리는 임상실무의 중요한 근거가 된다.

신경가소성(neuroplasticity)은 수요를 기반으로 하는 장기간의 억제나 강화 작용, 시냅스 가지치기(synaptic pruning) 및 대뇌겉질 재구성과 같은 행동 요구에 반응하여 "쓰지 않으면 잃는다."와 "사용하면 향상된다."의 원칙을 뒷받침한다. 이 원칙에서 주의할 점은 임계기(critical period)가 변화에 있어서 한정적인 기회라는 것이다. 유아기의 중요한 기간 동안의 행위 경험의 부족은 정지된 회로의 시냅스 가지치기 및 가지돌기 위축(dendritic atrophy)으로 인한 영구적인 기능 상실을 초래할 수 있다. 활동 정량(activity dosing)과 관련된 원칙에는 특이성, 반복성, 강도가 포함되며 특정 과제에 대한 신경로의 장기적인 가능성을 촉진하기 위해 이러한 원칙들이 모두 나타난다. 활동 정량 외에 유아기의 임계기와 손상 이후와 같은 타이밍도 신경가소성에 중요한 요소가 된다. 초기의 심각한 행동장애는 신경계의 발전과 회복을 저해할 수 있다. 의미 있는 과제에 대해 선택하는 것은 환자에게도 현저성에 있어서 중요한데 이는 신경학적 변화를 일으키는 데 필요한 주의력을 높일 수 있다. 이 이론은 동물 연구를 통해 증명이 되었다. 임상사례를 통해 뇌 병변이 없는 대조군과 비교했을 때 앞뇌 바닥 내 콜린성 신경세포의 손실이 있는 부위는 연합겉질의 중요한 변화를 방지하는 것으로 보인다. 나이가 어릴수록 더 많은 가소성을 발생시킬 수 있기 때문에 환자의 나이 또한 중요하다. 노인들은 대개 중추신경계 질환이나 부상에도 불구하고 지속되는 생애에 걸친 경험들과 장기간 학습과 기억 등을 통해 신경가소성의 혜택을 받을 수 있다. 전이 및 간섭은 치료의 유형과 관련 있고 뇌에 영향을 끼친다. 전이를 통해 한 가지 일을 훈련하면 다른 관련 업무가 향상될 수 있다. 예를 들어, 중기 및 후기 파킨슨병 환자에게서 나타나는 보행 시 동결(freezing) 증상의 치료를 위해 혼잣말(self-talk)을 훈련에 적용할 수 있는데, 즉 신호를 주는 방법(self-cues)이나 메트로놈을 사용하면 보행 지표들이 개선될 수 있다. 마지막으로, 간섭의 원리는 신경가소성의 상충된 특징과 관련이 있다. 기술 습득 과정에서 너무 많은 자극이 동시에 주어지면 지역 회로 내에서 새로운 또는 기존의 가소성에 방해가 될 수 있다. 이 중요한 원칙은 훈련 프로그램을 선택할 때 임상가에게 있어서 반드시 고려해야 할 사항이다.

기술 습득과 관련하여 바닥핵의 역할에 대한 새로운 기초과학 연구는 임상가에게 중요한 지식을 제공한다. 운동학습 단계에서 등쪽 줄무늬의 역할에 대한 더 나은 이해를 통해 시냅스의 가소성이 줄무늬 소구역, 훈련 단계 및 관련된 대뇌반구에 따라 특정화된다는 것을 설명할 수 있다. 바닥핵의 개별 줄무늬 소구역은 운동학습의 특정 단계를 돕는다. 이 과정 초기에 요구되는 집중력과 의사결정은 배안쪽 부위에서 이루어진다. 연습은 등가쪽 줄무늬 활동을 증가시키고, 자동화 및 기술의 완전성을 돕는다. 이 시냅스 가소성은 학습 과정에서 매우 분명하게 나타난다. 훈련 중 가지돌기 가지치기는 보다 일관되고 자동화된 움직임을 만든다.

그 다음 단계로 이 연구의 결과를 임상적으로 적용할 수 있다. 환자를 훈련시킬 때 과제를 위한 기술 습득의 구체성, 학습 단계 및 재활성화되어야 하는 신경로를 이해하는 것이 중요하다. 바닥핵 기능에 대한 신경가소성 연구를 통해 파킨슨병 환자라도 재활이 가능할 것으로 기대된다. 파킨슨병에 걸린 쥐를 대상으로 한 최근의 한 연구는 바닥핵 기능의 변화에서 운동의 역할을 관찰하였다. 연구팀은 운동의 시기와 강도가 신경가소성에 영향을 미친다고 했다. 연구팀은 적절한 시기(파킨스병 발병 4일 후)와 정량화된 운동(고강도 트레드밀 훈련 시 4주 동안 강도를 점차적으로 증가시킴)이 신경보호 효과가 있음을 발견하였다. 그리고 파킨슨병이 있는 운동 그룹에서는 움직임이 적은 대조군보다 과제를 잘 수행하였다. 연구진들은 이러한 결과가 뇌 유도 신경 영양성 인자의 상향 조절, 글루탐산 수용기의 하향 조절 및 도파민 수송 발현의 증가를 포함하여 바닥핵 기능에 관여하는 단백질 및 유전자의 운동 유도 발현에 의한 것이라고 가정했다.

시스템의 통합

파킨슨병으로 인한 운동 및 언어장애 치료에 대한 보완적인 접근법

레보도파만으로는 파킨슨병에서 흔히 발생하는 언어상실에 효과적인 치료법이 될 수 없으며 시상밑핵의 깊은 뇌 자극(deep brain stimulation) 후에 오히려 종종 더 증상이 악화되기도 한다. 따라서 레보도파를 결합시킨 언어 치료적 중재는 발성부전(hypophonia), 억양곤란증(dysprosody) 및 조음장애(dysarthria)를 치료하는 데 널리 사용된다. 하나의 효과적인 치료중재로 특정 호흡기 및 후두 기능의 진폭을 증가시키는 되먹임: LSVT[리실버맨(Lee Silverman) 음성 치료] LOUD가 있다. 이 접근법을 사용한 초기의 성과는 파킨슨병에서 운동 기능을 향상시키기 위한 보완적인 중재인 LSVT BIG에 영감을 주었다. 파킨슨병은 떨림, 운동감소증(hypokinesia), 자세 조절 장애, 강직 등 잘 알려진 운동장애 징후를 나타내며 높은 낙상 위험을 야기한다. 레보도파가 운동 기능 장애를 더 효과적으로 감소시킨다고 해도 시간이 지나면 그 한계가 드러난다.

이러한 보완적인 접근법은 특이성, 반복성, 강도, 전이 및 간섭을 포함하여 경험에 의존하는 신경가소성에 대한 개념에도 적용된다. 훈련 기간 시 오로지 진폭에만 집중하며, 각 시간마다 환자는 최대로 노력하여 과제의 특이성을 높인다. 한 달 동안 매주 이루어지는 훈련 기간과 일일 자가 연습은 적절한 반복을 반드시 하게 만든다. 최소한의 지침이 더해진 간단하고 반복적인 과제를 통해 지시는 최소화되는데 이는 말하기 및 보행과 같은 다른 관련 운동 기술로 전이된다. LSVT LOUD 중재는 말소리의 다양한 높낮이의 질을 포함한 고진폭 발성 및 말하기에 초점을 맞춘다. 촉각/시각 신호를 사용하는 훈련은 “보고 따라하는 것”이다. 진폭에만 초점을 맞추는 것은 연습은 간편하게 하고, 인지적인 부담은 크지 않다. 목소리를 높이면 자기 관찰 능력이 향상되고 목소리의 인식이 재조정되므로 운동완만(bradykinesia)으로 인한 움직임 저하 문제를 예방할 수 있다. 목소리의 진폭을 개선하면 관절, 억양 및 목소리의 질이 향상된다. LSVT BIG은 운동의 질과 용이성을 포함하여 모든 팔다리의 높은 진폭 운동에 중점을 둔다. 훈련 도중에 움직임을 볼 수 있고, 미러링을 통해 학습한다. 즉, “보고 따라하기다”. 속도보다 진폭에 초점을 두는 것이 운동완만을 치료하는데 더 효과적이다. 운동속도가 빠를수록 동작이 작고 정확하지 않을 수 있다. 이 훈련은 움직임 실행에 대한 인식을 재조정하여 운동에 대한 인식을 개선하고자 하는 것이다. 따라서 환자는 운동완만으로 인한 움직임 감소 문제를 예방할 수 있다. 이러한 운동은 보행을 포함하여 운동조절도 향상시킨다.

최첨단 연구

의료용 마리화나(Medical Marijuana)

여러 가지 요인으로 의료용 마리화나의 사용은 확대되고 있다. 중추신경계에서 카나비노이드(cannabinoid) 수용기가 발견되고, 미국에서 마리화나 합법화가 확대됨에 따라 사회적 시각이 바뀌었을 뿐만 아니라 카나비딜(cannabidiol; 비선형성 복합 화합물)을 분리하는 능력이 더해지면서 마리화나의 치료적 사용에 대한 연구가 활발해졌다.

중추신경계 장애 치료용 마리화나의 사용은 수십 년 동안 연구되었고 특정 질병에 대한 위험과 이익 간의 가치 있는 정보를 제공하였다. 내인성 리간드(endogenous ligands)는 해마, 연합겉질, 바닥핵 및 소뇌에서 발견된다. 척수 수준에서의 수용기는 뒤뿌리신경절(dorsal root ganglia, DRG)의 신경세포에 매우 집중되어 있다. 특히 시상과 뇌줄기에는 카나비노이드 수용기(cannabinoid receptor)가 나타나지 않는 것으로 보인다. 마리화나는 아데노신 삼인산(adenosine triphosphate, ATP) 생성을 직접적으로 억제하고 다른 수용기에 간접적인 영향을 주는 특정 신경전달물질의 방출을 유발하여 통증, 구토, 강직, 운동 감소 및 인지 과정에서 생리적 반응을 일으킨다.

뒤뿌리신경절 세포에서 수용기의 농도를 고려할 때 마리화나가 통증 관리를 위해 일반적으로 복용되고 있다는 사실은 그리 놀라운 일이 아니다. 마리화나의 사용은 다발성 경화증, 중추신경계 자가면역 탈수초성 질병의 중추 통증 치료에도 권장된다. 위운동신경과 관련된 강직 치료에 의료용 마리화나를 사용하는 것은 국소 반사 신경순환장애의 중추신경 억제와 관련하여 다발성 경화증에 도움이 되고 척수손상 환자에게 도움이 될 수도 있다.

운동장애 치료에 마리화나를 사용하는 것은 더욱 복잡하다. 연합겉질, 바닥핵 및 소뇌에서 내인성 칸나비노이드 수용기의 존재는 표적치료에 대한 기대를 갖도록 한다. 그러나 이 약물은 운동에 필수적인 아세틸콜린, 도파민과 같은 주요 신경전달물질의 방출을 억제시킨다. 안타깝게도, 헌팅턴 무도병의 발작, 파킨슨병 말기의 레보도파 유발성 운동이상증, 다발성 경화증의 떨림(tremor)증을 치료하기 위해 의료용 마리화나를 사용하는 것은 별로 효과가 없는 것으로 보인다.

사례 8 논의: 파킨슨병Parkinson's Disease

앞서 살펴본 환자 사례에서 해리(Harry)는 일반적이지 않은 파킨슨병 양상을 보였다. 발병 후 15년 동안 이 질병에서 흔하게 보이는 안정 시 떨림(resting tremor)이 거의 나타나지 않았고 움직임 동결(freezing)도 전혀 나타나지 않았다. 해리는 근거에 기반한 약물 처치와 운동을 병행하여 신체 건강을 유지하였다. 그는 자신의 치료 계획에 대해 만족했고 10년 동안 같은 신경과 전문의에게 진료를 받았다. 그는 매년 여러 차례 병원에 방문하여 질병의 진행 상황을 파악하고 치료방법을 바꾸는 것이 필요한지 논의하였다.

해리와 그의 주치의는 몇 년에 걸쳐서 4~5차례 치료요법을 수정하였는데 최근 변경 사항은 새로 발생한 낮시간 피로감을 해결하기 위한 것이었다. 오후 12~2시 사이 해리는 무기력해지고 발이 끌리는 증상이 더 심해졌다. 그의 주치의는 해리가 피로감을 느끼는 시간에 맞추어서 약복용 시간도 조정하였다. 이 치료방법은 잘 맞아떨어졌고 그는 파트타임으로 일하며 비교적 정상적인 생활을 할 수 있었다.

그는 몸이 뻣뻣한 증상에 마사지가 효과적이지만 영구적이지 않다는 것을 깨달았다. 파킨슨병의 증상을 완화시키기 위해서는 매일 가볍게 3~4차례 걷는 것이 그에게는 가장 효과적이었다. 수년 전에 정기적으로 했었던 달리기만큼 열심히는 못하지만 그는 달리기 외에도 팔굽혀펴기, 앉았다 일어서기, 스트레칭을 꾸준히 시행하였다. 그는 팔을 흔들며 걸으려고 의식적으로 노력했고 꾸준한 노력 덕에 처음보다는 자연스럽게 할 수 있었다. 팔 흔들기는 처음에는 잘 되지만 6.4km 지점부터는 어려워했다. 그리고 보행 전 스트레칭을 하는 것도 도움이 되었다.

해리는 재활을 위해 물리치료 및 언어치료를 받았다. 그는 천천히 말하고, 호흡하며 말하고, 너무 오랫동안(최대 5~10분) 말하지 않으려고 노력하면서, 스스로 자신이 말하는 것을 지속적으로 체크했다. 그가 가르치거나 대중 앞에서 연설하기 전에 그는 등 전체의 긴장을 풀기 위해 바닥에 눕는다.

파킨슨병과 같은 진행성 퇴행성 질환에 대처하는 것은 결코 쉬운 일이 아니며 매일 현실상 긴 시간 동안 점점 더 부담을 안고 살아가야 한다. 해리는 평생을 철학과 문학을 연구함으로써 삶의 투쟁에 대한 견고하고 독특한 관점을 제시했다. 그는 "궁극적으로 우리는 삶을 통제할 수 없다. 자연은 내일이면 모든 것이 남쪽으로 가길 원한다. 그것이 자연이다."라고 하였다. 그는 개인 및 공공의 존엄성을 유지하고 다른 사람들을 연민하는 데 가치를 부여한다. 그에게 파킨스병 증상이 드러남에 따라 그의 주변 사람들은 그들이 받은 감정을 그에게 표현할 수 있게 되었다. 또한 그는 다른 사람들이 돕기를 원할 때 그 도움을 감사히 받는데, 만약 그들의 친절을 거절한다면 그들은 상처를 받을 것이라고 생각했다. 6년 전 해리는 "누군가를 죽이고 싶지 않았기 때문에 운전을 포기했다."라고 하였다. 그는 또한 대학 조기 퇴직 프로그램을 활용하기로 결정했다. 해당 프로그램으로 직원들은 시간제 근무로 전환할 수 있고 은퇴하기 전 최대 5년 정도 앞서 조기 퇴직을 시작할 수 있다.

해리는 결혼한 후 3명의 십대 청소년의 새아버지가 되었고 지금은 그들이 성인이 되어서 그에게 8명의 손주를 안겨주었다. 그가 파킨슨 발병에 대해 처음 들었을 때 그의 아내는 그와 함께 있었는데 그 사실을 아는 것은 힘든 일이었고 자녀에게 그 일을 밝히는 일은 더 힘들었다. 해리는 자신의 인생에서 처음으로 극복할 수 없는 것과 마주했다고 말했다. 그의 실용적인 사고방식은 절망하지 않고 오히려 자신이 할 수 있는 일을 찾아보고 자신의 삶을 보는 시선을 바꿀 수 있도록 했다. 해리와 함께 29년 동안 그의 아내로 곁을 지킨 도나(Donna)는 결국 깨달음을 얻었다. 그녀는 이제 해리 대신 운전을 하고 약 먹는 것을 도와주고 있다. 신경과 전문의는 식이요법, 약물치료, 정서적 지원 그룹을 포함한 치료 과정에 대한 다양한 치료방법들을 제공했다. 도나는 관련 단체의 도움을 받고자 했지만 해리는 정작 관심이 없었다. 파킨슨병 진단은 그들의 미래 계획을 바꿔 놓았고, 예상 밖의 일이 발생되지 않도록 안정적인 재정 계획을 세우도록 하였다. 그들 중 누구도 멀리 여행 가는 것을 크게 좋아하지 않아서 별장이 있는 피스모 비치(Pismo Beach)로 은퇴할 계획 중에 있다.

파킨슨병 환자를 위해 해리는 이렇게 충고한다. "하고 싶은 일을 계속하고 당신의 삶을 빈칸으로 남기지 마라". 이러한 이유로 해리는 조기 은퇴를 결정하였다. 그는 운동 강도는 조금 낮췄지만 이전과 마찬가지로 운동하는 시간을 똑같이 유지하려고 노력한다. "감정이 앞서서 기분 상하지 마라."라고 그는 조언한다. "이 상황은 날씨와 같다. 당신은 당신 스스로가 그 일을 처리해야 한다." 그는 공개적으로 사람들에게 그에게 무슨 일이 일어나고 있는지 알려왔다. 그는 실직에 대한 두려움 없는 힘 있는 자리에 있었기 때문에 운이 좋았다고 말한다.

마지막으로 전문지식을 전달하는 것을 넘어서 해리는 미래의 임상가들을 위해 현실적인 조언을 하였다. "태도가 중요하기 때문에 환자에게 긍정적인 자세를 유지해야 한다. 현실을 먼 시선으로 바라보아야 한다. 끝을 보려고 노력하기보다는 합당하게 가까운 미래에 집중해야 한다." 그는 그리스 스토아 학파 철학자들의 책을 읽음으로써 많은 것을 배웠다. 그들은 죽음을 수용하는 법을 가르쳤다. 변화와 쇠퇴는 삶의 일부이다. "중요한 것은 균형을 찾는 것이지 너무 많은 기쁨이나 절망을 찾는 것이 아니다."

복습문제

1. 바닥핵 중 헌팅턴병과 관련 있는 것은?

A. 줄무늬

B. 시상밑핵

C. 흑색질 치밀부

D. 안쪽창백핵

2. 가장 잘 알려지고 연구된 바닥핵 회로는 무엇인가?

A. 연합 고리

B. 운동 고리

C. 시각 고리

D. 둘레 고리

3. 어떤 핵이 가장 밀접하게 관련되어 있는가?

A. 흑색질 치밀부와 가쪽창백핵

B. 조가비핵과 사상밑핵

C. 흑색질 그물부와 안쪽창백핵

D. 꼬리핵과 시상밑핵

4. 시상밑핵으로부터의 출력은?

A. 가쪽창백핵에 대한 억제작용을 한다.

B. 줄무늬에 흥분작용을 한다.

C. 시상에 억제작용을 한다.

D. 안쪽창백핵에 흥분작용을 한다.

5. 어떤 신경전달물질이 파킨슨병과 관련이 있는가?

A. 세로토닌

B. 글루타메이트

C. 도파민

D. GABA

6. 바닥핵의 병변은 어떤 증상을 유발하는가?

A. 활동 떨림을 발생시킨다.

B. 반대쪽 장애를 발생시킨다.

C. 운동장애만 발생시킨다.

D. 운동실조증, 떨림 및 안구진탕을 발생시킨다.

7. 직접 및 간접 바닥핵 신경로에 관해 다음 중 올바른 것은 무엇인가?

A. 간접 신경로는 운동을 감소시키고 의미 있는 활동을 "선택"한다.

B. 직접 신경로는 가쪽창백핵과 시상밑핵의 활성화를 포함한다.

C. 간접 신경로는 D1 도파민 수용기를 발현하는 줄무늬 신경세포를 활성화시킨다.

D. 직접 및 간접 신경로는 상호 배타적이며 동시에 작용할 수 없다.

8. 바닥핵 손상 후 인지장애는 다음 중 어떤 바닥핵 신경로 손상에 의한 것인가?

A. 둘레 고리　　B. 이마앞엽 겉질 고리

C. 골격운동 고리　　D. 안쪽창백핵 고리

9. 골격운동 고리 신경로(skeletomotor loop pathway)에 포함되지 않는 것은?

A. 일차몸감각 및 이마엽 운동겉질

B. 조가비핵

C. 안쪽창백핵

D. 배쪽줄무늬체

10. 파킨슨병과 헌팅턴 무도병에 관한 다음 진술 중 틀린 것은?

A. 두 질병 모두 바닥핵의 퇴행성 질환이다.

B. 두 질병 모두 인지 저하를 일으킨다.

C. 두 질병 모두 시상밑핵에 탈억제 작용을 한다.

D. 두 질병 모두 심각한 운동장애를 발생시킨다.

REFERENCES

Afifi A. *Functional Neuroanatomy*. New York: McGraw Hill; 1998.

Ahlskog JE. Does vigorous exercise have a neuroprotective effect in Parkinson disease? *Neurology*. 2011 Jul 19;77(3):288–294.

Alstermark B, Ekerot CF. The lateral reticular nucleus; integration of descending and ascending systems regulating voluntary forelimb movements. *Front Comput Neurosci*. 2015 Aug;9(102):1–12.

Armstrong RA. Visual symptoms in Parkinson's disease. *Parkinson's Dis*. 2011;1–9.

Arnold C, Gehrig J, Gispert S, Seifried C, Kell CA. Pathomechanisms and compensatory efforts related to Parkinsonian speech. *Neuroimage Clin*. 2013 Oct 31;4:82–97.

Chakravarthy DJ, Bapi RS. What do the basal ganglia do? A modeling perspective. *Biol Cybern*. 2010;103:237–253.

Clarke CE. Medical management of Parkinson's disease. *J Neurol Neurosurg Psychiatry*. 2002;72:i22–i27.

Davidsdottir S, Cronin-Golomb A, Lee A. Visual and spatial symptoms in Parkinson's disease. *Vision Res*. 2005 May;45(10):1285–1296.

Dibble LE, Cavanaugh JT, Earhart GM, Ellis TD, Ford MP, Foreman KB. Charting the progression of disability in Parkinson disease: study protocol for a prospective longitudinal cohort study. *BMC Neurol*. 2010 Nov 3;10:110.

Dietz V. Proprioception and locomotor disorders. *Nat Rev Neurosci*. 2002 Oct;3(10):781–790.

Fisher BE, Petzinger GM, Nixon K, et al. Exercise-induced behavioral recovery and neuroplasticity in the 1-methyl-4-phenyl-1,2,3, 6-tetrahydropyridine-lesioned mouse basal ganglia. *J Neurosci Res*. 2004 Aug 1;77(3):378–390.

Fox C, Ebersbach G, Ramig L, Sapir S. LSVT LOUD and LSVT BIG: behavioral treatment programs for speech and body movement in Parkinson disease. *Parkinson's Dis*. 2012;2012:1–9.

Furuya S, Hanakawa T. The curse of motor expertise: use-dependent focal dystonia as a manifestation of maladaptive changes in body representation. *Neurosci Res*. 2016 Mar;104:112–119.

Goetz CG, Poewe W, Rascol O, et al. Movement Disorder Society Task Force report on the Hoehn and Yahr staging scale: status and recommendations. *Mov Disord*. 2004 Sep;19(9):1020–1028.

Hawes SL, Evans RC, Unruh BA, et al. Multimodal plasticity in dorsal striatum while learning a lateralized navigation task. *J Neurosci*. 2015 Jul 22;35(29):10535–10549.

Haycock DE. *Being and Perceiving*. New York: Manupod Press; 2011: p. 49.

Herd CP, Tomlinson CL, Deane KHO, et al. Comparison of speech and language therapy techniques for speech problems in Parkinson's disease. *Cochrane Database Syst Rev*. 2012; 8. Art. No.: CD002814.

Keeler JF, Pretsell DO, Robbins TW. Functional implications of dopamine D1 vs. D2 receptors: A "prepare and select" model of the striatal direct vs. indirect pathways. *Neuroscience*. 2014;282:156–175.

Kelm-Nelson CA, Brauer AF, Ciucci MR. Vocal training, levodopa, and environment effects on ultrasonic vocalizations in a rat neurotoxin model of Parkinson disease. *Behav Brain Res*. 2016 Jul 1;307:54–64.

Kleim JA, Jones TA. Principles of experience-dependent neural plasticity: implications for rehabilitation after brain damage. *J Speech Lang Hear Res*. 2008 Feb;51(1): S225–S239.

Lee JM, Derkinderen P, Kordower JH, et al. The search for a peripheral biopsy indicator of α-synuclein pathology for Parkinson disease. *J Neuropathol Exp Neurol*. 2017 Jan 9;76 (1):2–15.

Lee JY, Kim JM, Ahn J, Kim HJ, Jeon BS, Kim TW. Retinal nerve fiber layer thickness and visual hallucinations in Parkinson's disease. *Mov Disord*. 2014 Jan;29(1):61–67.

Middleton FA, Strick PL. Basal ganglia and cerebellar loops: motor and cognitive circuits. *Brain Res Rev*. 2000;31:236–250.

Miyasaki JM. Treatment of advanced Parkinson disease and related disorders. *Continuum (Minneap Minn)*. 2016 Aug;22 (4 Movement Disorders):1104–1116.

Nolte J. *The Human Brain—An Introduction to Its Functional Anatomy*, 6e 2008:499–509.

Petzinger GM, Fisher BE, Van Leeuwen JE, et al. Enhancing neuroplasticity in the basal ganglia: the role of exercise in Parkinson's disease. *Mov Disord*. 2010;25 (Suppl 1): S141–S145.

Purves D, Augustine GJ, Fitzpatrick D, et al. eds. *Neuroscience*. 5th ed. Sunderland, MA: Sinauer Associates; 2001.

Quinn L, Busse M, Dal Bello-Haas V. Management of upper extremity dysfunction in people with Parkinson disease and Huntington disease: facilitating outcomes across the disease lifespan. *J Hand Ther*. 2013 Apr–Jun;26(2):148–154.

Saltychev M, Bärlund E, Paltamaa J, Katajapuu N, Laimi K. Progressive resistance training in Parkinson's disease: a systematic review and meta-analysis. *BMJ Open*. 2016 Jan 7;6(1):1–9.

Satue M, Rodrigo MJ, Obis J, et al. Evaluation of progressive visual dysfunction and retinal degeneration in patients with Parkinson's disease. *Invest Ophthalmol Vis Sci*. 2017 Feb 1;58(2):1151–1157.

Siegel A, Sapru HN. *Essential Neuroscience*. 2nd ed. Philadelphia: Lippincott; 2011:146–149.

Swenson RS. *Review of Clinical and Functional Neuroscience*, Chapter 8B—Cerebellar systems. © Swenson 2006. Site editor: Rand Swenson, Dartmouth Medical School. https://www.dartmouth.edu/~rswenson/NeuroSci/index.html.

Varanese S, Birnbaum Z, Rossi R, Di Rocco A. Treatment of advanced Parkinson's disease. *Parkinson's Dis*. 2011 Feb 7;2010:1–9.

Wieland S, Schindler S, Huber C, Köhr G, Oswald MJ, Kelsch W. Phasic dopamine modifies sensory-driven output of striatal neurons through synaptic plasticity. *J Neurosci*. 2015 Jul 8;35(27):9946–9956.

CHAPTER 9

사이뇌

DIENCEPHALON

사례 9 알츠하이머병Alzheimer's Disease

노마(Noma)는 91세에 후발성 알츠하이머병(AD)이 발병되어 의사에게 진단받게 되었을 때 충격을 받았으나, 다행히 그녀의 남편인 게오르그(Georg)는 그 병에 걸리지 않았다. 이번 진단을 통해 왜 그녀가 지난 몇 년 동안 점점 더 이상한 행동을 했는지 알 수 있었다. 노마는 이름과 어떠한 사건의 세부 사항을 기억하는 것을 남편에게 의존해 왔으며, 똑같은 이야기를 단시간 동안 반복하고 부엌에 엉뚱한 물건을 엉뚱한 데 두고 수백 달러를 잃어버렸다.

이 노부부는 슬픈 소식을 알리기 위해 장성한 자식들에게 개별적으로 전화를 했다. 그들은 이러한 사실이 자신의 삶을 변화시키지 않을 것이라고 굳게 믿었다. 실제로 게오르그는 노마의 행동을 이해했기 때문에 더 참을성을 가지게 되었다. 게오르그와 노마는 서로의 존재를 재확인했는데 그들은 캠퍼스 커플이었고 70년대에 다시 재결합한 이후 평생을 함께하였다. 노마는 딸에게 발병 초기의 어려움을 토로했다. “나는 친구관계를 잃고 있고 이 때문에 정말 힘들다.” 그녀는 딸에게 “나는 외롭다. 단어가 생각이 안 나서 친구들과 이야기를 할 수 없다. 그들은 매우 친절하고 나와 함께하려고 노력하지만 정작 나는 수치스럽고 당황스럽다.”라고 말했다.

후발성 알츠하이머병은 노화와 관련된 가장 흔한 형태로 동식물의 체내 세포들의 대사과정에서 생성되는 산소화합물인 유리기(free radicals)로 인해 시작된다. 유리기는 미토콘드리아 내에서 발생되며 미토콘드리아를 더 손상시키는 산화 스트레스를 초래하여 ATP 발생을 방해한다. 막휴지전위(membrane resting potential)에 연료 공급 유지를 위한 ATP의 상실로 인해 파괴된 미토콘드리아 세포막은 주변 세포로 큰 단백질이 새어 들어옴에 따라 손상된 칼슘 농도의 유입에 대한 투과도를 높인다. 누출된 단백질은 신경독성을 가지며 노인성판(senile plaques)과 신경원섬유매듭(neurofibrillary tangles)을 일으키며, 이를 통해 알츠하이머병에서 두 가지 병리학적 발견이 가능하다. 노인성판은 베타 아밀로이드-Aβ의 세포 외 침착으로 신경세포의 죽음, 시냅스 손상 및 장기간의 상승작용(long-term potentiation)이 원인이 된다. 백색질 축삭 신경로를 관찰하기 위한 새로운 확산텐서영상(diffusion tensor imaging)을 통해 둘레계-사이뇌 네트워크(limbic-diencephalic network)에서 선택적으로 초기 퇴행을 발견할 수 있다. 이것은 부분적으로 아세틸콜린성 세포의 상실로 인한 기억, 행동 및 감정의 초기 장애를 유발한다. MRI 영상은 노인성판에서 내후각겉질(entorhinal cortex) 및 해마에 이르기까지 선택적으로 초기에 손상을 보여주고 이러한 손상은 길 찾기를 위한 방향성 장애 및 기억상실을 발생시킨다. 타우 단백질(tau protein)의 세포 내 축적에 의한 이차적인 손상은 축삭전달을 방해하고, 이 단백질은 신경원섬유매듭에서 세포 바깥으로 발견된다. 비정상적인 타우(tau)는 처음에는 내후각겉질, 그 다음에 해마(hippocampus)에 나타나고 후기에는 연합겉질에서 나타난다.

노마의 임상소견은 기억, 행동 및 감정과 관련된 둘레계 신경로의 초기 손상과 일치한다. 그녀의 증상은 몇 년 동안 매우 천천히

알츠하이머병 Alzheimer's Disease

진행되고 있었다. 그녀는 교회에서 합창단 지휘자였지만 점점 그 일을 하기가 어려워졌다. 결국에는 지휘일을 그만 두고 봉사활동으로 피아노 반주를 했는데 피아노 치기는 수년 동안 연습했기 때문에 쉬웠다. 그러나 그녀는 지속적으로 노래 순서를 잊어버렸고 인쇄된 시간표를 항상 확인해야 한다는 것을 깨달았다. 이는 전에는 전혀 없었던 일이었다. 그녀는 최근 기억이 희미해짐에 따라 자신의 인생에서 어렸을 때 있었던 일에 관심을 두었다. 그 예로, 그녀는 손주의 사진을 할아버지의 사진으로 바꾸었다. 그녀는 일상생활에서 자신의 손주를 더이상 알아보지 못하거나 심지어 생각조차 하지 않았다. 시간이 지남에 따라 노마는 점점 더 혼란스러워졌다. 그녀는 그릇을 엉뚱한 장소에 두었고 음식을 할 때 함께 참여하여 돕기를 원했지만 설탕 한 컵 대신에 소금 한 컵을 넣을 것을 고집했다. 그녀는 어떤 장신구를 착용하고, 신발을 신을지 등에 관한 사소한 결정을 할 수 없었기 때문에 옷 입기와 같은 간단한 과제를 버거워했다. 그녀는 큰 딸에게 연락해 집으로 와서 자신을 도와서 집안 정리를 함께 하자고 부탁했다. 노아는 딸에게 자신의 어려움을 토로했다. "책상을 치우려고 시도했는데 사람들이 보낸 작은 카드들을 잃어버렸어." 그녀는 하나의 물건에 감정이입을 하는 바람에 혼을 빼놓는데 책상에 앉거나 방안을 어슬렁거리면서 수 시간 동안 과제를 수행하는데 집중하지 못했고, 이러한 증상은 점점 더 심해졌다. 큰 딸이 노마의 집에 방문했을 때 딸은 엉뚱한 곳에 보관된 비상금과 동전 지갑을 발견하였다. 노마는 싱크대 밑에 구겨진 수건, 마른행주 및 화장지로 둘둘 싸서 지폐와 동전 주머니를 숨겨두었다. 이렇게 엉망인 상황은 이 질병의 임상증상을 완벽하게 보여준다.

I 주요 개념에 대한 개요

OVERVIEW OF KEY CONCEPTS

사이뇌는 뇌의 가운데 위치하고 있으며 오른쪽과 왼쪽의 대칭적 구조물로, 사이뇌라는 용어는 "뇌의 사이"를 의미한다. 사이뇌는 기능학적으로 생명에 필수적인 기능조절 및 유지를 하며 계통발생학적으로 뇌와 뇌줄기 사이를 해부학적 또는 기능학적으로 연결한다. 또한 새롭게 만들어진 앞뇌는 인지, 언어, 독창성 및 사고의 과정과 같이 더 높은 수준의 뇌 기능을 담당하는데, 이러한 기능 덕분에 인간은 동물과 구분된다.

발달학적으로 3장에서 논의된 바와 같이 사이뇌는 입쪽 일차뇌소포(rostral primary vesicle)인 앞뇌에서 유래된다. 이후 배아과정에서 사이뇌는 대뇌의 조상인 끝뇌에서부터 분열된다. 사이뇌는 앞뇌의 구조에 포함되는데 대뇌겉질과의 광범위한 연결을 유지한다. 눈술잔(optic cups)은 눈으로 분화되기 위해 표면에서 나오고 시신경과 신경로는 사이뇌에 연결된 채로 남아 있다.

사이뇌의 배쪽 표면을 제외하고 모든 부분은 대뇌겉질로 둘러싸여 있다. 사이뇌는 입쪽 중간뇌에서 배쪽으로 이어진다. 사이뇌 중에서, 특히 시상과 시상하부는 뇌줄기의 나머지 꼬리쪽뿐만 아니라 대뇌겉질의 입쪽과 연결된다. 사이뇌는 대뇌겉질과 뇌줄기의 모든 방향에서 들신경의 입력을 받고 날신경의 출력을 내보낸다. 시상은 한때 감각 및 운동회로의 단순한 중추로 간주되었지만, 최근 연구에 의해 기능이 크게 확장되었다. 시상하부는 자율신경 기능의 조절과 뇌하수체를 조절하여 호르몬 기능에 영향을 미친다. 또한 현대 신경과학에서 기억, 감정과 같은 인지 기능이 포함되어 확장된 역할을 담당하는 것으로 알려져 있다.

사이뇌는 또한 더 작은 부위인 시상밑부(subthalamus)와 시상상부(epithalamus)를 포함한다. 시상밑부의 운동 기능 및 바닥핵과 관련된 것은 8장에서 논의하였다. 시상상부 기능은 잘 밝혀지지 않았지만 시상상부의 주요 구성요소 중 하나인 솔방울샘은 멜라토닌을 분비하여 수면/기상주기를 유지하며 성적 특징 발달과 관련되어 있을 수 있다.

II 사이뇌의 주요 구성요소

MAJOR COMPONENTS OF DIENCEPHALON

사이뇌는 앞뇌(forebrain)의 중심에 있는 달걀 형태의 구조로, 시신경 교차 부위 앞쪽과 위둔덕(superior colliculus)의 뒤쪽으로 이어진다(그림 9.1). 안쪽은 셋째뇌실의 벽을 형성하고 위쪽 부분은 가쪽뇌실의 바닥 부분을 형성하며 중간뇌 위에 위치한다. 사이뇌의 내벽에는 얕은 홈이 있는데, 시상하부의 고랑은 몬로(Monro)의 구멍에서부터 대뇌수도관까지 이어진다. 이로 인해 위쪽시상과 아래-앞시상하부가 희미하게 구분된다. 시상상부는 시상의 위에서 뒤쪽에 있다. 솔방울샘은 위둔덕 사이의 공간 뒤쪽에 매달려 있다. 작은 시상밑부는 시상과 중간뇌 흑색질 사이에 놓여 있고, 이 신경핵은 바닥핵이라고 한다(8장 참조).

시상의 해부학 Anatomy of thalamus

시상은 사이뇌에서 가장 큰 부분을 차지하며, 인구의 70%에서는 셋째뇌실의 벽을 감싸고 안쪽 표면에는 두 개의 시상(thalami)이 연결되는 교차 섬유다발(시상사이붙음; massa intermedia, interthalamic adhesion)이 있다. 앞쪽 결절은 시상의 앞쪽 돌출부이고 앞핵무리(anterior nuclear group)를 포함하며(그림 9.2), 가장 뒤쪽 부분은 시상베개(pulvinar)이다. 시상베개 아래의 중간뇌 가쪽에는 시상핵을 포함

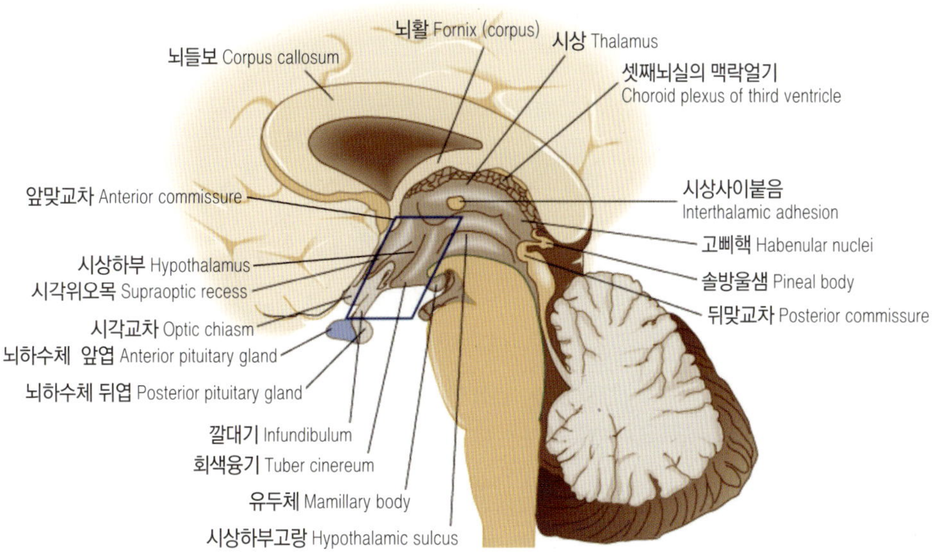

그림 9.1 사이뇌의 정중시상 부분(midsagittal section)

한 안쪽무릎체(medial geniculate body)가 위치한다. 그리고 안쪽무릎체는 관자이랑(temporal gyrus)의 가로 방향에 있는 일차청각겉질에 청각정보를 중계한다. 위팔둔덕(brachium of superior colliculus)에서 분리된 안쪽무릎체의 가쪽은 가쪽무릎체(lateral geniculate body)이며 시각신경로로부터 주요한 일차 시각신경로 축삭을 받아들이는 신경핵을 포함한다.

속섬유막의 뒤다리는 시상의 가쪽 경계를 형성시킨다. 대뇌겉질과의 상호적인 축삭 연결을 시상방사(thalamic radiations)라고 하는데 속섬유막의 뒤다리로 지나간다. 그물핵(reticular nucleus)은 시상과 속섬유막 사이에 위치하며 세포막 형태로 분포한다. 바깥섬유판(external medullary lamina)은 그물핵과 가쪽시상핵 사이에 놓여 있고, 속섬유판(internal medullary lamina)의 말이집 섬유는 시상을 앞쪽, 안쪽 및 가쪽핵 무리로 나눈다. 가쪽무리는 등쪽 및 배쪽층(dorsal and ventral tiers)으로 세분화된다. 가쪽등쪽핵과 가쪽뒤쪽핵으로 구성된 시상베개는 등쪽층에서 제일 크고 시상의 가장 뒤쪽에 위치한다. 배쪽층에는 중계핵(relay nuclei)이 포함되고 배쪽뒤가쪽핵과 배쪽뒤안쪽핵[몸감각 입력을 받아들이는 배쪽바닥복합체(ventrobasal complex)를 포함]과 배쪽앞핵 및 배쪽가쪽핵(소뇌 및 바닥핵의 입력을 받는 운동 시상핵)이 있다. 속섬유판 내부의 앞쪽 끝은 앞핵을 둘러싸기 위해 두 갈래로 나누어진다. 속섬유판은 숨뇌안쪽핵(intramedullary nuclei)과 중심정중핵(centromedian nucleus)을 포함한다.

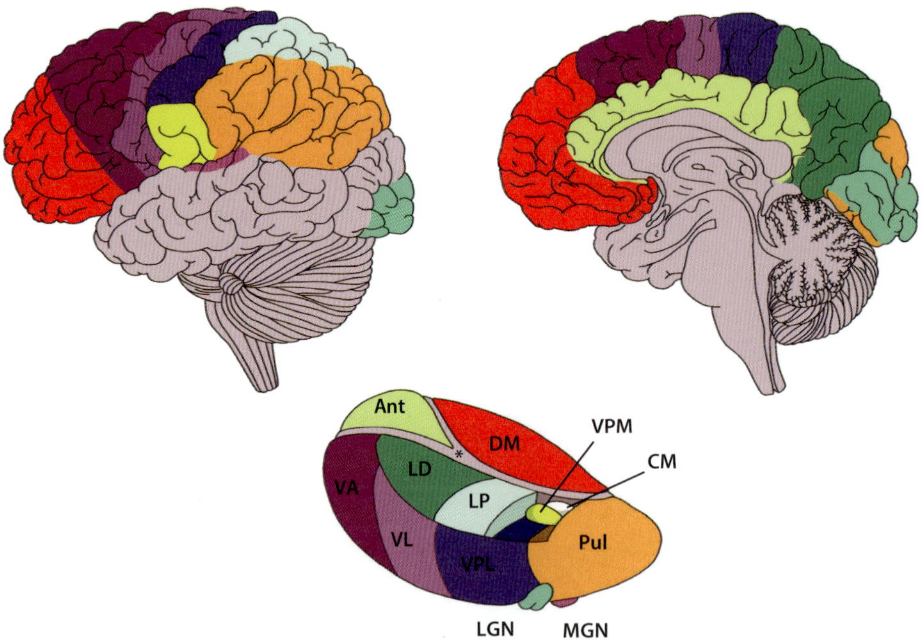

그림 9.2 겉질 연결을 포함한 시상

시상핵은 내부적으로 말이집 축삭 띠, 속섬유판(internal medullary lamina*)에 의해 앞쪽, 안쪽, 가쪽 그룹으로 나뉘어진다. 시상핵은 연결되는 겉질 위치에 따라 색깔로 구분되어 있다. ANT=앞핵, DM=등쪽안쪽핵, LD=가쪽등쪽핵, LP=가쪽뒤쪽핵, VA=배쪽앞쪽핵, VL=배쪽가쪽핵, VPL=배쪽뒤가쪽핵, VPM=배쪽뒤안쪽핵, CM=중심정중핵-속섬유판 내 포함됨, Pul=베개핵, LGN=가쪽무릎핵, MGN=안쪽무릎체핵

시상하부의 해부학 Anatomy of Hypothalamus

시상하부는 시상의 앞쪽과 배쪽에 위치한다(그림 9.1). 시상하부는 입쪽으로는 앞맞교차(anterior commissure)와 꼬리쪽으로는 대뇌수도관의 경계에 위치한다. 안쪽 시상하부 영역은 수많은 핵을 포함하고 가쪽 시상하부 영역은 안쪽앞뇌다발(medial forebrain bundle)을 구성하는 섬유다발 속에 존재하는 세포의 더 광범위한 무리를 갖는다. 안쪽 시상하부핵은 안쪽, 중간, 뒤쪽 무리로 나눌 수 있다. 앞쪽 그룹은 또한 시각교차 영역(suprachiasmatic region)으로 알려져 있는데, 시각교차 위에 위치한다. 회색융기(tuber cinereum)는 중간 영역으로부터 배쪽으로 나타나며, 뇌하수체줄기(infundibular/pituitary stalk)로 이어지는 깔대기 모양 부분은 신경뇌하수체(neurohypophysis) 또는 뇌하수체 뒤엽(posterior pituitary gland)과 함께 뇌하수체로 이어진다. 뒤쪽 부분은 기능적으로 시상하부의 나머지 부분보다 둘레계와 더 관련이 있는 유두체(mammillary body)를 포함한다.

시상상부와 시상밑부의 해부학 Anatomy of Epithalamus and Subthalamus

시상상부와 시상밑부는 작은 영역으로, 시상상부는 고삐핵(habenula)과 고삐핵의 교차 연결 섬유다발인 고삐맞교차연결(habenular commissure)을 포함한다. 숨뇌섬유줄(stria medullaris)은 중격 영역의 즐거움 부분(septal area pleasure region)뿐만 아니라 시상과 시상하부를 연결한다. 솔방울샘은 시상상부의 뒤쪽 부분에서 두 개의 위둔덕 사이에 달려 있다. 시상밑부는 속섬유막의 아래 섬유와 흑색질 사이, 시상의 배쪽에 위치한다. 그리고 바닥핵 회로 내, 시상밑부 핵의 역할에 대해서는 이미 논의하였다(6장). 시상밑부를 가로질러서 몇 가지 중요한 경로가 지나가는데, 렌즈핵고리(ansa lenticularis)와 렌즈핵다발(lenticular fasciculus)이 합쳐져서 시상다발(thalamic fasciculus)이 형성된다. 이들 다발은 각각 시상 내 배쪽안쪽핵과 배쪽가쪽핵을 포함하는 다른 안쪽창백핵/흑색질 그물부(GPI/SNpr)를 연결한다. 소뇌시상 섬유는 소뇌로부터 배쪽안쪽핵 및 배쪽가쪽핵까지 올라간다. 그물체(reticular formation)는 불확정 구역(zona incerta)과 같이 시상밑부핵으로 들어가고, 시상과 시상밑부핵 사이를 중재하며 부분적으로는 렌즈핵고리의 섬유로 둘러싸여 있다.

III 사이뇌의 기능

FUNCTIONAL DIENCEPHALON

간단하게 설명하자면 시상은 중계핵 집합이라고 할 수 있고 시상하부는 자율조절중추라고 할 수 있기 때문에 이 두 부분을 사이뇌의 회로만으로 이해하는 것은 부적절하다. 다음은 시상, 시상하부, 시상상부의 영향을 받은 광범위한 활동에 대해 자세히 설명하고자 한다.

기능적 시상 Functional Thalamus

시상 안을 연결하는 그물핵을 제외하고 모든 시상핵은 대뇌겉질과 교통하며, 시상핵과 대뇌겉질 사이의 연결은 상호 간에 이루어진다. 따라서 시상은 단순히 정보를 전달할 뿐만 아니라 시상겉질 처리량을 조절할 수 있는 겉질시상의 되먹임을 받는다. 시상겉질과 겉질시상섬유를 포함하는 시상부챗살은 앞다리와 뒤다리를 모두 활용하여 속섬유막을 통과한다.

시상에서 처리되는 정보는 복잡하며, 행동에 영향을 끼치는 내림 겉질 입력 외에도 오름 바닥앞뇌(basal forebrain)와 겉질밑 정보를 통합한다(그림 9.3). 이는 시각로를 통한 일차 들신경으로부터의 입력을 포함하는데 여기에는 뒤기둥핵으로부터의 이차몸감각, 뇌줄기 감각핵, 척수 통각수용기, 소뇌와 바닥핵 모두로부터의 오름운동 투사(projection), 광범위한 겉질 부위로부터의 내림 입력이 있다. 즉, 시상은 정보처리 고리를 사용하여 겉질밑 감각 및 운동중추에서 정보를 처리한다. 그리고 대뇌겉질로 정보를 보내고 동일한 대뇌겉질로부터 되먹임을 받아들이고 고리(loop)로 되돌아가기 위한 새로운 감각입력을 바탕으로 정보를 재통합한다. 만일 자동세차기계 안에 있다고 상상해 본다면, 자신이 현재 처한 상황을 당장은 알아차리지 못할 것이다. 휴대폰을 만지다가 창문 너머로 움직이는 브러시를 보게 된다면, 순간적으로 브레이크가 풀리고 앞으로 나아가고 있다고 느낀다. 시각 입력은 가쪽무릎핵(lateral geniculate nucleus)을 활성화시키고, 그 핵에서부터 시각부챗살을 통해 시각겉질로 전달된다. 시상하부와 둘레고리(limbic loop)에 대한 추가입력은 자율적인 반응을 발생시켰고 눈 앞에서 자동차가 전방으로 움직이는 모습을 만들어냈다. 그러나 얼마 지나지 않아 마루엽-관자엽-뒤통수엽의 연합영역을 통해 겉질 정보처리가 상세하게 이루어지고 시상을 통해 이 상황은 착시라고 알려준다. 시상은 새로운 시각과 몸 정보 입력을 하며 새로운 정보를 처리하고 더 이상 불안감을 느끼지 않은 상태에서 다시 휴대폰을 만지게 된다.

시상핵은 기능별로 중계, 연합 및 불특정의 세 가지 유형으로 구분된다(표 9.1). 중계핵은 시상과 특정 겉질 부위 사이의 단일 신경로 또는 기능(예: 시각, 몸감각, 소뇌 출력)에 관련 정보를 보내고, 이러한 신경핵의 무리는 가쪽핵 무리의 배쪽층 내에서 주로 발견된다. 연합핵은 다양한 연합겉질에 상호 연결되어 이 겉질 중심에서의 활동에 영향을 미친다(그림 9.2). 불특정핵은 대뇌겉질 연결을 광범위하게 내보내며

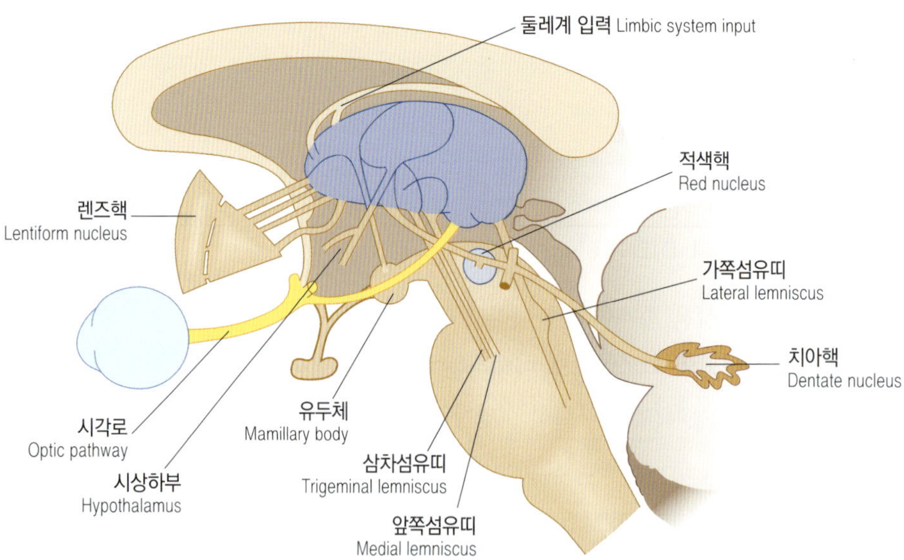

그림 9.3 들신경 섬유로를 포함한 시상의 가쪽 측면

표 9.1 시상핵의 기능적 분류

기본종류	기능적 분류	핵	입력	출력	기능
중계	감각	가쪽무릎체	시각신경	일차시각겉질	시각
		안쪽무릎체	가쪽섬유띠; 아래둔덕	가로관자(헤실)이랑	청각
		배쪽뒤가쪽	안쪽섬유띠; 척수시상로	일차몸감각겉질; 겉질에 걸쳐서 확산된 통증	반대쪽 신체로부터의 몸감각
		배쪽뒤안쪽	배쪽삼차시상로	일차몸감각겉질; 겉질에 걸쳐서 확산된 통증	반대쪽 얼굴로부터의 몸감각
	운동	배쪽앞쪽	바닥핵	이마운동겉질(운동앞겉질)	움직임의 시작과 계획
		배쪽가쪽	소뇌; 바닥핵	일차운동겉질	운동조절 및 운동학습
연합	둘레	앞쪽	유두체; 해마체	띠이랑	각성, 일화기억, 학습, 공간정위(spatial orientation)
		등쪽안쪽(안쪽등쪽)	편도; 관자엽; 후각로; 시상하부	이마, 이마앞겉질; 이마안구영역	감정적 행동, 활동기억; 의사결정, 판단; 불특정통증에 대한 지각과 각성
	다인자	베개	마루-관자-뒤통수 연합겉질; 시각겉질; 위둔덕	광범위한 마루-관자-뒤통수 연합겉질; 바닥핵	시각적 지각(등쪽 "어디"경로), 감각통합, 집중과 관련된 눈운동
		가쪽뒤쪽(뒤쪽가쪽)	시각로 입력	마루겉질	베개와 밀접하게 관련된 기능들
		가쪽등쪽(등쪽가쪽)	둘레계 연결	띠이랑	안쪽핵과 밀접하게 관련된 기능들
불특정	섬유판속	그물	시상핵; 뇌줄기 그물체; 가쪽창백핵	겉질 연결 없음; 상호적 시상속 연결	가바성 세포; 시상속핵 활동을 조절; 시각핵을 포함하는 인지와 운동기능에 영향을 끼침
		섬유판속핵 중심정중핵(정중중심)	이마운동겉질; 감각신경로; 줄무늬	이마엽; 관자엽; 둘레연결; 줄무늬	분산된 투사는 불특정 각성 계통의 역할을 제시함; 인지, 둘레, 감각, 운동기능

확산되지 않은 불특정성 각성 신경로의 역할을 수행한다.

신경핵은 감각, 운동, 둘레, 복합인자(multimodal), 섬유판속(intralaminar)의 다섯 가지 그룹으로 분류할 수 있다. 개별적인 신경핵은 기능적으로 관련된 겉질 부위와 교통한다. 감각과 운동시상핵은 중계핵을 구성하고 가쪽핵 그룹의 배쪽층에 위치한다. 가쪽무릎핵(lateral geniculate nucleus, LGN)은 시각로의 일차 망막신경절세포 축삭 대부분의 정보를 받아들인다. 조직학적으로 가쪽무릎핵(LGN)은 6층 구조이며 각 층은 한쪽 눈에서만 감각 입력을 받는다. 가쪽무릎핵은 소형 망막신경절세포에서 입력을 받

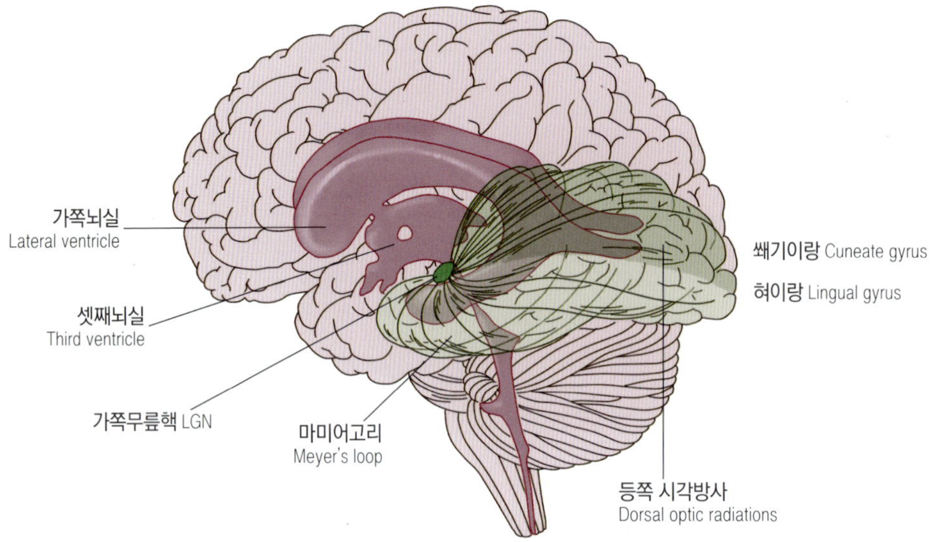

그림 9.4 가쪽무릎핵에서 일차시각겉질까지의 시각방사
등쪽 시각방사는 가쪽무릎핵에서부터 관자엽 내 쐐기이랑까지를 통과한다. 마이어고리는 혀이랑 내에서 연접하기 위해 뒤쪽으로 지나가기 전에 배쪽으로 돌아나온다.

는 소세포층(parvocellular layer)으로 구성되며, 그 소형 세포는 P세포라고도 한다. 10장에서 더 논의되겠지만, 소형 세포에서 유래된 회로는 아래 뒤통수–관자엽 겉질 내에서 배쪽연결로에 도움을 주는 고해상도와 높은 명확성을 가진 시각입력을 전달한다. 시각방사 또는 무릎체새발톱경로(geniculocalcarine tract)는 시각적 정보를 뒤통수극(occipital pole)의 일차시각(줄무늬)겉질에 전달한다(그림 9.4). 시각부챗살은 마루엽과 뒤통수엽겉질 및 가쪽뇌실의 가쪽뿔에서 뒤뿔로 통과하여 주행하고 쐐기이랑(cuneate gyrus)에서 끝나는 등쪽 시각방사를 포함한다. 나머지 시각방사 섬유는 배쪽으로 마이어고리(Meyer's loop)를 형성하고 혀이랑에서 종결하기 위해 가쪽뇌실의 아래뿔 가쪽을 뒤쪽으로 지나간다. 가쪽무릎핵(LGN)의 병변은 반대쪽 같은쪽반맹(contralateral homonymous hemianopsia)을 발생시킨다.

안쪽무릎체핵(medial geniculate nucleus, MGN)은 주로 아래둔덕으로부터 일차적으로 청각정보입력을 받아 가쪽틈새로 깊숙하게 확장되어 있는 위관자이랑의 한 부분을 차지하는 가로관자이랑으로 두 귀의 청각입력을 처리하고 중계한다. 안쪽무릎체핵(MGN)의 병변은 청각 신경로상의 중추 병변과 마찬가지로 반대쪽에 난청을 일으킨다.

배쪽바닥 복합체(ventrobasal complex)는 배쪽뒤가쪽핵(ventroposterolateral, VPL)과 배쪽뒤안쪽핵(ventroposteromedial, VPM)으로 구성되고 의식적인 감각 경험에 관여하는 오름 몸감각 투사의 섬유띠 계통의 일부가 된다. 반대쪽 몸과 얼굴로부터의 모든 몸감각 정보는 VPL과 VPM에 3차 세포(third-order cells)를 각각 신경지배한다. 반대쪽 신체로부터 통각정보를 전달하는 척수시상로뿐만 아니라 안쪽섬유띠와 삼차섬유띠(trigeminal lemniscus; 앞삼차시상로, ventral trigeminothalamic tract) 모두 배쪽바닥 복합체 내 세포에서 정지된다. VPL은 몸감각으로 신체 영역별 대응배열(somatotopically) 처리되어 신경핵의 가장 뒤가쪽 부분에 있는 세포가 세포체의 꼬리와 대부분의 부분을 대신한다. 목에 대한 감각인식(representation)은 VPL에서 가장 안쪽에 위치하고 VPM은 VPL의 안쪽에 있기 때문에 VPL의 목에 대한 감각인식은 VPM의 머리와 얼굴 인식과 유사하게 몸영역배열로 나타난다. 몸영역배열은 속섬유막의 뒤다리를 통해 시상겉질로 연결되고 마루엽의 중심뒤이랑 내 일차 몸감각띠로 이어진다. VPL 또는 VPM에서 작은 출혈이나 허혈성 뇌졸중은 처음에 종종 반대쪽 신체나 얼굴마비 또는 따끔거거리는 통증을 발생시킨다. 이상감각증(paresthesia)은 종종 환자가 표현하기 힘든 복합적으로 타는 듯한 고통으로 이는 병변 반대쪽에서 나타나는 심한 이상감각(dysesthesia) 및 이질통증(allodynia)을 특징으로 하는 만성 통증증후군인 시상통증증후군[thalamic pain syndrome; 데지린-루시 증후군(Dejerine-Roussy syndrome)]이라 한다.

운동시상핵, 배쪽앞쪽핵(VA) 및 배쪽가쪽핵(VL)은 소뇌 및 바닥핵으로부터의 입력을 이마엽 운동겉질로 중계하는데 이 내용은 6장에서 논의되었다. 반대편 소뇌로부터 치아시상섬유(dentatothalamic fiber)는 VL을 신경지배한다. VL의 출력은 일차운동겉질 및 운동앞겉질(premotor cortex)로 이어진다. VA와 VL 모두 안쪽창백핵/흑색질 그물부 바닥핵 출력에 의해 신경지배된다. VA의 출력은 운동행동의 계획을 위한 운동앞겉질로 일차적으로 이어진다. VA와 VL은 모두 바닥핵 내 운동 회로에 관여한다.

둘레계 및 다인자 시상핵은 연합신경핵 무리를 만든다(그림 9.5). 이러한 신경핵은 불특정 핵과 더불어 확산조절시스템(diffuse arousal system)을 돕는다. 둘레핵은 앞핵과 등쪽가쪽핵[안쪽등쪽핵(MD)]을 포함하며, 이 두 핵은 바닥핵의 둘레고리(limbic loop)로부터 입력정보를 받는다. 이 두 핵에서 나타나는 정서적 그리고 인지적 기능의 중요성은 파킨슨병이나 헌팅턴병과 같은 바닥핵 병변이 있는 환자의 장애를 관찰함으로써 강조된다(8장 참조). 앞핵 무리는 파페츠 회로(Papez circuit)와 함께 원래 정서회로로 알려진 주요 핵 중 하나이다. 최근 연구에서 파페츠 회로는 기억에 더 직접적으로 관련되어 있고 정서에는 최소한으로 연관되어 있다고 알려져 있다. 앞핵은 일차적으로 사건과 관련된 일화기억(episodic memory), 학습 및 공간정위(spatial orientation)에 영향을 준다. 일화기억은 문맥 없이 데이터만 통합하는 사실적 기억과 비교하여 일시적 · 신체적 · 감정적 상황에서 자신의 기억을 통합시킨다. 가장 뒤쪽 시상하부핵인 유두체(mammillary bodies)는 뇌활(fornix)을 통한 해마체(hippocampal formation)로부터 입력을 받는다. 유두체의 출력은 유두시상로(mammillothalamic tract)를 통해 앞핵으로 연결된다. 앞핵의 출력은 띠이랑(cingulate gyrus)을 자극하여 띠다발섬유로(cingulum fiber pathway)를 통해 해마로의 복귀회로(return circuit)를 만든다. 앞핵의 병변은 파페츠 회로의 다른 부분에서의 병변과 마찬가지로 일시적 기억과 공간정위를 선택적으로 방해하는 서술적 기억상실(declarative memory amnesia)의 한 형태를 일으킨다.

등쪽안쪽핵[dorsomedial nucleus, DM; 안쪽등쪽핵(medial dorsal nucleus)]은 관자엽과 후각겉질에서 편도(amygdala)로부터 입력을 받아 이마엽겉질과 시상하부로 이어지고 정서적 행동, 의사결정 및 판단에 관여하고 통증 처리와 관련 있다. VPL/VPM과 달리 DM의 출력은 이차몸감각 및 마루엽 연합겉질, 편도 및 다른 둘레계 구조를 직접적으로 신경지배한다. 이러한 연결의 형태는 (1) 등쪽안쪽핵은 통증 처리를 VPL/VPM을 통해 중계하는 것보다 덜 정확하고, 상세하게 처리한다. (2) 통각 처리는 여러 겉질 및 겉질밑 영역에서 발생하며 만성 통증 조절을 어렵게 할 수 있다.

다인자핵의 한 종류인 시상베개는 제일 크고 가장 뒤쪽에 위치한다. 시상베개는 위둔덕과 시각겉질로

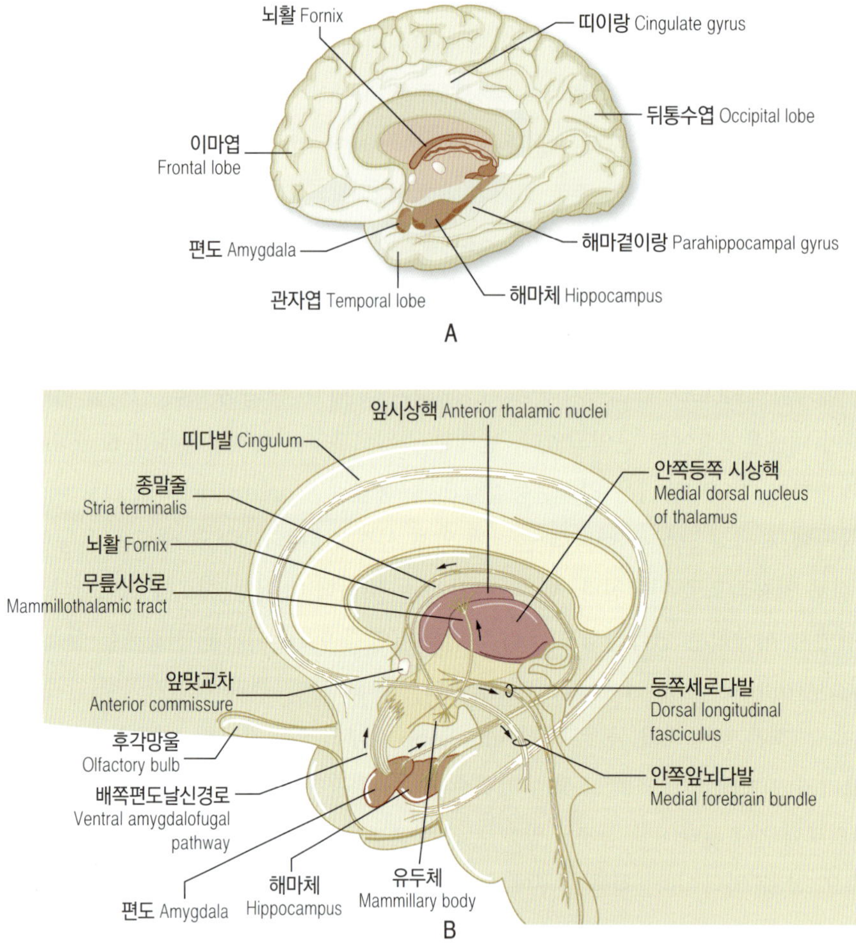

그림 9.5 둘레계에 대한 시상면

A: 둘레계에 대한 표면 국소해부학 및 연합된 이마앞겉질. B: 둘레계 구조의 연결 및 시상, 시상하부, 중간뇌 덮개와의 관계. 파페츠 회로는 둘레계의 겉질 부분 또는 둘레엽과 상호 연결되어 있으며 뇌활을 통해 해마체와도 연결되어 있다. 뇌활은 해마체에서부터 유두체로 다시 되돌아간다. 신경로에 따라 유두체에서부터 시상로 그리고 시상에서 띠이랑으로 이어진다.

부터 추가적인 연결뿐만 아니라 마루관자뒤통수 연합겉질로부터 대량의 감각입력을 받는다. 시상베개의 출력은 마루관자뒤통수 연합겉질로 넓게 퍼지며, 마루엽(등쪽)과 함께 "어디" 경로("where" stream), 감각통합과 시지각에 관여한다. 시상베개는 또한 주의력과 관련된 눈운동과 눈운동을 조절하는 바닥핵, 위둔덕과 교통한다. 시상베개 병변은 어떤 면에서 뒤마루엽겉질 병변과 유사하다. 환자는 반대쪽 시공간 세계가 3차원 구조가 단순히 존재하지 않게 되는 무시증후군(neglect syndrome)을 경험한다.

다른 두 개의 다인자핵(multimodal nuclei), 가쪽뒤쪽핵[lateral posterior nucleus; 또는 뒤쪽가쪽핵(posterolateral)]과 가쪽등쪽핵[lateral dorsal nucleus; 등쪽가쪽핵(dorsolateral)]은 다른 시상핵과 더불어 활성화한다. 가쪽등쪽핵은 시상베개와 함께 작용하고 시각겉질로부터 입력을 받고 시·공간적 주의력과 방향감에 영향을 주는 마루엽 연합겉질로 출력을 보낸다. 가쪽등쪽핵은 앞핵과 함께 둘레계에 작용하며 공간정위를 도울 수 있다.

불특정 시상핵으로는 그물핵(reticular), 중심정중핵(centromedian nuclei) 및 섬유판속핵(intralaminar nuclei)이 있다. 시상그물핵(TRN)은 복잡한 기능을 가지고 있다. 그러나 그 출력은 대뇌겉질과 연결 없이 시상 내에서 이루어진다. 시상그물핵은 광범위한 섬유판속핵 내 연결을 가지고 있으며 다른 모든 시상핵의 모든 기능을 조절하는데 관여한다. 중심정중핵(centrum medianum)에서 섬유판속핵은 가장 크고 속섬유판(internal medullary lamina)의 섬유 내에 위치한다. 섬유판속핵은 이마엽 운동영역, 줄무늬(striatum) 및 기타 겉질밑(subcortical) 영역을 포함한 다양한 근원(sources)과 상호 연결되어 있다. 이러한 핵의 구성은 광범위하게 출력하는 것으로 보이며 비특정 각성 계통에서 역할을 하고 인지, 둘레, 감각 및 운동기능에 영향을 미치는 것으로 여겨진다. 섬유판속핵의 변성은 핵상마비(supranuclear palsy) 및 파킨슨병을 가진 환자에서 발견되며 파킨슨병의 병리와 유사한 매듭(tangles)과 레비소체(Lewy bodies)를 보인다. 또한 최근에는 깊은 뇌 자극 요법이 발작을 감소시키는 것으로 알려졌다.

기능적 시상하부 Functional Hypothalamus

시상하부는 뇌에서 작은 영역이지만 생식 및 성적 행동, 하루주기리듬(circadian rhythm), 정서적인 반응을 포함하는 복잡한 행동뿐만 아니라 항상성의 광대한 범주를 비롯한 기능 및 행동에 영향을 미친다. 앞뇌 및 대뇌겉질과의 광범위한 연결과 함께 그물체 및 척수에 다양한 기능을 수행하는데 있어 내장운동 및 항상성과 행동, 몸운동 기능의 통제에 영향을 미친다.

항상성 유지는 많은 다른 시스템의 상호작용을 포함한다. 일부 이론은 시상하부가 각 개인의 대사적 표준(metabolic norms)을 의미하는 설정점(set points)을 보유하고 있음을 제시한다. 설정점은 혈압 및 혈관 운동량, 체중, 수분대사 및 전해질 균형을 위해 적용될 수 있다. 시상하부 생성물은 또한 많은 행동들에 영향을 끼친다. 증가된 에너지 요구는 먹는 행동과 갈증을 자극시킨다. 생리, 임신 및 수유와 같은 주기적 및 단편적인 기능은 호르몬 생산 및 분비로 시상하부 조절에 의해 지배된다. 시상하부에 의해 짝짓기 및 성적인 행동들과 육아를 포함한 다양한 성적 행동이 조절된다. 이러한 상호 겉질성 입력, 내부수용성 입력(interoceptive input) 그리고 외부수용성 입력(exteroceptive input) 그물체 회로 덕분에 시상하부는 신체의 현재 상태에 관한 새로운 입력을 설정점과 비교하고 적절한 내장운동 및 신체의 행동 변화를 만들어 항상성(즉, 설정점으로 돌아감)을 상황에 맞게 적절히 반응하여 유지시킨다.

시상하부는 11개의 주요 핵으로 구성되어 있다. 안가쪽면 분포에 기초한 해부학적 영역 또는 식별 가능한 사이뇌의 표식과 관련하여 이 핵들이 구별된다(그림 9.6). 뇌실 주위 영역(periventricular zone)은 셋째뇌실에 정렬된 세포의 얇은 막으로 구성되는데, 이 영역은 결절 부위(tuberal region)를 통해 앞쪽 영역으로부터 뒤쪽 영역으로 이어진다. 이것은 영역 전체에 걸쳐 느슨하게 분포된 일부 세포와 두 개의 특정한 핵인 뇌실옆핵(paraventricular nuclei)과 활꼴핵(arcuate nuclei)을 포함한다. 뇌실 주위 영역의 바깥은 안쪽 영역으로 이는 대부분의 특정한 시상하부핵을 가지고 있다. 특정한 시상하부핵은 시각로위핵(supraoptic), 앞핵(anterior), 시각앞핵(preoptic), 시각교차위핵(suprachiasmatic), 등쪽안쪽핵(dorsomedial), 배쪽안쪽핵(ventromedial), 뒤핵(posterior) 및 유두체핵(mammillary nuclei)을 가진다. 가쪽 구역(lateral zone; 가쪽 시상하부 영역, lateral hypothalamic area)은 안쪽 앞뇌 다발들의 섬유 내에 위

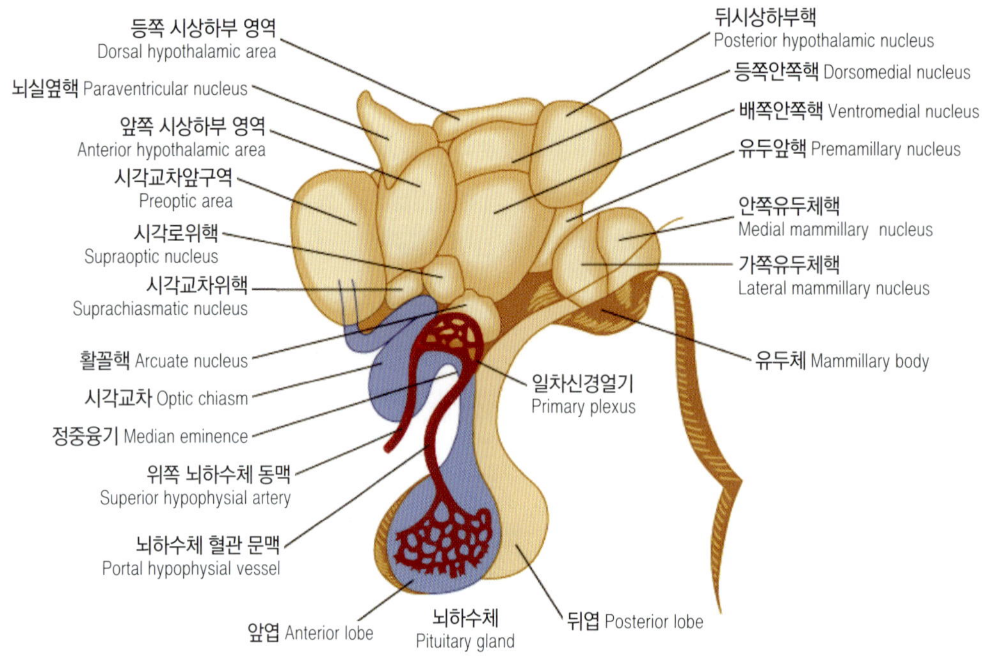

그림 9.6 뇌하수체 혈관 문맥이 첨부된 인간의 시상하부

치한 세포의 느슨한 무리의 배열을 에워싼다.

앞쪽(시각앞핵) 영역은 시각교차의 앞쪽을 넘어서 위치한다. 앞쪽 영역은 뇌실, 뇌실옆핵, 시각위핵, 앞핵, 시각앞핵 및 시각교차위핵을 포함한다. 시상하부의 앞 영역은 자율신경계의 부교감신경 부분에 영향을 미친다. 결절 부위는 결절성 바닥 위에 있으며 아치형 핵뿐만 아니라 배와 배안 내 핵을 포함한다. 결절 영역(tubercle region)은 회색융기 위에 위치하며 활꼴핵뿐만 아니라 등쪽가쪽핵, 배쪽안쪽핵을 포함한다. 정중융기(median eminence)는 뇌하수체줄기(infundibular stalk)가 뒤쪽줄기와 이어지는 결절 영역의 바닥에 위치하며 혈액-뇌장벽이 없는 몇 안 되는 뇌의 부분 중 하나이다. 뒤쪽 유두체 영역은 뒤핵과 유두체핵을 포함한다. 시상하부의 뒤쪽 영역은 교감신경계 기능에 영향을 미친다.

시상하부핵의 기능에 대한 설명은 표 9.2를 참조한다.

이어지는 논의에서는 내장운동(visceromotor), 둘레/인지, 사회적/성적, 내분비(뇌하수체) 기능을 포함하는 시상핵의 더 넓은 체계를 살펴볼 것이다. 내장운동 시상하부핵은 항상성과 에너지 균형을 유지하기 위한 행동에 관여한다. 둘레/인지 시상하부핵은 파페츠 회로의 일부분이며 기억과 학습에 관여하고 나머지는 하루주기리듬 및 전반적인 인지와 관련된 순환요인을 가지고 있을 가능성이 있다. 사회적/성적 시상하부핵은 사회적 행동뿐만 아니라 생식 및 비생산적인 성행위에도 영향을 미친다. 마지막으로 주요 시상하부 기능 중 하나는 뇌하수체(hypophysis)의 조절이다. 이 핵의 무리는 내분비성 시상하부핵이라고 불린다. 많은 시상하부핵이 이러한 처리과정 중 하나 이상에 영향을 미친다는 것은 주목할 만하다.

표 9.2 시상하부핵

영역	지역	핵	기능	자극/병변의 증상	호르몬 분비
뇌실주위	**앞쪽 (시각로위)**	뇌실주위	H_2O 조절, 항이뇨호르몬(ADH)과 옥시토신, 뇌줄기 및 척수의 자율신경핵으로 투사함. 세포는 정중 융기 내 뇌하수체 문맥계로 항이뇨호르몬을 방출하는 축삭을 투사함	요붕증을 발생시키는 손상, 자폐증과 연관된 사회성 결함과 관련 있을 수 있는 옥시토신 상실	뇌하수체 뒤엽으로 가는 옥시토신과 바소프레신(항이뇨호르몬), 프로락틴-방출호르몬, 소마토스타틴(성장호르몬-억제호르몬)과 뇌하수체 앞엽으로 가는 갑상샘자극호르몬-방출호르몬
안쪽		시각로위	세포는 바소프레신의 방출을 위해 뇌하수체 뒤엽으로 축삭을 투사시킴		뇌하수체 뒤엽으로 가는 옥시토신과 바소프레신(항이뇨호르몬)
안쪽		앞쪽	온도조절과 열 손실, 부교감신경을 자극, 각성을 유지하는데 기여함	손상으로 인한 이상고열	
안쪽		시각로앞	성적으로 이중형태 핵, 생식샘자극 호르몬 방출	성 정체성과 성적지향에 영향을 줄 수 있음	뇌하수체 앞엽으로 가는 생식샘자극호르몬-방출호르몬(항체형성호르몬-방출호르몬이라고도 함)
안쪽		시각 교차위	망막압력을 직접 받음 하루주기리듬과 수면 조절	불면증과 기면증을 발생시키는 손상	
안쪽	**융기**	등쪽안쪽	식사 행동 조절, 특히 신체 몸무게 조절과 관련된 하루주기리듬에 영향을 줌	자극은 비만과 야만적인 행동을 발생시킴, 손상은 배고픔을 발생시킴	
안쪽		배쪽안쪽	식사 행동을 조절하는 포만중추, 놀이와 같은 사회적 행위, 남성적 음성과 영역 표시, 짝짓기 행위 중 여성적 표시(허리만곡)	손상은 비만과 야만적인 행동을 발생시킴. 렙틴에 의해 자극되어 포만감을 생성함	
뇌실주위		활꼴선	방출/억제 인자 발생 렙틴 수용기		뇌하수체 앞엽으로 가는 프로락틴-억제호르몬(도파민)과 성장호르몬-방출호르몬
안쪽	**뒤쪽 (유두체)**	뒤쪽	열 보존을 통한 온도조절, 교감신경 자극	손상으로 변온성이 발생함	항이뇨호르몬
안쪽		유두체	뇌활을 통한 해마체로부터의 둘레연결을 통해 기억과 학습에 영향을 줌 유두시상로를 통한 앞시상핵으로의 출력	양쪽 손상으로 전향기억상실이 발생함. 코르사코프증후군	
가쪽	**가쪽**	가쪽	먹기와 마시기 조절 각성과 인지	렙틴에 의해 억제되는 식욕, 손상으로 배고픔과 기면증이 발생됨, 수면/각성, 항상성을 포함하는 다양한 기능에 영향을 끼치는 신경계를 걸친 광범위한 출력	

내장운동 시상하부 Visceromotor hypothalamus

시상하부핵은 생화학적 · 생리학적 설정점에 대한 신체의 내부조절인 항상성(homeostasis)과 관련이 있다. 항상성 유지는 물의 신진대사와 섭식을 조절하고 신체에서 발생되는 열을 소실 또는 유지하여 전반적인 에너지 수준을 조절하는 것을 포함한다. 뇌실옆핵과 시각위핵은 물의 대사를 제어하는 데 필수적이다. 그들의 세포는 바소프레신(vasopressin, 항이뇨호르몬)을 만들어 뇌하수체 뒤엽(posterior pituitary gland; 신경뇌하수체, neurohypophysis)의 사이질 조직(interstitial tissue)으로 분비한다. 바소프레신은 신장집합관의 물에 대한 투과성 증가에 의해 소변을 농축하여 혈류로 되돌려줌으로써 수분유지를 촉진한다. 가쪽 시상하부 영역은 갈증을 일으켜 수분섭취를 유도함으로써 수분공급을 촉진한다. 뇌실옆핵과 시각위핵의 병변은 물을 과도하게 섭취하는 다음증(polydipsia)과 과도한 오줌을 배출하는 다뇨증(polyuria)을 특징으로 하는 특유의 시상하부 결함인 요붕증(diabetes insipidus)을 일으킬 수 있다.

먹는 행동을 조절하는 것은 매우 복잡한 신경작용인데 시상하부 신경세포의 특정 무리 내 수용기를 통해 작용할 뿐만 아니라 신경계 외부에서 생산된 호르몬을 포함한다. 두 가지 중요한 호르몬은 중추신경계 외부에서 생성되는데 지방세포에 의해 발생되는 렙틴(leptin)과 위장계통에서 생산되는 그렐린(ghrelin)이다. 이 두 호르몬은 서로 상반되는 기능을 가지고 있다. 먹기(굶주림)를 예상하여 분비되는 그렐린은 먹기를 촉진한다. 렙틴은 포만감을 나타내고 먹기를 억제한다. 이들 호르몬 중 하나의 잘못된 처리는 체중 조절능력의 장애가 발생된다. 렙틴의 대사저하는 섭식항진증(hyperphagia) 및 비만에 이르게 하며, 그렐린 대사의 결핍은 식욕부진과 식욕감퇴로 이어져 거식증(anorexia)과 단식에 영향을 미친다. 특히 체중유지에 중요한 시상하부 영역은 등쪽안쪽핵 및 배쪽안쪽핵을 포함한다. 배쪽안쪽핵은 포만감과 먹기를 멈추는 신호를 보내는 호르몬을 결속하는 렙틴 수용기를 처리하는 신경세포와 함께 "포만중추"를 포함한다. 이들 핵에 대한 실험처리(experimental treatments)는 뚜렷한 반대의 효과를 일으킨다. 등쪽안쪽핵의 자극이나 배쪽안쪽핵의 파괴는 단식으로 이어질 수 있으며 그와 정반대인 처리는 비만으로 이어진다. 가쪽 시상하부 영역은 또한 식사 조절에 관여한다. 이 영역은 굶주림을 억제하고 식사 행동을 감소시키는 렙틴에 민감한 세포집단을 포함한다. 가쪽 시상하부 영역의 자극은 먹기를 증가시키지만 파괴는 단식을 유발한다.

앞쪽 및 뒤쪽 시상하부는 자율신경계의 부교감신경과 교감신경에 각각 영향을 미친다. 앞핵의 활성은 부교감신경의 혈관확장(vasodilation), 땀 배출 및 호흡 증가로 체온을 낮춰주는 역할을 하며 이 핵의 파괴는 정상보다 고온(hyperthermia)으로 나타난다. 이와 반대로, 뒤핵의 활성은 혈관수축(vasoconstriction), 털세움(piloerection) 및 떨림을 통해 체온보존을 조절한다. 뒤핵의 손상은 변온증(poikilothermia)을 일으키며, 체온조절이 불가능하게 된다.

둘레/인지 시상하부 Limbic/cognitive hypothalamus

유두체핵은 해마(뇌활을 통해)와 시상의 앞핵(유두시상로를 통해)과의 연결을 통해 기억과 학습에 영향을 미친다. 유두체핵은 정보를 처리하여 장기적인 기억과 연합 학습(associated learning)을 자리 잡도록 하는 파페츠 회로의 필수적인 부분을 형성한다. 가쪽 시상하부 영역은 광범위한 중추신경계의 연결을 통해 인지에 영향을 미치기는 하지만 이마앞겉질 또는 연합겉질에 직접적으로 영향을 주지는 못할 것이다. 각성 및 수면/불면은 낮-밤 주기 또는 하루주기리듬에 종종 영향을 받는다. 시각교차위핵은 직접적으로 일차 망막들신경으로부터 감각입력을 받고 적절한 수면 및 각성 활동을 유지하는데 필수적이다. 가쪽 시상하부 영역은 또한 수면/각성주기 순환에 관여하며, 이들 핵 중 하나의 손상은 불면증 또는 기면증(narcolepsy)이라고 불리는 상태를 발생시킬 수 있다. 기면증 환자는 종종 스트레스를 받으면 적절하지 않은 때에 잠이 든다. 등쪽안쪽핵은 특히 먹는 시기와 관련하여 하루주기리듬에 영향을 받는다. 더 보편적인 각성은 앞핵과 가쪽 시상하부 영역에 의해서도 유지된다.

사회적/성적 시상하부 Social/sexual hypothalamus

개인과 사회집단 간의 적절한 상호작용은 인간을 포함한 많은 종의 성공에 관여하는 중요한 요소이다. 사회적 행동의 발달은 출생 후 발달 초기에 시작되며 개인이 살아가는 동안 계속된다. 성숙 단계의 어느 시점에서 대부분의 사람들은 생식(reproduction) 또는 비생식적 대인관계 행동에 관여하는 성적 정체성이 발달한다. 배쪽안쪽핵, 뇌실옆핵, 시각앞핵 등 세 개의 시상하부핵은 사회적/성적 행동에 관여한다. 배쪽안쪽핵은 비교적 초기에 사회적 발달에 작용한다. 이 핵은 아이들이 노는 것을 자극하며, 개인의 정체성을 부여하고 대인관계를 구축하는데 필수적이다. 인간은 어느 정도의 장난기를 평생 가지고 있으며, 이는 전반적인 행복한 삶에도 도움을 준다. 또한 이 핵은 수컷의 발성 및 영역 표시와 관련이 있다. 이러한 행동은 대개 사람의 경우 더 미묘하다. 이 핵은 또한 생식 또는 비생식적인 성적 교감의 형태인 여성성 발휘 행위(예: 동물의 허리 만곡)에 영향을 미친다.

뇌실옆핵은 옥시토신 호르몬을 신경뇌하수체(뇌하수체 뒤엽)로 방출한다. 이 화학신호는 다양한 생식 및 사회적 활동에 영향을 준다. 이 호르몬은 분만 시 필수적이며, 아기가 산도를 통과하도록 출혈을 줄이고 자궁수축을 유발한다. 출산 후 옥시토신 호르몬은 젖분출반사(let-down reflex)에 영향을 주어 수유를 위해 모유를 방출하며 어머니와 아이 간의 유대감을 형성시킨다. 여성에 있어서 옥시토신은 모성 및 공감(empathetic) 행동을 지시하지만, 남성에게는 명백히 다른 효과를 나타낸다. 옥시토신은 남성의 감정이입(empathy)을 감소시키며, 이 호르몬은 남성이 사냥을 하고 공격적인 보호행동을 표출할 수 있도록 하는 생존 메커니즘으로 나타난다. 옥시토신이 사회적 상호작용에 미치는 영향을 더 잘 이해하게 되면, 옥시토신이나 옥시토신 수용기 사이의 부적절성과 자폐증과의 흥미로운 관계를 설명할 수 있을 것이다. 자폐스펙트럼장애의 특징 중 하나는 감정을 해석하고 드러내는 것이 어렵다는 점이다. 최근 연구에서 옥시토신 수용기를 부호화(encoding)하는 유전자의 돌연변이가 자폐증과 같은 정서적인 분리(emotional detachment)집단에서도 나타난다는 것을 밝혔다. 이 연구에서 옥시토신의 뇌실 내 주사는 상호 정서적인 해석능력을 향상시키는 것으로 나타났다.

1980년대와 1990년대 초 연구자들은 이성애와 동성애 남성 사이의 성과 특수한 사회적 의의에 근거한 특정 시상하부핵 발현의 차이를 발견하였다. 다른 연구에서는 동성애 남성과 이성애 여성 사이의 핵에서 유사점을 발견하였다. 이러한 초기 연구 이후 시각앞핵과 관련된 성적 이형핵(sexually dimorphic nucleus)의 존재를 뒷받침하는 많은 연구결과가 나왔다. 이 놀라운 연구는 남성의 성적 이형핵이 여성보다 더 크고 신경세포가 더 많음을 보여준다. 또한 남성에서 여성으로 성전환한 사람의 성적 이형핵의 크기는 여성의 것과 같았다. 시각앞핵의 성적 이형성 요소에 대한 영향 연구에서 성별, 성적 취향 또는 성

시스템의 통합

파페츠 회로

1937년 존 파페츠(John Papez)는 감정 및 감정적인 행동과 관련이 있는 것으로 보이는 겉질 및 겉질밑 부위를 포함하는 신경회로에 대해 설명하였다. 파페츠 회로라고 불리는 이 신경회로는 해마, 뇌활, 유두체, 유두시상로, 앞쪽 시상핵 그리고 띠이랑을 포함하고, 파페츠 회로의 출력 다발인 띠다발은 다시 해마체로 돌아온다. 신경로는 겉질, 시상, 시상하부의 연합영역 활동을 통합하는데, 이 모두가 정서적인 관심사에 대한 맥락 내에서 행동을 조절한다. 추후의 연구는 파페츠에 대한 원래 가설의 완전한 입증에 실패하는데, 이 가설은 눈확과 안쪽 이마앞겉질, 배쪽 바닥핵, 등쪽안쪽 시상핵 그리고 편도를 기억력 증진 시스템에 포함시켰다. 편도는 이 회로에서 일차 핵으로서의 역할을 한다. 이러한 신경로와 신경핵의 전체 무리를 현재까지 둘레계라고 한다. 이제는 파페츠 회로가 정서적인 기능을 한다고 여기지는 않지만, 현재 이러한 기능은 일화기억 또는 공간기억과 관련된 것으로 알려져 있다.

알츠하이머병의 발현은 기억의 퇴화와 밀접하게 연관되어 있으며 공간기억 상실을 포함하는데, 이전에는 매우 잘 알고 있었던 주변 환경에서 길을 잃는 경우가 종종 나타난다. 둘레계의 부피, 세포 및 섬유 함량 변화를 나타내는 것을 목표로 한 용적측정 연구와 더불어 기능적 비활성화를 암시하는 포도당 대사 감소 영역을 밝히기 위한 포도당 대사에 대한 연구를 통해 사이뇌 영역이 알츠하이머 발병에 영향을 끼치고 그 증상과 관련이 있을 수 있다는 것이 연구결과로 드러났다.

알츠하이머병의 병리학적 영상은 해마체 및 뇌실의 확장을 포함한 안쪽 관자엽 구조의 퇴화를 나타내며, 세포사멸 및 뇌실주위 조직의 부피 감소를 보여준다. 알츠하이머병 환자의 뇌에 대한 최근의 연구에서, 특정 시상하부 및 시상핵, 특히 유두체 및 시각교차위핵(suprachiasmatic nucleus)에서의 세포 수 감소와 부피 감소를 밝혀냈고 시각신경교차위핵 및 뇌실옆핵(paraventricular nuclei)의 신경병리 또한 밝혀냈다. 유사한 퇴행은 시상 내 앞핵과 뒤쪽안쪽핵에서도 나타났다.

1상 임상시험에서 이미 연구된 바에 따르면, 일부 환자의 경우 시상하부와 뇌활의 깊은 뇌 자극이 기억회로를 활성화하여 관자엽 및 마루엽 내 포도당 대사장애를 줄이고 심각한 부작용의 발생 없이 인지저하 비율을 개선하거나 진행을 더디게 하는데 성공하였다. 이러한 중재를 권장하기 위해 저자는 증가하고 있는 알츠하이머병 환자를 긴급하게 치료할 필요성이 있다고 언급하였다.

적지향 등의 성적 차이는 신경발달적 문제일 수 있으며 출생 후의 삶에서 사회적 상호작용에 의해 생성되지 않을 수 있다는 개념으로 이어진다. 불과 수십여 년 전만 해도 대중적이었던 남성과 여성이라는 이분법적 성 개념의 해체가 현재 널리 받아들여질 수 있다는 것은 놀라운 일이다.

내분비 시상하부 Endocrine hypothalamus

시상하부에 의한 내분비 통제는 다양한 항상성, 재생산 및 행동기능을 조절한다. 이러한 조절은 뇌하수체와의 시상하부 연결을 통해 일어나 몸 전체의 다른 내분비샘을 조절한다. 뇌하수체(pituitary gland, hypophysis)는 두 개의 구별되는 부분으로 구성되는데, 이는 첫 번째로 뇌하수체 뒤엽 또는 신경뇌하수체, 두 번째로는 뇌하수체 앞엽 또는 샘뇌하수체이다. 다양한 시상하부핵들은 뇌하수체 앞엽 및 뒤엽의 기능에 영향을 미치는 호르몬(방출 또는 억제인자라고도 함)을 방출하거나 억제시킨다. 그림 9.7은 시상하부 및 뇌하수체호르몬에 대해 간략하게 설명하고 있으며 앞으로 그 내용에 대해 논의할 것이다.

뇌하수체 줄기는 뇌하수체 뒤엽과 함께 시상하부에 연결되며, 뇌실옆핵 및 시각위핵은 두 가지의 호르몬을 만든다. 이 두 가지 호르몬은 바소프레신(vasopressin, 항이뇨호르몬이라고도 함)과 옥시토신(oxytocin)인데, 이들은 물의 균형과 행동에 중요한 영향을 미친다. 이들 시상하부 신경세포는 뇌하수체 줄기를 통해 뇌하수체 뒤엽으로 내려가는 축삭을 방출하고 그 신경세포들이 가진 호르몬을 사이공간(interstitial space)으로 직접 분비한다. 호르몬은 혈장 부피가 감소하거나 혈액 삼투압이 증가할 때까지

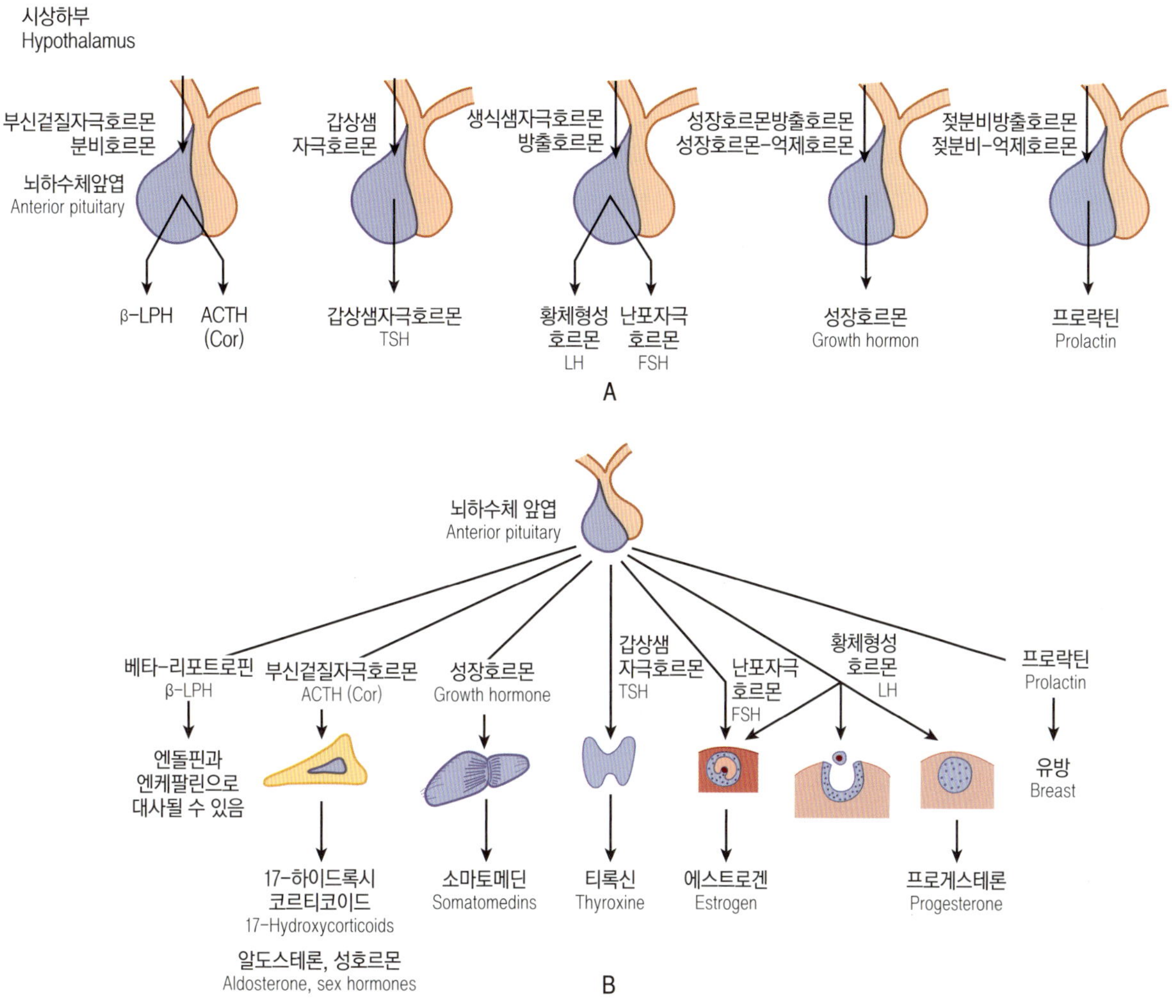

그림 9.7 뇌하수체자극호르몬과 뇌하수체 앞엽 호르몬

A: 뇌하수체 앞엽 호르몬 분비에 대한 뇌하수체자극호르몬의 효과; CRH=부신겉질자극호르몬분비호르몬; TRH=갑상샘자극호르몬; GnRH = 생식샘자극호르몬방출호르몬; GRH=성장호르몬방출호르몬, GIH, 소마토스타틴으로도 알려짐(Som)=성장호르몬-억제호르몬; PRH=젖분비방출호르몬; PIH=젖분비-억제호르몬. **B:** 뇌하수체 앞엽 호르몬. ACTH=부신겉질자극호르몬 또는 코르티코트로핀(corticotropin)으로 알려짐; TSH=갑상샘자극호르몬; FSH=난포자극호르몬, LH=황체형성호르몬, β-LPH=베타-리포트로핀(엔돌핀과 엔케팔린으로 대사될 수 있음). 여성에서 FSH와 LH는 난소의 성장, 배란, 황체 형성 및 유지를 위해 난소에서 연속으로 작용한다. 남성의 경우 FSH와 LH는 고환의 기능을 조절한다. 프로락틴은 수유를 촉진한다.

뒤통수엽의 뇌하수체에 남아 있게 되어 탈수 상태를 나타낸다. 바소프레신이 방출될 때 신장의 집합관 벽의 침투성을 증가시켜 더 많은 물을 재흡수하고 소변을 농축한다. 바소프레신은 또한 혈압을 높이기 위해 혈관수축을 자극한다.

신경뇌하수체(neurohypophysis)의 조직과는 달리 뇌하수체 앞엽은 샘(glandular)이다. 시상하부에서 생성된 방출호르몬 및 억제호르몬(인자)은 뇌하수체 앞엽의 세포에서 분비가 조절되고 신체 전반에 영양호르몬(tropic hormones)의 방출을 조절한다. 시상하부핵 신경세포는 방출 인자를 정중융기로 분비한다. 혈액-뇌장벽이 불충분하기 때문에 시상하부 호르몬이 필요할 때 정중융기 세포 내의 저장물로부터 시상하부 호르몬이 동원되고 그 호르몬은 시상하부-뇌하수체 문맥순환(hypothalamo-hypophyseal portal circulation)으로 직접 방출된다. 문맥순환(portal circulation)은 뇌하수체호르몬의 분비를 자극하고 억제하는 방출호르몬 또는 억제호르몬을 뇌하수체 앞엽에 전달한다.

3개의 시상하부핵은 뇌하수체 앞엽의 호르몬 방출을 조절하는 다양한 호르몬을 분비하는데 이들 핵은 뇌실옆핵, 시각앞핵 및 활꼴핵이다. 바소프레신(vasopressin)과 옥시토신(oxytocin)을 뇌하수체 뒤엽으로 보내는 것 외에 뇌실옆핵은 네 가지 방출/억제인자를 분비한다. 이 네 가지 호르몬은 첫 번째로 생물학적 스트레스에 반응하여 부신(adrenal gland)에서 부신겉질자극호르몬(corticotropin, adrenocorticotropic hormone)의 방출을 자극하는 부신겉질자극호르몬–방출호르몬(corticotropin–releasing hormone)을 분비한다. 두 번째는 성장호르몬 억제인자(growth hormone – inhibiting factor)로 알려진 성장억제호르몬(somatostatin)을 생산하는 핵이다. 성장호르몬의 방출은 유사분열을 자극하고 정상적인 성장을 위해서는 소아에게, 조직 유지 및 신진대사를 위해서는 성인에게 중요하다. 뇌하수체 앞엽에서 작용하는 세 번째 뇌실옆핵 호르몬은 갑상샘호르몬의 방출을 조절하기 위해 뇌하수체를 통제하는 갑상샘자극호르몬–방출호르몬(thyrotropin–releasing hormone)이다. 이러한 호르몬은 거의 모든 조직에서 작용하며 정상적인 발달 및 대사 유지와 같은 수많은 대사기능을 유지한다. 뇌실옆핵을 통해 생성되는 최종 방출인자인 젖분비방출호르몬(prolactin–releasing hormone)은 프로락틴 방출을 자극한다. 가장 잘 알려진 프로락틴의 역할은 특히 빨기에 반응하여 모유를 생산하고 방출하는 것이다.

시각앞핵(preoptic nucleus)은 생식계통(reproductive system)의 발달과 기능에 있어서 매우 중요한 방출호르몬(황체형성호르문분비인자)을 생산한다. 이러한 호르몬은 뇌하수체 앞엽에서 작용하여 난포자극호르몬과 황체형성호르몬을 방출한다. 생식샘자극호르몬–방출호르몬(gonadotrophin hormonc–releasing hormone)은 아동에서는 농도가 낮으며 사춘기에 방출된다. 이 호르몬은 남성과 여성 모두에서 뇌하수체가 난포자극호르몬과 황체형성호르몬을 방출하게 한다. 난포자극호르몬(follicle stimulating hormone, FSH)과 황체형성호르몬(luteinizing hormone, LH)은 시너지 효과를 발휘하여 다양한 생식기능을 통제한다. FSH의 방출은 남성과 여성에서 다른 반응을 일으키지만, 남녀 모두에서 FSH는 난자 또는 정자세포로 바뀌는 생식세포의 성숙을 조절한다. 여성에서는 다양한 양의 FSH가 방출되고, LH와 함께 생리주기의 여러 단계를 조절한다. 난포자극호르몬이 주기의 단계를 조절하는 것처럼 보이지만, 배란을 시작하기 위해서 황체형성호르몬 농도가 급격히 상승한다. 이 두 호르몬은 의료적으로 사용된다. 재조합형(recombinant) 난포자극호르몬은 시험관 수정치료를 받는 여성의 불임을 개선하기 위해 적용된다. 이 난포자극호르몬은 난자의 과잉생산을 자극하여 난자의 정자세포와의 접근 가능성을 증가시킨다. 황체형성호르몬은 배란과 임신을 위한 최적의 시기를 표시하는 가정용 검사키트에 사용된다. 또한 남성의 경우 황체형성호르몬은 안정적인 수준의 테스토스테론을 생산하게 하는 역할을 한다.

융기 영역의 뇌실 주위 구역 내에 주로 존재하는 활꼴핵은 도파민[내분비에서의 역할로 프로락틴–억제호르몬(prolactin–inhibiting hormone)]을, 뇌하수체 앞엽 내에서 방출을 위해 정중융기에서 분비조절에 관여한다. 도파민은 그 양을 조절함으로써 프로락틴의 효과를 통제한다. 이러한 프로락틴의 자극은 적절한 모성 행동의 발현을 일으키며, 성적 흥분과 오르가즘을 느끼는 동안 프로락틴의 양은 증가되고 출산 후 행복함의 원인이 될 수 있다. 또한 프로락틴이 조혈작용(hematopoiesis) 및 혈관신생(angiogenesis)뿐만 아니라 면역시스템 기능에 영향을 미친다는 것은 매우 중요하다. 활꼴핵에 의해 방출되는 두 번째 호르몬은 뇌실옆핵에 의해 방출되는 성장억제호르몬의 길항제 역할을 하는 성장호르몬-방출호르몬(growth hormone-releasing hormone)이다. 성장호르몬은 발달과 재생에 필수적인 세포분열을 자극한다. 성장호르몬 결핍 아동은 성장 속도가 느리고 사춘기가 늦어지며 다른 가족 구성원과 비교해서 예상되는 키가 작다. 성장호르몬의 단백 동화작용은 운동능력을 향상시키는 것으로 잘 알려져 있으며, 세계반도핑기구(World Anti-Doping Agency)는 성장호르몬을 성능 향상 약물(performance-enhancing drug, PED)로 규정하고 불법화했다.

주요 시상하부 회로 Major hypothalamic circuits

뇌하수체와의 중요한 연결과 함께 다른 시상하부 신경로는 둘레계 및 자율신경계에 영향을 미친다. 비록 유두시상로(mammillothalamic tract)는 유두체를 시상의 앞핵과 연결하는 한 방향의 경로이고 기억을 관장하는 파페츠 회로의 일부를 구성하지만 대부분의 신경로 연결은 양방향성이다. 유두체로의 입력은 해마로부터 뇌활에 도착한다. 시상의 앞핵은 띠이랑(cingulate gyrus)으로 많이 연결되며, 그곳에서 신경충동(impulses)은 띠다발(cingulum)을 통해 해마로 되돌아온다.

둘레 연결의 또 다른 구성은 중간둘레(mesolimbic) 회로의 일부를 차지하며, 신경전달물질로 도파민을 사용하는 안쪽 앞뇌다발로 전달된다. 이 회로는 앞뇌바닥 부분인 배쪽줄무늬(ventral striatum)를 포함한 바닥핵 주변의 구조와 중간뇌의 배쪽 뒤판부(ventral tegmental) 영역과 상호 연결된다. 이 회로는 부교감핵뿐만 아니라 뇌줄기의 그물체핵에 꼬리쪽으로 연결되며 이러한 자율적인 연결의 대부분은 등쪽세로다발(dorsal longitudinal fasciculus)과 공유된다.

등쪽세로다발은 뇌실옆핵으로부터 일차적으로 발생하는데 시상하부에 영향을 받는 자율신경계의 주요 경로이다. 등쪽세로다발은 중뇌수도관주위회색질(periaqueductal gray matter)과 중간뇌의 뒤판(tegmentum)을 통해 내려가고 넷째뇌실 앞쪽 뒤판 내 정중선 근처의 다리뇌와 숨뇌를 통해 내려간다. 등쪽세로다발은 미주신경과 의문핵의 등쪽 운동핵과 경로를 따라 그물핵과 연결되며, 등척수의 가쪽뿔에서 신경절이전 교감신경을 지배하는 척수와 가슴부, 복부 및 골반 내장기능을 조절하는 가쪽뿔 내의 교감신경세포로 내림(descent)을 계속한다.

가늘고 흐릿한 유두뒤판신경로(mammillotegmental tract)는 뇌줄기의 뒤판을 통해 내려가서 부교감신경핵에 연결되는데 3번 뇌신경의 에딩거-웨스트팔핵(Edinger-Westphal nucleus)을 통한 동공수축 및 눈돌림신경(oculomotor nerve)도 포함된다. 동공확장에 대한 교감신경 조절은 시상하부척수신경로를 통해 시상하부에 의해 조절된다(그림 9.8). 그 고유의 경로를 따라 유두뒤판신경로는 중간뇌 덮개앞영역(pretectal)을 신경지배하고 T1~3(1번에서 3번 등척수 수준)의 가쪽뿔 내 섬모체척수중추(ciliospinal center)로 이어진다. 섬모체척수중추로부터의 출력은 교감신경줄기(sympathetic trunk)를 따라 위목신경절 위쪽으로 연결된다. 신경절이후 교감신경섬유는 목동맥과 그 가지를 따라 머리 위로 올라가고 눈의 동공확장기에 도달한다. 호너증후군은 이 경로의 장애로 인해 발생하고, 종종 가쪽숨뇌증후군(lateral medullary syndrome) 또는 목척수 손상을 동반한다. 호너증후군은 "호너 삼주징(Horner's triad)"이

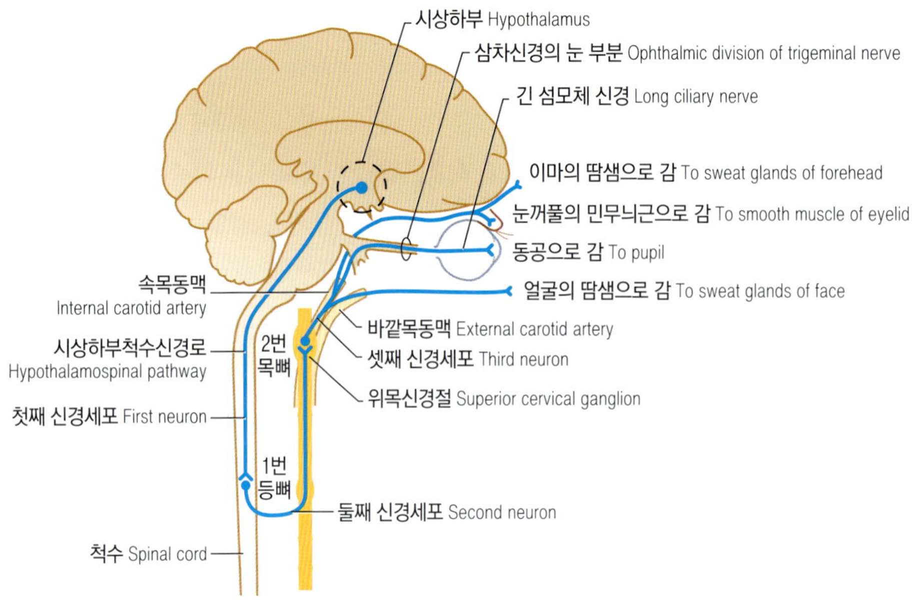

그림 9.8 시상하부척수신경로 (눈교감신경로, oculosympathetic pathway)

이 세 개의 신경세포 경로는 시상하부에서 척수 T1~3의 가쪽뿔(lateral horn) 내의 섬모체척수중추(ciliospinal center)까지 투사되며, 그 다음으로는 위목(교감신경적)신경절, 마지막에는 동공, 눈꺼풀의 민무늬근 그리고 이마와 얼굴의 땀샘으로 이어진다. 이러한 신경로의 장애는 호너증후군을 초래한다.

라는 특징을 보이는데, 이는 동공수축(miosis), 안검하수(ptosis) 및 무한증(anhidrosis)이며 안구함몰(enophthalmos)이 발생하기도 한다(그림 6.23 참조).

기능적 시상상부 Functional Epithalamus

시상상부는 사이뇌 내에서 수면/기상 주기, 둘레계 기능, 각성, 통증 및 기쁨 반응, 일부 재생산 행위 등 다양한 기능을 가진 작은 영역이다. 이 영역의 손상 및 종양은 주요 시각중추 및 셋째뇌실에 근접해 있기 때문에 전형적인 임상증상을 발생시킨다.

수면/기상 주기 및 하루주기리듬 Sleep/wake cycles and circadian rhythm

시상상부는 솔방울샘에 의한 멜라토닌 호르몬 조절을 통해 수면/기상 주기에 중요한 역할을 한다. 멜라토닌은 효율적인 수면을 돕고 신체의 각 세포체를 하루 동안의 시간과 계절에 적응시킨다. 망막 신경절 세포의 축삭은 망막시상하부로를 통해 솔방울샘으로 빛[상(像)이라기보다는]의 진폭과 파장과 관련된 데이터를 전달한다. 입력은 각 시신경을 따라 반대편 시상하부의 시각교차위핵(suprachiasmatic nucleus, SCN)으로 이동한다. 시각교차위핵에는 24시간 동안 하루주기리듬을 조절하는 중앙 시계가 존재한다. 이 가벼운 자극은 매일 시각교차위핵을 교정하는 것을 돕고 망막시상하부로를 따라 일련의 교감신경 억제신경을 통해 솔방울샘에 지시하여 멜라토닌 분비를 줄이고 각성을 증가시킨다. 낮은 멜라토닌 수치는 노화, 질병 및 알츠하이머와 같은 신경퇴행성 장애와 관련된 수면장애에서 볼 수 있다. 멜라토닌은 항산화제이기도 하며 신경보호 작용도 가지고 있다.

고삐의 기능 Habenula function

고삐(habenula)는 신경전달물질인 아데노신 3인산(adenosine triphosphate, ATP)에 반응하는 연합 둘레계 구조이다. 고삐는 노르아드레날린 신경절이후 교감신경세포에서 방출되는 통증에 대한 정서적인 빠른 반응의 전달물질(mediator)이다. ATP 억제제는 만성통증 관리에 사용하기 위해 연구 중에 있다.

시상상부의 종양 Tumors of epithalamus

시상상부라는 이 작은 영역의 종양은 드물며 아래에서 설명하는 몇 가지 예와 함께 임상적인 발견을 통해 국소화할 수 있다. 시상상부는 셋째뇌실의 지붕을 형성하며 이곳의 종양은 맥락얼기(choroid plexus) 또는 대뇌수도관(cerebral aqueduct)을 막아 뇌척수액 흐름을 방해하여 심각한 질병인 뇌수종(hydrocephalus)을 발생시킨다. 만약 이를 치료하지 않으면 조직 압박으로 인해 생명에 위협이 될 수 있다.

파리노드증후군[Parinaud's (등쪽 중간뇌, dorsal midbrain) syndrome]은 솔방울샘의 종양이 3번 및 4번 뇌신경에 의해 지시된 공동주시(conjugate upgaze)를 중계하는 입쪽 중간뇌의 그물체 대부분의 등쪽 부분 내 위치하는 수직주시중추(vertical gaze centers)에 영향을 줄 때 발생한다. 종양의 등쪽, 핵위(supranuclear) 위치는 자발적인 공동주시에 영향을 미치지만 인형 눈 반사와 같이 눈의 위쪽 편향을 일으킨다(6장 참조). 솔방울샘 종양으로 인한 핵아래(infranuclear) 손상은 부분적으로 동공(pupillary)의 반사를 방해한다. 중간뇌덮개 내 뒤맞교차에 동반되는 손상은 광 강도의 변화에 대한 공감 동공반사 작용의 장애를 일으키지만 원근 조절 반사, 즉 동공의 직경과 초점 거리 변화와 관련된 렌즈 모양 변화는 보존된다. 임상적으로 주시마비 외에도 환자는 함몰된 눈꺼풀과 거짓 아가일로버트슨동공(pseudo-Argyll Robertson pupil; 약 6mm의 가늘고 좁은 동공임. 빛에 잘 반응하지 않고 원근 조절반사에 더 잘 반응함: 빛근접반사해리)의 증상을 나타낸다.

솔방울샘 종양이 있는 사춘기 전 어린이에 대한 관찰을 통해 솔방울샘이 성적 발달에 미치는 영향을 연구하였다. 종양은 정상적인 성적 발달을 저해하는 것으로 나타난다. 정상적인 성적 발달은 사춘기 발생에 적절한 시기에 낮은 수준의 멜라토닌에 의해 좌우된다. 솔방울샘의 병변은 멜라토닌 분비를 증가시켜 사춘기 발생을 지연시킨다. 솔방울샘을 파괴하고 멜라토닌 방출을 막는 병변은 남아 및 여아의 사춘기를 촉진하며 조숙증(precocity)을 일으킨다.

시상밑부의 기능 Functional Subthalamus

시상밑부는 시상의 배쪽, 시상하부의 가쪽에 위치한다. 이는 바닥핵(basal nuclei, 7장)의 구성요소로 리드미컬한 움직임을 유지하는 역할을 한다. 안쪽창백핵/흑색질 그물부는 바닥핵 출력 신경세포에서 지속적인 긴장성 활동을 촉진시킴으로써, 시상밑부는 이마엽 운동겉질의 배쪽안쪽/배쪽가쪽 운동시상 활성화를 조절하기 위한 안정기 억제출력을 유지시킨다. 이 억제의 상실은 손떨림(essential tremor)이나 후기 파킨슨병과 같이 율동적인 운동을 통제할 수 없을 때 문제가 된다.

시상밑부 핵의 양쪽 자극은 후기 파킨슨병에 대한 가장 보편적이고 효과적인 최신 치료법이다. 깊은 뇌 자극(deep brain stimulation, DBS)은 도파민과 도파민작용제(agonist)에 반응하지 않는 진행성 운동장애 증상을 감소시킨다. 외과의사는 머리뼈 안의 구멍을 통해 얇은 전선 전극을 이식하여 시상밑부핵에 전극의 끝을 놓는다. 전극은 두피, 목 및 어깨 아래의 피부밑 통로에 삽입된 절연 전극을 통해 가슴벽에 위치한 신경 자극기에 연결된다. 신경 자극기는 배터리의 팩처럼 작동하며 신경 자극기 위에 놓은 원격 장치로 쉽게 켜거나 끌 수 있다. 이 깊은 뇌 자극 시스템은 시상밑부핵에서 신경 활동을 자극함으로써 떨림을 줄여 보다 정상적인 동작을 위한 휴지기 억제출력을 회복시킨다.

IV 통각이 일어나는 동안의 주요 사건

CENTRAL EVENTS DURING NOCICEPTION

통각은 중추신경계에 손상을 입히거나 손상시킬 수 있는 자극을 전달하는 것을 포함한다. 자극 자체는 고통스럽지 않으며 오히려 감각종말에 적용되는 에너지의 한 형태일 뿐이다. 통각은 겉질로 올라갈 때까지 통증을 일으키지 않는다. 통각과 차후의 통증자각에 의해 유발된 행동반응은 유용할 수 있고, 뜨거운 표면을 만지거나 손상된 신체 부위를 보호하는 것과 같은 추가 위험을 방지하기 위한 경고를 제공한다. 이와 반대로 통증은 인지중추회로(cognitive central circuitry)를 활성화시키기 때문에 생존을 위해 필요한 경우 통증으로 인한 행동반응을 억제할 수 있는데, 야영지에서 길을 잃어서 구조될 때까지 통증 없이 골절된 발목으로 몇 킬로미터를 등산하는 것을 예로 들 수 있다.

오름 통각 경로 Ascending Nociceptive Pathway

통각의 복잡한 경로는 중추신경 처리에 따라 국소 척수수준(5장)에서 말초 감각과 초기 반사되먹임 순환을 통합한다. 높은 문턱값의 기계적 통각수용기(high-threshold mechanical nociceptors, HTMs)는 둘러싸고 있는 슈반세포로 인해 생산된 얇은 바닥판(basal lamina)으로 덮인 자유신경종말이다. 기계적 통각수용기는 작은 직경의 얇은 말이집(A+ 섬유계) 또는 민말이집(C 섬유계) 축삭에 의해 공급되며, 조직의 손상 또는 잠재적인 손상으로 인한 기계적인 변형에 대응한다. 또한 통각수용기의 하위집단은 뜨거움과 차가움의 손상 또는 외상을 입은 조직에서 방출되는 화학물질에 반응한다.

1965년에 멜작(Melzak)과 월(Wall)은 척수에서 통각수용기 입력의 관문(허용 또는 억제) 전달(gating transmission)을 설명하는 논문을 발표했다. 이는 관문조절이론(gate control theory)이라고 하며, 이 이론은 수십 년 동안 모든 통증연구에 영향을 끼쳤다. 현대의 방법론은 특정 기계적 통각수용기를 밝혀냈는데, 유해한 정보 처리량에 영향을 주는 아교질(substantia gelatinosa, 일차 들신경 통각수용기의 이차 표적) 내 시냅스 전후 축삭뿐만 아니라 통각수용기는 이 이론에 대한 논문의 최초 출간 당시에는 거의 알려지지 않았다.

통각수용기 반응은 일차 및 이차 통각과민(hyperalgesia)이라는 두 가지 단계로 발생된다(그림 9.9). 일차 통각과민은 급성외상 영역에서 A+ 섬유계 자유신경종말의 손상에 의해 활성화되어 날카롭고 찌르는 듯한 통증을 유발하고 주로 척수시상로로 전달된다. 그 다음 대뇌겉질로 전달되어 손상된 자극의 유형과 강도를 의식적으로 해석한다. 일차몸감각겉질뿐만 아니라 배쪽뒤가쪽과 배쪽뒤안쪽 시상핵 내 몸영역배열은 특이성으로 인해 일차 통각과민은 국소화된다. 따라서 인간은 자신의 부상이 어디에 있는지 정확

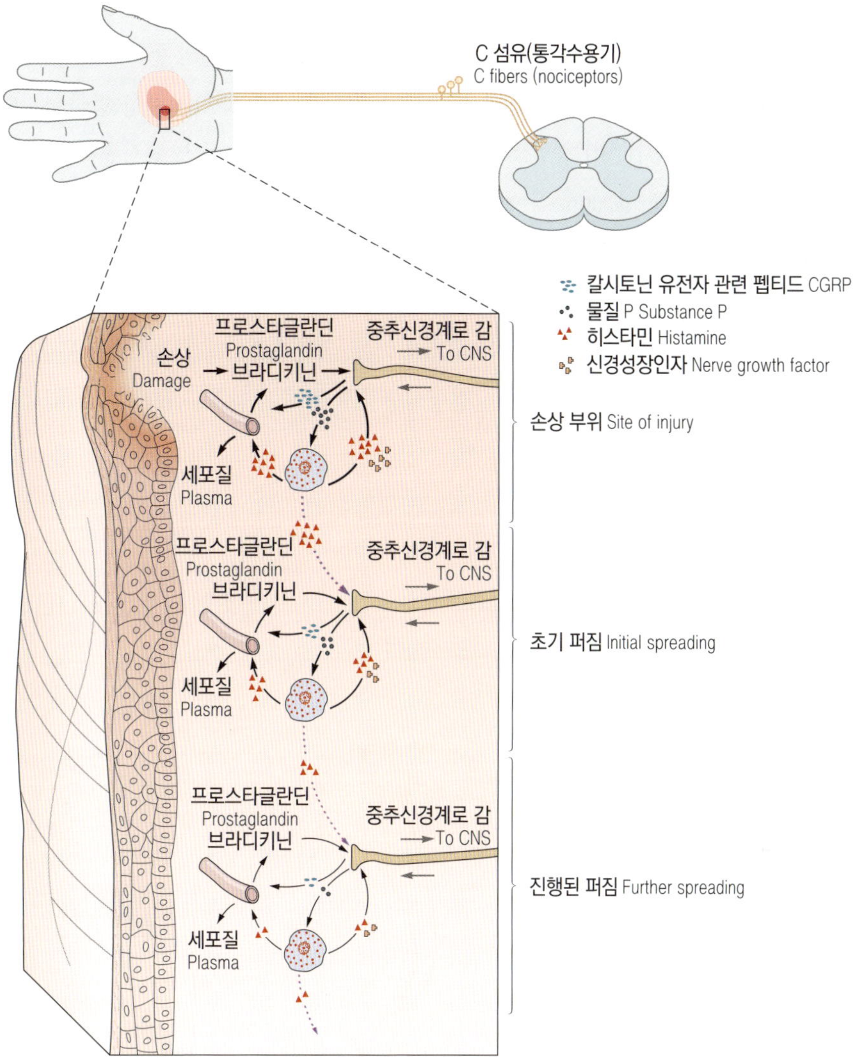

그림 9.9 신경성 염증

조직 손상은 브라디키닌의 방출과 시클로옥시게나아제(cyclooxygenase)의 활성화를 발생시킨다. 프로스타글란딘과 K+ 및 H+와 같은 다른 매개체들의 이러한 발생을 차례대로 이끈다. 브라디키닌과 프로스타글란딘은 신경세포를 활성화시키고 민감하게 만든다. 물질 P와 칼시토닌 유전자 관련 펩티드(CGRP)는 자유로운 신경종말에서 역행하는 방식으로 방출되어 국소혈관을 팽창시킨다. 물질 P는 체액과 단백질을 혈관에서 유출시키고 비만세포에서 히스타민의 방출을 유발한다.

하게 알 수 있다. 등쪽안쪽 시상핵의 척수시상로(spinothalamic tract) 입력은 겉질에 더 넓게 연결된다. 다른 오름 통각경로의 공간적 분리와 결합하여(5장 참조), 이 조직은 부분적으로 만성통증을 조절하는 어려움을 설명할 수 있다.

C 섬유계 통각수용기 또한 부상에 의해 손상되며, 이로 인해 부상 부위로 축삭돌기를 철수시키는 역전도신경흥분(antidromic nerve impulse)이 활성화된다. 이 부위에서 C-섬유종말은 물질 P와 칼시토닌 유전자 관련 펩티드(calcitonin gene-related peptide, CGRP)와 같은 신경활성 펩티드를 조직으로 방출시킨다. 물질 P는 비만세포의 탈과립을 일으키고 히스타민을 해당 영역으로 방출시키며 칼시토닌 유전자 관련

펩티드는 모세혈관의 벽을 "누출시키는(leaky)" 강력한 혈관 확장제이다. 부종 및 혈종을 유발하는 조직분출 및 통각과민은 축삭반응과 신경성 염증의 특징이며, 이차 통각과민의 둔하고 타는 듯한 통증을 발생시킨다. 외상 조직은 ATP, 브라디키닌, H+ 및 세로토닌과 같은 추가 화학물질을 방출시킨다. 이 화학물질들은 말초에서의 국소적 통각수용기 종말의 광범위한 문턱값의 탈분극을 발생시킨다. 척수에서 중심 C 섬유는 뒤뿔의 아교질(substantia gelatinosa)에서 이차 신경세포에 시냅스한다. C 섬유는 심하게 손상 또는 반복적인 일차 들신경 통각수용기 입력에 의해 활성화되어 문턱값을 낮추고 반응을 연장시킨다. 이러한 현상을 와인드업(windup)이라고 하며, 자발적 발화 및 신경통증 반응을 증가시켜 통각과민과 무해자극통증(allodynia)을 발생시킨다. 척수 수준에서 유해한 입력에 대한 높은 민감도와 반응은 신경병증성통증(조직 손상에서부터)으로의 전환에서 지속적인 신경병성통증으로 중추감작(central sensitization)에서부터 영향을 끼칠 수 있다.

통증 조절의 내림신경로 Descending Pain Modulation

오름 통각수용기 신경로는 척수시상로를 통해 시상으로 직접 신경지배할 뿐만 아니라 다른 뇌줄기 및 사

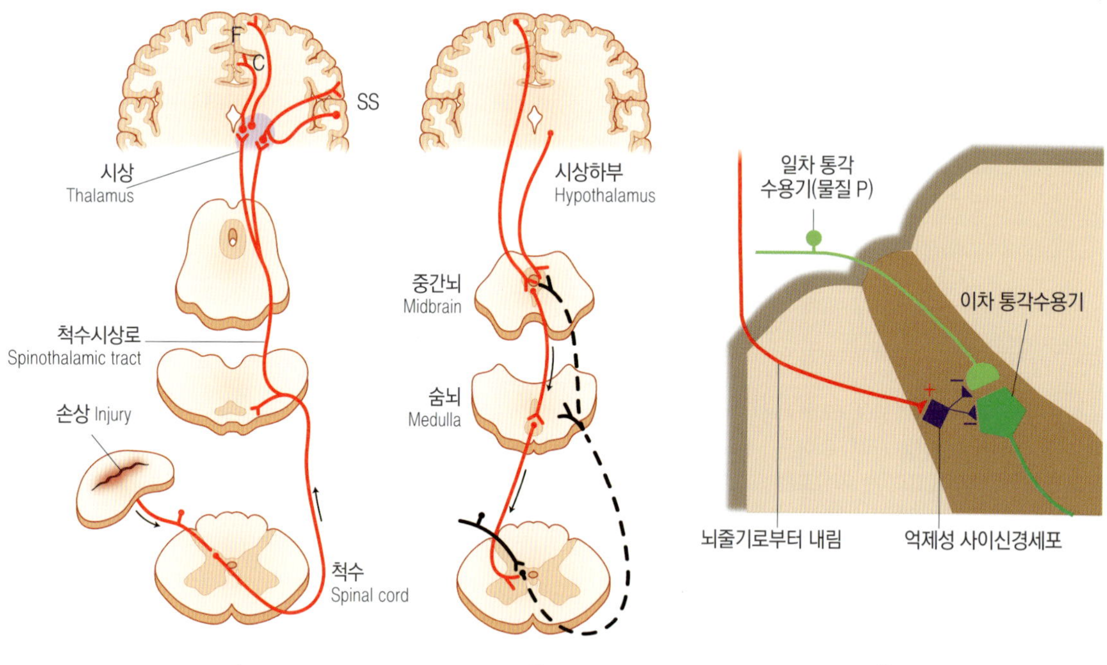

그림 9.10 통증 전달 및 조절 신경로

A: 통각 메시지 전송 시스템. 유해한 자극은 전달 과정을 통해 일차 들신경 통각수용기의 말초종말을 활성화시킨다. 이러한 자극은 말초신경을 넘어 척수로 이동하며 이곳에서 주요 내림 통증 신경로가 시작되는 척수시상로의 세포와 연접한다. 이 자극은 시상 내에서 안쪽 띠이랑(C), 이마 대뇌섬(F) 그리고 몸감각겉질(SS)로 중계된다. **B:** 통증 조절 네트워크. 대뇌겉질과 시상하부로부터의 입력은 숨뇌 내의 세포를 통해 척수 통증전달 세포를 조절하는 중간뇌 내의 세포를 활성화시킨다. **C:** 확대된 뒤뿔. 일차 통각수용기의 들신경 축삭은 뒤뿔 내 아교질의 이차세포와 시냅스한다. 신경전달물질로 흥분성 세로토닌과 노르에피네프린을 사용하는 뇌줄기 그물체로부터의 내림축삭은 엔케팔린성 사이신경세포와 연접한다. 엔케팔린 이전과 이후 연접은 통각정보의 처리량을 억제한다.

이뇌 구조에도 연결된다. 척수숨뇌섬유(spinomedullary)를 통한 수도관주위 회색질(periaqueductal gray substance)은 척수시상하부로부터 시상하부를 포함하여 뇌줄기의 그물체는 척수그물로를 통해 통각수용기 입력을 받는다. 또한 대뇌섬, 편도 및 일차 운동, 몸감각, 뒤마루엽, 이마앞엽겉질은 시상겉질 및 시상하부겉질 회로에 의해 활성화된다. 겉질구조는 10장에 자세히 설명되어 있다.

시상하부의 정보처리는 광범위한 겉질과 시상의 상호작용을 통해 내림 통증조절회로를 작동시킨다(그림 9.10). 이 신경로는 뇌줄기의 그물체 내에 시냅스하기 위해 축삭에 꼬리쪽으로 연결하는 엔도르핀성 세포를 활성화시키는 수도관주위 회색질로 내려간다. 솔기핵(raphe nucleus)에 있는 세포는 세로토닌을 분비하고, 다리뇌 그물체에 있는 세포는 노르에피네프린을 분비한다. 이 두 부위는 모두 뒤뿔 내 국소회로 신경세포를 신경지배하기 위해 내려가는 섬유시스템(fiber system)을 방출한다. 억제성 엔케팔린성 뒤뿔세포(enkephalinergic dorsal horn cells)는 시냅스 이전으로 일차 통각수용기로부터의 전달을 억제하고 시냅스 이후로는 이차 척수 통각세포 출력을 억제한다. 이를 통해 효과적으로 통각수용기 처리량에서의 관문 닫기 및 통증자각을 예방한다.

시상 및 시상하부와의 연결을 통해 유해 정보도 둘레계에서 처리된다. 뒤쪽 시상하부핵으로 돌아가는 상반회로(reciprocal circuits)는 내려가는 뇌줄기 및 척수신경로를 활성화시켜 교감신경 반응 및 전반적인 각성을 유도한다. 심한 통증은 외상후스트레스장애(post-traumatic stress disorder, PTSD)를 포함하는 조건부 반응에서 볼 수 있는 편도로의 둘레계 연결을 통해 지속적인 기억의 형성을 촉진할 수 있다.

V 손상에 대한 반응

RESPONSE TO INJURY

손상에 대한 반응으로 이전에 시상통증으로 알려진 뇌졸중 후 중추성 통증증후군(central post-stroke pain, CPSP) 또는 데지린-루시 증후군은 전형적으로 배쪽뒤가쪽/배쪽뒤안쪽 시상핵에서 뇌졸중으로 인해 발생한다. 병적인 감각경험은 손상 부위 내에서 나타나는 영역의 병변 반대쪽에서 발생한다. 일반적으로 환자는 침범 부위의 감각상실이나 따끔거림을 호소한다. 비정상적인 감각은 종종 옷을 입거나 기타 무해한 접촉자극에 의해 촉발되며 타는 듯하고, 날카롭게 베이고, 쥐어짜고, 뜨겁고 꽁꽁 어는 듯한 느낌으로 표현되는 통증으로 인식되어 처리된다. 무해자극통증(allodynia), 감각장애(dysesthesia) 및 통각과민(hyperalgesia)은 이 질병을 겪는 환자들의 일상생활활동 및 전반적인 삶의 질을 명백하게 악화시킬 수 있다. 만성 시상통증을 앓고 있는 환자를 위한 치료법에는 중추효과 또는 국소 진통제가 있는 약물, 시상 각 부위의 외과적 절제술 또는 몸감각 시상 및 뇌실주위 회색질 부위의 깊은 뇌 자극이 포함된다. 통증은 심리적으로 영향을 끼칠 수 있기 때문에 환자들은 만성통증을 관리하기 위해 치료 프로그램에 참여한다. 안타깝게도 뇌졸중 후 중추성 통증증후군은 일반적으로 난치병이며 회복에 대한 예후가 좋지 않다.

시상하부 질환은 다양한 종류로 환자에게 악영향을 끼칠 수 있다. 이로 인한 기능장애로 이상식욕항진 또는 부진(hyper, hypophagia), 변온증(poikilothermia), 위장관 장애 및 불안정한 혈압뿐만 아니라 다음증 및 다뇨증을 유발하는 요붕증(수분 대사장애)이 초래된다. 추가적으로 인지적인 영향에는 우울증,

졸음, 피로, 자극과민성(irritability)이 있다. 종양 및 뇌졸중은 뇌하수체 기능을 방해하여 호르몬 분비를 감소시킨다. 또 다른 영향으로는 성장감소, 성욕감퇴 또는 성기능 장애, 피로감 및 갑상샘기능저하증(hypothyroidism)이 포함될 수 있다. 이러한 장애는 일반적으로 호르몬 대체요법으로 치료한다.

영양실조로 인한 시상하부 손상, 특히 만성 알코올 중독에서 비롯된 티아민(B1) 결핍은 코르사코프 증후군(Korsakoff's syndrome)이라는 장애를 일으킨다. 유두체 내 세포손실은 최신의 기억력을 손상시키고 일부 환자는 말을 지어내거나(confabulate), 기억이 나지 않는 순간을 설명하기 위해 어떠한 일을 꾸며낸다. 심지어 말짓기증(confabulation)은 거짓말이 아니며 실제로 환자는 거짓말을 진실로 믿는다. 많은 용량의 비타민 B1과 개선된 영양섭취는 질병의 초기 단계에서 종종 증상을 해소하거나 감소시킨다. 만성 알코올 남용과 중증의 증상을 가진 환자는 감각 및 운동장애를 동반한 불량한 예후를 보인다.

깊은 뇌 자극 Deep Brain Simulation, DBS

최적의 전극배치 및 자극의 매개변수에 관한 연구는 점점 더 보편화되고 있고 전 세계적으로 수백만 명의 사람들에게 희망을 주고 있다. 초기 단계에서는 많은 사람들이 약물치료를 거부하고 부작용의 위험이 있는 치료법을 원하지 않는다. 그러나 중기에서 운동장애 증상이 증가함에 따라 많은 환자들은 대체 가능하고 높은 위험성을 가진 방법을 고려하기 시작하는데, 그들은 어떠한 치료를 선택할지 고민하고 의료진과 이에 대한 솔직한 대화를 나눈다. 깊은 뇌 자극은 외과적 합병증 및 수술 시 다양한 위험을 수반하고 특정 환자에서 의도하지 않은 인지, 정신병, 자율신경 및 언어에 영향을 미치는 복잡한 의료시술이다. 이 치료의 효과를 최대화하기 위한 연구는 전 세계적으로 이루어지고 있다. 만약 부작용이 있다고 해도 이 중재는 시상밑부핵 기능의 과학적인 이해, 특히 시상밑부의 비운동 기능에 대한 이해의 폭을 넓힐 것이다. 예를 들어, 땀분비 기능장애에서 대부분의 경우 다한증은 매우 일반적이며 시상밑부 깊은 뇌 자극으로 완화할 수 있다. 양쪽 시상밑부핵의 만성자극은 일부 환자들에게 인지 변화를 발생시킨다. 이러한 증상은 분명한 매커니즘과 함께 인지에 관여한다고 추정되는 둘레계 및 연합영역 신경로의 과도한 자극으로 인한 것으로 예상된다. 일부 소규모 연구에서 만성 깊은 뇌 자극을 받는 환자에서 바닥핵–시상–이마앞엽 겉질 회로의 변화를 보여준다. 또한 언어의 미묘한 변화로는 말의 유창성 감소를 들 수 있다.

신경가소성 ▪ 눈운동 민감/소실 재처리 과정-외상 이후를 위한 치료

시상 기능은 경험을 처리할 때 자각, 몸감각, 기억, 인지를 통합하는데 필수적이다. 안타깝게도 일부 사람들은 특징적으로 신경계 기능이상을 일으키는 외상후스트레스장애(PTSD)에 의해서도 시상 기능이 감소된다. 감각기억은 후각, 미각, 시각 및 몸감각으로 분열화(fragmented)된다. 더불어 환자들은 과잉감정뿐만 아니라 단편적인 기억의 인지적 왜곡, 과도한 자기비난, 수치 및 과다 행동 상태를 경험한다. 이는 특정 사건의 의식적인 완전한 기억의 통합을 막고 그 대신 부정적인 감정을 동반한 일련의 분리된 감각경험을 발생시킨다.

눈운동 민감/소실 재처리 과정(eye movement desensitization and reprocessing, EMDR)의 사용은 가쪽 시상핵의 활성화 증가를 통해 이러한 기능장애의 치료를 용이하게 하도록 제안되었다. 눈운동 민감/소실 재처리 과정은 불안 및 외상후스트레스장애를 치료하기 위해 1987년에 개발된 치료기법이다. 그것은 불안 증상을 줄이기 위한 과정의 일부로 매끈눈따라보기(visual smooth pursuit)를 유도하기 위해 양쪽 눈을 자극한다. 이러한 오른쪽-왼쪽 눈의 움직임은 꿈을 꿀 때 발생하는 빠른 눈운동(rapid eye movement)과 유사하며, 최근의 사건을 통합하고 이를 의미 있는 기억에 통합시키는 것으로 추정된다. 재처리(reprocessing)는 이러한 양쪽 자극 처리에 의해 환자가 정신이 팔렸을 때 가장 효과적이다. 따라서 환자는 두려운 반응을 보이기보다는 치료사의 안내에 따라 다른 정서적 반응을 선택할 수 있다.

최첨단 연구

깊은 뇌 자극과 파킨슨병

파킨슨병은 잘 알려진 운동 및 비운동적인 변화를 발생시키는 진행성의 신경학적인 병적 상태이다. 초기, 중기 및 후기 단계를 거쳐 시간이 지남에 따라 부동성(immobility), 삼킴장애, 호흡기능장애로 인한 합병증으로 인해 죽음에 이른다. 신경정신적 행동 변화와 인지, 감각장애, 수면장애 및 자율신경계 장애로 나타나는 비운동 변화는 운동 떨림, 경직, 운동지연 및 자세 불안정 등의 운동장애 발생 이전부터 시작된다.

초기 단계의 약물치료는 혈관-뇌장벽을 가로지를 수 있는 도파민의 전구물질인 레보도파(L-dopa)와 질병에 의한 운동장애를 줄이기 위한 도파민 작용제를 결합한다. 그러나 시간이 지남에 따라 이러한 효과는 감소하고, 운동느림증 및 정신병을 비롯한 부작용은 만성적인 약물 사용 이후에 흔히 발생한다. 질병 중기 단계에서 운동장애는 매우 심각해서 걷고, 말하고, 독립적으로 기능하는 능력을 제한시킨다. 창백핵절단술(pallidotomy) 및 깊은 뇌 자극과 같은 외과적 치료는 비록 위험성이 있지만 경직, 떨림 및 운동느림증의 운동장애 증상의 증가를 조절하기 위해 약물보다 효과적이다. 창백핵절단술에서 신경외과 의사는 탐색자(probe)를 창백핵 속에 삽입하여 손상을 일으켜 그 구역을 비활성화시킨다. 깊은 뇌 자극의 출현 이후로는 이러한 시술은 거의 이루어지지 않고 있다. 1990년 이후로 시작된 시상밑핵 또는 안쪽창백핵 내의 깊은 뇌 자극(DBS)은 레보도파 반응보다 효과적이어서 운동장애 증상의 엄청난 감소와 함께 희망적인 초기 결과를 보였다.

사례 9 논의: 알츠하이머병Alzheimer's Disease

노마(Noma)는 유일한 간병인이자 사랑하는 남편 게오르그(Georg)의 병환으로 활동량이 크게 줄었고 최근 그가 사망한 이후로는 슬픔과 스트레스로 병이 더욱 악화되었다. 게오르그가 사망한지 얼마 지나지 않아 그의 죽음은 노마의 인지기능에 뚜렷하게 영향을 끼쳤다. 노마는 자신의 딸을 알아보지 못했고 딸이 그녀를 슬픔에서 구해주지도 못하였다. 매일 아침 노마는 남편이 떠났다는 것을 기억하며 울었다.

노마의 딸과 사위는 그 당시에 노마를 돌보기 위해 캘리포니아로 이사왔다. 딸과 사위 부부는 첫 번째로 노마의 상태를 평가하고 올바른 방향으로 치료받을 수 있도록 하였다. 노마는 게오르그의 오랜 투병생활 동안 매우 수동적이고 의존적인 행동을 하는 등 퇴행하였고, 최근에는 낙상사고가 있었으며 몸무게가 감소하여 걸을 때 점점 힘이 없고 불안정해졌다. 하지만 노마는 95세라는 나이에 비해 꽤 건강한 편이었다. 그들은 총체적 접근법으로 노인의학을 전문으로 하는 일반의를 찾았다. 그 의사는 방문할 때마다 노마에게 직접적으로 그녀에 대한 걱정거리를 말하고 모든 질문에 답하기 위해 시간을 할애하였는데, 이러한 의사의 태도는 가족 모두를 안심시켰다.

그들은 곧 신경과 전문의, 사회복지사, 가정방문 물리치료사, 간호사 등을 포함한 전문가로 간병-돌봄팀을 구성하였다. 노마의 주치의는 알츠하이머병과 신경가소성 분야에서 연구로 뒷받침되는 새로운 치료법이나 보충제에 대해 논의하는데 적극적이었다. 신경과 전문의는 아세틸콜린에스테라아제 억제제(acetylcholinesterase inhibitor)인 도네페질염산염(donepezil HCl)을 처방해 노마의 두뇌 내에 잔존하는 콜린성 세포의 기능을 강화했다. 또한 가정방문 간호사의 권고로 낙상위험을 제거하고 욕실 내 안전 손잡이와 같은 제품을 사용하여 안전한 환경을 유지하도록 하였다. 물리치료사는 근력 강화 및 균형 증진 프로그램을 계획했고 근력이 좋아짐에 따라 노마가 동네에서 매일 산책을 다시 시작할 수 있도록 체력유지 및 관리 프로그램을 가족에게 교육하였다. 사회복지사가 제공한 자료에는 사회화, 가벼운 운동, 두뇌자극게임 및 점심식사를 제공하는 지방 노인센터의 노인 프로그램에 대한 소개가 포함되었다.

과거 특수 교육 교사였던 그녀의 사위는 플래시 카드, 퍼즐, 카드놀이, 개인 및 가정용품, 이름 인식 및 대화를 통해 장기 및 단기기억을 훈련시켰다. 이들 부부는 노마가 즐겨찾던 짠맛이 강한 가공식품을 유기농 과일과 채소로 대체했으며 노마의 식욕은 좋아졌고 향후 4년 동안 약 2.2kg(약 5lb)정도 체중을 늘릴 계획이다. 그녀는 부가적인 일상적 포옹과 가벼운 스킨십을 즐겼으며, 이는 신체와 정신에 도움을 주었다.

노마는 음악과 신앙에 열정을 가졌다. 딸 부부는 시애틀에서부터 노마의 피아노를 가져왔고 노마는 서서히 다시 연주하기 시작했다. 처음에는 주저했지만 기능이 향상됨에 따라 노마는 점점 더 자주 연주했다. 노마는 건강해지자 일요예배를 한 번도 빠짐 없이 참여하였고, 정기적으로 수요일 아침모임에도 참석하였다. 그녀는 가장 고령의 회원이어서 매우 특별한 대우를 받았다.

노마의 인지 기능장애는 거의 10년 동안 낮은 수준으로 유지되었다. 그녀를 처음 만나는 대부분의 사람들은 회피, 자동문구, 농담, 추파를 통해 자신의 장애를 숨기기 위한 사교 기술을 개발했기 때문에 치매사실을 알아차릴 수 없었다. 노마는 그녀가 사회에 필요한 구성원이라고 믿으며 종종 그녀의 음악전공 석사학위를 활용하여 직장으로 복귀하는 것에 대해 이야기했다.

복습문제

1. 시상 감각 중계 신경세포는 다음을 포함한다.

A. 시상그물핵 B. 연합핵 그룹

C. 베개핵 D. 가쪽무릎핵

2. 반대쪽 신체의 몸감각 정보는 다음과 같은 3차 세포를 지배한다.

A. 시상의 배쪽뒤가쪽핵(VPL)

B. 시상의 배쪽뒤안쪽핵(VPM)

C. 시상의 안쪽무릎체핵(MG)

D. 시상의 등쪽안쪽핵(DM)

3. 파페츠 회로 내에서 앞핵 군의 병변은 다음과 같은 상실을 유발할 가능성이 크다.

A. 눈 운동을 조절하는 능력

B. 감정 및 사실에 기반한 기억

C. 단편적 기억과 공간정위

D. 보행 및 균형을 위한 운동 조절

4. 시상의 등쪽안쪽핵 연결은 일차몸감각겉질을 우회하여 다음과 같은 결과를 보인다.

A. 통증 처리는 VPL 및 VPM보다 명확하고 섬세하다.

B. 통증 처리는 VPL 및 VPM보다 덜 명확하고 섬세하다.

C. 통증 처리는 비특이성 각성을 위해 그물체를 동반한다.

D. 통증 처리는 일시적인 연합영역 내 중앙에 집중된다.

5. 다음의 구조는 바소프레신의 분비를 통해 물의 대사를 조절한다.

A. 뇌실옆핵 및 교차위 시상하부핵

B. 고립로핵 및 팔옆핵

C. 배쪽안쪽핵 및 배쪽가쪽핵

D. 그물핵 및 섬유판속핵

6. 활꼴핵에 의한 다음의 방출은 유사분열을 자극하고 성인인 경우 조직 유지 및 신진대사에 중요하다.

A. 소마토스타틴 B. 성장호르몬-방출호르몬

C. 옥시토신 D. 프로락틴

7. 멜라토닌 분비에 대해 학생이라면 모두 알아야 하며, 이는 수면 및 기상에 있어서 중요한 역할을 담당한다. 수면과 기상은 다음과 같은 경로를 통해 솔방울에 의해 조절된다.

A. 에딩거-웨스트팔핵으로의 등쪽세로다발

B. 솔방울샘으로의 수도관주위 회색질 신경로

C. 시각교차위핵으로의 그물시상하부 신경로

D. 띠이랑으로의 파페츠 회로

8. 알레르기 반응을 치료하는 데 사용되는 일부 항히스타민 제제는 졸음을 유발할 수 있다. 이는 다음과 같은 약물작용에 의해서이다.

A. 시각교차위핵 내 생체시계를 하루 중 늦은 밤으로 이동시킨다.

B. 수면을 유발하는 시상하부의 중추를 직접적으로 활성화시킨다.

C. 앞뇌 신경세포를 활성화시켜 히스타민의 주요 작용을 막는다.

D. 시상하부에 대한 망막 연결의 작용을 차단한다.

9. 신경병성 통증은 다음과 같은 과정을 통해 만성통증으로 전환될 수 있다.

A. 중심 C 섬유는 뒤뿔에서 반복적 일차 들신경 통각 수용성 입력에 의해 활성화된다.

B. 시상핵은 접촉 감각 입력을 억제하기 위해 둔감해진다.

C. 일차 통각과민(primary hyperalgesia)은 이질 통증을 유발하는 손상 부위에서 물질 P의 방출을 유발시킨다.

D. 이차 통각과민은 브라디키닌 방출에 의해 억제된다.

10. 뇌졸중 후 중추성 통증은 대개 다음과 같은 손상에 의해 발생한다.

A. VA 및 VL 시상핵 B. 시상하부 및 그물핵

C. 파페츠 회로 D. VPL/VPM 시상핵

REFERENCES

Acosta-Cabronero J, Williams GB, Pengas G, Nestor P. Absolute diffusivities define the landscape of white matter degeneration in Alzheimer's disease. *Brain*. 2010;133:529–539.

Arendt T, Brückner MK, Morawski M, Jäger C, Gertz H-J. Early neurone loss in Alzheimer's disease: cortical or subcortical? *Acta Neuropathologica Communications*. 2015;3:10.

Balaban CD. Neural substrates linking balance control and anxiety. *Physiol Behav*. 2002;77:469–475.

Balabana CD, Thayer JF. Neurological bases for balance-anxiety links. *Anxiety Disorders*. 2001;15:53–79.

Balami JS, Chen RL, Buchan AM. Stroke syndromes and clinical management. *Q J Med*. 2013;106:607–615.

Baloyannis SJ, Mavroudis I, Mitilineos D, Baloyannis IS, Costa VG. The hypothalamus in Alzheimer's disease: a Golgi and electron microscope study. *Am J Alzheimer's Dis Other Demen*. 2015 Aug;30(5): 478–487.

Bao A, Swaab DF. Sexual differentiation of the human brain: relation to gender identity, sexual orientation and neuropsychiatric disorders. *Front Neuroendocrinol*. 2011;32:214–226.

Basiago A, Binder DK. Effects of deep brain stimulation on autonomic function. *Brain Sci*. 2016;6(33):1–9.

Benarroch EE. Suprachiasmatic nucleus and melatonin: reciprocal interactions and clinical correlations. *Neurology*. 2008, Aug 19;71(8): 594–598.

Ben-Jonathan N, Hnasko R. Dopamine as a prolactin (PRL) inhibitor. *Endocrine Reviews*. 2001 Dec;22(6):724–763.

Bergmann U. The neurobiology of EMDR: exploring the thalamus and neural integration. *Journal of EMDR Practice and Research*. 2008;2(4):300–314.

Berridge KC, Kringelbach ML. Pleasure systems in the brain. *Neuron*. 2015, May 6;86(3):646–664.

Bole-Feysot C, Goffin V, Edery M, Binart N, Kelly PA. Prolactin (PRL) and its receptor: actions, signal transduction pathways and phenotypes observed in PRL receptor knockout mice. *Endocrine Reviews*. 1998;19(3):225–268.

Bourgeais L, Monconduit L, Villanueva L, Bernard JF. Parabrachial internal lateral neurons convey nociceptive messages from the deep laminas of the dorsal horn to the intralaminar thalamus. *J of Neuroscience*. 2001 March;21(6):2159–2165.

Braak H, Braak E. Alzheimer's disease affects limbic nuclei of the thalamus. *Acta Neuropathologica*. 1991 Feb;81(3):261–268.

Caldwell HK, Young WS. *Oxytocin and vasopressin: genetics and behavioral implications*. Berlin, Heidelberg: Springer-Verlag; 2006.

Coubard O. An integrative model for the neural mechanism of eye movement desensitization and reprocessing (EMDR). *Frontiers in Behavioral Neuroscience*. 2016 Apr;10(52):1–17.

Cozac V, Ehrensperger MM, Gschwandtner U, et al. Older candidates for subthalamic deep brain stimulation in Parkinson's disease have a higher incidence of psychiatric serious adverse events. *Frontiers in Aging Neuroscience*. 2016 June;8(132):1–5.

Dal Bello Haas V. A framework of rehabilitation for neurodegenerative diseases: following care and maximizing quality of life. *Neurology Report*. 2002;26(3):115–129.

Daou I, Beaudry H, Ase AR, et al. Optogenetic silencing of Nav1.8-positive afferents alleviates inflammatory and neuropathic pain. *eNeuro*. 2016 Jan/Feb;3(1):1–12.

Elias CF, Aschkenasi C, Lee C, et al. Leptin differentially regulates NPY and POMC neurons projecting to the lateral hypothalamic area. *Neuron*. 1999 Aug;23:775–786.

Guo C, Sun L, Chen X, Zhang D. Oxidative stress, mitochondrial damage and neurodegenerative diseases. *Neural Regeneration Research*. 2013;8(21):2003–2014.

Hagenston A, Simonetti M. Neuronal calcium signaling in chronic pain. *Cell and Tissue Research*. 2014;357(2):407–426.

Han S, Soleiman MT, Soden ME, Zweifel LS, Palmiter RD. Elucidating an affective pain circuit that creates a threat memory. *Cell*. 2015 July;162:363–374.

Henry JL, Lalloo C, Yashpal K. Central poststroke pain: an abstruse outcome. *Pain Res Manage*. 2008;13(1):41–49.

Herrero JF, Laird JMA, Lopez-Garcia JA. Wind-up of spinal cord neurones and pain sensation: much ado about something? *Prog Neurobiol*. 2000;61:169–203.

Jacob S, Brune CW, Carter CS, Leventhal BL, Lord C, Cook EH. Association of the oxytocin receptor gene (OXTR) in Caucasian children and adolescents with autism. *Neurosci Lett*. 2007, April 24;417(1):6–9.

Jankowski MM, Ronnqvist KC, Tsanov M, et al. Anterior thalamus in memory and navigation. *Frontiers in Systems Neuroscience*. 2013 Aug;7(45):1–12. de Jong LW, van der Hiele K, Veer IM, et al. Strongly reduced volumes of putamen and thalamus in Alzheimer's disease: an MRI study. *Brain*. 2008;131:3277–3285.

Kleiner-Fisman G, Herzog J, Fisman DN, et al. Subthalamic nucleus deep brain stimulation: summary and meta-analysis of outcomes. *Move Disord*. 2006;21(S14):S290–S304.

Kurrasch D, Cheung C, Lee FY, Tran PV, Hata K, Ingraham HA. The neonatal ventromedial hypothalamus transcriptome reveals novel markers with spatially distinct patterning. *J Neurosci*. 2007 Dec;27(50):13624–13634.

Lanuza E, Nader K, Ledoux J. Unconditioned stimulus pathways to the amygdala: Effects of posterior thalamic and cortical lesions on fear conditioning. *Neuroscience*. 2004;125(2):305–315.

Laxton AW, Tang-Wai DF, McAndrews MP, et al. A phase I trial of deep brain stimulation of memory circuits in Alzheimer's disease. *Ann Neurol*. 2010;68:521–534.

Lazarus L, Ling N, Guillemin R. B-Lipotropin as a prohormone for the morphinomimetic peptides endorphins and enkephalins. *Proc Natl Acad Sci USA*. 1976 June;73(6):2156–2159.

Le Tissier PR, Hodson DJ, Lafont C, Fontanaud P, Schaeffer M, Mollard P. Anterior pituitary cell networks. *Front Neuroendocrinol*. 2012;33:252–266.

Levay S. A difference in hypothalamic structure between heterosexual and homosexual men. *Science*. 1991 Aug;253:1034–1036.

Li J, Hu Z, de Lecea L. The hypocretins/orexins: integrators of multiple physiological functions. *British J of Pharmacology*. 2014;171: 332–350.

Lking Jayes FC, Britt JH, Esbenshade KL. Role of gonadotropin-releasing hormone pulse frequency in differential regulation of gonadotropins in the gilt. *Biol Reprod*. 1997;56:1012–1019.

Lucas BK, Ormandy CJ, Binart N, Bridges RS, Kelly PA. Null mutation of the prolactin receptor gene produces a defect in maternal behavior. *Endocrinology*. 1998;139(10):4102–4107.

Maclean PD. Contrasting functions of limbic and neocortical systems of the brain and their relevance to psychophysiological aspects of medicine. *Am J Med*. 1958;25(4):611–626.

Mendell LM. Constructing and deconstructing the gate theory of pain. *Pain*. 2014 Feb;155(2):210–216.

Mestre TA, Lang AE, Okun MS. Factors influencing the outcome of deep brain stimulation: placebo, nocebo, lessebo, and lesion effects. *Mov Disord*. 2016 Mar;31(3):290–296.

Mullur R, Liu Y, Brent GA. Thyroid hormone regulation of metabolism. *Physiol Rev*. 2014;94:355–382.

Nielsen MS, Barton SD, Hatasaka HH, Stanford JB. Comparison of several one-step home urinary luteinizing hormone detection test kits to OvuQuick. *Fertil Steril*. 2001 Aug;76(2):384–387.

Nielsen S, Chou C, Marples D, Christensen EI, Kishore B, Knepper MA. Vasopressin increases water permeability of kidney collecting duct by inducing translocation of aquaporin-CD water channels to plasma membrane. *Proc Natl Acad. Sci USA*. 1995;92:1013–1017.

Nishio Y, Hashimoto M, Ishii K, Mori E. Neuroanatomy of a neurobehavioral disturbance in the left anterior thalamic infarction. *J Neurol Neurosurg Psychiatry*. 2011;82:1195–1200.

Rogers SL, Friedhoff LT. Pharmacokinetic and pharmacodynamic profile of donepezil HCl following single oral doses. *Br J Clin Psychol*. 1998;46(Suppl 1):1–6.

Schallmo MP, Kassel MT, Weisenbach SL, et al. A new semantic list learning task to probe functioning of the Papez circuit. *J Clin Exp Neuropsychol*. 2015;37(8):816–833.

Shah A, Jhawar SS, Goel A. Analysis of the anatomy of the Papez circuit and adjoining limbic system by fiber dissection techniques. *J Clin Neurosci*. 2012 Feb;19(2):289–298.

Standaert DG, Lee VMY, Greenberg BD, Lowery DE, Trojanowskit JQ. Molecular features of hypothalamic plaques in Alzheimer's disease. *Am J of Pathology*. 1991 Sep;139(3):681–691.

Sterrenburg MD, Veltman-Verhulst SM, Eijkemans MJC, et al. Clinical outcomes in relation to the daily dose of recombinant follicle stimulating hormone for ovarian stimulation in in vitro fertilization in presumed normal responders younger than 39 years: a meta-analysis. *Hum Reprod Update*. 2011;17(2):184–196.

Sutherland RJ, Whishaw IQ, Kolb BJ. Contributions of cingulate cortex to two forms of spatial learning and memory of neuroscience. *J Neuroscience*. June 1988;8(8):1863–1872.

Swaab DF, Chung WCJ, Kruijver FPM, Hofman MA, Ishunina TA. Structural and functional sex differences in the human hypothalamus. *Horm Behav*. 2001;40:93–98.

Takakusaki K. Neurophysiology of gait: from the spinal cord to the frontal lobe. *Mov Disord*. 2013;28(11):1483–1491.

Vann SD. Re-evaluating the role of the mammillary bodies in memory. *Neuropsychologia*. 2010;48:2316–2327.

Vargha-Khadem F. Differential effects of early hippocampal pathology on episodic and semantic memory. *Science*. 1997;277:376–379.

Veinante P, Yalcin I, Barrot M. The amygdala between sensation and affect: a role in pain. *Journal of Molecular Psychiatry*. 2013;1:9.

Walitt B, Čeko M, Gracely JL, Gracely RH. Neuroimaging of central sensitivity syndromes: key insights from the scientific literature. *Current Rheumatology Reviews*. 2016;12(1):55–87.

Weernink MGM, van Til JA, van Vugt JPP, Movig KLL, Groothuis-Oudshoorn CGM, IJzerman MJ. Involving patients in weighting benefits and harms of treatment in Parkinson's disease. *PLoS ONE*. 2016;11(8):e0160771.

Wijesinghe R, Protti DA, Camp AJ. Vestibular interactions in the thalamus. *Frontiers in Neural Circuits*. 2015 Dec;9(79):1–8.

Xie Y, Meng X, Xiao J, Zhang J, Zhang J. Cognitive changes following bilateral deep brain stimulation of subthalamic nucleus in Parkinson's disease: a meta-analysis. *Biomed Res Int*. 2016; Article ID 3596415.

Xu F, Ma W, Huang Y, Qiu Z, Sun L. Deep brain stimulation of pallidal versus subthalamic for patients with Parkinson's disease: a meta-analysis of controlled clinical trials. *Neuropsychiatric Disease and Treatment*. 2016;12:1435–1444.

CHAPTER 10

대뇌겉질

CEREBRAL CORTEX

사례 10 출혈성 뇌졸중Hemorrhagic Stroke

T 박사는 주석으로 만든 병사 모형 컬렉션을 그의 지팡이로 가리키면서 서재에 서 있었다. 출혈성 뇌졸중 이후로 몸통 및 신체의 오른쪽에 대한 약화 증상으로 인해 걸음이 느려졌다. 거의 두 시간 정도 대화하는 동안 그의 목소리는 작았고 오른손은 뻣뻣하게 흔들거렸다. 그는 자신이 직접 제작하고 만든 장식장에 진열된 인상적인 작은 모형 컬렉션을 조심스럽게 가리켰다.

박사와 그의 아내가 54세였던 약 2년 전, 밤에 막 잠자리에 들려고 할 때 그가 쓰러졌고 아무 반응이 없었다. 구급대원은 이들 부부를 UCLA 의료센터로 데려갔는데 그 곳에서 T 박사는 지도자이자 연구원 그리고 교육자로 활발하게 활동해 왔었다. 처음 몇 시간 동안 아내와 자녀들이 기다리고 있을 때 그는 외상 또는 종양 여부를 판단하기 위해 CT 검사를 받았고, 그 다음 조직 손상 정도를 확인하기 위해 MRI 검사를 받았다. 의학팀은 부종으로 인한 뇌손상을 줄이기 위해 응급 머리뼈절개술(craniotomy)이 필요한지를 논의하고 결정을 하였다. 며칠 뒤에 그는 신체의 왼쪽 부분을 움직일 수 있어서 아내의 손을 잡을 수 있었지만 오른쪽 팔다리의 약화는 남아 있었고 말하기에 제한이 있었다. 그는 유일하게 한 가지의 주제를 제외하고는 대부분 의사소통을 하는 동안 거의 두어 단어씩만 사용하여 어눌하게 말을 하였다.

그의 의료팀이 치료계획을 논의하기 위해 찾아 왔을 때 그는 의사이자 동료 팀원으로서 능통한 의학용어를 사용하였으며 의료적 의사결정에 대한 토론 및 참여가 가능했다. 그는 수년 동안 수천 명의 환자를 치료하였고 관상동맥 치료를 수행하면서 매달 거의 150명의 환자를 치료했다. 뇌졸중 이후 회복기간 동안 이러한 의학적 경험은 의미가 있었다. 청색통증다리염(phlegmasia cerulea dolens)이라고 강조하기 위해 천천히 말했다. 그는 그 단어를 생각해낼 수 있었고 그의 주치의들에게 또렷하고 분명히 말할 수 있었다. 이 증상은 끔찍한 통증을 호소하는 환자에게서 드물게 나타나지만 잠재적으로 치명적일 수 있다. "저의 담당 심장 전문의는 즉시 조치를 취하고 치료를 시작했습니다."라고 그는 회상했다. "저는 그 증상을 스스로 알아차렸는데 골절이나 신장 결석을 경험한 것보다 더 통증이 특히 심각했습니다."

청색통증다리염은 깊은 정맥과 그 지류가 관련된 드문 종류의 정맥 혈전증이다. 극심한 급성 청색증과 부종은 정맥 순환이 거의 막힘으로 인해 나타나고 그 이름과 걸맞은 청색(blue color)과 통증을 발생시킨다. 이 질환은 폐색전증에 대한 높은 위험성을 동반하며 모세혈관이 막히거나 심지어 괴저될 때에는 치명적일 수 있다. 치료로는 항응고요법 및 수술적인 혈전 절제술이 실시되었다. 운이 좋게도 T 박사가 받은 치료는 효과적이었고 다리 괴사나 영구적인 손상은 없었다. 의료팀이 혈전증을 치료한 이후에 그는 꾸준한 호전을 보였고 지속적인 관리를 위해 입원 재활치료센터로 옮겼다. 이러한 종류의 협력 치료는 효과적이었고, 집으로 퇴원하여 독립적으로 생활할 정도로 향상되었다. 몇 주 후에 T 박사는 통원 치료를 위해 퇴원하여 집으로 돌아갔고 그의 아내인 샌디(sandy)와 함께 퇴원 이후의 삶에 대해 고민하였다.

"비둘기의 날개(Wings of the Dove)라는 독일 영화를 봤어요?" 그는 물었다. "지상에 내려온 천사에 관한 영화인데, 천사는 그곳에 머물기로 결정했어요." 그는 그의 아내를 보며 고개를 끄덕였다. "우

출혈성 뇌졸중 *Hemorrhagic Stroke*

리 딸이 그 영화를 처음 봤을 때, "엄마!"라고 소리를 질렀고 우리는 왜 그랬는지 이해할 수 있었어요!"

샌디와 T 박사는 미네소타에서 자라면서 같은 학교에 다녔다. 샌디는 "저는 잘못된 방향으로 자라왔지만 T 박사는 매우 똑똑하고 자신감이 있는 것처럼 보였어요."라고 말했다.

"건방졌죠!", 그는 불쑥 말참견을 하면서 같이 웃었다.

고등학교 때 그는 마침내 그녀에게 금요일 밤에 같이 춤출 수 있는지 물었고 그녀는 자신의 친구와 동행했다. T 박사는 그때 친구의 이름과 성을 여전히 기억할 수 있었다. 고등학교 이후 T 박사와 샌디는 다른 대학에 다녔으며 각자의 삶을 살았지만 둘의 인연은 계속 닿았고 그가 대학원에 있을 때 그들은 결혼했다. 샌디는 그가 의대에 다닐 때 첫 아이를 낳았다.

I 주요 개념에 대한 개요

OVERVIEW OF KEY CONCEPTS

지금까지 대부분 일차감각 및 운동영역에 국한하여 대뇌겉질 구조에 대해 논의하였지만 더 높은 수준의 대뇌겉질 기능에 대해서는 거의 논의하지 않았다. 일차대뇌겉질 영역은 겉질 전체에서 상대적으로 낮은 비율을 차지한다. 대뇌겉질 기능에 대해 간략하게 설명한 겉질 기능의 단순 모듈형 모델(simplistic modular model)은 인간의 인지적 능력에 대한 실제 복잡성을 충분히 반영하지는 못한다. 각각의 겉질영역은 지능, 감정, 궁극적으로 행동을 만들어내기 위해 상호작용하는 시스템들 간에 불가분하게 서로 연결되어 있다. 새겉질(neocortex)의 엄청난 진화 덕분에 얻은 여러 능력들은 인간으로 하여금 미켈란젤로가 피에타를 조각하고 항공엔지니어가 우주정거장을 건설하고 작가들이 위대한 미국 소설을 쓰는 것과 같은 일을 가능하게 한다. 뇌는 그 스스로를 분석하는 능력을 가진 유일한 기관으로 남아 있다.

막대한 양의 감각정보가 일차감각겉질에 보내지지만 실제로는 일부만 "지각"한다. 이러한 현상은 겉질시각상실(cortical blindness)과 같이 망막에서부터 일차시각겉질까지의 생리학적인 기능이 거의 손상되지 않는 상태에서도 나타난다. 겉질 수준 이상에서 처리과정이 더 이상 없다면 대상에 대한 지각이 없으며, 맥락이나 기억이나 감정도 존재하지 않는다. 인간의 경험에 더 깊게 영향을 끼치기 위해 연합겉질이라고 하는 영역에는 내부 및 외부 자극을 해석하고 평가하는 회로가 포함되어 있으며 적절한 행동 반응을 발생시킨다. 이번 장에서는 대뇌겉질의 이러한 영역에 대해 집중 조명할 것인데, 이 영역들은 목적 지향적인 행위에 집중할 수 있도록 운동 시스템에 감각통합 및 명령이 시작되는 장소들이다. 기억, 학습과 같은 복잡한 인지 과정은 성공적인 재활의 토대를 제공한다. 그리고 동기부여와 인지에 대한 신경학적 처리과정을 이해하는 것은 신경계 재활에 있어서 필수적이다. 치료 중재와 함께 동기부여가 있는 환자만이 제대로 치료에 참여할 수 있고 호전될 수 있다.

인간의 신경계에서 가장 두드러지는 특징 중 하나로 전체 표면적을 수백 cm^2로 크게 증가시키는 이랑(gyri)과 고랑(sulci)으로 구성된 매우 복잡한 구조를 가진 대뇌겉질을 꼽을 수 있다. 이 영역의 대부분은 새겉질인데 6가지로 구분되는 세포층으로 구성된다. 각각의 층은 특정한 출처로부터의 입력과 표적기관으로의 출력을 포함한다. 겉질은 두께가 2~4mm에 불과하지만 상상할 수도 없이 많은 양의 정보를 처리하여 인간이 복잡한 사고와 행동을 할 수 있게 한다.

1장의 사례 연구에서 피니어스 게이즈(Phineas Gage)의 이마앞엽겉질 손상과 이러한 심각한 외상이 눈에 띄게 회복된 것에 대해 논의하였다. 그 당시에는 뇌 기능에 대한 두 가지 학파의 주장이 존재하였다. 한 학파는 각 기능들이 겉질 전체에 분산되어 있고 뇌의 모든 부위는 하나의 기능만을 수행한다고 주장하였다. 또 다른 학파는 광범위하게 기능을 발휘하기 위해 다양한 대뇌 영역이 넓은 신경망을 통해 서로 협력하는 방식으로 대뇌겉질이 작용한다고 주장하였다. 흥미롭게도 두 학파 모두 게이즈가 행동의 적절성이 점진적으로 악화되어감에 따라 발생하는 인지장애와 함께 생존, 기능, 전반적 쇠약을 나타냈다는 근거로서 각자 자신들의 이론이 옳다고 주장한 것이다. 현대의 신경로 추적(예: 확산텐서영상), 병변, 전기생리학적 방법 및 인지기능장애 발생에 초점을 맞춘 강력한 평가도구의 개발을 포함한 겉질 기능에 대한 최근의 연구 조사 결과를 통해 19세기의 두 학파 모두 맞거나 틀리다고 할 수 있다. 더 정확하게는 이 두 개념 모두를 결합하는 것이 정답이 될 수 있다.

대뇌의 4가지 엽인 이마엽, 마루엽, 관자엽, 뒤통수엽은 잘 알려져 있다(그림 10.1). 둘레계통은 종종 둘레엽이라고도 불린다. 각각의 엽 내에는 연결성과 기능면에서 특수성을 가진 영역이 있다. 대뇌겉질의 기능과 특수성에 대한 초창기의 이해는 비교할 만한 행동과 증상을 보인 환자의 부검 조직을 조사한 것에 기초하였으며, 최근의 기술 발전을 통해 그 내용이 놀라울 정도로 정확하다는 것이 증명되었다. 현대 신경로 추적(tract tracing) 분석은 엽들 간의 광범위한 연결성을 밝혀냈으며 분산 처리(distributed processing) 가설의 일부 내용을 뒷받침한다.

근본이 되는 뇌 해부학을 추론하고 다양한 행동을 예측하기 위해 두개골의 국소 해부학을 사용한 골상학(phrenology)을 적용한 것은 결론적으로 비논리적으로 보이지만 대뇌겉질에 대해 보다 조직적이고 분석적인 연구를 위한 자극제가 되었다. 소위 말하는 골상학적 발견 중에는 남성과 여성의 두뇌 차이에 대한 언급이 있다. 골상학자들은 여성의 뇌가 남성보다 더 작고 덜 복잡하다고 주장했다. 이러한 논쟁

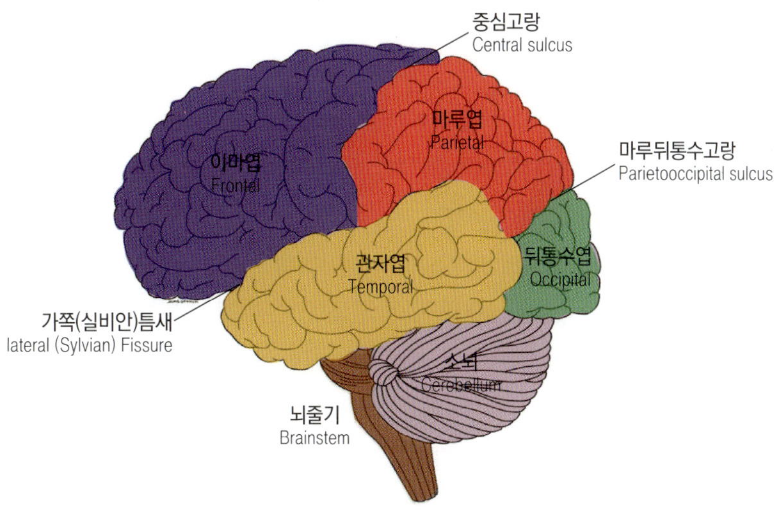

그림 10.1 대뇌의 엽들
대뇌엽의 이마엽, 마루엽, 관자엽, 뒤통수엽과 그 경계

은 당시의 문화적 · 사회적 규범에 영향을 받았다. 결론적으로 인간 대뇌에서 성적 이형성(sexual dimorphism)을 입증하기 위해 진행 중인 연구는 문화적 서사(cultural narrative)에 지속적으로 영향을 미치고 있다.

II 대뇌겉질의 구조
STRUCTURE OF CEREBRAL CORTEX

인간의 대뇌 새겉질은 뇌 발달의 정점이다. 새겉질은 많은 양의 신경조직을 가진다. 새겉질 표면 위의 얇은 띠 안에 위치한 회색질과 그보다 더 깊은 곳에 위치한 백색질은 기능적으로 구분되어 있는 대뇌겉질 및 겉질밑 세포 영역 사이의 광범위한 전달을 제공한다. 대뇌는 엄청난 양의 다양한 정보를 처리하기 때문에 다른 영역과 함께 고도로 조직화되어 있다. 이 단원에서는 겉질 조직의 특징을 탐구하고 겉질 영역 사이의 더 정교한 상호 연결성을 밝혀주는 비침습 영상 기술이 발전함으로써 겉질 기능의 특수성에 대한 개념이 왜 수정되었는지 논의할 것이다.

대뇌겉질 뇌주름형성 Gyrification

4장에서 설명했듯이, 겉질 표면은 구불구불한 모양의 이랑(gyri) 또는 능선(ridge)을 형성하며, 고랑(sulci)이라고 불리는 깊은 틈과 구분되어 엽 내의 위치에 따라 이름이 붙여진다. 대뇌겉질 뇌주름형성은 결과적으로 두개골의 제한된 범위 내에서 대뇌겉질의 면적과 부피를 대폭 증가시킨다. 많은 이랑 또는 이랑의 일부들은 특히 운동 및 감각 기능과 관련된 특정 기능, 예를 들어 일차운동겉질, 일차몸감각겉질 및 일차시각겉질과 관련되어 있다. 보다 복잡한 실행 및 인지기능은 좀 더 광범위하게 분산되어 있지만 그림 10.1과 표 10.1에서 볼 수 있듯이 특정 겉질의 영역 내에 여전히 국소화되어 있으며, 이 영역 간의 광범위한 상호 연결성을 가지고 있다.

겉질의 계층 Cortical Layering

회색질의 얇은 층은 균일한 세포면이 아니며 그 대신 층판(lamina)으로 배열되어 있고, 각각의 층판은 특정한 들신경 및 들신경 연결을 만든다. 1909년 코르비니안 브로드만(Korbinian Brodmann)은 겉질 내 52개의 세포구축(cytoarchitectonic, cellular architecture) 영역을 설명한 위대한 연구를 발표했다. 이는 세포 종류 내 조직학적인 차이와 겉질층 내의 분포 밀도를 전적으로 기초하였다. 브로드만은 서로 다른 기능을 가진 각각의 겉질 영역 내에서 계층의 특징적인 패턴을 발견하였다. 후속 연구는 브로드만의 최초의 추론에 많은 부분을 입증했다. 최근에는 다중 전극 전기 생리학(multielectrode electrophysiology) 및 fMRI를 포함한 정교한 영상기술과 같은 현대적인 연구 방법의 출현으로 인해 보다 상세하고 복잡한 기능을 가진 국소해부학 지도(topographic–functional maps)가 개발되고 있다. 겉질 회로와 기능적 모듈 방식에 대한 정보량의 엄청난 증가를 고려할 때, 이 지도 개발은 신경과학의 발전에 있어서 중요하다.

여전히 브로드만 지도(map)의 영향력은 엄청나기 때문에 브로드만 영역은 현재까지 교육 및 연구 분야에서 널리 쓰이고 있다(그림 10.2). 그중 가장 많이 언급된 브로드만 영역은 감각 처리, 움직임 및 시각 처리를 위한 영역이다. 일차몸감각겉질 영역(S1)은 제3a, 제3b, 제1 및 제2영역을 포함하고, 제5영역은

표 10.1 주요 겉질 이랑들과 일차적인 기능

엽	이랑	겉질영역	브로드만 영역	기능
이마엽	중심앞	일차운동겉질	4	반대쪽 움직임에 대한 내림조절
	위이마	보조운동겉질	6	큰 움직임
	중간이마	이마안구영역	8	반대쪽 수평 눈 기울임
	아래이마	브로카 영역	44	운동 언어 영역
	이마앞	이마앞	10	판단, 계획
마루엽	중심뒤	일차몸감각겉질	3, 1, 2	반대쪽 몸과 얼굴로부터의 몸감각
	위마루소엽		7	입체감각 인식
	아래마루소엽		40	공간 내 자가 인식
관자엽	위관자이랑	가로관자이랑	41, 42	일차청각겉질
	해마곁이랑	해마체	25	둘레계통
	방추형이랑		37	얼굴인식
뒤통수엽	쐐기이랑	일차시각겉질	17	반대쪽 아래시각 사분면
	혀이랑			반대쪽 위시각 사분면

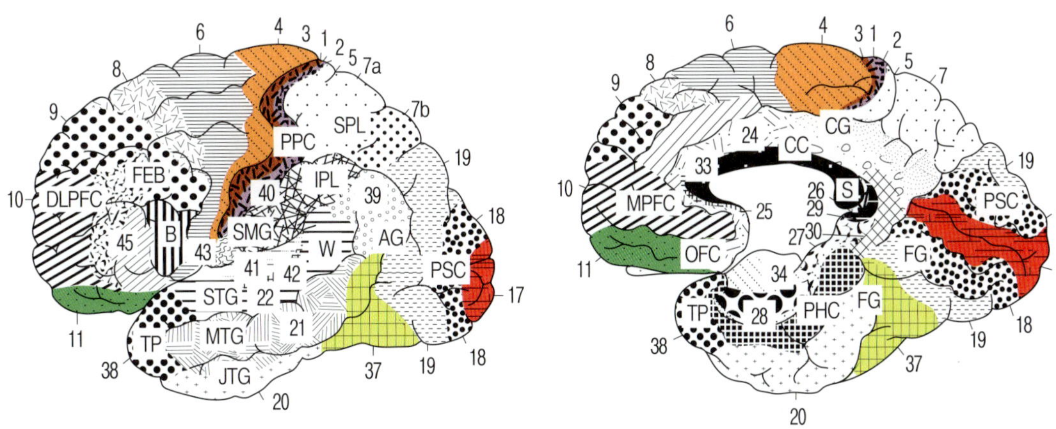

그림 10.2 브로드만 영역

대뇌반구의 가쪽(왼쪽)과 안쪽(오른쪽) 측면. 번호는 브로드만의 세포구축적 지정에 기인한다. 제17영역은 일차시각겉질에 상응한다. 41~42번은 일차청각겉질, 1~3번은 일차몸감각겉질, 4번은 일차운동겉질이다. 대뇌겉질의 나머지는 연합영역을 포함한다. AG는 모이랑, B는 브로카 영역, CC는 뇌들보, CG는 띠이랑, DLPFC는 등쪽가쪽 이마앞겉질, FEF는 이마안구영역, FG는 방추형이랑, IPL은 아래마루소엽, ITG는 아래관자소엽, LG는 혀이랑, MPFC는 안쪽 이마앞겉질, MTG는 중간관자이랑, OFC는 눈확이마겉질, PHG는 해마곁이랑, PPC는 뒤마루겉질, PSC는 줄무늬주위겉질(peristriate cortex), SC는 줄무늬겉질, SMG는 모서리위이랑(supramarginal gyrus), SPL은 위마루소엽, STG는 위관자이랑, STS은 위관자고랑, TP는 관자극겉질(temporopolar cortex), W는 베르니케영역이다.

몸감각 연합겉질이며 제40영역은 이차몸감각겉질(S2)에 해당된다. 일차운동겉질(M1)은 제4영역으로, 운동앞겉질은 제6영역으로 밝혀졌다. 시각겉질은 돌출된 줄무늬와 함께 특이한 세포 구축을 가지고 있다. 시각연합겉질을 형성하는 제18 및 제19영역과 함께 시각겉질은 제17영역으로 표시된다. 이번 장의 나머지 부분에서 브로드만의 번호 매김(Brodmann's numbering)을 통해 다른 여러 중요한 영역에 대해 확인하고자 한다.

세포 유형 Cell type

대뇌겉질 내에 브로드만이 설명한 세포 유형으로 가시(spiny) 및 매끈 별세포(smooth stellate cell)와 같이 다양한 크기의 피라미드 세포가 존재한다. 별세포는 작은 별 모양의 신경세포로 여러 가시돌기가 있어서 광범위한 국소 순환 회로를 형성한다. 가시 별세포는 대체로 독점적이지 않고 흥분성을 보이는 반면, 매끈 별세포는 억제성을 띤다. 별세포는 감각겉질의 입력층 내에 가장 널리 퍼져 있으며, 약 20%는 매끈 별세포로 구성된다.

피라미드 세포는 대뇌겉질의 주된 흥분성 세포의 한 종류이다. 또한 피라미드 세포는 광범위한 세포체를 가지는데, 이 세포체는 수평으로 분포된 여러 개의 바닥 가지돌기(basal dendrite)와 계층(layers)을 통해 올라가는 꼭대기 가지돌기(apical dendrite) 그리고 단일 내림 축삭을 방출한다. 평균 피라미드 세

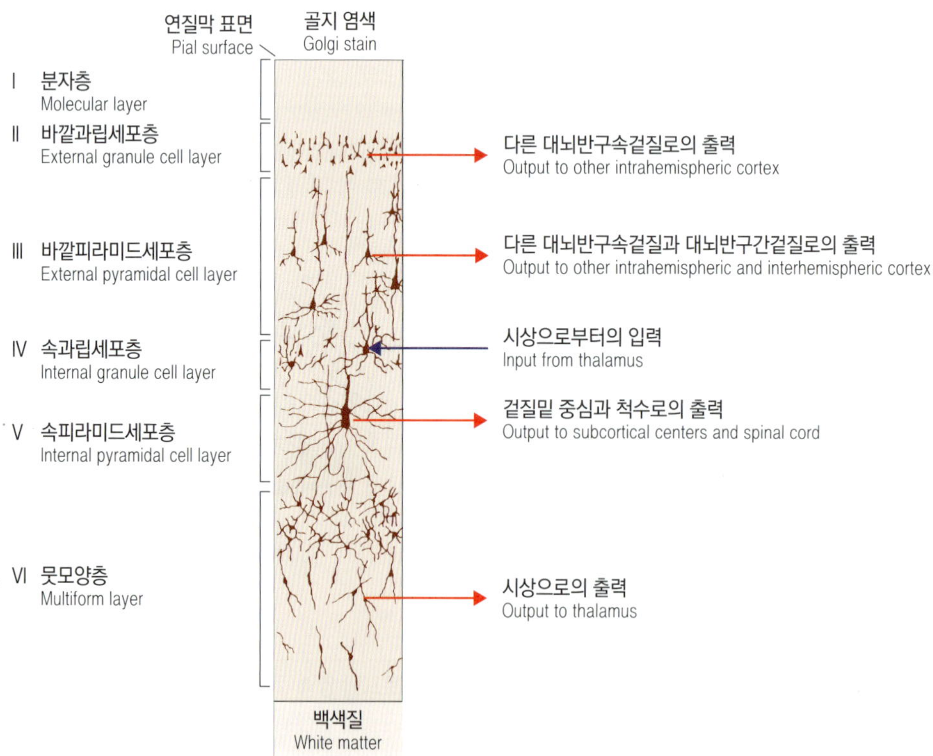

그림 10.3 대뇌겉질의 구조

겉질층은 숫자로 나타나 있다. 골지 염색(golgi stain)은 신경세포의 세포체와 가지돌기를, 니슬 염색(Nissle stain)은 세포체를, 바이게르트 말이집 염색(Weigert myelin sheath strain)은 말이집 신경섬유를 나타낸다.

포체 직경은 ~20μm부터 겉질척수로까지 축삭이 이어지는 베츠세포(Batz cell)인 경우 ~100μm까지이다. 피라미드 세포는 보통 출력 겉질층에 존재하는데 베츠세포는 일차운동겉질의 제5층에서 특히 뚜렷하게 나타난다.

겉질 층판 Cortical laminae

6개 층의 해부학적인 구조로 이루어진 대뇌겉질의 대부분은 새겉질인데 부등겉질(allocortex)에서는 식별 가능한 3개 또는 4개의 층만이 존재한다. 새겉질 층판은 겉에서 안으로 I~VI층으로 표시된다(그림 10.3). 제4층은 속과립세포층(internal granular cell layer)이라고 불리는데, 작은 별 모양의 세포들이 밀집되어 있기 때문이다. 제1~3층은 과립상층(supragranular layers)이고 제5, 6층은 과립하층(infragranular layers)이다.

제1~3 과립상층은 더 깊은 층(수직)으로부터의 올림 입력과 같은쪽 및 반대쪽 반구로부터의 겉질사이 연결(수평)을 위한 주요 대상이 된다. 분자층(molecular layer)인 제1층은 적은 수의 신경세포와 수많은 아교세포를 포함한다. 이곳은 시상으로부터 상당한 연결뿐만 아니라 제2, 3, 5층에서 올라가는 꼭대기 가지돌기의 분지와 다른 겉질 영역으로부터의 축삭을 포함한다. 이 시상과의 연결성은 학습과 주의력에 영향을 주는 되먹임 회로에 기여하는 것으로 보인다.

바깥과립층(external granular layer)인 제2층과 바깥피라미드층(external pyramidal layer)인 제3층은 겉질-겉질(cortico-cortical) 출력의 원천이다. 제2층은 더 깊은 층 내의 국소 회로까지 깊은 연결에 관여한다. 또한 이들 층은 대뇌반구 내 엽들과의 의사소통을 제공하기 위해 더 긴 연결에 관여한다. 제3층은 제5층과 6층까지 국소적으로 연결되는 짧은 축삭을 방출한다. 반구 내의 다른 엽에 시냅스하는 긴 축삭 및 반대쪽 반구에서 시냅스하기 위해 뇌들보(corpus callosum) 및 앞교차(anterior commissure)를 가로지르는 많은 수의 축삭 또한 방출한다.

일차감각겉질에서 속과립층인 제4층은 잘 발달되어 있고 시상중계핵으로부터 연결되는 별세포와 함께 밀집되어 있다. 제4층은 사실상 운동겉질(무과립겉질이라고도 알려짐)에는 존재하지 않는다. 제4층은 시냅스의 밀도가 크지만, 시상겉질 축삭으로부터는 4%까지만 시냅스가 이루어진다. 별세포의 넓은 가지돌기 배열은 다른 겉질 및 겉질밑 중추에서의 축삭뿐만 아니라 제5층의 꼭대기 가지돌기 및 제3층의 피라미드세포의 바닥 가지돌기를 받는다. 제4층 별세포 국소회로 연결의 거의 80%는 흥분성을 보인다. 제4층은 바깥과립층 내의 추가적인 처리를 위해 수신호를 증폭시킬 수 있다.

과립하층인 제5~6층은 겉질로 축삭이 빠져나가는 세포를 포함한다. 제5층은 많은 수의 큰 피라미드세포를 포함하고 있으며 바닥핵, 뇌줄기 및 척수 출력의 주요 원천이다. 제5층에 위치한 거대 베츠(Betz) 세포는 겉질척수로에 기여하는 축삭을 방출한다. 제5층 세포의 꼭대기 가지돌기는 국소 및 원거리 회로와 통합하기 위해 제2층 및 제3층으로부터의 세포와 시냅스한다. 제6층은 다양한 형태의 신경세포를 포함하는 여러 형태의 층인데 주요한 출력 정보는 시상으로 되돌아간다.

기둥 조직 및 겉질 구성단위 Columnar Organization and Cortical Module

대뇌겉질의 초기 발달은 독특한 안팎의 시간적 연속성에 의해 강조되는데 나중에 발생된 신경세포는 겉질 표면에 수직으로 이동하고 완성된 세포층을 통과해서 지나간다. 방사신경아교세포(radial glial cell)는 두극 세포인데 겉질의 두께를 발달시키는 과정을 돕는다. 방사신경아교세포체는 증식뇌실구역(proliferative ventricular zone) 근처에 발달하는 겉질의 깊은 곳에 자리 잡고 있다. 비대칭적인 분열은 이차 방사신경아교세포 및 별아교세포(astrocytes) 또는 희소돌기아교세포(oligodendrocytes) 각각을 형성할 수 있는 각각의 신경세포 또는 전구세포(progenitor cell)를 생산한다. 방사신경아교세포에서부터 나타나는 과정과 겉질 표면으로의 확장은 겉질을 통해 따라 올라갈 수 있게 새로운 신경세포에게 도움을 준다. 신생신경세포는 부모 방사신경아교섬유 또는 근방의 아교섬유를 따라 이동하는데 관련 세포의 기둥을 형성하고 발달하는 대뇌겉질 내 겉질 구성단위를 만들어낸다. 겉질의 부피는 겉질 두께의 증가보다는 기둥 구성단위가 더 많이 더해지면서 증가된다.

겉질 구성단위 및 몸감각영역의 지도화 Cortical Modules and Mapping Somatosensory Body

일차몸감각겉질(SI)은 피부와 깊은 감각수용체로부터의 입력으로 구성된 반대쪽 신체의 완전한 지도를 갖는다. 말초 수용 영역(peripheral receptive field)이 자극될 때 특정 겉질 구성단위 내의 세포로부터 활동이 뇌에 저장될 수 있다. 시스티네 성당의 천장에 미켈란젤로의 위대한 프레스코 작품인 '아담의 창조'를 상상해보자. 아담은 왼쪽 둘째손가락(집게손가락)을 내민다. 아담이 마침내 창조주의 손가락을 접촉할 때 그의 오름 뒤섬유기둥-안쪽섬유띠로(dorsal columnmedial lemniscal pathway)는 활성화될 것이다. 뒤섬유기둥-안쪽섬유띠로는 같은쪽 뒤섬유기둥핵 내 이차신경세포를 신경지배하고, 그 다음 그 반대쪽의 배쪽뒤가쪽 시상핵 내 삼차세포를 지배한다. S1으로의 시상겉질 연결은 매우 명확하며 그 특정 손가락에 상응하는 겉질 섬유기둥 내 세포에서만 활성화가 시작된다. 앞서 언급한 세부 사항을 근거로 아담의 반대쪽 둘째손가락 자리를 표현하는 자매세포(sister cells) 섬유기둥이 존재한다는 것을 추정할 수 있다.

S1에서 극도로 명확하고 섬세한 몸영역배열(somatotopy)에서 손가락 끝의 피부는 둘째손가락 피부 배열에 인접하여 표현된다. 셋째손가락을 표현하는 섬유기둥은 이 둘째손가락의 표현하는 곳과 인접해 있다. 각 지점 간 배열에 대한 극도의 정밀함은 특정 자극의 출처를 국소화하는데 있어서 고도의 정확성에 기여한다. 이에 따라서 아담은 자신이 몇 번째 손가락을 폈는지 완전히 인지할 수 있다. 손가락 끝이나 입술과 같이 특히 조밀한 신경분포를 갖는 말초 수용 영역은 반대쪽 몸감각겉질에서 불균형적으로 넓은 영역으로 배열된다. 몸통이나 다리와 같이 드문드문 신경지배를 받는 말초 수용 영역은 겉질 표시 범위(cortical representations)가 더 작다. 1937년 펜필드(Penfeld)와 불드리(Bouldrey)는 이러한 대뇌겉질과 감각 사이의 관계를 전기생리학적으로 설명하였다(Griggs, 1988). 복잡한 대뇌겉질 배열에 대해 일반적이고 소모적인 구두로 설명을 하기보다는 미술가인 H. P. 캔틀리(Cantlie)에게 신경지배 밀도에 비례하는 신체 크기에 대한 그림을 그리도록 의뢰했다.

캔틀리의 첫 번째 호문쿨루스(homunculus, 난쟁이)는 기괴하게 큰 손, 입술, 얼굴을 가졌으나 터무니없게 작은 어깨, 몸통 및 다리를 가진 인간의 형상을 나타내기 위해 운동과 감각 정보를 결합하였다.

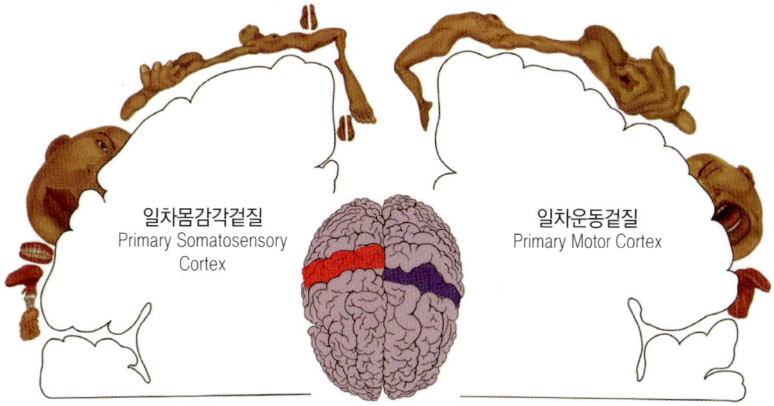

그림 10.4 수정된 호문클루스
정확도를 위한 보정뿐만 아니라 새로운 연구를 바탕으로 수정된 펜필드와 라스무센의 작업을 기초로 캔틀리가 그린 유명한 몸감각과 운동 난쟁이.

1950년 펜필드(Penfeld)와 라스무센(Rasmussen)의 요청에 따라 캔틀리는 호문쿨루스에 대한 일부 표현을 수정하였다. 따라서 운동과 감각 호문쿨루스는 일차운동 및 몸감각겉질이 관상면의 좌우로 표현되었다. 이 이미지는 운동과 감각 호문쿨루스 사이에 뚜렷한 유사성을 보여준다. 비록 최근에는 이 획기적인 표현에 대한 가치를 과장하여 말할 수 없지만, 현대의 매핑(mapping) 연구는 신체 영역 표시의 세부 사항 및 기능적인 측면을 추가로 더 많이 밝혀내었다. 추가로, 중심앞이랑과 중심뒤이랑 사이의 불충분한 구분과 M1과 S1의 위치에 대한 연결의 잘못된 해석과 같은 일부 본질적인 관련성은 신경해부학을 처음 접하는 학생들에게는 혼란을 초래할 수 있다. 그림 10.4는 정밀도를 높이고 대뇌겉질 영역에서 호문쿨루스의 위치를 단순화하기 위해 약간 수정되었다.

작은 기둥 Minicolumns

일차몸감각겉질의 제4층에는 각각의 섬유기둥 속에 작은 기둥이라고 불리는 몇몇의 더 작은 구성단위가 존재한다(그림 10.5). 배아 신경세포(embryonic neuron) 사이의 수직적 구분은 작은 기둥 내의 세포가 발달상 자매(sister)세포라는 것을 의미한다. 이들 세포의 기능적 연결성은 말초에 있는 감각신경세포로부터 시작되어 2차 핵 세포와 3차 시상 신경세포를 통해 특정하게 위치한 대뇌겉질 세포와 연결된다. 말초 내 활성화된 감각종말은 특정한 기능적 적응 패턴을 갖는다. 점차적으로 고차원의 연접(synapse)은 S1 내 작은 기둥에서부터 대뇌겉질 신경세포에 이르기까지 동일한 적응적 특성을 갖는 신경세포를 활성화시킨다. 천천히 적응하는 반응과 빠르게 적응하는 반응을 가진 감각종말이 존재한다는 내용은 3장에서 이미 언급하였다. S1 내 둘째손가락 배열 내부는 개별적인 적응 반응에 대응하는 일부 겹치는 세포 집단이 존재한다. 느리게 적응하는 반응 세포군은 빠르게 적응하는 반응을 가진 세포에 인접해 있다. 두 개의 세포 모두 두 손가락을 배열하는 지점에 존재한다. 이는 촉각자극에 대한 초기 부호화(encoding)의 일부 특징이 전체 피부에서부터 대뇌겉질까지의 신경로를 통해 분리되어 남아 있음을 나타낸다. 이 대목에서는 하나의 예시가 도움이 될 것이다. 일차몸감각겉질에서 지각하지 못하는 부분으로 되돌아가서 그 내용을 살펴보고자 한다.

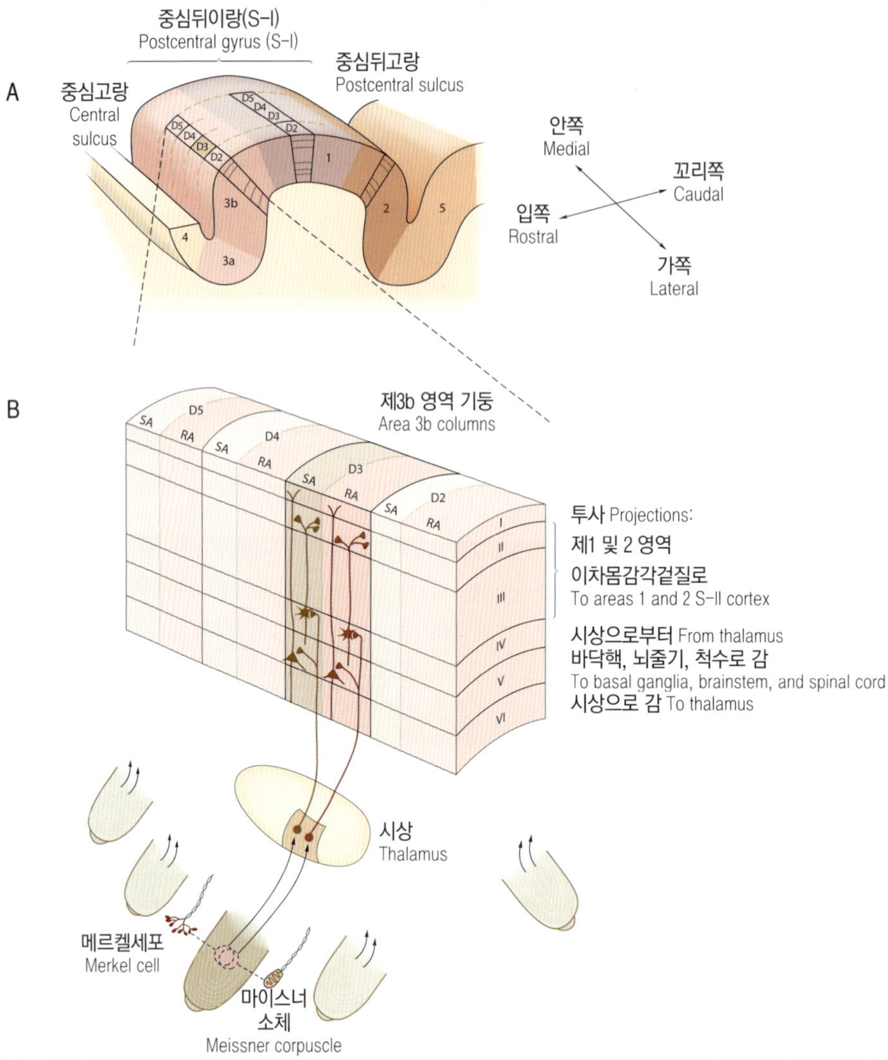

그림 10.5 작은 기둥

말단 위치와 적응패턴에 기초한 특수한 성향을 유지한 고도로 조직화되고 구분된 감각세포를 포함한 일차감각영역의 제4층 내 작은 단위. 작은 기둥은 피부에서 겉질신경로를 걸쳐 유지되기 위한 초기 부호화를 가능하게 한다.

대뇌겉질의 국소해부학 Topography of Cerebral Cortex

대뇌겉질의 표면은 매우 복잡하며 친숙한 고랑 모양을 나타낸다. 임신 중기에는 대뇌엽으로 구분되는 가장 돌출된 세 가지의 정교한 고랑을 발견할 수 있다. 임신 12주 이후의 임신 중기 초기에 좌우반구를 분리하는 세로 틈새(longitudinal fissure)가 나타난다. 개별적이고 기능적 변수라는 범위 내에서 대뇌엽의 분열, 이랑과 고랑의 출현은 대뇌반구 사이에 대칭적으로 존재하고 개개인 사이에서 이러한 해부학적 구조는 서로 유사하다. 임신 17주 정도에는 이마엽 아래 관자엽과 위의 마루엽 사이를 분리하는 큰 가쪽(실비안) 틈새가 형성되기 시작한다. 임신 21주째에는 중심고랑(central sulcus)이 형성되고 돌출된 위고랑 및 아래고랑은 앞으로는 이마엽이, 뒤쪽으로는 마루엽이 분리된다. 이러한 세 가지의 깊은 고랑은 대뇌를 구획화하는데 덕분에 학생들은 그 세부적인 사항을 쉽게 확인할 수 있다.

대뇌겉질의 엽 Lobes of cerebral cortex

대뇌겉질은 이마엽, 마루엽, 관자엽, 뒤통수엽, 대뇌섬 같이 뼈의 명칭으로 이름 붙여진 엽으로 구분되는데 대뇌섬은 종종 제5엽으로 불리며 이마엽, 마루엽, 관자엽 아래에 깊숙한 곳에 위치한다(그림 10.6).

이마엽(Frontal lobe). 중심고랑 앞쪽에 위치한 이마엽은 겉질의 운동 영역을 포함한다. 중심고랑에서 평행하게 수직 방향에 위치한 중심앞이랑(precentral gyrus)은 일차운동겉질(브로드만 4영역)을 구성한다. 이마엽은 겉질의 주름을 형성하여 가쪽틈새로부터 뇌의 안쪽 측면 내의 중심옆소엽(paracentral lobule)의 앞쪽 부분까지 올라간다. 일차운동 띠(strip) 내 신체 영역은 중심옆소엽 내에 위치한 발과 다리를 포

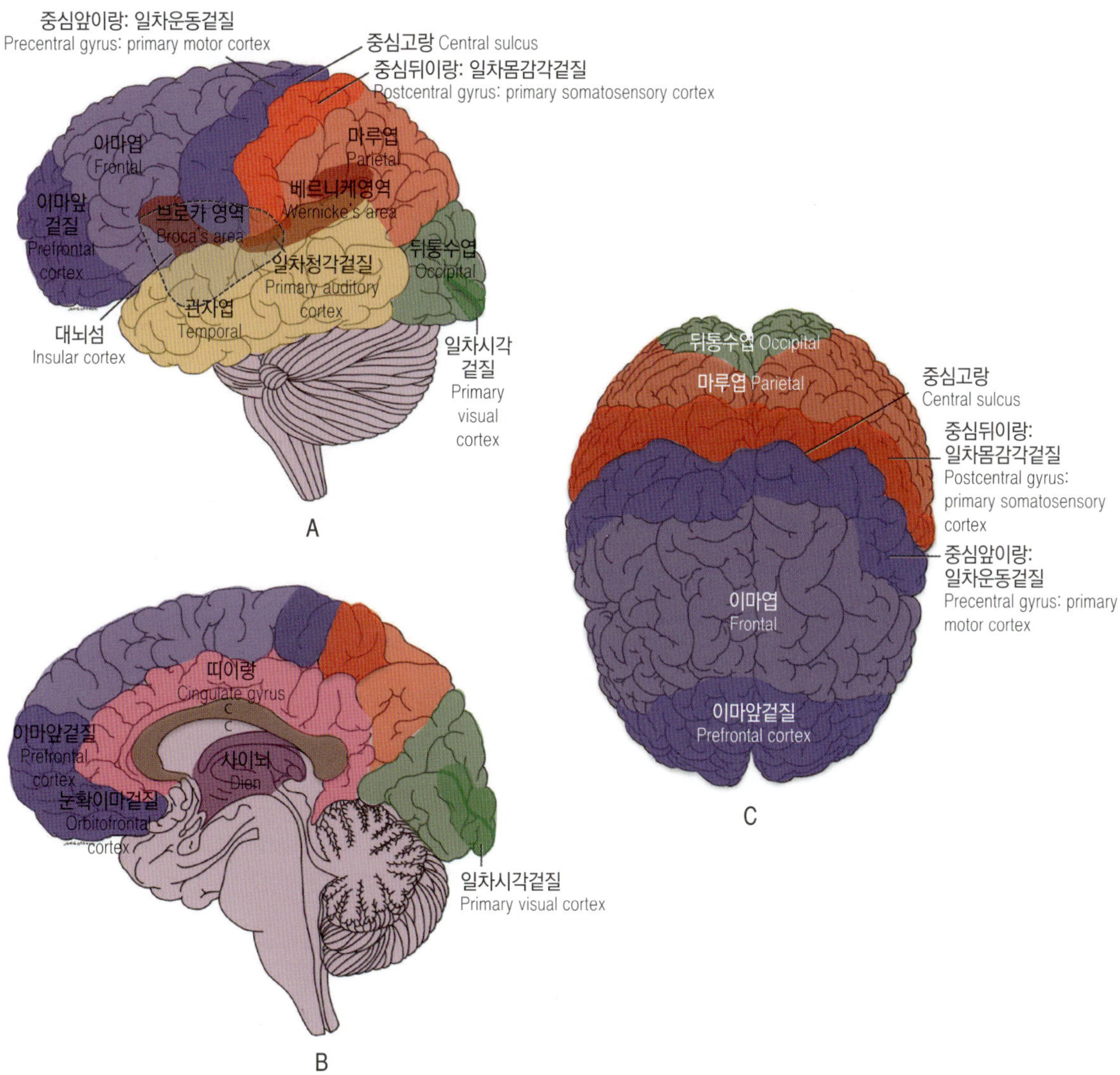

그림 10.6 대뇌겉질의 엽들

대뇌겉질은 엽들로 나뉘어져 있는데 이마, 마루, 관자, 뒤통수와 같이 덮고 있는 뼈를 기초로 명명되었다. 대뇌섬(음영으로 된 부분)은 제5엽으로도 알려져 있는데 이마엽, 마루엽, 관자엽 아래에 묻혀 있다.

함한다. 그에 반해 어깨는 세로틈새의 위쪽 주변 가까이에 있고 중심앞이랑 가쪽 부분의 넓은 부위를 차지한다. 그리고 가쪽틈새 위 띠(strip) 내 아래쪽은 얼굴을 나타낸다.

이마엽의 운동겉질은 일차운동 띠를 넘어서 이마엽 내 앞쪽으로 확장된다. 브로드만 6영역은 중심앞이랑 앞쪽으로 넓은 영역이다. 이 영역은 이마엽 뒤쪽의 가쪽 대부분을 차지하는 운동앞겉질(premotor cortex)을 포함하는 몇몇 부분을 구성한다. 보완운동영역(supplementary motor area)은 위이마이랑(superior frontal gyrus)의 뒤쪽 부분, 사람의 경우 중심앞이랑 근처 중간이마이랑(middle frontal gyrus)의 뒤쪽 영역에 위치하는 이마엽눈운동영역(frontal eye field, 브로드만 8영역) 내 위쪽으로 위치한다. 그리고 브로카 영역(브로드만 44, 45영역)은 일차운동겉질 내 얼굴을 표시하는 영역의 바로 앞쪽 아래이마이랑(inferior frontal gyrus)의 뒤쪽 부분에 위치한다. 브로카 영역의 손상은 운동 언어장애를 발생시킨다. 이마운동겉질(frontal motor cortices)을 넘어서 이마앞겉질(prefrontal cortex)은 그 앞극(anterior pole)에서 이마엽의 대부분을 차지한다(브로드만 9, 10, 11, 12, 대뇌섬, 47영역).

마루엽(Parietal lobe). 중심뒤이랑(postcentral gyrus)은 4가지 각각의 브로드만 3a, 3b, 1, 2영역으로 구성된 일차몸감각겉질(S1)을 가진다. 일차몸감각겉질은 가쪽틈새로 뇌의 안쪽 측면 내 중심옆소엽(paracentral lobule) 앞쪽에서 뒤쪽까지 확장된다. 몸영역배열은 일반적으로 일차운동겉질에서 발견되는 것과 동일하다. 발은 뒤쪽 중심옆소엽 내 가장 안쪽에 위치하고 얼굴은 가쪽틈새에 인접한 가장 가쪽에 위치한다. S1을 구성하는 네 가지의 브로드만 영역은 수직으로 평행하는 띠를 형성한다. 그리고 각각의 띠에서 반대쪽의 완전한 몸과 얼굴은 동일한 몸영역배열로 표시된다.

일반적으로 뒤마루겉질(posterior parietal cortex) 또는 마루연합겉질(parietal association cortex)로 불리는 마루엽의 넓은 영역은 일차몸감각 띠 뒤에 위치한다. 뒤마루겉질에서 일어나는 대부분의 처리는 몸감각 정보의 통합을 포함한다. 이러한 정보의 통합은 행동으로 이어지는 운동영역의 출력과 함께 몸 전체의 자기중심적인 시공간 구조를 완성시킨다. 이차몸감각겉질(S2)은 S1의 모든 부분으로부터 입력을 받는다. 이차몸감각겉질은 가쪽틈새 위 모서리위이랑(supramarginal gyrus, 브로드만 40영역) 내에서 S1 내의 얼굴을 대표하는 영역의 뒤쪽에서 찾아볼 수 있다. 뒤편으로 그리고 S2와 연합하여 관자엽 내에 베르니케영역(브로드만 22영역)이 위치한다. 이러한 세 가지 영역 모두 언어 처리를 포함하며 손상 시 감각 언어장애를 유발시킨다. 위마루소엽(superior parietal lobule, 브로드만 5, 7영역)은 뒤중심이랑의 위안쪽 부분의 뒤편에 위치하며 대뇌반구의 안쪽 측면으로 이어진다. 이 뒤편의 공간은 뒤통수엽과의 경계를 이룬다. 두 엽 사이의 구분은 뇌의 가쪽 표면에는 눈에 띄지 않지만 마루뒤통수고랑은 뚜렷하게 엽들의 안쪽 측면으로 나눈다.

뒤통수엽(Occipital lobe). 뒤통수엽은 시각겉질을 포함한다. 안쪽 측면에서 마루뒤통수고랑(parieto-occipital sulcus)은 마루엽과 관자엽으로부터 뒤통수엽을 분리시킨다. 뒤통수엽 내에 깊은 새발톱고랑(calcarine sulcus)은 혀이랑(lingual gyrus) 아래로부터 쐐기이랑(cuneate gyrus)을 구분한다. 뒤통수엽은 브로드만 17, 18, 19영역을 포함한다. 일차시각겉질인 브로드만 17영역은 위와 아래입술로 새발톱고랑을 나눈다. 일차시각겉질은 젠나리선(stripe of Gennari)이라고 하는 매우 크고 돌출된 제4층과 같이 눈에 띠는 해부학적 구조를 가진다. 제4층에는 수많은 수평 방향의 말이집 축삭이 존재하는데 그 패턴 때문에 제4층을 줄무늬겉질(striate cortex)이라고도 한다. 브로드만 18, 19영역 및 시각연합겉질은 위로는 쐐기이랑으로 아래로는 혀이랑으로 확장된다. 브로드만 17영역은 세 가지의 동심원으로 배열된다.

관자엽(Temporal lobe). 방추형이랑(fusiform gyrus, 브로드만 37영역)은 뒤통수엽에서 관자엽으로 교차한다. 방추형이랑은 뒤쪽으로 혀이랑 아래에 위치하여 앞쪽으로는 관자엽으로 확장되며 바깥쪽으로는 아래관자이랑(inferior temporal gyrus) 사이, 안쪽으로는 해마이랑(hippocampal gyrus)에 위치한다. 그리고 가쪽틈새의 아랫입술 위 앞관자극(anterior temporal pole) 근방에서 끝난다. 시각연합겉질(visual association cortex)은 얼굴 인식과 특히 관련되어 있고 브로드만 19영역 내 시각연합겉질에서 이루어진다.

더불어 시각연합, 관자엽은 몇몇의 다른 기능적으로 구별되는 영역을 포함한다. 위관자이랑 위 수평선반(horizontal shelf)은 브로드만 22영역의 일차청각겉질을 포함하는데, 가쪽틈새 내로 깊게 확장되고 이는 가로관자이랑(transverse temporal gyrus)이라고 불린다. 해부학적으로 그리고 기능적으로 모두 일차청각겉질과 밀접하게 연관된 베르니케영역은 가로관자이랑 내 일차청각겉질 뒤 위관자이랑의 뒤쪽 부분 내에 포함된다. 뒤통수 및 관자엽 부분과 인접한 베르니케영역에 대해서는 많은 설명들이 존재한다. 즉, 혀이랑, 39영역과 모서리위이랑, 40영역이 포함된다.

관자엽의 아래안쪽 부분은 해마곁(parahippocampus), 34영역을 포함하고 속후각겉질(28영역)과 관련이 있다. 해마곁이랑은 둘레계통과 관련 있고 서술적인 기억을 형성하는 회로에 관여한다. 이는 뇌활(fornix)을 통해 시상하부 유두체(mammillary body)로 연결되는 파페츠 회로(Papez's circuit)의 한 부분이다(9장 참조). 여기서 뇌활은 투명사이막(septum pellucidum)의 아래공간을 따라 섬유다발이 앞쪽으로 아치를 이룬다. 관자엽겉질의 가장 안쪽 부분에 있는 돌출부인 갈고리이랑(uncus)은 감정적인 반응과 무서움 조절과 관련된 중추인 편도핵을 포함한다.

대뇌섬(Insular cortex). 대뇌섬(13, 14영역)은 가쪽틈새 깊은 곳에 위치한 6층의 새겉질이며 이마엽, 마루엽 및 관자엽의 일부분으로 덮여 있다(그림 10.7). 사실 대뇌섬은 가쪽틈새를 넓게 벌리지 않으면 볼 수 없다. 수년 동안 신경과학 문헌에서 대뇌섬은 거의 무시되었다. 그러나 대뇌섬에 뇌졸중을 겪은 환자의 상태뿐만 아니라 난치성 뇌전증을 위해 수술을 받은 환자의 전기생리학적인 분석을 포함한 많은 최신 연구는 복잡한 연결성 및 이 수수께끼 같은 영역에 대한 광범위한 기능을 밝혀내었다.

대뇌섬은 기능적으로 앞쪽과 뒤쪽 부분으로 나눌 수 있지만 국소 해부학을 바탕으로 더 세분화된다. 이마엽과 마루엽의 겉질 엽들을 분리하는 중심고랑의 연속은 앞쪽과 뒤쪽 부분을 나누는 중심대뇌섬고랑(central insular sulcus)으로 이어진다. 뒤쪽 대뇌섬은 앞쪽 및 뒤쪽 긴 이랑을 포함한다. 더 큰 앞쪽 부분은 뒤, 중간, 앞쪽 짧은 이랑과 더부 이랑(뒤에서부터 앞까지)을 포함한다. 대뇌섬의 꼭대기는 배쪽으로 향해 있다. 최근 여러 연구에서는 큰 부피를 가진 다른 종류의 입력에 대한 앞-뒤 부분의 정보 처리에 대해 설명하는데, 이는 궁극적으로 감각운동, 자율 및 "자기 자신(self)"의 고유한 감정에 대한 항상성 구성과 관련된다.

예전의 많은 연구들은 대뇌섬을 미각-후각겉질로 설명했으며, 실제로 신경로에서 대뇌섬까지의 정보

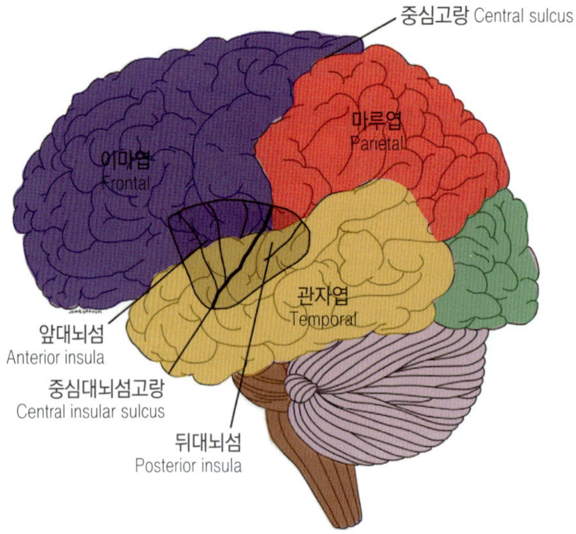

그림 10.7 대뇌섬
앞대뇌섬과 뒤대뇌섬 구역은 중심대뇌섬고랑과 중심고랑의 배쪽 연결에 의해 구분된다.

입력이 존재한다. 또한 뒤대뇌섬은 내수용기 및 외수용기로부터 감지된 대부분의 감각을 위한 주요 표적이 된다. 이러한 입력은 "정서적인 신체적 느낌(affective bodily feelings)"으로 설명되며 1차 및 2차적인 통각과민증의 통증 지각을 포함한 몸감각을 아우른다. 이는 내장의 포만감, 경련, 아픔과 메스꺼움, 굶주림과 목마름을 예로 들 수 있다. 이러한 정보의 처리는 항상성 유지와 관련된 에너지 요구 및 보존을 충족시키기 위해 동기부여된 행동을 발생시킨다. 이는 만성통증이나 만성 현기증을 가진 사람들에게서 볼 수 있는 공포 회피와 같은 부적응 행동의 원인이 될 수도 있다.

사람이 자신의 전반적인 감각을 확립하기 전에, 예를 들어, 경미한 자극에서 고통스러운 통증에 이르기까지 내외수용기의 조건은 순위가 매겨져야 한다. 각 조건은 자기 자신에 대한 질적인 신체적 · 감정적인 중대성을 근거로 감각 기울기(sensory gradient)를 통해 주관적인 공간에서 주어진다. 감각 상태의 정도는 중간 대뇌섬 영역에서 발생한다.

앞대뇌섬은 감각운동, 둘레 및 연합겉질과 광범위하게 상호 연결되어 있다. 따라서 앞대뇌섬은 주관적으로 평가된 내적 및 외적 자극의 정서적 · 행동적 처리를 "지각력 있는 자아(sentient self)"로 통합할 수 있는 위치에 있다. 어떠한 시점에서의 모든 느낌의 통합은 스스로 지속적인 인지적 구성을 만들게 한다. fMRI 연구에서는 피실험자가 정서적인 반응을 발생시키는 자극을 받을 때 앞띠다발겉질과 함께 앞대뇌섬이 뚜렷하게 활동하는 것을 발견하였다. 이에 대한 주관적인 해석은 매우 복잡할 수 있다. 즉, 어떤 사람이 가장 괴로운 고통을 겪고 있지만 성적인 흥분 역시 함께 동반하여 느낄 수 있다는 것을 고려해 볼 수 있다.

특히 중간대뇌동맥 손상으로 인한 대뇌섬의 기능부전을 가진 환자의 경우 자페스펙트럼장애, 이마관자엽 치매(이마관자엽 신경인지적 장애) 또는 진행성 알츠하이머병과 같은 질병을 가질 수 있는데 이로 인해 정서적 인식(alexithymia, 감정배열 불능증)의 상실이 나타난다. 정신분열병(schizophrenia)의 경우 대뇌섬의 부피가 뚜렷하게 감소되어 있는데, 이는 정신분열병의 특징인 객관적인 현실에서 주관적인 자아가 분리되는 망상(delusions)과 관련된 것으로 보인다.

둘레계통(엽)[Limbic system (lobe)]. 둘레계통은 겉질과 겉질밑 구조의 광범위한 상호작용적인 네트워크이다. 둘레계통은 정서적 또는 스트레스를 받는 상태에 대한 학습, 기억, 행동, 자율신경 및 내분비기관의 반응을 포함한다. 또한 중독, 충동, 의욕과 관련된 감정적인 행동 역시 포함한다. 둘레엽(limbic lobe)이라고 불리는 이유는 겉질과 겉질밑 영역 사이의 뇌들보(corpus callosum) 주위 구조물의 테두리(limbus, 둘레)를 구성하기 때문이다(그림 10.8).

파페츠(Papez)가 한 초기 연구에서는 정서적 회로(파페츠의 정서 회로)라고 설명하였는데, 이는 뇌활

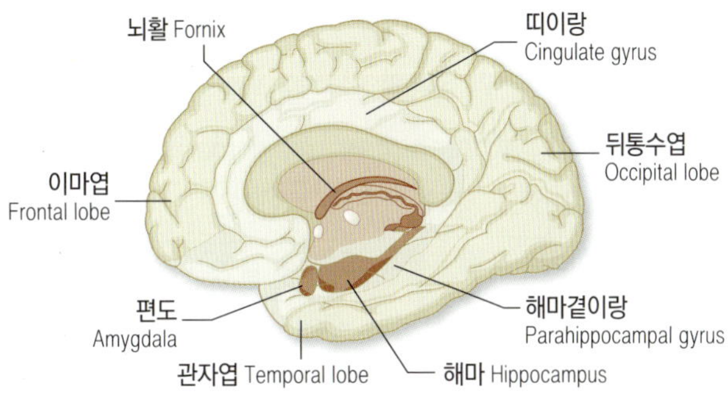

A

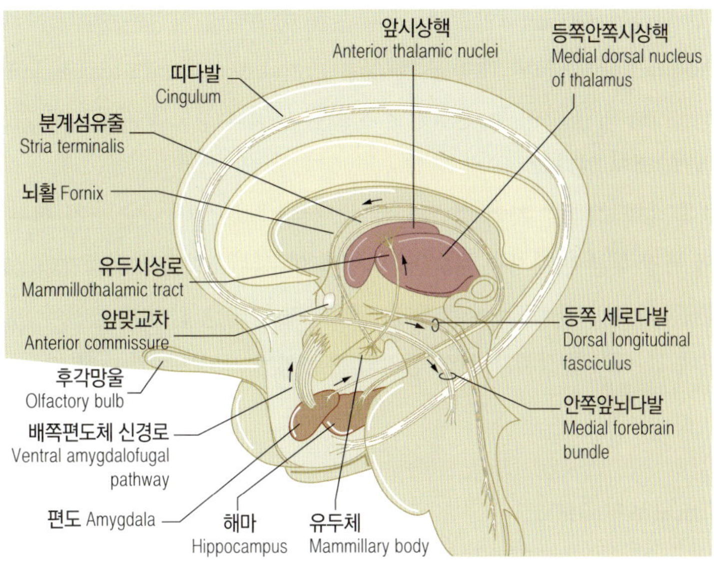

B

그림 10.8 파페츠 회로를 포함한 둘레계통

둘레계통의 시상면 모식도. **A:** 둘레계통과 관련된 이마앞겉질의 표면 국소해부학. **B:** 둘레계통 구조의 연결과 시상, 시상하부, 중간뇌 덮개와의 관계. 둘레계통의 겉질 부분 또는 둘레엽은 해마, 해마에서부터 유두체로 되돌아가는 뇌활 내에서, 뇌하수체사이-중간뇌 다발 종말에 의해 또 유두체에서 시상으로 그리고 시상에서 띠이랑으로의 신경로에 의해 서로 연결되어 있다. 파페츠 회로는 이러한 시스템의 내부 구조이다.

(fornix)을 통해 시상하부에서 유두체와 연결된 해마; 유두시상로(mammillothalamic tract)를 통한 시상의 앞핵; 띠이랑; 해마로 되돌아가는 회로를 완성하는 띠섬유다발(cingulum fiber bundle)을 포함한다. 파페츠의 이름이 유래가 된 이 회로는 감정의 발현을 위한 겉질을 처리하는 것 외에도 또한 시상하부와의 연결로 인해 강력한 감정을 수반하는 신체적 변화를 발생시키는 수단이다.

클루버(Klüver)와 부키(Bucy)의 후속 연구는 편도와 인접 겉질 부위와 같은 추가적인 관자엽 구조를 포함하는 확장된 파페츠 회로에 기여했다. 원숭이의 양측성 관자엽 병변은 시각적으로 대상을 식별할 수 없는 상태(시각실인증)와 같은 변형된 정서적인 행동의 복합적인 증후군을 발생시킨다. 이러한 증후군은 강박적인 심리적 요구 및 외부 자극에 대한 반응[물체를 파악하기 위해 과도하게 물건을 입에 넣거나 냄새 맡는 경향, 인식장애(hypermetamorphosis) 또는 사용행동 장애(utilization behavior)로 알려져 있는 충동적으로 시야 내의 물건을 잡아서 사용하는 경향]을 암시하는 행동과 두려움 상실을 포함한 감정적인 행동의 억제, 마비와 변형된 성적인 행동 등을 보인다.

이제 둘레계통은 추가로 겉질 및 겉질밑 영역의 일부를 포함하는 것으로 알려져 있는데, 학습 및 기억과 관련이 있는 해마 주변의 해마곁이랑(parahippocampal gyrus)과 내후각겉질(entorhinal cortex)이 포함된다. 대뇌섬은 "지각력 있는 자아"로 감각 경험을 통합하고 앞띠다발겉질과 눈확이마겉질을 포함하는 이마앞겉질 영역은 의사결정, 인지, 감정, 실행 통제와 같은 복잡한 기능을 중재한다. 후각겉질은 또한 감정 회로를 돕는데, 이를 통해 왜 몇 년이 지난 후에도 특정한 악취가 강한 감정적인 반응을 끌어내는지를 설명할 수 있다. 편도(amygdala)는 관자엽의 앞쪽 끝에 위치하는데 겉질밑 구조로 여겨지기도 한다. 편도는 스트레스에 대한 반응을 토대로 행동 변화에 영향을 끼친다. 이는 보상 또는 처벌 그리고 두려움 조절에 기반하는 학습된 행동을 포함한다. 중뇌 둘레 중추와의 연결은 중뇌 솔기핵(raphe nucleus)의 세로토닌성(serotoninergic) 세포와 배쪽 덮개구역(ventral tegmental area)의 도파민성(dopaminergic) 세포를 포함한다. 이들 연결은 이 두 신경전달 시스템에 입력 정보를 제공하고 기분, 집중력, 의욕에 영향을 끼치는 것으로 알려져 있다.

수많은 둘레 구조에 대한 식별은 기억 학습과 동기부여된 행동, 지능 및 성격 연구에 도움을 주었다. 안타깝게도 신경로의 특정 부분의 제거를 시도한 뇌 병변 연구는 광범위하게 다양한 결과를 초래했다. 이러한 결과들은 둘레계통의 어느 한 구조만이 특정 정보처리에 대한 완전한 책임이 있다고 할 수 없다는 것을 보여준다. 대신에 그 시스템 전체가 인간 심리의 복잡성에 기여하는 방대한 작용을 통합하는 역할을 한다고 할 수 있다.

겉질성 백색질 Cortical White Matter

중추신경로, 신경로, 섬유다발(fasciculi), 섬유단(funiculi)은 모두 백색질을 구성하는 높은 밀도의 말이집 축삭(myelinated axons)이다. 비록 신경세포는 뇌의 무수한 기능을 수행하기 위해 정보를 수신하고, 처리, 통합하고 활성화하는 활동을 하지만 백색질 내 축삭이 제공하는 상호 연결 없이는 이 모든 것이 불가능하다. 백색질 축삭은 중추신경에서 신경세포와 신경세포 사이의 활동 전위 자극을 전달하는 정보 전달 구조이다.

오랫동안 백색질은 운동 활동을 위해 뇌의 바깥쪽으로 또는 감각 기능을 위해 뇌의 안쪽으로 야성적 충동(animal spirits)이 지나가는 통로 역할을 하는 것 이상의 중요한 기능이 거의 없다고 여겨졌다. 고정술(fixation), 현미경, 절제술(dissection)의 발달은 백색질이 겉질밑 영역과 함께 겉질 영역을 연결시키는 미세한 줄로 구성되어 있음을 나타내었다. 신경과학의 엄청난 역사적 아이러니 중 하나로 골상학(phrenology)의 유사과학적 원칙들을 최초로 세운 갈(Gall)과 스프르츠하임(Spurzheim)은 백색질 신경로 해부의 초기 개척자들이었다. 골상학은 잘 발달된 겉질 기관의 존재는 특정 기능의 조절에 속해 있다고 주장했다. 그들의 세심한 해부는 겉질 기관 사이의 백색질로의 연결을 증명했다. 이 골상학자들은 뇌들보 연결에 대해 설명하는데, 이 연결은 두 개의 대뇌반구와 인접 이랑을 연결하는 짧은(아치형 또는 U자형) 섬유들로 구성된 연합 신경로를 연결한다. 이 백색질 섬유다발은 엽 사이를 연결하는 긴 대뇌반구간 섬유다발 및 연결 신경로를 포함한다. 이 신경로는 대뇌겉질 및 겉질밑 뇌줄기와 척수 구역 사이에 소통을 제공하는 오름 및 내림신경로를 포함한다. 이 신경로는 여전히 중추신경의 백색질을 논의하기 위한 구성체계를 형성한다.

수많은 신경해부학적 발견과 마찬가지로, 뇌 병변이 존재하는 동물 실험 또는 명확하게 정의된 병리학적인 질병을 가진 환자의 뇌 부검을 통해 백색질 신경로의 기능과 관련된 더 자세한 사항이 밝혀졌다. 일반적으로 피라미드 내 신경섬유의 교차로에서 왼쪽 뇌손상으로 인한 신체의 오른쪽 마비는 명확하게 관찰된다. 곧 다발성경화증의 증상은 퇴행성 말이집 탈락으로 인한 백색질이 손상된 영역과 상관관계가 있다고 밝혀졌다. 심지어 근래에 면역조직학(immunohistological) 및 분자 연구는 알츠하이머병을 가진 환자의 축삭 내 병적인 아밀로이드판(amyloid plaque)의 축적을 발견하였다. 특히 엘리트 스포츠 선수와 아동에게 화제가 되고 있는, 사소하고 무증상인 외상성 뇌손상(concussion, 뇌진탕)의 영향에 대한 우려와 함께 축삭의 작은 집단의 확산성 손상도 장기적으로 잠재적인 상태를 악화시키는 것으로 나타났다.

백색질 영역에 대한 연구에 있어서 가장 놀라운 혁신 중 하나는 자기공명영상의 변형인 확산텐서영상(diffusion tensor imaging, DTI)의 개발이다(그림 10.9). DTI는 섬유의 긴 축을 따라 섬유다발에서 물이 확산되는 경향을 이용하여 근원(origin), 궤도(trajectories) 및 다발(fasciculi)의 표적에 대한 실질적인 세부 사항을 나타낸다. DTI로 들어가는 복잡한 수학적 · 확률적 계산은 이 책의 범위에서 훨씬 벗어나지만 DTI에서 얻은 중요한 수치 및 정보는 정상 및 병리학적 신경계에서의 대뇌 순환 회로에 대한 이해에 크게 기여하였다.

백색질 다발들은 연합, 투사 그리고 뇌들보로 분류할 수 있다. 각각의 분류된 다발에는 관련된 몇 가지 예가 존재한다. 인접한 이랑을 연결하는 짧은(아치형 또는 U자형) 섬유는 II–III층에서 발생하고 국소 처리 회로에 도움을 준다. 이 작은 섬유 묶음은 고랑 주위를 휘감는 회색질 띠 바로 아래에서 볼 수 있다. 이 작은 잔섬유(filament)는 경미한 머리 부상으로도 쉽게 손상된다. 만성 외상성 뇌병증(chronic traumatic encephalophthy, CTE)은 신경병리학적인 질병인데 일부 전문 운동선수 사이에서 이슈가 된 비극적인 사건들로 인해 최근 광범위한 조사를 시행하였다. CTE는 타우 단백질(tau protein)에 대항하는 표지 항체를 사용하여 나타날 수 있으며 깊은 겉질고랑에서 회색 및 백색 경계면에 손상된 축삭의 초기 침착으로 드러난다.

주로 겉질의 제3층에서부터 발생하는 긴 대뇌반구 내 다발(long intrahemispheric fasciculi)은 반구

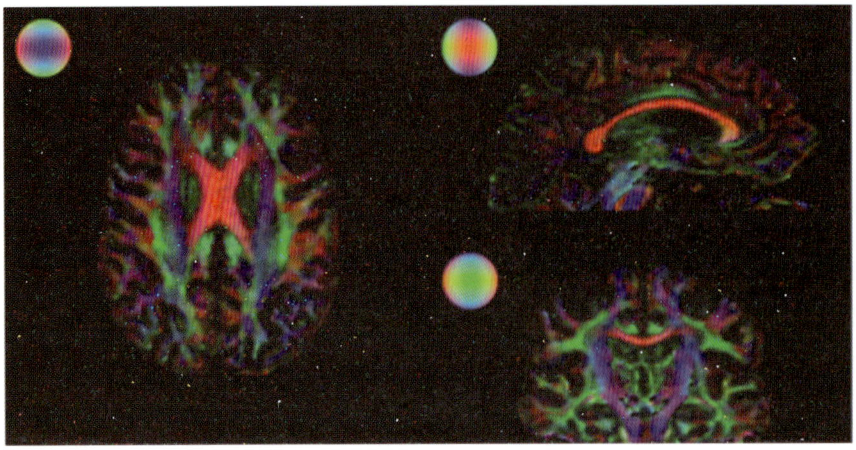

그림 10.9 확산텐서영상

등방성 해상도(2mm)를 가진 정상 인간 두뇌 내 백색질의 확산텐서영상. 이 3차원의 자료는 확산강조에 코평면영상을 16분 동안 사용하여 얻었다. 확산의 방향은 이미지 내의 각각의 색깔구역을 바탕으로 나타난다. 이 이미지의 왼쪽은 뇌들보의 위쪽을 가로로 자른 단면이다(뇌의 중심의 빨간 "X"로 표시됨). 위쪽에서 오른쪽 이미지는 정중시상면이다(빨간색인 뇌들보를 주목한다). 그리고 아래쪽에서 오른쪽 이미지는 앞쪽–뒤쪽 내에서 중심 관상면이다.

내에 엽 사이의 소통을 제공한다. 이러한 섬유는 특정 겉질 영역 사이에 확장되어 띠(bands)를 형성하는데 이는 확산텐서영상을 통해 밝혀지고 부검으로 확인된다. 가장 두드러진 것 중 하나는 위세로다발(superior longitudinal fasciculus, SLF)이다. 이 SLF는 여러 하위 구성요소로 이루어져 있으며, 각각은 특정 부위에 속한다. 명명법은 다소 논쟁의 여지가 있기 때문에, 이 책에서는 SLF를 다중 연결을 가진 단일 구조로 다루고자 한다. 실행적인 운동 조절에 관여하는 감각운동 통합은 위쪽 마루엽 겉질과 모서리위 겉질(supramarginal cortex)로부터 꼬리쪽으로 운동앞 배쪽 운동앞 및 위이마엽 내 이마앞 영역까지 확장되어 있다. SLF의 상당 부분은 언어의 처리 및 생산에 관여한다. 활꼴다발(arcuate fasciculus)은 위관자이랑의 꼬리쪽 부분부터 가쪽틈새의 아래끝 주변까지 확장되어 있고 모이랑에서부터 이마앞엽 겉질의 가쪽 부분까지 섬유로 꼬리쪽으로 이어져 있다. 이는 언어의 발생과 관련된 회로의 한 부분을 구성한다. 이러한 관계는 대뇌반구 간 비대칭성의 발견을 통해 강조된다. 대부분의 사람에게 왼쪽 반구의 SLF는 뚜렷하게 더 크다.

아래세로다발(inferior longitudinal fasciculus, ILF)은 뒤통수엽과 아래관자엽 사이의 소통을 가능하게 한다. 이 명칭은 인간을 대상으로 재평가되어 뒤통수관자계통(occipitotemporal system)이라는 용어로 대체되었다. 이 시스템은 예전부터 ILF로 알려진 신경섬유를 포함하며, 병변 연구에는 이 신경섬유가 앞쪽과 중간 관자겉질과 시각연합겉질 사이의 소통을 제공할 뿐만 아니라 시각인식불능증(visual agnosia), 얼굴인식불능증(prosopagnosia)과 "무엇" 경로와 이 시스템이 관련 있다고 제시하였다. 이들 신경섬유는 ILF 영역 내 또 다른 거대한 연합신경다발(association bundle)로 가쪽무릎핵에서 일차시각겉질로 시각입력을 전달하는 시각부챗살(optic radiations 또는 무릎새발톱로, geniculocalcarine tract)과 구별된다.

띠다발(cingulum)은 띠이랑 내의 더 작은 섬유로이다. 이 섬유는 내후각겉질(entorhinal cortex)과 인접한 해마곁이랑을 통과하고 둘레계통 회로를 돕는다.

주요 투사 신경다발(projection fascicles)에 대해서는 이 책에서 어느 정도 언급하였다. 가장 두드러진 내림 연결 신경로는 뇌줄기(겉질숨뇌로)와 척수(겉질척수로)로 가는 운동신경로로 이루어진다. 우선 중요한 긴 오름신경로는 뒤섬유기둥–안쪽섬유띠로 및 척수시상로를 포함한다. 분명하게 나타나는 영상(images)에서 겉질척수로가 이마운동겉질로부터 뇌줄기를 통과하여 확장되고, 피라미드의 끝에서 교차하며, 척수 내 가쪽 섬유단을 통해 내려가는 것을 확인할 수 있다. 이와 유사하게 오름 몸감각 신경로는 시상에서 끝나는 것으로 보인다. 겉질척수로, 겉질숨뇌로, 시상겉질로, 겉질시상로는 속섬유막(internal capsule)이라는 밀도 있는 섬유컵(fiber cup)을 만든다. 이 컵은 오목한 면이 렌즈핵(lentiform nuclei)으로 가득 차 있고 시상을 향해 안쪽으로 볼록하다. 겉질과 속섬유막 사이의 섬유 확장은 대뇌부챗살을 형성한다.

뇌들보(corpus callosum, CC)는 뇌에서 가장 큰 백색질 다발이다. 이는 가장 두드러지는 교차띠(decussating band)이다. 뇌들보는 해당 지역의 대뇌반구 간 사이를 연결하고 뇌 중심 내의 거대한 곡선 구조를 갖는다. 뇌들보는 띠이랑 아래에 위치하며 사이뇌 위로 아치 모양을 이룬다. 시상면에서 뇌들보는 그 몸체가 앞쪽으로 합쳐진 팽대(splenium)라고 불리는 곳의 아랫부분으로 살짝 팽창한다. 뇌들보는 가장 꼬리쪽 범위에서 곡선을 이루며 무릎(genu)을 형성한다. 작은 부리(rostrum)는 무릎 아래에 접혀 있다. 뇌들보는 적어도 다섯 부분으로 설명될 수 있다. 작은 부리와 무릎은 각각의 대뇌반구의 이마앞엽과 눈확이마엽겉질 사이의 소통을 제공한다. 몸체 앞쪽에서 신경섬유는 두 가지의 운동앞 및 보조 운동 영역을 연결한다. 몸체 뒤쪽은 일차운동 영역을 연결한다. 몸체와 팽대 사이의 좁은 영역을 잘룩(isthmus)이라고 하고 일차몸감각 영역을 연결한다. 마지막으로 팽대는 시각겉질뿐만 아니라 마루엽 및 관자엽을 연결한다. 뇌들보 내의 몸영역배열은 갈(Gall)과 스프르츠하임(Spurzheim)에 의해 최초로 만들어졌다. 이러한 이론은 아이러니하게도 처음에는 조롱받았지만 추후의 연구를 통해 인정받았다.

III 감각, 운동 및 연합겉질에서의 기능적인 처리

FUNCTIONAL PROCESSING IN SENSORY, MOTOR, AND ASSOCIATION CORTICES

대뇌겉질 수준에서 고유의 삶을 경험한다. 바다가 내려다보이는 절벽에 서 있다고 상상해보자. 소금물 냄새, 파도 소리, 따뜻한 바람을 얼굴에 느낄 수 있다. 낮거나 높은 에너지에 의한 피부 변형, 가시 스펙트럼 내 빛 파장, 20~20,000Hz 사이의 음파와 같은 말초 자극의 물리적 특성들은 경험 또는 지각을 생성하기 위해 대뇌겉질에서 통합된다. 또한 대뇌겉질은 목표 지향적 행동을 발생시키기 위한 개념화, 계획 및 방향성이 존재하는 중추이다. 대뇌겉질은 또한 모든 경험, 인식, 기억 및 감정을 통합하는 의식이 존재하는 곳이기도 하다.

신체가 휴식을 취할 때도 대뇌겉질의 신진대사적 요구는 세심하게 관찰되고 엄격하게 조절된다. 이를 위해 신체는 효율적이고 효과적인 정보 처리 과정을 발전시킬 때 가능하면 동일한 정보 처리 과정을 사용한다. 이러한 과정의 복제는 뇌에서 관찰되며, 아래에 언급한 예는 몸감각계통에서 이루어지는 주위 억제

(surround inhibition)인데, 이것은 시각 시스템 내의 처리 과정과 유사하다. 주위 억제의 생리적인 목표는 활성화된 세포에서의 반응을 증폭시키면서 주변 또는 인접한 세포에서 반응을 억제하여 활성화된 세포와 활성화되지 않은 세포 사이의 대비(contrast)를 증가시키는 것이다.

몸감각계통의 중추 처리 Central Processing in Somatosensory System

이전 장에서 말초신경계에서 다양한 감각종말의 해부학 및 생리학적 특성(3절)과 감각종말에 적용된 자극에 대해 부호화된 정보를 마루엽의 중심뒤이랑에 있는 일차몸감각겉질(SI)로 전달하는 오름신경로(5절)에 대해 논의했다. 일차 들신경 종말은 피부 및 깊은 조직에 분포되어 있다. 각 종말 유형은 활동전위 발화의 특정 적응 패턴을 나타낸다. 또한 각각의 종말에는 형태학적 특성과 관련이 있는 촉각 감수(tactile sensitivity) 영역 또는 수용 영역(receptive field)이 존재한다. 작은 마이스너 소체(Meissner's corpuscles)는 작은 점 모양의 수용 영역을 가지고 있으며, 이에 반해 큰 루피니 종말(Ruffini ending)은 상대적으로 광범위한 수용 영역을 가지고 있다. 이렇게 뚜렷한 차이를 가진 특정 적응 패턴과 수용 영역 특성의 조합은 자극의 미묘한 복잡성을 세련되게 부호화한다. 각 종말 유형은 다른 특징 중에서도 적용된 자극의 힘, 속도 또는 빈도를 포함하는 자극에 대한 다른 물리적인 특성을 부호화한다. 더불어 종말의 시공간적이고 일련의 활성화는 움직임 자극의 방향 및 속도에 대한 정보를 제공할 수 있다.

이전에 자세히 설명한 바와 같이, 감각 정보는 같은 쪽 척수와 뇌줄기의 이차세포; 시상 내의 배쪽뒤가쪽 및 배쪽뒤안쪽 몸감각 핵의 삼차세포; SI 겉질에 있는 더 높은 수준의 신경세포를 포함한 여러 시냅스 중추를 통해 위쪽으로 전달된다. 말초에서의 일차 들신경 종말의 집합은 현재 더 크고 고유한 수용 영역을 가진 이차신경세포의 중심으로 연결된다. 각각의 오름 수준에서 고차원 세포의 수용 영역은 낮은 수준에서의 입력으로부터 전체 수용 영역을 구성한다(그림 10.10). 각자 연속적으로 더 높은 수준에서 세포는 다양한 감각종말에서 다른 유형의 입력으로부터 파생되는 자극의 폭넓은 물리적 특성을 처리한다. 겉질

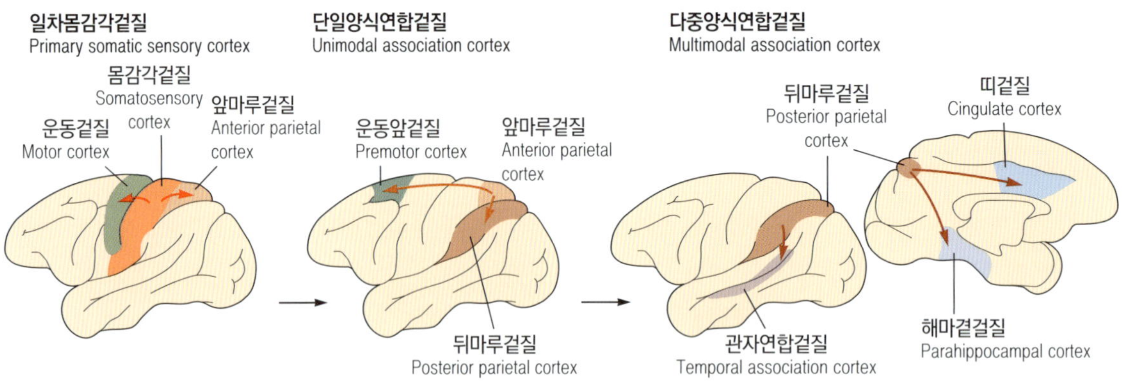

그림 10.10 중추 감각 처리

대뇌겉질에서의 감각 정보 처리는 일차감각영역에서 시작되어 단일양식연합영역에서 계속되고 다중양식연합겉질에서 완성된다. 감각시스템은 또한 운동겉질의 부분과 소통한다. 예를 들어, 일차몸감각겉질은 이마엽 내 운동영역과 마루겉질 내 몸감각연합영역으로 연결된다. 몸감각연합영역은 고차원의 몸감각연합영역과 운동앞겉질로 연결된다. 다른 감각시스템으로부터의 정보는 해마곁겉질, 관자연합겉질, 띠겉질을 포함하는 다중양식연합겉질 내에서 모인다.

밑 신경로를 통해서는 자극에 대해 "지각"하지 못하지만 세포는 원래 자극에 대해 좀 더 세부적이고 많은 정보를 받는다는 것에 대해 명심해야 한다.

자극의 국소화 Localizing stimuli

피부 변형과 같은 감각 자극이 국소 수용 영역의 종말에 적용될 때 감수 영역 내 일차 들신경세포들은 대체로 강하게 활성화된다. 중추 부위에 둘러싸인 영역 내 종말은 비록 크기는 작지만 역시 활성화된다. 이러한 종말은 중심에서 최대 활성화하고 중심에서 멀어지면서 감소되는 곡선으로 정의되는 활성화 패턴을 발생시킨다. 이러한 정보는 뇌줄기 내 고차원의 이차신경세포에 중개되는데, 이 신경세포는 인접 또는 주변의 수용 영역 내에서 세포의 활동을 억제한다. 전반적인 효과는 활성 중추와 억제된 주변 입력 사이의 대비를 증가시키는데 있다. 활성화된 세포와 비활성화된 세포 사이의 높은 대비는 말초 자극을 국소화하여 정확도를 높인다. 중추–주변 처리는 시각계를 포함하여 감각계 내 공통된 기능적인 특징이며 최종 인식 경험에서 더 큰 정밀도(acuity)를 생성한다.

연속적으로 더 높은 수준의 시냅스에서 신경세포는 더 낮은 차수의 입력 영역과 결합하여 생성된 더 큰 수용 영역을 갖는다. 고차원의 신경세포들은 그들의 입력을 통해 유사한 적응 특성으로 반응한다. 국소 회로는 입력을 처리하여 정보가 세포의 수용 영역으로부터 다른 관련된 오름 입력을 더 많이 통합하도록 한다. 국소 영역에서의 소통은 앞서 설명한 일차몸감각겉질(SI) 내 작은 기둥 조직의 수준까지 올라가서 지속된다.

SI는 4가지의 평행 영역인 3a, 3b, 1 및 2로 구성되어 있는데, 뒤중심이랑 내의 몸감각 띠(somatosensory strip)를 포함한다. 하나로 완성된 호문클루스는 몸감각 띠에서 4가지 평행 영역 모두로 재구성된다. 각각의 영역은 배쪽뒤가쪽핵 및 배쪽뒤안쪽 몸감각 시상핵의 각각의 양식과 관련된 입력을 받는다. 3b와 1영역은 표면 질감에 관한 세밀한 낮은 임계 기계수용기적 피부 입력을 받는다. 예를 들어, 3a 영역은 고유 수용성 입력을 받는다(아래에 이 지각에 대한 자격 참조). 그리고 2 영역은 표면 윤곽 및 형상과 관련된 입력을 받는다. 몸감각 신경로를 따라 여기까지에서도, 뇌는 아직 감각 지각의 경험을 생성하지 않았다. 이러한 SI 영역 스스로는 여전히 중추 자극의 물리적인 특징을 통합하고 수집한다.

SI 영역은 서로 교류하고 이차몸감각 영역(S2, 브로드만 40영역)으로 출력을 생성시킨다. 이 이차몸감각 영역은 가쪽틈새 위로 SI 내 얼굴 배열 영역의 뒤 그리고 뒤마루소엽의 위쪽 부분(브로드만 5 및 7영역)에 위치한다. 이 영역은 뒤중심이랑의 안쪽 및 위쪽 뒤에서 대뇌반구의 안쪽 측면으로 이어진다. 이 영역은 또한 시각신경로, 이마앞겉질 및 둘레계통과 같은 광범위한 겉질 중추로부터 입력을 받는다. 몸감각, 감정 및 기억을 해석하고 적절한 행동 반응으로 선택하여 풍부한 경험으로 온전히 자각하기 위해 폭넓은 상황이 주어진다. 각각 연속적으로 고차원의 시냅스 중추에서 정보는 점점 더 추상화되고 더 나아가 원래의 자극에 대한 반응으로 감각종말에 의해 부호화된 포괄적인 신체적 특징으로부터 그 정보는 제거된다.

하나의 예를 생각해보자. 만약 당신의 피부가 가볍게 자극된다면, 이 자극은 당신의 아래팔의 피부를 따라 먼 쪽으로 시공간 경사 처리를 통해 지속된다. 처음에는 피부에 위치한 일차 들신경 종말 내에 저장된다. 몸감각 신경로를 따라 연속적으로 더 높은 수준에서 이러한 수용기로부터의 피부자극에 대한 힘,

방향, 지속성과 관련된 데이터를 포함한 정보는 결합되고 통합된다. 이제 높은 수준 처리에서 시각 입력이 포함된다. 즉, 당신의 팔에 거미가 기어 다니는 자극이 있을 수 있다. 당신은 브라운 레클루즈 거미에게 물려 팔을 잃은 여자아이에 대한 이야기를 떠올린다. 팔을 잃을 수 있다는 생각은 당신을 매우 두렵게 만들고 둘레계통에 전달된 감정적인 공포 회로를 동원시킨다. 멀쩡한 팔을 잃어버릴 수 있다는 공포에 질린 생각은 둘레계통에서 감정적 두려움 회로가 처리될 수 있도록 한다. 공황 상태에 빠져서, 당신은 무해한 헛간 거미(barn spider)를 팔에서 쓸어내고, 이마엽의 실행 기능을 통해 비명을 지르는 것을 참는다.

데이터 수집 및 상황 자각(contextual perception)의 통합 처리는 당신이 능숙하게 고도로 상황에 맞는 행동을 선택하도록 도와준다. 이러한 처리는 피부 안 수용기들에 의해 포괄적으로 물리적 에너지를 등록하고, 이후에 시간이 지남에 따라 자극의 특성을 고려하여 더 상세한 데이터를 결합하는 것으로 시작한다. 시각적 감지를 통한 추가적인 감각 정보는 통합된 기억과 감정적 상황을 통해 추가된다. 따라서 당신의 행동 반응은 복잡하지만 사실상 즉각적으로 감각적 인식에 대한 경험을 처리한다.

말초에서의 유해한 자극은 부호화되고 그 다음 뒤뿔, 뇌줄기핵 및 시상을 통해 SI 겉질로 중개된다. 통각수용기의 입력 처리는 최초 감각종말로써 동일한 물리적 반응의 특징을 유지하면서 각 수준에 있는 세포에서 낮은 문턱값의 기계수용기와 같은 방식으로 발생한다. 최근 가설에서는 SI에 도착하기 전에 오름척수시상로 축삭으로 전달된 정보는 거의 변화가 없다고 주장한다. 가늘게 수초화 된 Aδ 입력은 몸영역배열에 적절한 SI 영역을 신경지배한다. 기계수용기 입력과 마찬가지로, 자극의 정확한 위치와 일차 통각과민증(hyperalgesia)의 빠르고 찌르는 듯한 통증을 동반한 자극의 특징을 처리하기 위해 이러한 정보를 해석한다. C-신경섬유 입력의 대뇌겉질 처리는 수초화된 통각수용기의 패턴과는 다르다.

뒤뿔 제1 및 제5층판은 말이집 통각수용기로부터 입력 정보를 받는다. 제5층판은 비통각수용기인 Aβ 섬유으로부터뿐만 아니라 다중인자 통각수용기인 Aδ와 C 섬유로부터 입력을 받는다. 척수 수준으로부터의 비통각적 및 말이집 통각수용기적 입력은 시상의 배쪽뒤가쪽(VPL)핵 내 세포를 신경지배한다. 이러한 신경지배는 시상에서부터 SI 겉질 내 몸영역배열로 구별되는 3b 및 1영역까지 뒤기둥 안쪽섬유띠로 및 척수시상로를 통해 이루어진다. 3b 및 1영역은 자극의 위치 및 특징에 대한 통각수용적 처리의 최초 부위로 간주된다. 뒤뿔 아교질(제2 및 제3층판) 내 세포를 신경지배하는 민말이 C 섬유의 우세를 포함한 일부 통각수용기는 대뇌섬 및 SI 내 3a 영역으로 연결하는 시상하부의 배쪽안쪽핵을 대신해서 연결한다. 3a의 넓은 영역 내 세포는 유해성 말초 자극에 의해 활성화되며 손상된 조직에 의해 민감해진다. 3a의 활성화와 함께 통증 자극에 대한 정확한 몸영역배열 반응의 억제 또한 존재한다. 이러한 연구는 밀도 높은 C 섬유 입력과 함께 3a 영역의 역할을 뒷받침하는데, 이 영역은 지속적으로 타는 듯 하지만 위치가 뚜렷하지 않은 이차 통각과민 통증과 관련 있다.

궁극적으로, 유해한 자극의 처리는 3a와 함께 3b와 1영역의 상호작용을 통해 SI에서 발생하여 손상된 조직의 위치, 물리적 특성, 강도 및 진행 상태를 부호화한다. 이러한 연결들은 교감신경 반응을 활성화시키는 시상하부와 감정 및 기억 회로를 동원시키는 대뇌섬, 띠다발, 이마앞엽겉질을 포함하고 행동 반응, 장기 조절 및 통증 조절을 통제한다.

신경병증성 통증 Neuropathic Pain

통증은 대부분의 사람들이 치료를 받는 가장 일반적인 원인 중 하나이다. 미국 인구의 30.7%인 9,500만 명이 만성통증을 겪고 있다고 보고되었다. 그리고 이러한 만성통증이 마약성 진통제 오용의 확산을 증가시킬 것이라는 주장 또한 존재한다. 만성통증은 치료사에게 있어서 매우 중요한 고려사항이며 만성통증을 겪는 환자들을 치료할 때 통증의 근본적인 기전을 이해하는 것은 필수적이다. 외상 부위에서 통증이 바로 나타나지 않는다는 것을 떠올려 본다면 실제 통증 경험은 대뇌겉질에서 발생된다. 손상 부위에서 신경종말은 손상 자극을 부호화한다. 지속적이거나 심각한 손상은 들신경로의 신경세포에서 과민반응을 일으킬 수 있다. 또한 이러한 손상은 세포독성으로 인해 무해자극통증(allodynia), 이상감각(dysesthesia) 및 통각과민증 또는 만성적인 신경병증성 통증과 같이 이상감각을 유발하는 신경세포 사멸을 발생시킬 수 있다.

오름신경 통각수용기 정보는 앞가쪽 신경로인 척수시상로를 통해 전달된다. 이때 척수시상로는 시상으로의 연결을 안내하고 손상 자극의 국소화 및 그 특성(강도, 움직임의 방향, 질)을 분명하게 한다. 척수시상로의 활성화와 시상과의 연결은 교감신경 변화 및 각성 상태의 증가와 같은 통증에 대한 반응을 이끌어낸다. 이러한 회로는 감정, 기억, 그와 깊이 관련된 경험을 생성하는 둘레계통을 동원시킨다. 뇌줄기의 그물체 중추에 정보를 제공하는 척수그물로 및 척수숨뇌로는 통증에 대한 감정 및 행동 반응을 이끌어내는 겉질 중추로 연결한다. 이러한 과정이 장기간 지속되면 혐오 및 공포심을 발생시킬 수 있다.

일차몸감각겉질에서 손상된 말초 영역의 표현(representation)은 자가관리와 더 이상의 손상을 방지하고 보호하는 것을 향상시키기 위해 정상보다 더 큰 영역의 겉질을 포함하도록 확장된다. 보통 통각수용기성 통증은 시간이 지남에 따라 해결되기 때문에 그 겉질 영역 확장은 정상 수준으로 돌아간다. 만성통증 또는 신경병증성 통증에서 이러한 과정은 방해되는 것으로 나타나며 최초의 원인이 해결된 후에도 오랫동안 통증을 경험한다.

대뇌 가소성은 통증수용기성(말초성) 통증이 신경병증성(중추성) 통증으로 바뀌는데 필수적인 요소 중 하나로 인식된다. 새로운 가설은 이러한 일시적인 통증수용기성 통증이 만성통증으로 전환되는 부적응적인 과정을 설명하기 위해 최근에 개발되었다. 연구자들은 만성통증은 급성 또는 아급성 통증 상태보다 오래 지속된 학습된 반응이라고 추측하였다. 일부 척수시상적 연결은 배쪽뒤안쪽 및 배쪽뒤가쪽 시상핵을 우회하고 등쪽안쪽 및 시상하부 내에 시냅스한다. 시상하부를 포함하는 회로는 교감신경성 생리적 · 행동적인 반응을 활성화시킨다. 이 등쪽안쪽핵은 편도, 대뇌섬, 띠다발, 이마앞 겉질을 포함하여 겉질과 광범위하게 연결된다. 급성통증은 반사 및 행동적인 반응을 유발하고 이는 생존에 결정적인 역할을 한다. 그러나 감정과 인지 회로의 복잡하고 집중적인 활성화는 개개인의 자아 인식에 깊게 각인시킨다. 이러한 상태는 때때로 평생 동안 고통스럽거나 심지어 잠재적으로 고통스러울 상황에 대해 공포-조건화 반응을 발생시킨다. 이러한 공포 반응은 종종 통증 발생 조건을 제거하고자 하는 치료를 어렵게 만든다. 치료사들은 신체적인 문제뿐만 아니라 환자의 심리적인 장애를 수용하는 치료를 고려할 필요가 있다.

시각신경로의 중추 정보 처리 Central Processing in Visual System

일차시각겉질(17영역) 또는 줄무늬겉질(striate cortex)에서의 정보 처리는 감각 뇌에서 가장 복잡한 신경로 중 하나이다. 시각신경교차 뒤쪽에 있는 시각로는 두 망막으로의 축삭을 포함하고 반대쪽 시각 반구의 두눈대비(binocular) 배열을 전달한다. 망막신경절세포 축삭은 뇌의 4개 영역 중 하나에서 종결된다(그림 10.11)(6장 참조). 망막신경절세포 축삭의 대부분은 시지각과 관련 있고 또한 정보 처리를 위해 시상

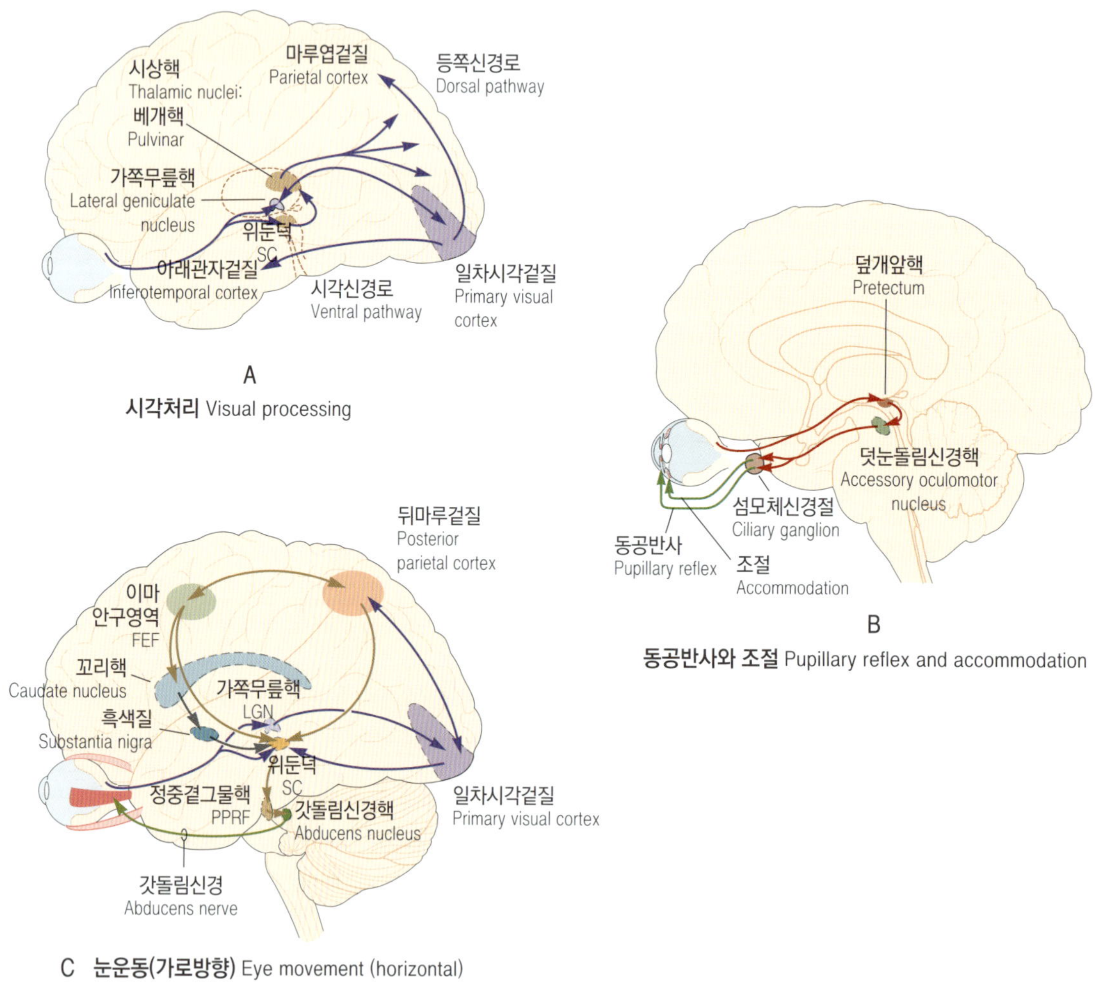

그림 10.11 시각처리, 동공반사와 조절, 눈위치 조절을 위한 신경로

A: 시각처리. 눈은 첫 번째로 가쪽무릎핵과 베개핵을 포함하는 시상핵으로 정보를 보내고 그곳에서 대뇌겉질 영역으로 다시 그 정보를 내보낸다. 겉질연결은 일차시각겉질에서부터 마루엽(시각적으로 안내된 움직임과 관련된 등쪽신경로)과 관자엽 내 영역(물체 인식과 관련된 배쪽신경로) 방향으로 이동한다. 베개핵은 또한 직접연결을 보충하는 겉질 영역들 사이를 중개하는 역할을 한다. **B:** 동공반사와 조절. 빛신호는 뇌줄기의 덮개 앞부분을 통해 에딩거-웨스트팔핵 내 신경절이전 부교감신경세포로 중개된다. 그리고 섬모체신경절로 눈돌림신경의 부교감신경이 빠져나간다. 신경절이후신경세포는 동공조임근의 렌즈 조절근뿐만 아니라 민무늬근을 신경지배한다. **C:** 눈운동. 망막으로부터의 정보는 시각신경을 따라 위둔덕으로 직접 보내지고, 무릎줄무늬신경로를 통해 위둔덕으로 다시 연결되는 겉질 영역들(일차시각겉질, 뒤마루겉질, 이마안구영역)로 간접적으로 전달된다. 둔덕들은 다리뇌(PPRF)로 연결되고 안구의 가쪽움직임을 조절하는 갓돌림신경핵을 포함하여 눈돌림신경핵으로 조절신호를 전달한다.

의 가쪽무릎핵(lateral geniculate nucleus, LGN)으로 시각로(optic tract)가 이어지며 일차시각겉질로 연결된다. 시각로에 있는 모든 망막신경절세포 축삭이 시각 정보 처리에 관여하는 것은 아니다. 일부 축삭은 위둔덕으로 연결된다. 위둔덕에서의 정보 입력은 머리와 목의 협응된 움직임에 필요한 3차원 시공간 개념을 생성하고 시각적 자극에 반응하기 위한 눈운동에 관여한다. 추가적인 축삭은 중간뇌의 덮개앞구역으로 연결되고 동공반사 작용의 자율 조절과 관련 있다. 마지막으로 하루주기리듬(diurnal rhythm) 및 호르몬 주기 조절을 위해 일부 축삭은 시상하부와 뇌 솔방울샘의 시각교차위핵(supraoptic nucleus)에 이르는 사이뇌로 연결된다.

가쪽무릎핵 Lateral geniculate nucleus

시지각을 위한 신경로와 관련하여 적절한 LGN은 6개의 세포층으로 계층화된다(그림 10.12). LGN 세포체는 크기와 위치에 따라 구분될 수 있다.

작은 세포는 위쪽 4개의 소세포층(parvocellular layers)을 형성하고, 가장 큰 세포는 가장 깊은 2개 또는 대부분 배쪽, 큰세포층(magnocellular layer)을 형성한다. 가장 작은 세포는 소세포층과 큰세포층(층간 신경세포) 사이에 산재되어 있으며, 먼지세포 신경세포(koniocellular neurons)를 대표한다. 소세포층(p-LGN 세포) 내 신경세포는 P-망막신경절(난쟁이세포, midget cell)의 축삭으로부터 시냅스를 받는다. 이들 신경세포는 작은 중심-주변 수용 영역을 가진 색깔에 민감한 세포인데, 이 세포는 모양과 형태를 식별할 수 있는 대비에 가장 민감하다. 큰세포층은 M-망막신경절세포(양산 세포, parasol cell)의 입력을 수신하고 처리한다. m-LGN 세포는 M-망막 세포와 같이 넓은 중심-주변 수용 영역을 가지고 있다. 이들 세포 또한 색상 정보를 전달한다. 큰세포-LGN 세포는 자극의 움직임에 더 민감하고 가장 큰 수용 영역을 가지고 있다. 먼지세포 신경세포는 색상에 대한 정보를 중개하는 입력 정보를 받는다. 먼지세포 LGN 신경세포, 즉 k-LGN은 P-망각신경절세포와 비슷하지만 p-LGN 세포보다 색에 더 민감하다.

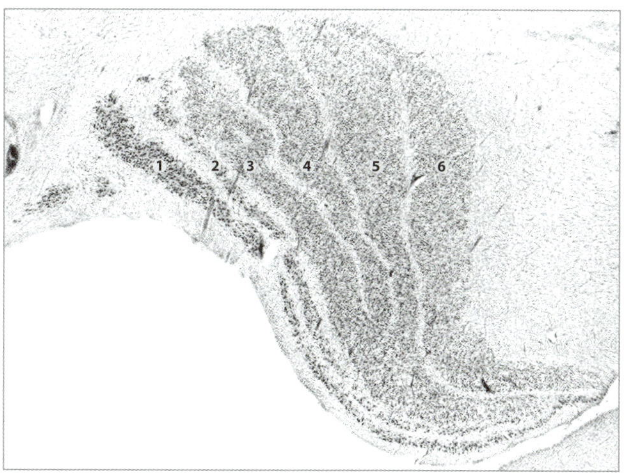

그림 10.12 가쪽무릎핵

가쪽무릎핵은 복잡한 신경핵에 대한 하나의 예이다. 이 신경핵은 니슬염색된 인간 뇌의 오른쪽반구의 관상면을 나타낸다. 망막 내 각각 다른 종류의 신경세포로부터의 축삭은 핵들의 각 층(제1~6층)에서 종결된다. 각 층은 한쪽 눈에서만 입력을 받는다.

LGN은 시각로를 통해 양쪽 눈에서 입력을 받는다. 제2, 3 및 제5층에서는 같은 쪽 눈이 시냅스하고 제1,2 및 제6층에서는 반대쪽 섬유가 시냅스한다. 각 층에서는 시야의 완벽한 배열(망막국소 구성)을 포함하고 각 층 내에서 시야의 동일한 부분이 정렬된다. 각각의 신경세포는 오직 하나의 눈에만 자극을 준다. 각 LGN에는 반대쪽 시각 반구의 배열을 포함한다.

LGN으로부터 시각부챗살(optic radiation)이 펼쳐지는데 관자엽, 마루엽, 뒤통수엽을 통과한다. 부챗살은 가쪽뇌실의 아래 관자 뿔(inferior temporal horn) 주변을 지나간다. 부챗살은 백색질을 포함하며 뒤통수엽의 일차시각겉질을 향해서 확장된다. 아래 부챗살은 마이어고리(Meyer's loop)라고 알려진 관자엽을 통해 배쪽으로 이어진 고리를 형성하는데, 반대쪽 위 시각 사분면(superior visual quadrant)에 대한 정보를 전달한다. 이 위치의 병변은 두 눈의 같은 쪽 위사분면 시야의 손실로 "하늘의 파이(pie-in-the-sky)" 결손으로 알려진 반대쪽의 위쪽 같은쪽 사분맹(homonymous quadrantanopia)을 야기한다.

등쪽(위쪽) 시각부챗살은 뒤쪽을 통과하여 반대쪽 아래 시야 사분면을 나타낸다. 등쪽 시각부챗살 내 병변은 "바닥에 파이(pie-on-the-floor)" 결손으로 알려진 아래쪽 같은쪽 사분맹을 야기한다. 각 눈의 관자 시야에서 정보를 전달하는 코 섬유는 반대쪽 가쪽무릎핵의 안쪽 측면으로 연결된다. LGN의 가쪽 부분은 아래망막섬유를 수용하고 위망막섬유는 안쪽 측면을 향한다. LGN의 문(hilium)은 황반 섬유를 받는다.

시각부챗살은 일차시각겉질(V1), 뒤통수엽의 새발톱고랑(calcarine fissure)의 양쪽에 위치한 브로드만 17번 영역으로 연결된다. 등쪽 시각부챗살은 새발톱고랑의 위쪽 언덕으로 연결되고, 마이어고리 섬유는 아래 언덕으로 투사된다. 이들 영역의 각각의 병변은 반대쪽 아래 또는 위쪽 사분맹(quadrantanopia)을 유발시킨다. 새발톱고랑 위에는 쐐기(cuneus, wedge) 또는 쐐기이랑이 위치하고 아래에는 혀(lingua) 또는 혀이랑이 위치한다. 오목(fovea)은 뒤통수극(occipital pole) 근처에 배열되고 시각겉질에서 불균형적으로 배열되는데 공간의 50% 정도를 차지한다.

대부분의 LGN 축삭은 V1에서 종결된다. 이 축삭의 특징적인 줄무늬 모양은 니슬 염색을 통해 확인할 수 있다. 대부분의 입력은 제4층에 도착하고, 말이집 섬유의 곁가지 축삭은 줄무늬겉질에 젠나리선으로 알려진 특유의 옅은 색깔을 부여한다. 신경섬유의 절반이 시각교차에서 교차한다는 사실에도 불구하고 제4층은 입력이 개별적인 하나의 눈으로 구성되어 있다. LGN과 마찬가지로 V1 역시 망막위상지도(retinotopy)로 구성되어 있으며 6개의 층과 몇 개의 하위층이 있는 기둥형 겉질로 구분된다. 이 대체 기둥은 각각 1mm 너비이고 안구 우세 기둥(ocular dominance columns)으로 알려져 있다. 안구 우세 기둥은 높은 수준의 대사 효소인 시토크롬 산화 효소로 인해 조직학적으로 쉽게 확인할 수 있다. 안구 우세 기둥의 제2~3 겉질층은 파장(색)에 민감한 신경세포를 갖는다.

k-LGN, p-LGN 및 m-LGN 세포는 V1 내 신경세포에 정보를 보내고 난 뒤 추가적인 처리를 위해 여분을 줄무늬겉질(18과 19영역)로 보낸다. 제2, 3층에서 시토크롬 산화효소에 대해 염색될 때의 모습으로 이름 붙여진 V1 방울세포(V1 blob cell)는 군집 내에서 발견되고 k-LGN 세포와 유사하다. 이들 세포는 색 민감도 및 한눈입력(monocular input)을 처리하고, 작은 동심적 수용 영역을 가지고 있다. 방울세포는 색 지각, 색 구별, 색상 있는 개체의 학습 및 메모리에 대한 정보를 처리한다.

방울간세포(interblob cells)는 방울세포 주위의 군집(clusters)에서 발견된다. 그들은 두 눈(binocular)에 있으며 P-경로(P-stream) 정보를 처리하고 수용 영역을 늘린다. 또한 이들 세포는 안구 우성을 나타내며, 방향 및 위치 특이성을 갖는다. 일부 방울간세포는 움직임에 특히 민감하고 그 외에는 움직임의 방향에 민감하다.

시각겉질 입력 층의 수용 영역은 주로 중심에서 그리고 중심 밖 주변 세포로 배열된다. 제4층의 위아래 층에서 다른 눈으로부터의 섬유와 혼합하는 것은 겉질의 사이신경세포에 의해 중재되며, 이는 깊이 지각(depth perception)에 중요한 역할을 한다. 이 혼합 처리는 언제나 하나의 우세눈이 존재하도록 한다. 물체의 방향을 알기 쉽게 하는 두눈, 시각, 우세, 방향 기둥을 확립하기 위한 두 눈으로부터의 정보를 분리한다. 일차시각겉질의 방향성 기둥은 바람개비 모양 기둥의 꼭대기에 구성되어 있다. 우세 기둥과 방향 기둥의 교차는 큰기둥(hypercolumn)으로 알려져 있다. 추가적인 기둥은 방향 및 공간 주파수(spatial frequency)와 같은 특정 기능과 함께 존재한다.

신경세포는 17영역으로부터 V1 겉질을 둘러싸는 고차원 줄무늬바깥 시각 영역으로 연결한다. 줄무늬바깥겉질은 V2, V3 및 V4로 나뉜다. 이 영역들 각각은 부분적 또는 완전한 망막에 대한 배열을 포함한다. 18 및 19영역은 순차적으로 가쪽뒤쪽 시상핵 및 베개(pulvinar) 시상핵으로부터 입력을 받는다. 베개의 기능은 시각적 자극의 관련성을 확립하는 것이다. 줄무늬 바깥겉질에 손상이 발생해도 줄무늬겉질의 손상처럼 시력이 손상되지 않는다. 이는 물체, 색상 및 움직임의 인식 불능과 같은 고차원의 시각적인 자각 상실을 야기한다. 아래 관자이랑 내 방추형이랑(37영역)의 양쪽 손상은 얼굴인식불능증(prosopagnosia)으로 알려진 얼굴 인식 장애를 초래한다.

시각 처리의 두 가지 경로 Two-stream visual processing

시각로는 자극이 시각이라고 하는 경험을 생산할 때까지 광파(light waves)를 모으고 처리한다. 망막으로부터의 최초의 정보는 세밀한 검토, 분석, 확인을 통해 얻어진다. 그리고 반드시 모든 행동에 대한 시·공간적인 상황을 제공하기 위해 그 정보는 3차원, 자기중심의 시각적 협응 시스템으로 변해야 한다. 이렇게 구분되는 두 가지의 과제를 달성하기 위해 V1 및 V2로의 시각 입력은 등쪽경로를 따라 마루엽, 관자엽, 이마엽겉질로 향하고 배쪽경로는 관자엽으로 연결된다(그림 10.13). 이렇게 구별되는 신경로의 존재는 fMRI를 통해 확인된다.

등쪽 또는 배쪽경로로 처리된 정보는 각각 차이가 있고 시각신경로를 통해 한 곳에서 다른 곳으로 보내지는 것은 망막신경절세포(retinal ganglion cell, RGC)에 의해 결정된다. 등쪽경로의 기능에 필수적인 정보는 높은 빛 민감도와 공간을 통한 움직임의 감지가 가능한 세포로부터 파생된다. 양산(parasol) RGCs(M-RGCs)는 빛을 증폭하고 움직임을 부호화하는 큰 부피의 입력을 받는다. 배쪽경로 처리는 지각한 대상으로부터 세밀한 사항을 얻어내고 높은 공간 해상도와 민감한 입력을 필요로 한다. 난쟁이(midget) RGCs(P-RGCs)들은 분리된 입력을 받고 색깔 정보를 전달한다. 등쪽경로는 뒤통수엽으로부터의 자기중심적인 3차원의 표식을 마루엽겉질을 통해 이마엽겉질로 전달한다. 배쪽경로는 관자엽으로 구체적인 시각 정보를 전달한다.

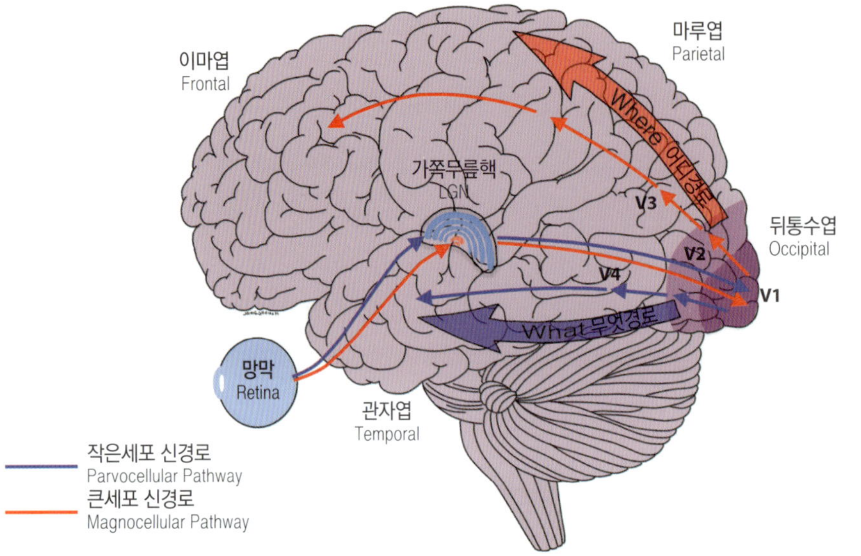

그림 10.13 등쪽 및 배쪽경로

망막신경절세포는 가쪽무릎핵에 매우 특수하게 정보를 입력한다. 양산세포가 큰세포 가쪽무릎핵 층으로 연결되는 동안 난쟁이세포는 가쪽무릎핵의 작은세포 부분으로 연결된다. 가쪽무릎핵의 출력은 뒤통수엽 내 일차시각겉질(V1)로 연결되며 그곳에서 이차시각겉질(V2)로 이어진다. 작은세포와 큰세포 신경로는 갈라져서 V2로 빠져나간다. 등쪽연결은 삼차시각겉질(V3)로 이어지고 그곳에서 마루겉질로 연결되며 등쪽 또는 "어디"경로를 구성한다. 작은세포 연결은 사차시각겉질(V4)을 경유하여 관자엽을 지나가며 배쪽, "무엇"경로를 구성한다

등쪽("어디") 경로 Dorsal ("Where") stream

등쪽경로는 "어디" 경로라고 불리는데, 개개인의 자기중심적인 3차원의 개인 공간을 부호화하고 신체적인 "시작점(starting point)"과 관찰이 진행되는 지점을 설정하여 행동에 대한 정보를 제공하기 때문이다. 등쪽경로는 일차적으로 양산-유형 RGCs에서 파생되고 LGN의 큰세포층을 통해 지나가는 앞쪽 공간 정보를 전달한다. V1으로의 입력은 처리되어 V2로 보내진다. V2에서 등쪽경로는 시각연합겉질인 V3로 연결된다. 그곳에서부터 공간 정보는 마루-관자-뒤통수겉질(parieto-temporo-occipital cortex)을 통해 위쪽으로 처리되고 뒤마루겉질로 들어간다. 일부 신경섬유는 이마엽으로 쭉 들어간다. 등쪽경로에 의해 전달되는 정보는 어떠한 대상의 움직임 속도와 방향을 부호화한다. 또한 이 정보는 눈 움직임 추적에 이용된다. 등쪽경로는 숙련된 행동의 조절을 발생시키는 정보에 결정적인 역할을 한다. 공간 내 물체를 향한 움직임의 시각적인 유도를 예로 들 수 있다(컵을 잡기 위해 손의 모양을 만드는 것을 예로 들 수 있다).

뒤마루겉질의 병변은 등쪽경로를 차단하고 시공간적인 방향, 움직임 감지 및 눈 움직임의 시각적인 추적의 유도에 대한 어려움을 야기한다. MRI를 통해 국소 마루엽 병변이 확인된 환자는 가로 및 세로축에 대한 지각장애, 길이와 거리 차이 구별의 어려움, 방향 구별에 대한 장애 및 위치의 일치성에 대한 어려움을 보인다. 앞쪽 마루엽 손상은 축과 각도에 대한 지각장애와 관련 있고 뒤쪽 마루엽 손상은 위치에 대한 지각장애와 관련 있다. 이러한 장애를 가진 사람은 움직임을 감지하는데 어려움을 겪는데, 물체가 시간차를 가지고 움직이거나(ratchet), 점프하는 것처럼 보인다고 보고되었다. 이러한 환자들은 홱보기(saccades)를 조절하기 위한 시각 정보의 사용, 물체를 향해 손을 뻗거나(optic ataxia, 시각 실조) 또는

거리 판단의 어려움을 가진다. 등쪽경로의 손상을 가진 환자가 눈을 감는다면 촉각적인 특징을 통한 물체 확인에 실패하는데, 이를 입체인식불능증(astereognosis)이라고 한다[또는 매우 드물게 입체인식불능이 한쪽에만 상실되는 것을 촉각인식불능증(tactile agnosia)이라고 한다]. 그들은 물체의 특징을 설명할 수 있지만 그 물체를 식별하고 그 기능에 대해 말할 수 없다.

뒤마루겉질 및 위관자겉질의 넓은 부위 손상은 시각적 부주의(visual inattention)라고도 하는 무시증후군(neglect syndrome)을 발생시킬 수 있다. 시각적 부주의는 실제 시야의 상실 없이 시야에 대한 지각 상실을 특징으로 한다. 뇌로 공간적인 입력을 전달하는 구조가 존재하고 이러한 구조는 기능적이다. 예를 들어, 등쪽경로 회로만 손상된다면 지각의 상실이 존재한다. 무시를 가진 환자는 병원에서의 정식 시야 검사를 통해 정상적인 결과를 얻을 수 있다. 무시의 증상은 특이하다. 환자는 일반적으로 무시된 공간에서 발생하는 사물, 사람 및 사건을 무시한다. 극단적인 경우, 환자는 심지어 자신의 팔다리를 모른다고 한다. 그들은 통증에 대한 지각을 부정하면서도 팔다리에 유해한 자극을 받으면 회피하는 반응을 한다.

무시는 반대쪽 마루엽 손상으로 발생한다. 오른쪽 마루겉질은 공간 좌표를 확립하는데 있어 지배적인 역할을 하며, 왼쪽은 말하기와 언어 생성에 관여한다(그림 10.14). 오른쪽 마루겉질은 좌우 시야 모두의 입력에 참여하고 왼쪽 마루겉질은 오른쪽 영역의 입력에만 관여한다. 그러므로 왼쪽 뒤마루겉질의 손상인 경우 반대쪽 편무시가 발생하지 않는데 오른쪽 겉질에서 그 공간이 배열되기 때문이다.

모이랑(angular gyrus)은 등쪽경로에 위치한다. 모이랑은 언어와 관련된 시각적 입력을 받아 베르니케(Wernicke) 영역으로 전달한다. 등쪽경로와의 관계 때문에 모이랑은 공간 인지와 관련이 있으며, 좌우 방향을 설정하는 데 관여한다. 그것은 또한 왼쪽 반구에서, 특히 수학 처리와 관련이 있다. 모이랑 내 병변은 거스트만 증후군(Gerstmann syndrome)을 발생시킬 수 있는데, 모이랑의 기능장애는 다음과 같다:

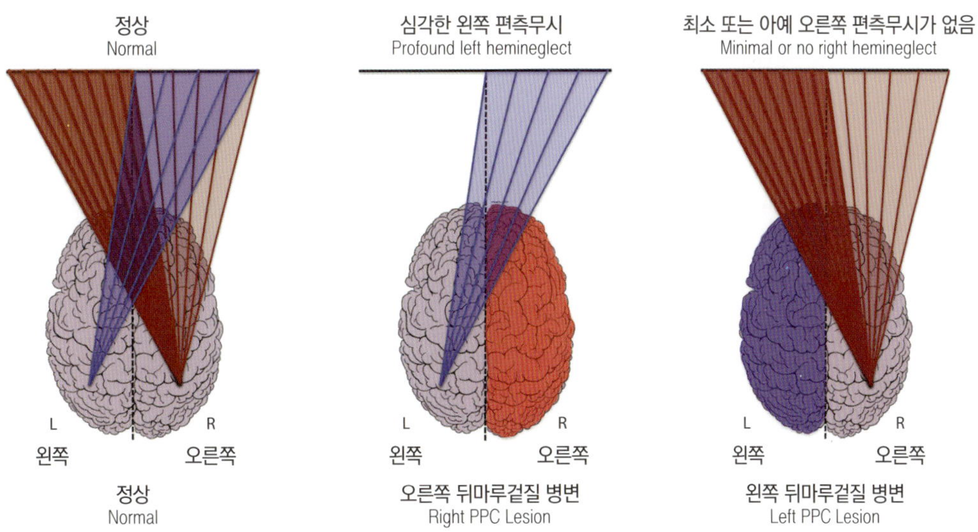

그림 10.14 마루겉질 내 비대칭적인 공간 표현

정상적인 상태하에서 좌우 뒤마루겉질 모두 3차원 공간에 대한 표현을 유지한다. 왼쪽 뒤마루겉질 병변을 동반한 경우 무시가 거의 또는 전혀 나타나지 않는데 오른쪽 시각 반구는 오른쪽 뒤마루겉질 내에서 표현되기 때문이다.

좌우 방향 감각 상실, 계산불능(acalculia, 연산을 수행할 수 없음), 손가락인식불능증(finger agnosia, 자기 자신의 손가락을 구별할 수 없음) 및 쓰기언어불능증(agraphia, 글을 쓸 수 없음).

배쪽("무엇")경로 Ventral ("What") stream

색상 및 모양을 포함한 고해상도 정보 인코딩 세부 정보는 배쪽 "무엇"경로를 따라 물체 표현을 위해 처리되고 지각을 형성한다. 들어오는 P-신경로 축삭은 V1과 V2에 신경을 분포시킨다. 이 신경로는 다음으로 V4 시각연합겉질과 연결되고 그 다음 관자엽의 아랫부분을 따라 앞쪽으로 연결된다. 배쪽경로 정보는 기억, 감정, 공포를 포함하는 인지 처리와 상호작용한다. 이는 물체의 질을 처리하는데 필수적이다. 이러한 처리는 감정적이고 경험적인 상황을 포함하는 물체의 특징을 바탕으로 한 의미와 목적을 해석하는 것뿐만 아니라 물체나 사람을 지각하고 파악하는 것을 의미한다. 이 회로는 장기기억 저장과 관련 있고 시각적인 지각에 결정적인 역할을 한다. 특정 V2 영역은 물체를 지각하는 기억과 관련된다.

배쪽 및 등쪽경로 사이에 작은 교류가 있음이 연구결과를 통해 제시되었다. 아마도 이 2개의 경로는 등쪽경로 정보 내에서 처리될 수 있다. 배쪽경로에 의해 처리되는 지각의 다른 측면이 의식에 도달하는 것을 허용하는 동안 이 등쪽경로 정보는 배쪽경로의 간섭 없이 발생된다. 그 외에는 이전에 관찰된 것보다 더 많은 사이 경로의 소통이 존재한다고 최근에 밝혀졌다. 상호작용 회로는 높은 정밀도의 움직임이 필요할 때 그 활성도가 높아짐을 볼 수 있다.

두 경로 내의 정보 처리는 계층적으로 발생한다. 연속적인 각 처리 단계(시냅스 수준)는 마지막 시각적 지각을 위해 복잡한 계층을 더한다. 몸감각계통에서 관찰되듯이, 각각의 연속적인 시냅스에서 처리되는 정보는 더 추상적이고 망막의 광수용기세포를 활성화하는 광파의 물리적인 속성으로부터 제거된다. 고차원 세포 집단은 형상의 가상 윤곽 파악, 색상, 형태, 움직임 및 전반적인 움직임을 기반으로 한 구별과 같은 특정 지각 기능을 수행한다. 각각의 되먹임과 함께 중개하는 지각(mediating perception)도 존재한다.

배쪽경로의 손상은 복잡한 시각적 인식(시각인식불능, visual agnosia), 주의력, 학습/기억력 장애의 원인이 된다. 방추형이랑(fusiform gyrus, 브로드만 20영역)은 아래 뒤통수관자겉질로부터 관자엽 끝까지 이어진 이랑이다. 방추형이랑의 세포는 얼굴 인식과 직접 관련되어 있다. 이는 개개인의 얼굴 특성에 대한 익숙한 상황 내 세부 사항을 바탕으로 한 타인의 식별 능력이다. 방추형이랑이 손상될 경우, 얼굴인식불능증(prosopagnosia) 또는 안면 실인증(face blindness)이라고 불리는 증상이 발생한다.

미각계통의 중추 처리 Central Processing in Gustatory System

세 가지의 뇌신경(VII, IX, X)은 각각 맛과 관련된 감각 기관으로부터 정보를 전달한다. 미각 기관은 혀, 물렁입천장, 인두, 후두에 위치하고 감각 정보를 뇌줄기 내 고립로핵(solitary nucleus)의 앞쪽으로 전달한다(그림 10.15). 맛은 소비적인 행동 방향으로 발달되었다. 결핍된 특정 영양소를 갈망하게 하는 맛은 이 복잡한 시스템 내에 건강을 유지하기 위한 가소성을 설명하는 예이다. 단맛은 에너지가 풍부한 음식으로 선택하도록 하고 쓴 음식은 바로 독성이 있는 음식으로 피하도록 한다. 사실, 동물계에서 많은 곤충들은 먹잇감이 되지 않기 위한 진화론적 해결책으로 쓴맛 벌레가 되었다. 인간의 경우 미각의 즐거움과 맛의 취향은 고도로 개별화되었다. 중추신경계의 처리 및 개인의 경험, 문화적인 기준 및 계속되는 취향 변

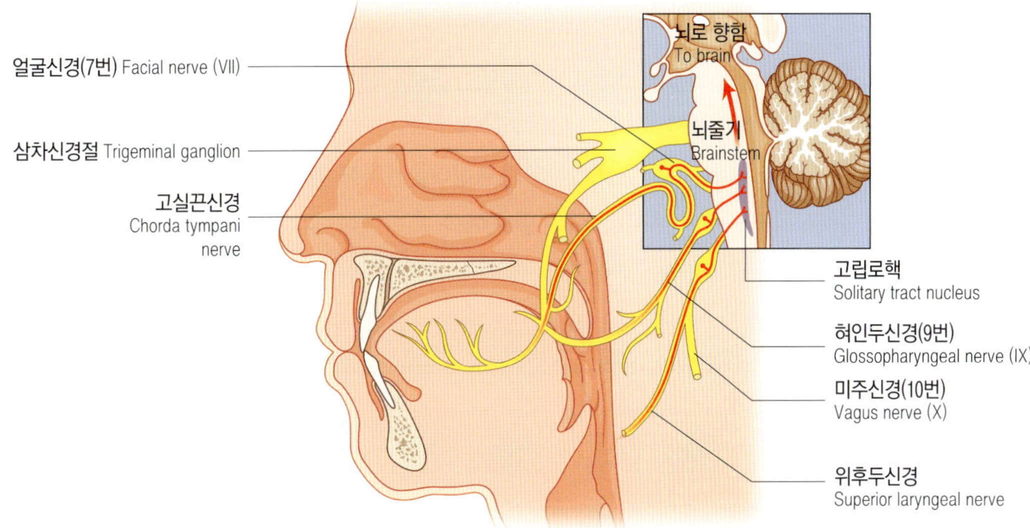

그림 10.15 미각을 중개하는 뇌신경
고실끈신경(7번 뇌신경), 혀인두신경(9번 뇌신경), 미주신경(10번 뇌신경)을 포함한 미각 기능을 중개하는 뇌신경

화를 바탕으로 맛은 개별화된다. 현대의 맛에 대한 분자 연구는 중추 및 정보 처리의 복잡성에 대한 새로운 정보를 밝혀내었다. 이들 연구는 포만감 없이 최대한 섭취하기 위해 설계된 최신 음식 개발에 도움을 주었다.

맛에 대한 지각은 구강 내 맛봉오리(taste buds)의 화학수용체에서 시작된다. 맛봉오리는 약 200개의 감각 세포를 함유하고 있으며, 각각 뇌신경을 통해 숨뇌 안의 고립로핵의 위쪽 맛 부분으로 뇌신경을 통해 연결되는 민말이 신경종말로 인해 신경지배된다. 인접 핵으로의 연결은 타액 제거 및 삼킴과 같은 내장반사 기능을 제공한다. 하나의 불명확한 경로는 다리뇌 팔옆핵(pontine parabrachial nucleus) 중심뒤이랑의 아래쪽 대부분인 일차 맛 겉질로 올라간다. 맛의 구별 및 음미에 대한 지각은 대체로 앞쪽 대뇌섬 내에서 이루어진다. 아래 및 안쪽 관자엽 내 위치한 갈고리이랑 내 세포는 맛 정보를 통합한다. 즐거움에서 역겨움까지를 포괄하는 풍미 지각(flavor perception)을 위해 후각, 몸감각(촉각), 시각계통을 통해 감각 정보를 받는다. 타액 제거나 구역질과 같은 자율신경적인 기능을 위한 정보는 시상하부로 전달된다. 이 정보는 둘레계통을 통해 정서적인 반응을 통합하는 앞뇌바닥(basal forebrain) 부분으로 지나가는 신경로로 또한 전달된다.

청각계통의 중추 처리 Central Processing in Auditory System

일상생활 중에 청각 정보를 얼마나 다양한 방법으로 사용하는지 한 번 생각해보자. 일상생활에서 단순히 깜짝 놀라게 하는 큰 소리에서부터 군중 속에서 목소리를 높이거나 교향악단에서 바이올린 연주와 같은 복잡한 움직임을 하는 동안 실시간으로 수정하기 위한 고차원의 의사결정까지, 소리는 행동에 영향을 미치는 의미 있는 정보를 제공한다. 이러한 청각 정보의 다양한 사용은 중추신경 처리를 위한 다중 신경로를 필요로 한다. 모든 신경로를 자세하게 다루는 것은 책의 범위를 벗어나는 것이지만 현재 활동 중인 임상가들을 위해 몇 가지 예를 들고자 한다.

소리의 배열은 음조 체계(tonotopic organization)를 이용한 처리를 위해 대뇌겉질로 이동하는 것과 동일한 관련성을 유지한다. 달팽이관에서 바닥막의 해부학적 구조로 인해 고주파 소리는 달팽이관 바닥의 털을 자극하는 반면 저주파 소리는 꼭대기(apex)를 자극한다. 이러한 활동전위는 신경의 바깥 부분에서 높은 주파수와 함께 달팽이관 신경으로 이동하는 것에 따라 분리되어 유지된다. 이 명확한 체계는 소리 구분을 위해 전체 경로를 통해 유지된다.

달팽이신경은 같은쪽 달팽이핵(cochlear nucleus)으로 올라가고 그와 동시에 신경섬유는 몇 가지 다른 신경로를 통해 앞쪽으로 이어진다. 대부분의 섬유는 마름섬유체(trapezoid body)에서 반대쪽의 위올리브(superior olive)로 교차한다. 교차되지 않은 같은쪽 섬유뿐만 아니라 위올리브로부터의 섬유는 가쪽섬유띠 안에서 이동하다가 중간뇌의 아래둔덕으로 들어가며 그 다음 시상 내의 안쪽무릎체로 올라간다. 소리 정보가 처리되는 일차 소리 겉질은 헤쉴 이랑(Heschl's gyrus, 브로드만 41, 42영역)이라고도 알려진 위관자이랑 내에 위치한다(그림 10.16). 또한 헤쉴 이랑 내 신경세포는 음조로 체계화된다.

소리는 위쪽 올리브에서 겉질까지 모든 수준에서 양쪽으로 처리된다. 이중 신경로(말초에서 각 귀에서 하나씩)에 의해 제공되는 계통 내 과잉성(redundancy)은 효과적인 소리 위치 및 청각 변별을 가능하게 한다. 주파수 대응적으로 제한된 중추신경로에서의 음향 부호화는 소리 정보 입력을 체계화시켜 소리 정보가 의미 있는 해석 및 분석을 위해 통합될 수 있다. 특정 대상으로 주의를 기울이는 것과 같은 높은 수준의 처리는 경쟁적인 소리 자극 중에서 특정 소리를 구분하도록 한다. 즉, 교향악에서 하나의 악기 연주를 선택적으로 들을 수 있거나 붐비는 식당 안에서 하나의 대화를 듣는 것이 가능하다.

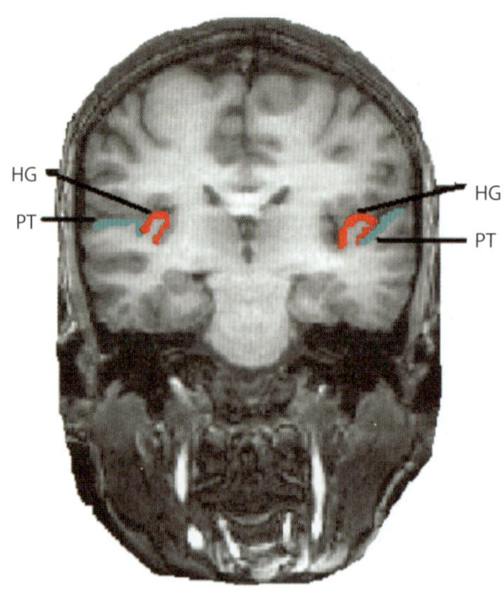

그림 10.16 헤쉴 이랑(Heschl's gyrus)
관자엽 윗부분 내에 위치한 헤쉴 이랑(HG, 빨간색)과 관자평면(planum temporal, PT; 파란색)을 보여주는 자기공명영상

따라서 오름신경로의 병변은 완전한 난청을 발생시키지 않지만 부분적인 난청(deafness) 또는 병변의 반대쪽에 두드러진 청력 상실을 초래한다. 부분적인 청각 상실은 특정 음조 또는 공간에서 소리의 위치를 찾는 능력의 상실을 특징으로 한다. 이러한 복잡한 신경로의 임상적인 결과는 중추신경의 손상 후 청각장애에 대한 해부학적인 근원을 국소화시킨다. 이러한 손상 후에는 다른 소리의 주파수와 볼륨을 지각하는 능력을 측정하는 청력도(audiogram)와 같은 말초 청각 검사가 어려울 수 있다.

그 결과는 왼쪽 청각겉질 내 언어와 오른쪽 관자엽의 일차적인 음악 정보 처리를 동반한 처리의 가쪽 특수화를 나타낸다. 언어의 해석과 발생은 소리 정보 처리와 밀접하게 관련되며 가쪽 대뇌반구의 손상은 전형적으로 언어의 배열뿐만 아니라 언어 처리의 장애를 발생시킨다. 중추 소리 신경로의 질병 또는 손상은 복합적이고 미묘한 처리 장애를 발생시키지만 완전한 청력 손상은 거의 일어나지 않는다. 파킨슨병 환자 사이에서 자신의 목소리를 조절하는데 어려움이 있는 경우를 하나의 예로 들 수 있다.

안뜰계통의 중추 처리 Central Processing in Vestibular System

청각과 마찬가지로 안뜰감각기는 양쪽에 존재한다. 쌍으로 구성된 이 계통의 수용기는 믿기 어려울 만한 정확성 및 속도와 함께 머리의 움직임과 자세를 위치시킨다. 각각의 속귀는 3개의 반원형관과 머리의 움직임, 자세를 감지하는 특수한 털세포를 포함한 두 개의 이석기관(otolith organ)을 가지고 있다. 다양한 속도와 크기의 변화는 변형된 들신경 방출을 비례적으로 부호화시킨다. 그 결과로 들신경 신호는 속귀길을 통해 안뜰신경을 따라 다리뇌숨뇌이음이 있는 뇌줄기로 전달된다. 거기로부터 입력 정보는 운동 출력 정보에 영향을 주기 위해 안뜰핵으로 이동하거나 추가적으로 감각운동 처리를 위해 소뇌로 이동한다.

안뜰핵은 신경로를 따라 척수, 눈 근육을 지배하는 핵, 시상, 소뇌로 올라가는데, 이 핵은 눈과 머리 움직임의 협응, 공간적 방향성의 지각, 자세 및 균형을 유지하고 혈압을 조절하며, 그물활성계(reticular activating system) 및 구토 경로에 영향을 미친다(그림 10.17).

겉질아래 처리 Subcortical processing

안뜰 감각 정보 처리에서 소뇌의 역할은 7장에서 자세히 다루어진다. 여기에서는 정상 기능에서 중추의 겉질 아래 처리의 역할을 간략하게 논의할 것이다. 소뇌의 일차적인 역할은 부드럽고 효과적인 움직임을 위해 운동 출력을 실시간으로 조정하기 위한 운동감각 정보를 관찰하는 것이다. 비록 안뜰반사는 소뇌 입력 없이 기능하지만 소뇌의 손상을 동반한 경우 교정되지 않고 비효과적으로 기능할 것이다(그림 10.18). 소뇌의 다양한 엽들은 안뜰눈반사(vestibuloocular reflex, VOR)를 얻음으로써 적응하고, 안뜰눈반사 반응의 지속성을 조정하며, 이석 기관의 입력을 처리한다. 벌레(verms, 안쪽 부분)는 안뜰척수반사(vestibulospinal reflex, VSR)의 기능을 담당하고 이 영역의 병변은 심각한 몸통 및 보행실조를 발생시킨다.

VOR과 VSR은 신체 중앙(축 방향)과 팔다리 근육을 활성화한다. VOR은 또한 머리 움직임과 반대 방향으로의 보상적 눈 움직임을 이끌어내기 위해 바깥눈근육 운동핵과 광범위하게 교류한다(그림 10.19). 상호 연결은 축삭을 통해 안쪽세로다발(medial longitudinal fasciculus) 내에서 양쪽으로 통과해서 발생된다. VSR은 미로 수용기 내 활성화 변화의 반응에 대한 신체뿐만 아니라 머리 및 목의 자세 유지와 관련

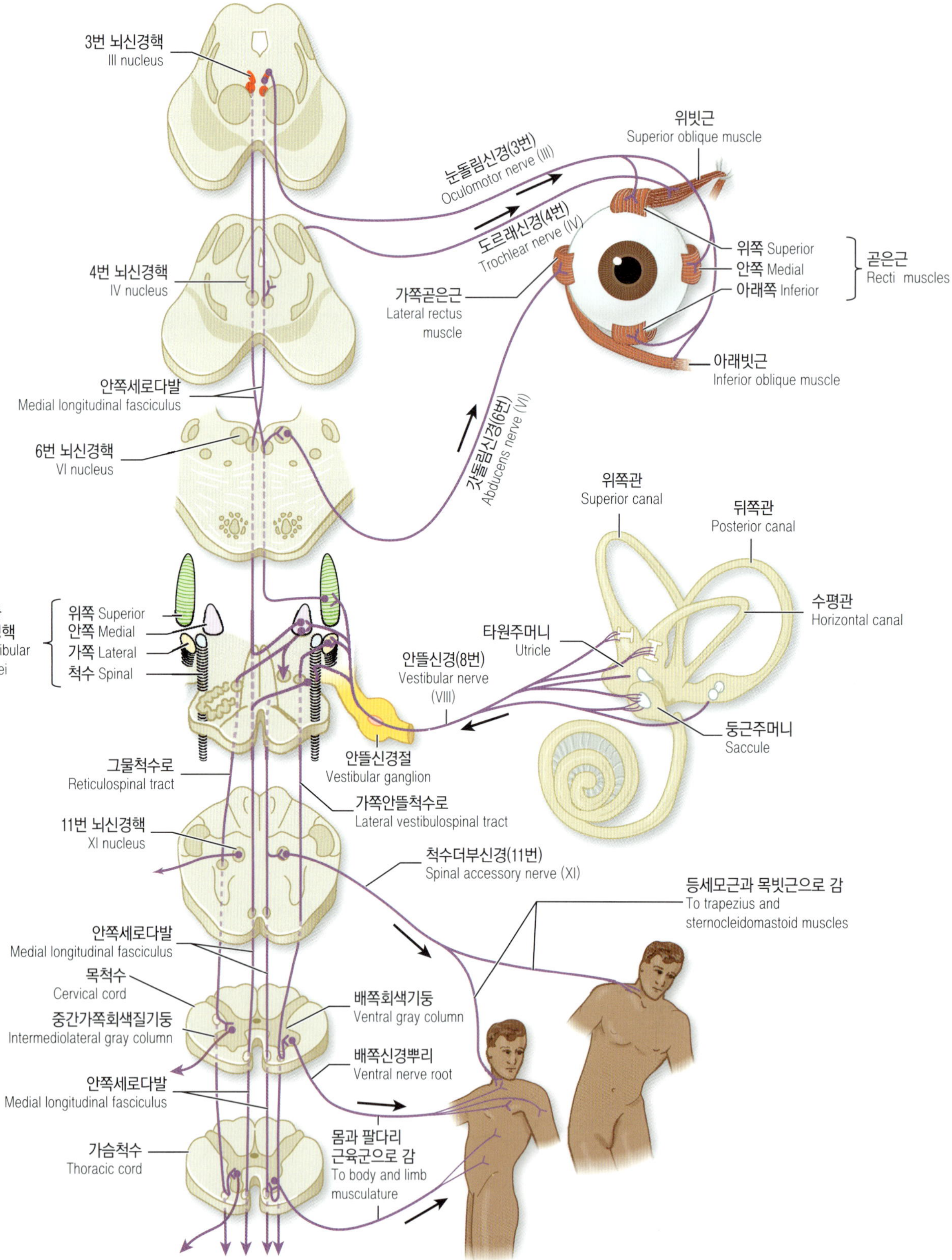

그림 10.17 안뜰핵과 신경로

안뜰반사 경로

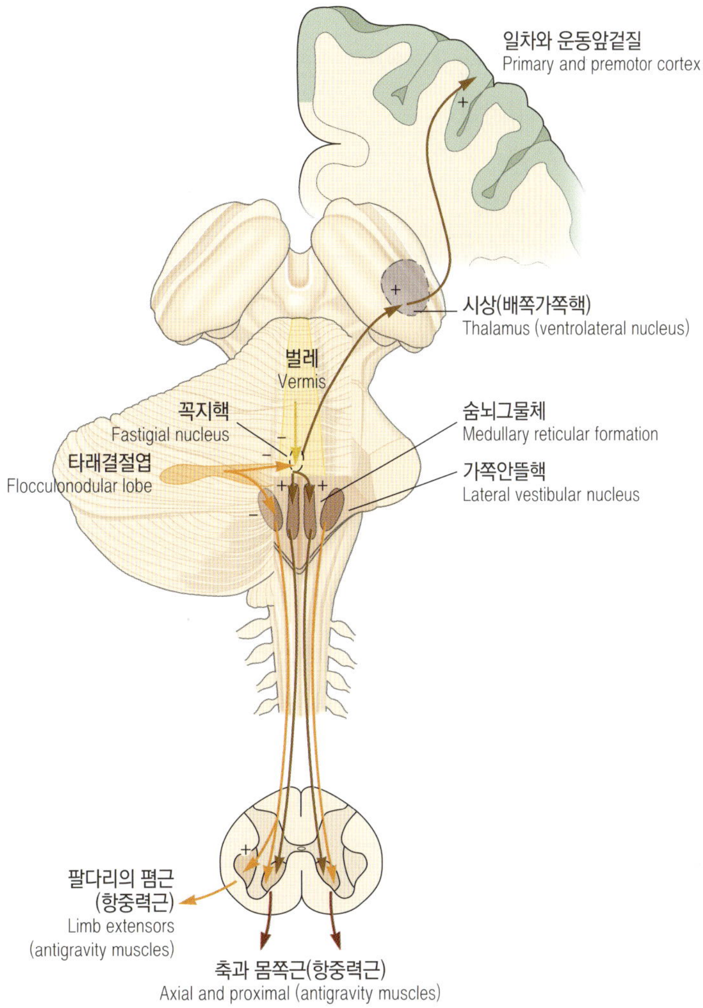

그림 10.18 안뜰소뇌

안뜰소뇌와 벌레는 몸쪽 근육과 팔다리의 폄근을 조절한다. 안뜰소뇌(타래결절엽)는 안뜰미로에서부터 입력을 받고 안뜰핵으로 직접 연결된다. 벌레는 목과 몸통, 안뜰미로 그리고 망막과 안구바깥근육으로부터 입력을 받는다. 안뜰소뇌의 출력은 뇌줄기의 배쪽안쪽 내림계통, 주로 그물척수로 및 안뜰척수로에 초점이 맞춰져 있으며 겉질척수섬유는 안쪽운동신경세포에서 활성화된다. 안뜰핵의 눈돌림 연결은 명확도를 위해 생략되었다.

된 근수축을 유발시키는 내림 안뜰 연결에 관여한다. 이러한 반응은 목 안 뿐만 아니라 자세에 따른 미묘한 변화를 위해 척수를 따라 협력 근육군을 활성화시킨다. 또한 걸려 넘어지는 것과 같이 빠르고 큰 규모의 자세 이동의 경우 내림 안뜰 운동 신경로는 넘어지기 전에 스스로 다잡기 위한 바로 서기 반사를 활성화시킨다.

안뜰계와 관련된 내림 피라미드바깥 신경로는 안쪽과 가쪽 안뜰척수로(vestibulospinal tracts, VST)이다. 각 경로는 그 역할에 걸맞게 이름 붙여진 안뜰핵으로부터 일차적으로 발생되고 소뇌 날신경 입력에 의해 영향을 받는다. 이 안쪽 안뜰척수로(VST)는 덮개로 무리와 안쪽세로다발 안쪽으로 내려간다. 이 신경로는 바깥 시각 및 소리 자극과 관련된 머리와 목의 위치를 조절하고 이러한 움직임과 관련된 균형 및

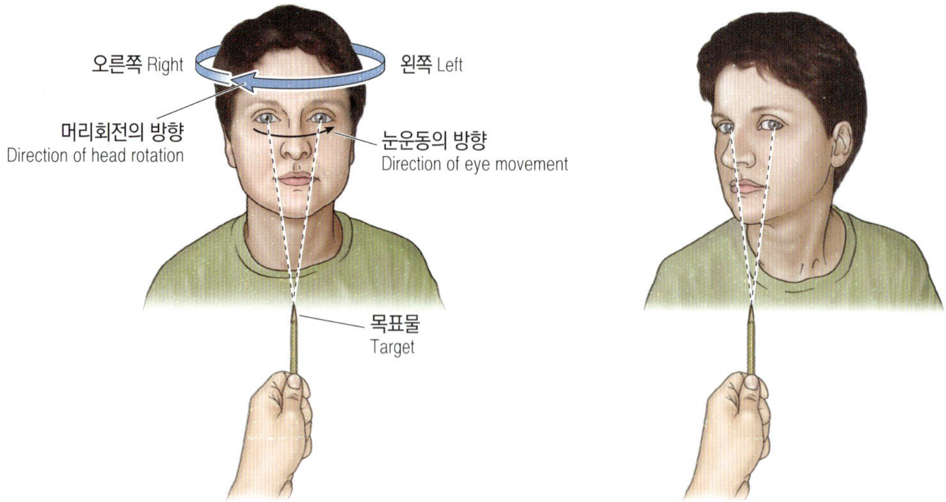

그림 10.19 안뜰눈반사

자세 조절에 영향을 준다. 가쪽 안뜰척수로는 허리(lumbar) 수준을 통해 내려가고 항중력근의 수축에 기여한다.

일부 안뜰 출력은 구토중추를 포함하는 국소 숨뇌 회로에 관여한다. 구토와 관련된 주요 핵은 넷째뇌실 바닥의 꼬리 쪽에 위치한 맨아래구역(area postrema)이다. 맨아래구역은 혈액–뇌장벽이 부족한 7개의 중추신경계 영역 중 하나이다(2장). 따라서 맨아래구역은 혈액에서 독소를 검출하고 유해 물질을 신체에서 제거하기 위한 생리 반응을 유발할 수 있는 위치에 있다. 구토 유발에 관여하는 특정 영역은 화학수용체 유발구역(chemoreceptor trigger zone)이라고 불리며 고립로핵과 미주의 들신경과 날신경을 통합하는 회로를 포함한다. 화학 감각 및 안뜰 정보는 위장의 내용을 방출하는 일련의 사건을 자극하기 위해 맨아래구역과 근처의 몸중추 및 자율중추와 협응한다.

맨아래구역의 화학수용체 유발 지역으로의 안뜰계통 출력은 신경전달물질(도파민, 히스타민 및 세로토닌)을 사용하여 구토를 유도한다. 일부 시각 및 미로 신경자극을 통한 안뜰계통의 활성화는 맨아래구역으로 신경전달물질을 배출하여 중독된 것으로 속여서 구토를 유발시킨다.

겉질에서의 처리 Cortical processing

다른 감각계와 달리 단일 "일차안뜰겉질"은 존재하지 않는다. 모든 안뜰 기능은 몸감각 및 시각 입력을 통해 스스로가 속한 3차원의 공간에 대한 개념을 완성한다. 몇몇의 자리는 안뜰 정보의 통합에 관여하며 각각의 위치는 다감각 중추를 구성하고 시각 및 몸감각 입력 또한 처리한다. 이를 통해 자기중심적인 협응 시스템에서의 의식적이고 주관적인 방향감 및 움직임에 대한 개념 수립이 가능하다. 원숭이를 이용한 연구를 통해 안뜰 겉질의 위치를 찾기 위한 수많은 가용 자료들을 얻을 수 있었다. 하지만 최근에는 fMRI 및 양전자방사단층 촬영(PET 스캐닝)을 통해 인간의 겉질 내에서의 상관관계를 밝혀냈다.

안뜰 자극에 의해 가장 두드러지게 활성화되는 부위는 뒤쪽 대뇌섬과 주변 아래 마루 및 이마 영역을 포함하는 마루–대뇌섬 안뜰 겉질(parieto–insular vestibular cortex, PIVC)에 존재한다(그림 10.7). 추가적인 다중 감각 영역은 위쪽 관자엽 겉질과 관자마루 이음(temporoparietal junction)을 포함한다. 이들 부위 모두는 PIVC와 시각겉질 사이의 상호 억제 되먹임 연결을 형성하는 겉질(겉질로부터 나가는) 섬유를 방출한다. 다른 PIVC 연결은 되먹임 조절을 위해 안뜰핵으로 되돌아가거나 겉질척수로(CST) 섬유와 함께 척수의 감각 부분으로 내려가 반사적 자세 조정에 영향을 줄 수 있다. PIVC에서의 활성은 특히 오른쪽 반구에서 지배적이다.

다감각 정보는 겉질 수준에서 통합되는데 명확한 수직 감각에 대한 지각, 움직임을 위한 방향성에 대한 토대 및 움직임의 해석을 가능하게 한다. 또한 다감각 정보는 내재적 대뇌섬 회로의 활성화를 통해 "행복(well-being)"을 위한 전반적인 감각에 관여한다. 중간대뇌동맥 영역 내 구조를 손상시키는 병변은 앞대뇌동맥 또는 뒤대뇌동맥의 혈관 손상 없이 수직으로부터 "기울여지는(tilt)" 지각을 생성하고 방향성을 수정하기 위한 움직임을 촉진한다. 이러한 병변은 자가 또는 객체 움직임을 발생시킨다. 시각적 협응은 3차원적으로 주변 환경을 그려낸다. 몸감각 입력은 자기중심적인 개인 공간을 형성하는 이러한 협응 내에서 자기 자신을 고정시킨다. 또한 안뜰 입력은 공간 내 자세 및 움직임을 부호화시킨다.

감각계가 적절하게 기능할 때 입력의 통합은 정밀도와 안전성을 갖춘 3차원 공간을 탐색하기 위한 체계를 만든다. "감각에 대한 가중치 조정(sensory reweighting)"은 뇌로 하여금 가장 정확하고 신뢰할 수 있는 감각 정보를 제공하는 시스템에 대한 선택 및 주의해야 할 것에 대한 우선순위 선정을 가능하게 한다. 예를 들어, PIVC는 시각겉질과 밀접하게 상호 연결되어 있으며, 상호 보완적 되먹임 회로의 동기 활성화 및 통합은 수직 감각 및 움직임을 위한 3차원적 방향을 생성하는 데 필요하다. 가속하는 동안 우세한 자극은 안뜰 활성화를 통해 이루어지며, PIVC는 안뜰눈반사의 과도한 활동을 억제하기 위해 시각겉질을 억제한다. 과도한 안뜰눈반사는 뿌옇거나 도약하는 시각 이미지가 나타나는 떨림보기(oscillopsia), 빠른 눈 움직임을 발생시킨다. 자발적 움직임에 대한 감지는 시각적인 측면이 우세하며 관자뒤통수엽 연결은 PIVC의 출력을 억제한다.

손상된 겉질 처리(Impaired cortical processing). 중추성 병변 및 정상 노화는 안뜰 기능 장애의 원인이 된다. 이러한 장애는 중추신경로 및 정상 기능에서의 겉질 처리의 역할을 밝혀내기 위해 연구될 수 있다. 나이가 들면서, 귀돌기관 및 반고리관팽대(semicircular ampullae) 내에는 털세포가 줄어들고 이는 중력과 가속에 대한 민감도를 떨어뜨린다. 말초 미로(peripheral labyrinth)로부터 감소된 입력은 안뜰눈반사, 안뜰목반사(vestibulocollic reflex, VCR), 안뜰척수반사의 반응을 손상시킬 수 있으며 낙상에 대한 위험을 높인다. 안뜰 기능 저하로 인해 많은 고령자들은 잦은 낙상을 경험하며 임상검사를 통해 안뜰눈반사 및 안뜰척수반사의 감소가 말초 안뜰계의 기능을 저하시킨다는 것을 확인할 수 있다. 고령자를 대상으로 온도눈떨림검사(caloric test)를 이용한 연구들을 통해 피실험자들의 말초적인 기전은 정상이며 소뇌 및 대뇌가 소통하는 것으로 밝혀졌다. 안뜰겉질의 통합 상실은 수직성과 움직임을 평가하는 능력을 감소시킨다. 따라서 안뜰 반응은 감소하고 낙상의 위험성은 높아진다. 이러한 상태는 안뜰 무시(vestibular neglect)라고 불리며 안뜰 자극에 대한 지각 능력의 상실을 초래한다.

시각은 정상 시력을 가진 사람들에게는 일반적으로 우세한 감각이지만 잘못된 시각정보에 지나치게 의존하는 것은 문제가 될 수 있다. 과도한 시각 정보의 집중은 시각 안뜰의 수직 부조화(visual-vestibular vertical mismatch)로 인해 노인들이 현기증을 느끼게끔 한다. 안뜰 무시는 다감각겉질 영역이 안뜰 입력을 통합하지 못하고 시각겉질과 안뜰핵에 대한 안뜰 되먹임의 투사를 감소시키거나 제거할 때 발생한다. 이러한 시각정보에 대한 과도한 의존성은 자세 흔들림 및 어지러움의 증가를 발생시킨다. 안뜰 자극에 대한 지연된 안뜰척수반사로 인해 낙상에 빠르게 대처하는데 결국 실패하게 된다. 효과적인 치료적 중재로 시각적 움직임의 탈민감화(desensitization) 훈련을 시행하는데, 이 치료방법은 시각적 정보에 대한 의존도를 낮추고 안뜰 및 기타 감각정보의 통합을 향상시킨다.

IV 몸운동 기능의 중추 처리

CENTRAL PROCESSING OF SOMATIC MOTOR FUNCTION

바이올린 신동인 8세 된 아이는 악기를 가지고 자신의 자리에서 무대 위로 뛰어 오른다. 그 아이는 겨우 8살이었기 때문에 신발 끈이 풀려서 넘어질 뻔 한 것은 놀라운 일이 아니었다. 아이는 넘어지기 전에 몸을 바로 세워서 그의 악기와 자존심을 붙잡았다. 그리고는 다시 무대로 나와서 비발디의 사계를 화려하게 연주한다. 이러한 짧은 사건은 이 어린아이가 수행한 운동 기능이 얼마나 대단한지 놀라움을 자아내게 한다. 그는 넘어지기 전에 바로 몸을 추스렸고 완전히 무의식적으로 균형과 자세를 바로 잡았다. 또한 그는 복잡한 악보를 연주함으로써 탁월한 손 기능을 선보였다.

이마운동겉질 Frontal Motor Cortex

운동 시스템은 해부학적으로나 기능적으로 복잡하게 상호 연결되어 있으며, 이 운동 시스템은 자동 반사적 움직임과 수의적이고 의도적인 움직임 사이의 협력이라고 할 수 있다. 이러한 운동 시스템은 안토니오 스트라디바리(Antonio Stradivari)가 1천 6백만 달러짜리 바이올린을 만들거나 시몬 빌스(Simone Biles)가 여성 도마 종목에서 유르첸코(Yurchenko) 트리플-트위스트를 선보여서 올림픽 금메달을 수여받는 것을 가능하게 한다. 이러한 목적으로 내림 겉질, 뇌줄기, 척수신경로를 발달시켰다. 이러한 발달은 능숙한 양쪽 다관절 움직임을 위해 순수한 단일시냅스 반사활(reflex arc)로부터의 움직임의 범위를 조절한다. 척수반사는 5장에서 논의되었고 그물척수로, 덮개척수로를 포함한 뇌줄기 신경로는 5, 6, 7장에서 논의되었다. 이러한 시스템은 움직임을 통해 근육의 긴장도와 반응을 지속하고 자세를 유지하며 신체의 중력 중심 또는 머리 위치의 빠른 변화에 반응하고 외부 자극에 대처하는 머리와 몸의 위치 조정을 가능하게 한다. 이들 기능은 의식적인 조절 없이 수행된다. 사실 이렇게 많은 행동들, 즉 넘어지는 아이를 구하거나 체조선수인 시몬이 똑바로 착지하는 것과 같은 행동을 수행하기 위해 의식적인 조절을 하는 것은 시간이 너무 많이 걸릴 수 있다. 소뇌는 운동 활동에 대한 실시간으로 미묘한 변화를 만들기 위해 무의식적인 고유수용적 입력을 받는다. 하지만 이러한 움직임은 이마겉질 내 존재하는 운동겉질에서 계획되고, 시작되며 지시된다.

일차운동겉질 Primary motor cortex

운동 조절 중추는 이마엽 내 여러 영역에 집중되어 있으며, 전체적으로 이마운동겉질(frontal motor cortex)이라고 불린다(그림 10.20). 일차운동겉질(브로드만 4영역)은 직경이 20μm 미만의 작은 세포에서 거의 100μm의 거대한 베츠 세포까지 크기가 다양한 피라미드 신경세포를 포함하는 두꺼운 5개의 층으로 확인된다. 제5층의 운동신경세포는 위운동신경세포(upper motor neurons)라고 불리는데, 이는 앞뿔 내의 알파 운동신경세포를 아래운동신경세포라고 부르는 것과 대조적이다. 놀랍게도 일부 위운동신경세포의 축삭 길이는 1미터를 초과할 수 있다. 일차운동겉질은 겉질척수로와 겉질숨뇌로의 축삭을 방출한다. 이들은 발달학적으로 가장 최신의 운동 경로이며 먼쪽 팔다리에서 특히 손과 얼굴에서의 매우 정밀하고 미세하게 제어되는 "작게 분할된(fractional)" 움직임을 조절한다. 가쪽 겉질척수로 내 축삭은 반대편 척수로 내려가고 먼쪽 팔다리에 있는 근육에 공급하는 앞뿔의 가쪽 부분에 있는 α 운동신경세포를 단일 시냅스로 신경지배한다(5장). 전체 겉질척수로 섬유의 대략 5~10%를 구성하는 앞쪽 겉질척수로의 축삭은 대부분 교차되지 않으며 배쪽안쪽 척수로 내려간다. 이들 축삭은 곁가지와 사이신경세포를 통해 양쪽으로 축과 몸쪽 이음근육(girdle muscle)에 공급하는 앞뿔의 안쪽 부분에 있는 신경세포를 신경지배한다. 몸 또는 인두굽이 조직(branchial arch tissues)(뇌신경 3, 4, 5, 6, 7, 9, 10, 11번)으로부터 유래된 근육의 수의적인 신경지배를 제공하기 위한 운동 뇌신경핵은 겉질숨뇌로 섬유에 의해 지배된다. 일차몸감각겉질 내 제5층으로부터 발생하는 겉질척수로와 함께 축삭의 추가적인 작은 무리는 내려가고 국소 회로 신경세포에 시냅스하여 고유수용기 및 기계수용기적 입력을 중재할 수 있다.

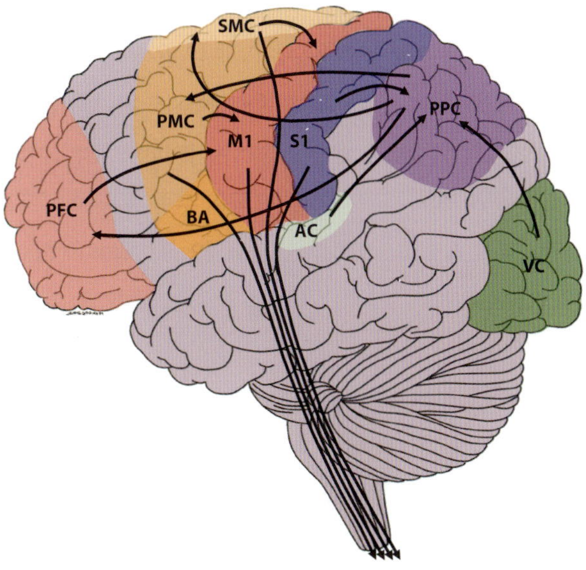

그림 10.20 일차운동겉질

움직임은 일차운동겉질(M1)로부터의 출력에 의해 지시된다. 공간적 통합은 일차몸감각겉질(S1), 시각겉질(VC) 그리고 청각겉질(AC)로부터의 감각 입력을 받는 뒤마루겉질 내에서 유지된다. 뒤마루겉질 출력은 운동앞겉질(PMC)과 보조운동겉질(SMC)뿐만 아니라 이마앞겉질(PFC)을 신경지배한다. PFC, PMC 그리고 SMC는 가장 높은 계층 수준에 기여하고 M1 출력을 지시한다. PMC, SMC, M1 그리고 S1 모두 뇌줄기와 척수 수준으로 내려가는 축삭을 방출한다. 화살표는 정보 흐름의 방향을 표시한다. BA는 브로카 영역이다.

초기 전기생리학적 실험에서는 안쪽에서 가쪽으로 겉질 운동띠(strip)의 표면을 자극하면 신체의 다리에서 얼굴까지 진행하는 연속적인 움직임을 유도하여 손과 얼굴 배열이 불균형적으로 크게 형성되는 일차몸감각 내의 호문쿨루스와 흡사한 모습을 보인다고 보고하였다. 다리의 배열은 뇌의 안쪽 표면에 있는 중심곁이랑(paracentral gyrus)의 앞쪽 부분에서 발견되었다. 운동띠를 따라 가쪽으로 진행함으로써 신체는 꼬리쪽(caudal)에서부터 입쪽(rostral)까지 배열되는데 얼굴, 입술, 혀 그리고 후두에 대한 운동 신경지배는 가쪽틈새 위의 가장 가쪽에서 발견되었다. 손에 대한 배열은 마디(knob) 또는 "오메가 기호(omega sign)"라고 불리는 급격하게 굴곡진 구조에 위치한다. 이 구조의 병변은 반대쪽 손의 운동장애를 동반한다. 이 독특한 모양은 중심앞이랑을 발견하는데 매우 유용하다. 그 자신이 훌륭한 바이올린 연주자였던 아인슈타인뿐만 아니라 베테랑 바이올린 연주자는 두드러지는 마디(knob)를 가지고 있었던 것으로 알려져 있다.

일차몸감각겉질 몸영역배열은 말초수용 영역과 중추 배열 사이에서 극도로 정확한 지점과 지점 간의 관련성을 가지고 있다. 예를 들어, 겹치는 피부 영역은 최소화되고 인접한 경계에서는 약간 혼합되어 한정된다. 강화된 미세 자극 기술을 운동겉질 내 단일 세포로부터 자극하거나 기록한다. 운동겉질 내 단일 세포로부터 자극하거나 기록하는 미세 자극 기술은 신경세포에 의해 개별 근육의 표현을 나타내는데 이는 하나 이상의 비인접 위치 및 다른 수많은 근육군과의 조합 내에서 이루어진다. 이 광범위한 정열의 활성화는 특정 근육 내 수축 발생보다 움직임 발생을 목표로 하는 협력적 근수축에 관여한다. 또한 길항적 · 상충적인 움직임은 이와 동시에 억제된다.

음료수에 손을 뻗는 것을 다시 생각해보자. 어깨근육의 수축은 팔꿈치를 펌하기 위한 안정적인 기반을 제공한다. 팔을 펼 때, 손목은 손을 정렬시키는 방향으로 회전하고 손가락은 움켜잡기에 적합한 모양으로 굽혀진다. 손가락의 개별적인 근육 세포는 어깨, 팔 그리고 아래팔의 근육과 광범위하게 겹쳐져 있다. 아마도 이 조직은 유리잔을 움켜쥐는 것과 같이 특정한 필요에 부합하는 복잡한 움직임을 효과적으로 발생시키는 협력 근육군의 활성화를 위한 기전을 제공한다. 근육의 각각 세포 및 협력근 집단 내 각각의 근육군은 분리되어 기능할 수 없다. 그러므로 움직임의 통합에는 국소 겉질 회로를 통한 광범위한 연결이 요구된다.

운동앞겉질 Premotor cortex

이마운동겉질은 브로드만 4영역보다 훨씬 더 많은 부분을 차지한다. 일차운동겉질의 앞쪽은 이마엽의 넓은 부분인 브로드만 6영역이며 운동앞겉질이라고도 한다. 이 영역은 이마엽의 뒤쪽 부분 안쪽 표면에서부터 가쪽틈새의 가쪽 아래까지를 차지한다. 이 영역의 가장 안쪽 부분은 보조운동겉질이고 가장 가쪽 끝은 가쪽틈새 위에 위치한 말하기와 관련된 움직임을 관장하는 브로카 영역(Broca's area)이다(브로드만 44, 45영역). 또한 운동앞겉질과 관련된 것 중 하나는 이마엽눈운동영역이며 일차운동겉질의 앞쪽에 위치하고 6장에서 언급되었다. 이마앞겉질은 운동겉질들로부터의 출력에 이어서 행동에 뚜렷한 영향력을 발휘한다. 운동겉질에 관여하는 것 중에 하나는 보조운동겉질에 인접한 띠이랑의 위쪽 부분에 위치한 띠운동영역(cingulate motor area, 브로드만 24영역)이다. 둘레 구조(limbic structures)와의 관련성은 행동의 감정적인 측면에 영향을 줄 수 있다.

운동앞겉질은 뒤쪽 마루연합겉질로부터 광범위한 감각 연합 입력을 받는다. 뒤쪽 마루연합겉질은 실행 계획을 통합하는데 이 계획은 척수로 직접적으로 또는 일차운동겉질과 상호 연결을 통해 보내진다. 겉질척수로 내려가는 축삭의 30% 정도는 운동앞겉질에서 생성된다. 이들 축삭 중 일부는 척수 운동신경세포에 직접적으로 시냅스되지만 대부분은 국소 회로 사이신경세포에 시냅스된다. 뒤마루겉질은 몸감각, 시각, 청각겉질로부터 감각 입력을 통합한다. 이를 통해 모든 신체 부위는 각자 또는 주변의 감각 세계와 관련된 입력과 함께 신체 도식(body schema) 및 신체의 3차원적인 배열을 구축한다. 시 · 공간적 구조는 운동과제를 수행하는 것을 목표로 한 운동 선택, 계획 및 개시를 위한 상황을 설정하는 데 사용된다. 이 시 · 공간적 구조는 주변(사람 주변) 공간에서의 신체 및 그 신체 부위가 변하는 자세를 관찰하면서 움직임을 통해 지속적으로 변경된다.

영장류를 대상으로 한 연구를 통해 초창기 운동앞겉질의 광범위한 연결성과 복잡한 기능에 대한 설명이 이루어졌다. 이러한 연구의 연장선으로 인간을 대상으로 한 연구에서도 이러한 내용이 확인되었다. 최근의 병변 연구 및 고해상도 영상 분석은 인간에 대한 주요 발견의 일반적 원칙을 지속적으로 뒷받침해준다.

배쪽운동앞겉질(Ventral premotor cortex). 근래에 운동앞겉질은 각각 입쪽과 꼬리쪽 하위구획을 포함하는 등쪽과 배쪽 부분으로 구성된다고 한다. 등쪽운동앞겉질의 꼬리쪽 부분(PMDc라고도 함)은 특히 시각적인 도움하에 행동에 도달하는 계획 및 실행의 일부 측면을 포함한다. 세포는 방향에 민감하고 특히 선호하는 방향으로 도달할 때 가장 많이 활성화된다. 등쪽운동앞겉질의 입쪽 부분(PMDr이라고도 함)은 운동과 관련된 임의의 규칙을 학습하는 것과 관련이 있다. 예를 들어, 원숭이가 맛있는 음식을 보상받기 위해 팔을 들어 올리거나 학생이 화장실에 가기 위해 손을 들어 양해를 구하는 것과 같은 상황에서 PMDc는 활성화된다. PMDr은 이마안구영역에 인접해 있으며 안구 운동이 PMDr 활성화 조절을 가능하게 하는 연결이 있다. 뒤마루겉질과 배쪽운동앞겉질의 꼬리쪽 부분(PMVc) 사이의 연결성은 신체 감각, 시각 및 청각 자극, 특히 사람 주변 공간 내의 자극에 대한 반응으로 PMVc의 세포를 참여시킨다. 이 시스템이 보호기전으로 발달함으로써 운동 반응이 잠재적으로 위험한 상황에서 신속하게 이루어질 수 있도록 한다는 주장도 존재한다. 배쪽운동앞겉질의 입쪽 부분(PMVr)은 잡기 도중에 손 위치를 수정하고 손을 얼굴 쪽으로 향하는데(예: 식사하는 동작) 관여한다. 그것은 손으로 모양을 잡고 물체를 잡아서 입쪽으로 방향을 잡을 때 활성화된다. PMVr의 자극은 항상 손에서 입까지의 움직임을 발생시키고 또한 입이 열리면서 도달하는 손과 나란하게 머리를 돌리는 움직임이 동반된다.

1996년 리촐라티(Rixollatti) 등은 원숭이가 행동을 수행할 때와 다른 원숭이 또는 실험자가 행동을 수행하는 것을 관찰할 때 활성화된 특별한 일련의 신경세포를 발견했다. 이를 거울 신경세포라 하고 최초의 발표 이후로 거울 신경세포는 인간의 경우 보조운동 영역, 일차몸감각겉질 그리고 아래마루겉질에서 발견되었다. 인간 아이의 눈 추적 운동에 대한 관찰을 통해 생후 12개월 전에 거울 신경세포 신경이 형성되고 이는 모방 학습의 기초가 될 수 있다고 주장한다. 더 나아가 거울 신경세포 시스템은 인간의 사회적인 행동과 공감 발달에 필수적이라고 주장하기도 한다. 즉, 행동의 조정(alignment) 또는 행동 반영(mirroring)에 대한 개념은 협동적이고 공동체적 인간 사회에 기본이 된다.

운동앞겉질(PMC) 기능에 대한 추가적인 실질적 특징은 손상 후 환자에게 나타나는 증상으로부터 얻을 수 있다. 5장에서 언급한 '음료수 잔을 이용한 치료'에 대한 예를 떠올려 보라. 손 모양은 유리컵 손잡이에 적합한 형태로 바뀌기 시작한다. 손 모양과 유리컵을 잡을 때 가하는 힘의 양은 작은 찻잔과 맥주캔을 쥐는 것과 차이가 있고 그 잔이 비었을 때와 가득 찬 경우에 따라 또 달라진다. 만약 운동앞겉질이 손상된다면 환자들은 적절한 움직임을 선택하는데 어려움을 겪고 이들이 범하는 오류는 움직임의 타이밍 및 순서에 영향을 끼친다. 이러한 손상된 운동 상태를 행위상실증(apraxia)이라고 하며, 외견상 일차운동겉질 내의 병변 및 차후의 위운동신경세포 증후군으로부터 PMC 병변과 구별된다.

운동 손상은 협응에 대해 잘못 이해하기보다는 신체 도식과 운동 계획 및 실행 간의 소통장애와 관련이 있는 것으로 보인다. 행위상실증은 유리잔 들기와 같은 오랫동안 행하던 행동에 영향을 미치며 환자들은 심지어 머리 빗질이나 치아 닦기와 같은 일반적인 행동을 흉내 내지도 못한다. 시각적인 도움을 받거나, 개념화되거나 또는 지시된 움직임이 이 장애에 영향을 받는다. 그러나 자동화된 행동은 행위상실증을 일으키는 운동앞겉질 병변에는 영향을 받지 않는다. 치료사가 환자에게 오른손으로 코를 만질 것을 요청할 때 환자는 이 간단한 과제를 수행하기 위한 적절한 순서, 힘 및 이동 속도를 산출할 수 없어서 잠시 후, 산만하게 오른손으로 코를 긁을 것이다.

등쪽운동앞겉질(Dorsal premotor cortex). 운동앞겉질(PMD)의 등쪽 부분은 PMV와 같은 움직임의 선택을 중개하지만 PMD는 움직임(스스로 선택하고 정해진 선택된 움직임)을 수행하거나 기억으로부터의 수행된 운동 순서를 내부적으로 이끌어내는데 영향을 끼친다. 내부적으로 이끌어진 움직임은 PMV와 관련하여 앞서 논의된 움직임과 같이 외부에서 유도된 움직임 또는 감각 신호에 의해 지시된 움직임과 대조된다. PMD 내 세포는 내부적으로 유도된 움직임이 시작되기 1~2초 전에 발화한다. 이는 PMD가 스스로 선택한 행동을 정하고 계획하는 것과 관련이 있음을 보여준다. PMD의 병변은 자기 주도적(자발적인) 움직임을 감소시키지만 목표 지향적(외부적으로 이끌어진) 운동에는 영향을 주지 않는다.

보조운동 영역 Supplementary motor area

보조운동 영역(6영역)은 운동앞겉질의 안쪽 표면에 위치한다. 비록 결론에 이르지는 못하였지만, 보조운동 영역이 두 손의 복잡한 움직임과 관련 있다는 증거가 제시되었다. 경두개자기자극(transcranial magnetic stimulation, TMS), PET 그리고 fMRI 연구는 보조운동 영역이 복잡하고 외부에서 이루어지는 운동 계획을 수행할 때 활성화되고, 정교하게 조절된 양쪽 팔다리의 움직임을 지시하는 것을 입증하였다. 기억으로부터 정확한 타이밍의 움직임을 실행하는 동안 오류 수가 증가했다.

운동의 계층 구조 Motor Hierarchy

운동 조절은 다수의 단계를 포함하며 움직임의 선택, 계획 및 시작을 위한 대뇌겉질 처리를 포함한다. 겉질밑 및 뇌줄기 회로는 함께 감각 입력을 운동 출력과 통합하여 신체 도식의 시 · 공간적 상태를 지속적으로 감시하고 개선시킨다. 운동 계획이 수행되는 척수 수준에서 감각 입력이 전달되고 반사, 협응 및 패턴화된 움직임의 순서가 수행된다. 이러한 배열은 운동 계층 구조를 구성한다(그림 10.21).

운동의 계층 구조에서 가장 높은 수준인 겉질에서 감각 영역은 그 다음의 움직임을 위해 3차원적인 맥

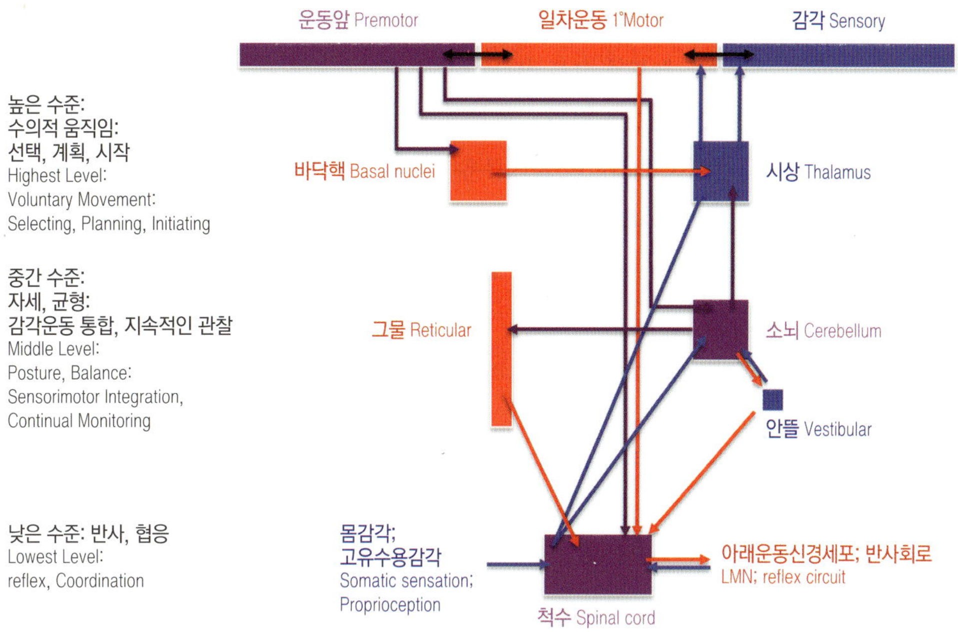

그림 10.21 운동 계층 구조

운동 계층 구조에서 가장 높은 수준은 운동 선택, 계획 및 시작에 관여하며 일차, 운동앞, 보조겉질, 바닥핵 그리고 시상을 포함한다. 중간 수준 구조는 지속적인 움직임 관찰을 통해 균형, 자세, 감각운동 통합을 조절한다. 이들은 소뇌, 안뜰핵, 그물체를 포함한다. 가장 낮은 수준인 척수는 운동축삭을 방출하고 수의적 · 반사적 움직임을 조절하는 감각 입력을 받아들인다.

락을 생성한다. 말초수용기에서 비롯된 모든 몸감각, 시각 및 청각 입력은 둘레 회로로부터의 기억 및 감정적인 효과와 함께 처리되고, 이는 시간과 공간에 대한 자아를 구축한다. 이 정보는 수의적인 움직임을 만들기 위해 시작 조건을 형성한다. 이 감각연합영역은 내적이거나 외적 조건에 대한 적절한 반응의 선택과 함께 시 · 공간적인 준비에 대한 통합을 위해 이마앞겉질로 연결된다. 운동앞 및 보조운동 영역으로 연결되는 감각과 인지 정보는 운동 계획을 발전시킨다. 소뇌로의 출력은 실시간 감각운동 조건에 따라 계획을 조정한다. 바닥핵으로의 출력은 운동 목적을 달성하기 위해 필요한 근수축의 정밀한 연속성을 개선하고 선택한다. 일차운동겉질은 겉질척수로/척수숨뇌로에서 완성된 운동 신호를 방출한다. 이 신호는 골격근 수축의 궁극적인 발현을 위한 뇌줄기 및 척수 내의 아래운동신경세포로 이어진다.

뇌줄기 중추의 활성화는 피라미드바깥 신경로인 안뜰척수로, 그물척수로, 덮개척수로를 포함한다. 피라미드바깥 신경로는 균형, 자세 그리고 눈을 조절하기 위한 머리 및 목을 조절한다. 이와 관련된 모든 기능은 주로 무의식적으로 수행된다. 바로잡기 반사(righting reflex)와 같은 일부 행위는 겉질을 통해 처리되지 않는데 지연될 경우, 끔찍한 결과를 초래하기 때문이다.

운동 계층 구조에서 가장 낮은 수준은 척수이다(뇌줄기 감각운동핵도 동일함). 이 수준에서 겉질척수로 축삭은 α 운동신경세포를 단일 시냅스로 활성화시킨다. 아래운동신경세포는 근수축을 발생시키는 근섬유로 시냅스되는 말초신경에 관여하는 축삭을 방출한다. 고유감각기는 근육 반사를 조절하는 감각 다리로 돌아가는 것을 돕는데 근긴장 형성 및 수축을 위한 준비를 신호로 보낸다. 더불어 고유수용감각으로의 몸감각은 척수 뒤뿔로 전해진다. 국소 반사회로에서 관여하지 않은 "무엇" 입력은 척수소뇌로를 통해 소뇌로 바로 연결될 수 있다. 또한 운동 계획을 지속적으로 발전시키고 재통합하기 위해 소뇌에서 무의식적인 수준에서 처리된다. 또 다른 감각 입력은 의식적인 감각 지각을 위해 시상 및 몸감각겉질로 바로 보내진다. 이러한 정보는 감각겉질에서 재통합되며 다시 한번 운동 신호의 수정에 도움을 준다.

운동 계층 구조 내에서 각각의 수준에서의 병변은 예측 가능하고 특정한 장애를 발생시킨다. 일차운동겉질 병변은 반대쪽 신체에 섬세한 운동조절 장애를 일으킨다. 경증의 마비부터 강직까지, 경련, 신경 계층의 여러 수준에서 구조의 병변은 예측 가능하고 특징적인 결손을 만들어 낸다. 일차운동겉질 병변은 경미한 마비에서 경련, 근육긴장항진(hypertonicity), 반사항진(hyperreflexia)과 같은 위운동신경세포 증후군에 이르는 반대쪽의 정교한 운동조절의 손상을 야기한다. 뒤마루겉질뿐만 아니라 운동앞 및 보조 영역은 행위상실증의 다양한 양상을 나타낸다. 바닥핵 병변은 순수하게 한쪽만 다친 경우는 드물지만 주로 신체 반대쪽에 장애를 일으킨다. 바닥핵 병변으로부터의 장애는 의지 없이 조절되지 않는 움직임의 양상을 나타내는 안정시떨림(resting tremor)을 발생시킨다. 또 다른 바닥핵 부분이 손상되었을 때는 운동저하(hypokinetic) 또는 운동완만(bradykinetic)과 같은 움직임을 발생시킨다(파킨슨병 및 파킨슨증의 다른 형태). 반면에 소뇌 병변은 운동 실조(ataxia, 협응된 근육 수축의 실패), 활동떨림(intention tremors) 및 근육긴장저하(hypotonia)를 포함하여 신체의 같은 쪽에 증상을 일으킨다. 뇌줄기의 피라미드바깥 신경로의 손상은 광범위하게 운동 결과에 영향을 끼친다. 균형 장애는 흔하며 균형을 유지하거나 회복과 관련된 반사가 소실되고 공간에서 감각 자극에 반응하는 능력이 감소되며 또한 현기증 및 어지러움이 발생될 수 있다. 눈움직임 및 말하기 장애 또한 발생될 수 있는데 위운동신경세포 축삭은 척수 내 가쪽 및 배쪽 겉질척수로 다발을 돕기 때문에 이 부위의 병변은 위운동신경세포 증후군이 발생된다. 소아마비(poliomyelitis) 또는 근위축가쪽경화증(amyotrophic lateral sclerosis)과 같은 앞뿔 내의 아래운동신경세포의 손상 또는 등쪽 뿌리, 척수신경 및 말초신경의 손상은 근약화 또는 이완성 마비와 반사 및 근긴장의 감소 및 제거를 발생시킨다. 감각운동 신경로 내 어느 위치의 손상으로 나타나는 특징을 아는 것은 감별진단을 위해 물리치료사에게 필수적이다.

운동 학습 Motor Learning

운동 학습은 효율성, 정확성, 행동의 효과를 높이기 위한 감각과 운동 기능을 통합하는 중추신경계 회로를 발달시키고 수정하는 역할을 담당한다. 뻗기와 같은 단순한 행동은 기본적인 감각 되먹임과 함께 보통 빨리 학습된다. 촉각, 시각 및 인지 되먹임을 동반한 복잡하고 집중적인 훈련 학습은 특수한 기능을 수행하기 위한 다관절 및 여러 단계의 움직임을 수정하고 완성시킨다.

숙련된 행동을 발달시키기 위한 회로는 이 교재에서 앞서 다뤘던 계통 모두를 실질적으로 포함하는데 이 계통들은 이마–마루–줄무늬체–소뇌 회로에 관여한다. 감각 입력 중에 특히 촉각, 안뜰 및 시각은 움직임이 발생하는 3차원의 공간 구조로 평가되고 동화된다. 의식적인 감각 입력은 시상(thalamus)을 통해 일차감각겉질로 처리되고, 이 감각 입력은 시각연합겉질(visual association cortex)과 뒤마루겉질(posterior parietal cortex)과 같은 연합겉질 내에 추후에 평가된다. 무의식적인 감각 입력은 소뇌에서 처리된다. 소뇌는 마치 다른 엔진처럼 작동하는데 지속적으로 계획을 행위를 통해 실행과 비교한다. 바닥핵은 계속해서 잘못된 움직임을 제한하고 행위를 완성하기 위해 운동 출력을 개선시킨다. 강도가 증가함에 따라 집중, 반복, 공간 좌표가 더욱 명확하게 정제된다. 또한 모든 개별 움직임의 협응 및 복잡한 운동 행위의 연속성을 완성시킨다.

운동학습회로 Motor learning loop

소뇌겉질의 가쪽 영역(뒤엽, posterior lobe)으로부터의 출력에 의해 운동학습회로가 명령을 받는 것을 상기해보자. 반대쪽 적색핵(red nucleus)으로 연결하는 치아핵(dentate nucleus)으로부터의 출력을 통해 뇌줄기 회로가 시작된다. 적색핵 섬유는 같은쪽 아래 올리브핵을 신경지배하기 위해 내려간다. 오름섬유(climbing fiber)에 소뇌 입력을 전달하는 아래 올리브핵 내의 세포는 교차하며 아래소뇌다리를 통해 반대쪽(원래) 소뇌로 들어간다. 새로운 과제를 학습할 때 오름섬유는 조롱박세포 내 이끼섬유(주로 겉질–다리–소뇌 입력)의 흥분 효과를 조절한다. 조롱박세포는 치아핵 신경세포를 억제시킨다(또는 통제함). 따라서 새로운 과제를 학습할 때 소뇌 출력은 반대쪽 시상의 흥분 증가를 탈억제시키고 전반적인 움직임을 증가시킨다. 운동학습은 과제 수행을 개선시키기 위해 반복된 시도(증가된 움직임)를 요구한다. 행위가 완성될 때 이끼섬유 입력의 오름섬유 지배는 감소된다. 따라서 움직임이 축소되고 적절한 동작만 허용된다.

다음에 성공적인 운동 학습은 바닥핵을 통한 직접 및 간접 신경로의 활성화와 함께 과제를 수행하는 동안 이 소뇌 활동을 통합시킨다. 직접 신경로는 움직임을 증가시키고 간접 신경로는 움직임을 감소시킨다. 8장에서 논의했듯이 직접 신경로와 간접 신경로는 동시에 활성화된다. 과제를 학습할 때 소뇌에서 움직임을 촉진시키는 출력의 증가가 동반되면서 직접 신경로는 오름신경로에 영향을 끼치고 간접 신경로는 부수적으로 더 자유로운 움직임을 허용한다. 과제가 완성됨에 따라 간접 신경로에서 활성화는 더 큰 효과를 나타낸다. 소뇌, 바닥핵, 겉질 회로는 절대 분리될 수 없고 감각운동의 통합과 함께 최상의 운동 목표를 달성하기 위해 행동은 발전되고, 개선되며 완벽해진다.

앞서 언급한 바와 같이 시 · 공간적 좌표가 구축되고 유지되는 뒤마루겉질은 조절되고 적절하고 목표 지향적인 반응을 통합하기 위해 다량의 연결을 이마앞겉질로 내보낸다. 운동앞겉질 내 활성화는 움직임의 시작을 위해 계획을 세우고 근수축의 순차적인 실행의 조절을 목적으로 척수로 연결되는 일차운동겉질을 신경지배한다. 보조 운동겉질은 복잡한 양손 움직임을 개선하기 위해 추가적인 도움을 준다.

운동 학습을 촉진하기 위해 복잡한 움직임은 짧은 단위의 순서로 분해되어 처리된다. 나누어진 작고 세밀한 움직임의 긴 단위 순서는 더 작고 처리가 가능한 움직임의 구성으로 분해된다. 대뇌가 성공적인 문제 해결 방법을 개발하면 다양한 조건을 다루기 위해 여러 가지 접근법을 고안하기보다는 그 성공적인 전략을 반복적으로 적용한다. 그러므로 뇌는 기억, 읽기, 말하기 위한 학습을 포함한 다른 수많은 상황 내에서 학습을 활성화시키기 위해 정보를 부분으로 나눈다.

운동 학습은 행위를 포함한 신체구조의 감각운동 배열(representation)의 신경가소성적 확장에 영향을 끼친다. 일차운동겉질 내 영역의 증가는 잘 문서화되어 운동앞 및 보조운동겉질의 배열 내에서 확장된다. 일차운동겉질 내 움직임 지도의 식별과 결합하는 이러한 변화는 운동 학습을 활성화하는 복잡한 행위 덩어리의 기초가 될 수 있다.

신경가소성 ▪ 자궁 내 겉질의 적응

유아기 동안의 집중적인 신경 가지치기(pruning) 시기부터 노인에서 새로운 도전을 학습하고 적응하는 뇌의 능력까지 이제 신경계가 얼마나 유연할 수 있는지 이해하게 되었다. 한쪽만 기능하는 대뇌반구를 갖고 태어난 한 여자아이에서 뇌성마비에서는 흔히 볼 수 없는 특별한 배아 가소성을 보여주었다. 이 환자는 임신 7주 동안 또는 그 전에 대뇌 발달에 장애가 있어 오른쪽 대뇌반구 전체의 성장이 불가능하였다.

출생 시 반대쪽 마비를 발생시킨 왼쪽 사이뇌 및 끝뇌만 존재하기 때문에 그 환자는 심각한 장애를 가질 것이라고 예상하였다. 하지만 놀랍게도 그 환자의 시야는 양쪽 모두 거의 정상에 가까웠다. 이 시각 정보는 각각의 눈을 통해 보통 2번 뇌신경으로 전달되는데 시각신경교차(optic chiasm)에서 교차하여 반대쪽 시상의 가쪽무릎체를 지나고 그 다음 정보처리를 위해 뒤통수엽 내의 시각 1~3(V1~V3) 영역에 최종적으로 도달한다. 그 환자의 발달 과정에서 매우 초기에 발생한 오른쪽 사이뇌와 겉질의 상실은 극적인 신경가소성을 위한 발판을 마련하였다.

중심시야측정(campimetry)을 포함하여 시야의 지도화를 결합한 그 환자의 시상 및 대뇌겉질의 fMRI 촬영은 그 환자의 신경가소성 반응의 복잡성을 이해하도록 한다. 시각신경교차에서의 교차(decussation)는 망막에서 부호화되어 활발하게 움직인다. 이 부호화는 협력을 위한 준비를 하고, 연합된 대뇌반구의 분자적 코딩을 안내하고 신경섬유를 적절한 위치로 소집한다.

이 환자의 사례에서 모든 시각신경섬유는 그 역할의 확장이 가능하고 두 눈을 위한 망막위상적 지도(retinotopic map)를 제공하는 왼쪽 가쪽무릎체로 이동한다. 마지막으로 시지각(visual perception)을 위한 겉질 영역은 완전히 재지도화(remapped)되어 추가 자료로 인한 혼란 없이 명확한 기능을 가능하게 한다. 이 신경가소성은 출생 후에 강화되었는데, 시각을 위해 새롭게 만들어진 경로를 사용하기 시작했다. 실제로 신경가소성에 대한 잠재력은 광범위하며, 신경재활을 위한 지속적인 희망을 가져다준다.

운동 학습과 관련된 하나의 최종적인 고려사항으로 신경계 손상 이후 움직임의 협응을 포함한 겉질 중추의 넓은 범위와의 연관성을 들 수 있다. 연합적이고 의식적인 중추는 적절하고, 조절된 움직임을 만들어내기 위해 동원되는데, 외상성 뇌손상 발병 이후 환자들은 대체로 두 가지의 행위를 동시에 수행하는 것이 어렵다. 예를 들어, 환자가 소뇌 또는 척수를 포함한 겉질 중추 또는 겉질밑 손상으로 인해 비정상적인 보행을 하는 것인지를 판별하는 것은 필수적이다. 이중과제 기능은 간편한 검사 중 하나인데, 환자와 함께 걸으면서 대화를 이어가는 식으로 진행할 수 있다. 일부 환자는 다른 사람과 대화할 때 걸음을 멈추려 하거나 걷는 도중에는 대화를 중단하려고 한다. 이는 겉질 보행(cortical gait)으로 불리며 소뇌, 바닥핵 또는 척수로의 손상으로 인한 보행의 겉질장애라고 확실하게 진단내릴 수 있다.

V 연합 및 인지

ASSOCIATION AND COGNITION

일부 주장에 따르면 인간 대뇌겉질의 거의 80%는 연합겉질이고, 연합겉질은 영장류에서 가장 발달되었다고 한다. 지금까지 본문의 내용은 일차감각영역과 운동영역을 중심으로 논의되었다. 시각, 청각과 같은 각각의 감각은 고유의 일차겉질영역을 가지고 있지만, 앞서 논의한 바와 같이, 경험은 일차겉질에서부터 직접적으로 파생되지는 않는다. 더 큰 경험/기억/정서적 상황 내에서 통합되기 전까지는 자극에 대한 데이터는 감각으로 경험하지 못한다.

감각정보는 말초에서 시작되어 아래에서 위쪽으로 이동하며, 뇌줄기에서 일차감각겉질로 올라간 다음 경험을 위해 연합겉질로 전달된다. 각 감각겉질은 특수한 연합겉질영역을 가지는데 이러한 겉질영역, 예를 들어 이차몸감각겉질, 시각연합겉질과 같이 자신의 고유한 감각신경로를 통해 전달된 정보를 통합한다. 감각연합겉질에서의 정보는 고차원연합겉질영역(higher-order association cortical area) 내에서 추가적으로 처리된다. 반대로 운동시스템은 위에서 아래로 구성된다. 운동계획과 함께 감각 도식을 통합하는 연합겉질은 일차운동겉질에 연결되고 그 다음 척수 수준으로 내려가고 말초로 빠져나간다.

마루, 관자 및 이마겉질은 고차원연합겉질 영역의 대부분을 포함한다. 마루연합겉질은 내부 및 외부 감각자극을 처리하여 신체의 시·공간적 도식을 만들어 낸다. 관자연합겉질은 특수한 특징 및 그 자극의 중요성을 식별한다. 이마연합겉질은 자극에 대한 적절한 반응을 선택하고 계획한다. 시각연합겉질은 시각 입력을 선택적으로 강조한다.

두 개의 시상핵인 베개핵(pulvinar)과 등쪽안쪽핵(dorsomedial nuclei, DM)은 일차 또는 이차겉질과 직접 소통하지 않는다. 베개핵은 관자연합영역과 상호 소통하고, 등쪽안쪽핵은 이마엽 영역과 교류한다. 대뇌반구 속 및 사이의 연결을 포함하는 겉질과 겉질 사이의 입력은 연합영역에 추가적인 입력을 제공한다. 따라서 고차원연합겉질은 다른 겉질영역에서 이미 처리된 정보를 처리한다. 중간뇌와 뇌줄기 그물체로부터의 겉질밑입력은 특정 신경전달물질 회로를 형성하는데 이는 학습, 동기부여, 각성과 관련된다. 만약 이 부분이 손상된다면 ADHD, 우울증 및 중독과 같은 정신질환으로 이어질 수 있다.

연합겉질 내 병변 Lesions in Association Cortices

흔히 겉질영역의 기능은 특정한 병변을 동반한 환자에 의해 나타나는 증상을 통해 추정할 수 있다. 현재의 과학기술은 부검에서는 불가능하던 실시간 검사를 가능하게 해주었다. 마루겉질의 손상은 공간적 배열 측면의 손상을 예측할 수 있게 한다. 신체 도식의 구조와 관련된 광범위한 시각 입력 정보 때문에 마루엽의 손상은 주의력 결핍으로 나타난다. 마루엽 손상, 특히 아래마루소엽의 손상 시 나타나는 증상을 무시증후군(neglect syndrome)이라고 부르고, 이를 종종 시각무시(visual neglect)라고 한다. 환자는 어떠한 대상에도 주의를 기울일 수 없으며 사건, 심지어는 그들에게 영향을 끼치는 공간의 일부분까지도 무시한다. 그들은 더욱이 무시하는 공간 내의 그들의 신체 부위도 알아보지 못할 수 있고 종종 그들의 신체 부위인 것을 완강히 거부한다. 그들은 통증 때문에 특정 신체 부위를 피했음에도 불구하고 자신이 통증을 느꼈다는 사실을 부정할 수 있다. 감각운동 기능이 정상으로 유지된 이들 환자들은 경험으로의 정보 처리가 손상되었다. 무시증후군은 대부분 오른쪽 마루겉질 병변과 관련이 있다. 왜냐하면 오른쪽 마루겉질은 신체 도식을 형성하는데 지배적이며, 왼쪽 반구 기능은 언어처리에 지배적이기 때문이다. 오른쪽 마루엽 손상은 왼쪽 공간으로부터의 공간적 입력을 제거하지만, 왼쪽 마루엽 손상 시 공간적 협응은 오른쪽 겉질에 의해 정상적으로 보존된다.

관자연합겉질은 시각정보를 기억으로 처리한다. 관자연합겉질의 손상은 인지결핍을 발생시킨다. 환자는 본인의 시야 안에서 물체, 사람 또는 복잡한 장면을 인식하고 식별할 수 없다. 이러한 상태를 시각인식불능증(visual agnosia)이라고 하는데, 환자가 장면의 세부 사항을 묘사할 수 있는 능력을 보유하고 있음에도 불구하고 시각입력 정보에 대한 해석이 불가능하다. 손상은 배쪽 "무엇"경로를 따른 정보 처리의 중단을 초래한다. 시각실인증은 다양한 유형으로 나타나며, 움직임에 대한 인식불능(운동인식시각상실, akinetopsia), 통각성 시각인식불능증(apperceptive visual agnosia; 모양을 식별하고 시각적 입력을 구분하는 능력 상실), 감각상 시각이상증(모양을 식별할 수 없으며 시각적인 입력을 구별할 수 없음) 또는 연합성 시각인식불능증(associative visual agnosia; 모양은 설명할 수 있으나 알아보지 못함)을 초래한다. 인식불능증 중에서도 특히 난처한 경우는 얼굴 맹인, 즉 얼굴인식불능증(prosopagnosia)이다. (특히 오른반구의) 방추형이랑(fusiform gyrus) 내 병변을 가진 환자들은 얼굴을 인식할 수 없는데 심지어 자신의 가족이나 자신의 얼굴도 알아보지 못한다. 환자들은 종종 그들의 장애를 숨기기 위해 성별, 머리 또는 눈 색깔, 눈에 띄는 걸음걸이 또는 옷차림과 같은 특징들로 사람을 구별하는 법을 학습하기도 한다. 친구를 알아보지 못하거나 낯선 사람에게 실수로 말을 거는 것은 일부 사람에게 깊은 당혹감을 주고 고립의 원인이 된다.

이마연합겉질, 특히 이마앞겉질은 아마도 한 사람의 "성격"을 만들어 내는데 있어서 가장 중요한 영역일 것이다. 심지어 연합겉질들 중에서도 이마영역에서 이러한 기능이 가장 발달된다. 그 기능은 광범위하며 개인의 성격, 의사결정, 자기 조절 그리고 상황에 맞는 반응에 영향을 끼친다. 1장에 제시된 사례에서 피니어스 게이즈(Phineas Gage)는 그의 이마앞겉질에 심각한 손상을 입었다. 신체적인 회복 이후, 그의 친구들은 그가 온화한 성품을 가지고 성실하게 일하는 게이즈가 더 이상 아니라고 증언했다. 게이즈의 상냥하고 점잖은 성격은 상당히 저속하고 욱하는 성격으로 바뀌었다. 그는 거침없이 행동하였고 점점 더 잘못된 선택을 하였다. 그는 주제넘고, 비현실적이게 장대한 계획을 세우도록 결정했다. 1935년 에가스 모니즈(Egas Moniz)는 난치성 정신병 치료를 위해 최초로 엽절개술을 수행하였고, 이러한 의학적 접근 덕분에 노벨상을 수상할 수 있었다. 그것은 알코올 주입을 통해 이마앞겉질을 분리하는 것을 포함하였다[추후 눈확분해기(orbitoclast)를 사용하는데, 즉 눈확 지붕으로 금속막대를 통과시켜 이마앞 섬유 연결을 절개함]. 이러한 시술로 매우 심각한 증상이 완화되었다. 엽절개술은 행동을 개선시켰지만 불행하게도 이마앞연합겉질 회로의 제거로 인해 환자는 영혼을 상실하여 침을 흘리는 좀비처럼 행동하였다. 다행히도 1950년대 초, 토라진(Thorazine)은 비침습적 "약리적 엽절개술"을 개발하였으며, 현재 이마엽 절개술은 매우 드물게 시행되고 있다.

인지 Cognition

매순간 주의를 끌기 위해 경쟁하는 자극의 홍수에 노출되어 있으며, 이에 지속적인 평가와 재평가가 요구되며 행동반응을 유발시킨다. 또한 개인의 경험은 결정에 영향을 미치고 반응하기 위한 정보를 준다. 반응의 결과는 분류화되고 지식 및 기억에 관련하여 개개인의 신체로 통합되어 필요에 따라 검색된다. 인지라는 용어는 모호하지만, 이를 통해 지식과 능력을 총망라하여 이전 정보로부터 새로운 정보를 추론할 수 있다. 이를 통해 미래의 행동, 사고하기 위한 지식에 접근이 가능하다. 인지는 복잡하며 제대로 정의되지 않은 상태로 아직 남아 있지만, 현재 신경과학자들이 흔히 쓰는 전문용어가 되었다. 신경과학자들은 외부 및 내부 자극들을 시공간적 상황에서 정의 및 해석하고 적절한 행동 반응에 대한 의의에 따른 순위 매기기와 같은 방식으로 인지를 연구하였다. 이 책은 장래의 보건의료인을 위해 쓰였으므로 이 단원에서는 인지에 대한 논의를 신경계 손상 후 재활치료에서의 인간의 행동 및 성과로 한정시켜서 논의하고자 한다. 비록 영상 기술을 통해 실시간으로 인지 처리에 대한 신경학적 측면을 일부 측정할 수 있지만 임상 치료에서는 행동의 관찰을 통해 인지를 설명하고 측정하는 방법을 가장 많이 쓰고 있다. 인지는 세 가지 부분, 즉 주의력(attention), 기억(memory), 학습(learning)으로 나눌 수 있다.

주의력 Attention

현대인이 사는 세상은 매우 복잡하며 외부 자극, 빛, 촉각 및 후각의 지속적인 집중 공격뿐만 아니라 에너지 또는 대사 요구(배고픔 또는 갈증), 불편함 또는 고통에 관한 다수의 내부적인 신호 또한 포함된다. 이러한 관심은 고차원 중추에서 처리되어 예상, 두려움, 흥분 및 사랑과 같은 정서적인 반응을 일으키고 이는 새로운 내부 자극으로 다시 처리되는 생리적 변화의 원인이 된다. 이에 대해 끊임없이 반복해서 설명하는 것은 사람을 혼란스럽게 만든다. 그렇다면 어떻게 해야 사람이 꼭 필요한 것에 집중하고 부수적인 것을 무시할 수 있는가? 다행스럽게도 우리는 주의력이라고 불리는 복잡한 행동과는 무관하게 관련 정보를 선택적으로 처리할 수 있다. 임상적으로 주의력은 간단한 선별검사를 하는 동안 과제에 지속적으로 집중할 수 있는 환자의 능력을 살핌으로써 그 행위를 통해 측정된다. 스포츠와 관련된 뇌진탕 검사를 하는 경우 이보다는 조금 더 복잡한 주의력 검사가 때때로 필요하다. 주의력은 각 개인이 다양한 수준에서 감각정보를 처리할 것을 요구하며 세 가지 부분으로 설명할 수 있다. 이 세 가지는 각성(alerting), 방향성(orienting), 실행 기능(executive functioning)이다. 용어에서 알 수 있듯이 각성은 일반적인 수준의 대응력을 유지하기 위한 네트워크이다. 방향 네트워크는 정신을 산만하게 하는 것을 억제하고 소음을 감소시키는 것을 포함한 선택적 처리를 조절한다. 마지막으로 실행 네트워크는 후감각표현(post-sensory representation) 수준에서 활동하는데 자극 사이에 경쟁이 존재할 때 관여한다.

주의력은 지속적 또는 교대적으로 분류할 수 있다. 경계(vigilance)라고 불리는 지속주의력(sustained attention)은 오랜 기간 동안 집중력을 유지하는 능력이다. 어떠한 관찰이나 과제가 완성될 때까지 지속적으로 주의를 기울인다. 지속주의력은 학습 및 운동 기술을 형성하는 것과 같은 활동의 기초가 된다. 교대주의력(alternating attention)은 중추처리에 따라 각각 다른 경로를 요구하는 다른 자극과의 차이에 집중하는 움직임을 가능하게 한다. 대부분의 십대 운전자가 인정하지는 않지만, 운전하면서 먹고 말하고 문자 메시지를 쓰는 등의 다중과제를 동시에 수행하는 것은 불가능하다. 동시에 여러 일을 능숙하게 완성하는 것으로 보이는 이 행위는 사실 교대주의력이며 다양한 행동에 대해 잠시 동안의 주의력을 전환시키는 것이다. 이러한 상황에 빈번하게 놓이게 되면 결국에는 운전 중 다중과제를 수행하다가 사고가 날 수 있으며, 이로 인해 결국에는 자동차 보험 가입을 거절당하고 운전 자격도 상실하게 될 수 있다. 비록 많은 사람들이 운전하는데 무리 없이 동승자와 대화를 나눌 수 있지만, 더 복잡하고 추상적이며 추가적인 과제 수행 시 안정적으로 교대주의력을 발휘하는 것은 매우 어렵다. 휴대전화가 널리 보급되어 많은 사람들이 운전을 하면서 전화 통화를 하기 시작하였다. 처음에는 운전하는 동안 전화를 사용하기 위해 손을 쓰고 말하는 이중 과제 운동기술이 어렵기 때문에 운전 중에 전화하는 상황이 사고를 증가시킨다고 추정하였다. 따라서 운전 중 전화 사용은 비록 핸즈프리라고 해도 불법이었다. 그러나 이러한 법이 교통 사고율을 뚜렷하게 감소시키지는 못하였다. 나중에 더 많은 연구를 통해 너무 추상적인 과제(예: 전화 통화하는 사람의 이미지를 계속 떠올리는 것)일 경우 인지적인 요구가 매우 높음을 밝혀냈다.

주의력을 위한 신경학적 경로를 지도화하는 시도는 최근에 증가하고 있다. 입쪽그물체(그물활성계)에 영향을 끼치는 것에 대한 이전 논의는 겉질을 넘어서 확장하는 주의력의 신경 처리를 보여준다. 감각통합 및 시 · 공간에 대한 주의력을 위한 신경학적인 기질을 가진 뒤마루겉질로 뇌줄기중재시스템이 연결된다. 뒤마루겉질의 모이랑 내의 빠르고 느린 시각 처리의 중재와 함께 이마앞겉질 또한 교대주의력의 중추이며 이마앞겉질 내 병변은 빠르게 행동을 전환하는 능력을 심각하게 손상시킨다. 시각겉질과 상호 연결되는 베개핵의 손상은 시각적 단서에 대한 주의력장애를 초래한다. 분명히 가장 높은 수준의 겉질 기능과 마찬가지로, 주의력의 조절은 다중 요소를 가지며, 여전히 기본 회로 및 겉질 활성화 패턴에 대한 더 많은 설명이 필요하다.

최첨단 연구

로봇 공학

로봇은 복잡한 작업을 수행하도록 설계된 기계이다. 재활에서의 로봇 사용은 유망하지만 일반적으로 큰 사이즈와 무거운 무게뿐만 아니라 개발 초기 단계의 높은 비용으로 인해 대부분의 사람들이 사용할 수 없었다. 로봇이 데이터를 읽을 수 있는 능력은 감각정보를 수신하고 상황에 따라 분석할 수 있는 몸의 능력을 모방한다. 이 데이터는 로봇에게 무릎관절을 통해 미리 정해진 양의 체중이 부하될 때 무릎을 안정시키는 것과 같은 반응을 이끌어내는데 사용하도록 프로그래밍할 수 있다.

치료사는 로봇이 비례하여 반응을 하도록 프로그래밍할 수 있으며, 이는 매우 특정한 범위의 정상적인 인간 동작을 재창조하는 데 특히 유용하다. 또한 신경계 재활의 대부분은 중추신경계 손상 후 신경가소성을 유도하는 대뇌겉질의 활성화 정도에 따라 달라질 수 있다. 대뇌겉질을 통해 작동되는 로봇은 가까운 장래에 신경계 재활을 위한 토대가 될 수 있다. 이를 위해 연구자들은 재활을 위한 정교한 기술을 개발하고 중추신경계가 손상된 동물 모델 및 뇌손상 후 인간을 대상으로 한 결과를 검사한다.

브라질의 니콜첼리(Nicolelis)와 동료들에 의한 여러 기술에 대한 새로운 적용은 척수손상 환자를 대상으로 흥미로운 초기 결과를 보여준다. 이 연구는 원래 만성적 척수손상 환자 집단의 보행을 향상시키기 위해 두뇌와 기계 사이를 연결하는 것에 대한 가치를 찾고자 했다. 이 연구는 과거에(엉치신경 기능이 없는) 완전한 척수손상을 입었던 사람들에 초점을 두었다. 완전 척수손상 환자들은 변하지 않으며 더 이상 신경학적 회복이 불가능한 것으로 오랫동안 여겨져 왔기 때문에 우연한 것이 아니면 어떠한 변화도 없을 것으로 예상했다. 이 환자들은 강도 높은 보행 훈련 후 반응을 보였다. 손상 수준 이하로 감각 또는 자발적인 근수축에서의 신경학적인 향상이 없었음에도 불구하고 환자들의 기능 능력이 향상되었다. 이 환자들은 자신의 회복을 극대화하는 더 나은 재활 프로그램의 필요성을 크게 느꼈다.

이 연구는 정상 움직임을 훌륭하게 재창조하는 몇 가지 요소를 통합하였다. 즉 인지적으로 지시된 움직임, 움직임 동안의 특정하고 사실적인 감각 되먹임, 기립 자세에서의 과제-특수적인 보행 훈련을 포함하였다. 이것은 현대 기술의 사려 깊은 적용으로 인해 가능했으며, 환자는 다리가 움직이는 동안 1인칭 시점의 아바타를 보여주는 가상현실 헤드셋을 통해 훈련했다. 그들은 다리를 내려다보고 그 움직임을 볼 수 있었다. 이 과정에서 두뇌 지도화는 로봇 보행 훈련을 프로그램으로 한 개개인의 패턴을 만들어 내었다. 이 로봇 보행 훈련은 로봇이 보조하는 보행 패턴이 발생시키는 환자의 뇌파를 이용했다. 추가적인 감각 되먹임이 실시간으로 제공되면 지면에서의 체중 감각과 같은 일반적으로 예상되는 정보를 제공한다. 다리의 감각은 상실되었기 때문에 이 정보는 피실험자의 팔로 전달되었다. 훈련 1년차 이후 모든 피실험자의 손상 수준 아래의 감각 및 수의적인 운동 조절이 변화했다. 가장 주목할 만한 변화는 연구가 시작될 때 완전히 상실했던 대장 및 방광 조절의 개선이었다. 이 연구는 중추신경계 손상 후 회복에 대한 생각을 근본적으로 변화시켰다. 또한 척수 내에서의 중추패턴발생기의 발견과 정상 발달 및 회복에서의 신경가소성의 과정만큼 신경계 재활 분야에 강력한 영향을 끼쳤다.

기억 Memory

주의력(attention)은 선사시대로부터 생존에 중요한 의미를 갖는 대상, 사건 및 조건을 향하도록 지각(perception)에 명령을 내린다. 초점주의력(focused attention)에 의해 얻게 된 정보는 나중에 상기하기 위해 부호화되어 기억에 저장된다. 언어를 배우고 가족 구성원을 인지하며 일생 동안 개인의 연속성을 유지할 수 있는 것은 기억이다. 즉, 기억은 정체성을 제공한다. 나이가 들수록 기억력은 일부 상실된다. 알츠하이머병이나 기억상실(amnesia)과 같은 병적인 기억상실은 환자가 가족과 친구들을 인식하는 능력을 상실하고 궁극적으로 자신의 정체성을 잃어감에 따라 인간관계에 있어서 비극적인 변화를 초래한다.

기억하는 능력이 복잡함에 따라 여러 종류의 기억과 기능을 담당하는 다수의 겉질 영역이 존재한다는 것은 놀라운 일이 아니다. 감각기억은 지식에 대한 개체로 통합되는 자료의 획득과 관련이 있다. 감각연합겉질은 이 정보를 유지하고 장기기억(long-term memory, LTM)으로의 통합을 위해 단기기억(short-term memory, STM)으로 효과적으로 이동한다.

들어오는 정보가 해마체에 도달하면 단기기억이 시작되며 이마앞겉질로 전달된다. 들어오는 정보의 수집은 내부 및 외부 자극에 대한 주의로 인해 지시된다. 단기기억시스템에 의해 관리될 수 있는 정보의 총 양은 제한적이다. 본래 "마법의 7, 플러스 또는 마이너스 2"로 알려진 이야기는 7개의 항목이 장기기억으로 처리되기 전에 단기기억에 저장될 수 있는 능력을 의미한다. 이 마법의 숫자는 근래에 대략 4 정도로 낮춰졌다. 이 마법의 숫자를 늘리고 정보 수집을 촉진하려면, 사람들은 관련 정보를 덩어리로 나눈다. 덩이짓기(chunking)는 전반적인 정보의 속도와 양을 증가시키는데 효과적인 방법으로 이미 운동 학습에서 언급되었다. 단기기억이 정보를 보관할 수 있는 지속시간은 제한적인데 20초 이상 지속하지 못한다. 따라서 단기기억에서 처리되는 정보는 개인이 현재 생각하고 있는 항목들과 관련 있다.

종종 단기기억과 동의어로 간주되는 작업기억(working memory)은 용량 및 보존 기간이 비슷하게 제한된다. 작업기억과 단기기억의 주요 차이점은 정보를 처리하는 방법에 있다. 단기기억은 항목을 단순히 저장하지만 작업기억에서의 정보는 조작된다. 작업기억를 통한 정보 처리는 의사결정으로 이어진다. 연구에 따르면 작업기억은 배가쪽 이마앞겉질에서 처리되는 것으로 나타났다. 공간적 과제(spatial tasks)는 오른쪽 겉질과 관련이 있으며 언어 및 물체 정보는 왼쪽 반구의 작업기억에서 처리된다.

단기기억은 처음에 해마체에서 처리된다. 아래안쪽 관자엽 내 위치한 해마는 단기기억을 장기기억 저장으로 통합하는데 필수적이다. 들어오는 감각 입력은 바닥핵, 시상 및 겉질 내 회로를 통해 부분적으로 처리된다. 연합겉질 입력 정보가 해마로 가면 그 정보는 파페츠 회로로 들어간다. 뇌활(fornix)은 정보를 유두체에 전달한다. 유두체의 출력 정보는 주로 유두시상로(mammillothalamic tract)를 통해 앞핵으로 연결된다. 앞핵의 출력 정보는 띠다발섬유로(cingulum fiber pathway)를 통해 해마로 돌아가는데 관여하는 띠이랑(cingulate gyrus)을 신경지배한다. 해마의 또 다른 기능은 다양한 겉질 중추로 장기기억 정보를 전달하는 것이다.

한번 장기기억에 들어가면 각각의 겉질 및 겉질밑 영역 내에서 다양한 유형의 정보가 처리된다. 단기기억과 달리 장기기억은 종종 평생 동안 지속된다. 고령인 사람은 자신의 어린 시절 때 일을 기억할 수 있다. 장기기억의 저장은 시냅스 기능 변화와 오랫동안 관련되어 있다. 파페츠 회로를 통한 무의식적 예행연습은 주로 수면 중에 일어나는데 새로운 시냅스 형성을 통해 개개인의 신체 내에 그 정보가 깊이 자리 잡는다. 시냅스 가소성을 통한 시냅스에서의 발화 기능을 증가시키기 위해 시냅스이전 신경전달물질의 방출 및 시냅스 이후 수용기의 밀도와 분포를 수정한다. 이러한 과정을 헵의 학습(Hebbian learning)이라 하며 주로 "동시에 발화하고 연결되는 신경세포"라는 문장으로 풀어서 설명된다. 최근 연구결과는 모든 시냅스가 본질적으로 동일한 방식으로 기능하고 빠르고 지속적으로 전환하는 것으로 알려진 과거 연구에 근거를 둔 개념과 상충된다. 학습하는 동안 시냅스 형성은 사라지지만 기억은 계속된다. 새로운 이론은 시냅스 가소성에 더하여 장기기억이 핵의 변화와 변화된 단백질 생산에 기초한다고 주장한다.

어떠한 기전이든 장기기억 내에 저장된 정보는 여러 겉질 부위 내 회로에 안정적으로 보관되며 영구적인 변화와 관련 있다. 장기기억은 비서술적 또는 서술적인 것으로 설명된다. 비서술적 기억(nondeclarative memory)은 의식적인 회상을 통해 접근될 수 없다. 그 대신에 하나의 음악 작품을 피아노로 배워서 연주하는 것 같이 이 기억은 깊이 배어 있는 행동을 포함한다. 이러한 종류의 기억은 각각의 움직임이 사실상 자동화될 때까지 지속적인 반복을 통해 학습된다. 비서술적 기억은 종종 암묵적 기억(implicit memory)이라고도 하며, 과제를 동반한 이전의 경험을 통해 무의식적으로 발견된다. 자전거를 타는 것과 관련된 모든 움직임을 의식적으로 기억할 수 없으나 한번 어떻게 자전거를 타는지 배우고 나면 나중에는 편하게 타게 된다. 함축된 기억은 절차적 기억이라고도 알려져 있다. 이 움직임은 소뇌 및 바닥핵에 의해 부호화되고 운동 학습으로 표현된다.

서술적 기억(declarative memory)은 의식적으로 접근되며 사실, 사건 그리고 말로 설명될 수 있는 기억으로 여겨지는 정보를 포함한다. 서술적 기억은 다시 의미적(semantic) 및 일화적(episodic, 종종 자서전과 동일시 됨) 기억으로 분류된다. 의미적 기억은 사실 및 지식에 대한 일반적인 각각의 체계의 한 부분인 개념인데, 즉 어떠한 경험적인 상황과 전혀 관련 없는 색깔, 숫자, 주도(state capital), 그들의 생애에 걸쳐 수집한 사실들을 포함한다. 이는 겉보기보다 더 복잡하다. 의미적 기억은 일반적인 인지로 통합된다. 예를 들어, 개라는 단어를 들었을 때 어떤 사람은 보더콜리와 미니어쳐 핀셔를 동시에 떠올릴 수가 있다(그림 10.22). 게다가 어떠한 사람은 그림이나 만화로 그려진 개를 보았을 때 특정 개의 초상이라는 것을 알아차린다. 이는 하나의 기호로 추상화된 개를 알아보는 능력으로 이어진다. 이 예시는 더 나아가서 핫도그를 인식하기 위해 개라는 단어를 추론할 수 있다.

일화적 기억(episodic momory)은 사람, 장소, 일시적인 사건, 신체적 · 정서적 상황에 대한 자전적인 기억을 포함한다. 이러한 종류의 기억은 자신이 과거에 있었던 장소를 머릿속에 존재하도록 할 수 있다. 또한 자신을 미래, 심지어 상상의 또는 공상의 환경으로 들어가게 할 수 있다. 따라서 일화적 기억은 마음에 대한 다양한 이론의 중심이 된다. 어릴 때 개에 물린 기억은 개에 대한 공포를 지속시키는 것과 같이 사건에 대한 정서적인 측면은 일화적인 학습을 유도시킨다.

분리되어 있지만 관련된 겉질 영역은 단기기억의 처리에 포함되고 장기기억으로 통합된다(그림 10.23). 앞서 언급했듯이 연속적인 기억은 바닥핵 및 소뇌를 통해 처리되며 깊게 자리 잡고 있어서 의식적인 회상을 통해 그 기억을 활성화시킬 수 없다. 또한 단기기억으로의 정보의 입력은 해마체를 포함하여 처음 관자엽 구조를 통해 지나가고 파페츠 회로로 퍼진다. 단기기억이 장기기억으로 통합되는 것은 이

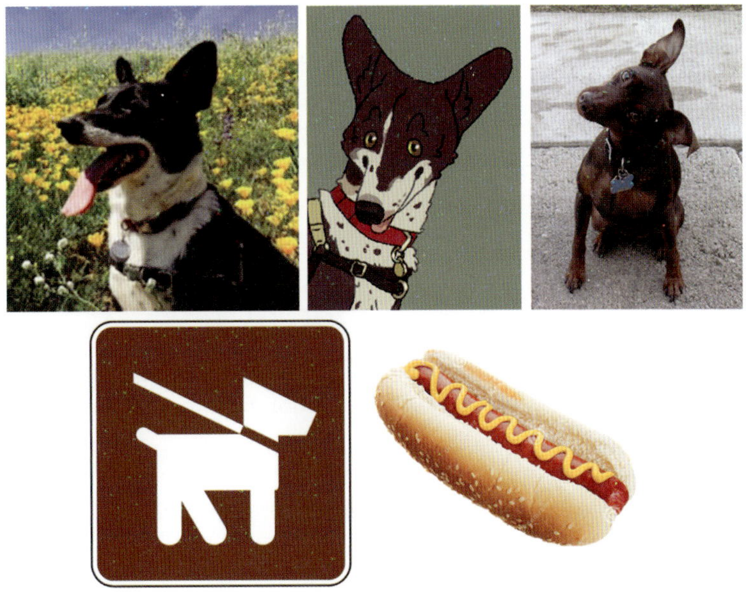

그림 10.22 의미적 기억(semantic memory)
의미적 기억은 개라는 단어를 일반화시키고 개에 대해 여러 상황에서 인식할 수 있게 한다.

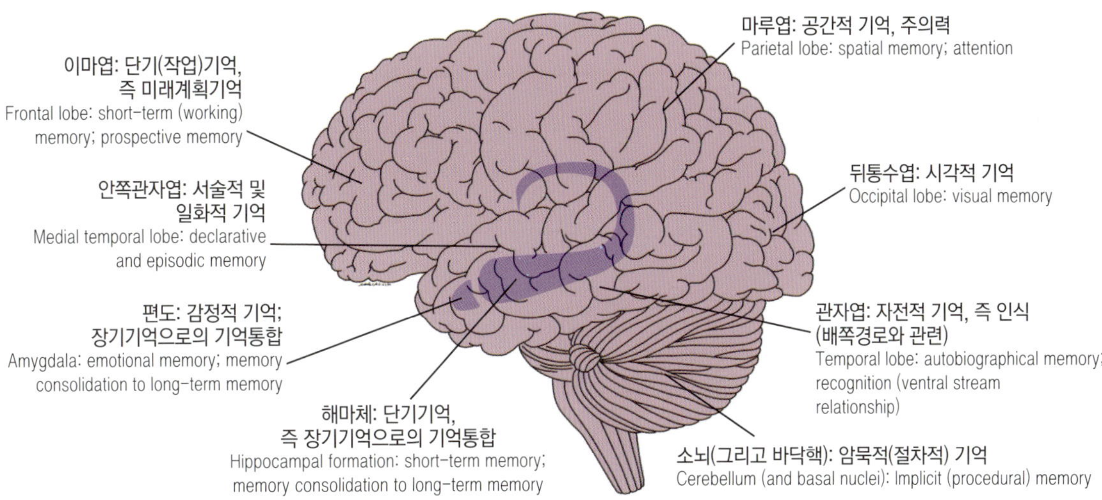

그림 10.23 겉질기억영역
장기기억으로의 부호화와 관련된 대뇌영역

마앞겉질을 통한 회로를 통해 이루어지며 작업기억은 더 구체적으로 등가쪽 이마앞영역 내에서 이루어진다. 그 밖에 해마를 위치시키는 관자엽은 수많은 종류의 서술적 기억을 처리한다. 시 · 공간적 "무엇"경로와 관련된 관자엽은 지각 및 일화적(자전적) 기억과 관련하여 필수적이다. 개에게 물린 경험은 공포를 유발하고 첫 키스의 추억은 아련하고 특정한 즐거움을 뒤섞는다. 그리고 가족을 잃은 기억은 슬픔을 불러일으킨다.

식별 가능한 기억동요(memory perturbation)를 발생시키는 병변을 가진 환자를 분석한 결과로 개별 영역에 특정 기능을 부여하는 것이 가능해졌다. 알츠하이머병은 해마체 및 대뇌겉질을 통한 아세틸콜린 작동성 신경세포의 뚜렷한 상실을 동반하여 해마체에 영향을 끼치는 것으로 알려져 있다. 이마관자엽의 퇴화는 이마 및 관자겉질 내 세포 상실과 관련이 있다. 이는 자전적인 기억의 상실 및 치매로 나타난다. 파킨슨병은 바닥핵 중, 특히 흑색핵 치밀부의 진행성 퇴화를 동반하는데, 이는 작업기억 및 공간기억을 손상시킨다.

관자엽 겉질의 양쪽 손상은 대부분의 새로운 장기기억을 자리 잡게 하는 능력을 크게 상실하게 한다. 사망한 후 헨리 몰래슨(Henry Molaison)이라고 나중에 밝혀졌는데, H.M.으로 수십 년 동안 알려진 유명한 환자의 사례는 기억 메커니즘에 대한 이해에 엄청난 영향을 미쳤다. 그가 아이였을 때 머리 손상으로 인한 발작을 완화하기 위해 양쪽 관자엽 절제술을 받게 되었다. 그의 발작은 제어되었지만, 심각한 사건후기억상실(anterograde amnesia) 증상을 보였기 때문에 H.M.은 보호시설의 도움을 받을 수밖에 없었다. 사건후기억상실은 새로운 장기기억에 기초한 기억력 상실로 나타나고 자신의 과거로부터의 사건 및 사람들에 대한 회상이 불가능한 사건전기억상실(retrograde amnesia)과 비교된다. H.M.은 수술 전의 그의 삶에 대한 기억을 간직했지만 더 이상 새로운 기억을 생성할 수 없었다. 그는 방문할 때마다 의사를 처음 만난 것으로 인지했다. 그 대신 절차적 기억 및 작업기억은 온전하게 남아 있었다. 사실 그는 일부 간단한 작업은 배우고 향상시킬 수 있었지만 검사를 할 때마다 그 작업을 처음 해보는 것이라고 주장하였다. 그의 사례는 관자엽이 기억통합에 필수적이지만 장기적인 일화기억, 작업기억, 절차기억은 다른 겉질 영역에서 처리된다는 개념을 강화시켰다. 헨리 몰래슨은 인지신경과학에 지대한 공헌을 세웠다.

학습 Learning

기억은 개개인을 위한 지식의 체계를 형성하는 학습을 뒷받침한다. 또한 많은 부분을 훈련(특히 운동 행위) 및 예행연습을 통해 배운다. 학습은 신체적 또는 지적행동의 변화를 통해 나타난다. 새로운 지식을 새로운 시나리오에 적용하고, 기억하고 있는 학습과 구분한다. 환자는 반복과 연습 후에 휠체어에 브레이크를 잠그는 것을 기억할 수도 있다. 하지만 그 환자가 이러한 정보를 새로운 환경에서 또는 아무 생각 없이 그 행동을 통합시킬 때만 그 행위를 학습했다고 할 수 있다.

VI 언어와 관련된 겉질 처리
CORTICAL PROCESSING OF LANGUAGE

논란의 여지는 있지만, 인간의 언어는 가장 중요한 진화 및 사회 발전 중 하나이다. 즉, 인간의 언어는 다른 동물의 것과는 달리 제한이 없으며 한정된 수의 소리(상징 또는 제스처)를 적용하여 무한한 구체적이고 추상적인 표현을 할 수 있다. 즉, 언어는 사실과 상상; 과거, 현재, 미래에 대한 의사소통을 포함한다. 또한 다른 동물과 다르게 인간의 언어는 종 특이성이라기보다는 문화적 특이성을 가진다. 영어 사용자는 이탈리아, 독일 또는 일본의 언어를 배울 수 있으며 각각의 유사한 구문적 · 문법적 규칙을 사용한다. 언어 발전에 대한 고찰은 고생물학에서 창조론에 이르는 연구 영역의 전 범위를 포괄한다. 분명 이에 대한 논의는 이 교재의 범위를 벗어난다. 그러나 여기서는 인간의 언어 처리와 생산의 근간을 이루는 신경기전에 대해 검토할 것이다. 앞으로 임상에서 가장 흔하게 볼 수 있는 말하기 생성(speech production), 언어 이해(language comprehension) 장애뿐만 아니라 말로 표현하는 언어의 생성에 대해 강조하여 설명하고자 한다.

말하기 생성의 전통적 모델 Historical Models of Speech Production

말하기는 오랫동안 우세한 대뇌반구에서의 활동 산물로 여겨져 왔다. 대부분의 사례를 볼 때 오른손잡이의 95% 이상 및 왼손잡이의 70% 이상이 좌뇌가 우세하다. 19세기 말 이후로 왼쪽 대뇌반구 안에는 말하기 중추가 3가지의 구조로 구성되어 있다는 것이 예전부터 알려져 왔다. 이러한 개념은 특징적인 손상 후 말하기 장애를 가진 사람의 뇌를 사후에 검사한 것을 기반으로 하였다. 브로카(Broca)는 아래이마이랑(브로카 44, 45영역)의 뒤쪽 부분의 한 부위에 대해 설명하였다. 이 부위의 손상을 가진 사람은 말로 표현하고 반복하는데 어려움을 겪고 "적절한 단어를 찾고 유창하게 말하는 것을 힘들어한다. 환자들은 말을 꾸미지 않고 내용어(실질적 의미 내용을 가진 단어)만으로 말하였다. 어떤 환자는 "나는 저녁식사를 위한 장을 보기 위해 차를 운전해서 슈퍼에 갔다."라고 하는 대신 "운전했다, 차, 가게, 음식"이라고 말할 수 있다. 이해장애는 구두 표현의 어려움에 비해 상대적으로 심각하지 않다. 이 증상은 브로카 실어증(Broca's Aphasia)이라고 부르는데, 일부는 말하기 운동 불능, 언어에 필요한 움직임 발생의 어려움을 나타낸다.

베르니케는 말하기에 어려움을 겪는 환자들 중 말을 이해할 수 없는 경우를 발견하였다. 그들의 환자들은 상대적으로 유창하게 말하였다. 하지만 그들은 소리와 언어가 대체로 흩어져 있어 그 의미를 이해할 수 없었다. 비록 그들의 사고 처리는 대체로 정상이었지만 그들은 말, 글 또는 몸동작을 통해 무엇을 그들에게 말하는지 그 내용을 이해할 수 없었고 그들이 하는 말의 의미가 부족함을 알아차리지 못했다. 베르니케의 사후 검사는 위관자이랑 뒤쪽 부분 영역의 공통적인 손상을 밝혀내었다. 그 발견 이후 그 부위를 베르니케영역(22영역)이라고 불렀고, 이 영역의 손상을 베르니케 실어증이라고 한다.

베르니케영역의 뒤쪽 부분과 함께 브로카 영역의 앞쪽을 연결하는 주요 회로를 활꼴다발(arcuate fasciculus)이라고 하며 위세로다발의 뒤쪽 부분을 뚜렷하게 형성한다. 브로카 영역의 앞쪽 부분과 베르니케 영역의 뒤쪽 부분을 연결시키는 주요 회로인 활꼴다발의 작은 병변은 전도실어증(conduction aphasia)을 발생시킬 수 있다. 전도실어증을 가진 환자는 상대적으로 개선된 듣기 이해력과 말산출 운동이 가능하나, 어구를 반복하는 것에 특히 어려움을 겪는다. 특히 복합적인 경우로는 음소착어증[phonemic paraphasia; 예를 들어 typewriter(타자기)를 tapewriter(테이프 쓰기)로 잘못 말함]과 같은 우발적인 말실수를 한다. 문장 내 전환과 신조어의 사용은 횡설수설언어상실증(jargon aphasia) 또는 단어샐러드(word salad)라고도 한다. 이러한 질병은 때때로 웃음을 자아내는데 유명한 옥스퍼드 교수이자 전도사인 윌리엄 스푸너(William Spooner)는 불성실한 학생에게 "너는 벌레 맛이 난다."고 말하였다. 전도실어증을 가진 환자는 그들의 오류를 인지하지만 말하는 동안 말실수를 막는 것이 어렵다. 이러한 행위를 착어증이라고 하고 신경학적으로 정상인 사람 중에서도 속상함, 피로, 불안감과 같은 정신적인 압박을 받으면 흔하게 이러한 증세가 나타나기도 한다.

말하기의 현재 모델 Current Models of Speech

현대 말하기 이론은 예전의 3가지 구조로 인해 조절된다는 의견을 대체로 무시하고 확장된 영역과 겉질 밑 중추를 폭넓게 포함하는 영역의 네트워크에 주목한다. 최신 지견은 더 이상 환자의 증상과 사후의 해부학적으로 얻은 정보와의 연관성에 대해서는 더 이상 주목하지 않는다. 그 대신, 브로카나 베르니케가 할 수 없었던 MRI, 확산텐서 MRI, fMRI 그리고 TMS와 같은 방법으로 검사한다. 이러한 검사는 비침습성이고 살아 있는 사람을 대상으로 한다. 말하기의 어려움은 실어증이라고 하는데, 유창성과 비유창성의 종류로 분류될 수 있다(그림 10.24). 이러한 종류는 유창성 전도실어증(fluent conductive aphasia) 및 베르니케 실어증(Wernicke's aphasia) 또는 비유창성 브로카 실어증(nonfluent Broca's aphasia), 완전 실어증(global aphasia)과 같이 언어 이해의 정도에 따라 분류된다.

브로카 영역은 앞겉질 말하기 중추의 뚜렷한 부분을 차지한다(그림 10.25). 해부학적으로 브로카 영역은 일차운동겉질 내 얼굴, 혀, 후두 배열에 가까이 위치한다. 또한 그 구조는 말하기 위한 소리를 만드는 것에 뚜렷하게 관련 있다. 신경 이미지 연구는 말하기와 관련 있거나 말할 때 동반되는 의미 있는 제스처와 같은 브로카 영역이 확장된 역할을 주장한다. 이를 통해 왜 수화를 사용하는 환자들이 브로카 영역 손상 이후에 의사소통의 어려움을 겪는지를 알 수 있다. 영상 및 TMS 연구의 세부 정보가 증가함에 따라 브로카 영역이 실제 말소리 생성에는 관여하지 않는 것으로 밝혀졌다. 브로카 영역은 감각운동의 통합을 위한 중추로써의 역할을 하기보다는 말하기 생성을 제공하는 인지 네트워크로써의 역할을 한다. 이러한 역할을 통해 왜 일부 연구에서 조음하는 도중이나 그 전에 브로카 영역이 정지해 있는지를 설명할 수 있다. 그리고 브로카 영역으로 명확하게 국한된 병변은 표현실어증을 발생시키지 못한다.

운동-말구역은 현재 대뇌섬, 운동앞, 보조운동영역 그리고 중간앞과 아래중심앞이랑의 부분을 포함하여 확장되었다. 대뇌섬에서의 병변은 말실행증(apraxia of speech, 근육에는 문제가 없으나 말하기 위한 소리를 만들어내기 어려움) 및 실어증을 초래할 수 있다. 이 증상은 브로카 영역 주변의 겉질 영역으로 이상 확장되어 손상될 때 더 심각하다. 일부 연구가들은 브로카 영역이라는 용어는 이러한 앞쪽 구조 전체를 포함하며, 이 부위의 손상을 통틀어서 앞쪽 또는 운동실어증이라고 한다.

베르니케영역을 둘러싸고 있는 뒤쪽 겉질 부위는 말하기와 관련된 정보의 감각 처리와 관련 있다. 이 겉질 부위는 모서리위이랑(supramarginal gyrus)과 모이랑을 포함하고 중간 및 아래관자엽 부위를 확장하여 포함하는 가쪽틈새의 뒤쪽 끝 주변으로 더 넓게 확장된다. 중간 및 아래관자엽이라는 두 가지의 중추는 게슈빈트 영역(Geschwind's territory)을 형성한다. 이 영역의 이름은 그 영역과 말하기와의 관계를 예측한 사람의 이름에서 따왔다. 일부 연구가는 베르니케영역이라는 용어를 22영역 주변의 더 큰 영역을 포함시켜야 한다고 주장한다.

베르니케영역(Wernicke area)이 담당하는 전통적 역할은 수용성(감각) 말하기, 언어와 관련된 단어와 제스처에 대한 이해이다. 베르니케영역은 일차와 연합 청각겉질에 가까이 위치한다. 시각겉질과 연관된

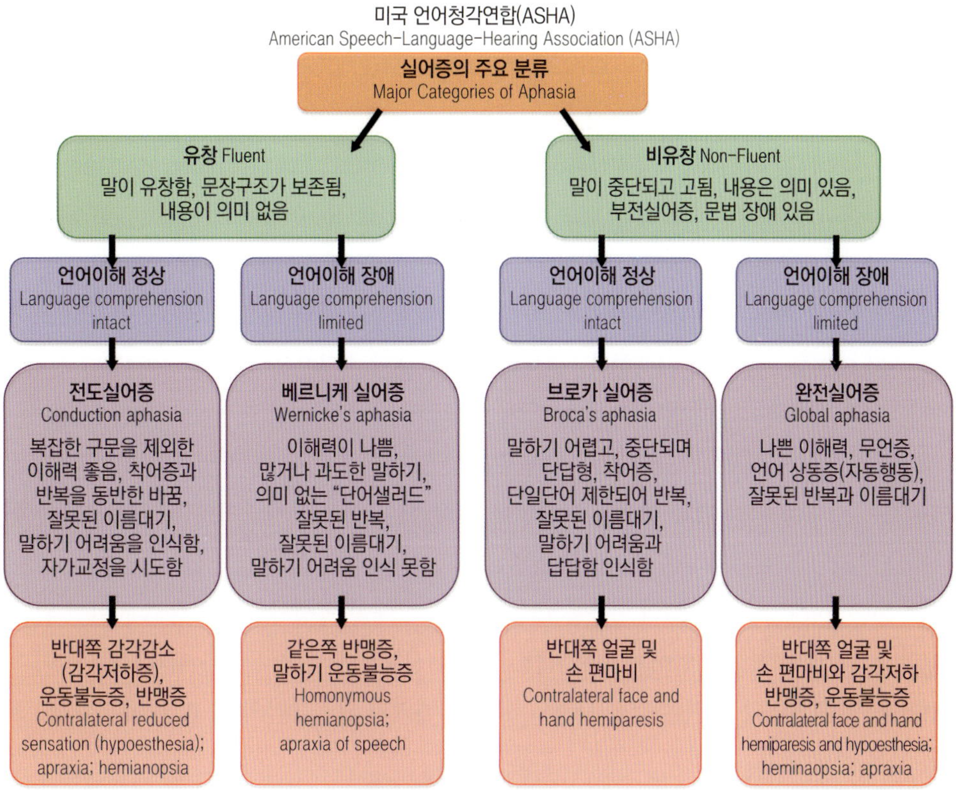

그림 10.24 실어증의 분류

실어증 분류를 위한 지침

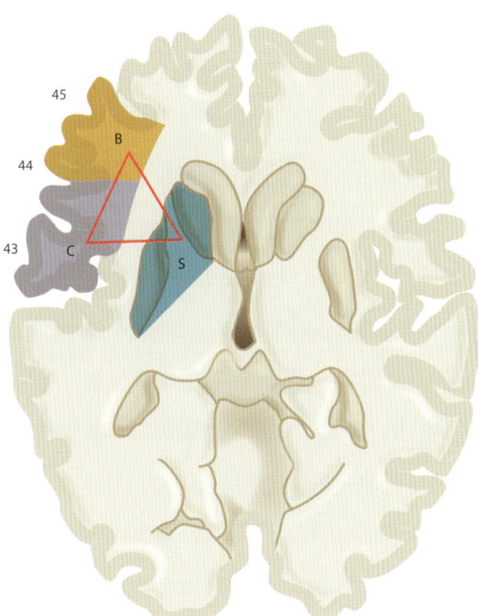

그림 10.25 언어 산출, 조음과 관련된 대뇌 구조

브로카 영역(중심앞이랑 및 중심뒤이랑, 줄무늬). 43, 44 및 45영역은 브로드만 세포구축 영역이다. 이러한 산출 네트워크 구성(B, C 또는 S)이 하나라도 손상되면 경미하고 일시적인 브로카 실어증이 발생될 수 있다. 세 개의 영역을 모두 손상시키는 큰 병변은 지속적인 중증 브로카 실어증을 발생시키며, 이해력은 잘 보존되지만 빈약하고 비효율적이며 문법에 맞지 않는 말하기를 동반한다.

이 영역은 언어의 다양한 형태로부터 감각 입력을 받고 통합하며 또한 말하기, 쓰기 또는 제스처를 통해 일관성 있는 반응을 발생시키는 능력을 위해 입력을 통합하는데 최적의 곳에 위치한다.

우세한 대뇌반구의 베르니케영역에 TMS을 사용하여 분석한 결과, 개별 단어 분석 수준에서의 그 기능을 입증할 수 있었다. 언어학에서 "모호한(ambiguous)"이란 단어는 맥락과 관련 없이 많은 의미를 갖는 단어인데 주된 의미와 부차적인 의미를 모두 가지고 있다. 예를 들어, 항아리(pitcher)의 경우 모호한 단어의 주된(가장 자주 연관되는) 의미는 "용기"이며 부수적인 의미로는 야구에서의 "투수"이다. 주된 대뇌반구 내의 베르니케영역은 비우성대뇌반구인 반대쪽의 상응하는 부위 내에서 부차적인 의미의 선택과 달리 단어의 주된 의미를 처리하고 선택한다. 우세한 대뇌반구의 손상은 수용성 말하기에 더 심각한 장애를 발생시킨다. 또한 반대쪽에서의 병변은 예를 들어, 농담, 비유, 중의적인 표현을 이해할 수 없다.

아래관자엽은 의미 이해의 더 넓은 체계 안에서 청각 입력의 통합에 대한 언어 처리와 관련 있으며 경험적 · 언어적인 상황에 따라 감각 입력을 전환한다. 이러한 방식으로 시각적인 무엇 경로는 언어의 감각처리로 통합되는데 아래뒤통수관자 겉질 내 병변을 동반하는 경우 물건(명칭실어증, anomia)이나 얼굴(얼굴인식불능증, prosopagnosia)의 이름을 대는 능력의 장애를 발생시키는 기전의 원인이 된다. 최근에 등쪽과 배쪽시각경로의 회상적 언어처리를 위한 두 가지 신경로에 대한 가설이 제시되었다. 이 가설은 확산텐서 MRI를 통해 언어와 관련된 겉질 구조의 확장된 배열과 활꼴다발의 더 많은 해부학적 · 기능적 세부 사항을 모두 설명한다.

활꼴다발은 브로카와 베르니케영역 사이에 상호 소통을 제공한다. 활꼴다발은 위세로다발의 주된 부분에 가쪽틈새의 뒤쪽끝 주변의 관자엽에서부터 확장되고 이마엽 앞쪽으로 지나간다. 확산텐서 MRI를 통한 신경다발의 추적방법을 통한 주장에 따르면 이 등쪽 부분에 대한 내용은 기존의 설명과 부합한다. 즉, 활꼴다발은 브로카 영역 주변의 운동앞겉질 영역과 베르니케영역 주변의 위관자겉질 사이를 직접적으로 연결한다. 이 신경로는 언어 표현의 감각운동 구조를 조율한다. 즉, 말을 하기 위한 적절한 단어의 선택과 적절한 소리의 발생을 조절한다.

활꼴다발의 이차적인 간접 부분은 직접 섬유로 측면에 평행하게 지나간다. 이러한 부분은 앞쪽과 뒤쪽 부분으로 구성된다. 앞쪽 분절은 아래마루겉질(게슈빈트 영역)과 함께 브로카 영역 주변의 이마마루영역들 사이에 소통을 제공한다. 뒤쪽 분절은 베르니케영역과 함께 아래마루겉질과 연결된다. 고차원연합겉질과의 소통을 통해 간접 회로는 의미 표현을 발생시키는 회로와 함께 언어 이해를 통합한다.

모서리위이랑과 모이랑에 대한 요소의 기능적 · 해부학적 기질을 검사할 때 게슈빈트 영역을 언어 회로에 포함시키는 것은 당연하다. 이 두 영역은 청각 및 말의 의미 이해 회로로서 몸감각 및 시각 입력을 통합시킨다. 시각(책장 위의 단어들) 또는 촉각(점자 패턴)적 특징에 대한 인식 또는 음성적(발음 기호) 인식에 의한 언어 상징을 해석하는 능력을 이러한 연결을 통해 설명할 수 있다. 모서리위이랑과 모이랑의 병변은 글을 쓰기 힘들게 만들고(실서증, dysgraphia/agraphia) 종종 글을 읽고 말을 이해하는 것에 대한 장애, 계산불능증(dyscalculia/acalculia), 손가락인식불능증(finger agnosia), 오른쪽과 왼쪽의 방향상실과 같은 장애를 발생시킨다. 이러한 증상의 통합을 거스트만 증후군(Gerstmann syndrome)이라고 하며, 종종 마루뒤통수관자 이음 내의 뇌졸중의 결과로 발생된다.

VII 손상에 대한 반응

RESPONSE TO INJURY

임상 활동을 위해서는 신경과학에 대한 공부가 필수적이다. 미래의 전문적 교육 프로그램 과정은 임상적 적용과 관련된 상세한 내용을 다룰 것이며, 이는 검사 및 치료를 위해 실용적 연구에 기초할 것이다. 다음 단원에서는 손상에 대한 중추신경계 반응에 대한 간단한 내용을 다룰 것이고 뇌손상을 입을 수 있는 여러 원인에 대한 예시를 제시할 것이다.

후천적 뇌손상 Acquired Brain Injury

후천적 뇌손상은 종양(신생물, neoplasm), 과다한 뇌척수액 및 증가된 머리속압력(뇌수종, hydrocephalus)과 출혈성 또는 허혈성 뇌졸중으로 인한 모든 비외상성 뇌손상을 포함한다. 반대로 외상성 뇌손상은 직접적(예: 머리에 타격을 입음) 또는 간접적인(채찍질 손상, whiplash injury) 머리덮개뼈 내부 섬세한 신경조직의 손상으로 인한 것이다. 종양 및 뇌성마비는 아래에 설명하였다. 출혈성 및 허혈성 뇌졸중 모두 이전 2장에 설명된 중추신경계로의 혈액 공급에 대해 간략하게 다룰 것이다.

뇌졸중 Stroke

뇌졸중은 심장질환과 암 다음으로 많은 주요 사망 원인 중 하나이다. 또한 뇌졸중은 뇌로 가는 산소와 영양소의 부족으로 일시적 또는 영구적으로 영향을 받아 생기는 허혈성 또는 출혈성 질환을 나타낸다. 이것은 혈관이 피떡이나 파열로 막혀 있을 때 발생한다(그림 10.26). FAST라는 약어[얼굴 처짐(facial drooping), 팔의 힘 없음(arm weakness), 언어장애(speech difficulties)의 증상 시 119에 전화함(time to call 119)]는 뇌졸중 발병의 인식을 위해 사용된다.

허혈성 경색(산소 결핍으로 인한 조직 사망의 영역)은 가장 흔한 유형의 뇌졸중이다. 대략 뇌졸중의 약 85%를 차지한다. 허혈성 뇌졸중은 대개 뇌혈관 질환에 속하며 색전(emboli)에 의한 역학적인 혈액 흐름에 대한 방해와 관련 있다. 심방세동, 허혈성 심장질환, 심장판막질환 및 감염성 심내막염과 같은 심장질환은 허혈성 뇌졸중을 작게나마 유발시킨다.

허혈성 뇌졸중의 증상은 다양하며 병소의 위치와 범위에 따라 다르다(그림 10.27). 중간대뇌동맥의 폐색은 반대편 한쪽 마비 또는 편마비, 반대쪽 편측성 감각 이상을 나타내며, 보통 반대쪽 반맹증과 같은 시력장애인 일과성 단안 실명(transient monocular blindness)을 포함할 수도 있다. 우세반구(브로카 또는 베르니케영역)의 손상이 발생하면 실어증이 발생할 수 있다. 앞대뇌동맥의 폐색은 반대쪽 운동 및 감각 결손과 관련이 있지만, 또한 인지 및 보행 실조에 영향을 미친다.

척추뇌바닥동맥(vertebrobasilar artery)의 허혈성 뇌졸중은 보통 심한 현기증, 메스꺼움 및 두통과 관련이 있다. 현기증은 대개 몇 분 동안만 지속된다. 앞아래소뇌동맥의 작은 가지는 속귀에 혈액을 공급하기 때문에 갑작스런 청력 소실은 척추뇌바닥동맥 침범의 특징 중 하나이다. 다른 징후 및 증상으로는 운동 실조증, 안구진탕(nystagmus), 통증과 온도 구별 능력 감소, 주시마비(gaze palsies)로 인한 복시, 병소의 위치에 따라 안구 침범 정도가 결정된다.

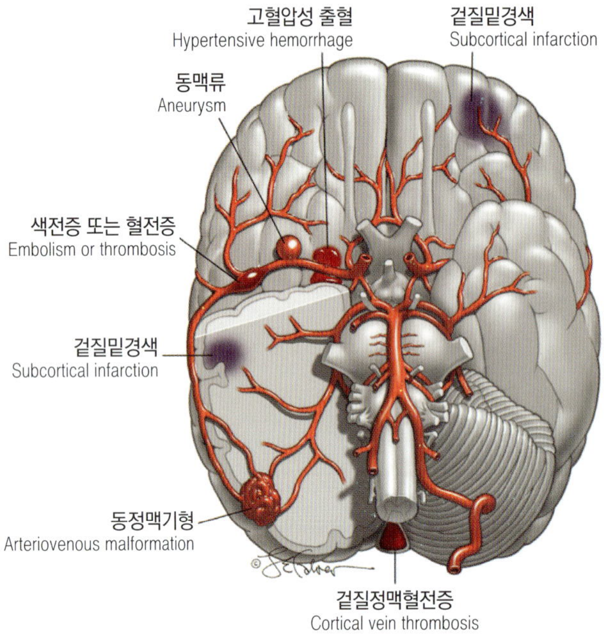

그림 10.26 뇌졸중의 유형

임신 중 뇌졸중의 다양한 종류를 보여주는 뇌 그림. (1) 겉질밑경색(자간전증), (2) 고혈압성 출혈, (3) 동맥류, (4) 중간대뇌동맥의 색전증 또는 혈전증, (5) 동정맥기형, (6) 겉질정맥 혈전증

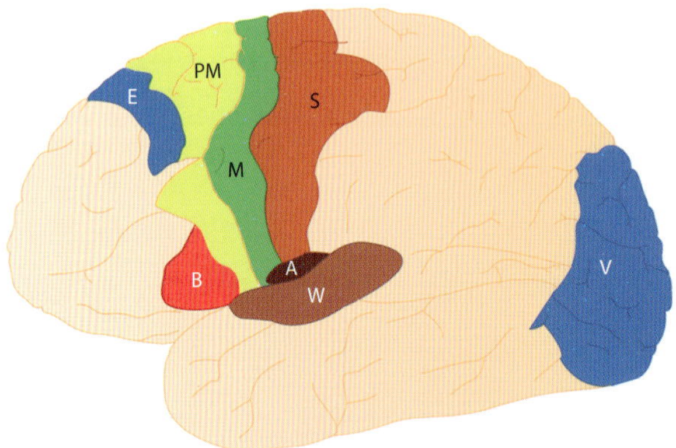

그림 10.27 허혈성 뇌졸중의 증상

일반적으로 뇌졸중 증후군 장애를 초래하는 일반적인 대뇌 영역: E는 이마안구 영역, PM은 운동앞, M은 일차운동, S는 일차감각, V는 시각, B는 브로카, W는 베르니케이고 A는 일차청각이다.

허혈성 사건은 시간 경과 및 사건의 결과에 따라 분류된다. 일과성 허혈발작(transient ischemic attack, TIA)은 혈류를 일시적으로 감소시켜 완전히 가역적 그리고 국소적 신경 손상을 야기한다. TIA는 때때로 작은 뇌졸중이라고도 한다. 발병은 매우 빠르게 나타나며 증상은 대개 2~15분 정도 지속된다. 증상은 팔이나 얼굴의 한쪽이 일시적으로 마비되고 말하기나 읽기가 어려울 수 있다. TIA는 일시적으로 통증이 없는 시력 손상을 유발할 수 있다. 일과성 흑암시(amaurosis fugax)로 알려진 TIA는 임박한 뇌졸중의 경고로 간주되며 항상 잘 살펴야 한다.

허혈성 뇌졸중의 두 번째 분류는 가역적 신경학적 손상이다. 이러한 경우 국소허혈을 가진 영역이 72시간 이내에 회복되는 것으로 알려져 있다. 세 번째 분류는 더 영구적인 특성을 가진 정형화된 장애를 동반한 뇌경색을 보인다.

출혈성 뇌졸중은 대뇌내 또는 거미막밑(subarachnoid) 출혈과 관련이 있다. 뇌졸중의 약 15%는 이러한 유형의 손상으로 인한 것이다. 이 유형의 뇌졸중은 허혈성 뇌졸중보다 사망률이 높다. 혈액은 부기를 발생시키고 뇌압을 높인다. 출혈성 뇌졸중의 위험 인자로는 흡연, 고혈압, 경구 피임약, 알코올, 임신, 약물 남용 등이 있다. 출혈성 뇌졸중의 합병증으로는 혈액 세포의 분해로 인한 재출혈 대뇌 허혈 상태를 포함한다.

뇌내출혈(intracerebral hemorrhage)은 혈관이 뇌 조직에서 파열되어 조절되지 않는 고혈압과 관련이 있을 때 발생한다. 뇌에서의 유전성 동정맥(arteriovenous) 기형으로 인해 출혈이 시작될 수 있다.

거미막밑출혈(subarachnoid hemorrhage)은 가장 흔히 파열된 동맥류에 의해 발생하지만 동정맥기형에 의해 발생할 수도 있다. 동맥류(aneurysm)의 가장 일반적인 위치는 속목동맥과 중간대뇌동맥의 먼쪽 부위이다. 약 4%의 사람들이 12mm 미만의 파열되지 않은 동맥류를 가지고 있다. 이러한 질환은 남성에게서 약간 더 흔하다. 동맥류의 파열은 매우 심한 두통, 메스꺼움 및 구토, 목 통증 또는 뻣뻣함과 관련이 있다. 출혈성 질병의 다른 원인에는 외상, 항응고제 및 응고장애가 있다.

신생물(종양) Neoplasms

종양, 혈액, 심지어 뇌척수액을 포함하여 뇌 또는 척수에 공간을 차지하는 어떠한 것이라도 덩어리라고 여겨진다. 신생물("새롭게 자라남")은 비정상적으로 성장한 조직으로 하나의 덩어리를 이루며 종양이라고 한다. 종양은 원래 조직(예: 그림 10.28에서 보이는 것과 같이 별아교세포종을 들 수 있음)의 해부학적인 위치, 양성 또는 악성 진행에 따라 이름을 붙인다. 뇌종양은 뇌조직으로부터 발생하는 일차성(그림 10.29) 또는 다른 조직에 위치한 종양으로부터의 이차성, 전이성(metastatic)으로 존재할 수 있다(그림 10.30). 세계보건기구(WHO)는 발암성을 나타내는 특정한 속성의 존재 여부에 기초하여 뇌종양의 예후를 4단계로 나누었다. 즉, 이러한 단계는 비정상적인 세포핵(핵이형성증), 체세포 분열(세포분열, 과도한 암 성장과 관련됨), 내피세포 증식(종양 증식을 위한 혈관 신생을 도움) 그리고 마지막으로 괴사[세포자멸사(apoptosis)에 대한 저항으로 인한 암세포 내 더 많은 세포 사멸의 형태]로 나눌 수 있다.

임상에서 가장 흔한(발병률 90%까지) 신생물에 의한 증상은 머리속압력 증가로 인한 것이다. 신생물에 의한 증상은 초기에 가장 흔하게 나타난다. 여기에는 두통, 메스꺼움 및 피로와 같은 경미한 일반 증상이 포함된다. 더 많은 명확한 징후에는 유두부종(papilledema, 시각신경원반 부종)으로 인한 시각적 변화, 구토 및 인지 변화뿐만 아니라 비정상적인 세포 대사로 인한 발작이 포함된다. 다른 임상양상은 관련 조직의 기능에 따라 다르다. 신경조직에 대한 압력을 낮추는 치료는 외과적 절제, 방사선 요법을 통한 표적 조직 파괴 및 빠르게 분열하는 조직을 파괴하는 화학요법을 포함할 수 있다.

적극적인 치료 후에도 암의 재발은 흔히 발생한다. 몇 년간 휴면 상태에 있는 암 줄기세포가 발견되고 나서 그 세포가 다시 활동하고 신생물의 원인이 되는 경우 새로운 치료로 이어지기도 한다. 암 줄기세포는 향상된 DNA 복구 능력, 세포주기 조절, 메커니즘의 증가, 자유 라디칼 제거제 및 기타 향상된 세포 생

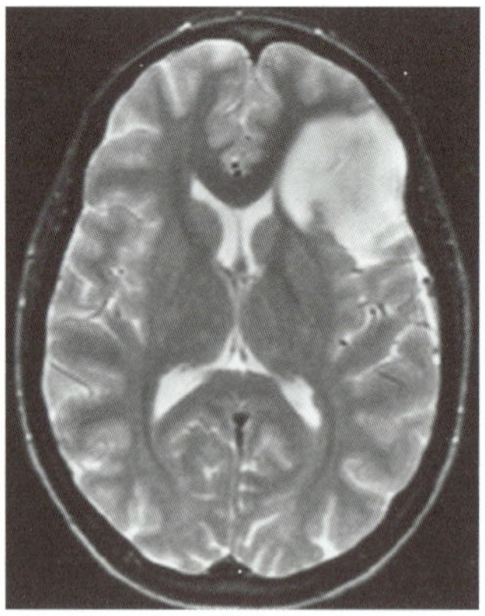

그림 10.28 조직의 기원으로 이름 붙여진 종양

왼쪽 이마엽의 별아교세포종, T2-강조 MRI는 최소한의 군집효과와 경미한 부종을 동반한 침투성 종양을 보여준다. 대비 증강 정도는 다양하지만 대체로 아교모세포종보다는 적다.

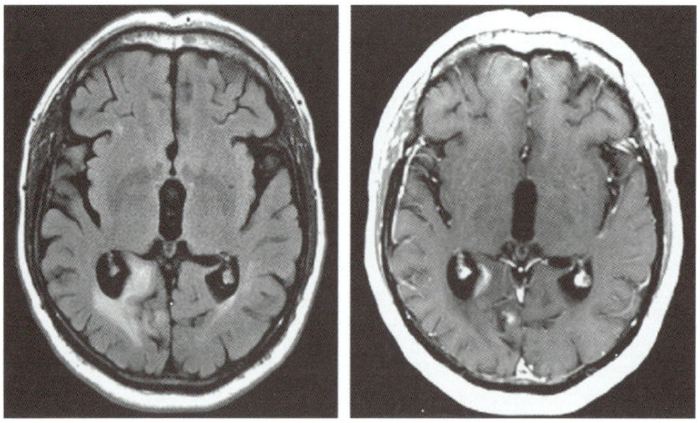

그림 10.29 일차 중추신경계 신생물

일차 중추신경계 림프종. 왼쪽: 축 방향 T2-FLAIR조형증강 MRI는 군집효과 없이 오른쪽 뇌실주위 백색질의 과집중을 보여준다. 오른쪽: 대조 강화된 MRI는 결절 실질 증강(nodular parenchymal enhancement)의 두 가지 초점을 보여준다.

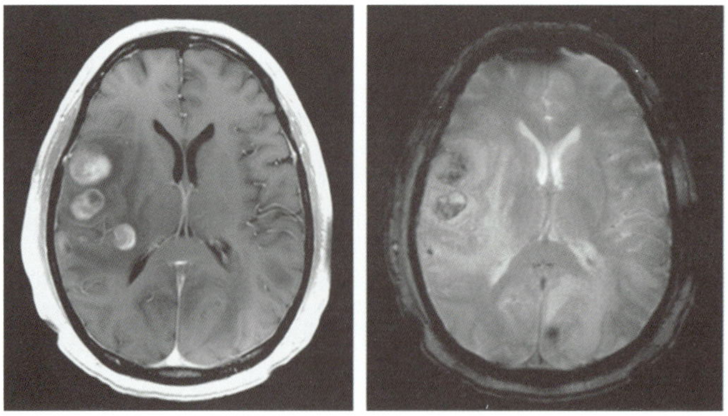

그림 10.30 뇌의 전이성 신생물

대비증강 MRI(왼쪽): 콩팥세포암종에서의 다발성 전이를 보여준다. 각 병변을 둘러싼 광범위한 저강도 부종에 주목하라. 오른쪽은 혈액의 산출물이 저강도(어두움)를 나타내는 기울기 에코 MRI 이미지이다. 일련의 이미지는 왼쪽 뒤통수엽 내의 병변과 같이 작거나 출혈성 전이를 찾아내는데 도움을 줄 수 있다.

존 메커니즘 덕분에 화학요법과 방사선 요법 모두 치료 효과가 있다. 새로운 치료법은 각각 환자에게 맞춰진 화학요법 약물과 변조 약물을 사용하여 휴면(또는 정지) 상태인 암 줄기세포를 표적 치료한다.

뇌성마비 Cerebral palsy

뇌성마비(CP)는 비정상적인 태아발달 또는 초기 유아기 때 얻은 뇌손상으로 인해 출생 전후에 발생하는 운동겉질 손상 운동장애를 뜻한다(드물게 소뇌에 영향을 주는 경우도 존재한다). 유아기 또는 초기 아동기 동안 일반적으로 운동장애, 변형된(대개 증가된) 근육 긴장 및 발달지연(그림 10.31)과 같은 임상증상이 분명하게 나타나기 시작한다. 뇌성마비는 아동장애의 일차적 요인이지만 경증에서부터 중증까지의 그 정도가 다양한데 주요 원인에는 감각 상실, 의사소통 장애, 신경계 손상의 종류와 정도에 따른 기타 등이 있다. 뇌성마비에는 단 하나의 발생 원인은 존재하지 않는데 유전 질환, 모성 감염 또는 태아 외상과 같은 많은 조건들은 비정상적인 뇌 발달을 유발할 수 있다. 뇌성마비의 위험 증가와 관련 있는 저체중 또는 미숙아는 다중 출산 또는 골반위분만(breech positioning; 아이의 다리부터 나옴)과 같이 출산 중 합병증의 결과이다. 뇌성마비 발생률은 아프가척도(Apgar scale; 출산 후 1~5분 동안 아이의 피부색, 호흡, 심박동수, 근긴장, 반사를 측정하여 빠른 평가를 수행함) 점수와 반비례하는데, 작은 머리둘레와 심한 황달 또한 높은 뇌성마비 발생률과 관련 있다. 뇌성마비는 진행성이 아니며 뇌성마비인 대부분의 아이들은 긍정적인 잠재력을 가지고 있는데, 신경가소성을 촉진하고 발달을 향상시키며 장애에 적응시키는 치료를 통해 증상을 개선하고 장애에 잘 적응할 수 있다(그림 10.32).

외상성 뇌손상 Traumatic brain injury

외상성 뇌손상(TBI)은 외부의 물리적 힘으로 인한 뇌손상으로 정의된다(그림 10.33). 외상성 뇌손상은 의식 및 신체적 기능 손상뿐만 아니라 의식 상태의 감소 및 변화를 발생시킨다. 또한 외상성 뇌손상은 사망으로 이어지기도 하며 생존자의 70%는 영구적인 기능 상실을 갖게 되고, 그 가족과 사회가 부담을 지게 한다. 외상성 뇌손상은 개방형 또는 폐쇄형 머리 손상 모두로 인해 발생될 수 있다(표 10.2). 폐쇄형

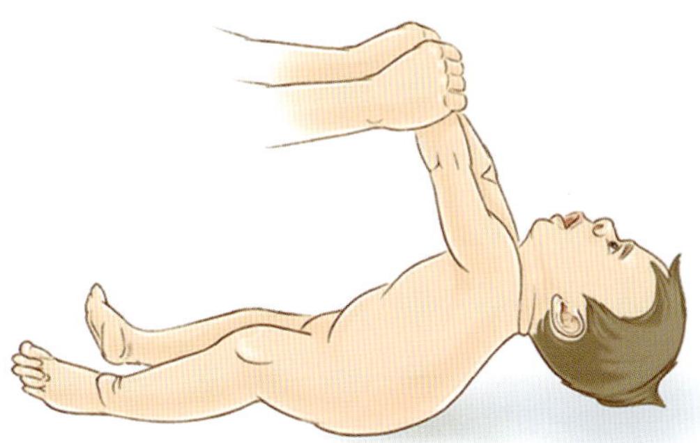

그림 10.31 뇌성마비에서 머리 처짐

모든 종류의 뇌성마비를 가진 많은 아이들은 앉히려고 당길 때 초기에 머리 처짐 현상을 보인다. 자라면서 팔다리 근육의 긴장도는 올라가며 팔을 당기고 다리는 접히지만 머리는 여전히 어깨 아래로 처져 있다.

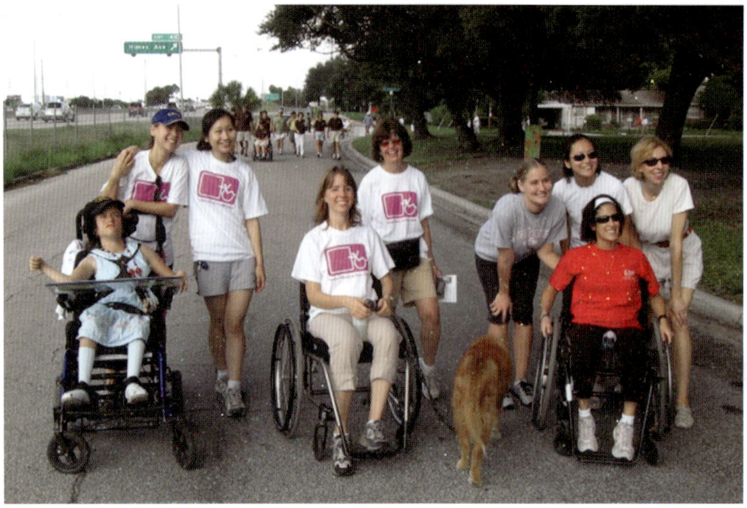

그림 10.32 뇌성마비 후의 성장

우달드(Woodard) 박사의 딸인 애니카(Anika)와 애완견 니키(Nikki)는 사우스 플로리다 대학팀의 일원이 되었다. 의대생, 교수진 및 가족들로 구성된 대학팀은 탬파의 첫 번째 장애인 놀이터를 위한 기금 모금을 위해 '휠체어 마라톤'에 참여하였다. 장애가 있는 환자들을 위해 치료적 스포츠와 레크리에이션의 가치를 가르치는 것은 이 대학에서 중요한 커리큘럼이다.

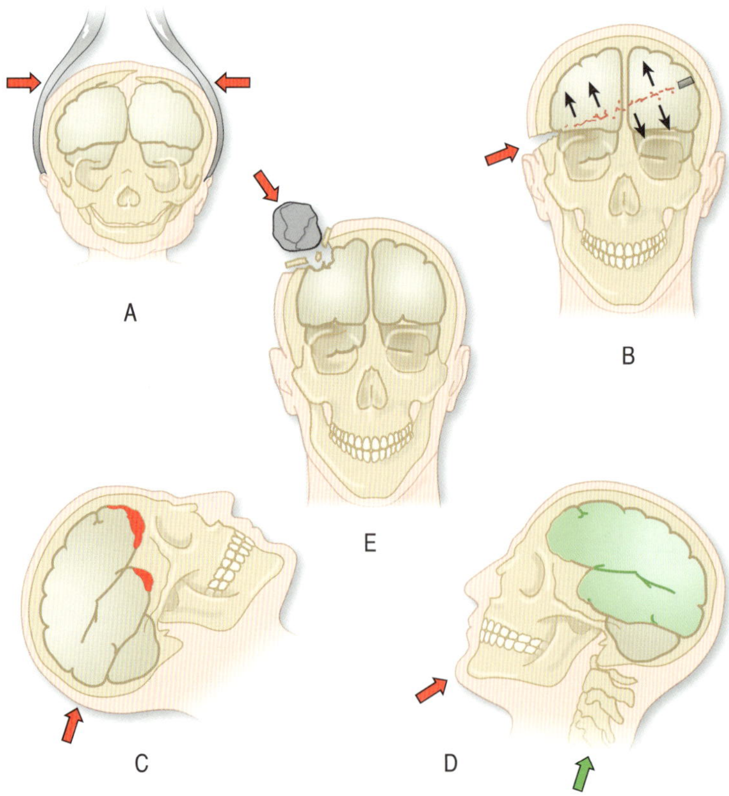

그림 10.33 외상성 뇌손상을 일으키는 외부 뇌손상의 기전

머리뇌 부상의 기전. **A:** 집게 분만으로 인한 머리뼈 기형(출생 시 손상), **B:** 뇌의 총상 손상, **C:** 낙상(또는 교통사고), **D:** 턱을 세게 얻어맞음("펀치 드렁크, punch-drunk"), **E:** 낙하물에 의한 머리뼈와 뇌손상.

표 10.2 외상성 뇌손상 분류

	유형	정의
머리 손상	개방	경질막의 개방
	폐쇄	경질막과 머리뼈는 정상으로 보존됨
조직 손상	일차	직접적 뇌손상, 조직 내 기계적 스트레스로부터의 손상(백색질 전단, 타박상, 부종, 세포막 변형)
	이차	세포 내 화학적, 전기적 변화를 초래하여 조직에 직접적 손상을 야기함. 세포자멸사 또는 괴사
혈관 손상	출혈성	경질막바깥, 경질막밑, 거미막밑 그리고 뇌 속에 출혈이 발생될 수 있음, 두통, 졸음, 메스꺼움
	비출혈성	미만성 축삭 손상, 뇌진탕, 만성 외상성 뇌병증, 채찍질 관련 이상이 발생될 수 있음

머리 손상은 신경학적 구조를 손상시키는 힘을 발생시킨다. 손상 기전은 물체에 의한 접촉과 머리에 직접적인 충격 없이 머리의 격한 움직임에 의한 채찍질 손상과 같이 충격 부하를 포함한다. 파괴적인 기전에 대한 추가적인 구분은 가속/감속, 병진(전방/후방 또는 측면) 및 회전 방향의 힘을 갖는 부하의 종류와 방향을 포함한다. 뇌 해부학과 관련된 힘(force)을 이해하는 것은 결과 예측뿐만 아니라 침범된 신경학적 구조를 진단하는데 도움을 준다.

TBI는 일차 또는 이차로 나눌 수 있다. 일차 뇌손상은 조직 수준(백색질 전단, 타박상, 부종 및 혈종 포함) 또는 세포 수준[예: 새는 이온 통로 또는 세포막 미세 천공(microporation)]을 포함한다. TBI 이후 이차 뇌손상은 세포자멸사 및 괴사를 통한 세포사멸을 직접적으로 발생시키는 신경화학적 세포 손상 변화의 복잡한 연쇄반응(complex cascade)을 포함한다. TBI의 의학적 진단은 뼈 골절을 시각화하기 위한 비조영 CT를 통한 해부학적 영상, 뇌척수액 내 혈액 또는 혈액 부산물이 있는지 판단하기 위한 요추천자 및 긴 백색질로의 상태를 시각화하기 위한 확산텐서 MRI 영상에 기초한다. 예후가 나쁜 중증 TBI의 경우, 유발 전위 검사 및 뇌전도 검사(electroencephalogram test)를 사용하여 뇌의 전기적 활동 상태를 결정한다.

외상성 뇌손상은 또한 출혈성 및 비출혈성으로 추가적으로 설명할 수 있다. 머리속출혈과 비출혈성 뇌손상은 각각 네 가지의 종류를 가진다. 출혈성 및 비출혈성 뇌손상의 몇 가지 예는 그림 10.34에서 볼 수 있다. 출혈성 뇌손상에 대한 해부학적 설명으로는 경질막바깥(epidural), 경질막밑(subdural), 거미막밑(subarachnoid) 그리고 뇌내(intracerebral)가 있다. 임상적인 증상은 두통, 졸음, 메스꺼움, 구토, 혼란, 발작을 포함한다. 비출혈성 TBI는 미만성 축삭손상(diffuse axonal injury), 뇌진탕, 만성 외상성 뇌병증 및 채찍질 손상 관련 장애를 포함한다. 이러한 상태는 임상의 심각성에 따라 다르며 검사를 해도 쉽게 간과할 수 있다. 조기진단은 분산된 신경학적 공통성을 인식하는 경우에만 가능한데 피로, 두통, 시각장애, 경미한 기억상실 및 현기증과 같은 임상적 증상이 바로 나타나기 시작할 수도 있지만 심지어 뇌손상 이후 수년이 지난 후에 나타난다. 종종 모호하고 관련 없는 증상은 의료진이 객관적인 진단을 내리기 힘들게 하며 진단 및 치료가 지연된다. 더 나아가 비출혈성 외상성 뇌손상은 우울증과 불안에 대한 위험성 및 인지 손상 상태 그리고 장기간의 회복에 대한 위험성을 증가시킨다.

심각한 외상성 뇌손상의 6가지 다른 예

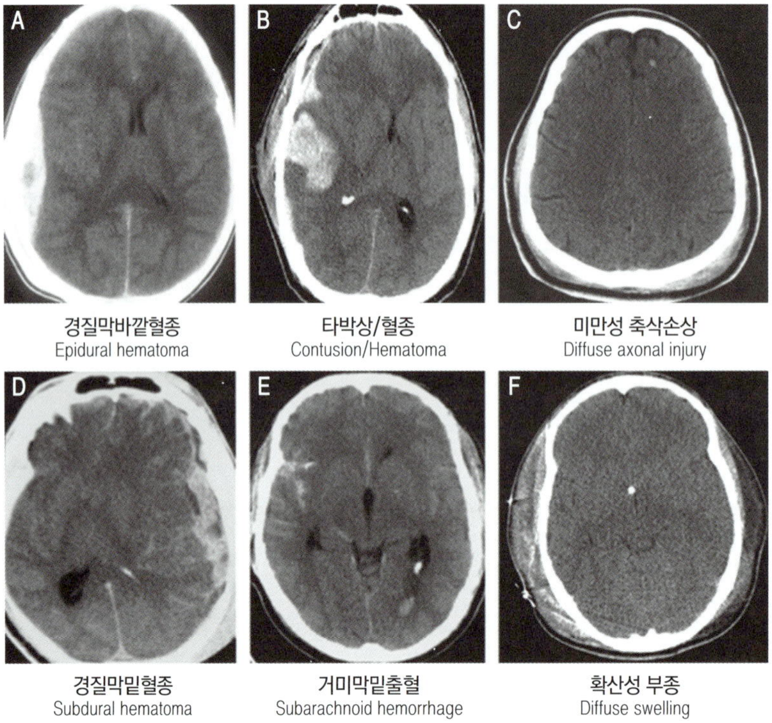

그림 10.34 심각한 외상성 뇌손상(TBI)의 6가지 다른 예

6가지 다른 외상성 뇌손상에 대한 T2 가중 CT 스캔에서 혈액은 흰색으로 보인다. **A**: 경질막바깥혈종; 정상 머리뼈 봉합선으로 인한 렌즈 모양의 출혈에 주목한다. **B**: 뇌조직으로 출혈을 발생시키는 타박상/혈종, **C**: 작은 백색점 영역으로 CT상으로 나타나는 미만성 축삭손상, **D**: 경질막밑혈종, 출혈은 봉합선을 가로지르지만 겉질조직 또는 뇌실로 확산되지 않았다, **E**: 거미막밑출혈은 뇌실로의 혈액 확장으로 나타낸다, **F**: 머리덮개뼈 내 모든 방향의 압력으로 인한 섬세한 뇌조직의 전반적인 압력을 포함하여 부종이 확산되었다.

외상성 뇌손상 후 급성기 관리는 감염과 같은 일차 손상으로 인한 합병증을 최소화하고 이차 피해를 최소화하는 것이다. 약물적 중재는 일시적인 마비를 일으키는 신경근 차단과 신경 보호를 위한 약물치료를 포함한다. 발작을 예방하기 위한 치료는 효과가 없다. 과도한 포도당은 세포 독성을 가지기 때문에 혈당은 철저히 관리되어야 한다. 압력감소성 머리뼈절개술(decompressive craniotomy)과 같은 외과적 중재는 진행성의 조절되지 않은 출혈로 인한 압력을 완화하기 위해 시행할 수 있다. 조기치료 중 외상성 뇌손상을 위한 다른 의료적 중재에는 대사장애의 원인이 될 수 있는 고열을 방지하고 정확한 머리속압력 측정 및 대뇌 조직 재관류를 유지하기 위한 기계적 호흡 및 산소 보충이 있으며 조직 회복 동안 영양 요구가 증가함에 따른 정맥 영양 공급을 통한 칼로리 섭취량을 면밀히 살피는 것도 있다.

뇌진탕(Concussion). 뇌진탕은 가장 흔히 관찰되는 외상성 뇌손상으로 경미한 외상성 뇌손상으로 알려져 있다. 이러한 손상은 일시적인 의식의 상실을 초래하거나 그렇지 않을 수도 있는데, 자연스럽게 회복된다. 가장 흔한 뇌진탕 증상으로는 두통, "안개 속에" 있는 느낌과 같이 감정적인 불안감 및 우울증이 있다. 그러나 이러한 증상은 종종 몇 달 또는 몇 년 동안 지속될 수 있기 때문에 경미한 외상성 뇌손상이라는 정의 자체가 완전히 잘못되었다고 할 수 있다. 이러한 상황 모두 인생이 뒤바뀔 만큼 심각한 손상이

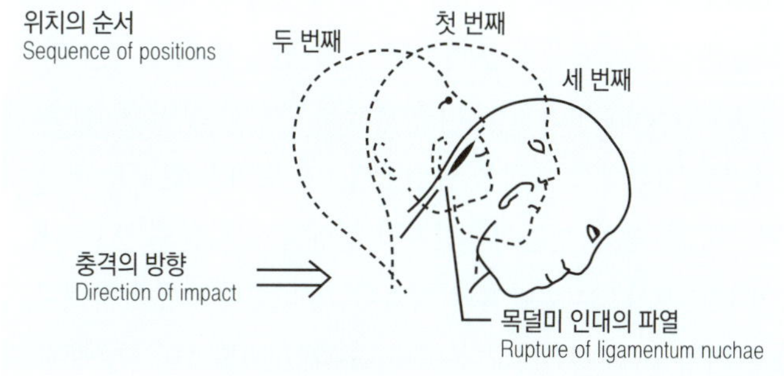

그림 10.35 채찍질손상

목척수의 폄 손상(채찍질). 뒤에서 격렬한 힘이 가해지면 순차적으로 3가지의 빠른 위치 변화가 발생된다. 그리고 섬세한 국소 신경과 근골격계 조직의 손상을 초래한다. 만약 그 충격이 충분히 심각하다면 목덜미인대 손상을 유발할 수 있다.

될 수 있다. 뇌진탕은 두개골에 직접적인 충격으로 인한 뇌손상이며 뇌의 격렬한 흔들림 또는 채찍질 손상 등이 포함된다. 머리의 빠른 선형 감속은 뼈 공간 속 뇌 질량의 관성을 증가시켜 뇌가 머리의 속에서 충격을 받는다. 예를 들어, 자동차 사고(성인이 더 흔함) 또는 헤드뱅잉 또는 가정폭력과 같은 외상의 많은 종류는 뇌진탕을 발생시킬 수 있다. 또한 뇌진탕의 증상은 참전 용사 사이에서 널리 발견된다.

뇌진탕에 대한 신경병리학의 관점은 광범위하다. 뇌진탕은 작은 혈관의 손상을 포함한다. 이러한 손상은 이용 가능한 산소와 포도당을 모두 제한시킬 뿐만 아니라 치유과정에서 손상 영역의 세포독소를 제거하기 위해 나타나는 뇌 용량(brain's capacity)의 감소를 제한시켜 회복을 어렵게 한다. 이 작은 정맥으로 혈액이 줄어들지 않고 계속해서 흐르게 되면 경질막밑혈종이 형성될 수 있다. 미만성 축삭손상은 대뇌겉질, 백색질 아래, 중간뇌와 같은 겉질밑 영역 내를 걸쳐서 나타난다. 고랑 깊은 곳 그리고 사이뇌와 중간뇌 사이의 접합부와 같은 곳이 순환이 집중되기 가장 쉬운 영역이다. 축삭성 질병의 발현은 종종 지연되기 때문에 미만성 축삭손상의 징후는 즉각 관찰되지 못한다. 환자들은 뇌가 회복되기도 전에 집으로, 일자리로 돌아간다. 그렇기 때문에 그들은 종종 제대로 된 진단을 받지 못하고 다친 이후 몇 시간, 몇 주 후에 사망할 수 있다. 확산텐서영상으로 긴 섬유 신경로의 상태 검사가 가능하기 때문에 이제는 더 이상 사후 검사에 의존할 필요가 없다.

만성 외상성 뇌병증(Chronic traumatic encephalopathy). 2005년, 전 프로 미식축구 선수 마이크 웹스터(Mike webster)는 심부전으로 피츠버그 병원에서 50세로 생을 마감했다. 그는 피츠버그 스틸러스에 소속되어 슈퍼볼을 네 차례 우승하였고 명예의 전당에 헌정되었다. 그러나 그와 그의 가족들에게 은퇴 후의 삶은 예전처럼 명예롭지 않았다. 은퇴 직후 마이크는 기억을 잃기 시작했고, 어디에 집중을 하거나 현명한 판단을 내릴 수가 없었다. 그는 난폭하고 폭력적으로 변하였다. 그의 가족들은 집을 잃었고 결국에는 이혼까지 하게 된다. 마이크 웹스터는 피츠버그 내 미식축구 팬이라면 모두가 아는 유명 인사였고, 곧 그의 헝클어지고 더러운 모습에 대한 소문이 돌기 시작했다. 그는 그의 트럭이나 다리 밑에서 잠을 잤다. 그는 자주 길을 잃어버리고 본인의 집을 찾지 못했으며 점점 신경질적이게 되고 갈피를 잡지 못했다. 결국에는 심각한 치매로 발전됐다. 피츠버그 대학 병리학과의 베넷 오말루 박사[2015년 콜롬비아 픽처스의 장편 영화인 'Concussion(국내 제목: 게임체인저)'의 주인공]와 그의 동료들은 연구를 위해 그의 뇌를 기증받게 되었다. 그들은 그 뇌 조직을 분석하여 면역 반응성 타우 신경원섬유매듭(neurofibrillary tangles), 별아교세포 매듭(astrocytic tangle), 뇌를 통과하는 방추 모양 및 실 모양의 신경돌기(neurites)를 포함한 두드러지게 특이한 병리학적 특징을 발견했다. 이 병리학 연구를 통해 "반복적인 머리의 충격"이라는 특정하게 확인된 기전을 통해 행동적 · 인지적 장애를 정의할 수 있었다. 수만 개의 작은 무증상(subclinical)의 뇌진탕이 더해져서 "철의 마이크 웹스터"가 되었다고 주장하였다.

이 상태는 만성 외상성 뇌병증(CTE)이라고 부르며, 원래는 권투 선수 치매(펀치드렁크 증후군, punch drunk syndrome)라고 불렸다. 권투 선수들이 현역 때 머리에 너무 많은 공격을 받아서 그러한 증상이 나타나는 것으로 보였기 때문이다. 이와 유사하게 과거 전쟁 동안 병사들은 진탕성 폭발에 시달렸으며, 이를 "전쟁 신경증(shell shocked)"이라고 했다. CTE 환자들은 불분명하게 말하고 대화는 혼란스럽고 일관성이 없다. 이러한 환자들은 폭력적이고 무기력하고, 우울하고 조울증의 증상을 띠게 되었다. 그들은 자주 술에 취한 듯이 걸어 다녔다. 이 질병의 일반적인 원인으로는 스포츠 관련 외상, 여러 번의 자동차 사고 또는 반복된 학대가 포함된다. CTE의 영향을 받는 뇌는 여러 면에서 알츠하이머병 환자의 뇌와 유사하다. 두 질병 모두 이마, 마루 및 관자 겉질이 위축되어 있고 유두체와 안쪽 관자엽도 마찬가지이다. 특징적으로 해마 퇴행이 두드러진다. 가쪽뇌실 및 셋째뇌실은 일반적으로 주변 핵에서의 세포 손실 및 대뇌반구 내 백색질 손실로 인해 팽창되어 있다.

CTE의 명백한 병인 이외에 CTE와 치매의 차이점은 두 가지로 들 수 있다. 첫 번째로는, 치매는 외상과는 무관한 뇌의 퇴행성 질환으로 뇌줄기에서 병적인 이상이 거의 나타나지 않는다. 치매성 앞뇌 세포 손상은 주로 이마엽 겉질, 관자엽 겉질 및 마루엽 겉질의 신경세포와 사이질조직 내 유사한 심경원섬유매듭과 아밀로이드 플라크(amyloid plaques)를 포함한다. 이들은 주로 이마, 관자, 마루 겉질 내의 신경세포 및 사이질 조직에 존재한다. 두 번째로, CTE는 머리에 반복적으로 타격을 가한 결과로 겉질 및 겉질밑 조직들은 직선 및 회전력을 받게 되고, 이는 힘이 집중되어 있는 곳의 축삭에 전단력을 가한다. 중간뇌는 앞뇌와 뇌줄기 사이의 교차점에 존재하며, 그 둘 사이의 긴 신경로는 회전력에 의해 손상에 노출된다. 뇌가 강제로 움직일 때 깊은 고랑은 토크가 발휘되는 간접적인 위치에 존재하게 되고 이곳에서 대뇌겉질의 미묘한 뒤틀림이 집중된다. 축삭의 손상은 깊은 고랑 및 중간뇌 겉질척수로에 집중되어 있으며 세포 변화가 나타나고 세포 죽음 단계의 시작이라고 주장하는 타우-면역반응성 단백질이 발현된다.

특히 승부욕이 강한 엘리트 운동선수들은 그들이 부상당하는 것을 걱정하는 것보다 경기에 뛰는 것을 더 원한다. 대부분의 선수들은 자신의 부상을 철저히 숨겨서 경기에 빠지지 않으려고 한다. 다음날 또는 다음 주 그들은 여전히 자신의 증상을 의료진, 감독, 동료 선수들 심지어 가족들에게도 그 사실을 감춘다. 이제 새로운 뇌진탕 규약은 일반적으로 확실히 자리 잡았으며 선수, 감독, 의사의 의견이 더 이상 선수 출전에 영향을 줄 수 없게 되었다. 선수의 부상을 보다 객관적으로 평가할 수 있도록 신뢰할만한 신속한 검사들이 개발되고 있다. 이러한 검사 중 한 가지는 뇌진탕 환자는 눈모음부전(convergence insufficiency)이라고 하는 시각장애를 겪게 된다는 사실을 통해 개발되었다. 이 시각장애는 느리고 불량한 시선추적, 눈 신속운동(saccade) 장애, 흐린 시야를 포함한다. 킹디빅(King Devick, K-D) 검사는 뇌진탕과 관련된 시각적, 주의력 및 인지 능력 장애를 검사한다. 부상을 당한 즉시 의료진은 애플리케이션을 사용하여 대상자가 변화하는 화면에 표시되는 숫자를 얼마나 빠르게 말하는지를 검사함으로써 뇌진탕을 검사할 수 있다. K-D 검사는 뇌진탕을 식별하는 데 85% 이상의 정확도를 보인다.

뇌진탕의 후유증을 인식하고, 평가하고, 대처하는 것은 청소년 선수에서 수십 억의 연봉을 받는 전문 선수까지 모두에게 영향을 미치기 때문에 대대적인 대중적인 조사가 이루어졌다. 반복적인 무증상 뇌진탕(경증 외상성 뇌손상)은 작은 손상들이 완전히 회복되기도 전에 또 다시 손상이 빈번하게 뇌에 축적되면서 광범위한 병적 이상을 발생시키는데 영구적인 신체적 그리고 행동적 변화가 몇 시간에서 며칠 또는 몇 년 동안 나타나지 않을 수 있고 심지어 선수생활을 그만둔 후에도 나타나지 않을 수도 있다.

채찍질 관련 장애(Whiplash associated disorder). 채찍질 손상은 1920년도에 자동차 사고 동안 머리가 앞뒤로 움직이는 것을 설명하기 위해 처음 진단되었다. 또한 채찍질 손상은 목뼈에 국한된 것으로 알려져 있으며 통증이나 신체적인 증상이 없는 경미한 부상에서 가장 심각한 부상에 이르기까지의 임상적 결과 여부에 따라 부상 심각도를 5점 척도로 설명하였다. 가장 흔한 손상은 2등급인데, 명백한 신경손상이나 파열이 없는 척수 통증 및 근골격계 손상이 나타난다(그림 10.35). 이러한 분류는 인대성 및 관절주머니 손상으로 인한 목 통증 및 움직임 상실을 야기하는 복합 목 척수손상을 설명하기에는 부적절하다. 목 디스크 및 척수신경뿌리는 방사통 및 만성통증의 흔한 원인이다. 손상의 심각성은 환자와의 문진과 항상 일치하지 않는다. 이에 대한 진단은 법적으로 종종 과장되거나 사기성을 갖는다는 공격을 받기도 한다.

이 질병의 진단을 더욱 복잡하게 만드는 것은 상당히 가벼운 채찍질 손상을 받은 환자도 감각 과민증, 시각장애, 현기증, 외상 후 스트레스 장애(post traumatic stress disorder, PTSD), 심지어 가벼운 인지기능 변화를 포함한 추가적인 증상들이 보고되었다. 따라서 이러한 증상의 범위는 실제로 "채찍질 손상"은 척수위 신경계 외상성 뇌손상이라는 사실이 분명해졌다. 이제 일반적으로 이렇게 "관련된" 증상을 통해 채찍질 손상과 관련된 장애를 설명할 수 있으며 격렬한 머리 움직임에 의한 신경학적 장애의 범위에 대해 법적인 이해를 더 넓힐 수 있었다.

VIII 손상 또는 발병 후의 치료
THERAPIES AFTER INJURY OR DISEASE

근거기반 임상적 접근은 예전의 신념과 구식 임상 모델에 맞서서 새로운 연구 및 기술, 치료적 접근 확대를 통해 신경재활(neurorehabilitation)을 계속 변화시킨다. 거울 치료법(mirror therapy) 그리고 강제유도 운동치료(constraintinduced movement therapy)라는 두 가지 물리치료적 접근방법은 움직임을 촉진하고 공포 조건화(fear-conditioned)된 방어적인 행동을 억제하기 위한 겉질 가소성을 기능적으로 유도한다.

거울 치료법 Mirror Therapy

인간을 대상으로 하는 fMRI, TMS 및 뇌파 연구는 분산된 세포 시스템, 즉 거울세포에 대해 연구하였다.

거울세포는 직접적으로 관찰한(가시화한) 행동에 반응하는데, 이러한 반응은 보조운동겉질과 배쪽운동앞영역을 포함하는 운동앞겉질, 일차몸감각겉질, 아래마루겉질을 포함하는 감각연합겉질, 각이랑, 방추형이랑, 베르니케 및 브로카 영역을 포함한다. 신경계의 다른 부분은 적절한 행위가 발현될 때 활성화된다(거울화 됨). 이러한 행위가 목적이 없으면 거울 신경세포들은 활성화되지 않는다. 하지만 거울 신경세포들은 기능적으로 유사한 움직임을 갖는 지시된 행동들에 대한 관찰을 통해 활성화된다. 표시(미러링)되는 동작에 적합하게 활성화된다(특징적인 문제). 일부는 뇌가 스스로 회복될 때 세포를 장기간 휴면 상태로 두는 대신에 손상된 회로 내에서 일부 활동을 유지하도록 거울신경이 진화하였다고 주장한다("쓰지 않으면 잃어버린다. use it or lose it"). 거울 계통과 관련된 치료는 시각을 포함한 신체적 또는 고유수용성 입력의 상실을 대체하고 탈신경화된 겉질 내 활동을 유지함으로써 재구성을 촉진한다.

거울 치료법(1장의 신경가소성 설명)은 거울세포 시스템의 활성화를 통해 겉질 재배치(remapping)를 촉진한다. 거울세포의 활성화는 사용되지 않아 약화된 휴면 상태인 시냅스 연결을 드러나게 한다. 이 치료법은 원래는 팔다리를 잃은 대다수의 환자들이 겪는 환상 통증 완화를 위해 쓰였지만 현재는 뇌손상, 만성통증, 복합부위통증증후군(chronic regional pain syndrome) 환자를 포함하여 많은 환자군을 아울러 흔히 쓰인다. 팔다리로 감각운동 되먹임 연결을 내려 보내는데 기여하는 겉질 영역의 상실은 근수축 및 통증 전달의 조절장애를 동반하여 환자는 절단된 팔다리에 타는 듯한 통증 및 운동장애(dyskinesia)를 느낀다. 거울 치료는 시각적인 되먹임을 통해 팔다리가 정상적인 상태에 있다고 믿게 되어 운동 출력을 줄인다. 현대 fMRI, TMS 및 뇌파 검사는 거울 치료 동안 거울세포 시스템의 활동을 나타냈다. 뇌손상 후 마비 환자를 대상으로 하는 거울 치료는 기존의 기능적 활동을 기초로 한 치료에 도움을 준다.

만성통증을 치료할 때 거울 치료는 높은 욕구를 가진 주관적인 경험, 즉 통증 없는 움직임을 전달하는데 추가적인 가치를 가진다. 만성통증은 어떠한 움직임이 다칠 것을 예상하도록 뇌를 훈련시켜서 방어적인 행동을 촉진하고 환자의 움직임 전체를 멈추게 한다. 이러한 종류의 공포 조건화는 만연해 있으며 종종 고통의 원인이 제거된 후에도 지속된다. 환자는 단지 자신의 아픈 신체 부위를 움직이는 것을 상상하는 것만으로도 통증을 경험한다. 이러한 환자들은 혹독한 반복적인 경험(반복의 중요성)을 통해 스스로 통제할 수 있는 통증 패턴이 점점 강해지면서 고통을 극복하는 선수가 될 수 있다. 이러한 환자들은 자신의 아픈 팔다리가 건강하고 자유롭게 움직이는 것을 거울로 봄으로써 공포 조건화를 극복하고 움직임을 촉진시킨다. 또한 거울 신경세포의 개입은 탈신경화된 겉질 영역을 활성화시키고 가소성적 재구성의 촉진을 돕는다.

강제유도 운동치료 Constraint-Induced Movement Therapy, CIMT

위에서 언급했듯이 손상 후 겉질 영역은 휴면 상태가 될 수 있다. 시간이 지남에 따라 신경 회로가 위축되고 가치 있는 겉질 영역이 상실된다. 건강한 팔다리보다 우선해서 손상된 팔다리의 사용을 강조하는 것은 손상된 겉질이 계속 활동하는 것을 유지하게 한다. 편마비를 가진 대부분의 환자들은 마비된 팔을 거의 쓰지 않는데 자신의 마비된 다리를 사용하여 제대로 일어서거나 걷지 못한다. 많은 환자들은 한쪽 팔로만 기능하는 법을 찾는다. 비사용에 대한 학습은 통증에 대한 공포 조건화와 유사한데 세포 수준에서 가지돌기의 가지치기 중단이 동반되어 이러한 행동이 점점 더 심화된다. 이러한 상태는 점점 굳어져서, 특히 팔다리 기능 재활에 방해가 된다. 비마비쪽 팔의 사용을 막음으로써 마비쪽 팔의 움직임 개선을 유도하는 실험을 특정 환자 집단을 대상으로 시행하였다. 과학자들은 원숭이를 대상으로 인위적으로 한쪽 겉질을 손상시켜 팔이 마비되게 하여 그들의 건강한 팔의 움직임을 제한하였다. 영특한 원숭이들은 놀랍게도 최근에 마비된 팔을 기능적으로 회복시켰다. 뇌 조직학적으로 커다란 병변을 가진 경우 전형적인 마비를 일으켰을 것이다. 과학자들은 "강제 사용"이 신경변성 변화를 일으켜 운동조절을 위한 새로운 신경로를 만들어 냈다고 결론지었다.

이 흥미로운 발견을 인간의 재활 모델로 전환하는 것은 어려운 일이었다. 의지와 좌절의 허용에 관한 인간성과 더불어 윤리적 고려사항으로 인해 원숭이의 경우보다는 약한 강도의 접근이 필요했다. 이 치료의 이름은 강제 사용이라는 용어보다는 뜻이 분명하고 정서적으로 적합한 용어인 강제유도 운동치료(CIMT)로 대체되었다. 성공적인 CIMT는 환자 및 가족의 참여뿐만 아니라 마비된 팔의 부분적인 움직임, 비마비쪽 팔의 사용 없이 적절한 균형 유지 및 궁극적인 목표를 이해하고 불가피한 좌절을 감내하는 인지 능력을 포함한다. CIMT 치료를 받는 환자는 매일 몇 시간 동안 마비쪽 손으로 필요로 하는 행동을 연습할 때 비마비쪽 손에 오븐 장갑을 착용하였다. 이 치료법은 집중적이고 반복적인데, 환자가 원하는 목표를 달성하기 위해 변형된 시냅스 경로를 강제로 형성하도록 한다. 이러한 행동 변화는 영상으로도 나타나는 신경가소성 변화에 따라 지속된다. 이러한 치료를 통해 마비된 손의 운동겉질 배열의 확장이 가능하다. 따라서 적절한 환자군을 대상으로 한 CIMT 치료가 권장된다.

시스템의 통합

신경계 재활의 발전

신경계 재활 분야는 미국 내에서 불과 100여 년밖에 지나지 않았지만 그동안 새롭게 발전하고 있다. 신경계가 통합된 방식으로 기능하는 것과 마찬가지로 신경계 재활은 의료 전문가 상호 간의 모델 내에서 최상의 결과를 보인다. 이상적인 재활센터에서는 서로 다른 분야, 즉 호흡, 레크리에이션, 음악, 미술, 심지어 동물 치료사들이 협력한다(그림 10.36). 신경계 재활의 초석을 이루는 전문 분야는 작업치료, 물리치료 및 언어치료이다. 언어병리학(speech, language and pathology, SLP) 분야는 웅변(locution)에서부터 발전했으며, 19세기에 브로카와 베르니케가 언어에 대한 뇌의 특정 영역을 발견한 덕분에 이 분야가 확장될 수 있었다. 초기 임상가들은 대체로 사람들에게 타고난 웅변가로 인정받은 사람들이었다. 미국 언어 조합은 1925년에 구성되었다.

작업치료(occupational therapy, OT)는 제1차 세계대전

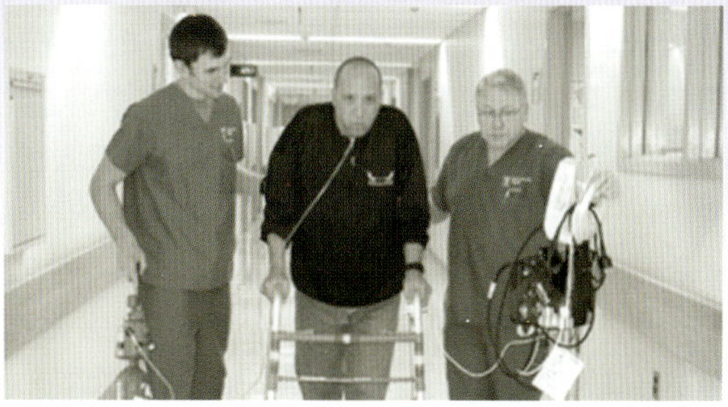

그림 10.36 협력 돌봄 모델
물리치료는 오래 전부터 급성치료에 통합되어 시행되었다. 이 사진은 1990년에 호흡치료사와 물리치료사 모두가 관상동맥우회술을 받은 환자의 보행훈련에 참여하는 모습을 보여준다. 현재와 비교했을 때 사진으로 볼 수 있는 장비를 사용하는 것은 기본적으로 변하지 않았다. 주기적인 보행훈련 시간은 심폐 재활에 있어서 중요한 요소이다. 보행 거리가 점진적으로 증가됨에 따라 운동 시 산소포화도가 떨어질 경우를 대비하여 산소 공급기가 종종 사용된다.

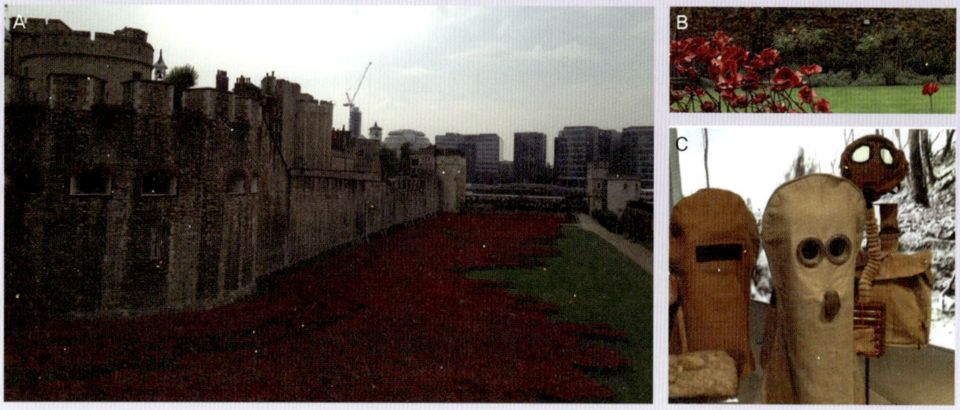

그림 10.37 제1차 세계대전

A: 전쟁 100주년을 기념하는 미술 작품, 붉은 꽃이 런던탑과 땅 위에 흐드러져 있다. B: 빨간 도자기 양귀비꽃은 제1차 세계대전 중 888,246명의 영국군 사망자를 상징한다. C: 병사들은 황(겨자) 가스로부터 자신을 보호하기 위해 사용하는 가스 마스크를 사용하였다. 특유의 냄새로 인해 이 가스의 이름이 붙여졌다. 불행히도 이 마스크는 피부와 다른 표면에 잔존하는 황의 작은 물방울을 막기에는 비효율적이었다. 화학무기를 최초로 사용할 시에는 끔찍한 통증과 치명적인 화상은 거의 발생하지 않았다. 전쟁이 진행되는 동안 또는 전쟁이 종료된 이후에 많은 병사들은 실명과 팔다리의 변형 및 상실로부터 회복하기 위해 작업치료 형태의 재활이 필요하였다.

당시 영국의 시각장애인들에 대한 직업 재훈련 분야로 발전되었다. 독일군에 의해 방출된 화학물질인 겨자 가스에 노출된 병사들은 급격한 시력 저하를 보였다. 작업치료(그림 10.37)는 이러한 사람들에 대한 직업 재교육을 전문으로 하고 나중에는 팔의 기능에 대해 전통적으로 강조하는 작업치료의 형태로 확장되었는데, 특히 손뿐만 아니라 학업, 직업 훈련 및 손상 후의 정신적인 적응 또한 이러한 치료에 포함된다.

마지막으로 물리치료(physical therapy, PT)는 20세기 초 소아마비의 유행에 대응하여 오늘날과 같은 큰 직업군으로 확장되었다. 압도적으로 많은 수백만 명의 아이들이 소아마비(infantile paralysis)로 급격히 건강을 잃었다. 오늘날 이러한 질병은 앞뿔세포에 대한 폴리오 바이러스의 공격에 기인한 것으로 알려져 있다. 소아마비는 세포의 사멸로 인해 감각 상실 없이 이완성 마비, 근육긴장저하, 반사저하(hyporeflexia)로 나타나는 아래운동신경세포 장애의 특징을 보인다. 이 질병은 척수 및 뇌신경 모두에 영향을 끼치는데, 최악의 경우에는 "철의 폐(iron lungs)"라고 하는 음압 호흡기가 필요하다(그림 10.38). 다른 많은 질병과 마찬가지로 치료법을 찾기 위해 자금 지원이 필요했고 소아마비를 겪은 유명인의 활동은 소아마비 연구를 위한 금전적인 지원에 많은 도움을 주었다. 그 중에서도 프랭클린 델러노 루즈벨트 대통령이 가장 알려졌는데 그는 대중에 자신의 마비 및 장애 사실을 숨겼다. 하지만 나중에 그는 소아마비를 대중에 널리 알렸고 공공 모금 프로그램으로 시작한 소아마비 치료를 위한 모금 운동(March of Dimes to Cure Infantile Paralysis)을 지원하였다. 많은 미국인들에게 이 끔찍한 질병의 치료에 도움을 주기 위해 자신의 여유 돈을 보내도록 장려하였다. 추가적인 연구를 위해 그 기금은 물리치료를 위한 첫 번째 교육 프로그램을 시작하고 신경재활에 초점을 둔 지역 재활 병원을 개원하는데 사용되었다.

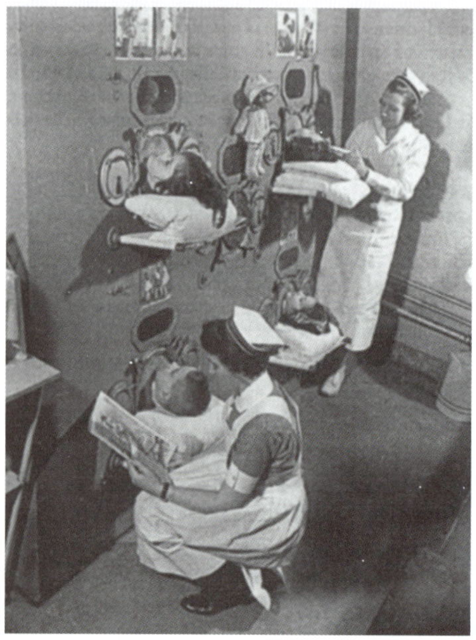

그림 10.38 소아마비의 유행

호흡 마비가 있는 어린 소아마비 환자가 "철의 폐(iron lung)"를 통해 치료받고 있다.

사례 10 논의: 이상적인 회복의 원천Resources for Ideal Recovery

T 박사는 여러 요인 덕분에 뇌졸중 발병 이후 엄청난 개선을 보였다. 그는 특히 태아 때부터 유전적으로 정상적인 발달 덕분에 건강한 신경계를 보유하였다. 또한 그는 풍부한 사랑, 배움, 호기심을 장려하는 환경 속에서 어린 시절을 보냈다. 의사인 아버지의 업무를 매일 접하면서 강한 자신감을 가졌고 이러한 성장 과정을 통해 성공에 대한 자신의 능력을 믿게 되었다. 이러한 사회적 · 문화적 지원은 그가 의사로서의 경력을 쌓도록 도와주었다. 그의 임상 활동, 다양한 취미 활동, 강한 직업의식, 굳건하고 애정 어린 인간관계로부터의 그의 일생 동안의 인지적 신경가소성 발달은 그의 중추신경계를 강화시켰고 손상 이후의 이상적인 신경학적 회복의 토대를 제공하였다. 마지막으로, 그는 지체 없이 우수한 의료 서비스의 혜택을 받았으며, 이는 회복 과정에서 지속되었다.

이전 장의 환자 사례는 대체로 치명적인 신경 손상으로부터의 회복에 성공한 사례를 보여주었다. 이 이야기들은 역경을 극복한 성공 스토리는 강한 신경가소성, 정서적 도움을 주는 환경, 인지적 강화라는 일반적인 주제를 공유한다. 미래의 임상 실습가로서, 여러분은 이 과정에 도움을 줄 수 있는 명예를 가지며 실현 가능한 새로운 지식을 지속적으로 공부해야 할 의무가 있다. 신경과학 분야는 기초과학 및 임상연구에 대한 엄청난 세계적 노력 덕분에 끊임없이 변화하고 있다. 환자는 이 과정의 중심에 있으며 이상적인 회복을 위한 정보와 지원이 필요하다는 것을 아는 것이 중요하다. 환자 및 가족에 대한 교육은 치료결과 개선 및 이상적인 치료계획을 준수하고 자신감을 높이는 것으로 알려져 있다. 신경질환 및 손상으로 인한 불가피한 손실에 대처하기 위해 동료의 지지, 행동 수정 및 심리 치료를 포함한 정신적 · 정서적으로 조직화된 치료는 성공적인 재활을 위해 필수적이다. 이상적인 임상 활동은 이러한 모든 의료지원을 통합하고 환자 중심의 치료를 위해 협력하여 환자에게 보다 만족스러운 삶을 살 수 있도록 최상의 기회를 마련하여야 한다.

복습문제

1. 브로드만의 영역의 본래 정의에 대한 설명 중 올바른 것은?
   A. 다른 세포 종류와 겉질 층의 밀도
   B. 뇌들보 내 신경전도의 속도
   C. 더 바깥쪽 겉질 층 내 고랑과 이랑의 유무
   D. 두뇌 해부학에 바탕을 둔 머리뼈 내의 다양한 국소해부학

2. 다음 중 겉질의 6개 층에 대해 가장 잘 설명한 것은?
   A. 가장 깊은 과립층은 같은쪽 및 반대쪽 겉질로부터의 오름 입력을 위한 주요 표적이다.
   B. 겉질층은 표면에서 심부까지 번호가 매겨지며, 각 층에 다른 모양과 기능을 부여하는 다양한 세포 유형을 갖는다.
   C. 겉질층은 시상에서 새겉질로 연결하는 별세포의 양에 의해 번호가 매겨진다.
   D. 가장 깊은 겉질층만이 유지 보수를 위한 아교세포를 포함하는데 이는 영역의 높은 부상 위험성 때문이다.

3. 하나의 눈이 다른 눈보다 우위에 있는 눈우세(ocular dominance)에 대한 설명으로 다음 중 옳은 것은?
   A. 눈물 생성과 바깥눈근육의 협응
   B. 빛 지각과 눈깜박 반사
   C. 두눈보기와 공간 내 대상의 방향 인식
   D. 수면과 기상 주기에 대한 입력

4. 겉질 운동조절은 운동 선택, 계획 및 생성을 위해 다음의 정보를 통합한다:
   A. 복잡함, 먼쪽, 두 손 조절을 위한 일차감각겉질 영역으로부터의 정보
   B. 섬세한 근육 수축을 위한 뒤기둥으로 출력
   C. 시각, 몸감각, 안뜰, 청각 정보
   D. 겉질척수로와 겉질숨뇌로로부터의 들신경 입력

5. 몸감각 호문쿨루스에 대한 설명으로 다음 중 옳은 것은?
   A. 일차감각겉질 영역 내 감각수용기의 일반적인 지도화
   B. 이차감각겉질 영역 내 감각수용기의 정교한 위치
   C. 일차운동겉질과 일차감각겉질 영역 내 운동과 감각 정보에 대한 지도화
   D. 일차감각겉질 영역 내 감각 지도화에 대한 적절한 표현

6. 안뜰 정보의 중추 처리에 대한 설명 중 가장 옳은 것은?
   A. 관자엽의 안뜰겉질 내에서 일차적으로 발생함
   B. 명확한 해석을 위해 시각 및 몸감각 정보를 통합함
   C. 압력 및 진동과 같은 몸감각 입력에 세포 감각 입력을 포함함
   D. 정상 시력인 사람에게 시각은 고유수용감각보다 더 우세함

7. 통증이 겉질 내에서 경험하는 순서로 옳은 것은?
   A. 뒤뿔, 척수핵, 시상, 일차감각겉질
   B. 피부수용기, 앞뿔, 둘레엽, 시상, 일차감각겉질
   C. 앞뿔, 뒤기둥, 시상, 5번판
   D. 뒤뿔, 5번판, 뇌줄기핵, 일차감각겉질

8. 겉질 손상에 의한 인지장애에 대한 설명으로 다음 중 옳은 것은?
   A. 환자의 행동 반응 및 성격을 변화시키는 마루엽 손상
   B. 공간적 협응과 주의력 장애를 발생시키는 이마엽 손상
   C. 기억으로의 시각적 입력의 처리 장애를 발생시키는 관자엽 손상
   D. 단기기억을 장기기억으로 전환시키는 뒤통수엽 손상

9. 말생산 장애 분류에 대해 다음 중 옳은 것은?
   A. 유창성 및 비유창성 실어증
   B. 그레이엄 실어증 및 모스코니 실어증
   C. 인지 및 운율적 실어증
   D. 관자(temporal) 및 운동성 실어증

10. 후천적 뇌손상 후 이상적인 재활에 대한 지식의 내용 중 필요한 것은?
   A. 신경가소성적 원칙, 손상에 대한 신경학적인 반응, 잠재적인 의학적 합병증
   B. 과거의 경험과 지속적인 사회 및 정서적인 지원과 같이 환자 참여에 영향을 주는 요소
   C. 손상 부위의 위치를 찾고 기능적 · 행위적인 결과를 밝히기 위한 신경해부학과 신경과학에 대한 세부적인 원칙
   D. 재활에 도움을 주는 의료진은 최상의 임상 활동을 위한 새로운 연구뿐만 아니라 위에서 설명한 모든 정보의 통합이 가능함

REFERENCES

Acharya S, Shukla S. Mirror neurons: enigma of the metaphysical modular brain. *J Nat Sci Biol Med.* 2012 Jul;3(2):118–124.

Agnew ZK, Brownsett S, Woodhead Z, de Boissezon X. A step forward for mirror neurons? Investigating the functional link between action execution and action observation in limb apraxia. *J Neurosci.* 2008 Jul 30;28(31):7726–7727.

Ahn S, Lee SK. Diffusion tensor imaging: exploring the motor networks and clinical applications. *Korean J Radiol.* 2011 Nov–Dec;12(6):651–661.

American Speech-Language-Hearing Association Task Force on Central Auditory Processing Consensus Development. Central auditory processing: current status of research and implications for clinical practice. *Am. J. Audiol.* 1996;5(2):41–54.

Amunts K, Zilles K. Architectonic Mapping of the human brain beyond Brodmann. *Neuron.* 2015 Dec 16;88(6):1086–1107.

Apkarian AV, Baliki MN, Geha PY. Towards a theory of chronic pain. *Prog Neurobiol.* 2009 Feb;87(2):81–97.

Ariani G, Wurm MF, Lingnau A. Decoding internally and externally driven movement. *Plans. J Neurosci.* 2015 Oct 21; 35(42):14160–14171.

Baddeley A. Working memory. *Curr Biol.* 2010 Feb 23; 20(4): R136–R140.

Balcer L, Galetta K, Galetta S, Leong D, Liu M, Ventura R. The King-Devick test of rapid number naming for concussion detection: meta-analysis and systematic review of the literature. *Concussion.* 2015 Sept 15; 1(2): 2056–3299.

Bennett IJ, Madden DJ. Disconnected aging: cerebral white matter integrity and age-related differences in cognition. *Neuroscience.* 2014 Sep 12; 276: 187–205.

Bertolini G, Wicki A, Baumann CR, Straumann D, Palla A. Impaired tilt perception in Parkinson's disease: a central vestibular integration failure. *PLoS One.* 2015 Apr 15;10(4):e0124253.

Bigler ED. Distinguished Neuropsychologist Award Lecture 1999. The lesion(s) in traumatic brain injury: implications for clinical neuropsychology. *Arch Clin Neuropsychol.* 2001 Feb;16(2):95–131.

Bodegård A, Geyer S, Grefkes C, Zilles K, Roland PE. Hierarchical processing of tactile shape in the human brain. *Neuron.* 2001 Aug 2.;31(2):317–328.

Borsook D, Becerra L, Fishman S, et al. Acute plasticity in the human somatosensory cortex following amputation. *Neuroreport.* 1998 Apr 20;9(6):1013–1017.

Brandt T, Dieterich M. The vestibular cortex. *Its locations, functions, and disorders. Ann N Y Acad Sci.* 1999 May 28; 871: 293–312.

Buchsbaum BR, Baldo J, Okada K, Berman KF, Dronkers N, D'Esposito M, Hickok G. Conduction aphasia, sensory-motor integration, and phonological short-term memory—an aggregate analysis of lesion and fMRI data. *Brain Lang.* 2011 Dec;119(3):119–128.

Budson A, Cantu R, Gavett B, et al. Chronic traumatic encephalopathy in athletes: progressive tauopathy following repetitive head injury. *J Neuropathol Exp Neurol.* 2009 July;68(7):709–735.

Burkhalter A, Bernardo KL. Organization of corticocortical connections in human visual cortex. *Proc Natl Acad Sci USA.* 1989 Feb;86(3):1071–1075.

Capaday C, Ethier C, Van Vreeswijk C, Darling WG. On the functional organization and operational principles of the motor cortex. *Front Neural Circuits.* 2013 Apr 18;7:66.

Caria A, de Falco S. Anterior insular cortex regulation in autism spectrum disorders. *Front Behav Neurosci.* 2015 Mar 6;9:38.

Catani M, Jones DK, ffytche DH. Perisylvian language networks of the human brain. *Ann Neurol.* 2005 Jan;57(1):8–16.

Catani M, Jones DK, Donato R, Ffytche DH. Occipito-temporal connections in the human brain. *Brain.* 2003 Sep;126(Pt 9):2093–2107.

Cattaneo L, Rizzolatti G. The mirror neuron system. *Arch Neurol.* 2009 May;66(5):557–560.

Chiarovano E, Vidal PP, Magnani C, Lamas G, Curthoys IS, de Waele C. Absence of rotation perception during warm water caloric irrigation in some seniors with postural instability. *Front Neurol.* 2016 Jan 25;7:4.

Chinellato E, Del Pobil AP. The neuroscience of vision-based grasping: a functional review for computational modeling and bio-inspired robotics. *J Integr Neurosci.* 2009 Jun;8(2):223–254.

Cieslak M, Ingham RJ, Ingham JC, Grafton ST. Anomalous white matter morphology in adults who stutter. *J Speech Lang Hear Res.* 2015 Apr;58(2):268–277.

Cisek P, Kalaska JF. Neural correlates of reaching decisions in dorsal premotor cortex: specification of multiple direction choices and final selection of action. *Neuron.* 2005 Mar 3;45(5):801–814.

Conrad J. et al. P35. Neglect and vestibular failure – Spatial or attentional deficit? *Clinical Neurophysiology.* 2015 Aug;126(8):e1 13–e114.

Corkin S. What's new with the amnesic patient H.M.? *Nat Rev Neurosci.* 2002 Feb;3(2):153–160.

Corkin S, Amaral DG, González RG, Johnson KA, Hyman BT. H. M.'s medial temporal lobe lesion: findings from magnetic resonance imaging. *J Neurosci.* 1997 May 15;17(10):3964–3979.

Craig AD. The sentient self. *Brain Struct Funct.* 2010 Jun; 214(5–6): 563–577.

Crichton P. Penfield's homunculus. *J Neurol Neurosurg Psychiatry.* 1994 Apr; 57(4): 525. Erratum in *J Neurol Neurosurg Psychiatry.* 1994 Jun; 57(6): 772.

Cummins AJ. The physiology of symptoms: III. Nausea and vomiting. *Am J Dig Dis.* 1958;3(10):710–721.

Dayan E, Cohen LG. Neuroplasticity subserving motor skill learning. *Neuron.* 2011 Nov 3;72(3):443–454.

de Jong LW, van der Hiele K, Veer IM, et al. Strongly reduced volumes of putamen and thalamus in Alzheimer's disease: an MRI study. *Brain*. 2008 Dec;131(Pt 12):3277–3285.

de Oliveira FF, Correia Marin Sde M, Ferreira Bertolucci PH. Communicating with the non-dominant hemisphere: implications for neurological rehabilitation. *Neural Regen Res*. 2013 May 5;8(13):1236–1246.

de Oliveira FF, Damasceno BP. A topographic study on the evaluation of speech and language in the acute phase of a first stroke. *Arq Neuropsiquiatr*. 2011 Oct;69(5):790–798.

Dennis BD, Bawor M, Paul J, et al. The impact of chronic pain on opiod addiction treatment: a systematic review protocol. *Sytematic Reviews*. 2015;4:49.

Diamond A. Executive functions. *Annu Rev Psychol*. 2013;64:135–168.

Diedrichsen J, Kornysheva K. Motor skill learning between selection and execution. *Trends Cogn Sci*. 2015 Apr;19(4):227–233.

Donati AR, Shokur S, Morya E, et al. Long-term training with a brain-machine interface-based gait protocol induces partial neurological recovery in paraplegic patients. *Sci Rep*. 2016 Aug 1;6:30383.

Dotto L. Sleep stages, memory and learning. *CMAJ*. 1996 Apr 15;154(8): 1193–1196.

DuPrey KM, Webner D, Lyons A, Kucuk CH, Ellis JT, Cronholm PF. Convergence insufficiency identifies athletes at risk of prolonged recovery from sport-related concussion. *Am J Sports Med*. 2017 May 1;363546517705640.

Flinker A, Korzeniewska A, Shestyuk AY, et al. Redefining the role of Broca's area in speech. *Proc Natl Acad Sci USA*. 2015 Mar 3;112(9):2871–2875.

Fogassi L, Gallese V, Fadiga L, Luppino G, Matelli M, Rizzolatti G. Coding of peripersonal space in inferior premotor cortex (area F4). *J Neurophysiol*. 1996 Jul;76(1):141–157.

Gaetz M. The neurophysiology of brain injury. *Clin Neurophysiol*. 2004 Jan;115(1):4–18.

Gerstmann J. Syndrome of finger agnosia, disorientation for right and left, agraphia and acalculia. *Ninety-Fifth Annual Meeting of the American Psychiatric Association*. Chicago, May 11, 1939.

Gilaie-Dotan S. Visual motion serves but is not under the purview of the dorsal pathway. *Neuropsychologia*. 2016 Aug;89:378–392.

Gong G, He Y, Concha L, et al. Mapping anatomical connectivity patterns of human cerebral cortex using in vivo diffusion tensor imaging tractography. *Cereb Cortex*. 2009 Mar;19(3):524–536.

Goodale MA, Milner AD. Separate visual pathways for perception and action. *Trends Neurosci*. 1992 Jan;15(1):20–25.

Grafton ST, Hamilton AF. Evidence for a distributed hierarchy of action representation in the brain. *Hum Mov Sci*. 2007 Aug;26(4):590–616.

Graziano MS, Aflalo TN. Mapping behavioral repertoire onto the cortex. *Neuron*. 2007 Oct 25;56(2):239–251.

Graziano MS, Taylor CS, Moore T. Complex movements evoked by microstimulation of precentral cortex. *Neuron*. 2002 May 30;34(5):841–851.

Griggs RA. Who is Mrs. Cantlie and why are they doing these terrible things to her homunculi? *Teaching of Psychology*. 1988;15(2):105–106.

Gross RG, Grossman M. Update on apraxia. *Curr Neurol Neurosci Rep*. 2008 Nov;8(6):490–496.

Gu X, Hof PR, Friston KJ, Fan J. Anterior insular cortex and emotional awareness. *J Comp Neurol*. 2013 Oct 15;521(15):3371–3388.

Hamilton AF. Reflecting on the mirror neuron system in autism: a systematic review of current theories. *Dev Cogn Neurosci*. 2013 Jan;3:91–105.

Harpaz Y, Levkovitz Y, Lavidor M. Lexical ambiguity resolution in Wernicke's area and its right homologue. *Cortex*. 2009 Oct;45(9):1097–1103.

Hasson U, Frith CD. Mirroring and beyond: Coupled dynamics as a generalized framework for modelling social interactions. *Philos Trans R Soc Lond B Biol Sci*. 2016 May 5;371(1693).

Hauser MD, Chomsky N, Fitch WT. The faculty of language: what is it, who has it, and how did it evolve? *Science*. 2002 Nov 22;298(5598):1569–1579.

Holle D, Schulte-Steinberg B, Wurthmann S, et al. Persistent Postural-Perceptual Dizziness: A matter of higher, central dysfunction? *PLoS One*. 2015 Nov 16;10(11):e0142468.

Horikawa T, Kamitani Y. Generic decoding of seen and imagined objects using hierarchical visual features. *Nat Commun*. 2017 May 22;8:15037.

Hubel DH, Wiesel TN. Shape and arrangement of columns in cat's striate cortex. *J Physiol*. 1963 Mar;165:559–568.

Hülsdünker T, Mierau A, Strüder HK. Higher balance task demands are associated with an increase in individual alpha peak frequency. *Front Hum Neurosci*. 2016 Jan 6;9:695.

Jerger J, Chmiel R, Wilson N, Luchi R. Hearing impairment in older adults: new concepts. *J Am Geriatr Soc*. 1995;43(8):928–935.

Johannes CB, Le TK, Zhou X, Johnston JA, Dworkin RH. The prevalence of chronic pain in United States adults: results of an Internet-based survey. *J Pain*. 2010 Nov;11(11):1230–1239.

Jutzeler CR, Curt A, Kramer JL. Relationship between chronic pain and brain reorganization after deafferentation: a systematic review of functional MRI findings. *Neuroimage Clin*. 2015 Oct 3;9:599–606.

Kamali A, Flanders AE, Brody J, Hunter JV, Hasan KM. Tracing superior longitudinal fasciculus connectivity in the human brain using high resolution diffusion tensor tractography. *Brain Struct Funct*. 2014 Jan;219(1):269–281.

Karnath HO, Dieterich M. Spatial neglect—a vestibular disorder? *Brain*. 2006 Feb;129(Pt 2):293–305.

Katzung BG, Trevor AJ. Introduction to the pharmacology of CNS drugs. *Basic & Clinical Pharmacology*, 13e; Figure 21-3. 2015.

Kell CA, von Kriegstein K, Rösler A, Kleinschmidt A, Laufs H. The sensory cortical representation of the human penis: revisiting somatotopy in the male homunculus. *J Neurosci*. 2005 Jun 22;25(25):5984–5987.

Kerr AL, Steuer EL, Pochtarev V, Swain RA. Angiogenesis but not neurogenesis is critical for normal learning and memory acquisition. *Neuroscience*. 2010 Nov 24;171(1):214–226.

Kitamura T, Ogawa SK, Roy DS, et al. Engrams and circuits crucial for systems consolidation of a memory. *Science*. 2017 Apr 7;356(6333):73–78.

Kohler E, Keysers C, Umiltà MA, Fogassi L, Gallese V, Rizzolatti G. Hearing sounds, understanding actions: action representation in mirror neurons. *Science*. 2002 Aug 2;297(5582):846–848.

Kozasa EH, Sato JR, Lacerda SS, et al. Meditation training increases brain efficiency in an attention task. *Neuroimage*. 2012 Jan 2;59(1):745–749.

Krauzlis RJ. Recasting the smooth pursuit eye movement system. *J Neurophysiol*. 2004 Feb;91(2):591–603.

Lees-Haley PR, Green P, Rohling ML, Fox DD, Allen LM 3rd. The lesion(s) in traumatic brain injury: implications for clinical neuropsychology. *Arch Clin Neuropsychol*. 2003 Aug;18(6):585–594.

Lemon CH. It's all a matter of taste: gustatory processing and ingestive decisions. *Mo Med*. 2010 Jul–Aug;107(4):247–251.

Lemon CH, Katz DB. The neural processing of taste. *BMC Neurosci*. 2007 Sep 18;8(Suppl 3):S5.

Liu Y, Lin W, Liu C, et al. Memory consolidation reconfigures neural pathways involved in the suppression of emotional memories. *Nat Commun*. 2016 Nov 29;7:13375.

Makris N, Kennedy DN, McInerney S, et al. Segmentation of subcomponents within the superior longitudinal fascicle in humans: a quantitative, in vivo, DT-MRI study. *Cereb Cortex*. 2005 Jun;15(6):854–869.

Mansour AR, Farmer MA, Baliki MN, Apkarian AV. Chronic pain: the role of learning and brain plasticity. *Restor Neurol Neurosci*. 2014;32(1):129–139.

McKee AC, Cantu RC, Nowinski CJ, et al. Chronic traumatic encephalopathy in athletes: progressive tauopathy after repetitive head injury. *J Neuropathol Exp Neurol*. 2009 Jul;68(7):709–735.

Miller AD, Leslie RA. The area postrema and vomiting. *Front Neuroendocrinol*. 1994 Dec;15(4):301–320.

Minaeian A, Patel A, Essa B, Goddeau RP Jr, Moonis M, Henninger N. Emergency department length of stay and outcome after ischemic stroke. *J Stroke Cerebrovasc Dis*. 2017 May 24. pii: S1052-3057(17) 30214-8.

Mitchell DE, Della Santina CC, Cullen KE. Plasticity within excitatory and inhibitory pathways of the vestibulo-spinal circuitry guides changes in motor performance. *Sci Rep*. 2017 Apr 12;7(1):853.

Molina-Luna K, Buitrago MM, Hertler B, et al. Cortical stimulation mapping using epidurally implanted thin-film microelectrode arrays. *J Neurosci Methods*. 2007 Mar 30;161(1):118–125.

Mountcastle V. The columnar organization of the neocortex. *Brain*. 1997;120:701–722.

Mori S, Oishi K, Faria AV. White matter atlases based on diffusion tensor imaging. *Curr Opin Neurol*. 2009 Aug;22(4):362–369.

Morgane PJ, Galler JR, Mokler DJ. A review of systems and networks of the limbic forebrain/limbic midbrain. *Prog Neurobiol*. 2005 Feb;75(2): 143–160.

Moxon KA, Oliviero A, Aguilar J, Foffani G. Cortical reorganization after spinal cord injury: always for good? *Neuroscience*. 2014 Dec 26;283: 78–94.

Naranjo EN, Cleworth TW, Allum JH, et al. Vestibulo-spinal and vestibulo-ocular reflexes are modulated when standing with increased postural threat. *J Neurophysiol*. 2016 Feb 1;115(2):833–842.

Nishio Y, Hashimoto M, Ishii K, Mori E. Neuroanatomy of a neurobehavioral disturbance in the left anterior thalamic infarction. *J Neurol Neurosurg Psychiatry*. 2011 Nov;82(11):1195–1200.

Omalu BI, DeKosky ST, Hamilton RL, et al. Chronic traumatic encephalopathy in a national football league player: Part II. *Neurosurgery*. 2006 Nov;59(5):1086–1092; discussion 1092–3.

Omalu BI, DeKosky ST, Minster RL, Kamboh MI, Hamilton RL, Wecht CH. Chronic traumatic encephalopathy in a National Football League player. *Neurosurgery*. 2005 Jul;57(1): 128–134; discussion 128–34.

Ostry DJ, Romo R. Tactile shape processing. *Neuron*. 2001 Aug 2;31(2): 173–174.

Pierrot-Deseilligny C, Milea D, Müri RM. Eye movement control by the cerebral cortex. *Curr Opin Neurol*. 2004 Feb;17(1):17–25.

Pieters T, Majerus B. The introduction of chlorpromazine in Belgium and the Netherlands (1951–1968); tango between old and new treatment features. *Stud Hist Philos Biol Biomed Sci*. 2011 Dec;42(4):443–452.

Pons TP, Garraghty PE, Friedman DP, Mishkin M. Physiological evidence for serial processing in somatosensory cortex. *Science*. 1987 Jul 24;237(4813):417–420.

Pouget P. The cortex is in overall control of "voluntary" eye movement. *Eye (Lond)*. 2015 Feb;29(2):241–245.

Prudente CN, Stilla R, Buetefisch CM, et al. Neural substrates for head movements in humans: a functional magnetic resonance imaging study. *J Neurosci*. 2015 Jun 17;35(24):9163–9172.

Qiu A, Mori S, Miller MI. Diffusion tensor imaging for understanding brain development in early life. *Annu Rev Psychol*. 2015 Jan 3;66:853–876.

Rakic P. The radial edifice of cortical architecture: From neuronal silhouettes to genetic engineering. *Brain Res Rev*. 2007 Oct;55(2):204–219.

Ramachandran VS. Mirror neurons and imitation learning as the driving force behind the great leap forward in human evolution. *Edge Foundation*. 2017 Jan 16.
Ramachandran VS, Hubbard EM. Hearing colors, tasting shapes. *Sci Am*. 2003 May;288(5):52–59.
Ramachandran VS, Hubbard EM. Psychophysical investigations into the neural basis of synaesthesia. *Proc Biol Sci*. 2001 May 7;268(1470):979–983.
Rauchs G, Desgranges B, Foret J, Eustache F. The relationships between memory systems and sleep stages. *J Sleep Res*. 2005 Jun;14(2):123–140.
Rimkus Cde M, Junqueira Tde F, Callegaro D, Otaduy MC, Leite Cda C. Segmented corpus callosum diffusivity correlates with the Expanded Disability Status Scale score in the early stages of relapsing-remitting multiple sclerosis. *Clinics (Sao Paulo)*. 2013;68(8):1115–1120.
Rivara CB, Sherwood CC, Bouras C, Hof PR. Stereologic characterization and spatial distribution patterns of Betz cells in the human primary motor cortex. *Anat Rec A Discov Mol Cell Evol Biol*. 2003 Feb;270(2):137–151.
Rizzolatti G, Craighero L. The mirror-neuron system. *Annu Rev Neurosci*. 2004;27:169–192.
Rossi AF, Pessoa L, Desimone R, Ungerleider LG. The prefrontal cortex and the executive control of attention. *Exp Brain Res*. 2009 Jan;192(3):489–497.
Rubio-Garrido P, Pérez-de-Manzo F, Porrero C, Galazo MJ, Clascá F. Thalamic input to distal apical dendrites in neocortical layer 1 is massive and highly convergent. *Cereb Cortex*. 2009 Oct;19(10): 2380–2395.
Saur D, Kreher BW, Schnell S, et al. Ventral and dorsal pathways for language. *Proc Natl Acad Sci USA*. 2008 Nov 18;105(46):18035–18040.
Scoville WB, Milner B. Loss of recent memory after bilateral hippocampal lesions. 1957. *J Neuropsychiatry Clin Neurosci*. 2000 Winter;12(1):103–113.
Scholz J, Klein MC, Behrens TE, Johansen-Berg H. Training induces changes in white-matter architecture. *Nat Neurosci*. 2009 Nov;12(11): 1370–1371.
Schmahmann JD, Pandya DN. Cerebral white matter—historical evolution of facts and notions concerning the organization of the fiber pathways of the brain. *J Hist Neurosci*. 2007 Jul–Sep;16(3):237–267.
Shallo-Hoffmann J, Bronstein AM. Visual motion detection in patients with absent vestibular function. *Vision Res*. 2003 Jun;43(14):1589–1594.
Sharma R, Hicks S, Berna CM, Kennard C, Talbot K, Turner MR. Oculomotor dysfunction in amyotrophic lateral sclerosis: a comprehensive review. *Arch Neurol*. 2011 Jul;68(7):857–861.
Shinder ME, Newlands SD. Sensory convergence in the parieto-insular vestibular cortex. *J Neurophysiol*. 2014 Jun 15;111(12):2445–2464.
Shipp S. Structure and function of the cerebral cortex. *Curr Biol*. 2007 Jun 19;17(12):R443–R449.
Shu SY, Wu YM, Bao XM, Leonard B. Interactions among memory-related centers in the brain. *J Neurosci Res*. 2003 Mar 1;71(5):609–616.
Shura RD, Hurley RA, Taber KH. Insular cortex: structural and functional neuroanatomy. *J Neuropsychiatry Clin Neurosci*. 2014 Fall;26(4): 276–282.
Squire LR, Stark CE, Clark RE. The medial temporal lobe. *Annu Rev Neurosci*. 2004;27:279–306.
Simons JS, Garrison JR, Johnson MK. Brain mechanisms of reality monitoring. *Trends Cogn Sci*. 2017 Jun;21(6):462–473.
Standaert DG, Lee VM, Greenberg BD, Lowery DE, Trojanowski JQ. Molecular features of hypothalamic plaques in Alzheimer's disease. *Am J Pathol*. 1991 Sep;139(3):681–691.
Sutherland RJ, Whishaw IQ, Kolb B. Contributions of cingulate cortex to two forms of spatial learning and memory. *J Neurosci*. 1988 Jun;8(6):1863–1872.
Taber KH, Warden DL, Hurley RA. Blast-related traumatic brain injury: what is known? *J Neuropsychiatry Clin Neurosci*. 2006 Spring;18(2): 141–145.
Tan SY, Yip A. António Egas Moniz (1874–1955): Lobotomy pioneer and Nobel laureate. *Singapore Med J*. 2014 Apr;55(4):175–176.
Tarczy-Hornoch K, Martin KA, Jack JJ, Stratford KJ. Synaptic interactions between smooth and spiny neurones in layer 4 of cat visual cortex in vitro. *J Physiol*. 1998 Apr 15;508(Pt 2):351–363.
Thaler D, Chen YC, Nixon PD, Stern CE, Passingham RE. The functions of the medial premotor cortex. I. Simple learned movements. *Exp Brain Res*. 1995;102(3):445–460.
Thier P, Ilg UJ. The neural basis of smooth-pursuit eye movements. *Curr Opin Neurobiol*. 2005 Dec;15(6):645–652.
Trettenbrein PC. The demise of the synapse as the locus of memory: a looming paradigm shift? *Front Syst Neurosci*. 2016 Nov 17;10:88.
Vallar G. Spatial neglect, Balint-Homes' and Gerstmann's syndrome, and other spatial disorders. *CNS Spectr*. 2007 Jul;12(7):527–536.
Van Ombergen A, Lubeck AJ, Van Rompaey V, et al. The effect of optokinetic stimulation on perceptual and postural symptoms in visual vestibular mismatch patients. *PLoS One*. 2016 Apr 29;11(4):e0154528.
van Polanen V, Davare M. Interactions between dorsal and ventral streams for controlling skilled grasp. *Neuropsychologia*. 2015 Dec;79(Pt B):186–191.

Vysetti S, Shinde S, Chaudhry S, Subramoney K. Phlegmasia cerulea dolens—a rare, life-threatening condition. *Scientific World Journal*. 2009 Oct 14;9:1105–1106.

Wakana S, Jiang H, Nagae-Poetscher LM, van Zijl PC, Mori S. Fiber tract-based atlas of human white matter anatomy. *Radiology*. 2004 Jan;230(1):77–87.

Ward Z. Letter to the editor: reexamining Penfield's homunculus. *J Hist Neurosci*. 2014; 23(2): 198–203.

Williams JH, Whiten A, Suddendorf T, Perrett DI. Imitation, mirror neurons and autism. *Neurosci Biobehav Rev*. 2001 Jun;25(4):287–295.

Woolsey TA, van der Loos H. 1970. The structural organization of layer IV in the somatosensory region (S I) of mouse cerebral cortex. *Brain Res*. 2016 Nov 15;1651:121.

Yousry TA, Schmid UD, Alkadhi H, et al. Localization of the motor hand area to a knob on the precentral gyrus. A new landmark. *Brain*. 1997 Jan;120(Pt 1):141–157.

Zaidi FH, Hull JT, Peirson SN, et al. Short-wavelength light sensitivity of circadian, pupillary, and visual awareness in humans lacking an outer retina. *Curr Biol*. 2007 Dec 18;17(24):2122–2128.

Zhuo M. Cortical plasticity as a new endpoint measurement for chronic pain. *Mol Pain*. 2011 Jul 28;7:54.

APPENDIX 부록

뇌신경 검사

CRANIAL NERVE TESTING

뇌신경에 대한 임상적 검사는 빠르면서 의미 있는 정보를 제공한다. 뇌신경 기능의 정형화된 평가는 신경계 손상 후 치료 진행 상황 추적뿐만 아니라 정확한 진단을 위해 중요하다. 손상된 부위는 한쪽으로 나타나고 긴 신경로와 뇌신경핵의 해부학적 분포에 기초한 전형적인 양상을 보이는데, 이로 인해 임상소견에서 손상 위치를 정확히 알 수 있게 된다. 뇌신경 기능에 대한 임상적 평가는 많은 연습 및 무엇이 정상인지에 대한 확실한 이해가 필요하다. 얼굴 또는 자세 비대칭을 관찰하고 말하기의 어려움을 들어 보아 철저한 검사를 한다. 이러한 최초 관찰은 기본 기능, 즉 시력, 청력, 균형, 식사하기, 말소리 내기의 어려움에 대해서 구체적인 후속질문을 어떻게 해야 할지 알려준다.

1번 뇌신경, 후각신경 검사방법

HOW TO TEST CN I, OLFACTORY NERVE

1번 뇌신경은 후각 기능을 담당한다. 각각의 콧구멍은 냄새를 독립적으로 감지하며 앞뇌에 직접 연결한다. 1번 뇌신경의 상실은 알츠하이머병과 파킨슨병의 초기 증상 중 하나가 될 수 있다. 이러한 경우 정기적인 병원 내 검사가 권장된다.

관찰

후각 기능 상실에 대해 직접적으로 관찰 가능한 행동은 없다. 환자는 식욕이 없거나 식탐이 감소될 수 있어 이로 인해 체중이 감소되고 옷이 헐렁해지는 모습을 보일 수 있다.

선별검사

냄새를 못 맡거나 음식 맛이 예전과 다른지를 물어본다. 흡연한 이력이 진단에 방해가 될 수 있기 때문에 과거력을 파악하는 차원에서 흡연하는 습관에 대해 물어본다.

검사

콧구멍이 뚫려 있는지는 들숨 할 때 공기가 깔끔하게 들어가는 소리를 들어 검사한다. 콧구멍을 막고 각각의 후각망울(olfactory bulb)에서 냄새를 구분할 수 있는지 검사하기 위해서 환자에게 바닐라 향 대 감귤 향, 커피 향 대 초콜릿 향 같은 향을 식별하거나 이름을 대도록 한다(의사소통이 가능한 경우).

2번 뇌신경, 시각신경 검사방법

HOW TO TEST CN II, OPTIC NERVE

관찰

물체와 부딪히거나 피하는 행동에 주목한다. 곁눈질을 하거나 안구를 돌리는 행동을 관찰한다.

선별검사

시야가 흐리거나 어두운지 물어본다. 물체에 부딪히거나 그쪽으로 걸어가는 것과 같이 주변 시야를 보는 것에 대한 어려움이 있는지 물어본다. 해질녘이나 밤에 운전할 때 어려움이 있는지 물어본다. 독서가 용이한지와 컴퓨터나 태블릿 사용에 대해서도 물어본다.

검사

적절한 시각신경 진단을 위해서는 시력, 대비감도, 시야를 평가하는 것은 적절하고 중요하다.

시력 Visual acuity

20피트(약 610cm) 떨어진 곳(먼 곳)과 16인치(약 40.5cm, 가까운 곳)에서 스넬렌 시력 검사표(Snellen visual acuity)를 이용하여 각각의 눈을 검사한다. 이는 가깝고 먼 거리에 따른 중심(중심오목) 시력의 기능을 나타낸다(그림 A.1). 작은 구멍을 통해 반복하여 검사를 시행한다. 만약 시력이 20/30 또는 이보다 더 좋게 개선된다면, 이 환자는 단순히 시력 교정을 위한 새로운 안경이 필요할 뿐이다. 만약 시력이 적어도 20/30까지 밖에 개선되지 못했다면, 병적인 증상일 수 있으므로 추가적인 검사가 필요하다.

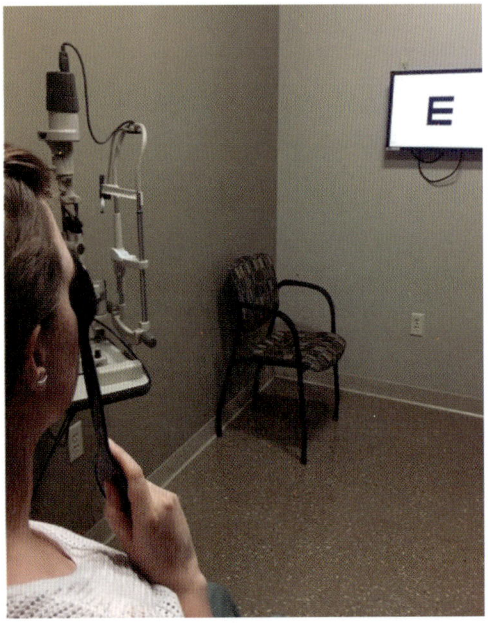

그림 A.1 병원에서의 왼쪽 눈에 대한 시력 측정

중심 시야 Central visual field

암슬러 격자(Amsler grid) 검사를 사용하여 중심 시력을 평가한다. 암슬러 격자는 작게 인쇄된 정사각형이 격자 형태로 구성되어 있고, 격자 한 가운데에 점이 표시되어 있다. 각각의 눈은 따로 검사하며, 환자에게 가운데 점을 계속 보는 동안에 보이지 않는 곳이 있는지 또는 뒤틀리게 보이는지를 식별하고 설명하도록 요청한다.

대비감도(Contrast sensitivity). 대비감도는 대비의 증가를 줄이는 측면에서 시력을 평가한다. 경미한 시각상실 또는 어두운 환경에서의 시각상실을 입증하는데 효과적이다. 정현파(sign waves)로 된 특수 시력표 또는 대비감도격자(contrast sensitivity grating)는 시각 기능을 파악하기 위해 매우 특정한 조명 아래에서 사용된다(그림 A.2).

주변 시야(Peripheral visual fields). 환자의 주변 시야 각 사분면을 검사자의 시야와 비교하고, 이상이 있는지를 주목한다. 양쪽 눈을 따로 검사한다. 양귀쪽반맹(bitemporal hemianopia) 같은 시각상실에 대한 진단적 양상을 살펴보기 위해 오른쪽과 왼쪽 시야 패턴을 평가한다. 주로 한계시야장치(threshold visual field device) 또는 시야 측정계(visual field perimeter)를 사용하여 시야를 평가한다(그림 A.3).

빛 인지 Light perception

동공의 직접반응과 공감반응(consensual response)을 확인하기 위해 밝은 빛을 사용한다. 밝고 어두운 빛에서의 각 동공의 크기를 측정한다(그림 A.4). 동공 크기가 동일하지 않은, 즉 동공부등(anisocoria)이 있는지 살펴본다. 비정상적인 동공은 확장되어 있거나 축소되어 있다. 축소된 동공은 호너증후군(Horn-

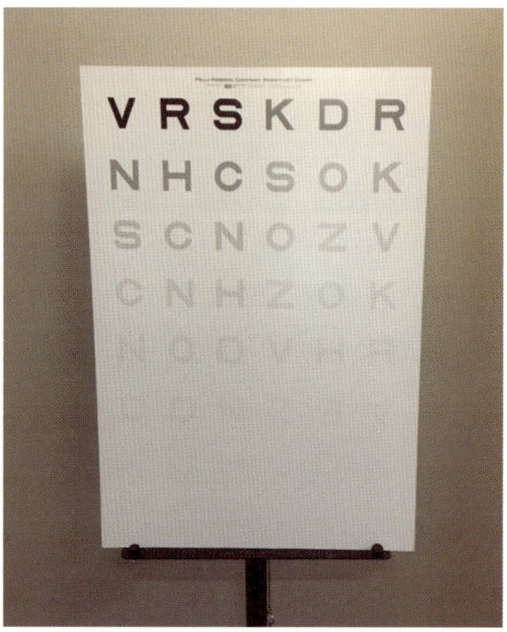

그림 A.2 펠리-롭슨 대비감도 측정표

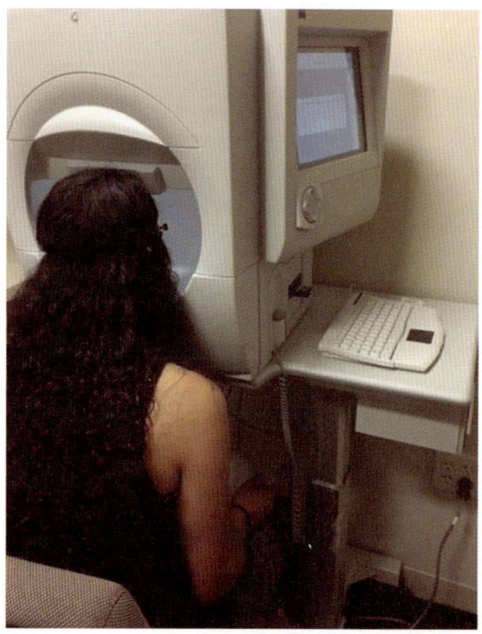

그림 A.3 자동 시야 검사

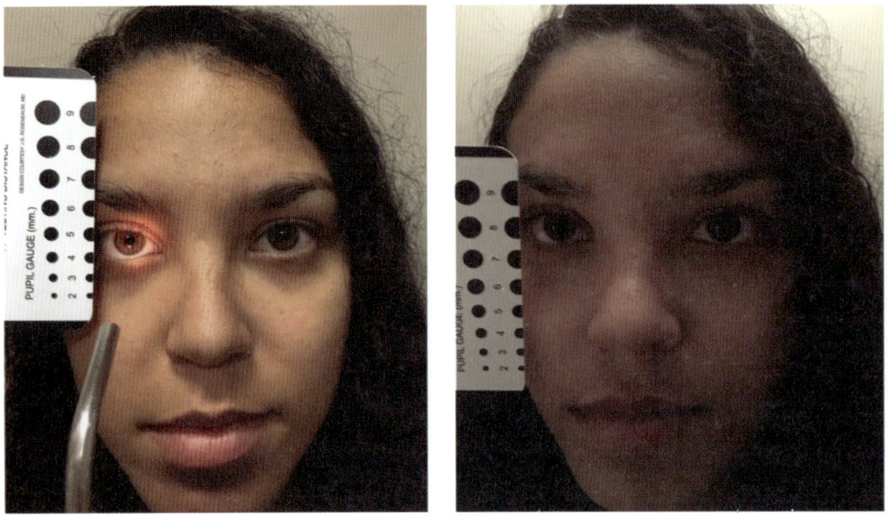

그림 A.4 동공 검사의 한 부분으로 밝은 빛과 어두운 빛을 비추었을 때 동공의 크기를 측정한다.

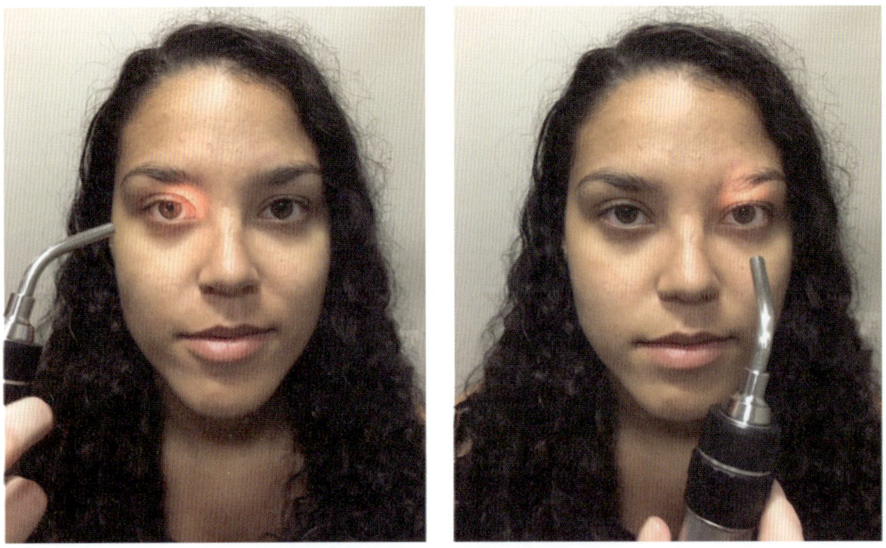

그림 A.5

다음 사진과 같이 밝은 빛을 비추어도 각각의 동공의 크기는 변하지 않는다. 만약 불빛 교대 검사 시 동공이 수축하거나 확장된다면 들신경공동결손이 존재한다. 검사하는 동안 불빛을 다른 쪽에 비추지 않고 얼굴의 한쪽 면에만 완전히 비추는지 주의한다.

er syndrome) 또는 통증이 원인이거나, 우연히 의사가 잘못 처방하여 넣은 동공 축소 안약이 원인일 수도 있다. 확장된 동공은 에이디 동공(Adie's pupil) 또는 3번 뇌신경 마비의 결과이다.

들신경동공결손(afferent pupillary defect)을 확인하기 위해 불빛 교대 검사(swinging flashlight test)를 실시한다(그림 A.5). 이 검사를 하는 동안 검사자는 환자에게 먼 목표물을 보도록 하고 3~4초 동안 매우 밝은 빛을 한쪽 동공에 비춘다. 검사자는 양쪽 눈에 일정하고 균일한 빛이 들어가도록 자연스럽고 빠르게 불빛을 다른 눈으로 옮긴다. 동공의 반응을 관찰하기 위해 3~4초 동안 불빛을 각각의 눈에 비추는 과정을 반복한다. 만약 양쪽 시각로가 정상이면 어느 눈에 빛을 비추든지 양쪽 동공은 동일한 크기를 유지한다. 직접적인 불빛에 한쪽 동공이 확장되거나 축소되면 비정상적인 반응을 보이는 것이다.

색각 Color vision

2번 뇌신경 기능을 평가하기 위해서 색각 선별검사를 수행한다. 색각 검사는 황반 내에 존재하는 원뿔세포의 상태를 반영한다. 이 검사는 미묘하게 찾아낸 시각 이상을 파악하기 위해 각각의 눈을 따로 검사한다. 선천적인 색각 이상은 양쪽 눈에 동일하게 나타난다.

검안경(ophthalmoscopy)으로 시각신경, 황반, 망막에 대한 직접적인 평가를 하는 것이 중요하다. 시각신경은 평편하고 분홍빛으로 보여야 한다. 작은 시각신경 함몰(optic cup)이 있어야 한다. 또한 초음파 또는 자기공명영상(MRI)으로 시각신경과 안와(orbits) 영상을 보는 것도 도움이 될 수 있다.

3번 뇌신경, 눈돌림신경 검사방법

HOW TO TEST CN III, OCULOMOTOR NERVE

관찰

환자가 머리를 돌리는 것을 관찰한다. 각각의 눈이 돌아가는 방향을 관찰하고 먼저 움직이는 눈(preferred eye)에 주목한다. 침범한 쪽 눈꺼풀이 처져 있을 수도 있다(안검하수). 만약 눈꺼풀이 처져 있지 않다면 환자는 복시를 완화시키는 안대를 착용할 수 있다. 눈꺼풀을 들어 올려 침범된 눈의 방향을 관찰한다. 눈이 아래 바깥 방향으로 돌아가 있을 수 있다. 동공부등(anisocoria)이 있는지 동공을 관찰한다.

선별검사

눈꺼풀 처짐 증상이 있는지 물어본다. 눈꺼풀을 들어 올렸을 때 복시가 발생되는지 물어본다. 운전하는 동안 복시가 생기는지 물어본다. 한쪽 눈을 감거나 눈꺼풀이 처졌을 때 복시가 완화되는지 질문한다(만약 한쪽 눈을 감아도 복시가 지속된다면, 대부분 광학적(optical) 문제가 있으며 신경학적 이상은 아니다). 복시가 지속적으로 혹은 간헐적으로 나타나는지 그리고 상이 수평적으로 또는 수직적으로 분리되어 있는지 물어본다. 발병 시기와 기간에 대해 물어보고 응급실에 갈만한 정도인지 판단하기 위해 국소적인 신경계 증상이 있는지도 물어본다.

검사

동공 크기와 기능을 검사한다. 각 눈의 눈꺼풀 위치를 재어본다.

각각의 눈의 위치와 움직임을 따로 관찰한다. 두 쌍의 근육은 특정 방향으로 눈을 움직이는 역할을 하는데, 즉 아래빗근(inferior obliques)과 위곧은근(superior recti)은 올림근이고, 위빗근과 아래곧은근은 내림근이다.

정주시(primary gaze)(목표물을 똑바로 보기)에서 각각의 눈 근육은 일차활동을 수행하는 시선축(visual axis)과 각도를 형성한다. 위곧은근과 아래곧은근은 각각 시선축과 23°, 아래빗근은 51°, 반면 위빗근(4번 뇌신경)은 54°를 형성한다. 또한 각 근육은 이차활동 및 삼차활동도 있다. 주시의 이차 위치는 수평면과 수직면을 따라서 있고, 삼차활동(tertiary actions)은 눈이 대각선으로 움직일 때 일어난다[바깥눈근육(extraocular muscles)에 대한 설명은 표 A.1 정리되어 있다].

눈근육(ocular muscle)이 수축하라는 신호를 받으면, 상반되지만 동등한 억제반응이 길항근으로 보내져 눈근육은 이완되어 늘어난다. 셰링턴의 상호지배의 법칙(Sherrington's law of reciprocal innervation)이라고 하는 이 법칙은 중요한 임상개념이다.

펜라이터 같은 작은 표적물로 'H'자 또는 이중 'H'의 모양으로 천천히 움직여 본다.

근육의 과활동과 저활동 평가는 눈의 움직임 정도로 관찰한다. 복시는 특정한 곳을 주시할 때 증가되거나 사라진다. 저활동은 침범된 근육의 영역 내에서 눈이 움직일 때 나타난다. 헤링의 법칙(Hering's law)에 따르면 켤레근 또는 이음쇠근(conjugate or yoke muascle)은 동일한 양의 신경지배를 받는다. 근육의 과활동은 관찰하기 더 쉬울 수 있다. 헤링의 법칙은 눈꺼풀올림근(levator palpebrae superioris)에도 역시 적용될 수 있는데, 3번 뇌신경 마비인 경우 비마비쪽 눈을 마비쪽 눈보다 훨씬 더 크게 뜰 수 있다. 3번 뇌신경이 마비된 눈은 6번 뇌신경이 기능하기 때문에 벌림을 할 수 있지만, 다른 모든 시선 영역을 주시하는 것은 제한적이다.

가림 검사 Cover test

가림 검사로 눈의 정렬 상태를 평가한다. 한쪽 눈을 눈가리개로 가렸다 안 가렸다 교대로 실시했을 때 두 눈 중 어느 쪽 눈도 많은 움직임이 유발되지 않아야 한다(그림 A.6). 양쪽 두 눈은 목표물을 정면 주시해야 한다. 안쪽곧은근(medial rectus) 마비의 경우 영향을 받지 않은 비마비쪽 눈은 똑바로 앞을 바라본다. 마비된 눈은 같은 쪽 눈의 가쪽곧은근(lateral rectus)의 반대 힘 때문에 바깥쪽으로 돌아간다(셰링턴의 법칙 참조). 주시된 눈이 가려지면 마비된 눈은 주시를 취하려고 바깥 위치로 움직여진다. 가리개로 눈을 가렸다 떼면, 눈이 교대로 주시를 취하게 되는데, 즉 안 가린 마비쪽 눈이 마비쪽 위치로 이동되어

표 A.1 바깥눈근육

뇌신경	근육	움직임 방향		
		수직	수평	돌림
3번	안쪽곧은근	–	모음	–
6번	가쪽곧은근	–	벌림	–
3번	아래곧은근	내림	모음	바깥돌림
4번	위빗근	내림	벌림	안쪽돌림
3번	위곧은근	올림	모음	안쪽돌림
3번	아래빗근	올림	벌림	바깥돌림

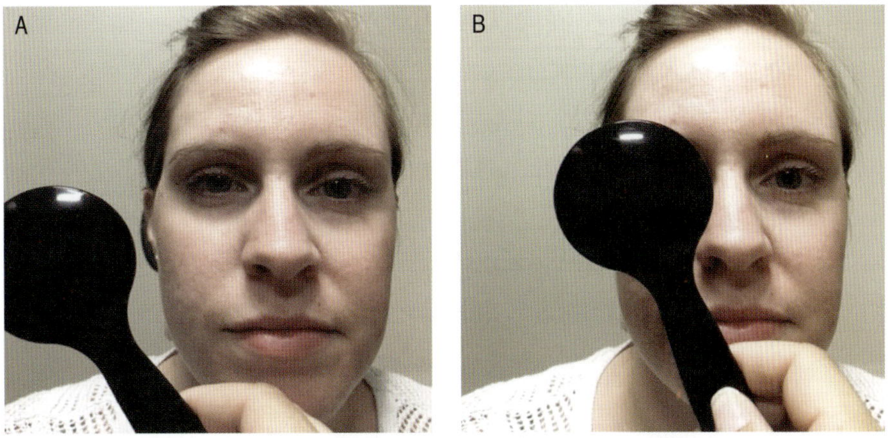

그림 A.6 왼쪽 눈가림 검사

가림 검사는 눈이 돌아가 있는 모습을 판단하기 위해 사용된다. **A:** 시작 위치: 왼쪽 눈을 관찰한다. **B:** 오른쪽 눈을 가렸을 때 가리지 않은 왼쪽 눈의 움직임을 관찰한다. 가려진 눈은 다른 쪽 눈의 어떤 움직임도 유발시키면 안 된다. 완벽한 검사를 위해 다른 눈도 검사를 반복해서 해야 한다.

주시를 하려고 안쪽으로 돌아간다.

마찬가지로, 가쪽곧은근(6번 뇌신경) 마비처럼 눈이 안쪽으로 돌아가는 것도 확인할 수 있다. 가쪽곧은근 마비인 경우 마비쪽 눈은 안쪽으로 돌아간다. 주시눈을 가리면 가리지 않은 마비쪽 눈은 주시를 취하려 원래 위치에서 바깥쪽으로 돌아간다. 이 안쪽 움직임으로 내사시(esotropia)를 확인할 수 있다.

가림 검사로 3번 뇌신경 마비를 평가할 때 눈꺼풀은 반드시 올리거나 테이프로 고정시켜야 한다. 외하사시(exo-hypotropia)인 경우 침범된 눈은 "아래와 바깥"으로 돌아갈 것이다. 눈꺼풀이 내려가는 정도, 즉 안검하수도 반드시 측정해야 한다. 동공반사를 발생시키기 위해 동공 높이에서 눈에 불빛을 비춘다. 그 다음 막대기나 밀리미터 자를 이용하여 동공빛반사에서부터 위눈꺼풀까지 길이를 재고, 동공빛반사 밑에서부터 아래눈꺼풀까지 길이를 잰다. 각각의 눈을 반복해서 측정한 후 두 눈의 측정값을 비교한다. 분수(fraction)값으로 두 측정값을 표현한다. 만약에 위눈꺼풀 또는 아래눈꺼풀 안검하수가 있다면 어떠한 눈이 안검하수인지 쉽게 밝혀낼 수 있다.

동공의 크기를 어둡고 밝은 조명에서 기록하여 직접적인 공감 반응을 찾는다. 3번 뇌신경의 영향을 받은 동공은 빛에 적응하기에 너무 크고 느릴 수 있다. 3번 뇌신경은 부교감 날신경 섬유를 동공조임근으로 보낸다. 눈의 움직임과 안검하수 정도를 평가하고 동공을 검사한다.

4번 뇌신경, 도르래 신경 검사방법

HOW TO TEST CN IV, TROCHLEAR NERVE

선별검사

환자에게 복시가 있는지 물어본다. 만약 있다면 복시가 수평, 수직 또는 대각선 방향으로 분리되어 있는지 밝힌다.

관찰

고개를 올리거나 내릴 때 환자의 자세를 관찰한다. 이때 머리가 돌아가거나 기울어지는지 살핀다. 4번 뇌신경은 위빗근(superior oblique)을 신경지배한다. 4번 뇌신경의 일차적인 기능은 안구를 바깥쪽으로 돌리거나 내리는 것이다. 4번 뇌신경이 마비되면 환자의 눈은 안쪽돌림(intortion)과 상사시(hypertropia)가 된다.

검사

펜라이트를 사용해 안구의 움직임을 평가한다. 환자 바로 앞에서 정위치(primary position)로 시작하며, 펜라이트는 환자에서 40cm 떨어진 위치에서 사용한다. 기본주시눈위치(cardinal positions of gaze)에서 H자 모양으로 펜라이트를 움직인다. 움직이는 동안 눈의 저활동 또는 과활동에 주목한다. 가림 검사를 실시한다. 침범된 눈은 올라가고 안쪽돌림 된다. 정상적으로 고정된 눈을 가리면 침범된 눈(위쪽으로 정지되어 있음)은 고정을 벗어나게 된다.

마비근을 밝혀내기 위한 박의 3단계 검사 Park three-step test

1단계: 상사시 또는 하사시가 있는지 알아보기 위해 정주시(primary gaze) 가림 검사를 시행한다(그림 A.7, A.8 참조). 1단계는 상사시 또는 하사시와 관련된 네 개의 근육이 무엇인지를 밝힌다. 관련된 네 개의 근육들로는 한쪽 눈의 올림근 두 개와 다른쪽 눈의 내림근 두 개이다.

2단계: 머리를 옆으로 돌리면서 정면의 목표물을 바라보는 가림 검사를 한다. 환자가 반대쪽을 보는 동안에도 반복해서 가림 검사를 시행한다. 머리를 돌리면 눈이 돌아가게 자극되지만 검사자는 가림 검사를 해도 괜찮다. 이 단계는 주시가 과편위(hyperdeviation) 또는 저편위(hypodeviation)로 악화되는지 찾아낸다. 마비가 의심되는 근육의 수를 두 개로 줄인다.

3단계: 환자가 어깨 쪽으로 머리를 기울일 때 가림 검사를 하고 다른 쪽 어깨 쪽으로도 기울여 이 검사를 반복한다. 어느 쪽 방향으로 머리를 기울인 것이 더 심한지를 보면 침범된 근육을 밝힐 수 있다. 이 단계는 침범된 눈의 뒤틀림(torsion)과 관련된 단일 근육을 밝혀낸다.

1단계는 정주시에서 상사시가 존재하는지 밝히기 위해 시행된다(그림 A.7, A.8 참조). 1단계는 네 개의 근육 중 마비된 근육을 밝혀낸다. 즉 한쪽 눈의 두 개 올림근, 다른 쪽 눈의 두 개 내림근이다. 2단계에서 환자는 정면의 목표물에 시선을 고정하고 머리를 한쪽으로 돌린다. 이 단계는 오른쪽 또는 왼쪽 주시를 할 때 상사시가 더 두드러지는지를 밝히는 것이 목적이다. 이 단계에서는 한쪽 눈에는 벌림근, 다른

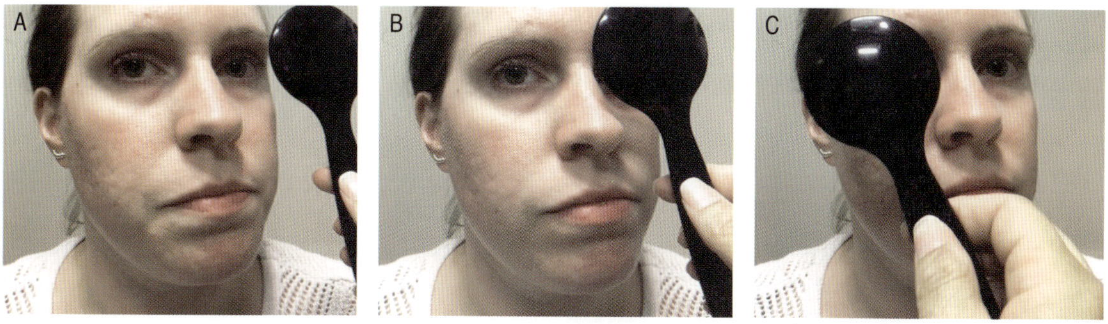

그림 A.7 박의 3단계 검사(Park three-step test)

이 검사는 빗근(oblique muscle) 마비와 관련된 근육을 찾기 위해 시행된다. 1단계는 상사시가 존재하는 것을 밝히기 위해 정주시(primary gaze)에서 이루어진다. 1단계는 4가지의 관련 근육을 밝혀낸다. 즉, 한쪽 눈에는 올림근, 다른 쪽 눈에는 내림근이 나타난다. **A:** 2단계에서는 그림에서 볼 수 있듯이 환자가 정면의 목표물에 시선을 고정하고 머리를 옆으로 돌리도록 한다. 이 검사의 목표는 오른쪽 또는 왼쪽 시선에서 상사시가 더 눈에 띄는지를 판단하는 것이다. 이 단계에서 한쪽 눈은 벌림근, 다른 쪽 눈은 모음근으로 나타나기 때문에 마비 가능성이 있는 근육을 네 개에서 두 개로 줄일 수 있다. 1단계와 같이 눈을 가리고, 안 가린 눈의 움직임을 관찰한다. **B:** 왼쪽 눈을 가리고 오른쪽 눈의 움직임을 관찰한다. **C:** 오른쪽 눈을 가리고 왼쪽 눈의 움직임을 관찰한다.

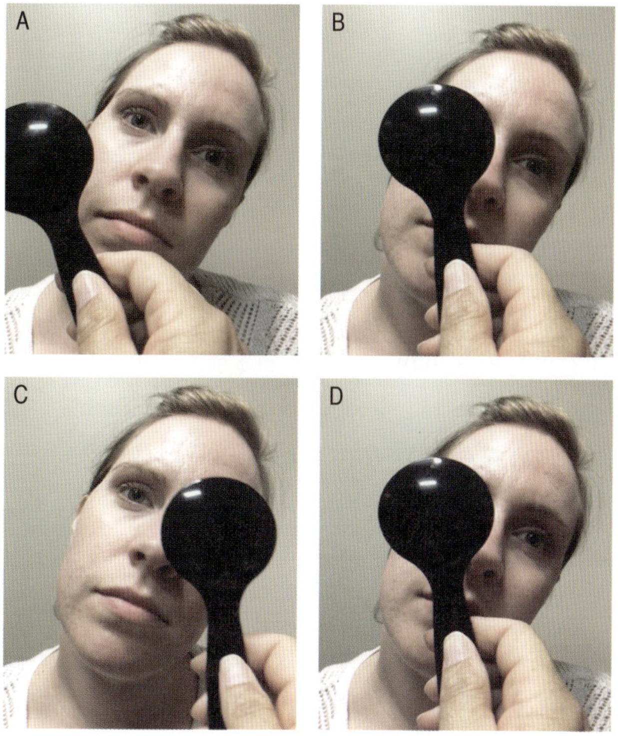

그림 A.8

박의 3단계 검사에서 3단계는 머리를 기울이는 동안 상사시인지를 평가하고 좌우로 머리를 기울였을 때 상사시가 심해지는지를 밝힌다. 이 단계는 침범된 눈의 돌림과 관련된 단일 근육을 찾을 수 있다. **A:** 왼쪽 머리 기울이기 시작 위치, **B:** 오른쪽 눈을 가리고 왼쪽 눈의 움직임을 관찰한다. **C:** 왼쪽 눈을 가리고 오른쪽 눈의 움직임을 관찰한다. **D:** 왼쪽 눈을 다시 검사한다.

쪽 눈에는 모음근이 작용하기 때문에 마비 가능성이 있는 근육을 원래 네 개에서 두 개로 좁힐 수 있다. 1단계처럼 한쪽 눈은 가리고 다른 쪽 눈은 가리지 않고 눈의 움직임을 관찰한다. 박의 3단계 검사에서 3단계는 머리가 기울어졌을 때 상사시를 평가하고, 좌우로 머리를 기울여 보아 상사시가 증가하는지를 밝힌다. 이 단계에서는 침범된 눈의 뒤틀림과 관련된 단일 근육을 밝힐 수 있다. 마지막으로 검안경 검사결과, 눈이 제 위치에 있지 않고 눈의 높이가 올라가 있어 황반 위치는 시각신경보다 약간 낮다는 것을 알 수 있다. 원래 황반과 시각신경은 수평으로 같은 높이에 있다.

5번 뇌신경, 삼차신경 검사방법

HOW TO TEST CN V, TRIGEMINAL NERVE

선별검사

얼굴의 감각상실이 있는지, 씹기가 어렵거나 얼굴통증이 있는지, 눈이 건조한지를 물어본다.

관찰

같은 쪽 턱관절(temporomandibular joint) 주위의 근육 덩어리 감소, 입을 벌리고 닫을 수 없는지 또는 비대칭적으로 치우침이 있는지 관찰한다.

검사

삼차신경 감각검사는 국소 병변을 찾기 위해 세 가지 분지에 각각 분리하여 적용한다. 반면, 운동검사는 오직 아래턱 분지만 시행한다.

감각검사 Sensory testing

세 개의 감각 분지에 각각 가벼운 촉각(light touch)과 바늘 감각(pinprick sensation)검사를 하여 신경의 감각 기능을 검사한다(그림 A.9~A.11). 눈 분지(ophthalmic branch)는 이마, 위턱 분지, 볼, 턱선에서 아래턱 분지 등을 검사한다. 또한 눈 분지는 각막반사의 구심성 감각을 전달하는데 이는 눈가에 가벼운 촉각으로 검사해 볼 수 있다. 두 눈은 각막 접촉에 반응하여 깜박인다. 즉, 7번 뇌신경은 눈둘레근(orbicularis oculi muscles)으로 운동 신호를 전달한다. 이 반사에 대한 검사는 전형적으로 혼수상태에 있는 환자에게만 시행되는데 습관적으로 콘텍트 렌즈를 착용하는 사람들은 제외한다. 모든 운동 날신경 기능은 아래턱 분지에서 주로 씹기와 관련 있는 8개의 주요 신경으로 전달된다. 근육기능 검사를 위해 환자에게 동작을 지시하고, 어떠한 비대칭이 있는지와 손으로 저항을 주었을 때 동작을 지속할 수 있는지 살핀다. 특정한 움직임 검사는 다음에 설명할 것이다.

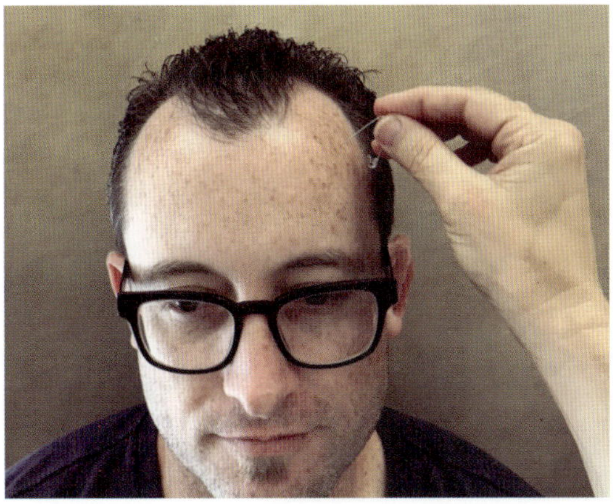

그림 A.9

세 가지 감각 영역의 날카로운 또는 둔한 감각에 대한 지각 검사를 위해 안전한 핀을 사용한다. 날카로운 핀 끝을 이용하여 V1의 통각을 검사한다.

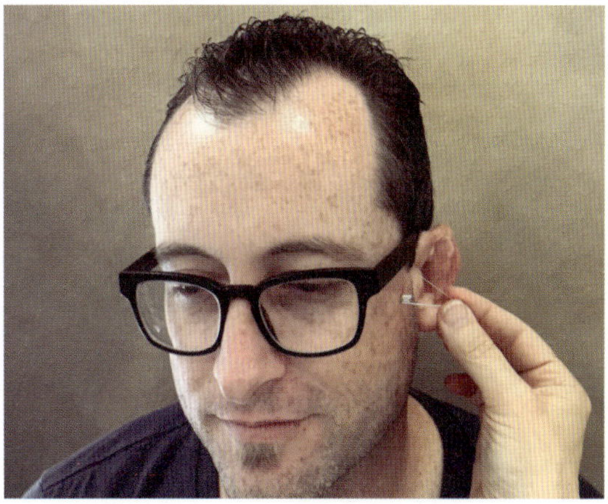

그림 A.10

V2 영역인 뺨 위에 가벼운 촉각검사를 시행한다. 환자는 "날카로움"이나 "둔함"감각을 감지하고 알려준다.

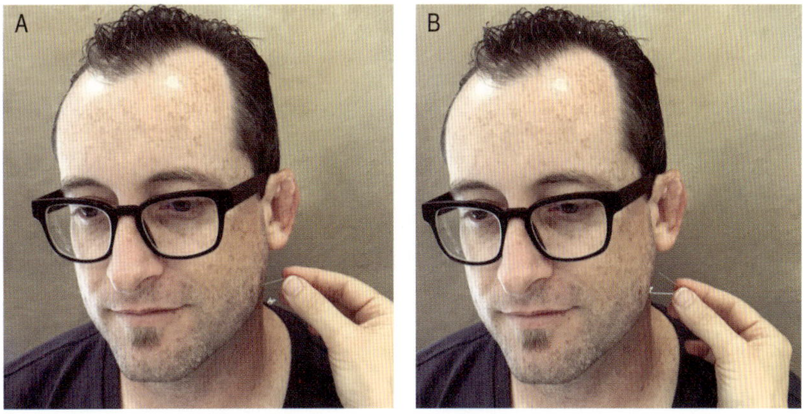

그림 A.11 검사: 턱선의 V3 영역

A: 바늘, B: 가벼운 촉각검사

운동검사 Motor testing

턱은 양쪽 가쪽날개근(lateral pterygoids)과 세 개의 목뿔위근(suprahyoids), 즉 두힘살근(digastric), 턱목뿔근(mylohyoid), 턱끝목뿔근(pterygoids)의 작용으로 벌어진다. 환자에게 입을 벌려보라 했을 때 어떤 치우침이 있는지 살펴본다. 입을 벌렸을 때 약한 쪽으로 턱이 치우친다면, 이는 같은 쪽 날개근의 근력 상실로 인한 것이다. 근력의 수동 검사는 입을 벌린 상태에서 환자의 턱 밑에 손바닥 끝을 대고 입이 다물어지도록 힘을 가하는데, 정상 근력일 경우 입이 닫히지 않아야 한다(그림 A.12). 많은 사람들에게서 턱관절 통증이 있는 경우가 많기 때문에 검사자는 저항을 줄 때 주의해야 한다.

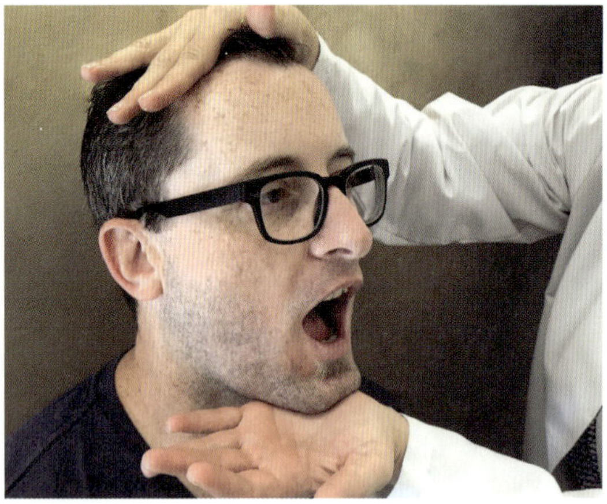

그림 A.12
환자의 입이 다물어지는 위쪽 방향으로 힘을 가한다. 다른 손으로는 검사하는 동안 머리나 목이 안 움직이게 되는 만큼만 반대 힘을 가한다.

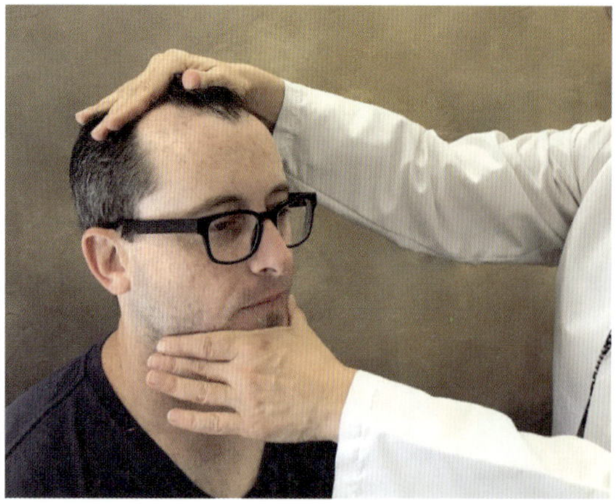

그림 A.13
입 다무는 힘을 검사하기 위해 환자의 아래턱에 내리는 힘을 가한다.

깨물근(masseter), 관자근(temporalis), 안쪽날개근(medial pterygoid)의 작용으로 턱이 모아지며, 환자가 입을 다문 상태에서 검사자가 손으로 강하게 턱을 벌리려 할 때 환자에게 턱을 계속해서 다물고 있으라고 하여 검사한다(그림 A.13). 이 근육들은 보통 매우 강해서 환자는 검사자의 시도에 쉽게 대항할 수 있다. 또한 검사자는 커다란 깨물근과 관자근의 수축을 촉지할 수 있고, 양쪽 근육 크기도 비교해 볼 수 있다.

가쪽날개근과 안쪽날개근의 작용으로 인한 턱의 내밈(protrusion)을 검사하기 위해 환자에게 턱을 앞으로 내밀라고 하고 나서 손으로 저항을 준다. 이 동작은 보통 강하고 대칭적이다.

6번 뇌신경, 갓돌림신경 검사방법

HOW TO TEST CN VI, ABDUCENS NERVE

선별검사

복시 및 복시의 지속시간에 대해 묻고, 복시가 지속적인지 간헐적인지 질문한다. 복시에 대해 물어보고 상이 수평 또는 수직으로 분리되어 보이는지 물어본다. 응급실에 가야 하는 환자를 구분하기 위해 신경학적 국소 증상이 있는지 질문한다.

관찰

환자가 안대를 했는지 관찰하고 머리가 돌아가 있는지 또는 눈꺼풀이 처져 있는지를 관찰한다. 각 눈의 방향을 관찰한다. 만약 6번 뇌신경 마비인 경우 마비된 눈은 코 쪽으로 안쪽돌림되어 있다.

검사

6번 뇌신경의 기능은 눈을 머리의 관자쪽으로 벌리는 것이다. 가림 검사를 수행한다. 침범받은 6번 뇌신경은 안쪽곧은근에 방해받지 않는데, 이로 인해 눈이 코 쪽으로 당겨지게 되는 내사시가 된다. 6번 뇌신경은 눈을 좌우로 수의적 주시를 하는데 중요한 역할을 한다. 양쪽 눈이 함께 양 가쪽으로 움직이는지를 확인하고, 침범된 눈 기능의 시야 내에서 침범되지 않은 눈의 과활동을 살펴본다(그림 A.14). 이러한 과활동은 헤링의 법칙을 통해 결레근들이 동일한 양의 신경지배를 받기 때문이라고 설명된다. 6번 뇌신경 마비 시 동공 반응은 정상이어야 한다. 뇌신경을 계통적으로 또 개별적으로 확인한다. 여러 신경들, 특히 7번과 8번 뇌신경은 종종 6번 뇌신경 마비와 관련이 있다.

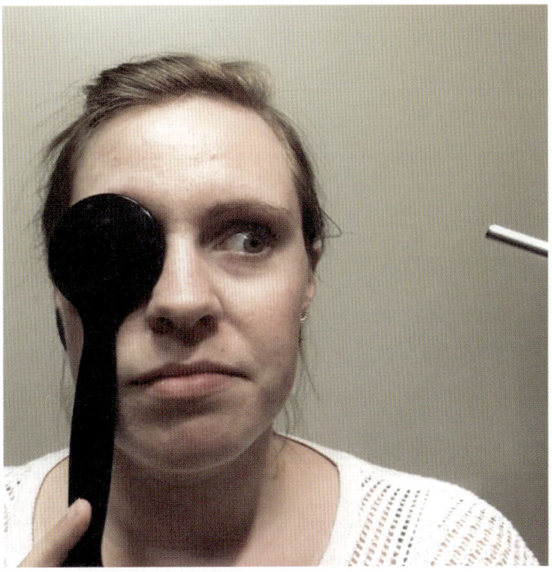

그림 A.14

왼쪽 눈의 6번 뇌신경(갓돌림신경) 기능은 환자가 왼쪽에 있는 목표물을 볼 때 평가되는데, 즉 왼쪽 가쪽곧은근의 벌림을 보여준다. 두 눈을 다 뜨고 있는 환자를 평가한다. 왼쪽을 보면서 두 눈을 뜨고 있는 환자를 검사해서 왼쪽 눈을 평가한다. 왼쪽 주시는 왼쪽 눈의 6번 뇌신경과 오른쪽 눈의 3번 뇌신경(눈돌림신경)에 의해 촉진된다.

7번 뇌신경, 얼굴신경 검사방법

HOW TO TEST CN VII, FACIAL NERVE

선별검사

관찰한 것을 결론 내리거나 새롭게 발견된 것에 앞서, 얼굴 재건 수술 또는 선천적인 상태에 대해 먼저 물어본다. 미소 짓기, 먹고 마시기, 눈의 건조함에서 변화가 있는지를 물어본다. 만약 7번 뇌신경이 손상되면 환자는 물렁입천장과 코안뿐만 아니라 바깥귀, 고막, 바깥귀길(external auditory meatus)의 가벼운 촉각을 못 느낄 수 있다. 따라서 환자의 안전을 위해 이러한 상실에 대해 알려주어야 한다. 또한 부교감신경의 기능 상실은 눈물샘과 침샘의 기능장애를 발생시키며 눈이 건조하고 씹고, 마시고, 삼키는데 어려움을 초래한다.

관찰

특히 대화를 나누는 동안 얼굴이 대칭적인지 관찰한다.

검사

각각의 분지에 특정한 병변의 위치를 찾기 위해 보통 얼굴표정근에 관여하는 얼굴신경만을 검사한다. 7번 뇌신경은 많은 구조를 신경지배한다. 즉, 철저한 검사를 통해서만 신경 손상으로 인한 잠재적인 기능장애를 식별할 수 있고 검사자는 이러한 소견을 전문의에게 의뢰하거나 환자 교육을 통해 알린다.

감각검사 Sensory testing

환자의 혀끝에 설탕 또는 소금을 찍은 숟가락을 대고 맛을 식별하도록 요청한다(그림 A.15). 음식임에 대한 소견은 쉽게 관찰되고 정량화되기 때문에 바깥귀와 물렁입천장의 촉각(tactile)은 임상적으로 거의 검사하지 않는다.

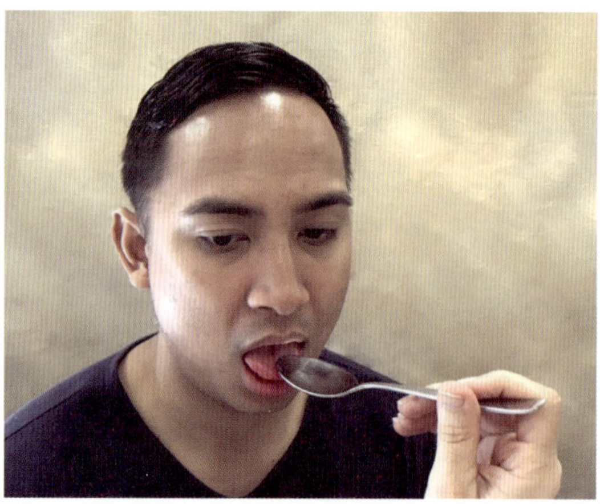

그림 A.15

미각 검사를 하기 위해 환자의 앞쪽 혀에 설탕이나 소금을 대게 한다.

운동검사 Motor testing

운동기능은 관자, 광대, 눈확아래 분지(infraorbital branches)를 통해 위쪽 얼굴근육들을 신경지배하는 관자얼굴 분지(temporofacial branch)에서 시작해서 머리쪽에서 꼬리쪽으로 검사한다. 이마근과 눈둘레근(bicularis oculi)은 명확하게 관찰되고 운동 기능을 쉽게 검사할 수 있기 때문에 가장 일반적으로 검사된다.

이마근(Frontalis). 환자에게 눈썹을 올리라고 요청하면서 검사자는 맞은편에 앉아 행동을 보여준다. 움직임을 관찰하고 양쪽을 비교해 본다. 만약 환자가 움직일 수 있으면 근력검사를 위해 각각의 눈썹 위에 엄지손가락을 대어 부드럽게 아래쪽으로 힘을 가하고 환자에게 눈썹을 올리라고 요청하여 눈썹이 내려오지 않게 당기라고 한다. 정상적이라면 환자는 검사자의 가벼운 저항에 대항해 근육을 수축할 수 있어야 한다.

눈둘레근(Orbicularis oculi). 환자가 두 눈을 떴다 감도록(그림 A.16) 하고 나서 교대로 한쪽 눈만 감도록 요청한다(그림 A.17). 움직인 쪽과 비교하는 반대쪽 끝의 눈썹 길이를 통해 눈이 깊게 감긴 정도를 관찰한다. 정상인 경우 완전히 눈을 감으면 홍채가 보이지 않는다. 각 눈의 운동 속도를 비교하여 근력 등급을 나눈다. 즉 한쪽 눈이 더 빨리 감기는지를 살펴본다. 전체 운동에서 눈이 어느 정도 떠 있는지에 따라 부분적인 눈감음에 등급을 매긴다. 즉, 가장 강한 등급은 홍채가 전혀 보이지 않고, 더 약한 등급은 홍채는 보이지 않지만 흰자가 보이며, 가장 약한 등급은 홍채가 다 보인다(그림 A.18). 눈꺼풀 벌어짐(palpebral aperture)은 밀리미터 자를 이용해 펜라이트로 발생되는 각막반사에서부터 위눈꺼풀까지 길이를 재고 난 후 각막반사에서부터 아래눈꺼풀까지 길이를 잰다. 다른 쪽 눈에도 반복 시행한다(그림 A.19).

다음으로 볼신경, 아래턱신경, 목신경으로 통하는 목얼굴 분지(cervicofacial branch)에 의해 신경지배되는 몇몇의 아래 얼굴근육을 검사한다.

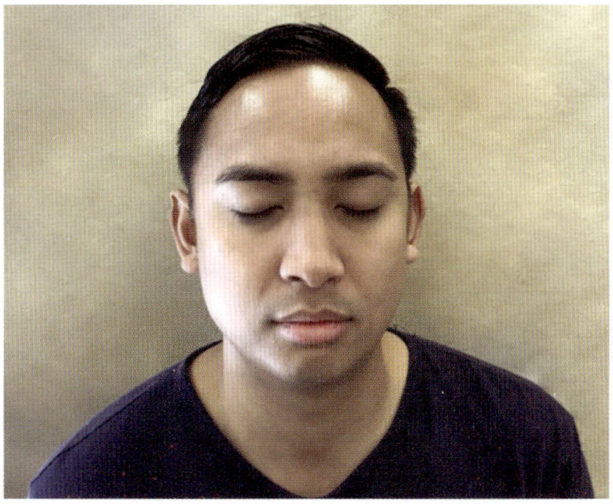

그림 A.16
환자에게 두 눈을 감게 한다.

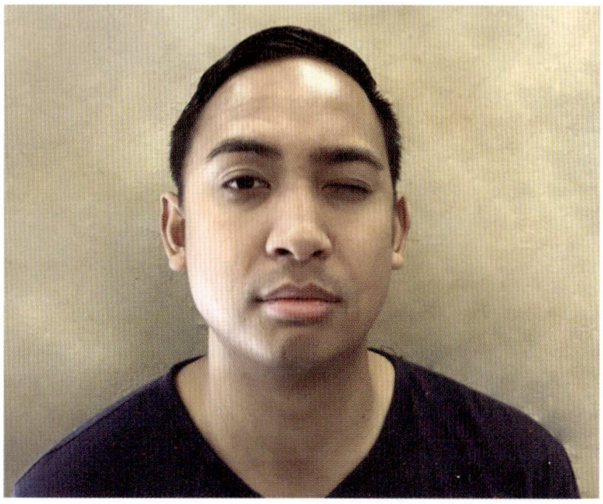

그림 A.17
환자에게 교대로 눈을 감게 한다.

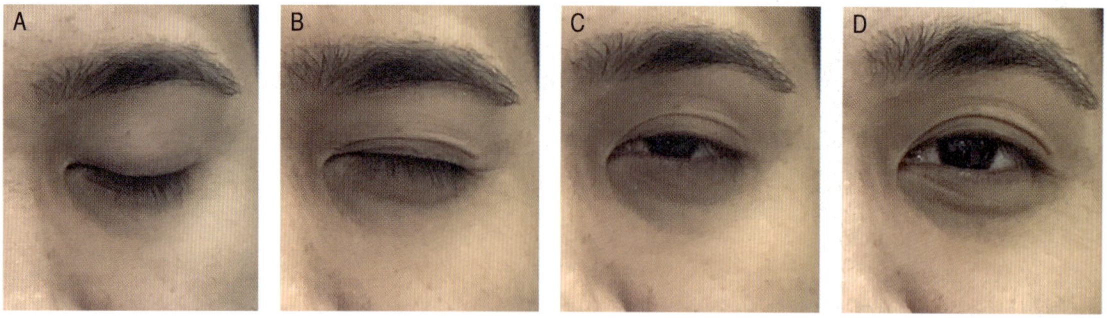

그림 A.18

A: 완전히 감은 왼쪽 눈. 완전한 운동을 할 때 안구가 노출되는 정도를 보아 불완전한 눈감음의 등급을 매긴다. B: 홍채가 더 이상 보이지 않는 가장 강한 불완전한 눈감음을 하지만 눈은 여전히 부분적으로 떠 있다. C: 더 약한 불완전 눈감음, 홍채는 더 이상 보이지 않지만 흰자가 일부 보인다. D: 가장 약하게 감음, 홍채와 흰자가 완전히 보인다.

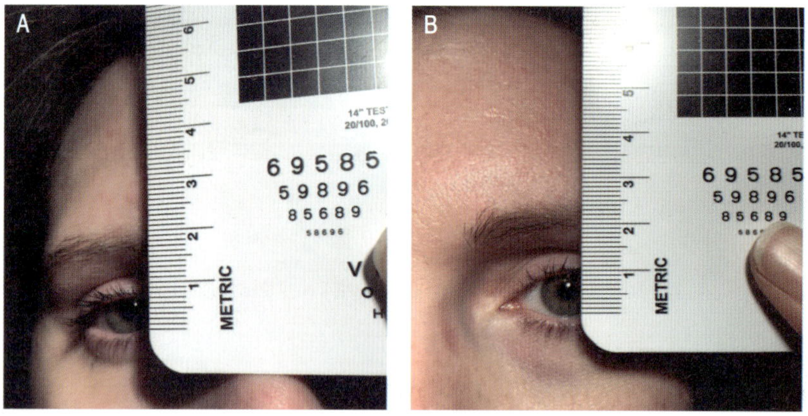

그림 A.19

밀리미터 자를 이용하여 펜라이트로 손에 들고 비출 때 발생되는 각막반사에서 위눈꺼풀까지 그리고 각막반사에서 아래눈꺼풀까지의 눈꺼풀 벌림을 측정한다. 분자는 각막반사에서부터 위눈꺼풀까지이고 분모는 B: 각막반사에서 아래눈꺼풀이다. A: 오른쪽 눈은 1/7mm, 왼쪽 눈은 3/7mm인 것을 볼 수 있다.

눈살근(Procerus). 환자에게 코주름을 만들라고 하고 코입술주름(nasolabial folds)이 평편한 곳이 있는지 살펴본다. 다른 얼굴 움직임을 검사하는 동안 관련 근육이 수축하는 주변을 관찰하여 미묘한 약화를 발견할 수 있다. 저항을 가하여 정상 근력인지를 검사한다. 근력검사는 콧등 사이에 두 엄지손가락을 두고 바깥쪽으로 저항을 준다(그림 A.20). 정상 근력이라면 손으로 저항을 가해도 코 주름을 유지할 수 있다.

큰광대근(Zygomaticus major). 환자에게 크게 미소를 지으라고 하고 좌우 대칭을 비교한다(그림 A.21). 근약화로 인한 어떠한 비대칭이 있는지 객관적인 기준 설정은 양쪽을 각도계로 중앙 앞니에서 입의 가장자리까지의 거리를 재는 것이다.

볼근(Buccinator). 환자에게 양 볼을 빨아들이라고 하여 공기가 새는 소리가 없는지 관찰한다(그림 A.22). 혀 누르개를 입에 삽입하여 볼근이 수축하는 동안 혀 누르개로 환자의 볼 바깥쪽으로 밀어 저항을 준다. 근육이 강할 경우 저항을 버텨낸다(그림 A.23).

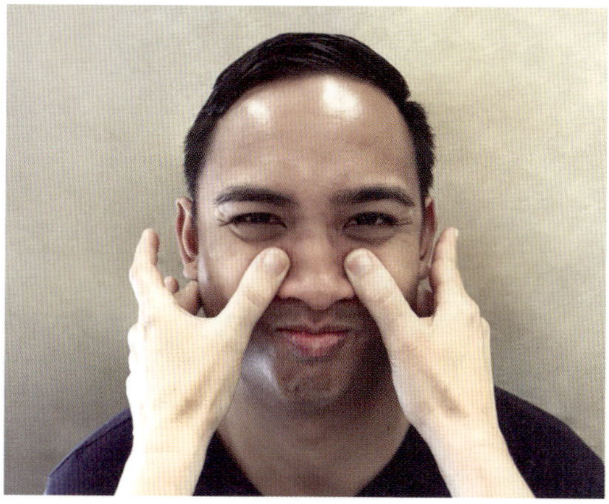

그림 A.20
가쪽으로 당겨서 눈살근의 움직임에 저항을 준다.

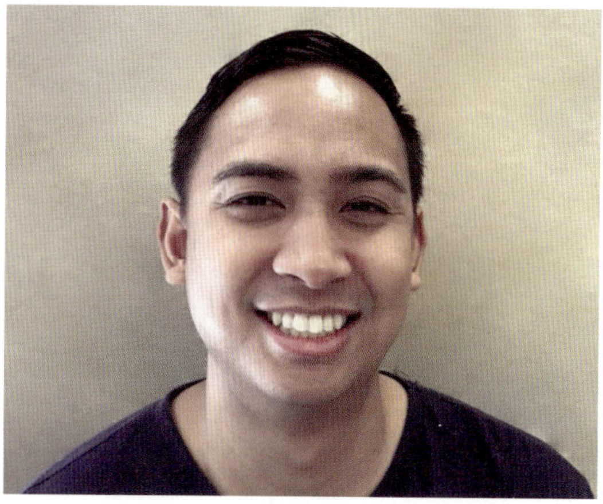

그림 A.21
검사자가 환자에게 미소를 지으면 환자는 요청해서 미소 짓는 것보다 더 자연스러운 미소를 지을 수 있다. 검사자는 환자를 웃게 할 수도 있고, 검사하는 동안 환자 얼굴의 대칭성을 살필 수도 있다.

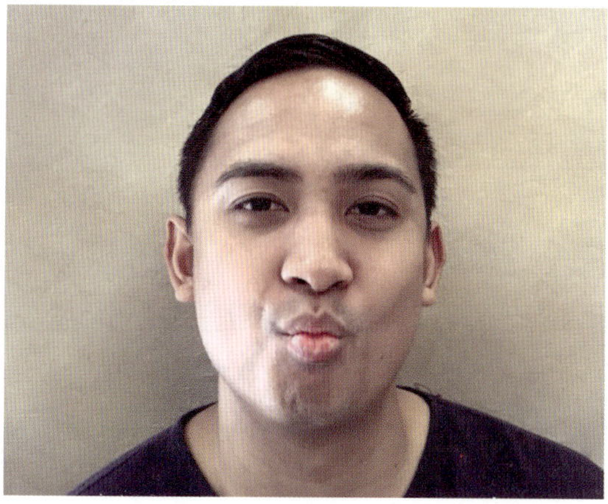

그림 A.22
양쪽 볼근의 기능을 시연한다.

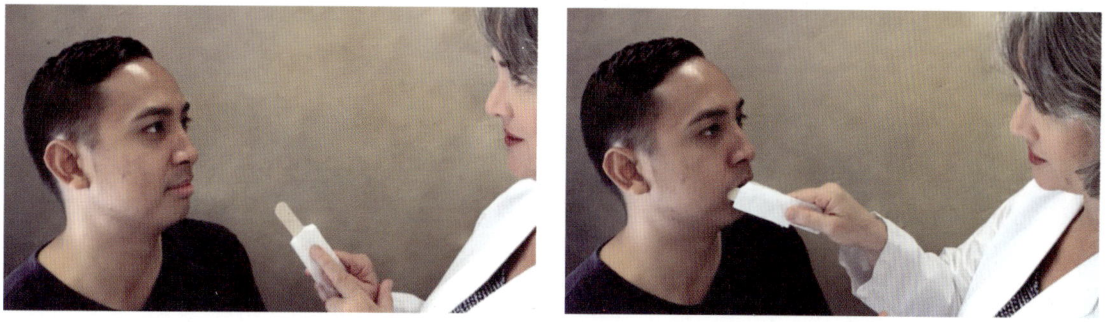

그림 A.23
볼근의 근력을 검사하기 위해 무균 혀 누르개를 환자의 치아와 볼 사이 입속에 넣고, 근육 활동에 저항을 가하기 위해 바깥쪽으로 누른다.

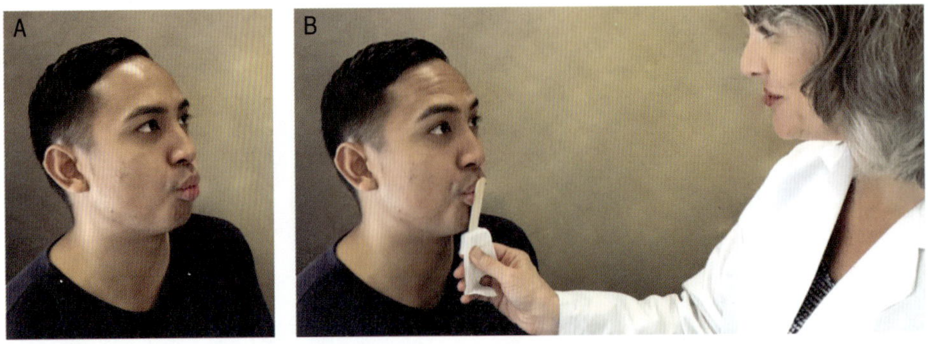

그림 A.24

입둘레근을 검사할 때 검사자가 직접 자신의 입을 내밀고 환자에게 따라하도록 하는 것이 쉽다. A: 능동적인 활동을 보이는 환자, B: 어떠한 약화가 있는지 측정하기 위해 혀 누르개를 이용하여 안쪽으로 저항을 가한다.

입둘레근(Orbicularis oris). 환자가 입술을 오므린 상태에서 혀 누르개를 입술에 대고 있으라고 한다(그림 A.24). 입술이 완전히 닫혀 있는지 대칭적인지를 관찰한다. 혀 누르개의 평편한 면으로 윗입술과 아랫입술을 다 덮어 입 안쪽으로 저항을 준다. 정상적인 근력이면 쉽게 수축하고 혀 누르개의 저항에 버텨낸다.

8번 뇌신경, 달팽이신경 검사방법

HOW TO TEST CN VIII, COCHLEAR NERVE

선별검사

청각상실이나 이명이 있는지, 귀가 꽉 찬 느낌이 있는지를 물어본다. 예를 들어, 사람들로 붐비는 방 또는 고주파 대 저주파에서 소리의 차이가 있는지 물어본다. 청력상실을 선별검사하기 위해 환자 양쪽 귀 근처에 검사자의 손을 댄다. 교대로 검사자는 엄지와 검지를 문질러, 환자에게 다른 쪽보다 더 크게 소리 들리는 쪽이 있는지 물어본다.

관찰

속귀길(IAC) 내에서 해부학적으로 가깝기 때문에 얼굴 7번 뇌신경 또는 안뜰 8번 뇌신경에 대한 소견이 있는 경우 달팽이신경(cochlear 8번 뇌신경)에 대해서 항상 선별검사를 한다.

검사

린네 검사와 웨버 검사(Rinne and Weber tests)는 소리전도(sound conduction)와 공기전도(air conduction)를 비교해 한쪽의 청각상실을 선별하기 위해 함께 사용된다. 비정상적인 소견이 나오면 청력검사 의뢰를 해야 한다. 정상 결과가 나오더라도 양쪽 청력검사의 가능성은 여전히 있어 중요하다. 전도는 바깥귀와 가운데귀 내에서 발생하고, 이는 유스타키오관(eustachian tubes)을 통해 바깥귀길로 연장된다. 한번 음파가 속귀의 달팽이관 내에서 신경신호로 전환되면 전도는 종결된다. 린네 검사는 한쪽 귀에 따로 실시하며, 웨버 검사는 머리 중앙에 대고 시행한다. 두 검사로부터의 소견은 전도성에 따른 신경손상으로 나타낸다.

린네 검사 Rinne test

소리굽쇠(tuning fork)를 쳐서(512Hz) 아직 진동이 남아 있는 소리굽쇠를 환자의 꼭지돌기(mastoid process)에 갖다 댄다(그림 A.25A). 환자에게 소리가 더 이상 들리지 않을 때를 알려달라고 요청하고 그 이후 바깥귀길의 바깥쪽으로 소리굽쇠를 이동시킨다. 정상으로 나온 경우 환자는 여전히 소리를 들을 수 있어야 하는데 이는 뼈전도(BC)와 같거나 더 큰 공기전도(AC) 청력을 나타낸다(AC>BC). 비정상인 경우 전도 상실(말초신경 차단)을 나타내어 BC가 AC보다 더 커지는데, 이는 환자는 소리굽쇠를 뼈에 갖다 대었을 때와 마찬가지로 공기 중에서도 듣지 못함을 의미한다.

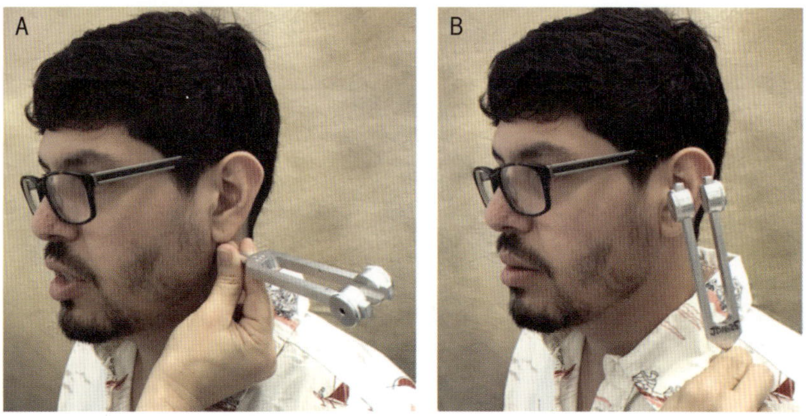

그림 A.25 린네 검사

A: 소리굽쇠를 치고 나서 환자가 더 이상 소리를 들을 수 없을 때까지 소리굽쇠를 꼭지돌기에 갖다 댄다. B: 소리굽쇠를 바깥쪽 귀로 옮긴다. 정상인 경우 환자는 소리굽쇠의 소리를 또 들을 수 있다.

웨버 검사 Weber test

소리굽쇠를 치고(256Hz) 환자의 머리 정중선 꼭대기에 소리굽쇠를 갖다 댄다(그림 A.26). 환자에게 어느 쪽이 더 소리가 큰지 물어본다. 정상 소견인 경우 양쪽이 동일하게 들릴 것이다. 한쪽 귀에서 소리가 더 크게 느껴지면 이는 한쪽이 편향되었다고 한다. 즉, 이 검사 시 뼈전도가 공기전도보다 더 컸다면(BC>AC), 달팽이 바닥막(cochlear basilar membrane)에서 음파 진동을 감지하고 청각을 처리하기 위해 신경신호를 보내기 때문에 그 쪽 신경기능은 정상이라고 본다.

검사결과를 합치는 것은 더 복잡한데 이는 표 A.2에 설명하였다. 만약 환자가 두 검사 모두 정상 소견을 보인다면 이 환자는 한쪽 청각손실이라고 보기 어렵다. 만약에 린네 검사가 비정상이고(BC>AC)이고 웨버 검사 편향도 같은 귀에서 나타났다면 이 환자는 전도상실을 가진 확률이 높다. 외부의 어떠한 소음 없는 상태에서의 큰 소리는 속귀 신호를 통해 들어오기 때문이다. 만약 린네 검사가 정상이고 웨버 검사

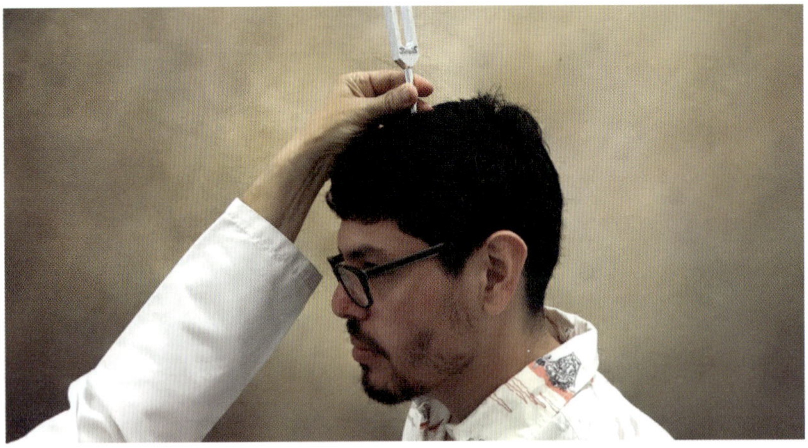

그림 A.26 웨버 검사

표 A.2 린네 검사와 웨버 검사 - 소견에 대한 해석

웨버 검사 소견	웨버 검사 결과	이론적 근거
중심화	한쪽 청각상실이 발견되지 않음	모든 검사가 정상임
전도상실 쪽으로의 편측화	편측화된 귀에서의 전도상실	외부의 어떤 소음이 없이도 큰 소리는 속귀 신호를 통해서만 들어오기 때문이다.
정상 청각 쪽으로의 편측화	비편측화된 귀에서의 감각신경 상실	오직 정상 귀에서만 소리굽쇠의 진동 소리를 받을 수 있기 때문이다.

참고: 비정상 소견인 경우 청력검사를 의뢰해 봐야 한다. 정상 소견이라도 양쪽 청각손실일 수 있다.

에서의 편향도 같은 쪽 정상 귀에서 나타난다면 이는 감각신경난청이 나타나는데, 정상 쪽 귀에서만 소리굽쇠의 진동소리를 받을 수 있기 때문이다.

8번 뇌신경, 안뜰신경 검사방법

HOW TO TEST CN VIII, VESTIBULAR NERVE

선별검사

환자에게 현기증(핑 도는 느낌), 균형을 잃는 느낌 또는 위치가 바뀔 때 메스꺼움이 있는지 물어본다. 현기증이 지속적인지 간헐적으로 있는지 관련된 청각손실과 관련 여부도 더 살펴본다.

관찰

급성 안뜰 소실은 눈떨림(nystagmus) 또는 갈짓자걸음(staggering gait)을 발생시키는 심각한 어지러움 또는 현기증을 초래한다. 어지러움은 현기증, 실신전(presyncope), 불안정함(unsteadiness), 비특이성 어지러움 이 네 가지 유형으로 나뉠 수 있다. 앞아래대뇌동맥(AICA) 영역 내 경색으로 인해 뒤대뇌 순환에서 공유 혈액 공급이 중단되면 청각에도 영향을 줄 수 있고 일시적인 어지러움도 유발시킬 수 있다. 이런 환자는 뇌졸중의 발생 위험성이 매우 높다. 급성 안뜰증후군(AVS)은 전형적으로 메스꺼움 또는 구토를 하고 24시간 이상 계속해서 머리 움직임을 참을 수 없는 것과 같은 증상과 관련 있다. 이러한 환자는 보통 이와 관련된 증상 때문에 응급실에 입원해 있다. 안뜰증후군은 바이러스성 또는 비바이러스성(post-virus in natural)으로 보이는 안뜰신경염(vestibular neuritis) 때문으로 추정되는데 중추성 현기증으로 다발성 경화증, 뇌줄기와 혀혈성 뇌졸중 때문일 수도 있다. 일차 진료에서 나타나는 대부분의 안뜰장애는 미묘한 임상증상을 나타내어 특수한 검사를 통해서만 뚜렷한 반응을 보인다.

검사

머리충동검사(head thrust test)는 수평 두부충동검사(horizontal head impulse test, h-HIT)라고도 하며, 수평 세반고리뼈관(semicircular canal)의 안뜰눈반사(VOR)를 측정한다. 검사자와 환자는 서로 마주보고 앉는다(그림 A.27A). 환자의 머리를 30° 정도 굽혀서 반고리관이 수평면에 놓이게 하여 반고리관의 꼭대기가 자극되도록 한다(그림 A.27B). 환자에게 검사자가 머리를 거의 15~25° 로 한쪽으로 빨리 이동하는 동안 계속 코를 보고 있으라고 한다(그림 A.28). 정상 안뜰눈반사 기능은 머리의 움직임과 반대 방향으로 눈의 움직임이 유발되는데, 이는 망막중심오목(fovea)에 상이 맺히도록 정확한 각도를 유지하게 한다. 임상적으로 눈이 고정된 것처럼 보인다. 비정상 소견에서의 안뜰눈반사는 머리 반대 반향으로 눈을 정확하게 움직이지 않기 때문에 눈이 움직이는 것으로 보인다. 임상적으로 이러한 현상은 안뜰눈반사 기능 저하에서 흔히 볼 수 있는데, 머리의 움직임이 끝난 지점에서 환자의 시선이 중심 표적(코)에서 벗어나 있는 동안 정중선에 돌아오기 위해 교정된 눈의 신속운동을 빠르게 만들어낸다. 교정된 신속운동(corrective saccades)이 안뜰 기능 저하와 함께 발생되는 이유는 정상쪽의 억제[억제차단(inhibitory cutoff)]는 머리 움직임에 대한 진폭을 부호화하는데 있어서 기능저하 쪽에서 상실된 자극보다는 덜 효과적이기 때문이다.

HINTS 검사는 세 가지 수행력을 검사하는 것이며 급성 안뜰증후군을 중추성인지 말초성인지 빠르게 구분하기 위해 응급실에서 사용할 수 있다. HINTS 검사는 현기증이 24시간 이상 또는 지속적으로 발생될 때에만 유용하다. 이 검사가 유용하기는 하지만 MRI는 여전히 말초성인지 중추성인지 차이를 밝혀주는 기준이 된다. 이 검사의 머리글자에서 알 수 있듯이 이 검사는 세 개로 구성되어 있는데, 즉 머리 충격검사(head impulse test, HI), 눈떨림(nystagmus) 관찰(N), 휘어진 편위(skew deviation) 검사(TS)가 있다.

HINTS의 수행

1. 결과 해석은 급성 안뜰증후군이 동반된 환자에게서 비정상적인 안뜰눈반사(양성 HI)를 보이면 안뜰계의 말초 병변 또는 앞아래대뇌동맥 경색을 나타낸다. 반면, 급성 안뜰증후군을 가진 환자가 정상 반응을 보일 때 대부분 뇌졸중과 관련이 있다.

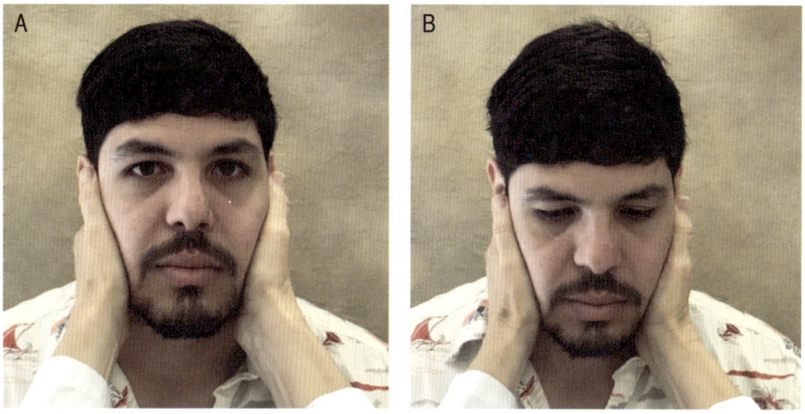

그림 A.27 머리충동 기법을 실시하기 위한 준비

A: 환자는 검사자를 마주보고 앉아 있고 검사자는 환자의 머리를 고정해서 잡는다. B: 수평 반고리관이 횡단면 내에 위치하도록 머리를 30° 정도 아래로 기울인다.

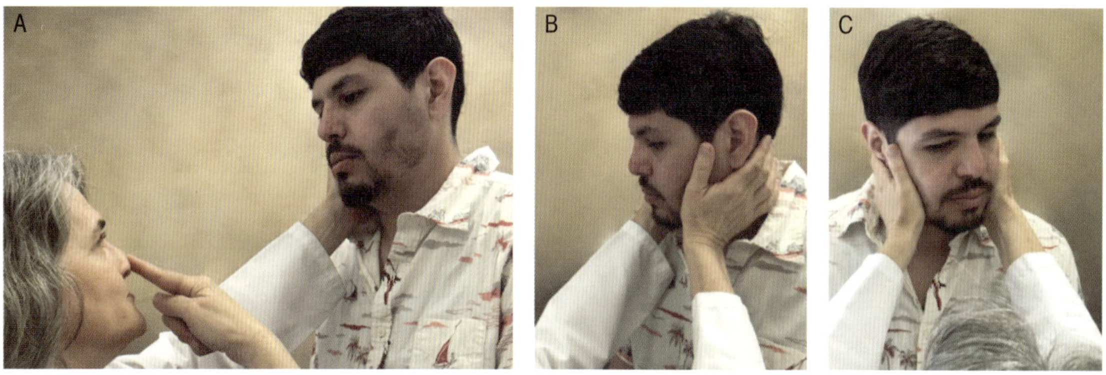

그림 A.28

A: 머리충동 기법. B, C: 각 방향으로 환자의 머리를 빠르게 돌리는 동안 환자가 자신의 코를 계속해서 보도록 지시한다.

2. 눈떨림을 관찰하기 위해 환자의 가쪽 눈 움직임을 주의 깊게 살펴본다. 측면 주시에서 방향 전환 눈떨림은 주로 중추성 병인일 가능성이 높다.
3. 마지막으로 교대 가림 검사는 눈의 수직 편차를 평가하기 위해 사용될 수 있다. 이석(otolithic)이 균일하게 들어가지 않을 때는 눈의 수직 불균형과 같은 스큐(S) 편위가 나타난다.

9번 뇌신경, 혀인두신경 검사방법

HOW TO TEST CN IX, GLOSSOPHARYNGEAL NERVE

선별검사

9번과 10번 뇌신경은 보통 함께 평가한다. 두 뇌신경 모두 감각과 운동이 섞여 있으며 목정맥구멍(jugular foramen)을 통해 나란히 뇌줄기에서 빠져나가므로 많은 기능들이 겹쳐 종종 동시에 손상을 입는다.

관찰

입천장을 살펴볼 때 양쪽이 대칭적으로 보여야 한다. 즉 목젖은 중앙에 위치해야 한다. 그리고 환자가 "아~" 외칠 때 입천장이 올라가야 한다.

검사

9번 뇌신경을 평가할 때 10번에서 12번 뇌신경도 함께 평가하고, 호너증후군(Horner's syndrome)인지 살피기 위해 동공도 확인한다. 펜라이트로 입안을 비추어 혀 누르개로 혀를 아래로 부드럽게 누르는 동안 환자가 "아~"라고 외치도록 한다(그림 A.29). 환자가 "아~"라고 외칠 때 입천장이 반드시 올라가고 뒤쪽으로 이동하는지 입천장을 살펴본다. 필요하다면 구역반사(gag reflex)를 발생시키기 위해 입천장을 부드럽게 붓질해 본다. 구역반사는 양쪽 뒤 인두벽 검사이다. 구역반사는 의식이 없는 환자 또는 뇌줄기 병리 혹은 삼킴장애를 가진 환자에 한해서 검사한다.

10번 뇌신경, 미주신경 검사방법

HOW TO TEST CN X, VAGUS NERVE

관찰

10번 뇌신경을 명확히 관찰할 수 있는 별도의 소견은 존재하지 않는다. 9번 뇌신경을 검사하는 것과 같이 환자가 말하는 동안 쉰 목소리, 속삭임, 콧소리를 들어본다. 입천장을 관찰할 때 양쪽은 대칭으로 보여야 하고 입천장혀활은 환자가 "아~"라고 외칠 때 올라가야 한다.

선별검사

9번과 10번 뇌신경은 필요에 따라 보통 함께 평가한다. 이들 뇌신경은 목정맥구멍(jugular foramen)을 통해 나란히 뇌줄기에서 빠져나가므로 많은 기능들이 겹쳐서 종종 같이 손상을 입는다.

검사

펜라이트로 입안을 비추고 혀 누르개로 혀를 아래로 부드럽게 누르고 환자에게 "아~"라고 외치도록 한다(그림 A.29). 입천장혀활을 관찰하는데 환자가 "아~"라고 외칠 때 입천장혀활은 반드시 올라가고 뒤쪽으로 이동해야 한다. 입천장을 부드럽게 붓질하면 구역반사가 발생된다. 만약 이 반사를 검사하는 것이 필

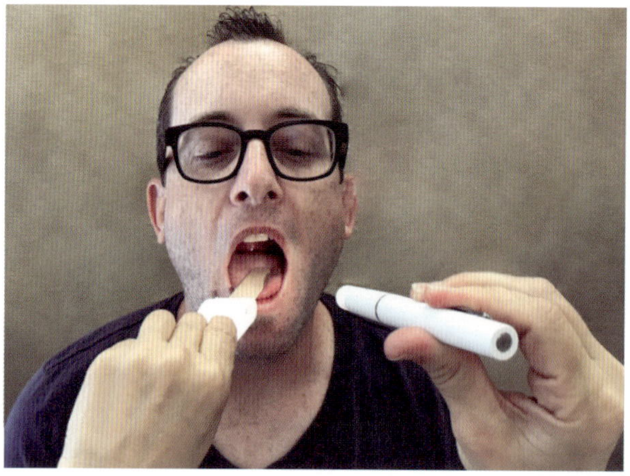

그림 A.29
발성하는 동안 입천장이 올라가는지를 확인하기 위해 목구멍 뒤쪽을 살핀다.

요하다면 검사하기 전에 환자에게 미리 알려준다. 눈심장반사(oculocardiac reflex)는 미주신경에 의해 조절된다. 눈을 감은 상태에서 눈에 부드럽게 압력을 가하면 심장박동은 느려지지만 세징후(triad)의 한 부분으로 메스꺼움과 실신을 초래할 수도 있다.

11번 뇌신경, 척수더부신경 검사방법

HOW TO TEST CN XI, SPINAL ACCESSORY NERVE

관찰

목빗근의 크기와 윤곽을 관찰한다. 또한 어깨의 윤곽을 보고 어깨가 내려가 있는지 본다.

선별검사

환자에게 머리나 어깨를 움직이는 것이 힘이 없거나 어렵지 않은지 질문해 본다.

검사

위등세모근을 검사하기 위해 검사자는 환자의 양쪽 어깨에 손을 올리고 수동으로 양쪽 어깨를 올려서 움직임 상실이 있는지 살핀다. 어깨를 제자리로 돌아가도록 하고, 환자에게 그 동작을 반복하도록 요청한다. 이 동작 시 어떠한 비대칭이나 어려움이 있는지 살핀다(그림 A.30A). 이 근육이 강하면 이 동작을 할 때 쉽게 움직일 수 있다. 정상 근력을 검사하기 위해 환자에게 "버티세요, 움직이지 마세요." 등을 지시하면서 양 어깨를 아래쪽으로 당겨 움직이지 못하게 한다. 목빗근을 평가하기 위해 환자에게 양쪽으로 머리를 돌리라고 한다. 만약 쉽게 머리를 돌리면 손으로 저항을 가한다. 근육 힘이 정상이면 수동 저항을 견딜 수 있다. 이를 검사하기 위해 검사자는 손바닥으로 환자의 이마를 부드럽게 밀면서 환자에게 움직임에 버티라고 요청한다(그림 A.30B). 그리고 나서 검사자는 환자에게 머리를 오른쪽으로 돌리라고 하고 오

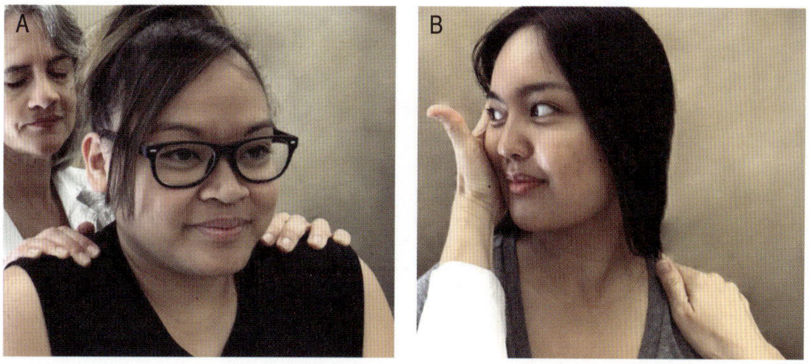

그림 A.30 11번 뇌신경 검사
A: 위등세모근의 근력을 검사하기 위해 아래 방향으로 저항을 가할 때 환자는 어깨를 으쓱한다. B: 왼쪽 목빗근을 검사하기 위해 머리를 돌린 상태에서 오른쪽으로 손으로 저항을 가한다.

른쪽으로의 움직임에 부드럽게 저항을 가하여 왼쪽 목빗근을 평가한다. 그 다음 환자에게 왼쪽으로 머리를 돌리라고 하고 검사자는 반복해서 반대 방향으로 저항을 가하여 검사한다.

12번 뇌신경, 혀밑신경 검사방법

HOW TO TEST CN XII, HYPOGLOSSAL NERVE

관찰

내재근의 신경지배 상실 또는 근섬유다발수축(fasciculations)(휴식 근육 조직의 자발적인 탈분극으로 인한 작고, 국소적인 불수의 움직임)으로 인한 위축과 관련된 아래운동 소견을 확인하기 위해 혀를 관찰한다.

선별검사

환자가 먹고 마실 때 어떠한 어려움이 있는지 물어본다.

검사

혀는 반드시 힘이 강해야 하고 대칭적인 기능적 힘에 대칭적으로 버틸 수 있어야 한다. 환자에게 혀를 세 번 내밀라고 요청한다(그림 A.31). 정상적으로 턱끝혀근(genioglossus)이 기능을 하면 중앙선에서 어떠한 방향으로도 치우치지 않고 똑바로 움직인다. 약한 턱끝혀근은 돌출과 함께 약한 쪽으로 혀가 편위되는데, 그 이유는 더 강한 반대쪽의 턱끝혀근만 단독으로 당기기 때문이다.

혀의 다른 근육 기능을 검사하기 위해 양쪽의 혀를 각각 혀 누르개를 이용하여 양쪽 혀 옆을 부드럽게 누르고 환자에게 버티라고 한다. 양쪽 방향으로 저항을 가하여 혀의 상대적인 근력을 측정한다. 또 다른 방법은 환자에게 한쪽 볼을 혀로 강하게 밀라고 한다. 정상 혀는 검사자가 어느 쪽 볼이든 각각 미는 저항을 이겨낼 만큼 강하다(그림 A.32). 턱끝혀근을 제외한 모든 혀 근육의 약화는 혀가 손상된 쪽으로 움직이지 못하게 된다.

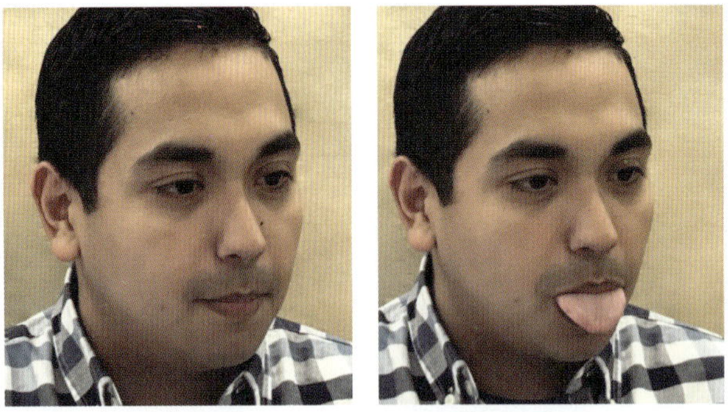

그림 A.31 혀 내밀기 검사

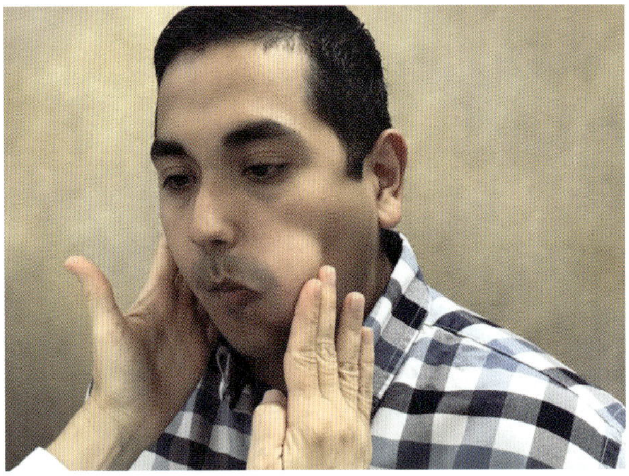

그림 A.32
입안의 음식물을 제거하는 근육 기능 평가. 정상 혀는 손의 저항에 쉽게 버틸 수 있다.

용어해설

GLOSSARY

abducens (VI) nerve[갓돌림(6번)신경]: 뇌신경; 가쪽곧은근을 신경지배하는 축삭

abducens nucleus(갓돌림신경핵): 가쪽곧은근 운동신경세포와 핵사이신경세포를 포함; 다리뇌에 위치

accessory cuneate nucleus(덧쐐기다발핵): 위쪽 몸통, 팔 그리고 목의 몸감각 정보를 소뇌에 중개함; 숨뇌에 위치

accessory (XI) nerve[더부(11번)신경]: 목빗근과 위등세모근을 신경지배하는 뇌신경

accessory optic system(보조시각시스템): 눈 움직임을 조절하기 위해 시각 정보를 뇌줄기로 보냄

accommodation-convergence reaction(조절-눈모음반응): 가까운 곳을 보기 위해 눈에서 일어나는 복잡한 반응으로 (1) 렌즈의 굴곡을 증가시키고, (2) 동공을 수축시키며, (3) 눈을 동시에 가운데로 모으는 동작을 함

accommodation reflex(조절반사): 가까운 곳을 보는 동안 일어나는 렌즈 굴곡의 증가

acetylcholine(아세틸콜린): 운동신경세포, 바닥핵과 다리다리뇌핵과 같은 여러 신경핵과 운동신경세포에서 사용되는 신경전달물질

acetylcholinesterase(아세틸콜린에스테라아제): 아세틸콜린을 비활성화시키는 효소

acousticomotor function(청각운동기능): 소리의 방향을 인식하는 것과 같이 소리에 의해 유발되거나 조절되는 운동 행위적 반응

adrenergic(아드레날린성): 신경전달물질 또는 신경조절물질로 아드레날린을 사용하는 신경세포

adhesion(유착): 정상적으로 분리된 두 개의 표면이 합쳐지는 것으로 상처 치유 또는 일부 병리적 과정에서 나타남

afferent(들신경): 특정 구조를 향해 정보를 전송하는 축삭; 들신경은 감각과 동의어는 아니며, 감각은 수용기막(예: 신체 표면 또는 망막)으로부터 정보를 처리하는 것과 관련됨을 의미

airway protective reflex(기도보호반사): 액체와 음식물이 기도로 들어가는 것을 방지하기 위해 후두를 닫음

akinesia(운동불능증): 수의적인 움직임을 시작하지 못하는 장애

alar plate(날개판): 척수와 뇌줄기의 감각핵이 발생되는 신경상피의 등쪽 부분

allocortex(부등겉질): 6개보다는 적은 여러 층을 가진 대뇌겉질

alveus(해마백색판): 해마체를 덮은 말이집 축삭의 얇은 막; 즉 해마와 해마이행부 내 피라미드 신경세포의 축삭

Alzheimer disease(알츠하이머병): 노년 치매

amacrine cells(무축삭세포): 망막 사이신경세포

amygdala(편도): 감정과 그에 따른 행위표현에 결정적인 역할을 하는 끝뇌 구조물; 편도는 바닥가쪽, 중앙, 겉질안쪽의 세 부분으로 구성됨

amygdaloid nuclear complex(편도핵복합체): 편도의 다른 이름

anastomosis(문합): 동맥이 서로 연결된 망

aneurysm(동맥류): 약해진 동맥벽으로 인해 동맥의 한 부분이 비정상적으로 부풀어 오름

angiogram(혈관조영상): 혈관 구조의 방사능 영상

anosmia(후각상실증): 후각의 상실

ansa lenticularis(렌즈고리): 안쪽창백핵의 출력 신경로; 축삭은 시상 내에서 종결

anterior(앞쪽): 배쪽(ventral)의 동의어

anterior cerebral artery(앞대뇌동맥): 안쪽 이마엽과 심부 구조 아래에 혈액을 공급함

anterior choroidal artery(앞맥락동맥): 가쪽뇌실 내의 맥락얼기와 여러 심부 구조에 혈액을 공급함

anterior cingulate gyrus(앞쪽띠이랑): 감정에 있어서 중요한 띠이랑의 부분; 고통스러운 자극을 경험하는 동안 활성화됨; 바닥핵 둘레회로의 주요 표적

anterior circulation(앞쪽 순환): 속목동맥에 의해 제공되는 동맥혈 공급

anterior commissure(앞맞교차): 앞쪽 관자엽과 뇌의 양쪽에 위치한 후각구조를 서로 연결하는 신경로

anterior communicating artery(앞교통동맥): 뇌 양쪽의 앞대뇌동맥을 서로 연결함; 윌리스 고리의 한 부분

anterior inferior cerebellar artery, AICA(앞아래쪽소뇌동맥): 꼬리쪽 다리뇌와 소뇌 일부분에 혈액을 공급함

anterior limb of the internal capsule(속섬유막의 앞다리): 꼬리핵과 조가비핵의 앞쪽 부분 사이의 겉질밑 신경로; 시상의 입쪽

anterior lobe of the pituitary gland(뇌하수체 앞엽): 말초 내 다양한 표적샘을 조절하기 위해 호르몬을 분비하는 상피세포를 포함

anterior nucleus of the thalamus(시상의 앞핵): 유두시상로로부터 입력을 받고 띠이랑으로 투사함

anterior olfactory nucleus(앞쪽후각핵): 후각핵으로부터 중추신경계의 다른 부분까지 정보를 중개함

anterior perforated substance(앞관통질): 앞대뇌동맥과 중간대뇌동맥(렌즈줄무늬체동맥) 가지가 관통하고 심부 구조에 혈액을 공급하는 앞뇌의 바닥 부분

anterior spinal arteries(앞척수동맥): 척수의 앞쪽 1/2에 혈액을 공급하는 척추동맥의 가지; 척수의 배쪽고랑 안에 위치함; 또한 뿌리동맥으로부터 동맥혈액을 받음

anterior temporal lobe(앞쪽관자엽): 감정에 관여, 특히 불안한 감정에 관여함

anterior thalamic nuclei(앞쪽시상핵): 학습과 기억의 측면에 관여함; 유두체의 주요 표적

anterograde(선행, 앞방향): 신경세포가 세포체에서 벗어나 축삭종말로 향함; 보통 변성의 패턴(왈러 변성) 또는 축삭이동과 관련됨

anterograde amnesia(사건후기억상실): 새로운 사건을 기억하지 못함

anterolateral system(앞가쪽계): 통증, 온도, 가려움과 관련된 척수신경로; 척수시상로, 척수중간뇌로(척수덮개로), 척수그물로를 포함

anteroventral cochlear nucleus(앞배쪽달팽이핵): 수평면에서 소리의 위치를 파악하는데 중요한 달팽이핵의 부분; 숨뇌의 입쪽에 위치함

antidiuretic hormone(항이뇨호르몬): 뇌하수체뒤엽에서 분비되는 호르몬; 오줌을 농축하기 위해 콩팥에 작용함

aphasia(실어증, 언어상실증): 언어장애; 자신이 읽고 쓰고 자신의 의도를 말하는 능력의 감소가 특징임

apraxia(실행증, 행위상실증): 움직임을 수행할 수 있는 근수축 능력을 가지고 있어도 지시하는 움직임이나 이미 학습한 움직임을 수행하지 못함

aortic arch(대동맥활): 동맥혈의 압력을 감지하는 곳

arachnoid granulation(거미막과립): 거미막밑공간에서 순환계까지의 흐름을 위한 뇌척수액의 단일 방향 밸브

arachnoid mater(거미막): 뇌척수막의 중간층

arachnoid villi(거미막융모): 거미막과립 참조

arbor vitae(소뇌나무): 소뇌 시상단면의 백색질에서 나타남

archicortex(원시겉질): 3층의 원시겉질; 해마체에 일차적으로 존재함

arcuate nucleus(활꼴핵): 신경내분비계 및 먹기의 조절에서 중요한 역할을 하는 시상하부핵

area 3a(3a 영역): 브로드만의 세포구축 영역으로 균형감각을 포함한 근육수용기로부터의 정보를 받는 일차몸감각 겉질의 부분

area postrema(맨아래구역): 혈액-뇌장벽이 존재하지 않는 꼬리쪽 숨뇌의 부분; 혈액-매개 독소를 감지하고 구역질을 조절하는데 중요한 역할을 함

Argyll Robertson pupil(아가일로버트슨동공): 동공의 직경이 줄어들고 동공이 빛에 반응하지 않지만 조절 시 수축되는 동공 징후; 신경매독과 관련 있음

ascending pathway(오름신경로): 중추신경계의 낮은 수준에서 높은 수준으로 정보를 전달하는 신경로; 일반적으로 척수와 뇌줄기의 몸감각 신경로를 설명할 때 사용함

association cortex(연합겉질): 기본적인 자극 처리 또는 근수축의 조절에 관여하지는 않지만 다양한 정신적 처리에 기여하는 겉질 영역

associative loop (of basal ganglia)[(바닥핵의) 연합회로]: 이마엽, 마루엽, 관자엽의 연합겉질로부터 일차적으로 입력을 받고 이마앞겉질과 운동앞겉질로 투사하는 바닥핵 회로

astrocytes(별아교세포): 발달 과정 동안의 축삭 길잡이와 혈액-뇌장벽의 유지를 포함한 다양한 지지 기능을 담당하는 아교세포

ataxia(실조증, 조화운동못함증): 비형동적이고 매우 부정확한 움직임, 일반적으로 소뇌 손상과 관련됨

athetosis(무정위운동증, 느린비틀림운동증): 느리고 비틀린 불수의적 움직임

autism spectrum disorder(자폐스펙트럼장애): 사회성의 결함, 언어 및 비언어적인 의사소통장애, 전형적인 행위 패턴을 보이는 상태

autonomic motor column(자율운동기둥): 척수와 뇌줄기 내 입꼬리쪽 기둥 속 교감 및 부교감신경절이전신경세포의 형태

axial muscles(축근육): 몸 정중선에 가까이 위치한 근육들로 목과 등을 조절

axon(축삭): 활동전위 형태로 부호화된 정보를 전달하는데 특수화된 신경세포의 한 부분

axon terminal(축삭종말): 시냅스의 시냅스이전 구성요소; 이곳에서 신경전달물질이 방출됨

β-endorphin(베타-엔돌핀): 큰 펩티드인 프로오피오멜라노코르틴(proopiomelanocortin)에서 유래되어 형성된 내인성 아편제; 아편성 진통에 중요한 역할을 함

Babinski's sign(바빈스키징후): 발의 가쪽 부분을 긁고 난 뒤 발가락 아래 둥근 부분을 긁었을 때(발가락은 제외) 나타나는 엄지발가락 폄 반응(발등굽힘이라고도 함); 이러한 반응은 성인에서 겉질척수로의 손상과 관련하여 나타나며, 어린 아이는 2세까지 이러한 반응이 정상임

ballistic movement(탄도적 움직임): 초기 매우 빠른 속도를 가진 움직임

baroreceptor(압력수용기): 혈압수용기

basal cells(바닥세포): 줄기세포를 통해 미각수용기세포로 분화되는 세포

basal forebrain(앞뇌바닥): 끝뇌의 배쪽에서 이마엽의 꼬리쪽까지의 부분으로(마이네르트의) 바닥핵을 포함하고 감정 및 후각을 형성함

basal nucleus (of Meynert)[(마이네르트의) 바닥핵]: 신경전달물질로 아세틸콜린을 사용하고 겉질을 통해 광범위하게 투사하는 신경세포를 포함하며 이 신경세포들은 알츠하이머병의 경우 가장 먼저 퇴행되는 신경세포 중에 하나임

basal plate(바닥판): 척수와 뇌줄기의 운동핵을 활성화시키는 배쪽 신경상피의 부분

base (midbrain)[(중간뇌) 바닥]: 중간뇌의 가장 배쪽 부분으로 다리밑동(basis pedunculi)이라 불림

base of the pons(다리뇌의 바닥): 다리뇌의 배쪽 부분으로 다리뇌핵을 일차적으로 포함하고 겉질축삭으로 내려감

basilar artery(뇌바닥동맥): 다리뇌 및 소뇌와 중간뇌의 한 부분에 혈액을 공급함

basilar membrane(바닥막): 소리의 진동에 반응하는 코르티 기관의 요소로 청각 털세포를 자극하는 기계적 변위막

basket neurons(바구니신경세포): 소뇌겉질의 억제성 사이신경세포로 조롱박세포의 세포체에 밀도 있고 강력하게 시냅스 됨

basolateral nuclei (of the amygdala)[(편도의) 바닥가쪽핵]: 감각신경계 및 겉질연합영역으로부터 정보를 받는 편도의 부분

bed nucleus of the stria terminalis(분계섬유줄핵): 편도체의 C자 모양의 요소로 중심핵의 기능과 관련됨

benign positional vertigo(양성체위성현기증): 가장 흔한 형태의 현기증 또는 갑자기 핑 도는 듯한 느낌으로 특정 위치에 머리를 둔 다음 머리를 침대 뒤로 넘어서 빠르게 아래로 위치시키고 난 뒤 이러한 증상이 나타나는지 검사할 수 있음

bilateral control(양쪽조절): 겉질의 양쪽으로부터 뇌신경 또는 척수 운동신경이 투사를 받는 몸 또는 내장 조절의 한 형태로 일반적으로 중복 측정을 제공함. 따라서 하나의 투사가 손상을 입으면 다른 투사가 기본적인 조절을 제공할 수 있음

bilateral projection(양쪽투사): 중추신경계 양쪽으로 축삭을 보내는 한 조직

bilateral temporal visual field defect(양쪽관자시야결손): 양쪽관자반대쪽반맹(bitemporal heteronymous hemianopia) 참조

bipolar morphology(두극 형태): 신경세포 세포체의 다른 쪽으로부터 방출하는 축삭과 같은 한 쌍의 돌기의 특징을 가진 신경세포의 형태인 두극 신경세포

bipolar neurons(두극신경세포): 신경세포의 세 가지 주요 형태 중 하나로 신경세포 세포체의 반대쪽으로부터 방출되는 축삭과 같은 한 쌍의 돌기의 특징을 가짐. 가장 흔한 감각 중개 신경세포

bitemporal heteronymous hemianopia(양쪽관자반대쪽반맹): 말초 시각 상실로 시각교차와 관련된 흔한 병변

blind spot(맹점): 시야에서 안 보이는 부분으로 그곳에는 빛수용기가 존재하지 않는 시각신경의 출구장소로 망막에 대응함

blobs(방울): 일차시각겉질 내 색깔 감각신경세포가 있는 장소로 일차적으로 2층과 3층 내에 존재

blood-brain barrier(혈액-뇌장벽): 혈액매개 물질이 중추신경계로 들어가지 못하게 방지하는 특수 구조 세포

blood-cerebrospinal fluid barrier(혈액뇌척수액장벽): 뇌척수액으로 혈액매개 물질이 들어가지 못하게 방지하는 특수 구조

border zone infarct(경계구역경색): 주요 뇌혈관에 의해 공급되는 말초 경계 구역에 동맥 공급의 상실

border zone(경계구역): 주요 뇌혈관에 의해 공급되는 말초 경계 구역

brachium of inferior colliculus(아래둔덕가지): 아래둔덕에서 안쪽무릎핵까지의 출력 신경로

brachium of superior colliculus(위둔덕가지): 위둔덕에서 망막까지의 입력 신경로

bradycardia(느린맥): 1분에 맥박수가 60회 이하로 느린 심장박동

bradykinesia(운동느림증): 움직임이 느리거나 전혀 없는 운동 질환

brain(뇌): 대뇌반구, 사이뇌, 소뇌 그리고 뇌줄기

brain stem(뇌줄기): 숨뇌, 다리뇌, 중간뇌

branchial arches(인두굽이): 아기미 굽이라고도 알려진 머리와 목의 발달 구역으로 많은 뇌신경들이 인두굽이와 관련하여 발달

branchiomeric(아가미분절): 인두굽이로부터 유래됨

branchiomeric motor column(아가미분절 운동기둥): 인두굽이로부터 발달한 근육을 지배하는 운동신경세포

branchiomeric skeletal motor fibers(아가미분절 뼈대운동섬유): 아가미분절 운동 기둥 참조

Broca's area(브로카영역): 말하기의 발화를 위해 중요한 이마엽 아래쪽의 부분

Brodmann's area(브로드만영역): 다른 판(laminae)과 그 신경세포가 꽉 들어찬 밀도 내에서 신경세포의 크기와 모양에 따른 대뇌겉질의 분할로 코비니안 브로드만이라는 19~20세기 동안 활동한 독일 신경해부학자의 이름에서 명칭을 붙임

Brown-Séquard syndrome(브라운-세카르증후군): 척수의 한쪽 단면과 관련된 증상의 집합으로 같은쪽의 운동기능 상실, 같은쪽의 기계적 감각 상실 그리고 반대쪽 통증, 온도, 간지러운 감각 상실을 포함하며 병변에서 모두 꼬리쪽

bulb(망울): 숨뇌와 다리뇌를 뜻하는 예전 용어로 겉질 투사 신경로를 설명하기 위해 주로 사용(겉질숨뇌로 참조)

C-shaped(C모양): 여러 끝뇌 조직의 모양을 설명

calcarine fissure(새발톱고랑): 일차시각겉질 내, 즉 뒤통수엽에 위치

callosal connection(뇌들보 연결): 뇌들보 신경세포에 의한 연결

callosal neurons(뇌들보 신경세포): 겉질 투사 신경세포의 종류

capillary endothelium(모세혈관내피): 혈액-뇌장벽에 기여하는 뇌 및 척수 내 모세혈관의 안쪽층

carotid circulation(목동맥순환): 안쪽 순환 참조

carotid sinus(목동맥팽대): 혈압-감지 기관

carotid siphon(목동맥사이펀): 속목동맥의 분절

cataplexy(허탈발작): 의식이 있는 상태에서 근긴장의 일과성 상실

cauda equina(말총): 척수분절의 끝에 위치한 척주관 내 척수신경

cauda(꼬리): 어떠한 꼬리 또는 꼬리와 같은 구조 또는 끝이 가늘어짐 또는 길어지는 기관 및 다른 부분의 말단

caudal(꼬리쪽): 꼬리 또는 꼬리뼈 쪽

caudate nucleus(꼬리핵): 바닥핵의 입력핵으로 머리, 몸통, 꼬리로 구성되어 있음

cell body(세포체): 핵이 존재하고 그곳으로부터 축삭과 가지돌기가 방출됨

cell bridges(세포다리): 줄무늬 세포다리 참조

cell stains(세포염색): 신경성 세포체에서 나타나는 방법으로 한 가지 예로 니슬염색을 들 수 있음

central canal(중심관): 척수와 꼬리쪽 숨뇌에 위치한 뇌실계의 한 부분

central nervous system(중추신경계): 머리뼈와 척주 내에 위치한 신경계의 부분

central nucleus (of th amygdala)[(편도의) 중심핵]: 감정이 내장으로 표현되는 중요한 편도 내 핵의 한 부분으로 예를 들어 긴장하면 혈압과 위장관 기능의 변화가 발생함

central sulcus(중심고랑): 이마엽과 마루엽을 분리시킴

central tegmental tract(중심뒤판로): 고립로핵으로부터 시상까지의 오름 미각 투사 및 작은세포적색핵에서부터 아래올리브핵까지의 내림 축삭을 포함

centromedian nucleus(중심정중핵): 이마엽과 줄무늬로의 광범위한 투사를 포함한 시상의 확산 투사 핵

cephalic flexure(머리굽이): 중간뇌 수준에서의 신경축 내 접힘

cerebellar glomerulus(소뇌토리): 소뇌의 기본적인 처리 단위로 하나의 이끼섬유 축삭종말(시냅스이전) 그리고 많은 과립세포 가지돌기와 여러 골지축삭(시냅스이후)으로 구성됨

cerebellar tentorium(소뇌천막): 소뇌 등쪽의 단단한 덮개; 소뇌를 대뇌겉질과 분리하고, 뒤쪽우묵(posterior fossa)을 나타냄

cerebellopontine angle(소뇌다리뇌각): 소뇌가 뇌줄기와 합쳐지는 장소
cerebellothalamic tract(소뇌시상로): 깊은 소뇌핵에서 시상까지의 출력 신경로
cerebellum(소뇌): 마름뇌의 한 부분으로 자동화된 움직임에 중요하다. 또한 복잡한 많은 감각과 인지적인 기능을 자동화하는데 역할을 담당하는 것으로 여겨짐
cerebral angiography(뇌혈관조영술): 뇌혈관 영상을 위한 방사선 기술
cerebral aqueduct (of Sylvius)[(실비안의) 대뇌수도관]: 중간뇌 내 뇌실계의 한 부분
cerebral cortex(대뇌겉질): 끝뇌의 부분; 다양한 감각, 운동, 인지, 감정 그리고 기능의 통합을 위해 중요함
cerebral hemispheres(대뇌반구): 주요한 대뇌 구분
cerebral peduncle(대뇌다리): 중간뇌의 배쪽 부분으로 덮개와 바닥로 행태상 연결됨
cerebral segment (of internal carotid artery)[(속목동맥의) 대뇌분절]: 중간과 앞쪽 대뇌동맥으로의 즉각적인 몸쪽 분지
cerebrocerebellum(대뇌소뇌): 가쪽 소뇌겉질과 치아핵으로 구성됨. 운동계획에 중요함
cerebrospinal fluid(뇌척수액): 뇌실계와 거미막밑공간 내의 물과 같은 액체
cervical(목): 척수의 한 분절로 총 8개가 존재함
cervical flexure(목굽이): 신경계 발달 중에 굽어짐. 중간뇌에 존재하고 성인기에도 지속됨
cervical segment (of internal carotid artery)[(속목동맥의) 목분절]: 속목동맥의 가장 몸쪽 부분으로 목동맥갈림에서부터 머리뼈의 목동맥관으로 가는 입구 지점까지임
cholinergic(콜린성): 신경전달물질로 아세틸콜린을 쓰는 신경세포
chorda tympani nerve(고실끈신경): XII 뇌신경의 분지로 미각 들신경을 전달함
chorea(무도병): 불수의적인 빠르고 불특정한 팔다리 및 몸통의 움직임을 특징으로 하는 움직임 질환
choroid epithelium(맥락상피): 뇌척수액 분비를 위해 특수화된 맥락얼기의 세포
choroid plexus(맥락얼기): 뇌척수액을 분비하는 세포를 포함한 뇌실 내 기관
ciliary ganglion(섬모체신경절): 신경절이후부교감신경세포를 포함하는 말초신경절
ciliary muscle(섬모체근): 렌즈의 굴곡을 증가시키는 안구 내 근육
cingulate cortex(띠겉질): 앞쪽, 중간, 아래 분절로 구성되며, 감정과 움직임 조절에 대한 역할을 포함한 다양한 행위적 기능과 관련 있음
cingulate gyrus(띠이랑): 이마엽과 마루엽를 가로지르는 안쪽 뇌 표면 위의 C자 형태의 이랑
cingulate motor area(띠다발운동영역): 띠이랑 내 위치한 운동앞겉질 영역
cingulum(띠다발): 띠이랑 아래 겉질의 백색질 내 위치한 C자 형태의 신경로
circle of Willis(대뇌동맥고리): 사이뇌 배쪽 표면의 동맥연결
circumventricular organs(뇌실주위기관): 혈액-뇌장벽을 가지고 있지 않은 뇌실표면 근처에 위치한 8개 구조의 모음
cisterna magna(소뇌숨뇌수조): 거미막밑공간의 부분으로 등쪽으로 숨뇌, 꼬리쪽으로는 소뇌로 이어지고 뇌척수액이 모여 있음
cisterns(수조): 뇌척수액이 모여 있는 거미막밑공간의 한 부분
Clarke's nucleus(클라크핵): 뒤척수소뇌로를 통해 같은쪽 소뇌로 투사되는 신경세포를 포함
claustrum(담장): 대뇌섬 아래에 위치한 끝뇌핵
climbing fibers(오름섬유): 소뇌겉질 내 조롱박세포에 시냅스하는 아래올리브핵의 축삭으로 중추신경계 내 가장 강력한 흥분시냅스 중 하나를 형성함
cochlea(달팽이): 듣기를 위한 속귀기관
cochlear apex(달팽이꼭지): 저주파인 음색에 민감한 달팽이의 한 부분
cochlear division (of the vestibulocochlear nerve)[(안뜰달팽이신경의) 달팽이 분지]: 소리에 민감한 뇌신경

cochlear nuclei(달팽이핵): 안뜰달팽이신경의 달팽이 분할의 축삭을 위한 첫 번째 중계 장소로 숨뇌에 위치함

collateral circulation(곁순환): 동맥혈이 중복되어 조직에 공급됨

collateral sulcus(곁고랑): 해마곁이랑을 가쪽 관자엽 구역에서 분리함

colliculi(둔덕): 등쪽 중간뇌 위의 네 가지 조직의 모음으로 위둔덕은 신속눈보기 조절을 위해 중요하고 아래둔덕은 듣기에 중요함

color columns(색깔기둥): 일차시각겉질 내 신경세포들의 집합으로 대체로 2층과 3층에 위치하며 색깔망울(color blobs)이라고도 함

columnar organization (of the cerebral cortex)[(대뇌겉질의) 기둥조직]: 유사한 기능을 담당하는 신경세포의 수직 배열

commissural neurons(맞교차신경세포): 뇌들보를 통해 반대쪽 겉질로 투사되는 축삭을 포함하는 겉질 신경세포의 한 종류

commissure(맞교차): 정중선을 가로지르는 축삭 신경로

computerized tomography(컴퓨터단층촬영술): 조직의 단면을 이미지로 나타내는 기술

conditioned taste aversion(조건부맛기피): 빠르고 매우 강력하게 형성된 개개인이 병이 나게 하는 음식을 피하도록 하는 학습

cone bipolar cells(원뿔두극세포): 원뿔세포에서부터 신경절 신경세포까지 조절신호를 전달하는 망막 사이신경세포의 한 종류

cones(원뿔): 빛파장(즉 색깔)에 민감한 빛수용기 종류 색깔

constrictor muscles of the iris(홍채의 수축근): 동공 수축을 발생시킴

contralateral(반대쪽): 신체의 반대쪽과 관련된 상대적 공간에 대한 용어

contralateral homonymous hemianopia with macular sparing(황반보존 반대쪽 같은쪽반맹): 반대쪽 시야 내 시력상실이 존재하지만 망막중심오목(또는 황반) 시력의 보존되는 시야 결손으로 일차시각겉질의 부분에 영향을 끼치는 시각로 병변과 함께 발생할 수 있음

contralateral homonymous hemianopia(반대쪽 같은쪽반맹): 반대쪽 시야의 시각상실이 특징인 시야 결손으로 시각로, 가쪽무릎핵, 시각부챗살 또는 일차시각겉질에 영향을 끼치는 시각로 병변과 함께 발생할 수 있음. 반대쪽 항목이 반대쪽 같은쪽 반맹보다 위쪽에 위치해야 함

constraint(제한): 어떤 활동을 막거나 수행하도록 확인, 제한 또는 강제된 상태

convolution(이랑): 그 조직 스스로 접힘에 의해 불규칙하고 구불구불하게 튀어나온 부위

cornea(각막): 공막의 투명한 무혈관 부분

corona radiata(대뇌부챗살): 속섬유막 위쪽의 겉질밑 백색질의 부분

coronal(관상면): 절편의 단면 또는 영상의 단면으로 관상봉합에 평행하고 대뇌반구와 사이뇌에서 가로면과 같음

corpus callosum(뇌들보): 두 개의 대뇌반구를 연결하는 맞교차로 입쪽, 무릎, 몸통, 팽대 네 가지의 주요 하위 분절을 포함

corpus striatum(줄무늬체): 꼬리핵, 창백핵 그리고 기댐핵으로 구성된 겉질밑 끝뇌핵으로 보통 줄무늬체와 동의어로 쓰임

cortex(겉질): 신경세포체와 들신경 및 날신경 축삭의 얇은 막

cortical column(겉질기둥): 방사선으로 향한 신경세포의 집합으로 유사한 기능과 해부학적인 연결을 가짐. 대뇌겉질의 기본적 기능적 단위

cortical nucleus (of the amygdala)[(편도의) 겉질핵]: 후각조직으로부터 입력을 받고, 종말줄(stria terminalis)을 통해 시상하부에 투사됨

corticobulbar fibers(겉질숨뇌섬유): 대뇌겉질 내에서 기원하여 뇌줄기로 투사되는 축삭으로 다리뇌와 숨뇌의 뇌신경 운동핵 내에서 일차적으로 종결됨. 특정 핵과 그물체로의 투사는 보통 특정한 용어로 불림(예: 겉질그물체)

corticobulbar tract(겉질숨뇌로): 다리뇌와 숨뇌 내 뇌신경운동핵에서 종결되는 겉질 투사

cortico-cortical association neurons(겉질사이연합신경세포): 같은 쪽 겉질 영역에 투사되는 겉질신경세포

corticofugal(겉질날): 대뇌겉질에서 멀어짐

corticomedial nuclei(겉질안쪽핵): 내장운동조절에 관여하는 편도의 핵

corticopontine pathway(겉질다리신경로): 겉질에서 다리뇌핵까지의 내림 투사로, 대뇌소뇌로의 주요한 입력임

corticoreticular fibers(겉질그물섬유): 겉질의 5층 내 신경세포로부터 기원한 축삭으로 그물체로 투사됨

cortico-recticulo-spinal pathway(겉질–그물–척수신경로): 겉질척수로의 신경세포를 통해 척수로 지나가는 간접 겉질 신경로

corticospinal tract(겉질척수로): 대뇌겉질에서 척수로 투사

cranial & spinal roots(뇌신경과 척수신경 뿌리): 척수와 뇌줄기로 들어가고 나가는 신경

cranial nerve II(2번 뇌신경): 시각신경으로 망막신경절세포의 축삭을 포함. 가쪽무릎핵, 입쪽 중간뇌, 중간뇌–시상 이음의 핵 그리고 시상하부의 주요 표적임

cranial nerve motor nuclei(뇌신경운동핵): 그 축삭이 뇌신경 내 위치한 운동신경세포의 위치

cranial nerves(뇌신경): 축삭을 포함한 감각과 운동신경으로 뇌줄기, 사이뇌, 끝뇌로 들어가고 나감. 척수신경과 유사함

cribriform plate(체판): 벌집뼈의 부분으로 후각상피에서 후각망울로 지나가는 후각신경섬유가 통과하는 작은 구멍을 포함

crude touch(둔한촉각): 비분별촉각의 한 형태로 뒤기둥안쪽섬유띠 신경로 또는 큰 직경의 들신경섬유의 손상으로 후에 나타남. 민말이인 C–섬유 기계수용기에 의해 중재될 수 있음

crus (of the fornix)[(뇌활) 다리]: 납작하게 생긴 뇌활의 뒤쪽 부분

cuneate fascicle(쐐기다발): 뒤뿌리신경절 신경세포의 오름축삭을 포함하는 신경로로 몸통위쪽(T6의 입쪽), 팔, 목, 머리의 뒤쪽을 신경지배하며 기계적 감각을 중개함

cuneate nucleus(쐐기핵): 쐐기다발 내 축삭종말. 즉 신경세포는 시상의 반대쪽 배쪽뒤쪽핵으로 가는 축삭을 투사함. 기계적 감각을 중개함

cuneocerebellar tract(쐐기소뇌로): 가쪽쐐기핵에서부터 소뇌까지의 신경로. 아래소뇌다리를 통해 지나감

cytoarchitecture(세포구축학): 신경세포체의 밀도에 기초한 대뇌겉질의 형태적인 특징

cytochrome oxidase(시토크롬산화효소): 미토콘드리아 효소. 신경세포 대사의 표지

declarative memory(서술기억): 사실에 대한 의식적인 회상과 같은 기억

decussation(교차): 축삭이 정중선을 넘어가는 장소

deep brain stimulation, DBS(깊은뇌자극): 뇌 영역을 전기적으로 자극하기 위해 전극을 사용; 움직임 질환을 치료하기 위해 바닥핵에 가장 많이 사용함

deep cerebellar nuclei(깊은 소뇌핵): 소뇌겉질 아래에 위치한 핵의 모음. 꼭지핵, 중간위치핵(둥근핵과 마개핵으로 구성됨), 치아핵

deep cerebral veins(깊은대뇌정맥): 사이뇌와 뇌줄기 부분의 혈액을 배출하는 정맥

Deiters' nucleus(다이테르스핵): 가쪽안뜰핵. 즉 가쪽안뜰척수로부터 기원함

dendrites(가지돌기): 신경세포에서 수용하는 부분

dentate gyrus(치아이랑): 해마체의 한 구성요소로 후각뇌속겉질로부터 입력을 받고 고유해마(hippocampus proper)로 투사되는 신경세포를 포함

dentate nucleus(치아핵): 깊은 소뇌핵 중의 하나로 가쪽소뇌반구의 출력을 전달함

depression(우울증): 절망적이고 낙담하는 감정의 지속적인 발생을 특징으로 하는 정신질환으로 불량한 집중력, 졸음증 그리고 간혹 자살충동과 관련이 있을 수 있음

dermatome(피부분절): 단일 뒤뿌리 내 감각축삭에 의해 신경지배되는 피부 영역

descending motor pathways(내림운동신경로): 대뇌겉질 또는 뇌줄기에서 척수까지의 연결로 중간구역과 앞뿔로 내려감

descending pain inhibitory system(내림통증억제계): 통증수용기에서부터 뒤뿔을 통해 뇌줄기까지 전달되는 통증정보를 조절하는 신경회로; 일차적으로 솔기핵 내 세로토닌성 신경세포 및 그물체 내 비세로토닌성 신경세포에서 기원하고 척수 뒤뿔에 투사됨

descending projection neurons(내림투사신경세포): 내림신경로를 발생시키는 신경세포

detached retina(망막박리): 색소상피로부터 분리되는 망막의 부분 내의 병리적인 상태

diabetes insipidus(요붕증): 바소프레신(항이뇨호르몬)의 부재로 인해 오줌을 농축을 할 수 없는 콩팥의 상태로 환자는 엄청난 양의 소변을 봄

diencephalon(사이뇌): 이차뇌소포의 하나로 성숙기의 주요 뇌 분할이며 일차적으로 시상 및 시상하부를 포함하고 "뇌의 사이"라는 뜻

diffuse-projecting neurons(확산-투사 신경세포): 여러 겉질 영역으로 넓게 투사되는 시상의 신경세포

diffusion-weighted magnetic resonance imaging(확산-강조 자기공명영상): 자기공명영상의 종류 중 하나로 축삭 방향, 특히 신경로 내 축삭을 구분

direct path(직접경로): 줄무늬에서 창백핵의 안쪽분절까지의 바닥핵을 지나는 신경로로 움직임의 발생을 촉진

disinhibition(탈억제): 억제의 제거로 효과의 순효과는 흥분과 유사함

distal(먼쪽): 몸의 중심 또는 기원으로부터 멀리 위치함. 말단 또는 팔다리 또는 조직의 먼 부분에 구체적으로 적용함

distal muscles(먼쪽근육): 특히 팔꿈치 아래와 같이 팔다리를 지배하는 근육들로 가쪽내림운동신경로에 의해 일차적으로 조절됨

dopamine(도파민): 신경전달물질

dopaminergic(도파민성): 신경전달물질로써 도파민을 사용하는 신경세포

dorsal(등쪽): 등에서 가까움. 뒤쪽(posterior)이라고도 함

dorsal cochlear nucleus(뒤달팽이핵): 다리뇌에 위치한 청각 중계핵으로 일차청각수용기로부터 입력을 받고 반대쪽 아래둔덕으로 투사됨. 소리의 수직적인 위치와 관련 있음

dorsal column nuclei(뒤기둥핵): 쐐기핵과 널판핵으로 뒤기둥 내 기계수용기 축삭으로부터 입력을 받음

dorsal column-medial lemniscal system(뒤기둥안쪽섬유띠로): 기계적 감각에 전체적으로 관련된 신경로, 핵 그리고 겉질 영역(촉각, 진동감각, 압각, 팔다리의 위치 감각)

dorsal columns(뒤기둥): 뒤쪽 척수의 표면에 위치하고 기계수용기의 오름축삭을 포함. 널판다발(또는 신경로)은 다리 및 허리의 수용기로부터 기원한 축삭을 전달함. 반면에 쐐기로는 등, 팔, 목 그리고 머리 뒤쪽의 수용기로부터 기원한 축삭을 전달함

dorsal cortex(of inferior colliculus[(아래둔덕의) 등쪽겉질)]: 아래둔덕 표면의 한 부분

dorsal horn(뒤뿔): 척수 회색질의 1~6층판으로 들어오는 몸감각 정보, 특히 통증, 온도 그리고 가려움을 처리함

dorsal intermediate septum(뒤중간사이막): 쐐기다발과 널판다발을 분리함

dorsal longitudinal fasciculus(뒤세로다발): 시상하부에서 들어오고 나가는 신경로로 뇌실 주위 및 수도관 회색질 내 위치

dorsal median septum(뒤정중사이막): 좌우 이등분으로 뒤기둥을 분할

dorsal motor nucleus of the vagus(미주신경등쪽운동핵): 미주신경(10번 뇌신경)을 지나가는 축삭의 신경절이전 부교감신경세포를 포함하고 숨뇌에 위치함

dorsal raphe nucleus(뒤솔기핵): 입쪽 다리뇌와 꼬리쪽 중간뇌에 위치함. 신경핵 내 대부분의 신경세포는 신경전달물질로 세로토닌을 사용함. 끝뇌와 사이뇌 조직에 광범위하게 투사됨

dorsal root(뒤뿌리): 척수감각뿌리

dorsal root ganglia(뒤뿌리신경절): 머리뒤쪽, 목, 팔다리 그리고 몸통의 피부와 깊은 조직을 신경지배하는 일차감각신경세포의 세포체를 포함

dorsal spinocerebellar tract(뒤척수소뇌로): 소뇌로 가는 같은쪽 신경로로 클라크핵 내에서 기원함

dorsolateral prefrontal cortex(등가쪽 이마앞겉질): 행동의 조직, 작업기억, 다양한 고차원의 정신적인 처리를 위해 중요한 겉질 영역

dorsoventral axis(등배축): 등과 배 사이

dura mater(경질막): 가장 바깥의 단단한 뇌척수막층으로 바깥 뼈막층과 안쪽 뇌척수막층을 포함

dural sinuses(경질막정맥굴): 뇌척수막층 내의 경질막의 관. 이 관을 통해 정맥혈과 뇌척수액이 온몸순환으로 되돌아감

dynorphin(디놀핀): 신경전달물질/신경조절물질

dysarthria(조음장애): 말에 의미는 있으나 말하기 위한 조음이 불량함

dysphagia(삼킴곤란): 삼킴 능력 장애

dysprosody(음률장애): 말하기 시 음조의 변화가 없음

ectoderm(외배엽): 배엽의 가장 바깥층

Edinger-Westphal nucleus(에딩거-웨스트팔핵): 동공의 직경과 렌즈의 굴곡 조절을 위한 민무늬근육을 신경지배하는 신경절이전 부교감신경세포를 포함

efferent(날신경): 특정 조직으로부터 멀리 정보를 전달하는 축삭으로 날신경은 운동(motor)과 동의어가 아니고 근육 또는 샘 기능과 관련된 의미를 지님

eighth cranial nerve (VIII)[8번 뇌신경]: 안뜰달팽이신경으로 듣기를 위한 달팽이와 균형을 위한 안뜰 부분으로 나뉨

electrical synapses(전기적 시냅스): 신경전달물질을 사용하지 않는 신경세포 사이의 신호전달 장소로 보통 이온 및 다른 작거나 중간 크기의 분자가 통과하는 이음부와 관련 있음

emboliform nucleus(마개핵): 깊은 소뇌핵 중 하나로 둥근핵과 함께 중간위치핵을 구성함

encapsulated axon terminals(피막축삭종말): 특정 기계수용기의 종말에 둘러싸인 특수한 조직으로 기계적인 자극에 수용기가 반응, 민감도 및 지속도를 결정하는데 도움을 줌

endocrine hormones(내분비호르몬): 혈액 속 내분비 세포에 의해 방출되는 생물학적 활성화학물로 대사, 성장, 다른 세포적, 신체적 기능을 조절함

endoderm(내배엽): 배아의 가장 안쪽층

endogenous ligand(내인성 리간드): 수용기 단백질을 결합하는 체내 생성 단백질

endolymph(속림프): 막미로를 거의 가득 채우는 액체로 이온성분 내 세포사이액과 유사함. 높은 칼륨 농도와 낮은 나트륨 농도를 가지고 있음

enkephalin(엔케팔린): 신경전달물질

enteric nervous system(창자신경계): 큰창자의 기능을 조절하는 신경계의 부분

enteroendocrine cells(창자내분비세포): 위창자신경로에 위치한 특수한 세포로 위 안의 창자내분비세포는 먹기를 촉진하는 그렐린분비세포를 분비시킴

entorhinal cortex(후각뇌속 겉질): 안쪽 관자엽의 부분이며 해마체로의 주요 입력

ependymal cells(뇌실막세포): 뇌실에 막을 형성하는 상피세포 종류

epiglottis(후두덮개): 삼키는 동안 기관(trachea)으로 액체나 음식이 들어가는 것을 막도록 돕는 후두의 구조

episodic memory(일화기억): 특정한 공간 및 일시적인 상황을 포함하는 사건에 대한 기억

ethmoid bone(벌집뼈): 머리뼈, 즉 후각점막에서 후각망울까지의 경로로 후각축삭이 지나가는 체판을 포함

evaginations(팽출): 하나의 층 또는 부분의 돌출 또는 정상적인 위치로부터 일부 부분과 기관의 튀어 나옴

explicit memory(외재적 기억): 사실에 대한 의식적인 회상으로 서술기억이라고도 함

extended amygdala(확장형 편도): 형태학, 조직화학적 연결의 특징을 공유하는 바닥앞뇌핵의 집합으로 편도의 중심핵 및 종말줄의 분계섬유줄핵을 포함하고 배쪽줄무늬체를 따라 보상 및 물질남용에 참여함

external capsule(바깥섬유막): 조가비핵과 담장 사이의 백색질 구역으로 일차적인 겉질연합섬유를 포함

external nucleus(바깥핵): 동물에서 귀의 반응에 참여하는 아래둔덕의 구성요소로 고양이가 소리가 난 곳으로 귀의 방향을 움직이는 것을 예로 들 수 있음

external segment of the globus pallidus(가쪽창백핵): 시상밑핵으로 투사되는 신경세포를 포함하는 바닥핵의 간접 신경로의 한 부분

extrastriate cortex(줄무늬바깥겉질): 일차(또는 줄무늬)겉질을 제외한 시각겉질 영역

extreme capsule(맨바깥섬유막): 담장과 대뇌섬 사이의 백색질로 일차적으로 겉질 연합섬유를 포함

facial (VII) nerve[얼굴(7번)신경]: 등자근 및 두힘살근뿐만 아니라 얼굴 표정 근육을 신경지배하는 운동신경세포의 축삭을 포함. 다리뇌숨뇌 이음부로부터 빠져나옴

facial colliculus(얼굴신경둔덕): 다리뇌의 뇌실(등쪽) 겉의 표면 기준점으로 얼굴신경과 갓돌림신경의 무릎이 가로놓임

facial motor nucleus(얼굴운동핵): 다리뇌에 위치함. 얼굴표정근, 두힘살근 뒤힘살, 등자근을 신경지배하는 얼굴신경 내를 지나가는 축삭의 운동신경세포를 포함

facial nucleus(얼굴신경핵): 등자근과 두힘살근의 일부분뿐만 아니라 얼굴표정근을 신경지배하는 운동신경세포를 포함. 다리뇌에 위치함

falx cerebri(대뇌낫): 대뇌반구 사이의 경질 덮개로 경질막의 뇌척수막층에서 확장됨

fastigial nucleus(꼭지핵): 깊은 소뇌핵의 하나로 안쪽내림운동신경로로 벌레의 출력을 보냄

fenestration(창냄술): 신체 부위 내 구멍이 있는 상태 또는 어떠한 부위를 보기 위해 구멍을 냄

fenestrated capillaries(창모세혈관): 모세혈관 내에서 주변 조직으로 확산할 수 있는 물질이 통과하는 구멍을 가짐

fimbria(해마술): 뇌활의 한 부분으로 해마체의 부분을 덮음

first lumbar vertebra(첫째 허리척추뼈): 척주관 내 척수꼬리 끝에서 가까운 위치를 나타내는 기준점

fissure(틈새): 겉질표면 내 고랑으로 고랑(sulcus)보다 더 일관된 모양과 깊이를 가짐

flaccid paralysis(이완마비): 근수축이 불가능하고 근긴장의 심각한 상실을 동반함

FLAIR(액체감쇠역전회복): 뇌척수액과 관련된 신호를 억제하는 MRI 박동 빈도. 액체감쇠 역전회복(fluid attenuated inversion recovery)의 약어

flexure(굽이): 중추신경계의 축 내 또는 배아의 축 굽음

flocculonodular lobe(타래결절엽): 눈움직임과 균형과 관련된 소뇌겉질의 부분

flocculus(타래): 타래결절엽을 참조

floor plate(마루판): 발달하는 중추신경계의 배쪽표면으로 발달 중에 척수의 등배쪽 패턴을 구성하는 데 중요한 장소

folia(소뇌이랑): 소뇌겉질의 얇은 접힘

foramen(구멍): 자연적인 구멍 또는 통로로 특히 뼈 속이나 뼈를 통과함

foramen of Magendie(마젠디구멍/정중구멍): 거미막밑공간으로 뇌척수액이 지나갈 수 있는 넷째뇌실 내의 구멍

foramina of Luschka(루쉬카구멍/가쪽구멍): 거미막밑공간으로 뇌척수액이 지나갈 수 있는 넷째뇌실 내의 구멍. 뇌실의 가쪽 오목에 위치함

forebrain(앞뇌/전뇌): 가장 입쪽 일차뇌소포로 끝뇌와 사이뇌로 구분됨

forel's field H2(포렐H2구역): 렌즈다발의 또다른 이름으로 축삭이 안쪽창백핵에서 시상으로 경유해서 지나가는 백색질 구역

form pathway (for vision)[(시각의) 형태신경로]: 시각자극 형태의 특징을 식별하는데 특수화된 회로. 물체를 인식하기 위해 이 신경로의 정보가 사용됨

fornix(뇌활): 해마체로부터의 주요 출력로

fourth ventricle(넷째뇌실): 뇌줄기 내에 위치한 뇌실계의 한 부분으로 소뇌로부터 숨뇌와 다리뇌를 분리함

fovea(망막중심오목): 시력과 가장 관련된 망막의 한 부분으로 원뿔수용기가 유일하게 위치함. 황반의 중심에 위치함

fractionate movements(분리된 움직임): 다른 손가락이나 팔다리 분절과 독립하여 하나의 손가락 또는 팔다리를 움직이는 능력. 종종 개체화라고도 함

fractured somatotopy(몸영역구분): 중추 감각 또는 운동 배열의 특징 중 하나로 부질서한 몸 영역 계획 및 다양한 부위로 나타나는 단일 신체 부분

free nerve ending/bare nerve ending(자유신경종말): 가려움유발인자 뿐만 아니라 유해 자극 및 온도 자극에 민감함

Friedreich's ataxia(프리드리히실조증): 진행성 척수소뇌운동실조를 초래하는 보통염색체 열성질환. 9번 염색체 돌연변이. GAA 삼뉴클레오티드의 확장이 미토콘드리아 단백질인 프라타신을 표현하는 유전자 내 반복됨

frontal(이마쪽): 앞뇌에 가까움

frontal association cortex(이마연합겉질): 가쪽과 안쪽 뇌표면과 눈확표면 위의 운동앞겉질 구역에서 입쪽으로 위치한 주요 연합영역

frontal eye fields(이마쪽안구영역): 눈움직임 조절에 중요한 가쪽 이마엽의 부분

frontal lobe(이마엽): 대뇌반구의 엽 중 하나임

functional localization(기능위치): 특정 기능에 대한 특정 뇌 구역의 구분

functional magnetic resonance imaging, fMRI(기능자기공명영상): 자기공명영상의 한 형태로 신경세포 활성과 관련된 혈액산소공급을 관찰할 수 있음

functional neuroanatomy(기능신경해부학): 특정 과제를 달성하기 위해 협력하는 신경계의 여러 부분을 조사함

GABA(가바): γ-아미노부티르산. 중추신경계 내 주요 억제성 신경전달물질

gag reflex(구역반사): 뒤쪽 구강 자극에 반응하는 인두근의 전형적인 수축. 들신경팔은 혀인두신경이고, 날신경팔은 일차적으로 미주신경

ganglion(신경절): 중추신경계 바깥 신경세포체의 집합

ganglion cell layer(신경절세포층): 망막 세포층의 가장 안쪽으로 신경절세포의 세포체를 포함

ganglion cells(신경절세포): 망막투사신경세포. 축삭은 시각신경으로 지나가고 사이뇌와 중간뇌 내에서 종결됨

geniculate ganglion(무릎신경절): 중간신경(7번 뇌신경) 내 투사되는 일차감각신경세포의 세포체의 위치

genu(무릎): 라틴어로 무릎을 뜻함. 뇌들보와 얼굴과 같이 뚜렷한 굽힘 구조를 나타낼 때 지칭함

genu of the internal capsule(속섬유막의 무릎): 속섬유막의 앞다리와 뒤다리를 분리함

ghrelin(그렐린): 위의 창자내분비세포에 의해 분비되는 단백질로 음식섭취를 촉진함

girdle muscles(이음근육): 어깨와 엉덩이의 부분을 몸쪽에 삽입하고 붙이는 가로무늬근육

glial cells(신경아교세포): 신경계 내 주요 세포 종류. 신경세포 하나당 10개가 넘는 수의 신경아교세포가 존재함. 아교세포(glia)라고도 함

globose nucleus(창백핵): 바닥핵. 뚜렷하게 안쪽 및 가쪽으로 구성됨

glomerulus(토리): 신경세포체의 집합 및 아교세포에 의해 둘러싸인 돌기의 집합으로 사구체 내 조직들은 주변 신경세포로부터 물리적으로 분리되어 있음. 기본 기능 처리 단위와 일반적으로 상응함

Golgi neurons(골지신경세포): 소뇌겉질의 억제성 사이신경세포

Golgi tendon organ (or receptor)[골지힘줄기관(또는 수용기)]: 근육의 힘줄 내 신장반사로 활성근력을 알림. 골지힘줄반사의 들신경 구성요소, Ib 축삭의 먼쪽 수용 부분

gracile fascicle(널판다발): 뒤기둥의 안쪽 구성요소로 다리 및 허리로부터의 기계적 감수 정보를 같은쪽 널판핵으로 보냄

gracile nucleus(널판핵): 널판다발 축삭의 표적으로 안쪽섬유띠를 통해 반대쪽 시상으로 정보를 보냄

granular layer(과립층): 소뇌의 가장 안쪽 세포층으로 일차적으로 과립 및 골지신경세포와 이끼섬유의 축삭종말을 포함

granule cell(과립세포): 소뇌의 흥분성 사이신경세포로 평행섬유의 기원이 되는 세포

granule neurons(과립신경세포): 소뇌겉질의 유일한 흥분성 사이신경세포

gray matter(회색질): 중추신경계의 부분으로 대부분의 신경세포체를 포함

great cerebral vein (of Galen)[갈렌의 큰대뇌정맥]: 주요 정맥. 사이뇌 및 깊은끝뇌 조직으로부터 정맥혈 배출을 운반함

gyri(이랑): 대뇌겉질의 주름

gyrus rectus(곧은이랑): 아래이마엽에 위치함. 후각로로 평행하게 지나감

habenula(고삐): 사이뇌의 부분, 솔방울샘의 가쪽 및 배쪽에 위치함. 중간뇌 안쪽 도파민 및 세로토닌 계통을 동반한 회로의 한 부분

hair cells(털세포): 청각수용기 신경세포

hearing(청각): 다섯 가지 주요 감각 중 하나

hemiballism(반도리깨질증): 시상밑핵의 손상에 의한 움직임 장애가 발생됨. 불수의적인 빠른(탄도성) 팔다리의 움직임이 특징임

hemiplegic cerebral palsy(반신마비성 뇌성마비): 뇌 회로의 출산 전후 손상이 특징인 후천적 장애로 흔히 감각 및 운동겉질 영역에 영향을 끼침. 강직과 조화운동불능을 포함. 운동 징후를 발생시키는 겉질척수로의 손상

hemorrhagic stroke(출혈성 뇌졸중): 동맥 파열 이후의 상태. 출혈 주변 조직은 높은 혈압 하에 동맥혈액 누출로 인해 손상될 수 있음

Heschl's gyri(헤쉴 이랑): 일차청각겉질에 위치

hierarchical organization(계통조직): 개별 구성요소가 서로에 대해 고유한 기능 수준을 구성하는 신경계통의 속성

higher-order auditory areas(고차원청각영역): 관자엽의 한 구역으로 소리의 복잡한 측면을 처리함. 저차원청각영역(예: 일차 및 이차)으로부터의 주요 입력

hindbrain(마름뇌): 뇌의 가장 꼬리쪽 부분. 숨뇌, 다리뇌, 소뇌를 포함

hippocampal formation(해마체): 일차적으로 관자엽 내에 위치한 끝뇌 구조로 치아이랑, 해마, 해마이행부로 구성됨. 학습 및 기억과 관련 있음

hippocampal sulcus(해마고랑): 해마이행부로부터 치아이랑을 분리함. 성숙한 뇌 내에서는 대체로 희미해짐

hippocampus(해마): 해마체의 구성요소

histamine(히스타민): 신경자극성 구성요소. 일반적으로 흥분성으로 수면과 기상을 조절하는 시상하부 회로 내에서 중요한 역할을 함

Hoffmann's sign(호프만 징후): 세 번째 손가락의 먼쪽 손가락뼈의 굽힘에 대한 반응으로 엄지가 모음됨. 바빈스키 징후와 동일한 팔의 반응

horizontal cells(수평세포): 망막 사이신경세포

horizontal localization of sound(소리의 수평위치): 수평면 내 소리가 나는 쪽의 위치를 구분하는 능력

Horner syndrome(호너증후군): 머리의 교감신경적 기능장애와 관련된 신경학적인 징후의 발현

Huntington disease(헌팅톤병): 유전적 보통염색체 우성질환. 과도운동 징후가 발생됨

hydrocephalus(물뇌증): 뇌 안에 뇌척수액이 축적됨

hyperkinetic signs(과다운동징후): 증가된 발현율 및 조절불능을 특징으로 하는 비정상적인 불수의적 운동 행위(예: 떨림, 틱, 무도명, 느림비틀림운동을 포함)

hypoglossal motor neurons(혀밑운동신경세포): 혀내재근을 신경지배함

hypoglossal (XII) nerve[혀밑(12번)신경]: 숨뇌에 위치한 뇌신경

hypoglossal nucleus(혀밑신경핵): 혀밑운동신경세포에 위치

hypokinetic signs(과소운동징후): 감소된 발현율 또는 느림을 특징으로 하는 비정상적인 불수의적 운동 행위의 모음. 예를 들어, 운동완만증(느린 움직임)과 적절한 때에 운동 행위 시작의 실패를 포함

hypothalamic sulcus(시상하부고랑): 안쪽 뇌 표면에서 시상하부 및 시상을 크게 분리함

hypothalamus(시상하부): 주요 뇌 구획. 사이뇌의 한 부분

immunocytochemistry(면역세포화학): 조직 내에서 분자를 표시하기 위해 특정 분자의 항체를 사용하는 과정

implicit memory(암묵적 기억): 절차와 행동에 대한 기억. 비서술기억이라고도 함

incus(모루뼈): 가운데 귀속뼈 중의 하나. 고막에서 안뜰창까지의 공기압 변화를 전도하는데 필수적임. 다른 두 귀속뼈 사이에 위치함

indirect cortical pathways(간접겉질신경로): 척수에 시냅스하기 전, 뇌줄기 내 첫 번째로 시냅스하는 대뇌겉질로부터의 운동신경로

indirect path(간접경로): 바닥핵을 통해 줄무늬에서부터 가쪽창백핵, 시상밑핵, 그 다음 안쪽창백핵까지를 지나는 신경로. 움직임의 발생을 지연시키는 기능을 수행함

infarction(경색): 혈액 흐름의 중단으로 인한 조직의 죽음

inferior cerebellar peduncle(아래소뇌다리): 소뇌로의 지배적인 입력 신경로

inferior colliculus(아래둔덕): 꼬리쪽 중간뇌의 등쪽 표면에 위치함. 오름 청각신경로의 부분인 신경세포를 포함

inferior ganglia(아래신경절): 미주와 혀인두신경의 일차몸감각세포체의 위치로 내장조직을 신경지배함

inferior oblique muscle(아래빗근): 눈이 모음될 때 안구를 내리는 바깥눈근육

inferior olivary nuclear complex(아래올리브핵복합체): 소뇌의 오름섬유가 발생하는 숨뇌 내의 핵 집합으로 배쪽 숨뇌 겉면의 표면 기준점인 올리브를 형성함

inferior parietal lobule(아래마루소엽): 가쪽고랑의 등쪽에 위치함. 언어 및 지각과 관련된 다양한 고차원의 뇌기능에 중요함

inferior petrosal sinus(아래바위정맥굴): 주요 경질막정맥굴

inferior rectus muscle(아래곧은근): 눈이 벌림되어 있을 때 안구를 내리는 바깥눈근육

inferior sagittal sinus(아래시상정맥굴): 주요 경질막정맥굴

inferior salivatory nuclei(아래침분비핵): 뇌신경 샘을 신경지배하는 뇌신경절이전 부교감신경의 위치

inferior temporal gyrus(아래관자이랑): 시각적 형태 지각에 중요함

inferior vestibular nucleus(아래안뜰핵): 안뜰기관으로부터 직접적으로 입력을 받음. 눈움직임 조절 및 균형을 위해 다양한 뇌줄기 및 척수 표적에 투사됨

infundibular stalk(깔대기줄기): 시상하부 및 뇌하수체 사이 연결. 깔대기(indundibulum)라고도 함

initial segment(시작분절): 신경세포체 및 축삭의 이음부로 전기적 신호의 통합 및 축삭을 따라 전도된 활동전위의 시작을 위해 중요한 장소임

inner hair cell(속털세포): 주요 청각수용기 신경세포

inner nuclear layer(속핵층): 망막 사이신경세포, 두극세포, 수평세포, 무축삭세포의 세포체와 몸쪽 돌기를 포함하는 망막층

inner synaptic (or plexiform) layer[속시냅스(얼기)층]: 두극세포와 신경절세포 사이의 시냅스 연결이 만들어지는 곳

input nuclei (of basal ganglia)[(바닥핵의) 입력핵]: 줄무늬로 구성되어 대뇌겉질로부터 입력을 받음.

in situ(제자리): 그 위치 그대로 있음

insular cortex(대뇌섬): 이마엽, 마루엽, 관자엽 아래에 묻혀 있는 대뇌겉질의 부분. 미각, 균형, 통증과 관련된 여러 감각 배열이 그곳에 위치함

insulin(인슐린): 이자섬세포에 의해 분비되는 호르몬으로 시상하부 회로를 통한 음식섭취를 억제할 수 있음

intention tremor(활동떨림): 움직임이 시작될 때 먼쪽 팔다리가 느리게 떨리는 움직임으로 소뇌 장애 및 손상의 결과임

interaural intensity difference(양귀간 강도차이): 고주파음의 수평위치를 찾아내는 기전

interaural time difference(양귀간 도달시간차): 저주파음의 수평위치를 찾아내는 기전

infratentorial(아래쪽천막): 소뇌천막의 아래

intermediate hemisphere(중간반구): 팔다리와 몸통 조절에 관여하는 소뇌겉질의 부분

intermediate horn(중간뿔): 척수의 가쪽 중간 구역. 신경절이전 교감신경세포가 위치함

intermediate nerve(중간신경): 7번 뇌신경의 감각 및 부교감신경 가지

intermediate zone(중간구역): 뒤뿔과 앞뿔 사이에 위치한 척수 회색질의 부분

intermediolateral cell column(중간가쪽 세포기둥): 중간가쪽핵 참조

intermediolateral nucleus(중간가쪽핵): 신경절이전 교감신경세포의 위치. 대략 1번 등뼈에서 2번 허리뼈에 존재함

internal arcuate fibers(속활꼴섬유): 뒤기둥핵의 교차 섬유

internal carotid artery(속목동맥): 주요 대뇌동맥으로 대뇌겉질, 뇌줄기와 소뇌를 제외한 많은 깊은 조직에 혈액을 공급함

internal medullary laminae(속섬유판): 여러 핵 분할로부터 시상을 구분하는 백색질의 띠

internal segment of the globus pallidus(안쪽창백핵): 바닥핵의 주요 출력핵 중 하나

interneurons(사이신경세포): 핵 내 또는 세포체가 위치한 곳의 겉질 구역에 국소적으로 존재하는 축삭을 가진 신경세포

internuclear neurons(핵사이신경세포): 수평 신속눈운동을 위한 조절 신호 전달을 위해 반대쪽 눈돌림핵으로 투사하는 갓돌림핵 내 위치한 신경세포

internuclear ophthalmoplegia(신경핵사이눈근육마비): 갓돌림핵 및 눈돌림핵의 수준 사이 안쪽세포다발의 병변으로 인해 발생됨. 핵사이신경세포의 축삭 방해. 병변의 반대쪽으로 보려고 할 때 같은쪽 눈을 모음할 수 없음

interpeduncular cistern(대뇌다리사이수조): 대뇌다리 사이로 뇌척수액이 모이는 곳

interpeduncular fossa(대뇌다리사이오목): 대뇌다리 사이의 공간

interpolar nucleus(꼭대기사이핵): 척수삼차신경핵의 구성요소로 특히 입과 치아 내를 포함한 얼굴 통증에 중요함

interposed nuclei(중간위치핵): 깊은 소뇌핵으로 둥근핵과 마개핵으로 구성됨

intersegmental neurons(분절사이 신경세포): 다른 분절 내 신경세포를 상호 연결한 척수사이신경세포로 척수고유신경세포라고도 함

interstitial nucleus of Cajal(카잘의 사이질핵): 안구와 머리 조절에 관여함. 입쪽 중간뇌에 위치하여 작은 내림운동신경로를 구성함

interventricular foramen (of Monro)[(몬로의) 뇌실사이구멍]: 뇌척수액과 맥락얼기가 가쪽뇌실에서 셋째뇌실로 지나가는 통로

interventricular foramina(뇌실사이구멍): 뇌실사이구멍 참조

intralaminar nuclei(섬유판속핵): 확산겉질투사를 가지고 겉질 수준의 활동 및 각성을 조절하는 역할을 할 수 있는 시상핵의 모음

intrapetrosal segment(바위속분절): 바위뼈를 통과해 이동하는 목동맥의 한 부분

intrinsic nuclei (of basal ganglia)[(바닥핵의) 고유핵]: 가쪽창백핵, 배쪽창백핵, 시상밑핵, 흑색질 치밀부, 배쪽덮개를 포함

ipsilateral(같은쪽): 동일한 쪽으로 특정 기준점 또는 사건과 관련된 용어로 쓰임

ischemia(허혈): 조직으로의 혈액산소 공급이 감소함

ischemic stroke(허혈성 뇌졸중): 혈액 흐름의 하류 중단으로 인한 동맥폐색

isthmus(잘룩): 다리뇌와 중간뇌 사이에 뇌줄기가 발달하는 좁은 부분으로 성숙한 잘룩 내에는 보통 입쪽 다리뇌의 부분이 포함됨

itch(가려움): 히스타민에 의해 발생되는 감각 경험

itch-sensitive receptors(가려움민감성수용기): 가려움 감각을 유발하는 활성. 소양수용기라고 함

jaw-jerk (or closure) reflex[아래턱(닫힘)반사]: 턱근육 내 근육방추의 들신경 자극으로 인한 턱의 자동 닫힘. 무릎반사와 유사함

jaw proprioception(턱 고유수용감각): 턱 각도를 감지하는 능력. 중간삼차신경핵 내 위치한 세포체의 일차감각신경세포에 의해 신호가 전달되는 감각 사건들을 설명하기 위해 더 자주 사용됨

juxtarestiform body(밧줄곁체): 소뇌에서 꼬리쪽 뇌줄기까지의 날신경로. 꼭지핵에서 안뜰신경세포 및 다른 뇌줄기 신경세포까지의 축삭의 주요 위치

knee-jerk reflex(무릎반사): 무릎뼈 힘줄의 자극으로 다리가 자동으로 펴짐. 네갈래근 내 근육방추의 신장 자극

Korsakoff syndrome(코르사코프 증후군): 알코올 중독 또는 티아민 결손을 가진 환자의 기억상실의 한 형태로 유두체 또는 안쪽시상 부분의 퇴행으로 인해 발생함

lacrimal gland(눈물샘): 눈물샘

lamella(층판): 뼈와 같이 얇은 크기의 판 또는 밑층

lamina terminalis(종말판): 셋째뇌실의 입쪽 벽으로 신경관의 가장 앞쪽 부분의 위치를 표시함

laminated(층모양): 어떤 신경세포체의 형태학적인 특징 또는 별개의 층을 형성하는 축삭의 형태학적 특징

large-diameter axon(큰직경 축삭): 기계수용기의 감각축삭

large-diameter fiber entry zone(큰직경섬유 진입구역): 척수로 들어가는 큰 직경 축삭의 장소로 리우사우어로의 안쪽에 위치함

laryngeal closure reflex(후두닫힘반사): 기관으로 음식이나 액체가 들어가는 것을 막기 위한 후두모음근육의 자동 수축

lateral cerebellar hemisphere(가쪽소뇌반구): 대뇌소뇌의 겉질 구성요소로 운동계획에 일차적으로 관여됨

lateral column(가쪽기둥): 척수 백색질의 부분으로 다양한 몸감각, 소뇌 그리고 운동조절 신경로를 포함

lateral corticospinal tract(가쪽겉질척수로): 수의적인 팔다리의 내림 조절을 위한 내림 축삭 내의 신경로로 이마엽의 운동 영역으로부터 일차적으로 기원함

lateral descending pathways(가쪽내림신경로): 팔다리 근육 조절을 위한 운동신경로

lateral gaze palsy(가쪽주시마비): 신경핵사이눈근육마비 참조

lateral geniculate nucleus(가쪽무릎핵): 시상의 시각 중계핵

lateral hypothalamus(or hypothalamic zone)[가쪽시상하부(또는 시상하부구역)]: 먹기 및 수면-기상에 중요함. 오렉신(orexin) 함유 신경세포는 이 뇌 구역에서 독특하게 존재

lateral intermediate zone(가쪽중간구역): 척수 회색질의 부분으로 팔다리 근육 조절의 역할을 함

lateral lemniscus(가쪽섬유띠): 뇌줄기의 오름 청각신경로

lateral medullary lamina(가쪽섬유판): 가쪽창백핵과 조가비핵을 분리하는 축삭 띠

lateral medullary syndrome(가쪽숨뇌증후군): 뒤아래소뇌동맥의 폐색과 관련된 신경학적인 징후의 세트로 삼킴이 어렵고 현기증, 같은쪽 얼굴 및 반대쪽 팔다리와 몸통의 통각, 온각 상실, 호너증후군을 포함

lateral olfactory stria(가쪽후각섬유줄): 후각로에서 후각겉질 영역으로 투사되는 축삭에 의한 신경로

lateral posterior nucleus(가쪽뒤핵): 뒤쪽 마루엽 투사를 동반하는 시상핵

lateral rectus muscle(가쪽곧은근): 눈벌림근. 눈을 가쪽으로 움직임

lateral reticular nucleus(가쪽그물핵): 소뇌앞핵. 대뇌겉질 및 척수에서 중간소뇌로 정보를 전달함

lateral septal nucleus(가쪽사이막핵): 끝뇌핵으로 둘레계의 한 부분

lateral sulcus(가쪽고랑): 이마엽 및 마루엽으로부터 관자엽을 분리함

lateral superior olivary nucleus(가쪽위올리브핵): 양쪽 귀 사이의 강도 차이에 민감한 신경세포를 포함. 고주파음의 수평 위치에 있어서 역할을 함

lateral ventral horn(가쪽앞뿔): 팔다리근육을 신경지배하는 운동신경세포를 포함

lateral vestibular nucleus(가쪽안뜰핵): 몸쪽 근육 조절을 위한 중요 뇌줄기핵으로 균형에 중요하고 가쪽안뜰척수로를 활성화함

lateral vestibulospinal tract(가쪽안뜰척수로): 같은쪽 신경로로 안쪽 내림신경로의 구성요소임

laterality(쪽치우침): 한쪽 또는 다른 쪽에만 관계함

L-dopa(L-도파): 도파민의 전구물질로 파킨슨병을 치료하는데 사용됨

lenticular fasciculus(렌즈다발): 축삭이 창백핵의 안쪽분절로부터 시상으로 경유하여 지나가는 백색질 구역

lenticular nucleus(렌즈핵): (안쪽과 가쪽 모두 포함) 창백핵과 조가비핵

lenticulostriate arteries(렌즈줄무늬체동맥): 중간대뇌동맥과 앞대뇌동맥의 가지로 대뇌반구의 속섬유질, 바닥핵의 부분을 포함한 깊은 조직에 혈액을 공급함. 동맥의 몸쪽 부분에서부터 기원함

leptin(렙틴): 체지방량에 비례하는 지방세포에 의해 만들어지는 호르몬

levator palpebrae superioris muscle(눈꺼풀올림근): 주요 눈꺼풀올림근

limb position sense(팔다리 위치감각): 보지 않고 자신의 팔다리의 위치를 판단하는 능력

limbic association cortex(둘레연합겉질): 일차적으로 이마엽과 관자엽의 다양한 구역에 존재하며 감정, 학습, 기억에 관련됨

limbic loop (of basal ganglia)[(바닥핵의) 둘레고리]: 둘레겉질 영역, 바닥가쪽편도핵, 해마체로부터 입력을 받고, 눈확이마겉질과 앞쪽띠겉질에 투사되는 바닥핵 회로

limbic system(둘레계): 감정, 학습, 기억을 통합적으로 중개하는 뇌조직과 그 상호 연결

Lissauer's tract(리사우어 신경로): 얕은 뒤뿔 속 종말에 우선한 작은 직경 들신경 섬유의 중심 가지의 위치

lobe(엽): 대뇌겉질의 주요 분할

lobule(소엽): 엽의 분할

locus ceruleus(청색반점): 주요 노르아드레날린성 뇌줄기핵으로 입쪽 다리뇌에 위치함

long circumferential branches(긴둘레가지): 소뇌를 포함하여 가장 등가쪽 부분에 혈액을 공급하는 뇌줄기 동맥가지

longitudinal axis(세로축): 신경계의 머리에서 꼬리(또는 머리에서 꼬리뼈까지)까지의 축

lumbar(허리): 척수분절로 총 5개가 존재함

lumbar cistern(허리수조): 뇌척수액 웅덩이가 존재하는 척주관 내 공간

lumbar tap(허리천자): 허리수조로부터 뇌척수액을 제거하는 과정으로 셋째와 넷째 허리척추뼈 사이 공간으로 바늘을 삽입함

M cell(M세포): 큰 가지돌기 나무를 포함하는 망막신경절 신경세포로 눈 움직임 감각에 우선적인 역할을 함. 큰세포

macroglia(큰아교세포): 희소돌기아교세포, 슈반세포, 별아교세포, 뇌실막세포로 구성된 아교세포 종류로 다양한 지지 및 영양 기능을 담당함. 미세아교세포와 대조됨

macula lutea(황반): 망막중심오목을 포함하는 중심 망막의 부분

macular region(황반구역): 황반을 둘러싸는 망막의 부분

macular sparing(황반보존): 시각겉질 손상 후 망막중심오목 주변의 시각을 유지하는 곁망막중심오목 및 주변시력 상실을 발생시킴

magnetic resonance angiography(자기공명혈관조형술): 혈액 물분자의 움직임 관찰을 통해 혈관을 조사하기 위한 자기공명술의 적용

magnetic resonance imaging(자기공명영상): 뇌조직을 조사하는 방사선 기술로 일차적으로 조직의 이미지를 제공하기 위해 조직의 수분함량을 일차적으로 이용함

magnocellular division (of red nucleus)[(적색핵의) 큰세포분지]: 적색척수로와 같이 척수로 투사되는 큰신경세포를 포함하는 적색핵의 구성요소

magnocellular neurosecretory system(큰세포 신경분비로): 교차위핵과 뇌실결핵 내의 시상하부 신경세포이며 옥시토신과 바소프레신이 방출되는 뇌하수체 뒤엽으로 그 축삭이 투사됨

magnocellular visual system(큰세포 시각로): 망막, 가쪽무릎, 시각겉질 영역 내 시각로의 구성요소로 M형 신경절세포부터 기원함. 움직임 자극에 주로 민감함

main (or principal) trigeminal sensory nucleus(삼차신경 주요감각핵): 얼굴과 입안에서의 기계감각 정보를 위한 뇌줄기 중계핵

malleus(망치뼈): 가운데 귀뼈 중 하나로 고막에서 안뜰창까지의 공기압 변화를 전도하는데 필수적이고 고막에 붙어 있음

mammillary bodies(유두체): 시상핵복합체로 안쪽 및 가쪽 유두핵을 포함. 유두체는 유두시상로 및 유두뒤판로를 발생시킴

mammillotegmental tract(유두뒤판로): 가쪽 유두핵으로부터 기원하여 다리뇌뒤판에서 종결됨

mammillothalamic tract(유두시상로): 안쪽 및 가쪽 유두핵 모두로부터 기원하여 안쪽시상핵에서 종결됨

mandibular division(아래턱신경분지): 일차적으로 얼굴의 아래쪽과 입안의 부분을 신경지배하는 삼차감각신경뿌리

marginal zone(가장자리구역): 뒤뿔의 가장 바깥층

mastication(씹기): 씹기(chewing)

maxillary division(위턱분지): 일차적으로 입술, 뺨, 입안의 부분을 신경지배하는 삼차감각신경뿌리

mechanoreceptive afferent fibers(기계수용기 들신경섬유): 기계수용기 종말을 가지는 감각축삭

mechanoreceptors(기계수용기): 기계적인 자극에 민감한 감각수용기

medial descending pathway(안쪽내림신경로): 축 및 다른 몸쪽 근육을 조절하기 위한 운동신경로

medial dorsal nucleus (of the thalamus)[(시상의) 안쪽등쪽핵]: 이마엽으로 투사되는 주요 시상핵

medial forebrain bundle(안쪽앞뇌다발): 겉질밑핵과 대뇌겉질으로의 기능적으로 다양한 뇌줄기 신경로를 전달하는 신경로로 모노아민자극성 신경로

medial geniculate nucleus(안쪽무릎핵): 시상의 청각 중계핵

medial lemniscus(안쪽섬유띠): 뒤기둥핵에서부터 시상까지 이동하는 축삭을 포함하는 뇌줄기로

medial longitudinal fasciculus(안쪽세로다발): 안뜰핵, 바깥눈운동핵, 다양한 뇌줄기핵으로부터의 축삭을 포함하는 뇌줄기로. 일차적으로 눈 움직임을 조절함

medial mammillary nucleus(안쪽유두체핵): 유두체의 주요 핵으로 시상의 안쪽핵으로 투사됨

medial medullary lamina(안쪽섬유판): 창백핵의 안쪽 및 바깥쪽 분절을 분리하는 말이집 축삭의 띠

medial olfactory stria(안쪽후각섬유줄): 후각망울로 투사하는 다른 뇌 영역으로부터의 축삭을 포함하는 작은 신경로

medial orbital gyri(안쪽눈확이랑): 안쪽눈확이마이랑 참조

medial orbitofrontal gyri(안쪽눈확이마이랑): 둘레연합겉질의 부분

medial prefrontal cortical area(안쪽이마앞겉질 영역): 물체를 인식하는 기능을 가진 이마앞겉질의 한 부분

medial preoptic area(안쪽시각교차앞영역): 작은세포의 신경분비세포를 포함하는 앞쪽 시상하부의 부분으로 성적 이형

medial rectus muscle(안쪽곧은근): 눈을 모음시키는 바깥눈근육(예: 코쪽으로 이동), 눈돌림신경(3번 뇌신경)에 의해 신경지배 받음

medial septal nucleus(안쪽사이막핵): 끝뇌핵. 해마체로의 중요 투사로. 콜린성 투사 및 가바성 투사를 활성화시킴

medial superior olivary nucleus(안쪽위올리브핵): 양귀 간 도달 시간차에 민감한 신경세포를 포함하고 저주파음의 수평적 위치를 찾는 역할을 함

medial ventral horn(안쪽앞뿔): 몸쪽 팔다리 및 축근육을 신경지배하는 운동신경세포를 포함하며 안쪽 내림신경로에 의해 조절됨

medial vestibular nucleus(안쪽안뜰핵): 안뜰핵복합체의 한 부분으로 머리와 눈의 조화로운 움직임을 위해 안쪽 안뜰척수로를 활성화시킴

medial vestibulospinal tract(안쪽안뜰척수로): 머리와 눈의 조화로운 움직임을 위한 운동신경로

median eminence(정중융기): 뇌하수체문맥계의 일차 모세혈관을 포함. 깔대기줄기의 몸쪽 부분 내에 위치함. 혈액-뇌장벽이 부족함

median raphe nuclei(정중솔기핵): 뇌줄기의 정중선을 따라 또는 넘어서 위치하며 세로토닌을 신경전달물질로 사용함

medium spiny neurons(정중가시신경세포): 줄무늬신경세포의 주요한 종류로 창백핵으로 투사됨

medulla(숨뇌): 주요 뇌 분할로 마름뇌의 한 부분

medullary dorsal horn(숨뇌뒷뿔): 숨뇌로 뒤뿔이 확장됨. 꼬리핵이라고도 함

Meissner's corpuscle(마이스너 소체): 기계수용기

melanin-concentrating hormone(멜라닌응집호르몬): 음식섭취에 영향을 끼치는 펩티드

membranous labyrinth(막미로): 안뜰기관이 위치한 공간 내에 존재함. 속림프를 포함

meninges(뇌척수막): 중추신경계를 덮는 막으로 경질막, 거미막, 연질막으로 구성됨

Merkel's receptor(메르켈수용기): 기계수용기

mesencephalic trigeminal nucleus(삼차중간뇌핵): 턱근육 신장수용기의 세포체를 포함. 감각수용기 신경세포의 세포체를 포함하는 유일한 중추신경계 장소임. 신경핵보다는 신경절에 더 가까움

mesencephalic trigeminal tract(삼차중간뇌로): 턱근육 신장수용기의 축삭을 포함

mesencephalon(중간뇌): 이차 뇌소포로 주요 뇌분할이며 중간뇌(midbrain)라고 함

mesocorticolimbic dopaminergic system(중간겉질둘레 도파민성 시스템): 이마엽과 배쪽 줄무늬로의 도파민성 투사로. 일차적으로 배쪽 덮개 영역으로부터 기원함

mesoderm(중배엽): 배아의 중간층

mesolimbic dopaminergic system(중간둘레 도파민성 시스템): 배쪽 덮개핵으로부터 기원하여 기댐핵과 이마엽 부분으로 도파민을 공급함. 종종 중간겉질둘레 도파민성 시스템이라고도 함

metencephalon(뒤뇌): 이차 뇌소포로 다리뇌와 소뇌를 활성화시킴

Meyer's loop(마이어고리): 가쪽무릎핵에서 뒤통수엽까지의 시각부챗살의 구성요소로 입쪽 관자엽을 통과하여 지나감. 축삭은 반대쪽 위쪽 시야로부터의 시각 정보를 전달

microglia(미세아교세포): 식균과 청소하는 역할을 보조하는 아교세포의 한 종류로 신경계의 감염과 손상에 반응함. 큰아교세포와 대조됨

microzones (of cerebellum)[(소뇌의) 미세구역]: 조롱박세포의 작은 집합이 오름섬유의 입력을 받음. 이 입력은 같은 신체 부위로부터의 몸감각 정보 처리와 같은 유사한 신체적 특징을 가짐

midbrain(중간뇌): 주요 뇌 분할

midbrain dopaminergic neurons(중간뇌 도파민성 신경세포): 흑색질 치밀부와 배쪽 덮개 영역 내 도파민성 신경세포에 대응함

midbrain tectum(중간뇌 덮개): 대뇌수도관에서 등쪽 구역으로 위둔덕과 아래둔덕에 상응함

middle cerebellar peduncle(중간소뇌다리): 대뇌소뇌로의 주요 입력 신경로로 다리뇌핵의 축삭으로 구성됨

middle cerebral artery(중간대뇌동맥): 대뇌겉질의 가쪽 표면, 대뇌반구 및 사이뇌의 깊은 조직에 혈액을 공급함

middle ear ossicles(중간 귀속뼈): 고막에서 안뜰창으로 소리 압력파를 전도하는 세 가지 뼈

middle temporal gyrus(중간관자이랑): 가쪽관자엽에 위치하며 특히 물체의 인식과 같이 고차원의 시각 기능에 중요함

midline thalamic nuclei(중심선 시상핵): 광범위 투사핵으로 해마체는 이 핵의 주요 표적임

midsagittal(정중시상): 중심선을 통과하는 해부학 또는 이미지의 단면으로 중추신경계의 세로축과 등쪽, 배쪽 사이의 중심선에서 평행함

miosis(동공수축): 동공수축

mirror neurons(거울신경세포): 한 동물이 움직임을 수행하거나 다른 동물의 움직임의 수행을 볼 때 발생됨

mitral cell(승모세포): 후각망울의 투사 신경세포

mixed nerve(혼합세포): 몸감각 및 운동축삭으로 구성된 말초신경

modality(종류): 질(quality)에 대응하는 감각(예: 통증)

molecular layer(분자층): 소뇌의 가장 바깥층으로 별신경세포 및 바구니 신경세포, 조롱박세포가지돌기, 오름섬유, 평행섬유를 포함

mossy fiber terminal(이끼섬유종말): 비대한 축삭종말로 소뇌토리의 주요 구성요소 중 하나임

mossy fiber(이끼섬유): 척수 및 다리뇌핵을 포함한 다양한 조직으로부터 기원하는 소뇌 내 겉질로의 주요 입력임. 해마에서 CA3 구역 내 신경세포에 시냅스하는 치아이랑 내 과립세포의 축삭 가지

motion pathway (for vision)[(시각) 운동신경로]: 속도와 움직이는 시각 자극의 방향을 분별하기 위해 특수화된 회로

motor cranial nerve nuclei(운동뇌신경핵): 몸 및 아가미분절 운동신경세포의 세포체를 포함. 신경절이전 부교감신경세포를 포함하는 핵은 일반적으로 자동운동핵 또는 기둥이라고 함

motor homunculus(운동난장이): 일차운동겉질 내 신체 신경조직의 배열로 그 구성은 신체의 형태와 유사함

motor learning(운동학습): 동물 또는 인간에서 주어진 사건이나 자극에 반응하여 어떠한 과제를 수행하는 것을 학습함

motor neurons(운동신경세포): 말초로 투사하는 축삭을 가진 중추신경계 신경세포로 가로무늬근(몸 또는 아가미운동세포) 또는 신경절이후 자율신경세포와 부신세포(자율운동신경세포)에 시냅스함

motor unit(운동단위): 단일 α운동신경세포 및 신경지배하는 모든 근육섬유

Müller cell(뮬러세포): 속경계막의 바깥으로부터 늘어나는 망막아교세포로 중요한 조직 및 대사기능을 가짐

multipolar neurons(다극신경세포): 가지돌기의 복합 배열 및 단일 축삭을 동반한 신경세포로 중추신경계 내 주요 신경세포의 종류

muscarinic receptors(무스카린수용기): 아세틸콜린을 신경세포의 탈분극으로 변환하는 막단백질로 무스카린 작용제라고도 함

muscle spindle receptor(근방추수용기): 근육의 신장수용기로 섬세한 조절을 위한 날신경을 가짐

myelencephalon(숨뇌): 이차 뇌소포로 성숙한 뇌에서 숨뇌를 형성함

myelin(말이집): 수많은 말이집 단백질을 포함한 지방물질

myelin sheath(말이집): 활성전위 전도의 속도를 높이는 말초 및 중추 축삭 주변을 덮음. 말초신경계에서는 슈반세포, 중추신경계에서는 희소돌기아교세포를 형성함

myelin stains(말이집 염색): 말이집을 나타나게 하기 위한 방법

myotatic reflexes(근신장성반사): 근육 내 기계수용기가 하나 또는 여러 시냅스를 동반한 짧은 잠복기에서 운동신경세포를 흥분 또는 억제시킴[예: 무릎(신장)반사]

narcolepsy(기면증): 환자가 지속적인 낮 시간 졸음을 경험하는 질환으로 종종 의식의 상실 없는 근육의 일시적인 근긴장의 상실인 허탈발작과 관련 있음

nasal hemiretina(코쪽 망막의 반): 황반을 통과하는 수직선에서 안쪽인 망막의 부분

nasal mucosal glands(코점막샘): 코 안에 위치하며 당단백질이 풍부한 점액을 분비함. 코상피를 보호함

neocortex(새겉질): 계통발생학적으로 대뇌겉질에서 가장 최근에 형성된 부분으로 겉질에서 가장 풍부한 형태로 6가지 층 또는 더 많은 층을 가짐

neural crest(신경능선): 등쪽 신경관세포의 집합으로 말초로 이동하고 중추신경계 바깥인 세포체의 모든 신경세포를 활성화함. 또한 여기에서 슈반세포와 뇌척수막의 거미막, 연질막이 발생함

neural degeneration(신경변성): 신경조직 및 기능의 악화

neural groove(신경고랑): 신경세포와 아교세포가 풍부하지 않은 신경관의 중심선 구역. 이 곳에서 마루판이 형성됨

neural tube(신경관): 중추신경계가 발생하는 배아조직. 신경세포와 아교세포를 형성하는 신경관 벽 내의 세포. 반면에 신경관 내 공간은 뇌실계를 형성함

neuraxis(신경축): 중추신경계의 주요 축

neuroactive compounds(신경활성물질): 신경 기능을 변화시키는 화학물

neuroectoderm(신경외배엽): 외배엽의 한 부분으로 신경계를 활성화시키고 신경판에 대응함

neurohypophysis(신경뇌하수체): 뇌하수체의 부분으로 신경외배엽에서부터 발달됨. 이곳에서 바소프레신과 옥시토신이 온몸순환으로 분비됨

neuromelanin(신경멜라닌): 카테콜아민 전구물질 디히드록시페닐알라닌[또는 도파(dopa)]의 중합체(polymer)로 치밀부 내 신경세포에 포함되어 있음

neuromeres(신경분절): 마름뇌 발달 분절

neuron(신경세포): 신경세포

neurophysins(뉴로피신): 옥시토신과 바소프레신을 활성화시키는 프로호르몬으로부터 유래된 단백질로 옥시토신과 바소프레신을 함께 분비함

neuroplasticity(신경가소성): 생애 동안 새로운 신경 연결 형성을 스스로 재구성하는 뇌의 능력

neurotransmitter(신경전달물질): 신경세포를 흥분 및 억제하는 전형적인 작은 분자량 혼합물(예: 글루탐산과 γ-아미노부티르산, 아세틸콜린)

nigrostriatal dopaminergic system(흑색줄무늬체의 도파민성 시스템): 흑색질 치밀부에서부터 시작되어 일차적으로 조가비핵과 꼬리핵의 등쪽 및 가쪽 부분에서 종결됨

nociceptors(통각수용기): 유해 및 손상 자극에 의해 선택적으로 활성화되는 몸감각 수용기

nodulus(결절): 눈 및 머리 움직임 조절을 위해 중요한 소뇌의 한 부분

nondeclarative memory(비서술적 기억): 절차 및 조치에 대한 기억

noradrenalin(노르아드레날린): 신경전달물질로 노르에피네프린이라고도 함

noradrenergic(노르아드레날린성): 노르아드레날린을 신경전달물질로 사용하는 신경세포

notochord(척삭): 배쪽 신경관을 구성하는데 중요한 물질을 방출함. 예를 들어, 운동신경세포로 발달하는 신경세포를 결정함. 신경계 발달에서 배쪽에 위치함

noxious(유해): 조직을 손상시킴

noxious stimuli(유해자극): 조직 손상자극. 물리적, 열적 또는 다양한 외상에 대한 반응이 될 수 있음

nucleus(핵): 신경계 내 신경세포체의 집합

nucleus accumbens(기댐핵): 배쪽 및 안쪽에 위치한 줄무늬의 구성요소로 약물 중독의 핵심 조직임

nucleus ambiguus(의문핵): 인후두를 신경지배하는 일차운동신경세포를 포함. 또한 신경절이전 부교감신경세포를 포함. 숨뇌 내에 위치함

nucleus of the diagonal band of Broca(브로카의 대각섬유줄핵): 다양한 겉질 투사를 동반한 콜린성 끝뇌 핵으로 앞뇌 바닥에 위치함

nucleus of the lateral lemniscus(가쪽섬유띠핵): 청각투사핵으로 다리뇌 입쪽에 위치함

nucleus of the trapezoid body(마름섬유체핵): 앞배쪽달팽이핵으로부터의 입력을 받고 가쪽 위올리브핵으로 투사하는 억제성 신경세포를 포함. 다리뇌에 위치한 가쪽 위올리브핵 내 신경세포의 양귀 간 도달 시간 차이에 대한 민감도를 형성하는데 참여할 수도 있음

nucleus proprius(고유핵): 몸감각정보를 처리하는 신경세포를 포함. 뒤뿔의 3~4 척수층판에 상응함

nystagmus(눈떨림): 눈의 리듬감 있는 떨림

occipital lobe(뒤통수엽): 대뇌반구 엽 중 하나

occipital somites(뒤통수몸분절): 목과 머리구조 발달로 인한 몸분절

ocular dominance columns(눈우세기둥): 같은쪽 또는 반대쪽의 각 눈의 우세한 정보를 받고 처리하는 일차시각겉질 신경세포의 무리

oculomotor (III) nerve[눈돌림(3번)신경]: 운동뇌신경으로 신경절이전 부교감신경세포의 축삭뿐만 아니라 안쪽곧은근, 위곧은근, 아래곧은근, 아래빗근, 눈꺼풀올림근을 신경지배함

oculomotor loop(눈돌림고리): 이마안구움직임 조절 영역과 관련된 바닥핵 회로

oculomotor nucleus(눈돌림핵): 안쪽곧은근, 위곧은근, 아래곧은근, 아래빗근, 눈꺼풀올림근을 신경지배하는 운동신경세포를 포함

odorants(후각자극제): 냄새를 발생시키는 화학물질

olfactory bulb(후각망울): 후각신경세포로부터 입력을 받고 후각겉질 영역으로 투사되는 끝뇌 조직

olfactory discrimination(후각분별): 하나의 냄새를 다른 것과 구분하는 능력

olfactory epithelium(후각상피): 후각신경세포를 포함하는 후각점막의 한 부분

olfactory (I) nerve[후각(1번)신경]: 후각신경세포의 중심 가지로 후각망울에 시냅스하기 위해 체판을 통해 후각점막 사이의 짧은 거리를 이동함

olfactory receptor(후각수용기): 후각신경세포 내 막관통단백질 복합체이며 신경전위로 특정 후각자극제를 전도함. 단일(또는 일부) 후각수용기 종류를 포함하는 특정 후각신경세포

olfactory sulcus(후각로고랑): 후각망울과 후각로를 지나가는 아래 이마엽 표면의 고랑

olfactory tract(후각로): 뇌의 다른 후각핵 영역을 포함하는 후각망울을 상호 연결하는 축삭을 포함

olfactory tubercle(후각결절): 후각로로부터 입력을 받는 뇌의 배쪽 표면 구역으로 후각에 더해진 감정 처리와 관련된 역할을 할 수도 있음

oligodendrocytes(희소돌기아교세포): 중추신경계 내 축삭을 둘러싼 말이집을 형성하는 신경아교세포의 종류

olive(올리브): 아래올리브핵이 위치한 숨뇌 아래 배쪽 표면의 기준점

olivocochlear bundle(올리브달팽이다발): 아래올리브핵에서 달팽이 내 털세포까지의 날신경 투사

olivocochlear projections(올리브달팽이 투사): 올리브달팽이다발 참조

Onuf's nucleus(오누프핵): 엉치 척수뼈에 위치하여 항문 및 요도조임근을 신경지배하는 운동신경세포를 포함

operculum(덮개): 대뇌섬을 덮는 이마엽, 마루엽, 관자엽 부분

ophthalmic artery(눈동맥): 눈에 혈액을 공급함. 속목동맥의 폐색 후에는 뇌곁순환의 경로가 될 수 있음

ophthalmic division(눈분지): 얼굴 위쪽을 일차적으로 신경지배하는 삼차감각신경뿌리

optic chiasm(시각교차): 코쪽 망막반쪽으로부터의 신경절세포 축삭이 교차되는 장소

optic disk(시각신경유두): 눈으로부터 신경절세포가 빠져나오는 망막의 지점

optic (II) nerve[시각(2번)신경]: 망막신경절세포의 축삭을 포함하는 감각뇌신경으로 가쪽무릎핵, 위둔덕, 덮개앞핵까지 주로 투사됨

optic radiations(시각부챗살): 가쪽무릎핵에서부터 일차시각겉질까지의 신경로로 가쪽뇌실 내 뒤뿔의 가쪽벽을 형성함

optic tectum(시각덮개): 위둔덕이라고도 함

optic tract(시각로): 시각교차 및 가쪽무릎핵 사이 망막신경절세포의 축삭 신경로

optokinetic reflexes(눈운동반사): 시각 정보를 이용한 눈반사로 안뜰반사에 대한 행동을 보완함

oral nucleus(입신경핵): 척수삼차신경핵의 입쪽 구성요소

orbitofrontal (or orbital) gyri[눈확이마(또는 눈확)이랑]: 눈확이랑을 포함한 아래 이마엽 부분. 눈확뼈 위를 덮음

orexin(오렉신): 각성 상태를 적절하게 유지하기 위해 필수적인 펩티드로 오렉신 상실은 기면증과 같은 수면 질환의 원인이 됨. 또한 먹기에도 관여할 수 있음. 히포크레틴이라고도 함

organ of Corti(코르티 기관): 신경 신호로 소리를 변환하기 위한 속귀의 구성요소

organum vasculosum of the lamina terminalis(종말판혈관기관): 뇌실주위기관 중 하나로 혈액-뇌장벽이 부재된 구역. 뇌실곁핵의 큰세포로 투사되는 축삭

orientation column(방향기둥): 시각자극의 방향에 대한 정보를 처리하는 일차시각겉질 내 신경세포의 무리

orthonasal olfaction(앞코후각): 콧구멍을 통해 바깥 환경으로부터 분자가 이동될 때 후각상피 내 후각신경세포를 활성화시킴

orthostatic hypotension(기립성저혈압): 똑바로 섰을 때 수축기 혈압의 갑작스러운 감소. 종종 자세성저혈압이라고도 함

otic ganglion(귀신경절): 침을 분비하는 귀밑샘을 신경지배하는 신경절이후 부교감신경을 포함

otolith organs(귀돌기관): 타원주머니 및 둥근주머니, 선형가속도에 민감함

outer hair cells(바깥털세포): 청각수용기 신경세포의 종류로 청각신호 변환보다 코르티기관의 민감도 조절에 더 중요할 수 있음

outer nuclear layer(바깥핵층): 광수용기(막대 및 원뿔세포)의 세포체를 포함한 망막층

outer synaptic (or plexiform) layer [바깥시냅스(얼기)층]: 광수용기와 망막사이신경세포(수평세포와 두극신경세포) 두 가지 종류 사이를 연결하는 망막층

output nuclei (of basal ganglia)[(바닥핵의) 출력핵]: 창백핵 속부분, 배쪽창백핵 부분 그리고 흑색질 그물부를 포함

oxytocin(옥시토신): 뇌실곁핵과 교차위핵 내 큰세포에 의해 분비되는 펩티드

P cell(P세포): 작은 가지돌기 나무를 동반한 망막신경절세포로 형태와 색깔을 감지하는데 중요한 역할을 함. 작은 세포

pacinian corpuscle(파치니소체): 고주파에 민감하고 빠르게 적응하는 기계수용기

pain(통증): 유해자극에 의해 발생하는 감각

palate(입천장): 입안 위쪽의 아치 모양의 부분

paleocortex(옛겉질): 6층보다 더 적은 대뇌겉질 종류로 후각 자극의 처리와 일반적으로 관련됨. 대뇌섬의 부분 내 대뇌반구 바닥의 표면과 해마곁이랑과 팽대뒤겉질에 위치함

pallidotomy(창백핵절단술): 운동장애를 완화하기 위한 창백핵 부분의 치료적인 병변

parabrachial nucleus(팔곁핵): 고립로핵에서 사이뇌로 내장감각 정보를 전달함. 입쪽 다리뇌 내에 위치함

parafascicular nucleus(다발곁핵): 이마엽과 줄무늬로의 광범위한 투사를 동반한 시상 확산 투사핵

parahippocampal gyrus(해마곁이랑): 안쪽 관자엽에 위치함. 해마체에 투사되는 겉질연합영역을 포함

parallel fibers(평행섬유): 소뇌이랑 세로축을 따라 지나가는 소뇌과립세포 축삭. 단일 평행섬유는 수많은 조롱박세포와 함께 시냅스됨

parallel organization(평행구조): 특정한 기능을 담당하는 유사한 해부학적 구조를 가지는 신경로 내에서의 신경계 성질

parallel sensory pathways(평행감각신경로): 유사한 해부학적 투사 및 중복되는 기능을 가지는 두 개 또는 그 이상의 감각신경로

paramedian arterial branches(정중옆동맥가지): 뇌줄기의 가장 안쪽 부분으로 혈액을 공급함. 바닥동맥으로부터 일차적으로 기원함

paramedian pontine reticular formation(정중곁다리그물체): 수평 신속운동을 조절하기 위한 반대쪽 대뇌겉질에서 뇌줄기 중후까지의 조절 신호를 전달함. 갓돌림신경핵은 이 신경구조의 주요 신경세포임

parasagittal(시상옆): 신경계의 세로축과 등쪽과 배쪽 표면 사이의 중심선 모두에 평행하는 해부학 또는 영상 단면의 중심선에서 먼쪽

parasympathetic nervous system(부교감신경계): 자율신경계의 구성요소로 뇌줄기와 엉치척수로부터 기원함

parasympathetic preganglionic neurons(신경절이전 부교감신경세포): 중추신경계 내 자율신경세포로 신경절이후 부교감신경세포로 투사하며 말초에 위치함

paraterminal gyrus(종말곁이랑): 셋째뇌실의 입쪽 벽에서 앞쪽 그리고 뇌들보의 부리에서 배쪽에 위치함

paraventricular nucleus(뇌실곁핵): 거대 세포성 신경분비세포, 작은 세포성 신경분비세포, 신경세포 자율신경계의 기능을 조절하는 내림투사신경세포를 포함한 시상하부핵

paravertebral ganglia(척추옆신경절): 신경절이후 교감신경세포를 포함

parietal lobe(마루엽): 대뇌반구의 엽 중에 하나

parietal-temporal-occipital association area(마루-관자-뒤통수 연합영역): 마루, 관자 그리고 뒤통수엽의 이음부에 있는 연합겉질로 언어, 지각, 다른 고차원의 뇌기능에 중요

parietooccipital sulcus(마루뒤통수고랑): 마루엽과 뒤통수엽을 분리함

Parkinson disease(파킨슨병): 흑색질 치밀부 내 도파민성 신경세포 상실의 결과. 느리고 상실된 움직임(운동느림증)과 떨림이 특징임

parotid gland(귀밑샘): 침샘. 혀인두(9번)신경의 축삭에 의해 신경지배됨

parvocellular division (of red nucleus)[(적색핵의) 작은세포분지]: 적색올리브로를 통해 아래올리브핵으로 투사되는 작은신경세포를 포함하는 적색핵의 구성요소

parvocellular neurosecretory system(작은세포 신경분비계): 뇌실 주위 구역 내 우세하게 위치한 시상하부 신경세포. 신경세포는 정중융기에 투사되는데 그곳에서 신경세포들은 신경혈관적 접촉을 모세혈관에 시도하며 문맥을 통해 앞쪽 엽으로 혈액을 전달하는 요소를 혈액에 방출함

parvocellular visual system(작은세포 시각계): 망막, 가쪽무릎, P형 신경절세포로부터 기원하는 시각겉질 영역 내 시각계의 구성요소. 색깔, 크기, 자극의 모양에 일차적으로 민감함

peduncles(다리): 축삭의 큰 집합

pedunculopontine nucleus(다리다리뇌핵): 안쪽창백핵으로부터 투사를 받는 다리뇌핵. 각성과 움직임의 조절을 포함한 다양한 기능에 참여함. 콜린성 신경세포를 포함

perforant pathway(관통신경로): 후각뇌속겉질에서부터 치아이랑까지의 투사

periamygdaloid cortex(편도주위겉질): 후각겉질 영역의 하나로 후각로에서부터 직접 투사를 함. 입쪽안쪽 관자엽에 위치

periaqueductal gray matter(수도관주위회색질): 대뇌수도관 주변의 중간뇌 중심 구역. 통증 억제를 포함한 다양한 기능에 참여함

perilymph(바깥림프): 막미로와 관자뼈 사이의 공간을 채운 액체. 세포바깥액, 뇌척수액과 유사함

peripheral autonomic ganglia(말초자율신경절): 신경절이후 교감 및 부교감신경세포의 무리

peripheral nervous system(말초신경계): 뒤뿌리신경절세포의 운동신경세포, 말초축삭과 세포체, 신경절이전 자율신경세포, 신경절이후 지율신경세포의 세포체와 축삭을 포함

periventricular zone(뇌실주위구역): 작은세포 신경분비 신경세포의 대부분을 포함하는 시상하부의 부분으로 셋째뇌실의 벽과 바닥 아래에 위치함

pharynx(인두): 식도와 입 사이의 소화관의 한 부분으로 목구멍이라고도 함

pheromones(페로몬): 동물이 발생시키고 분비하는 화학물질로 어떠한 행위와 같은 종의 다른 개체와의 관계 형성에 영향을 끼침

pia mater(연질막): 속뇌막층. 중추신경계의 표면에 매우 가까이 붙어 있음

pigment epithelium(색소상피): 광수용기층에서 바깥쪽. 막대세포 바깥분절 원반의 재생 동안 식세포작용을 함

pineal gland(솔방울샘): 위둔덕 등쪽에 위치한 내분비샘으로 수면과 기상의 순환과 관련 있음. 멜라토닌을 분비함

pinocytosis(포액작용): 세포가 세포바깥액과 그 내용물을 섭취하는지에 대한 기전

piriform cortex(조롱박겉질): 후각겉질 영역의 하나로 후각로로부터 직접 투사를 받음. 입쪽안쪽 관자엽에 위치함

pituitary portal circulation(뇌하수체 문맥순환): 정중융기와 뇌하수체 앞엽의 모세혈관상 연결. 문맥(portal vein)

pons(다리뇌): 주요 뇌분할 중 하나로 라틴어로 다리라는 뜻

pontine cistern(다리뇌수조): 다리뇌숨뇌이음에서의 뇌척수액의 저장소

pontine flexure(다리뇌굽이): 다리뇌에서 신경계 발달을 위한 굽음

pontine nuclei(다리뇌핵): 같은쪽 대뇌겉질에서부터 반대쪽 대뇌겉질, 대뇌깊은핵, 주로 가쪽대뇌겉질과 치아핵까지 정보를 중개함

pontomedullary junction(다리뇌숨뇌이음): 다리뇌와 숨뇌가 만나는 곳

pontomedullary reticular formation(다리뇌숨뇌 그물체): 다양한 운동, 감각 및 핵의 통합을 포함. 각성과 내장 및 뼈대근 조절에 중요함

portal circulation(문맥순환): 문맥에 의한 두 개의 모세혈관계의 이음을 포함. 뇌하수체와 간에 존재함

portal veins(문맥): 문맥순환에서 두 개의 모세혈관계의 이음

positron emission tomography(양전자방출단층촬영술): 양전자인 불안정한 아원자 입자의 배출에 기초한 기능적 영상기술. PET라고도 함

postcentral gyrus(중심뒤이랑): 위치감각을 포함한 기계적 감각에 중요함. 마루엽에 위치함

postcommissural fornix(맞교차뒤뇌활): 뇌활의 주요 분할로 유두체 내에서 종결되는 지지물에서 대부분 오는 축삭을 포함

posterior(뒤쪽): 등쪽

posterior cerebellar incisure(뒤쪽소뇌패임): 소뇌 뒤엽 내 얕은 고랑

posterior cerebral artery(뒤대뇌동맥): 사이뇌뿐만 아니라 뒤통수엽과 관자엽 부분에 혈액을 공급함

posterior circulation(뒤순환): 척수동맥과 바닥동맥에 의해 제공되는 동맥혈 공급

posterior commissure(뒤맞교차): 중간뇌 구조를 상호 연결하는 뇌줄기의 두 부분. 빛이 없는 눈에 동공빛반사를 중개하는 축삭은 앞교차 내로 지나감

posterior communicating artery(뒤교통동맥): 속목동맥의 가지로 뒤대뇌동맥과 합쳐짐. 앞순환과 뒤순환을 연결하는데 따라서 곁순환 경로를 제공함. 대뇌동맥고리의 한 부분

posterior inferior cerebellar artery, PICA(뒤아래소뇌동맥): 뒤가쪽 숨뇌와 소뇌 아래쪽 부분에 혈액을 공급함

posterior limb of the internal capsule(속섬유막의 뒤다리): 시상의 가쪽에 놓인 속섬유막의 구성요소로 일차운동 및 몸감각 겉질 영역을 오가는 다양한 출처로부터의 축삭을 운반함

posterior lobe of cerebellum(소뇌뒤엽): 앞쪽엽과 타래결절엽 사이의 소뇌겉질 부분으로 제6~9소엽으로 구성됨

posterior lobe (of pituitary gland)(뇌하수체 뒤엽): 뇌실결핵의 축삭 및 종말과 시상하부의 교차위핵을 포함. 전신 모세혈관을 통한 신경혈관 접촉에서 바소프레신과 옥시토신을 방출하는 축삭종말

posterior parietal lobe (or cortex)[뒤쪽마루엽(또는 겉질)]: 일차몸감각겉질에서 꼬리쪽임. 고유수용감각, 공간지각, 주의력, 시각적으로 유도된 팔다리와 눈의 움직임을 위해 중요함. 시각움직임과 활동을 위한 어디 신경로의 한 부분

posterior spinal arteries(뒤척수동맥): 뒤기둥과 뒤뿔에 우선적으로 혈액을 공급함

posterolateral fissure(뒤가쪽틈새): 뒤소뇌엽과 타래결절 소뇌엽을 분리함

posteroventral cochlear nucleus(뒤배쪽달팽이핵): 털세포 민감도를 조절하는 연결 시스템에 기여함

postganglionic neuron(신경절이후신경세포): 민무늬근 또는 샘과 같이 말초운동표적으로 투사되는 자율신경세포

postsynaptic neuron(시냅스이후신경세포): 시냅스의 구성요소. 시냅스이전신경세포에 의해 접촉됨

precentral gyrus(중심앞이랑): 일차운동겉질 및 운동앞겉질의 꼬리 부분을 포함. 이마엽 내에 위치함

precommissural fornix(맞교차앞뇌활): 사이막핵 내 종결하는 해마체로 일차적으로 오는 축삭을 포함하는 뇌활의 작은 분할

prefrontal association cortex(이마앞연합겉질): 사고 및 작업기억을 포함한 다양한 기억에 관여함

prefrontal cortex loop(이마앞겉질고리): 이마앞겉질로 투사되는 바닥핵회로. 사고 및 작업기억을 포함한 고차원의 뇌기능에 관여함

prefrontal cortex(이마앞겉질): 이마앞연합겉질 참조

preganglionic neuron(신경절앞신경세포): 중추신경계 내 위치한 자율신경세포

premotor areas(운동앞영역): 움직임 계획에 참여함. 6, 23, 24 영역 내 이마엽에 위치함

premotor cortex(운동앞겉질): 6번 영역의 가쪽 부분 내 위치한 특수한 운동앞 구역

preoccipital notch(뒤통수앞패임): 가쪽 표면 위 관자엽과 뒤통수엽 사이의 경계 부분을 형성하는 표면 기준점

preoptic area(시각교차앞영역): 앞뇌하수체샘으로부터 방출되는 성호르몬 및 수면과 기상 조절에 관여하는 여러 다양한 기능으로 시상하부의 가장 입쪽 부분에 위치함

preoptic sleep center(시각교차앞수면중추): 기상에서 수면으로의 변화를 조절하는 시상하부 중추

prepositus nucleus(자리앞핵): 눈위치조절에 참여함. 안뜰핵으로부터의 중복입력을 받음. 숨뇌에 위치함

presynaptic neuron(시냅스이전신경세포): 시냅스의 구성요소로 시냅스이후신경세포로 정보를 전송함

presynaptic terminal(시냅스이전종말): 축삭종말

pretectal nuclei(덮개앞핵): 동공빛반사에 관여함. 중간뇌와 사이뇌 사이 이음부에 위치함

prevertebral ganglia(척추앞신경절): 척추기둥을 따라 놓인 교감신경절

primary auditory cortex(일차청각겉질): 청각정보를 처리하기 위한 첫 번째 겉질 장소. 관자엽 내 가로관자이랑에 위치함. 세포구축학적으로 41번 영역에 상응함

primary fissure(첫째틈새): 소뇌 앞엽과 뒤엽을 분리함

primary motor cortex(일차운동겉질): 팔다리와 몸통 움직임 조절에 관여하는 신경세포를 포함. 운동신경세포에 직접적으로 시냅스되는 신경세포를 포함. 4번 영역으로 구성됨

primary olfactory cortex(일차후각겉질): 후각로 축삭의 표적 영역으로 규정됨. 입쪽안쪽 관자엽과 이마엽의 바닥쪽 표면에 위치함. 옛겉질에 상응함

primary olfactory neurons(일차후각신경세포): 신경신호로 냄새분자를 변화시킴. 후각상피 내에 위치함

primary sensory (or afferent) fibers[일차감각(또는 들신경)섬유]: 몸감각수용기, 뒤뿌리신경절세포

primary somatic sensory cortex(일차몸감각겉질): 몸감각, 주요한 기계적 감각, 팔다리 위치감각에 관여함. 1, 2, 3번 영역의 세포구축학에 상응함. 뒤중심이랑 내에 위치

primary vestibular afferents(일차안뜰들신경): 안뜰털세포를 신경지배함. 안뜰핵과 소뇌 내 일차적으로 종결됨

primary visual cortex(일차시각겉질): 시각 인식에 관여함. 뒤통수엽 내에 위치함

projection neurons(투사신경세포): 겉질밑 장소로 그 축삭을 연결시키는 겉질피라미드 신경세포

proopiomelanocortin(풋아편흑색소부신겉질자극호르몬): β-엔도르핀이 분해되는 큰 펩티드

proprioception(고유수용감각): 신체에 대한 위치 감각으로 보통 하나의 팔다리 또는 그 외에 다른 관련 있는 신체분절 감각

propriospinal neurons(척수고유신경세포): 다른 분절 내 신경세포를 상호 연결하는 척수사이신경세포로 분절사이신경세포라고도 함

prosencephalon(앞뇌): 가장 입쪽 뇌소포로 끝뇌와 사이뇌가 발생하는 앞뇌 조직

prosopagnosia(얼굴인식불능증): 얼굴을 인식하는 것이 불가능함

proximal limb muscles(몸쪽팔다리근육): 어깨 또는 엉덩이를 신경지배하는 근육들

pruritic[소양(증)의]: 가려움과 관련됨

pruritic receptor(소양수용기): 가려운 감각과 관련된 감각수용기로 히스타민에 의해 활성화됨

pseudoptosis(거짓눈꺼풀처짐): 눈꺼풀이 부분적으로 처짐

pseudounipolar neurons(거짓홑극신경세포): 단일 축삭은 있지만 성숙기의 가지돌기가 거의 없는 신경세포의 종류(예: 뒤뿌리신경절세포)

pterygopalatine ganglion(날개입천장신경절): 신경절이후 부교감신경세포의 세포체를 포함하는 말초 신경절로 코와 입인두의 점막샘과 눈물샘을 신경지배함

ptosis(안검하수): 비정상적인 기관 또는 그 조직 부분의 처짐으로 특히 근육약화와 마비로 인한 위쪽 눈꺼풀 처짐을 뜻함

pulmonary aspiration(폐흡인): 폐 속에 음식 또는 잘못 마신 액체가 존재함

pulvinar nucleus(베개핵): 마루엽, 관자엽, 뒤통수엽으로의 다양한 투사를 가진 주요 시상핵으로 지각과 언어적 기능과 관련됨

pupillary constriction(동공수축): 동공 직경의 감소

pupillary dilation(동공확대): 동공 직경의 증가

pupillary light reflex(동공빛반사): 망막의 시각자극을 동반한 동공의 닫힘. 혼수상태인 환자의 중간뇌 기능을 검사하기 위해 사용됨

pupillary reflexes(동공반사): 수의적 조절 없이 발생하는 동공직경의 변화로 다른 눈반사와 함께 보통 발생됨

Purkinje layer(조롱박층): 조롱박 세포체의 위치

Purkinje neuron (or cell)[조롱박신경세포(또는 세포)]: 소뇌겉질의 출력 신경세포로 깊은 소뇌핵과 안뜰핵의 신경세포와 가바성 억제 시냅스를 이룸

putamen(조가비핵): 줄무늬의 구성요소로 팔다리와 몸통 조절에 중요함

pyramid(피라미드): 안쪽 숨뇌의 배쪽 표면 위 신경로로 겉질숨뇌 및 겉질척수로를 포함한 내림겉질축삭을 가짐

pyramidal neuron (or cell)[피라미드 신경세포(또는 세포)]: 피라미드 형태 세포체의 특징을 가지는 겉질투사신경세포의 종류

pyramidal decussation(피라미드교차): 중심선을 넘어서 운동과 운동앞구역으로부터 피라미드 세포 축삭이 존재하는 곳으로 숨뇌에 위치함

pyramidal signs(피라미드 징후): 겉질척수로의 병변에 의한 운동장애

pyramidal tract(피라미드로): 운동 및 몸감각영역 내 기원하는 내림운동조절 신경로의 위치

quadrigeminal bodies(네둔덕체): 위둔덕과 아래둔덕의 또 다른 이름

quadrigeminal cistern(네둔덕수조): 위둔덕과 아래둔덕 위에 위치한 거미막밑 공간의 부분

radial glia(부챗살아교세포): 신경발달을 구성하는 별아교세포의 종류로 신경 성장과 이동을 위한 구조를 형성함

radicular arteries(뿌리동맥): 앞척수동맥, 뒤척수동맥과 함께 척수에 혈액을 공급하는 구역동맥

radicular pain(신경뿌리통증): 단일 피부분절 또는 인접한 여러 피부분절에 분포한 국소 통증

raphe nuclei(솔기핵): 세로토닌을 포함. 대부분의 뇌줄기를 통과한 중심선을 따라 위치함

rapidly adapting(빠른 적응): 갑작스러운 자극에 대한 신경세포의 특징적인 반응으로 이 자극은 짧은 활동전위의 연속이 활동전위를 거의 또는 전혀 없도록 빠르게 감소시킴

Rathke's pouch(라트케주머니): 뇌하수체의 앞엽과 중간엽의 발달로부터 입안에서 발달하는 뿌리 내 외배엽 곁주머니

receptive membrane(수용막): 신경활성 구성요소 또는 특정 자극에 민감한 수용기들을 가진 신경세포의 부분

red nucleus(적색핵): 팔다리 움직임 조절을 담당. 적색척수로 및 적색올리브로를 구성함

regional neuroanatomy(국소해부학): 신경계 부분 내 뇌조직 사이의 공간적인 관계를 조사

relaxation times(완화시간): 자기공명영상에서 양성자가 전자기파에 의해 흥분되기 전 에너지 상태로 되돌아오는 데 걸린 시간

relay nuclei(중계핵): 중추신경계에서 다른 곳으로 입력 정보를 전달(또는 중개)하는 신경세포를 포함

release-inhibiting hormones(분비억제호르몬): 뇌하수체앞엽으로부터 방출되는 억제성 화학물질. 정중융기에서 문맥순환으로 신경활성 화합물이 분비됨

releasing hormones(분비호르몬): 뇌하수체앞엽으로부터의 호르몬 방출을 촉진하는 화학물질로 보통 정중융기에서 문맥순환으로 신경활성 화합물이 분비됨

REM sleep(REM수면): 빠른 눈움직임의 약어로 꿈꾸기, 팔다리 몸통 근육의 저긴장, 저진폭 고빈도 뇌파기 활성을 특징으로 함

reproductive behaviors(생식행위): 생식으로 이어지는 같은 종 사이의 전형적인 행위. 시상하부는 동물의 경우 생식행위에 있어서 중요한 역할을 함. 종종 페로몬에 반응함

restless legs syndrome(하지불안증후군): 짓누르는 듯한 느낌으로 인해 다리의 급한 움직임을 촉진시키는 비정상적인 감각을 경험하는 환자들이 겪는 질환으로 활동 중 보다는 쉬거나 자는 동안에 더 흔하게 비정상적인 감각과 움직임을 보임

reticular formation(그물체): 각성, 운동조절, 영양기능을 포함한 다양한 기능을 담당하는 뇌줄기의 중심 부분 내 핵의 광범위한 집합

reticular nucleus(그물핵): 다른 시상핵으로 투사되는 시상핵으로 시상의 신경학적인 활동을 조절하는 역할을 함

reticulospinal tract(그물척수로): 일차적으로 다리뇌와 숨뇌 내에 존재하는 그물체로부터 기원하고 척수 내에서 시냅스하는 내림운동신경로

retina(망막): 광수용기를 포함하는 시각 시스템의 말초 부분으로 시각 정보의 초기 처리를 위한 투사신경세포 및 사이신경세포를 포함. 사이뇌로부터 발달함

retinitis pigmentosa(망막색소변성): 망막의 색소상피에서 파열 산물이 축적되는 질환

retinohypothalamic tract(망막시상하부로): 교차위핵으로 투사되는 망막신경절세포 축삭이 신경로 내의 정보는 낮밤 순환으로 하루주기리듬을 동기화시키기 위해 쓰임

retroinsular cortex(대뇌섬후겉질): 안뜰겉질 영역에 위치. 가쪽 뇌표면 위의 겉질과 뒤대뇌섬의 이음부

retronasal olfaction(코뒤후각): 입인두의 후각상피 내에서 분자가 이동하면 후각신경세포가 활성화됨

Rexed's laminae(렉시드 층판): 뒤뿔에서 가장 뚜렷한 척수 내 신경세포의 얇은 막. 각각의 층 내의 신경세포가 다른 들신경과 뇌원천으로부터 입력을 받고 각각의 표적으로 차례로 투사됨

rhodopsin(로돕신): 막대세포의 광수용기

rhombencephalon(마름뇌): 가장 꼬리쪽의 일차뇌소포로 다리뇌와 숨뇌가 발생됨

rhombic lip(마름뇌입술): 대부분의 소뇌를 활성화시키는 다리뇌의 발달 부분

rhombomeres(마름뇌분절): 다리뇌와 숨뇌 발달 분절로 총 8개임

rigidity(경직): 관절의 수동적인 움직임에 저항이 존재하는 파킨슨병 환자의 상태로 이러한 저항에 위상성 감소(phasic decreases)가 종종 나타나는 경우를 톱니바퀴 경직이라고 함

rod bipolar cells(막대두극세포): 막대세포에서 신경절세포로 신호를 보내는 망막 사이신경세포

rods(막대세포): 낮은 빛의 조건(밤눈보기)에서 보기 위한 광수용기

rostral(입쪽): 코쪽의

rostral interstitial nucleus of medial longitudinal fasciculus(안쪽세로다발입쪽사이질핵): 수직 신속보기를 조절하는 역할을 함

rostral spinocerebellar tract(입쪽 척수소뇌로): 목척수사이신경계 내 활성화 수준에 대한 정보를 소뇌에 전달함. 척수사이신경을 통해 운동신경로에서부터 소뇌로 내부 신호가 중개되는 것으로 추정됨

rostrocaudal axis(입쪽꼬리쪽 축): 코에서부터 꼬리뼈까지의 중추신경계의 긴 축

rostrum(부리): 부리 모양의 어떠한 돌기로 입과 코 구역을 설명할 때 쓰임

rubrospinal tract(적색척수로): 척수에서 적색핵의 큰세포 부분으로부터의 투사

Ruffini's corpuscle(루피니소체): 기계수용기의 종류로 큰 직경인 말이집 들신경섬유(A−β)의 먼쪽 돌기

saccades(신속보기): 한 곳에서 다른 곳을 주시하기 위한 눈의 빠른 움직임

saccadic eye movement(신속보기눈운동): 신속보기 참조

saccule(둥근주머니): 선형가속도에 민감한 안뜰감각기관(또는 귀돌기관)

sacral(엉치뼈): 척수분절로 총 5가지가 있음

sagittal plane(시상면): 중추신경계의 세로축과 등쪽 배쪽 표면 사이의 중심선에서 평행한 해부학적 또는 영상 단면

scala media(중간계단): 속귀액 구획

scala tympani(고실계단): 속귀액 구획

scala vestibuli(안뜰계단): 속귀액 구획으로 고막에서 다른 체액 구획으로 압력파를 전도함

Schaefer collaterals(샤아퍼 곁가지): 해마의 CA3 구역 내 신경세포의 축삭곁가지로 CA1 구역 내 신경세포에 시냅스함

schizophrenia(조현병): 환각과 관련된 병적인 사고가 특징인 정신질환

Schwann cells(슈반세포): 말초축삭 주변에 말이집을 형성하는 아교세포

sclera(공막): 눈 위를 덮는 비신경적 덮개

scotoma(암점): 맹점

seasonal affective disorder (SAD)(계절성 정서장애): 낮이 짧고 밤이 긴 기간 동안 우울증이 생김

secondary auditory areas(이차청각영역): 일차영역으로부터의 청각정보를 처리하는 겉질 영역

secondary somatic sensory cortex(이차몸감각겉질): 일차영역으로부터의 몸감각 정보를 처리하는 겉질 영역

segmental interneurons(분절사이신경세포): 단일 척수분절 내에 존재하는 축삭의 신경세포

segmental(분절의): 척수의 분절 구조와 관련 있음

semantic memory(의미기억): 사실에 대한 지식, 사람, 사물 및 새로운 단어의 의미에 대한 기억

semicircular canals(반고리관): 각가속도에 민감한 안뜰기관으로 각각의 단면에서 가속도에 민감한 세 가지 종류의 반고리관이 존재함

semilunar ganglion(삼차신경절): 주요 삼차감각신경세포체를 포함

sensory(감각): 환경 또는 신체 내로부터의 광범위한 어떠한 자극과도 관련 있음

sensory cranial nerve nuclei(감각뇌신경핵): 뇌신경으로부터의 감각정보 처리

sensory homunculus(감각난장이): 뒤중심이랑 내 몸감각표현을 형성함(일차몸감각겉질)

septal nuclei(사이막핵): 사건의 보상 가능성을 평가하는데 관여할 수 있음. 해마로부터 입력을 받고 해마 및 다른 영역으로 투사됨. 대뇌반구의 입쪽 부분에 위치함

septum pellucidum(투명사이막): 앞뿔의 안쪽벽과 가쪽뇌실의 몸통을 형성함

serotonergic(세로토닌성): 신경전달물질로 세로토닌을 사용하는 신경세포

serotonin(세로토닌): 신경활성 화합물로 5-HT라고도 함(5-하이드록시트립타민)

short circumferential branches(짧은 둘레동맥가지): 중심선에서 떨어진 뇌줄기의 배쪽 부분에 혈액을 공급함. 일차적으로 바닥동맥에서부터 분지됨

sigmoid(구불): S자 모양의

sigmoid sinus(구불정맥굴): 가로정맥굴에서 빠져나오고 아래 바위정맥굴로 흐르는 딱딱한 혈액굴로 양쪽에 위치함

skeletal somatic motor(뼈대몸운동): 몸분절로부터 유래한 뼈대근육에 시냅스하는 축삭의 신경세포 종류

skeletomotor loop(뼈대운동고리): 운동과 운동앞영역에 관여하는 바닥핵 회로

slowly adapting(느린 적응): 지속적인 자극에 반응하는 특정 신경세포로 장기간 일련의 활동전위가 서서히 감소하거나 전혀 감소하지 않음

small-diameter axons(작은직경축삭): 통증, 온도, 가려움(히스타민)에 민감한 들신경섬유

smell(냄새): 다섯 가지 주요한 감각 중 하나

smooth pursuit eye movements(매끈눈따라보기): 시각 자극에 따라 천천히 눈을 움직임

soft palate(물렁입천장): 입안의 위쪽 근육으로 형성된 부분으로 꼬리쪽에 위치하고 아치모양임

solitary nucleus(고립로핵): 미각과 내장감각 정보를 받고 처리하며 팔곁핵과 시상을 포함한 다른 뇌줄기와 사이뇌핵에 투사되는 신경세포를 포함

solitary tract(고립로): 미각과 내장감각 축삭의 중추가지가 고립로핵 내에서 시냅스되기 전에 모임

somatic(몸의): 신체와 관련됨

spastic paralysis(강직마비): 가로무늬근의 수의적인 조절 장애를 발생시키는 강직이 존재하는 상태

spasticity(강직): 속도에 의존하는 근긴장의 증가로 발달기 또는 성숙기 동안 겉질척수로 손상 후에 발생함

spina bifida(척추갈림증): 신경관 손상. 꼬리쪽 신경관이 닫히는 것이 실패함으로써 허리엉치 척수 기능의 손상이 발생함

spinal accessory (XI) nerve[척수더부(11번)신경]: 목빗근과 등세모근 부분을 신경지배하는 운동뇌신경

spinal accessory nucleus(척수더부신경핵): 목빗근과 등세모근 부분을 신경지배하는 척수더부신경을 통과하는 축삭의 운동신경세포를 포함

spinal border cells(척수경계세포): 배쪽 척수소뇌로로 지나가는 축삭을 구성하는 신경세포

spinal cord(척수): 중추신경계의 주요 부분

spinal nerves(척수신경): 각각의 척수분절에 존재하는 혼합신경

spinal tap(척수천자): 가장 흔한 진단검사로 뇌척수액 표본을 수집하기 위해 허리수조로 바늘을 삽입함. 허리천자의 동의어

spinal trigeminal nucleus(척수삼차신경핵): 숨뇌와 꼬리쪽 다리뇌 내 삼차감각핵복합체의 부분. 꼬리, 중간위치핵, 입쪽잔핵을 포함. 다양한 기능에 관여하며 통증, 온동, 가려움에 있어서 가장 중요한 역할을 함

spinal trigeminal tract(척수삼차신경로): 척수삼차신경핵에 시냅스하기 전에 통과하는 삼차들신경섬유 내 신경로

spinocerebellar tracts(척수소뇌로): 움직임 조절을 위해 팔다리 및 몸통에서 소뇌로 몸감각 정보를 전송하는 길

spinocerebellum(척수소뇌): 팔다리와 몸통 조절에 중요한 역할을 하는 소뇌 부분으로 벌레와 겉질의 중간반구, 꼭지핵, 중간위치핵과 관련 있음

spinomesencephalic tract(척수중간뇌로): 팔다리 및 몸통에서 중간뇌로 몸감각 정보를 전송함

spinoreticular tract(척수그물로): 팔다리 및 몸통에서 그물체로 몸감각 정보를 전송함

spinothalamic tract(척수시상로): 팔다리 및 몸통에서 시상으로 몸감각 정보를 전송함

spiral ganglion(나선신경절): 일차청각감각신경세포체가 위치함

splenium(띠구조): 띠모양의 구조

stapes(등자뼈): 가운데귀뼈의 하나로 고막으로부터 안뜰창까지 공기압의 변화를 전도하는데 필수적임. 안뜰창에 부착됨

stellate cells(별세포): 소뇌의 분자층 내 위치한 억제성 사이신경세포. 중추신경계 내 작은 다극신경세포의 종류

stem cells(줄기세포): 다능성 세포로 신경, 아교세포 또는 다른 종류의 세포로 발달할 수 있음

stenosis(협착): 신체 내의 통로 또는 구멍이 비정상적으로 좁거나 수축됨

sternocleidomastoid muscle(목빗근): 반대반향으로 머리를 굽히거나 돌림

straight sinus(곧은정맥굴): 아래시상정맥굴과 특정 정맥으로 빠져나감. 정맥굴들이 합류되어 빠져나감

stria (or stripe) of Gennari(젠나리 줄무늬): 일차시각겉질의 4B 층 내 말이집 축삭 띠. 시각자극처리를 위해 겉질의 국소 영역을 상호 연결하는 축삭

stria medullaris(숨뇌섬유줄): 셋째뇌실의 가쪽벽을 따라 지나가는 신경로. 사이막핵에서 고삐까지의 축삭을 포함

stria terminalis(종말줄): 편도에서부터 사이뇌와 대뇌반구 부분까지의 C자 모양의 신경로로 신경세포를 포함

striasome(줄무늬소체): 특정 신경화합물의 패치와 같은 분포를 가진 줄무늬체의 해부학적 구획(예: 아세틸콜린에스테라아제, 엔케팔린)

striatal cell bridges(줄무늬 세포다리): 속섬유막을 가로지르는 꼬리핵과 조가비핵들이 연속적으로 위치함

striate cortex(줄무늬겉질): 젠나리 줄무늬가 위치한 곳에 기반을 둔 일차시각겉질의 또다른 이름

striatum(줄무늬체): 바닥핵의 구성요소로 꼬리핵, 조가비핵, 기댐핵으로 구성됨

subarachnoid space(거미막밑공간): 거미막과 연질막의 바깥 부분 사이 공간. 뇌와 척수표면 위로 뇌척수액이 축적되어 있음

subcommissural organ(맞교차밑기관): 뇌실주위 기관의 하나로 뒤맞교차 가까이에 위치함

subdural hematoma(경질막밑출혈): 경질막과 거미막 사이의 잠재적인 공간으로 혈액이 흘러 출혈이 발생함

subdural space(경질막밑공간): 경질막과 거미막 사이의 잠재적인 공간

subfornical organ(뇌활밑기관): 뇌실주위기관 중 하나로 혈액-뇌장벽이 부재한 구역 뇌실결핵의 큰세포신경세포로 축삭이 투사됨

subgenual cortex(무릎밑겉질): 뇌들보 무릎에서 배쪽에 위치함. 임상적 우울증 및 난치성 우울증을 발생시키는 주요 뇌 자극

subiculum(지지물): 해마체의 구성요소

submandibular ganglion(턱밑신경절): 입점막, 턱밑, 혀밑샘을 신경지배하는 신경절이후 신경세포를 포함

submodality(하위인자): 감각인자의 범주. 예를 들면 색각, 쓴맛 또는 통증

substance P(물질 P): 신경 자극성 화합물, 통증자극을 처리하는 신경세포 내 존재함

substantia gelatinosa(아교질): 뒤뿔의 2, 3 척수층판. 통증, 온각, 가려움을 처리함

substantia nigra pars compacta(흑색질 치밀부): 도파민을 포함하는 신경세포가 존재하는 흑색질의 부분으로 줄무늬로 광범위하게 투사됨

substantia nigra par reticulata(흑색질 그물부): 가바를 포함하는 신경세포가 존재하는 흑색질의 부분으로 일차적으로 시상으로 투사됨

substantia nigra(흑색질): 바닥핵의 구성요소로 그물부와 치밀부로 구성됨

subthalamic nucleus(시상밑핵): 팔다리 조절과 관련된 바닥핵으로 손상 시 반도리깨질증을 발생시킴. 간접 바닥핵 회로의 한 부분임

sulcus limitans(경계고랑): 척수와 뇌줄기 내 감각 및 운동 조직의 발달을 분리시키는 고랑

sulcus(고랑): 함몰된 한 부분

superior cerebellar artery(위소뇌동맥): 입쪽 다리뇌와 소뇌에 혈액을 공급함. 바닥동맥의 긴둘레가지

superior cerebellar peduncle(위소뇌다리): 깊은 소뇌핵에서부터 뇌줄기와 시상까지 축삭을 일차적으로 운반하는 신경로

superior colliculus(위둔덕): 신속보기를 조절하는데 중요한 역할을 함. 입쪽 중간뇌에 위치함

superior ganglion(위신경절): 몸감각들신경섬유의 세포체를 포함하는 미주신경 및 혀인두신경

superior oblique muscle(위빗근): 안구가 모음되어 있을 때 안구를 내리고 안구가 벌림되어 있을 때 안구를 안쪽으로 돌림

superior olivary nuclear complex(위올리브핵복합체): 들어오는 청각신호 처리에 관여함. 특히 소리의 수평적인 위치를 찾는데 중요함

superior olivary nuclei(위올리브핵): 소리의 수평적인 위치를 찾는데 중요한 청각 중계핵

superior parietal lobule(위마루소엽): 공간적 위치를 찾는데 중요함

superior petrosal sinus(위바위정맥굴): 경질막정맥굴; 구불정맥굴로 혈액이 빠져나감

superior rectus muscle(위곧은근): 안구를 들어 올림

superior sagittal sinus(위시상정맥굴): 경질막정맥굴; 곧은정맥굴로 혈액이 빠져나감

superior salivatory nucleus(위침분비핵): 중간신경(7번) 내를 지나가는 축삭의 신경절이전 부교감신경세포를 포함

superior temporal gyrus(위관자이랑): 듣기와 말하기와 관련됨

superior vestibular nucleus(위안뜰핵): 네 가지의 안뜰핵 중 하나로 다리뇌에 위치함

supplementary eye field(보조안구영역): 이마엽의 안쪽벽에 일차적으로 위치한 겉질안구 움직임 조절중추로 신속눈움직임 조절의 더 인지적인 측면에 관여함

supporting cell(버팀세포): 맛봉오리에 구조 및 가능한 영양을 공급함

suprachiasmatic nucleus(교차위핵): 하루주기리듬에 중요한 시상하부핵으로 생체시계의 중추임

supraoptic nucleus(시각교차위핵): 큰세포 신경분비 신경세포 포함. 뇌하수체 뒤엽 내 온몸순환으로 옥시토신과 바소프레신을 분비함

supratentorial(위천막의): 소뇌천막 위의 뇌를 지칭함

sylvian fissure(실비안 틈새): 마루엽에서 이마엽을 분리함. 가쪽고랑이라고도 함

sympathetic nervous system(교감신경계): 자율신경계의 구성요소

sympathetic preganglionic neurons(신경절이전 교감신경세포): 중추신경계에 위치한 교감신경계 신경세포로 신경절 이후 교감신경세포와 부신속질 내 세포에 시냅스함

synapses(시냅스): 신경세포들이 소통하는 특수한 접촉 장소로 세 가지 요소로 구성됨. 즉 시냅스이전 축삭종말, 시냅스틈새, 시냅스이후 막

synaptic cleft(시냅스틈새): 시냅스에서 신경세포 사이의 좁은 세포사이 공간

syringomyelia(척수물구멍증): 공간

T1 relaxation time(T1 이완시간): 전반적인 조직환경과 관련된 양성자이완으로 스핀격자이완이라고도 함

T2 relaxation time(T2 이완시간): 양성자 사이의 상호작용과 관련된 양성자이완으로 스핀-스핀 이완이라고도 함

tabes dorsalis(척수로): 큰 직경의 기계수용기 섬유의 퇴행성 상실로 말기 신경매독과 관련 있음

tarsal muscle(눈꺼풀판근): 눈꺼풀올림근의 활성을 돕는 민무늬근으로 교감신경계의 조절을 도움

tastants(미각촉진제): 맛을 발생시키는 화학물질

taste(미각): 주요한 다섯 가지 감각 중 하나

taste buds(맛봉오리): 미각수용기, 버팀세포, 바닥세포로 구성된 미각 기관으로 맛수용기 세포를 보충하는 줄기세포 때문일 수도 있음

taste receptor cells(미각수용기세포): 맛봉오리의 구성요소로 입안의 화학물질을 미각신호로 변환함

tectorial membrane(덮개막): 코르티 기관의 구성요소로 털세포의 부동섬모가 덮개막 내에 들어가 있음

tectospinal tract(덮개척수로): 위둔덕의 깊은층에서부터 척수까지의 투사

tectum(덮개): 뇌줄기의 가장 등쪽 부분으로 성숙한 중간뇌에서만 존재함

tegmentum(뒤판): 덮개와 바닥 사이의 뇌줄기 부분으로 뇌줄기에 걸쳐서 존재함. 라틴어로 덮개를 뜻함

telencephalon(끝뇌): 이차뇌소포로 대뇌반구의 조직을 활성화함. 앞뇌로부터 유래됨

temporal hemiretina(관자쪽 망막의 반): 망막의 관자쪽 구멍

temporal lobe(관자엽): 대뇌반구의 엽 중에 하나

temporal pole(관자극): 관자엽의 가장 입쪽 부분

tentorium cerebelli(소뇌천막): 관자엽과 소뇌 사이의 단단한 판

terminal ganglia(종말신경절): 신경절이후 신경세포를 포함하는 부교감신경절. 미주신경으로부터 입력을 받음. 축삭이 신경지배하는 조직에 위치함

thalamic adhesion(시상붙음): 양쪽 두 개의 시상이 붙은 부분. 인구의 80% 정도에서 존재하고 시상붙음 내에서 축삭 교차는 없음

thalamic fasciculus(시상다발): 깊은 소뇌핵과 안쪽창백핵 부분에서부터 시상까지 지나가는 축삭의 신경로

thalamic radiations(시상부챗살): 대뇌겉질로 투사하는 시상핵의 축삭

thalamostriate vein(시상줄무늬체정맥): 꼬리핵과 종말선을 포함한 C자 모양의 경로를 따라 흐름

thalamus(시상): 대뇌겉질로 정보를 전송하는 중계핵의 주요 장소로 사이뇌를 구성함

thermoreceptors(온도수용기): 온도 변화에 민감한 일차감각신경세포

third ventricle(셋째뇌실): 뇌실계의 구성요소로 사이뇌의 양쪽 반 사이에 위치함

thoracic(등): 척수분절, 인간의 경우 12개가 존재함

tonotopic organization(주파수 배열): 또는 tonotopy. 각각 다른 주파수를 가진 소리가 각각의 뇌구역에 의해 처리되는 장소. 유사한 주파수의 소리는 이웃한 뇌구역에 의해 처리되고 아주 다른 주파수를 가진 소리는 멀리 떨어진 구역에서 처리됨

tonsillar(편도): 특히 목구멍편도와 같이 편도와 관련됨

touch(촉각): 다섯 가지의 주요한 감각 중 하나

tractography(신경다발추적술): 뇌의 액체 확산의 국소 방향에 대한 정보에 기초하여 신경로의 위치를 분별하는 MRI 접근법(확산 MRI). 흔히 사용되는 신경다발추적술로 확산텐서영상이 있음

transcranial magnetic stimulation (TMS)(머리뼈경유 자기자극): 비침습 뇌자극기술로 신경세포를 활성화하는데 자기 에너지파를 이용함. 반복적인 TMS(rTMS)는 연속적인 펄스를 이용함

transient ischemic attack (TIA)(일과성허혈발작): 뇌의 국소 영역으로 뇌혈류가 일시적으로 중단되어 그 영역에 일시적인 장애가 발생함. 이러한 장애는 몇 분에서 몇 시간 동안 지속됨

tract(신경로): 중추신경계 내 축삭의 집합

transverse plane(가로면): 중추신경계의 수직축에서 직각으로 등쪽과 배쪽 표면 사이임

transverse sinus(가로정맥굴): 온몸순환으로 혈액이 운반되는 경질막정맥굴

trapezius muscle(등세모근): 팔의 무게를 지지하고 날개뼈의 움직이는 여러 기능적 구역을 포함

trapezoid body(마름섬유체): 청각섬유의 교차 장소로 배쪽청각섬유줄이라고도 함

tremor(떨림): 떨리는 움직임

trigeminal ganglion(삼차신경절): 근방추 수용기를 지배하는 들신경을 제외한 모든 삼차신경 들신경 섬유의 세포체가 위치함

trigeminal lemniscus(삼차섬유띠): 시상으로 내려가는 주요 삼차감각신경핵으로부터의 축삭 내 신경로

trigeminal mesencephalic nucleus(삼차중간뇌핵): 턱근육 내 신장수용기를 신경지배하는 일차감각신경세포의 신경체를 포함

trigeminal motor nucleus(삼차신경운동핵): 턱근육을 신경지배하는 운동신경세포를 포함

trigeminal (V) nerve[삼차(5번)신경]: 턱근육을 신경지배하는 축삭과 머리 및 입안을 대부분 신경지배하는 감각축삭을 포함하는 혼합 뇌신경

trigeminocerebellar pathways(삼차소뇌신경로): 척수삼차신경핵에서부터 소뇌까지의 투사

trigeminothalamic tract(삼차시상로): 척수삼차신경핵에서부터 시상까지의 투사

trochlear (IV) nerve[도르래(4번)신경]: 도르래신경 운동신경세포의 축삭을 포함하는 뇌신경으로 위빗근을 신경지배함

trochlear nucleus(도르래신경핵): 위빗근을 신경지배하는 운동신경세포를 포함

tubercles(결절): 신경핵 또는 겉질구역 아래에 위치하는 둥근 혹 또는 융기를 나타냄. 쐐기다발결절과 널판결절은 등쪽 숨뇌에 위치하고 후각결절은 앞뇌 바닥의 배쪽 표면에 위치함

tuberomammillary nucleus(융기유두핵): 시상하부핵으로 신경전달물질로 히스타민을 이용하는 신경세포를 포함. 앞뇌 신경세포를 활성화시키는 다양한 투사

tufted cells(다발세포): 신경세포 투사 후각망울

tympanic membrane(고막): 귀청이라고도 함. 소리와 관련된 환경에서의 압력변화에 반응하여 떨림. 가운데귀뼈와 함께 연결됨

uncal herniation(갈고리이랑탈출): 소뇌천막 위의 확장된 공간점유 병변으로 인해 갈고리이랑이 안쪽으로 벗어남

uncinate fasciculus(갈고리섬유다발): 이마겉질과 앞쪽 관자겉질 영역을 상호 연결하는 연합신경로

uncus(갈고리이랑): 안쪽 관자엽의 돌출로 앞쪽 해마체와 편도에 가로놓임

unipolar neuron(홑극신경세포): 세포체와 축삭을 동반하지만 가지돌기는 거의 없음

urination(배뇨): 방광으로부터 소변이 배출됨

utricle(타원주머니): 선형가속도에 민감한 안뜰 감각기관(또는 귀돌기관)

vagus (X) nerve[미주(10번)신경]: 혼합 뇌신경. 인후두근육, 신경절이전 부교감신경섬유, 미각 및 내장의 들신경 섬유 그리고 몸감각 들신경을 신경지배하는 아가미분절 운동신경세포의 축삭을 포함. 숨뇌에 위치함

vascular organ of the lamina terminalis(종말판혈관기관): 뇌실주위기관으로 셋째뇌실의 입쪽 벽에 위치함

vasopressin(바소프레신): 말단 조직에서 또한 활동하는 신경활성 펩티드로 신장에서의 수분 재흡수 촉진에 관여함. 다른 용어로 항이뇨호르몬이라고도 함(ADH)

ventral(배쪽): 복부를 향함. 앞쪽(anterior)의 동의어

ventral acoustic stria(앞청각섬유줄): 청각섬유가 교차함. 마름섬유체라고도 함

ventral (anterior) commissure(앞맞교차): 앞척수맞교차 참조

ventral (or anterior) corticospinal tract(앞쪽겉질척수로): 목과 상체의 축 또는 몸쪽 팔다리 근육을 조절하기 위한 신경로

ventral amygdalofugal pathway(배쪽편도원심성로): 편도의 바닥가쪽 및 중심핵으로부터의 출력 신경로

ventral anterior thalamic nucleus(배쪽앞쪽 시상핵): 운동시상의 부분으로 바닥핵의 안쪽창백핵으로부터 일차적으로 정보를 받음. 겉질운동 및 운동앞영역으로 투사됨

ventral cochlear nucleus(배쪽달팽이핵): 수평적 소리 위치 처리와 관련 있음. 달팽이핵의 부분

ventral column(앞기둥): 안쪽에서 앞뿔까지의 척수 백색질의 한 부분으로 축과 몸쪽 팔다리 근육조직의 조절을 위한 내림섬유를 일차적으로 포함

ventral horn(앞뿔): 척수 회색질의 8~9층판. 몸운동조절을 위한 신경세포가 위치함

ventral lateral thalamic nucleus(배쪽가쪽시상핵): 운동시상의 한 부분으로 깊은 소뇌핵으로부터 일차적으로 정보를 받음. 겉질 운동 및 운동앞영역으로 투사됨

ventral medial nucleus (of the hypothalamus)[(시상하부의) 배쪽안쪽핵]: 먹기와 같이 욕구행위에 참여함

ventral pallidum(배쪽창백): 바닥핵 내 둘레 회로의 출력핵. 배쪽에서 앞맞교차에 위치함

ventral posterior lateral nucleus(배쪽뒤가쪽핵): 뒤기둥핵으로부터 정보가 처리되는 배쪽뒤쪽핵의 분할

ventral posterior medial nucleus(배쪽뒤안쪽핵): 삼차신경정보가 처리되는 배쪽뒤쪽핵의 분할

ventral posterior nucleus(배쪽뒤핵): 몸감각정보를 처리하는 시상핵으로 일차몸감각겉질로 투사됨

ventral root(앞뿌리): 운동축삭이 척수에서 빠져나오는 곳

ventral spinal commissure(앞척수맞교차): 앞가쪽신경로의 축삭이 교차하는 곳으로 10번 척수층판 및 중심관의 배쪽에 위치함

ventral spinocerebellar tract(앞척수소뇌로): 등, 허리, 엉치 척수의 사이신경세포 내 활성화 수준에 대한 정보를 소뇌로 전송함. 척수 사이신경세포를 통해 운동신경로로부터 소뇌까지 내부 신호를 중개하는 것으로 추측됨

ventral striatum(배쪽줄무늬체): 꼬리핵, 조가비핵, 기댐핵의 앞안쪽 부분으로 구성됨

ventral tegmental area(앞뒤판영역): 줄무늬의 앞안쪽 부분과 이마앞 겉질로 투사되는 도파민성 신경세포를 포함. 중간뇌의 입쪽에 위치함

ventricles(뇌실): 뇌실계 내의 팽창된 관으로 맥락얼기를 포함

ventricular system(뇌실계): 뇌척수액을 포함한 중추신경계 내 공간

ventricular zone(뇌실구역): 중추신경계가 발달하는 가장 안쪽 층으로 신경세포가 발생하는 층

ventrolateral medulla(배가쪽숨뇌): 중간가쪽세포기둥으로의 투사를 통해 혈압 조절에 참여하는 신경세포를 포함

ventrolateral nucleus(배가쪽핵): 시상의 주요 운동조절핵. 소뇌로부터 입력을 받고 일차 및 운동앞겉질 영역으로 투사함

ventrolateral preoptic area(배가쪽 시각교차앞영역): 기상을 촉진하는 다른 시상하부핵 및 뇌줄기핵과의 억제성 연결을 통한 급속눈운동 및 비급속눈운동 수면 촉진에 중요함

ventromedial hypothalamic nucleus(배가쪽시상하부핵): 식욕과 다른 소비성 행위를 조절하는데 중요함. 둘레계 조직으로부터 입력을 받음

ventromedial posterior nucleus(앞안쪽뒤핵): 유해 자극을 처리하는데 중요한 시상핵으로 뒤쪽 대뇌섬으로 투사함. 내장감각 정보를 처리하는 시상 구역의 꼬리쪽에 있음

vergence movements(이향운동): 눈모음 또는 눈벌림 운동. 관심 있는 대상의 이미지를 각 눈 망막의 같은 위치에 놓이게 함

vermis(소뇌벌레): 소뇌겉질의 중심선 부분으로 축과 몸쪽 팔다리 조절에 중요한 역할을 함

vertebral arteries(척추동맥): 빗장밑동맥에서 시작되는 가지로 두 가지의 척수동맥은 바닥동맥을 형성하면서 모임

vertebral canal(척추관): 척수가 위치한 척추기둥 내 공간

vertebral-basilar circulation(척추-바닥 순환): 뇌줄기와 관자엽 및 뒤통수엽 일부에 혈액, 동맥혈을 공급함

vertigo(현기증): 세상이 핑 돌거나 자신이 핑 도는 느낌

vestibular ganglion(안뜰신경절): 일차 안뜰신경세포의 세포체가 위치함. 스카르파 신경절이라고도 함

vestibular labyrinth(안뜰미로): 안뜰기관이 위치한 관자뼈 내의 액체로 가득 채워진 공간

vestibular division of CN VIII(8번 뇌신경의 안뜰분지): 반고리관, 타원주머니, 둥근주머니를 제공하는 8번 뇌신경의 구성요소

vestibular nuclei(안뜰핵): 안뜰감각섬유의 주요한 종료 지점

vestibulocerebellum(안뜰소뇌): 일차안뜰축삭으로부터 단일시냅스 투사를 받는 소뇌 부분으로 눈움직임 조절과 균형을 위한 정보를 처리함. 일차적으로 타래결절엽을 포함

vestibulocochlear (VIII) nerve[안뜰달팽이(8번)신경]: 청각과 속귀의 안뜰조직을 신경지배하는 들신경섬유를 포함

vestibuloocular reflex(안뜰눈반사): 안뜰감각정보를 통한 눈 위치에 대한 자동 조절

vestibulospinal tract(안뜰척수로): 안뜰핵으로부터 기원하고 뇌줄기로 투사되는 축삭

vibration sense(진동감각): 신체의 기계적인 진동을 감지하고 분별하는 능력

visceral(내장): 신체 내부 장기와 관련됨

visceral (autonomic) motor fibers[내장(자율)운동섬유]: 신경절이전 또는 이후 자율신경세포의 축삭으로 말초 내에서 이동함

visceral motor nuclei(내장운동핵): 신경절이전 자율신경세포를 포함

viscerosensory(내장감각): 신체 내부 장기의 감각 신경지배와 관련됨

vision(시각): 다섯 가지의 주요 감각 중 하나

visual field(시야): 보여지는 총 영역

visual field defect(시야손상): 시야 부분 내 시력 상실

visual motion pathway(시각운동신경로): 망막의 큰세포신경절 세포로부터 일차적으로 기원하여 V5에서 마지막으로 뒤마루겉질 구역으로 투사함

vomeronasal organ(보습코기관): 페로몬을 감지하는데 중요한 말초 후각기관. 동물에 있어서의 기능적 구조에 대해서는 근거가 충분하지만 사람에 있어서는 논란의 여지가 있음

Wallenberg syndrome(발렌베르크증후군): 가쪽숨뇌증후군 참조

Wallerian degeneration(왈러 변성): 축삭이 절단되었을 때 먼쪽 부분의 조직 및 기능이 악화됨. 선행변성이라고도 함

Wernicke's area(베르니케영역): 말을 이해하는데 중요함. 뒤쪽 위관자이랑(22번 영역)에 위치함

what pathway(무엇 신경로): 시각, 촉각, 청각을 이용하여 물체를 식별하는데 중요한 겉질간 회로

where-how pathway(어디-어떻게 신경로): 시각, 촉각, 청각을 이용하여 물체의 위치를 식별하는데 중요한 겉질간 회로. 팔다리 또는 눈움직임의 지시를 돕는 정보를 이용함

white matter(백색질): 말이집 축삭이 우세한 곳

working memory(작업기억): 계획과 다가오는 행위를 형성하는데 필요한 정보를 일시적으로 저장함

zona incerta(불확정구역): 대뇌겉질로 광범위하게 투사되는 가바성 신경세포를 포함. 사이뇌의 신경핵 구역

찾아보기

INDEX

ㄱ

가로관자이랑 205, 333
가장자리 영역 86
가지돌기 54
가쪽 안뜰척수로 251
가쪽 주시마비 145
가쪽 틈새 89
가쪽겉질척수로 105
가쪽곧은근 마비 197
가쪽뇌실 6
가쪽뒤쪽핵 298
가쪽등쪽핵 298
가쪽무릎체 292
가쪽무릎핵 295, 345
가쪽뿔 100
가쪽섬유단 105
가쪽섬유띠 153, 205
가쪽숨뇌 증후군 227
가쪽주시마비 197
각성 369
갈고리이랑 41
갈렌의 큰대뇌정맥 31
감각 기울기 334
감각 삼차신경핵 185
감각 시상겉질 섬유 269
감각 지배 217
감각인식 296
감각장애 313
감각적응 119
감금증후군 226
갑상샘기능저하증 314
갓돌림신경 188
강제유도 운동치료 390
강직 98
거리조절이상 240
거미막 15
거미막밑공간 15
거미막밑출혈 381
거미막융모 36
거식증 302
거울 치료법 389
거울세포 390
거짓홑극 신경세포 55
겉질-흑색질 활성화 273
겉질 보행 366
겉질 표시 범위 328
겉질날섬유 연결 269
겉질뇌줄기 270
겉질숨뇌로 106, 142
겉질제거 226
겉질척수로 142
게슈빈트 영역 376
겨냥이상 260
결합조직 막 52
경계고랑 185
경계지역 경색 30
경질막 14
경험-의존적인 신경가소성 284
곁가지 111
곁발아 72
고랑 80, 324
고리나선 신경종말 122
고립로핵 157, 219
고막 202
고삐 309
고삐맞교차연결 293
고삐핵 293
고실끈신경 201
고유수용감각 108
고유수용기 359
고정 192

고정반사 195
고차원연합겉질영역 367
곧은정맥굴 32
골격운동 고리 275
골상학 337
골지힘줄기관 124
공간의 구획화 109
공간적 가중 67
공간적 과제 371
공간정위 297
공동주시 210
공포-조건화 반응 343
과립상층 327
과립세포 249
과립세포층 246
과립하층 327
관상면 4
관자엽 12, 323, 333
관자이랑 292
광수용기 159
교대성 시각입력 89
교대주의력 369
교차 섬유다발 291
교차연결 122
국소 신경해부학 2
국소반사활 128
굽이 80
굽힘회피반사 128
귀돌기관 207
그렐린 302
그물척수로 106, 254
그물체 148, 293
그물활성계 353
근육분절 85
근육세포질그물 122
근육원섬유마디 122
기계수용기 109
기능적 자기공명영상 257
기둥 100
기억 371
기운목 230
길이장력 122
깊은 뇌 자극 283, 314
깊은 소뇌핵 248
깊은힘줄반사 125
깨물근반사 186
꼬리쪽 4
꼬리핵 268
꼭대기 가지돌기 249
꼭지핵 196, 244, 251
꽃술 신경종말 122
끝뇌 82

ㄴ

나선기관 201
난포자극호르몬 306
날신경 153
날신경 투사 246
내림날신경 98
내막계 57
내배엽 80
내부수용성 입력 299
내인성 리간드 285
내장감각 153
내재적 겉질 회로 246
내후각겉질 336
널판결절 153
널판다발 109
넷째뇌실 6, 86
뇌내출혈 381
뇌들보 89, 339
뇌성마비 383
뇌소포 82
뇌신경 142
뇌실 83
뇌실 주위 영역 299
뇌실계 80
뇌실구조 150
뇌실막세포 49
뇌실사이구멍 6, 83
뇌실옆핵 306
뇌실주위기관 32
뇌졸중 379
뇌주름형성 89
뇌줄기 8, 86
뇌진탕 386
뇌척수액 13, 33, 80
뇌탈출 40
뇌하수체 뒤엽 293
뇌하수체줄기 293
눈 우세 기둥 89
눈 특정 기둥 91
눈돌림신경 177
눈떨림 212
눈머리 반사 212
눈모음 179, 197
눈분지 183
눈술잔 82
눈운동 189
눈운동 고리 275
눈운동 눈떨림 196
눈운동 민감/소실 재처리 과정 315
눈운동반사 195
느린비틀림운동 281
능동수송 63
니슬소체 52

ㄷ

다극 신경세포 56
다리뇌굽이 84
다리뇌숨뇌이음 153, 207
다리뇌핵 250
다발성 경화증 259
다인자 통각수용기 129
단기기억 371
단백질 리간드 65
단어샐러드 375
달팽이신경 201
대뇌겉질 10
대뇌낫 7
대뇌반구 10
대뇌섬 333
대뇌소뇌 244
대뇌수도관 83
대뇌제거 226
덧쐐기다발핵 254
덩이짓기 371
덮개 150
덮개소뇌로 256
덮개척수로 107
도르래신경 181
도파민 306
동공확대 175
되먹임 121
두극신경세포 162
둘레계 275
둥근주머니 206
둥근핵 244
뒤기둥 240
뒤기둥-안쪽섬유띠 109
뒤뇌 83
뒤다리 269
뒤대뇌동맥 27
뒤마루겉질 332
뒤머리뼈우묵 41, 199
뒤뿌리 86
뒤뿌리신경절 86, 99
뒤뿌리신경절 들신경 219
뒤뿔 86
뒤뿔 척수고유핵 113
뒤순환 23
뒤아래소뇌동맥 227
뒤중간사이막 109
뒤중심이랑 108
뒤척수동맥 29
뒤척수소뇌로 260
뒤척수증후군 135
뒤청각섬유줄 204
뒤통수엽 12, 323, 332
뒤판 30
들신경 153
등가쪽 이마앞겉질 194
등쪽("어디") 경로 348
등쪽세로다발 307
등쪽안쪽핵 297, 367
등쪽운동앞겉질 362
디네인 56
딕스-홀파이크 기법 230
띠다발 338

ㄹ

랑비에결절 69
레보도파 277
렌즈줄무늬체동맥 30
렌즈핵 269
렙틴 302
루쉬카의 구멍 6
루피니소체 119
리보솜 57
리사우어(Lisauer's) 신경로 101

ㅁ

마개핵 244
마루-대뇌섬 안뜰 겉질 356
마루뒤통수고랑 332
마루엽 12, 323, 332
마름뇌 82
마이스너소체 119
마이어고리 168, 296
마젠디 구멍 6
막대세포 160
막미로 201
막전위 64
만성 외상성 뇌병증 387
말이집 슈반세포 51
말초 수용 영역 328
말초신경계 2
말총 86
맛봉오리 351
망막신경절세포 347
망막위상지도 346
망막중심오목 189
맞교차 12
맞춤식 중량 조끼 259
매끈눈따라보기 191, 194, 315
맥락얼기 13, 80
머리굽이 4
머리덮개뼈 39
머리속압력 39
먹이찾기 반사 83
메르켈수용기 119
멜라토닌 308
모이랑 349

목굽이 84
목동맥순환 23
목척수고유신경세포 121
몸감각 153, 225
몸감각 띠 341
몸감각 연합겉질 326
몸바로잡기반사 207
몸분절 85
몸영역배열 98, 186, 328
무도무정위운동 281
무릎 88, 270
무릎신경절 201
무릎체새발톱경로 296
무시증후군 298, 349, 367
무해자극통증 313
문맥순환 305
문턱값 67
뮬러세포 163
미리되먹임 121
미세아교세포 49
미세잔섬유 56
미오신 122
미주신경 214

ㅂ

바구니세포 247
바깥과립층 327
바깥섬유판 292
바깥피라미드로 103
바깥피라미드층 327
바닥핵 13, 268
바로잡기 반사 363
바소프레신 302
반고리관 206
반동검사 129
반사고리 210
반사활 358
반쪽무도병 283
발렌베르크증후군 246
발성부전 280
방사신경아교세포 328
방시상면 4
방추형이랑 350
배아 80
배쪽 4
배쪽 ("무엇") 경로 350
배쪽 삼차신경척수로 153
배쪽 창백핵 268
배쪽가쪽핵 292, 297
배쪽뒤가쪽핵 292, 296
배쪽뒤안쪽핵 292, 296
배쪽바닥 복합체 296
배쪽앞쪽핵 297
배쪽운동앞겉질 361
백색질 103, 336
벌레구역 244
베개핵 367
베르니케영역 206, 332, 376
베르크만 아교세포 247
벨 마젠디의 법칙 8
변온증 313
별세포 247
별아교세포 32, 49
보완운동영역 332
보조안구 영역 194
보조운동 영역 362
분별촉각 108
분별통증 218
분자층 246, 250, 327
불특정핵 294
불확정 구역 293
브라운세카르증후군 135
브로드만 영역 325
브로카 332, 360, 375
비말이집 슈반세포 51
비서술적 기억 372
빠른 눈운동 315
빨기반사 83
뼈미로 203
뼈분절 85
뿌리탈출 133

ㅅ

사구체 250
사분맹 346
사시 180
사이뇌 10, 82, 290
사이신경세포 56, 106
사이토카인 16
삼중 근접 조절 176
삼차소뇌로 256
삼차신경 183
삼차신경통 230
삼차중간뇌핵 157
상대적 불응기 67
상반운동반복장애 256
상반회로 313
상황 자각 342
새겉질 88
새발톱고랑 332
샘 305
생리적 신경차단 71
생식 303
생식계통 306
생존 계통 30

서술적 기억상실 297
설정점 299
섬유다발 98
섬유판속핵 299
섭식항진증 302
성숙 17
성장호르몬-방출호르몬 307
성적 기능 221
성적 이형핵 303
세로고랑 86
세포예정사 80
세포주 81
세포체 54
셋째뇌실 6
소뇌시상겉질 회로 280
소뇌이랑 244
소뇌적색올리브 회로 250
소뇌증 82
소뇌천막 7
소뇌편도탈출 41
소두증 82
소포 56
소포결합 단백질 71
속귀길 199, 204
속림프 203
속목동맥 23, 24, 30
속섬유막 187, 269
속섬유막의 뒤다리 292
속섬유판 292
속질 246
솔기핵 313
솔방울샘 150, 291
수도관주위 회색질 313
수막 7, 14
수용 영역 340
수조 57
수직주시마비 198
수평면 4
수행 기반 되먹임 258
수행에 대한 지식 258
숨뇌 83
숨뇌마비 218
숨뇌 피라미드 255
숨뇌섬유줄 293
숨뇌안쪽핵 292
숨은척추갈림증 82
슈반세포 49
시각 225
시각교차 170
시각교차 영역 293
시각교차위핵 163, 308, 345
시각로 345
시각방사 296
시각부챗살 167, 346
시각신경 159
시각신경관 164
시각앞핵 306
시각연합겉질 333
시각인식불능증 367
시간적 가중 67
시공간 겉질중추 281
시냅스 48
시냅스 가지치기 18
시냅스 전 신경세포 63
시냅스 후 신경세포 63
시냅스형성 89
시상 82, 290
시상그물핵 299
시상밑부 309
시상밑신경세포 281
시상밑핵 268, 273
시상방사 292
시상베개 291
시상상부 308
시상통증증후군 297
시상하부 82, 290, 299
시야 168
식세포작용 49
신경가소성 73
신경계 5
신경고랑 81
신경관 80
신경근 이음부 122
신경뇌하수체 293
신경병증성 통증 343
신경분절 85
신경성 방광 220
신경세포 48, 80
신경세포 사멸 49
신경세포질 56
신경잔섬유 56
신경재활 389
신경전달물질 63, 148
신경절 85
신경절단 72
신경절이후 축삭 156
신경주름 80
신경축 85
신경충동 307
신경판 80
신경핵사이 눈근육마비 197
신생물 381
신속보기 190
신장수용기 70, 220
신체 도식 361
실무율 67
실조증 240
실행 기능 369

쐐기결절 153
쐐기소뇌로 260

ㅇ

아가일로버트슨동공 309
아교세포 49
아데노신 3인산 309
아래둔덕 150
아래세로다발 338
아래소뇌다리 111, 248, 251
아래올리브신경핵 248
아래운동신경세포 증후군 106
아래침분비핵 214
아래턱분지 183
아래혀인두신경절 214
안뜰 시스템 225
안뜰눈반사 195, 210, 353
안뜰달팽이신경 201
안뜰목반사 211
안뜰미로 207
안뜰수용기 207
안뜰신경 206
안뜰신경절 251
안뜰척수로 107
안뜰척수반사 211, 353
안뜰핵 157, 353
안정막전위 65, 67
안쪽겉질척수로 106
안쪽귀길 251
안쪽무릎체 292
안쪽무릎체핵 296
안쪽섬유띠 153
안쪽세로다발 181, 253
안쪽세로다발입쪽사이질핵 191
안쪽숨뇌 증후군 227
안쪽앞뇌다발 293
안쪽창백핵 268
압력 반사 반응 210
앞-뒤 순환 교통 30
앞가쪽 시스템 103, 112
앞뇌 82
앞대뇌동맥 25
앞맞교차 293
앞미주신경줄기 216
앞백색질맞교차 101, 113, 254
앞뿌리 86
앞뿔 86
앞섬유단 105
앞순환 23
앞아래소뇌동맥 29
앞쪽 띠이랑안구 영역 194
앞쪽 영역 300
앞척수동맥 29
앞핵무리 291
액틴 122
양극 신경세포 55
양성발작성체위현기증 230
양쪽관자반맹 170
얕은반사 128
억제성 시냅스 후 전위 67
얼굴신경 199
에딩거-웨스트팔핵 156
엔케팔린성 뒤뿔세포 313
역전도신경흥분 311
연관통 131
연합 257
연합 학습 302
연합겉질 366
연합구역 275
연합핵 294
염색질 융해 52
염증기 16
오류인식 258
오름 배쪽 척수소뇌로 255
오름가지 109
오름들신경 98
오름섬유 247
옥시토신 호르몬 303
온몸순환 24
온수눈떨림 검사 211
올리브소뇌오름섬유 248
와인드업 312
왈러 변성 49, 163
외배엽 80
외부수용성 입력 299
외상성 뇌손상 383
외상후스트레스장애 315
외재적 들신경 입력 246
운동-말구역 376
운동 삼차신경핵 186
운동 조절 120
운동 학습 364
운동국소해부학 98
운동불능 277
운동신경로 104
운동앞겉질 297, 332, 360
운동완만증 277
운동학습의 단계 257
원뿔세포 162
원시반사 83
원시소뇌 243
웨버 증후군 229
위눈확틈새 175
위둔덕 150
위마루소엽 332

위성아교세포 52
위세로다발 338
위소뇌다리 111, 251
위시상정맥굴 32
위운동신경세포 359
위운동신경세포 증후군 106
위턱분지 183
위팔둔덕 292
윌리스 고리 30
유도기 80
유두뒤판신경로 307
유두부종 381
유두시상로 297
유두체 293, 297
유두체시상로 307
유사분열 56
유전자 제거 기술 90
유전자 표식 44
유전자삽입 쥐 90
으뜸핵 188
의도성 떨림 240
의문핵 214
이끼섬유 248, 249
이랑 80, 324
이마안구 영역 191
이마안구 영역 손상 197
이마앞겉질 332
이마엽 11, 323, 331
이마엽눈운동영역 332
이마운동겉질 358
이상감각 98
이상감각증 297
이상재생 182
이석기관 353
이온 통로 65
이음근육 101, 359
이중 교차 260
이중교차신경계통 254
이차몸감각겉질 326, 332
이향운동 191
인두굽이 85
인지 257, 368
인지중추회로 310
일과성 허혈발작 380
일반감각 153
일반내장날신경 217
일반내장날신경 운동 신경지배 219
일반내장들신경 217
일반몸들신경 217
일차 고유수용감각 신경세포 253
일차 들신경세포 108
일차 시각신경로 292
일차몸감각겉질 325, 332
일차운동겉질 268, 326, 359
일차청각겉질 292
일차후각신경세포 158
일화기억 297
임계기 92, 284

ㅈ

자동화 257
작업기억 371
장기기억 371
재분극 67
재흡수 수용기 71
적색 날신경 250
적색척수로 106
적색핵 254
전기전위 64
전사 56
절대 불응기 67
정중겉다리그물체 190
정중시상면 4
젠나리선 332
조가비핵 268
조롱박세포 248, 250
조음장애 260
조절 175
조직플라스민활성체 43
종말끈 99
종말단추 51
주의력 369
줄무늬 271
줄무늬입력핵 273
중간구역 244
중간뇌 82, 150
중간대뇌동맥 25
중간소뇌다리 251
중간엽 조직 80
중간위치핵 196, 254
중계핵 292, 294
중배엽 80
중심고랑 330
중심관 113
중심시야측정 366
중심앞이랑 331
중심정중핵 292, 299
중심척수증후군 134
중추신경계 3
중추유형발생기 107
중식 16
지붕판 81
지속주의력 369

ㅊ

창백핵 268
채찍질 손상 389
척삭 80
척수 7, 98
척수 운동회로 115
척수 중심관 83
척수고유핵 101
척수더부신경 222
척수덮개로 150
척수삼차신경핵 175
척수소뇌 253
척수소뇌로 110, 240
척수손상증후군 134
척수숨뇌섬유 313
척수시상로 153, 240
척수원뿔 86
척수충격 133
척추-뇌바닥 순환 23
척추 돌발파 생성기 107
척추갈림증 82
척추동맥 23, 26
초점주의력 371
축근육 101
축삭 49
축삭 둔덕 70
축삭운반 62
축삭절단 71
출혈성 뇌졸중 39
층판 324
층판 구조 101
치밀이음부 51
치아시상섬유 254, 297
치아핵 245, 254

ㅋ

카나비노이드 수용기 285
쿠싱 반사 41
큰별세포 247
큰아교세포 49
큰포식세포 52
클라크등쪽핵 101
클라크의 등쪽신경핵 254
키네신 56
킹디빅(King Devick, K-D) 검사 389

ㅌ

타래결절엽 251
타원주머니 206
탄도적 움직임 192
탈분극 67
탈신경과민성 133
탈억제 272
털세포 201
통각과민 313
투사 신경세포 56
트랜스로콘 61
특수감각 153
특수내장날신경 217
특수내장들신경의 운동 신경지배 218

ㅍ

파리노드증후군 309
파치니소체 119
파킨슨병 277
파페츠 회로 297, 304, 333
팽대부 207
편도 336
편측성 98
평행섬유 247
평행섬유계통 250
폐색 37
표상 121
표피 81
프로락틴 306
프리온 62
피라미드 세포 326
피라미드교차 105
피라미드로 105
피라미드바깥 신경로 363
피부분절 85

ㅎ

하루주기리듬 300
해마곁이랑 336
해마체 13
해면정맥굴 32
핵 56, 85
핵상마비 299
핵소체 56
행동 반영 361
허혈성 경색 379
허혈성 뇌졸중 37
헌팅턴 무도병 281
헤쉴 이랑 352
혀밑신경 223
혀밑신경핵 224
혀인두신경 213
혈관확장 221
혈액-뇌장벽 32, 49
협응 110
호너 삼주징 307
호너증후군 183, 227
호문쿨루스 328

혼합성 뇌혈관 질환 39
홑극 신경세포 55
화학수용체 유발구역 356
확산조절시스템 297
확산텐서영상 89, 337
환상통증 18
활꼴다발 338, 375
활꼴핵 306
활동 정량 284
활동떨림 256
활동전위 63
황반구역 163
황체형성호르몬 306
핵보기 348
회색융기 293
회전의자 검사 212
회피반사 108
후각망울 158
후각신경 157
휴식 발화 207
흑색질-줄무늬 입력 273
흑색질-줄무늬 투사 273
흑색질 268
흑색질 그물부 271
흑색질 치밀부 271
흥분성 시냅스 후 전위 67
희소돌기아교세포 49

A

absolute refractory period 67
accessory cuneate nucleus 254
accommodation 175
active transport 63
activity dosing 284
adenosine triphosphate, ATP 309
afferent 153
akinesia 277
alerting 369
allodynia 313
alternate optic input 89
alternating attention 369
ampullae 207
amygdala 336
angular gyrus 349
annulospiral endings 122
anorexia 302
anterior cingulate eye field 194
anterior commissure 293
anterior funiculus 105
anterior nuclear group 291
anterior vagal trunk 216
anterior white commissure 101, 113, 254
anterograde 56
anterolateral system 112
antidromic nerve impulse 311
apical dendrite 249
apoptosis 80
archicerebellum 243
arcuate fasciculus 338, 375
ascending ventral spinocerebellar tract 255
associated learning 302
associative 257
astrocytes 49
ataxia 240
athetosis 281
attention 369
autonomous 257
axial muscle 101
axon hillock 70
axon transport 62
axonotmesis 71

B

ballistic movement 192
basket cell 247
Bell-Magendie law 8
benign paroxysmal positional vertigo, BPPV 230
bergmannglia 247
blood brain barrier 49
body schema 361
border zone infarct 30
brachium conjunctivum 251
brachium of the superior colliculus 292
brachium pontis 251
bradykinesia 277
brainstem 8
branchial(pharyngeal) arches 85
Broca's area 360, 375
bulbar palsy 218

C

calcaine sulcus 332
caloric testing 211
campimetry 366
canabinoid receptor 285
cancer in situ 233
carotid circulation 23
cascade 42
cauda 4
cauda equina 86
caudate nucleus 268
cell line 81
central canal 113

central cord syndrome 134
central sulcus 330
centromedian nucleus 292
centum medianum 299
cephalic flexure 4
cerebello-rubro-olivary circuit 250
cerebello-thalamo-cortical circuitry 280
cerebral cortex 10
cerebral hemispheres 10
cerebral palsy 383
cerebrocerebellum 244
cerebrospinal fluid 13, 80
cervical flexure 84
cervical propriospinal neurons 121
chemoreceptor trigger zone 356
chorda tympani 201
choreoathetosis 281
choroid plexus 13, 80
chromatolysis 52
chronic traumatic encephalopathy 387
chunking 371
cingulum 338
circulation communication 30
cisterna 57
Clarke's nucleus dorsalis 254
climbing fiber 247
cochlear nerve 201
cognition 368
cognitive central circuitry 310
cold opposition warm same 212
collateral branch 111
collateral sprouting 72
column 100
commissures 12
concussion 386
conjugate gaze 210
connective tissue sheath 52
constraint-induced movement therapy, CIMT 390
contextual perception 342
conus medullaris 86
convergence 197
coordination 110
coronal section 4
corpus callosum, CC 89, 339
cortical gait 366
cortical representations 328
cortico-nigral activation 273
corticobulbar 270
corticobullbar tract, CBT 142
corticofugal projections 269
corticospinal tract, CST 142
COWS 212
CPGs 107
cranial nerve, CN 142
critical period 92
cross bridge 122
cuneate tubercle 153
cuneocerebellar tract 260
customized weighted vest 259

D

decerebrate 226
declarative memory 372
declarative memory amnesia 297
decorticate 226
decorticate posturing 254
deep brain simulation, DBS 314
deep cerebellar nuclei 248
deep tendon reflex 125
Dejerine-Roussy 증후군 297
denervation hypersensitivity 133
dentate nucleus 245
dentatothalamic fiber 254, 297
dermatome 85
diencephalon 82
diffuse arousal system 297
diffusion tensor imaging, DTI 89, 337
dilatation 207
discriminating pain 218
discriminative touch 108
Dix-Hallpike maneuver 230
dorsal 4
dorsal acoustic stria 204
dorsal columns 240
dorsal intermediate septum 109
dorsal premotor cortex 362
dorsal root 86
dorsal root ganglia, DRG 86
dorsal root ganglion, DRG 99
dorsal spinocerebellar tract 260
dorsal ("Where") stream 348
dorsomedial nucleus 297
double crossed system 254
dynein 56
dysarthria 260
dysdiadochokinesia 256
dysesthesia 313
dysmetria 240, 260

E

ectoderm 80
Edinger-Westphal nucleus 156
efferent 153

efferent projections 246
electrical 64
emboliform nucleus 244
embryo 80
EMDR 315
endfeet 51
endoderm 80
endogenous ligands 285
endolymph 203
endomembranous system 57
enkephalinergic dorsal horn cells 313
entorhinal cortex 336
ependymal cells 49
epidermis 81
episodic memory 297, 372
error recognition 258
excitatory postsynaptic potential, EPSP 67
executive functioning 369
external granular layer 327
external medullary lamina 292
external pyramidal layer 327
exteroceptive input 299
extrapyramidal tracts 103
extrinsic afferent inputs 246
eye-specific column 91
eye cups 82
eye movement 189

F

fasciculi 98
fastigial nucleus 196, 244, 251
feedback 121
feedforward 121
filum terminale 99
fixation reflex 195
flexure 80
flower spray ending 122
focused attention 371
folia 244
follicle stimulating hormone, FSH 306
forebrain 82
foveating 192
foveation 189
frontal eye field 191, 332
frontal eye field (FEF) injury 197
frontal lobe 331
frontal motor cortex 358
functional MRI 257
fusiform gyrus 350

G

ganglia 85
geniculate ganglion 201
geniculocalcarine tract 296
genu 88, 270
Geschwind's territory 376
ghrelin 302
girdle muscle 101, 359
glandular 305
glia 49
globose nucleus 244
globus pallidus 268
globus pallidus internus 268
glomerulus 250
glossopharyngeal ganglion 214
go-no go 273
Golgi cell 247
Golgi tendon organ 124
gracile tubercle 153
granule cell 249
granule cell layer 246
growth hormone-releasing hormone 307
GVE motor innervation 219
gyri 80, 324
gyrification 89

H

habenula 293, 309
habenular commissure 293
hair cell 201
hemiballismus 283
Heschl's gyrus 352
high-order association area 367
hindbrain 82
Hoehn & Yahr 277
homunculus 328
Horner's triad 307
hyperalgesia 313
hyperphagia 302
Hypoglossal Nerve 223
hypophonia 280
hypothalamo-hypophyseal portal circulation 305
hypothyroidism 314

I

impulses 307
ineternal auditory canal 204
inferior cerebellar peduncle 111, 248
inferior longitudinal fasciculus, ILF 338
inferior olivary nucleus 248

inferior peduncle 251
infragranular layers 327
infundibular 293
inhibitory postsynaptic potential, IPSP 67
insular cortex 333
intention tremor 240, 256
intermediate zone 100, 244
internal auditory meatus 199, 251
internal capsule 187, 269
internal medullary lamina 292
interneuron 56, 106
internuclear ophthalmoplegia 197
interoceptive input 299
interposed nuclei 196, 254
interthalamic adhesion 291
interventricular foramen 83
intracerebral hemorrhage 381
intramedullary nuclei 292
intrinsic cortical circuits 246
introduction 80

K

kinesin 56
knockout technology 90
knowledge of performance, KP 258
knowledge of results, KR 258

L

L−dopa 277
lamina 324
laminar organization 101
lateral CST 105
lateral dorsal nuclei 298
lateral fissure 89
lateral funiculus 105
lateral gaze palsy 197
lateral geniculate body 292
lateral geniculate nucleus, LGN 295, 345
lateral lemniscus 153, 205
lateral posterior nuclei 298
lateral rectus palsy 197
laterality 98
learning 374
lentiform nuclei 269
leptin 302
levodopa 277
limbic system 275, 335
local reflex arc 128
locked−in syndrome 226
LOUD 285
lower motor neuron syndrome 106
LSVT 285
LSVT BIG 285
LTM 371
luteinizing hormone, LH 306
Lynx1 92

M

macroglia 49
macrophage 52
macular region 163
mammillary body 293, 297
mammillotegmental tract 307
mammillothalamic tract 297, 307
marginal zone 86
massa intermedia 291
medial CST 106
medial forebrain bundle 293
medial geniculate body 292
medial geniculate nucleus, MGN 296
medial lemniscus 153
medial longitudinal fasciculus, MLF 181, 253
medial, lateral vestibulospinal pathway 251
medullary 246
medullary pyramids 255
membranous labyrinth 201
memory 371
meninges 14
mesencephalic nucleus 157
mesencephalon 82
mesenchymal tissue 80
mesoderm 80
metencephalon 83
Meyer's loop 168, 296
microfilament 56
microglia 49
midbrain 82
midsagittal section 4
mirror therapy 389
mirroring 361
molecular layer 246, 250, 327
mossy fiber 248, 249
motor Learning 364
motor learning loop 365
motor topography 98
motor trigeminal nucleus 186
Müller cell 163
multiple sclerosis, MS 259
myelencephalon 83
myelinating Schwann cell 51
myotome 85

N

near triad 176

neglect syndrome 298, 349, 367

neocortex 88

neoplasms 381

nervous system 5

neural adaptation 119

neural fold 80

neural groove 81

neural plate 80

neural tube 80

neurapraxia 71

neuraxis 85

neurofilament 56

neurogenic bladder 220

neurohypophysis 293

neuromeres 85

neuromuscular junction, NMJ 122

neuron 80

neuronal death 49

neuropathic pain 343

neuroplasm 56

neuroplasticity 73

neurorehabilitation 389

neurotmesis 72

nigro–striatal input 273

Nissl substance 52

nodes of Ranvier 69

non–myelinating Schwann cell 51

nondeclarative memory 372

notochord 80

nuclei 85

nucleolus 56

nucleus 56

nucleus ambiguus 214

nucleus proprius 101, 113

nystagmus 212

O

occipital lobe 332

ocular dominance columns 89

oculocephalic reflex 212

oculomotor loop 275

oculomotor nerve 177

off center 165

olfactory bulb 158

oligodendrocytes 49

olivocerebellar climbing fibers 248

on–center 165

one–and–a half syndrome 198

ophthalmic division 183

optic canal 164

optic chiasm 170

optic radiation 167, 346

optic tract 345

optokinetic nystagmus 195

optokinetic reflex 195

organ of Corti 201

orientation 297

orienting 369

otolith organ 207, 353

P

Papez circuit 297, 333

papilledema 381

parahippocampal gyrus 336

parallel fiber 247, 250

paramedian pontine reticular formation, PPRF 190

parasagittal section 4

paresthesia 98, 297

parietal lobe 332

parieto–insular vestibular cortex, PIVC 356

parieto–occipital sulcus 332

Parinaud's (dorsal midbrain) syndrome 309

PCA 27

performance–based feedback 258

periaqueductal gray substance 313

peripheral receptive field 328

periventricular zone 299

phagocytosis 49

phantom limb pain 18

photoreceptor 159

phrenology 337

pineal gland 150

pituitary stalk 293

poikilothermia 313

polymodal nociceptor 129

pontine flexure 84

pontine nuclei 250

pontomedullary junction 153

postcentral gyrus 108, 332

posterior cranial fossa 199

posterior inferior cerebellar arteries, PICA 227

posterior limb 269

posterior parietal cortex 332

posterior pituitary gland 293

postganglionic axons 156

postsynaptic neuron 63

precentral gyrus 331

prefrontal cortex 332

premotor cortex 297, 332, 360

pressor reflex response 210
presynaptic neuron 63
primary afferent neurons 108
primary motor cortex 268, 359
primary olfactory neuron 158
primary proprioceptive neurons 253
prion 62
proprioception 108
prosencephalon 82
pseudo-Argyll Robertson pupil 309
pseudounipolar neuron 56
PTSD 315
pulvinar 291
pupillary dilation 175
Purkinje cell 250
Purkinje cell layer 246
putamen 268
pyramidal decussation 105
pyramidal tract 105

Q

quadrantanopia 346

R

radial glial cell 328
raphe nucleus 313
rapid eye movement 315
re-uptake receptors 71
rebound test 129
receptive field 340
reciprocal circuits 313
red nucleus 254
reflex arc 358
relative refractory period 67
relay nuclei 292
representation 121, 297
reproduction 303
reproductive system 306
restiform body 251
resting firing 207
resting membrane potential 65
reticular activating system 353
reticular formation 148, 293
reticulospinal tract 106, 254
retinal ganglion cell, RGC 347
retinotopy 346
retrograde 56
rhombencephalon 82
rods 160
roof plate 81
rooting reflex 83
rostaral interstitial nucleus of the MLF 191
rostrum 4
rotary chair test 212
rubral efferents 250
rubrospinal tract 106

S

saccade 190, 348
saccule 206
sarcomere 122
sarcoplasmic reticulum 122
Scarpa's ganglion 251
Schwann cell 49
sclerotomes 85
semantic 372
semicircular canals 206
sensory gradient 334
sensory innervation 217
sensory thalamocortical fiber 269
sensory trigeminal nuclei 185
set points 299
sexual function 221
sexually dimorphic nucleus 303
smooth pursuit 191, 194
soma 54
somatosensory strip 341
somatotopy 186
somite 85
spasticity 98
spatial localization 109
spatial summation 67
spatial tasks 371
spi 82
spina bifida occulta 82
spinal burst generator 107
spinal cord 7
spinal cord injury syndrome 134
spinal motor circuity 115
spinal shock 133
spinal trigeminal nucleus 175
spinocerebellar tract 240
spinocerebellum 253
spinomedullary 313
spinotectal pathway 150
spinothalamic tract 240
Stages of Motor Learning 257
stellate cell 247
STM 371
strabismus 180
stretch receptor 70, 220
stria medullaris 293
striatal input nuclei 273

striatum 271
stripe of Gennari 332
stroke 379
subarachnoid hemorrhage 381
substantia nigra 268
substantia nigra pars compacta, SNpc 271
substantia nigra pars reticulata, SNpr 271
subthalamic neuron 281
subthalamic nucleus 268
sucking reflex 83
sulci 80, 324
sulcus limitans 185
superficial reflex 128
superior 4
superior cerebellar penduncle 111
superior longitudinal fasciculus, SLF 338
superior orbital fissure 175
superior parietal lobule 332
supplementary eye field, SEF 194
supplementary motor area 332, 362
suprachiasmatic nucleus, SCN 308
suprachiasmatic region 293
supragranular layers 327
supranuclear palsy 299
supraoptic nucleus 163, 345
surviving system 30
sustained attention 369
SVE motor innervation 218
synaptogenesis 89
systemic circulation 24

T

taste buds 351
tectocerebellar tract 256
tectospinal tracts 107
tegmentum 30
temporal lobe 333
temporal summation 67
thalamic radiations 292
thalamus 82
tight junction 51
torticollis 230
tracts 98
transcription 56
transgenic mice 90
transient ischemic attack, TIA 380
translocon 61
transverse temporal gyrus 205, 333
traumatic brain injury 383
trigeminal neuralgia 230
trigeminocerebellar tract 256
TRN 299
trunk–righting reflex 207
tuber cinereum 293
tympanic membrane 202

U

uncus 41
upper motor neuron syndrome 106
upper motor neurons 359
utricle 206

V

VA 297
vagus nerve 214
vasodilation 221
vasopressin 302
ventral 4
ventral pallidum 268
ventral premotor cortex 361
ventral trigeminothalamic tract 153
ventral ("What") stream 350
ventricular system 6, 80
ventrobasal complex 296
ventroposterolateral, VPL 296
ventroposteromedial, VPM 296
vermal zone 244
vertebral–basilar circulation 23
vertical gaze palsy 198
vesicle 56
vesicle binding protein 71
vestibo–ocular reflex 195
vestibular labyrinth 207
vestibular nerve 206
vestibular receptors 207
vestibulocochlear nerve 201
vestibulocollic reflex, VCR 211
vestibulo–ocular reflex, VOR 210, 353
Vestibulospinal reflex, VSR 211, 353
vestibulospinal tracts 107
visual agnosia 367
visual association cortex 333
visual field 168
visuo–spatial cortical center 281

W

Wallenberg's syndrome 227, 246
Wallerian degeneration 49
Weber's syndrome 229

Wernicke area 376
windup 312
withdrawal reflex 108
word salad 375
working memory 371

Z

zona incerta 293